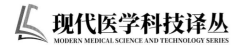

现代医学科技译丛

MODERN MEDICAL SCIENCE AND TECHNOLOGY SERIES

临床放射肿瘤学要点

第二版

Essentials of Clinical Radiation Oncology

Second Edition

[美] 莎拉·M. C. 西滕费尔德 / Sarah M. C. Sittenfeld

[美] 马修·C. 沃德 / Matthew C. Ward

[美] 拉胡尔·D. 德鲁卡 / Rahul D. Tendulkar

[美] 格雷戈里·M. M. 维迪克 / Gregory M. M. Videtic

主编

王俊杰　王　军　谢聪颖　林　勤

主译

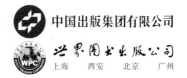

中国出版集团有限公司

世界图书出版公司

上海　西安　北京　广州

图书在版编目（CIP）数据

临床放射肿瘤学要点：第二版 /（美）莎拉·M. C.
西滕费尔德等主编；王俊杰等译 . -- 上海：上海世界图
书出版公司 , 2024. 10. -- ISBN 978-7-5232-1655-2

Ⅰ . R730.55

中国国家版本馆 CIP 数据核字第 2024LG2494 号

The original English language work:
Essentials of Clinical Radiation Oncology, second edition
ISBN: 9780826169082
by Susan M. C. Sittenfeld, MD, Matthew C. Ward, MD, Rahul D. Tendulkar, MD, and
Gregory M. M. Videtic, MD, CM, FRCPC
has been published by:
Springer Publishing Company
New York, NY, USA
Copyright © 2022. All rights reserved.

书　　名	临床放射肿瘤学要点（第二版）	
	Linchuang Fangshe Zhongliuxue Yaodian（Di-er Ban）	
主　　编	[美] 莎拉·M. C. 西滕费尔德　　[美] 马修·C. 沃德	
	[美] 拉胡尔·D. 德鲁卡　　　　[美] 格雷戈里·M. M. 维迪克	
主　　译	王俊杰　　王　军　　谢聪颖　　林　勤	
策　　划	曹高腾	
责任编辑	芮晴舟	
出版发行	上海世界图书出版公司	
地　　址	上海市广中路 88 号 9-10 楼	
邮　　编	200083	
网　　址	http://www.wpcsh.com	
经　　销	新华书店	
印　　刷	运河（唐山）印务有限公司	
开　　本	889 mm × 1194 mm 1/16	
印　　张	39.25	
字　　数	820 千字	
版　　次	2024 年 10 月第 1 版　　2024 年 10 月第 1 次印刷	
版权登记	图字 09-2024-0692 号	
书　　号	ISBN 978-7-5232-1655-2 / R·750	
定　　价	498.00 元	

译者名单

主　译　王俊杰　北京大学第三医院

王　军　河北医科大学第四医院

谢聪颖　温州医科大学附属第一医院

林　勤　厦门大学附属第一医院

副主译（按姓氏笔画为序）

王若雨　大连大学附属中山医院

白　静　包头市肿瘤医院

乔　俏　中国医科大学附属第一医院

任　炼　武汉大学中南医院

江　萍　北京大学第三医院

孙晓革　内蒙古医科大学附属医院

李　宁　中国医学科学院肿瘤医院

李广欣　北京清华长庚医院

张建光　山东省淄博万杰肿瘤医院

周志国　河北医科大学第四医院

曹传辉　南方医科大学南方医院

康　敏　广西医科大学第一附属医院

译　者（按姓氏笔画为序）

丁　轶　南方医科大学南方医院　　　　王　祎　河北医科大学第四医院

王　娟　西安交通大学第一附属医院　　王　刚　郑州市第三人民医院

王清玉　河北医科大学第四医院　　　　王雅楠　包头市肿瘤医院

王　剑　南方医科大学南方医院　　　　牛汉宏　包头市肿瘤医院

方　媛　南方医科大学南方医院　　　　方　芳　赤峰市肿瘤医院（赤峰学院第二附属医院）

文雅静　南方医科大学南方医院　　　　孔祥虎　包头市肿瘤医院

白文文　河北医科大学第四医院　　　　白晓平　包头市肿瘤医院

白　雪　南方医科大学南方医院　　　　朱　曼　温州医科大学附属第二医院

庄　源　中国医科大学附属第一医院　　刘　孜　西安交通大学第一附属医院

译者名单

刘 青	河北医科大学第四医院	刘 洋	南方医科大学南方医院
许江兰	包头市肿瘤医院	孙文杰	温州医科大学附属第二医院
孙景苑	南方医科大学南方医院	杜瑾惠	温州医科大学附属第二医院
李庆文	厦门大学附属第一医院	李志琴	厦门大学附属第一医院
李相龙	温州医科大学附属第二医院	李哲旻	南方医科大学南方医院
李慧涛	温州医科大学附属第二医院	杨从容	河北医科大学第四医院
杨荣博	温州医科大学附属第二医院	杨振东	广西医科大学第一附属医院
杨 晨	厦门大学附属第一医院	余安妮	温州医科大学附属第二医院
邹一妹	南方医科大学南方医院	张永侠	河北省沧州中西医结合医院
张冬艳	南方医科大学南方医院	张家瑞	赤峰市肿瘤医院（赤峰学院第二附属医院）
张启应	遵义医科大学附属医院	张 瑞	河北医科大学第四医院
张 燕	包头市肿瘤医院	陈中华	佳木斯市肿瘤医院
陈 勃	南方医科大学南方医院	陈晓彤	厦门大学附属第一医院
武亚晶	河北医科大学第四医院	周扬帆	厦门大学附属第一医院
周晓红	佳木斯市肿瘤医院	单美华	河北省沧州中西医结合医院
官 键	南方医科大学南方医院	郝永萍	中国医科大学附属第一医院
侯光营	河北省沧州中西医结合医院	逄一臻	厦门大学附属第一医院
姜 力	广西医科大学第一附属医院	袁香坤	河北省沧州中西医结合医院
凌慧颖	厦门大学附属第一医院	高光斌	河北医科大学第四医院
黄天煜	温州医科大学附属第二医院	黄耀仪	广西医科大学第一附属医院
崔芒芒	河北省沧州中西医结合医院	韩 玲	温州医科大学附属第二医院
韩美芳	河北省沧州中西医结合医院	程云杰	河北医科大学第四医院
温 睿	温州医科大学附属第二医院	甄 鹏	赤峰市肿瘤医院（赤峰学院第二附属医院）
解世洋	中国医科大学附属第一医院	解婉莹	温州医科大学附属第二医院
蔡隆梅	南方医科大学南方医院	樊晓妹	河北医科大学第四医院
滕欣丽	佳木斯市肿瘤医院	薛荣梅	包头市肿瘤医院

主译简介

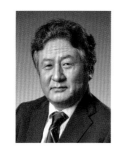

王俊杰 博士，教授、主任医师、博士研究生导师。现任北京大学第三医院肿瘤放疗科主任、北京大学医学部近距离治疗与研究中心主任。中华放射肿瘤治疗专业委员会主任委员、中国核学会与近距离治疗分会理事长、北京医学会放射肿瘤专业委员会第九届主任委员、*Advances of Radiotherapy and Nuclear Medicine* 杂志主编，《中华放射医学与防护杂志》《中华放射肿瘤学杂志》副主编和美国 *Brachytherapy* 杂志编委。

1995—1997 年在美国加州大学旧金山分校进修学习，回国后于 2001 年 10 月在北京大学第三医院与泌尿外科、超声诊断科合作完成我国首例经直肠超声引导会阴部模板辅助放射性碘 -125 粒子植入治疗前列腺癌，开启了我国放射性粒子植入近距离治疗的新里程。2002 年与放射科合作将 CT 引导技术全面引入放射性粒子植入治疗领域，开展头颈部、胸部、腹部、盆腔和脊柱等部位各种复发和转移肿瘤的粒子植入治疗，创新和发展了放射性粒子近距离治疗的临床内涵和应用范围。2009 年作为大会主席在北京成功举办了首届国际放射性粒子治疗肿瘤学术大会，被国际著名放射性粒子治疗领域专家 - 美国西雅图前列腺研究所 John C Blasko 教授称之为"中国粒子治疗之父"。其后关于肺癌、软组织肿瘤和复发直肠癌放射性粒子植入治疗研究结果被美国近距离学会和 NCCN 指南收录，其中早期无法手术非小细胞肺癌研究，达到与立体定向放射治疗和消融治疗同等疗效，开辟了早期无法手术非小细胞肺癌治疗全新模式。2012 年与北京航空航天大学合作将术中计算机治疗计划系统与 CT 模拟定位机成功对接，解决了放射性粒子植入治疗术中剂量优化的技术难题。2015 年将 3D 打印非共面个体化模板辅助技术全面引入头颈部、胸部、腹部和盆腔肿瘤部位的放射性粒子植入治疗。2016 年携团队成功实现 3D 打印高剂量率后装个体化模板，为子宫颈癌放疗后复发患者提供了个体化治疗方案。2014 年提出影像引导介入近距离治疗概念，2019 年提出近距离消融概念，2024 年提出无痛后装近距离概念。20 余年来，作为全国粒子治疗领域领军人物举办全国放射性粒子治疗肿瘤学术研讨会 16 届，全国放射性粒子治疗学习班 14 届、3D 打印技术标准培训班 16 届。2024 年提出急诊放疗概念，通过基于 CT 引导的加速器开展一站式急诊放疗工作，将患者定位、计划设计、剂量验证和治疗在一个机器上一次性完成，大大缩短放射治疗准备时间。

在国际顶级专业学术期刊 *JCO*、*J Hemat Oncol*、*Mol Cancer*、*Int J Radiat Oncol Biol Phys*、*Cancers* 等发表系列高水平文章 100 余篇，牵头组织编写中国放射性粒子治疗肿瘤专家共识 8 部。获得科技部重大专项基金 1 项，国家自然基金面上项目 3 项、重点项目 1 项、首都临床特色应用研究重点项目 1 项和首都发展基金各 2 项，教育部博士点基金 1 项。主编《放射性粒子治疗肿瘤》第一版和第二版、《放射性粒子近距离治疗前列腺癌》第一版和第二版、《中国放射性粒子治疗规范》第一版和第二版共计 10 部专著。研究成果获北京市科学技术进步一等奖、中国核学会核科技成果奖、教育部科技创新二等奖和华夏医学三等奖，多次应邀到美国、日本和韩国讲学，2019 年获得第三届"国之名医·卓越建树"奖。

主译简介

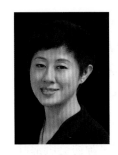

王 军 医学博士，主任医师、教授、博士生导师，河北省省管优秀专家，河北医科大学第四医院放疗科主任，河北省肿瘤放射与治疗临床医学研究中心主任，河北省医学重点学科（等级-A级领先）放射肿瘤学科带头人，美国杜克大学医学中心访问学者。

河北省医学会放射肿瘤学分会主委、国际心脏肿瘤学会（IC-OS）会员、中华医学会放射肿瘤治疗学会委员、中华医学会放射肿瘤治疗学分会食管癌学组组长、中国抗癌协会整合肿瘤心脏病分会常委、中国抗癌协会肿瘤放射防护专业委员会常委、中国抗癌协会肿瘤多学科诊疗专业委员常委、中国抗癌协会放射肿瘤专业委员会常委、中国抗癌协会肺癌专委会委员、中国医学装备协会放射治疗装备技术分会常委、中国临床肿瘤学会肿瘤放射治疗专家委员会常务委员、中国研究型医院放射生物与多模态诊疗专委会副主任委员、中国肿瘤放疗联盟食管癌专委会主委、国家癌症中心食管癌质控专委会华北区域协作组副组长、国家肿瘤质控中心肺癌/放射肿瘤质控专家委员会委员。《中华放射医学与防护杂志》《中华放射肿瘤学杂志》《中华肿瘤防治杂志》编委，SCI多个期刊审稿专家。

致力于胸部恶性肿瘤放射治疗、综合治疗及相关性心脏损伤临床与基础研究。

参加全球多中心、全国多中心以及IIT临床研究37项；以第一和（或）通讯作者发表论文106篇（中华系列56篇，SCI 27篇）；牵头或执笔国家级指南或专家共识6项，参与22项；出版著作13部，任主编1部，副主编5部；发明专利2项；主持科研课题20项，其中"十四五"国家重点研发项目子课题1项，河北省自然基金2项。2018年（第1完成人）、2009年（第2完成人）荣获河北省科技进步二等奖；2023年（第1完成人）、2017年（第1完成人）和2008年（第2完成人）获河北省医学科技一等奖，培养硕士和博士研究生50余人。

主译简介

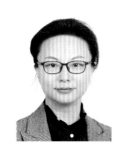

谢聪颖 肿瘤学博士，主任医师、博士生导师、博士后合作导师，温州医科大学附属第一医院副院长，美国密歇根大学附属医院肿瘤中心访问学者。

中国临床肿瘤学会（CSCO）理事，中国抗癌协会青年理事会常务理事，中国生物医学工程学会精准放疗技术分会副主任委员，泛长三角胸部肿瘤联盟专委会副主席，中国抗癌协会肿瘤多学科诊疗（MDT）专委会/肿瘤放射防护专委会常委，中国医师协会放射肿瘤治疗医师分会/肿瘤医师分会委员；浙江省医师协会胸部肿瘤专委会主任委员，浙江省医学会肿瘤放射治疗分会候任主任委员等；担任科技部基金、国家自然科学基金等多个科研基金评审专家，担任 *Annals of Oncology*、*Journal of Clinical Oncology* 杂志中文版编委，*BMC Cancer*、*Frontiers in Oncology*、*Precision Radiation Oncology* 等多个专业杂志编委。

发表相关科研论文 100 多篇，其中以第一作者或通讯作者在 *Nature Communications*、*Advanced Science*、*Clin Cancer Res* 等杂志发表 SCI 论文 70 多篇。多次在美国放疗年会、世界肺癌大会等会议上发言，2 次获美国放射肿瘤学年会（ASTRO）最佳论文奖。获得国家发明专利 6 项。作为编者专家参与 9 项国际/中国指南和专家共识的编者工作，主编和副主编专著各一部。科研成果获中华医学奖三等奖，浙江省人民政府科技进步奖二等奖、三等奖，浙江省医药卫生创新奖一等奖等。历获第五届"人民名医·优秀风范"奖、浙江省"万人计划"科技创新领军人才、浙江省卫生高层次创新人才等。

主译简介

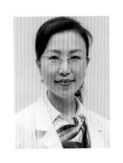

  林　勤　博士，教授、主任医师、厦门大学肿瘤学博士生导师、厦门大学附属第一医院党委副书记兼厦门市第三医院执行院长。

  荣获"享受国务院政府特殊津贴专家"、第六届"国之名医·优秀风范"、福建省高层次人才、厦门市"海纳百川"领军人才等称号。M.D. Anderson Cancer Center 访问学者。主要研究领域为分子影像引导下的恶性肿瘤精准放疗和放射外科治疗（SBRT）及联合免疫治疗等。现任中国抗癌协会肿瘤放射治疗专业委员会副主任委员、中华医学会放射肿瘤治疗学分会委员、中国医师协会放射肿瘤治疗医师分会常委兼头颈组组长、中国抗癌协会肿瘤多学科诊疗专业委员会常委等。

  作为项目负责人，累计承担包括国家自然科学基金（3 项）在内的科研项目 14 项；发表 SCI 论文 100 余篇（累计被引超过 5500 次，H-index 超过 30 次）；申请并获批 3 项发明专利；作为编委与专家组成员参与 9 部临床实践指南编写，参编专著 4 部。以中国医师协会放射肿瘤治疗医师分会常委兼头颈组组长的身份牵头组织编写《中国头颈部肿瘤放射治疗指南（2021 年）》。获中国抗癌协会科技奖及福建省、厦门市科技进步奖多项。

参与者名单

....

Sudha R. Amarnath, MD, Assistant Professor of Medicine, Department of Radiation Oncology, Taussig Cancer Center, Cleveland Clinic Foundation, Cleveland, Ohio

Carryn M. Anderson, MD, Clinical Associate Professor, Department of Radiation Oncology, University of Iowa Hospitals & Clinics, Iowa City, Iowa

Ehsan H. Balagamwala, MD, Assistant Professor, Department of Radiation Oncology, Taussig Cancer Center, Cleveland Clinic Foundation, Cleveland, Ohio

Kristine Bauer-Nilsen, MD, Resident Physician, Department of Radiation Oncology, Taussig Cancer Center, Cleveland Clinic Foundation, Cleveland, Ohio

Camille A. Berriochoa, MD, Radiation Oncologist, Department of Radiation Oncology, Saint Alphonsus Regional Medical Center, Boise, Idaho

James R. Broughman, MD, Resident Physician, Department of Radiation Oncology, Taussig Cancer Center, Cleveland Clinic Foundation, Cleveland, Ohio

Shauna R. Campbell, DO, Staff Physician, Department of Radiation Oncology, Taussig Cancer Center, Cleveland Clinic Foundation, Cleveland, Ohio

Samuel T. Chao, MD, Professor, Department of Radiation Oncology, Rose Ella Burkhardt Brain Tumor and Neuro-oncology Center, Cleveland Clinic Foundation, Cleveland, Ohio

Sheen Cherian, MD, MSc, MRCP, FRCR, DABR, Assistant Professor, Cleveland Clinic Lerner College of Medicine, Staff Physician, Department of Radiation Oncology, Taussig Cancer Center, Cleveland Clinic Foundation, Cleveland, Ohio

Christopher W. Fleming, MD, Associate Staff, Department of Radiation Oncology, Maroone Cancer Center, Cleveland Clinic Florida, Weston, Florida

Ahmed Halima, MD, Resident Physician, Department of Radiation Oncology, Taussig Cancer Center, Cleveland Clinic Foundation, Cleveland, Ohio

Jason W. D. Hearn, MD, Assistant Professor, Department of Radiation Oncology, University of Michigan, Ann Arbor, Michigan

Nikhil P. Joshi, MD, Assistant Professor, Department of Radiation Oncology, Rush University Medical Center, Chicago, Illinois

Justin J. Juliano, MD, Radiation Oncologist, Department of Radiation Oncology, New York Oncology Hematology, Clifton Park, New York

Aditya Juloori, MD, Assistant Professor, Department of Cellular and Radiation Oncology, University of Chicago, Chicago, Illinois

Sarah S. Kilic, MD, Resident Physician, Department of Radiation Oncology, Taussig Cancer Center, Cleveland Clinic Foundation, Cleveland, Ohio

Jeffrey A. Kittel, MD, Radiation Oncologist, Radiation Oncology Associates, Ltd.; Department of Radiation Oncology, Aurora St. Luke's Medical Center, Milwaukee, Wisconsin

Rupesh Kotecha, MD, Chief of Radiosurgery, Director of CNS Metastasis, Department of Radiation Oncology, Miami Cancer Institute, Baptist Health South Florida; Associate Professor, Department of Radiation Oncology, FIU Herbert Wertheim College of Medicine, Miami, Florida

Shlomo A. Koyfman, MD, Assistant Professor, Department of Medicine, School of Medicine, Case Comprehensive Cancer Center, Case Western Reserve University, Cleveland, Ohio

Aryavarta M. S. Kumar, MD, PhD, Assistant Professor, Department of Radiation Oncology, Louis Stokes Cleveland VA Medical Center, Cleveland, Ohio

Charles Marc Leyrer, MD, Assistant Professor, Department of Radiation Oncology, Wake Forest Baptist Health, Winston-Salem, North Carolina

Bindu V. Manyam, MD, Radiation Oncologist, Department of Radiation Oncology, Allegheny Health Network Cancer Institute, Pittsburgh, Pennsylvania

Gaurav Marwaha, MD, Assistant Professor and Residency Program Director, Department of Radiation Oncology, Rush University Medical Center, Chicago, Illinois

Zachary Mayo, MD, Resident Physician, Department of Radiation Oncology, Taussig Cancer Center, Cleveland Clinic Foundation, Cleveland, Ohio

Omar Y. Mian, MD, PhD, Staff, Department of Radiation Oncology, Taussig Cancer Center, Cleveland Clinic Foundation, Cleveland, Ohio

Erin S. Murphy, MD, Associate Professor, Department of Radiation Oncology, Taussig Cancer Center, Cleveland Clinic Foundation, Cleveland, Ohio

Shireen Parsai, MD, Radiation Oncologist, Department of Radiation Oncology, OhioHealth Riverside Methodist Hospital, Columbus, Ohio

Yvonne D. Pham, MD, Radiation Oncologist, Therapeutic Radiologists, Inc. (TRI, P.A.), Kansas City, Missouri

David J. Schwartz, MD, Director, Staten Island Radiation Oncology, Staten Island, New York

Jacob G. Scott, MD, DPhil, Staff Physician-Scientist, Department of Radiation Oncology, Taussig Cancer Center, Cleveland Clinic Foundation, Cleveland, Ohio

Chirag Shah, MD, Director of Breast Radiation Oncology, Department of Radiation Oncology, Taussig Cancer Center, Cleveland Clinic Foundation, Cleveland, Ohio

Jonathan M. Sharrett, DO, Radiation Oncologist, Spokane Cyberknife and Summit Cancer Centers, Spokane, Washington

Monica E. Shukla, MD, Assistant Professor, Department of Radiation Oncology, Medical College of Wisconsin, Milwaukee, Wisconsin

Arun D. Singh, MD, Professor of Ophthalmology, Director of Department of Ophthalmic Oncology, Cole Eye Institute, Cleveland Clinic Foundation, Cleveland, Ohio

Sarah M. C. Sittenfeld, MD, Assistant Professor, Department of Radiation Oncology, University of

Cincinnati, Cincinnati, Ohio

Timothy D. Smile, MD, Resident Physician, Department of Radiation Oncology, Taussig Cancer Center, Cleveland Clinic Foundation, Cleveland, Ohio

Kevin L. Stephans, MD, Associate Professor, Department of Radiation Oncology, Taussig Cancer Center, Cleveland Clinic Foundation, Cleveland, Ohio

Abigail L. Stockham, MD, Consultant and Assistant Professor, Department of Radiation Oncology, Mayo Clinic, Rochester, Minnesota

John H. Suh, MD, Chairman, Department of Radiation Oncology, Taussig Cancer Center, Cleveland Clinic Foundation, Cleveland, Ohio

Rahul D. Tendulkar, MD, Associate Professor, Department of Radiation Oncology, Taussig Cancer Center, Cleveland Clinic Foundation, Cleveland, Ohio

Martin C. Tom, MD, Assistant Professor, Department of Radiation Oncology, Miami Cancer Institute, Baptist Health South Florida; Herbert Wertheim College of Medicine, Florida International University, Miami, Florida

Vamsi Varra, MD, Intern, Department of Internal Medicine, University Hospitals Cleveland Medical Center, Cleveland, Ohio

Andrew D. Vassil, MD, Staff Physician, Department of Radiation Oncology, Taussig Cancer Center, Cleveland Clinic Foundation, Cleveland, Ohio

Gregory M. M. Videtic, MD, CM, FRCPC, Professor of Medicine, Cleveland Clinic Lerner College of Medicine; Staff Physician, Department of Radiation Oncology, Cleveland Clinic Foundation, Cleveland, Ohio

Winston Vuong, MD, Resident Physician, Department of Radiation Oncology, Taussig Cancer Center, Cleveland Clinic Foundation, Cleveland, Ohio

Matthew C. Ward, MD, Adjunct Assistant Professor, Department of Radiation Oncology, Levine Cancer Institute, Atrium Health, Charlotte, North Carolina

Michael Weller, MD, Staff Physician, Department of Radiation Oncology, Taussig Cancer Center, Cleveland Clinic Foundation, Cleveland, Ohio

Ian W. Winter, MD, Resident Physician, Department of Radiation Oncology, Taussig Cancer Center, Cleveland Clinic Foundation, Cleveland, Ohio

Neil M. Woody, MD, MS, Assistant Professor, Department of Radiation Oncology, Taussig Cancer Center, Cleveland Clinic Foundation, Cleveland, Ohio

Kailin Yang, MD, PhD, Resident Physician, Department of Radiation Oncology, Taussig Cancer Center, Cleveland Clinic Foundation, Cleveland, Ohio

Jennifer S. Yu, MD, PhD, Staff, Department of Radiation Oncology, Department of Cancer Biology, Burkhardt Brain Tumor and Neuro-oncology Center, Cleveland Clinic Foundation; Associate Professor, Program Leader, Developmental Therapeutics Program, Co-Leader, Cancer Stem Cell Working Group, Case Comprehensive Cancer Center, Cleveland, Ohio

原著前言

　　《临床放射肿瘤学要点》源于克利夫兰肿瘤放射治疗住院医生培养项目的长期结果。作为正式教学课程的补充，住院医生每年总结最新和高质量临床结论，形成专项的要点精编。作为克利夫兰肿瘤放射治疗住院医生项目的应届毕业生，我们证明了他们不仅在学习放射肿瘤学的基础知识方面，而且在作为独立临床医生的继续教育中的价值。第一版中，我们非常自豪地与更广泛的放射肿瘤学领域专家学者分享了几十年来的辛勤工作，我们很高兴从不同的读者那里验证了该书的价值。

　　放射肿瘤学领域正在不断发展，治疗模式也与日俱新。通过第二版的《临床放射肿瘤学要点》，我们的目标是通过为读者提供最新的研究和治疗方法来跟上不断变化的临床环境。除了纳入新的数据，我们还新增了几个章节，以帮助涵盖更广泛的临床课题。

　　虽然在过去的几年里，这个领域发生了很大的变化，但克利夫兰肿瘤放射治疗住院医生及最近的毕业生和现任教师都对教育行业持续做出贡献。非常感谢编者们，这一版的更新离不开他们的努力。感谢之余也代表他们将此更新版本呈献给放射肿瘤学界的同仁。非常感谢并欢迎读者朋友反馈意见及建议。我们相信这些资源将会为所有努力造福患者的医生提供帮助。

莎拉·M. C. 西滕费尔德 , MD (@SarahSittenfeld)

马修·C. 沃德 , MD (@MCWardMD)

拉胡尔·D. 德鲁卡 , MD (@RTendulkarMD)

格雷戈里·M. M. 维迪克 , MD. CM, FRCPC, FACR, FASTRO

关于本书

　　本书的编写目的是为不同水平的肿瘤专业医生提供全面的资源。读者可详细了解肿瘤相关临床知识，从各种肿瘤的流行病学到有循证数据支持的最新临床问题均有涉及。每章开头均有"概述"部分，包括该病简介及自然病史。本书也包括《AJCC 癌症分期手册》第 8 版的分期系统（或其他相关的危险分级系统），采用高度精简的模式，以便于医生掌握。"治疗模式"部分位于每章的中间，阐述肿瘤治疗在多学科综合治疗中的价值。最后，也是最精彩的部分，是"基于循证的问与答"，依据最新的临床研究数据指导读者的临床实践。每项研究都是从原始资料而来，而且可快速检索原始论文来源，同时在总结部分对重要发现予以强调。需要指出的是，本书旨在为临床医生提供有价值的使用手册，而不是详细描述分期、放射治疗实施方法和化学治疗剂量等。我们希望本书可为临床实践者提供良好的参考，以加深对疾病及目前治疗现状的理解与认识。

目　录

第九部分　血液系统肿瘤

第十部分　肉　瘤

第十一部分　儿童肿瘤

第十二部分　姑息放疗

第十三部分　良性疾病

第一部分　中枢神经系统肿瘤

第一章 胶质母细胞瘤

Aditya Juloori, Jennifer S. Yu, Samuel T. Chao 著

孔祥虎 译

白 静 校

概述：胶质母细胞瘤（glioblastoma，GBM）是成人中最常见的原发性脑肿瘤。GBM 往往预后较差，中位生存期（median survival，MS）约为 14 个月。治疗原则是最大限度地安全切除和保留神经功能，以及术后辅助放化疗。放射治疗标准剂量为 60 Gy，放疗期间同步联合替莫唑胺（temozolomide，TMZ）化疗，剂量为每日 75 mg/m²，同步放化疗后序贯 TMZ 化疗，方案可参考 150~200 mg/m² d1~5，28 d 为 1 周期，若患者可耐受，则持续 6~12 个月。放射治疗靶区可参考颅脑磁共振 T_2 序列和 FLAIR 序列，水肿带为照射野边界，通常照射剂量为 46 Gy，然后，对手术残腔和 T_1 增强区域补量照射 14 Gy，通常临床靶区（clinical target volume，CTV）外扩 2 cm。最常见的治疗失败模式为局部进展。对于老年或体弱患者，可选择姑息性治疗、短程放疗联合或不联合 TMZ，或单独使用 TMZ（尤其是 MGMT 甲基化患者）。

流行病学：GBM 是成年人中最常见的原发性恶性脑肿瘤，大约占 80%[1]。在美国，发病率每 10 万例中有 3~4 例或每年约 1 万例。发病中位年龄为 64 岁，男女比例约为 1.5：1[2]。

解剖学：弥漫性浸润性肿瘤通常沿白质束生长。病变位置取决于白质的数量：75% 位于幕上（31% 位于颞叶，24% 位于顶叶，23% 位于额叶，16% 位于枕叶），< 20% 呈多灶性，2%~7% 呈多中心性，10% 呈脑脊液细胞学阳性[3]。

病理学：GBM 的细胞起源于中枢神经系统中起支持作用的神经胶质细胞。2016 年，世界卫生组织（World Health Organization，WHO）将 GBM 更新为现在的 3 种不同类型：*IDH*- 野生型、*IDH*- 突变型和 NOS 型（参见 *IDH1* 基因的详细信息）。其他少见的变异类型包括巨细胞型胶质母细胞瘤、胶质肉瘤和上皮样胶质母细胞瘤。WHO Ⅳ级胶质瘤的诊断需要病理结果显示"假栅栏样"坏死特征表现，或至少满足 3 个基本条件，即高有丝分裂指数、内皮增生、核异型性或坏死。

遗传学

1. MGMT 基因甲基化：O^6- 甲基鸟嘌呤 -DNA- 甲基转移酶位于染色体 10q26，主要作用为修复鸟

嘌呤在 O^6 位的烷基化。当其启动子甲基化，可能会导致表观遗传沉默，进而该基因可能被下调。Hegi 的研究（参见"基于循证的问与答"）确定了其预后和预测价值。

2. IDH1 突变：约 10% 的 GBM 存在该突变，与年龄增加和由低级别胶质瘤发展而来的继发肿瘤有关[4]。*IDH1* 突变是一个独立的预后因素（在 MS 方面，*IDH1* 突变型为 27.4 个月，而 *IDH1* 野生型为 14 个月）[5]。

3. EGFRv3 变异体：*EGFR* 基因第 2~7 外显子框内敲除，可影响 801 个碱基对，是标准同步放化疗预后不良的独立预测因素[6]。

4. BRAF V600E 突变：与黑色素瘤中的突变体相同，但更常见于巨细胞性胶质母细胞瘤、上皮样胶质母细胞瘤和较低级别胶质瘤[7]。

5. ATRX：X 连锁 α- 地中海贫血或智力缺陷综合征基因（ATRX）是一个与染色质调控相关的基因。ATRX 突变常见于 Ⅱ ~ Ⅲ级星形细胞瘤患者和继发性 GBM 患者[8-10]。

参见第三章对 1p19q 联合缺失的讨论。

临床表现：头痛、认知改变、癫痫发作、乏力、恶心或呕吐、视力丧失、感觉丧失、语言障碍、吞咽困难、视乳头水肿、步态不稳、颅内出血。

诊断检查：神经系统检查；眼底镜检查（怀疑颅内压增高情况下进行）。

1. 实验室检查：全血细胞计数（化疗基线评估）。

2. 影像学检查：增强或平扫颅脑磁共振检查（多期增强可显示中央坏死和周围水肿，T_1 低信号，T_2 水肿高信号）。

3. 活检：尽早行立体定向或开放活检及基因检测。

预后因素：由 Li 等[11]建立的临床因素包含 KPS 评分、年龄、手术切除范围、MGMT 状态及 IDH1 状态等。RTOG RPA 分级情况见表 1.1[12]。

表 1.1　多形性胶质母细胞瘤的 RPA 分级

RPA 分级	变量	平均生存时间（月）	1、3 和 5 年总生存率（%）
Ⅲ	＜ 50 岁和 KPS ≥ 90 分	17.1	70，20，14
Ⅳ	＜ 50 岁和 KPS ＜ 90 分 ≥ 50 岁，KPS ≥ 70 分，手术，可工作	11.2	46，7，4
Ⅴ+Ⅵ	≥ 50 岁，KPS ≥ 70 分，手术，不可工作 ≥ 50 岁，KPS ≥ 70 分，仅活检 ≥ 50 岁，KPS ＜ 70 分	7.5	28，1，0

注：来源：From Li J, Wang M, Won M, et al. Validation and simplification of the RadiationTherapy Oncology Group recursivepartitioning analysis classification for glioblastoma. Int J Radiat Oncol Biol Phys.2011;81(3):623–630. doi:10.1016/j.ijrobp.2010.06.012;Walker MD, Alexander E, Jr., Hunt WE, et al. Evaluation of BCNU and/or radiotherapy in the treatment ofanaplastic gliomas: a cooperativeclinical trial. J Neurosurg. 1978;49(3):333–343. doi:10.3171/jns.1978.49.3.0333.

治疗模式

1. 手术：最主要的治疗原则是最大限度地安全切除和保留神经功能。对于技术切除困难的肿瘤，应进行活检，以获取组织标本。术中超声或 MRI、功能地图（反相，清醒麻醉下的直接大脑刺激）等工具可用于提高手术切除的安全性。为了更好地评估肿瘤切除程度，应在术后 72 h（理想情况下为 24~48 h）内进行 MRI 增强扫描，以避免与亚急性出血混淆。

2. 化学治疗：根据 Stupp 试验，在放射治疗期间，同步每日给予 TMZ 75 mg/m² 口服化疗（包括周末）。序贯给予 TMZ 辅助化疗 6~12 个月，起始剂量为 150 mg/m²，若患者能耐受可增加到 200 mg/m² d1~5，28 d 为 1 个周期。TMZ 的主要不良反应是便秘、血小板减少和中性粒细胞减少。接受 TMZ 治疗的患者需注意预防肺孢子菌性肺炎，并可在放疗期间每日给予 DS- 甲氧苄啶或磺胺甲噁唑，以及两次喷他脒吸入治疗。TMZ 是一种可转化为 MTIC [3- 甲基 -（三嗪 -1-）咪唑 -4- 甲酰胺] 的前体药，其细胞毒作用主要表现为使 DNA 烷基化。只有 5%~10% 的甲基化可产生 O^6- 甲基鸟嘌呤，但若甲基基团在细胞分裂前未被去除，则其仍具有高度的细胞毒性（参见前面的 MGMT 内容）。

3. 放疗

（1）**适应证**：与术后单独观察或化学治疗相比，辅助放疗可改善 OS（参见下述研究），因此，推荐放射治疗用于体能状态可耐受的患者。

（2）**剂量**：标准剂量为 60 Gy/30 fx。针对年老体弱者，可尝试不同形式的低分割放射治疗模式（参见下述研究）。就 OS 而言，姑息治疗方面，选择放射治疗的效果优于最佳支持治疗。

（3）**不良反应**：急性反应包括疲劳、头痛、神经功能缺损加重、脱发、恶心、脑水肿等。晚期反应包括认知改变、放射性坏死、垂体功能减退、白内障、视野缺损（与肿瘤部位相关）等。

（4）**治疗过程**：见《放射肿瘤学治疗计划手册》，第三章[13]。

基于循证的问与答

◆ **GBM 的最佳手术方式?**

Lacroix, MDACC (J Neurosurg 2001, PMID 11780887)：对于预后较好的患者（年轻，KPS 评分高，MRI 无坏死征象），≥ 98% 的切除率可明显提高总生存期（overall survival，OS）。肿瘤全切除（gross total resection，GTR）亦可降低放疗期间脑水肿的发生概率。结论：**GTR 可改善部分患者的 OS，而次全切除（subtotal resection，STR）则无明显获益。**

◆ **GTR 的禁忌证有哪些?**

GTR 的禁忌证包括肿瘤累及功能区和不可及区（如脑干、运动皮质区、语言中枢等）、肿瘤浸润明显超过中线结构、侧脑室周围或弥漫性病变、内科并发症等。

◆ **目前标准放射治疗剂量的探索?**

BTCG 69-01 研究[12]和 1981 年 SGSG[14]研究表明，与最佳支持治疗相比，足量放疗可使患者的生存率翻倍。放疗剂量增加至 60 Gy/30 fx 的患者可获益，但增加至 70 Gy 的患者并无益处。随后密歇根大学的研究[15]表明，当放疗剂量增加至 90 Gy 时，仍会有 90% 的照射野内失败，且可能会增加放射不良反应。因此，60 Gy/30 fx 被认为是治疗 GBM 的标准剂量。密歇根大学最近的一项单臂 Ⅰ 期研究显示，放疗剂量增加至 75 Gy/30 fx 时，联合 TMZ 辅助化疗可有效提高中位 OS 为 20.1 个月[16]。这再次提出了关于 TMZ 剂量递增是否带来潜在获益，进而开启了 NRG BN001 临床试验。

◆ **术后化疗方案的进步？**

既往，亚硝基脲一直被临床使用，直到一项关于放疗是否联合亚硝基脲实验的荟萃分析结果显示，联合治疗仅可带来 1 年 OS 获益[17]。多年来，氯化亚硝基脲一直是 RTOG 推荐的标准。氯化亚硝基脲晶片（卡莫司汀）在联合或不联合放疗的Ⅲ期试验中，中位生存时间从 11.8 个月提高至 13.9 个月[18]。然而，生存获益可能是由Ⅲ级患者所驱动。随后，2007 年的一项荟萃分析表明，卡莫司汀对 GBM 无效或疗效欠佳[19]。

◆ **哪些实验定义了目前 GBM 的治疗标准？**

放疗联合同步及辅助 TMZ 化疗方案是基于 Stupp 试验的标准治疗。

Stupp, EORTC 26899/NCIC (NEJM 2005, PMID 15758009; Lancet Oncol 2009, PMID 19269895): 该实验共纳入 573 例 18~70 岁的 GBM 患者，ECOG PS 0~2 分。所有患者均接受外照射放疗（external beam radiation therapy，EBRT），剂量为 60 Gy/30 fx，随机分为单独放疗组或联合放化疗组，联合组患者接受 TMZ 75 mg/m² 每日一次口服化疗，然后辅助 TMZ 150~200 mg/m² d1~5，4 周 / 次，共 6 个周期。其中 80% 的患者接受了全程治疗，40% 的患者接受了完整的 6 个周期的辅助 TMZ 化疗。OS 和无进展生存率（progression-free survival，PFS）均得到显著提高（表 1.2），所有亚组均获益，同时，MGMT 表达状态是最强的预后和预测因素。结论：**同步放化疗后序贯 TMZ 辅助化疗是 GBM 的标准治疗策略。**

表 1.2　包含 2009 年更新的 STUPP 试验结果（差异有统计学意义）

组别	MS（月）	2 年 PFS（%）	2 年 OS（%）	5 年 OS（%）
单独放疗组	12.1	1.8	10.9	1.9
联合放化疗组	14.6	11.2	27.2	9.8

◆ **MGMT 状态对 GBM 预后的影响及其对 TMZ 的反应？**

对于 GBM 而言，MGMT 沉默既具有预后意义（无论治疗方式如何，结果均更良好），也具有预测性（对特定的 TMZ 治疗有更好的反应）。

Hegi (NEJM 2005, PMID 15758010): 对 Stupp 试验中的 206 例 GBM 患者进行亚组分析，其中 45% 患者存在 MGMT 甲基化的表观遗传静默。不考虑 TMZ 使用，MGMT 甲基化均与提高 OS 相关（MS 15.3 个月 *vs.* 11.8 个月）。在甲基化患者中，放疗联合 TMZ 组与单纯放疗组的生存时间分别为 21.7 个月和 15.3 个月（P=0.007），2 年 OS 为 46% 和 23%（P=0.007）。在非甲基化患者中，两组间 MS 差异无统计学意义（12.7 个月 *vs.* 11.8 个月）；然而，2 年 OS 差异显著（13% *vs.* 2%）。结论：**MGMT 甲基化既可以判断 GBM 患者的预后，同时，对 TMZ 反应也具有预测作用。**评论：在 MGMT 未甲基化患者中使用 TMZ 存在争议，部分学者认为该亚组的统计学证据不足，患者仍可能获益。

◆ **TMZ 的剂量密集方案获益如何？**

Gilbert, RTOG 0525 (JCO 2013, PMID 24101040)： 将 833 例接受 60 Gy/30 fx 同步每日 TMZ 治疗（75 mg/m²）的患者随机分为辅助 Stupp 方案组（150~200 mg/m² 化疗 5 d，4 周 / 次，共治疗 6~12 个周期）与辅助 TMZ 剂量密集方案组（75~100 mg/m² 化疗 21 d，4 周 / 次，共治疗 6~12 个周期）。无论甲基化状态如何，增加 TMZ 治疗的密度和剂量并未改善 OS 或 PFS。然而，该研究证实了 MGMT 甲基化的预后意义，改善了 OS（21.2 个月 *vs.* 14 个月，$P < 0.0001$）。**结论：MGMT 甲基化对预后有影响，但剂量密集的 TMZ 方案并未获益。**

◆ **超分割放疗在 GBM 中的作用如何？**

RTOG 8302[20] 和 RTOG 9006[21] 对该问题进行研究，结果显示，在恶性胶质瘤患者中，与常规分割放疗相比，超分割放疗并未获益。

◆ **放射外科能否改善 GBM 患者的疾病控制效果？**

Souhami, RTOG 9305 (IJROP 2004, PMID 15465203)： 将特定的 GBM 患者（KPS ≥ 70 分，病灶单发、增强、界限清楚、直径 ≤ 4 cm）随机分为 RT+BCNU ± SRS（15~24 Gy，视肿瘤大小而定）两组。研究结果显示，SRS 组的 MS 为 13.5 个月，而标准组为 13.6 个月。**结论：SRS 加量照射在 GBM 中没有作用。**

◆ **近距离放疗对恶性胶质瘤是否有促进作用？**

在恶性胶质瘤中，在 EBRT 之前或之后使用 ^{125}I 粒子植入物进行近距离治疗，两项研究均未显示 OS 获益[22,23]。

◆ **全脑放疗（whole brain radiation therapy，WBRT）在 GBM 中有什么作用？**

WBRT 可用于多灶病变、室管膜下扩散、和体能评分较差（KPS < 60 分）的患者，其与有限体积放射治疗的效果相当，MS 均为 7 个月[24,25]。

◆ **标准同步放化疗期间放疗靶区依据是什么？**

经过标准治疗后，超过 80% 的复发发生在最初诊断时，CT 或 MRI 所显示的增强病灶 2 cm 范围内[26]。因此，根据 RTOG 协议，高剂量靶区通常包括手术残腔以及任何残留的强化病灶向外扩展 2 cm 的 CTV。虽然在 MRI T_2 和 FLAIR 序列上观察到的肿瘤周围水肿通常是低剂量 PTV 的靶区，但回顾性的单一机构综述表明，当肿瘤周围水肿在放射治疗期间未被勾画为特异性靶向时，局部复发率并无增加[27]。事实上，EORTC 协议并未将 GBM 的瘤周水肿包括在靶区内[26]。

◆ **在 TMZ 基础上加入贝伐单抗可获益吗？**

Gilbert, RTOG 0825 (NEJM 2014, PMID 24552317)： 637 例 GBM 患者接受 Stupp 方案治疗，加或不加贝伐单抗治疗，剂量为 10 mg /kg，2 周 / 次 ×12 周期。根据患者 MGMT 甲基化状态分组。预先设定的主要终点为 OS 和 PFS。使用贝伐单抗未改善 MS（15.7 个月 *vs.* 16.1 个月）。虽然，应用贝伐单抗提高了 PFS（10.7 个月 *vs.* 7.3 个月，$P=0.007$），但并未达到预先设定的终点（$P < 0.004$）。贝伐单抗组还与高血压、VTE 事件、肠穿孔和中性粒细胞减少症的增加相关。**结论：在标准放射治疗联合 TMZ 治疗的基础上增加贝伐单抗并未改善 OS，但 PFS 有一定提高，但这并未达到预定的有统计意义**

的目标。

Chinot, AVAGLIO Study (NEJM 2014, PMID 24552318)： 对 912 例 GBM 患者使用 Stuup 方案治疗，联合或不联合双周方案的贝伐单抗（10 mg/kg，2 周 / 次）。结果显示，OS 无明显改善（16.8 个月 *vs.* 16.7 个月）。联合贝伐单抗后，PFS 从 6.2 个月提高到 10.6 个月。然而，贝伐珠单抗组存在较高的 3 级以上不良反应发生率（66.8% *vs.* 51.3%）。

◆ **什么是肿瘤电场治疗？对 GBM 是否有益？**

在细胞有丝分裂过程中的纺锤体形成期，细胞会发生极化。交变电场可以干扰这种正常的极化，从而抑制细胞分裂。FDA 批准的 NovoTTF-100A（Optune）是一种可戴在患者头上的设备，同时附加一个可发射交变电场的便携式电池组。

Stupp (JAMA 2017, PMID 29260225)： 将 695 例接受同期放化疗（Stupp 方案）后的 GBM 患者随机分为 TMZ 辅助治疗组和 TTF+TMZ 治疗组。MFU 治疗 40 个月，至少随访 24 个月。使用 TTF+TMZ 可显著改善 OS（20.9 个月 *vs.* 16.0 个月，*P* < 0.001）和 PFS（6.7 个月 *vs.* 4.0 个月，*P* < 0.001）。52% 接受 TTF 治疗的患者出现传感器阵列下的轻度或中度皮肤不良反应，而单独接受 TMZ 治疗的患者则未出现该情况。结论：**NovoTTF+ 辅助 TMZ 作为 Stupp 方案的一部分，与 5 个月的 OS 获益相关。**

老年 / 体弱 GBM 患者的管理

◆ **放射治疗在最佳支持治疗中的作用是什么？**

在 KPS 良好的老年患者中，放射治疗较最佳支持治疗更能改善 OS。

Keime-Guibert, France (NEJM 2007, PMID 17429084)： 81 例年龄 ≥ 70 岁（所有 KPS ≥ 70 分）的新诊断 AA 或 GBM 患者在活检 / 切除后被随机分配到放疗组（50.4 Gy/28 fx）和最佳支持治疗组。放疗组治疗后的中位生存时间有所改善（29.1 周 *vs.* 16.9 周，*P*=0.002）。两组在 QOL 和认知功能方面无差异。中期分析证明放射治疗可以改善 OS 后，该试验被提前结束。结论：**放射治疗在改善 GBM 患者的 OS 方面发挥重要作用，即使是在老年人群中，QOL 或认知功能也未出现下降。**

◆ **针对老年或一般状况差的 GBM 患者，低分割放疗和常规分割放疗相比，是否有意义？**

多项试验证明，对于未接受全身性治疗的特定患者，低分割短程放疗的有效性良好。需要注意的是，这些试验通常未考虑遗传标记，因此，对于具有良好遗传特征的患者，与标准治疗相比，控制的持久性尚不清楚。前瞻性验证方案包括 40 Gy/15 fx、34 Gy/10 fx 和 25 Gy/5 fx。

Roa, Canadian (JCO 2004, PMID 15051755)： 将 100 例 60 岁以上的患者随机分为 60 Gy/30 fx 组和 40 Gy/15 fx 组（未联合化疗），结果显示，标准治疗的 MS 为 5.1 个月，短程放疗的 MS 为 5.6 个月（*P*=NS）；短程放疗组在治疗结束时的激素使用率较低（49% *vs.* 23%）；长程放疗组有 26% 的患者中途退出，而短疗程组则有 10%。结论：**在 60 岁以上未接受全身治疗的患者中，40 Gy/15 fx 与标准分割放疗组的 OS 无差异。**

Roa, IAEA (JCO 2015, PMID 26392096)： 将 98 例老年 / 体弱 GBM 患者（年龄 ≥ 50 岁，KPS 50~70 分或年龄 ≥ 65 岁，KPS ≥ 50 分）随机分为 25 Gy/5 fx *vs.* 40 Gy/15 fx，均不联合化疗。接受 25 Gy/5 fx 的患者与接受 40 Gy/15 fx 的患者相比，OS、PFS 和 QOL 均无明显差异。结论：**一周短程放疗（25 Gy/5 fx）可**

作为新诊断 GBM 的老年和（或）体弱患者的治疗方案。

◆ **老年患者可以用 TMZ 替代放疗吗？**

与老年患者的标准放射治疗相比，单独使用 TMZ 是一种非劣选择，在 MGMT 启动子甲基化的患者中，可能较单独使用放射治疗更可取。

Wick, NOA-08 (Lancet Oncol 2012, PMID 22578793)：将 373 例年龄 > 65 岁及 KPS ≥ 60 分的 AA（11%）或 GBM（89%）患者，随机分为（a）TMZ 单药组（100 mg/m²，连续 7 d，每隔 7 d 再治疗，直到无法耐受）和（b）标准放射治疗组（60 Gy/30 fx）。TMZ 单药组的 OS 并不低于标准放射治疗组（8.6 个月 vs. 9.6 个月）。相较于 MGMT 启动子未甲基化的患者，甲基化患者的 OS 有所改善。MGMT 甲基化患者联合 TMZ 相较于放射治疗 EFS 显著改善，而未甲基化的患者接受放射治疗较 TMZ 可更显著改善 EFS。结论：在老年患者群体中，**TMZ 单药化疗的效果并不劣于标准放射治疗。MGMT 启动子甲基化是一个重要的预后因素，可以预测合适的治疗方案。**

Malmström, Nordic Trial (Lancet 2012, PMID 22877848)：将 342 例 60 岁以上的 GBM 患者随机分为 TMZ 组（TMZ 200 mg/m² d1~5，28 d/周期，最多 6 个周期）、60 Gy/30 fx、34 Gy/10 fx。结果显示，相较标准放射治疗组，TMZ 组患者的 MS 显著改善（8 个月 vs. 6 个月），但与低分割放疗组相比并未显著改善（8 个月 vs. 7.5 个月）。对于 70 岁以上的患者，TMZ 组和低分割放疗组的生存率较标准放射治疗组均有所提高。结论：**就 OS 而言，老年患者接受标准放射治疗的效果劣于 TMZ 单药化疗。TMZ 单药化疗或低分割放射治疗可作为老年人的标准治疗，尤其对于 70 岁以上的患者。**

◆ **TMZ 是否应该加入短程放射治疗？**

Perry, EORTC 26062 (NEJM 2017, PMID 28296618)：将年龄 ≥ 60 岁的新诊断 GBM 均接受 40 Gy/15 fx 的患者随机分为无全身治疗组和 3 周 TMZ 同步化疗组、12 周期 TMZ 辅助化疗组。与单纯放射治疗相比，放射治疗联合 TMZ 化疗组的 OS（9.3 个月 vs. 7.6 个月，$P=0.0001$）、PFS（5.3 个月 vs. 3.9 个月，$P < 0.0001$）均得到显著改善。其中，MGMT 甲基化患者 OS 改善明显（13.5 个月 vs. 7.7 个月，$P=0.0001$），而未甲基化患者无明显改善（10 个月 vs. 7.9 个月，$P=0.055$）。结论：**放射治疗联合 TMZ 对 OS 有获益，即使对于仅接受低分割方案的患者也是如此。其中，MGMT 甲基化人群获益最大，OS 改善约 6 个月。**

复发或进展的 GBM

◆ **当疾病复发时有哪些选择？**

GBM 复发较常见，80% 的复发发生在原发灶 2 cm 的范围内 [26]。可选的治疗方案包括再次切除、联合或不联合卡莫司汀晶片植入、贝伐珠单抗和 TTF。

◆ **复发后可否选择再程放疗？**

Fokas (Strahlenther Onkol 2009, PMID 19370426)：53 例复发性 GBM 患者接受了中位单次剂量为 3 Gy、中位剂量为 30 Gy 的再程放疗，显示出 9 个月的 MS；只有 KPS < 70 分预示生存率较差。再程放疗的耐受性良好，无 2 级以上的急性或晚期不良反应。结论：**低分割模式用于复发 GBM 的再程放疗安全可行。**

◆ **脉冲低剂量率再程放疗在降低不良反应方面有哪些作用？**

反向剂量率效应可能使肿瘤细胞在接受治疗时发生重配，由于正常组织可对其进行修复，故可能导致肿瘤杀伤力增加而不良反应减少。

Adkison, Wisconsin (IJROBP 2011, PMID 20472350): 采用脉冲式低剂量率再程放射治疗 103 例患者（GBM 86 例）。放射治疗以 0.0667 Gy/ 分的剂量率缓慢递增到中位剂量 50 Gy。15 例患者中，有 4 例尸检时出现明显的放射坏死。脉冲式低剂量率再程放射治疗对于复发 GBM 患者的 MS 为 5.1 个月。结论：脉冲式低剂量率再程放射治疗相对安全，可由此获得更高的剂量以治疗更大的体积。

◆ **贝伐单抗对复发性 GBM 有效吗？**

贝伐珠单抗联合或不联合再程放疗作为复发 GBM 的二线治疗方案均有利于改善 PFS，但其不良反应发生率较高。

Wong (JNCCN 2011, PMID 21464145): 对 15 项试验（主要是 Ⅱ 期数据）进行荟萃分析，共有 548 例复发患者接受贝伐珠单抗治疗。MS 为 9.3 个月，6% 的患者完全缓解，49% 部分缓解，29% 稳定。

Friedman, BRAIN Trial（JCO 2009, PMID 19720927）: 将 167 例复发性 GBM 患者随机分为贝伐单抗或贝伐单抗＋伊立替康组。两组的 MS 均为 9 个月；然而，联合治疗组 3 级以上不良反应明显增加。

第二章 间变性胶质瘤

Shireen Parsai, Martin C. Tom, Samuel T. Chao　著

王雅楠　译

白　静　校

概述： WHO Ⅲ级胶质瘤被称为间变性胶质瘤。虽然，历史上认为其较Ⅱ级胶质瘤更具侵袭性，但分子分类可在亚组之间进行更细粒度的预测。间变性胶质瘤包括 *IDH* 突变伴 1p/19q 共缺失的间变性少突胶质瘤（anaplastic oligodendroglioma，AO）、*IDH* 突变的间变性星形细胞瘤（anaplastic astrocytoma，AA）和 *IDH* 野生型 AA。一般治疗是在保证安全的前提下最大范围地切除肿瘤，其次是术后辅助放化疗。既往的随机试验表明，PCV 化疗可以有效延长生存时间。但是，同步或序贯 TMZ 更常用，目前仍在进行研究中。深入探索分子遗传学可快速地为人们提供疾病临床表现和治疗的信息。

流行病学： 在高级别胶质瘤中，Ⅲ级胶质瘤仅占 25%，多数为 AA[1]。AO 占 0.4%，AA 占 1.7%[2]。少突胶质瘤多见于年轻患者[3]。

危险因素： 电离辐射史[4]。与神经胶质瘤相关的遗传综合征（< 5% 的神经胶质瘤）包括 NF1（17q、牛奶咖啡斑、Lisch 结节、神经纤维瘤、视神经胶质瘤、星形细胞瘤）、NF2（22q、双侧听神经瘤、神经胶质瘤、脑膜瘤、室管膜瘤）、结节性硬化症（灰叶斑、室管膜下巨细胞星形细胞瘤、神经胶质瘤）、Li-Fraumeni 综合征和 von Hippel-Lindau（血管母细胞瘤）[1]。

解剖学： 多数发生在大脑半球。额叶较顶（颞）叶更常见，但枕叶少见。小脑肿瘤不常见[1,2]。

病理学： 组织学亚型包括 AA 和 AO。WHO 分级通常基于以下特征进行分级，即高有丝分裂指数、内皮细胞增殖、核异型性或坏死[5]。WHO Ⅰ级：良性，无以上特征；Ⅱ级：低级别，具备其中 1 个特征；Ⅲ级：间变性，具备其中 2 个特征；Ⅳ级：恶性，具备 3~4 个特征或坏死[1]。目前，WHO 分级通过整合表型和遗传（突变）特征进行。请参见第三章，了解 2016 年 WHO 中枢神经系统肿瘤分类更新和 cIMPACT 更新的扩展讨论，将为下一次 WHO 更新提供信息。

遗传学： 根据 2016 年 WHO 中枢神经系统肿瘤分类，少突胶质细胞瘤的分子定义是 1 号染色体短臂和 19 号染色体长臂的等位基因同时缺失（"1p 与 19q 共缺失"）以及 *IDH* 突变。AO 的预后相对较好，

约为 14 年 [6]。*ATRX* 缺失和 *TP53* 突变是 AA 的特征（但诊断不需要），且与 1p/19q 共缺失相互排斥。具有 *IDH* 突变的 AA 的中位生存时间为 5.5 年 [6]。*IDH* 野生型的 AA 的预后与 GBM 相似，约为 1.5 年 [6]。有关基因突变的扩展讨论以及如何将其用于胶质瘤综合分类，请参见第三章。

临床表现：头痛和癫痫发作是最常见的症状。其他症状可能包括记忆力减退、运动无力、视觉症状、语言缺陷障碍及认知和性格改变。一般来说，肿瘤的大小和部位决定症状 [1]。

诊断：病史、体格检查、神经系统检查。

1. 实验室检查：包括全血细胞计数、年轻女性的妊娠试验、化疗之前的其他基础实验室检查。

2. 影像学检查：增强 MRI（钆造影剂）。间变性胶质瘤在 T_1 像呈低信号，并伴有不均匀增强（最高达 1/3 可能未增强）。在术后 72 h 内（最好是 24~48 h）行 MRI，确定手术切除和肿瘤残留的程度 [1]。

3. 病理学：必须通过活检或手术切除获得组织诊断。

预后因素

1. 相关因素：RTOG 的递归分区（recursive partitioning analysis，RPA）按年龄（< 50 岁 *vs.* ≥ 50 岁）、KPS（< 90 分 *vs.* 90~100 分）、精神状态变化和症状持续时间（> 3 个月 *vs.* ≤ 3 个月）等因素分类 [7-9]。最有利的 RPA 分组是（< 50 岁，且精神状态正常的 AA 患者），其 MS 为 58.6 个月。

2. 肿瘤相关因素：与 AA 相比，AO 的预后更好。分子遗传改变为积极的预后因素包括 *IDH* 突变、1p/19q 编码失和 MGMT 启动子甲基化 [1,6,10,11]。

3. 治疗相关因素：手术切除的范围程度 [9]。

自然病程：间变性胶质瘤与其他胶质瘤相似，具有局部侵袭性，通过改变血脑屏障的通透性可引起与局部进展和周围组织水肿的相关症状 [1,12]。

治疗方式

1. 手术：标准是保留神经并最大程度安全性地切除肿瘤，详见第一章。

2. 化疗：包括 RTOG 9402 和 EORTC 26951 在内的随机试验均证实，在 *IDH* 突变型间变性胶质瘤 RT 结合 PCV（PCV：洛莫司汀、丙卡巴嗪和长春新碱）化疗可以带来生存获益。RT 同步 TMZ 可改善 *IDH* 突变 AA 的 OS。目前正在 AO 的 CODEL 试验显示，TMZ 较 PCV 更常用，因为其耐受性更好。RT 期间同步 TMZ 75 mg/（m²·d），包括周末在内。RT 后 150~200 mg/（m²·d），第 1~5 天，28 d 为 1 个周期，第一个周期在 RT 完成后 28 d 开始。最多给予 12 个周期的辅助 TMZ。亚组分析表明，添加化疗对 *IDH* 野生型 AA 无任何益处。

3. RT

（1）**适应证**：与术后观察或术后单独化疗相比，术后辅助 RT 可提高 OS，且适用于所有高级别胶质瘤。

（2）**剂量**：以下讨论的每个试验最常见的剂量均为 59.4 Gy/33 fx。

（3）**不良反应**：常见的急性不良反应包括乏力、头痛、脱发、皮肤红斑、恶心、记忆力减退、脑水肿等。晚期不良反应取决于肿瘤的部位，可能包括放射性坏死、记忆/认知改变、听力损失、视神经炎、白内障、垂体功能减退等。

（4）治疗流程：见《放射肿瘤学治疗计划手册》，第三章[13]。

基于循证的问与答

◆ **RT 在间变性胶质瘤治疗中的作用是什么？**

由于生存获益，RT 的作用最初在 20 世纪七八十年代确立。

Walker（J Neurosurg 1978, PMID 355604）： 将 303 例间变性胶质瘤患者随机分配为 4 组：①最佳支持治疗；②单纯 BCNU 化疗；③单纯 RT；④ RT+BCNU 化疗。全脑 RT 剂量 50~60 Gy。MS 分别为 14 周、18.5 周、35 周和 34.5 周。

◆ **除了 RT，化疗还有什么作用？**

RTOG 和 EORTC 的两项里程碑式研究证实 RT 联合 PCV 化疗对间变性胶质瘤的治疗有效。亚组分析揭示了分子标记的重要性。

Cairncross, RTOG 9402（JCO 2006, PMID 16782910; Update JCO 2013, PMID 23071247; Subset JCO 2014, PMID 24516018）： 纳入 291 例初诊 AO 与 AOA 的患者，术后随机分为 2 组：4 个周期强化 PCV 化疗 +RT 组和单纯 RT 组。RT 前每 6 周行 1 次 PCV，化疗完成后 6 周内开始放射治疗。总剂量均为 59.4 Gy/33 fx：初始治疗，50.4 Gy/28 fx，包括切除腔和任何 T_2 加权异常信号外放 2 cm；推量阶段，9 Gy/5 fx，包括切除腔和 T_1 增对比后增强区域外放 1 cm；79% 的"单纯 RT"患者最终接受化疗（PCV 或 TMZ）；仅有 46% 的 PCV+RT 患者接受 4 个周期的化疗。2006 年的原始分析并未证明整个队列中放化疗与单独 RT 相比具有生存获益（分别为 4.7 和 4.6 年）。然而，根据 2014 年的亚组分析表明，*IDH* 突变的肿瘤患者联合放化疗较单纯 RT 生存期更长。在 *IDH* 突变的亚组中，1p/19q 共缺失的患者生存期最长。对于 *IDH* 野生型患者，与单纯 RT 相比，联合放化疗并未提高生存率（表 2.1）。

表 2.1　Cairncross RTOG 9402，2014 的亚组研究结果

类别	RT+PCV（MS，年）	单纯 RT（MS，年）	*P*
全部患者	4.6	4.7	NS
IDH 突变型、1p/19q 共缺失	14.7	6.8	0.01
IDH 突变型、1p/19q 完整	5.5	3.3	0.045
IDH 野生型	1.8	1.3	NS

van den Bent, EORTC 26951（JCO 2006, PMID 16782911; update JCO 2013, PMID 23071237）（表 2.2）： 纳入 368 例初诊为 AO 与 AOA 的患者，术后随机分为 2 组，即单纯 RT、RT+6 个周期 PCV 化疗。患者在术后 6 周内接受 RT，总剂量均为 59.4 Gy/33 fx；初始剂量：45 Gy/25 fx，随后推量，14.4 Gy/8 fx。RT 结束后 1 个月内开始 6 个周期的 PCV 化疗，6 周 / 次。38% 接受 PCV 化疗的患者过早停止化疗；82% 单纯 RT 患者在复发时接受化疗（PCV ＞ TMZ+ 其他）；55% 的 RT+PCV 患者接受补救性化疗（TMZ ＞ PCV+ 其他）。在后期随访中发现，中位随访时间（median follow up, MFU）为 140 个月，1/3 的患者有 GBM；接受 PCV 化疗和单纯 RT 的 OS 分别是 42.3 个月、30.6 个月，接受

PCV 的患者 OS 明显改善。1p/19q 共缺失（157 个月 *vs.* 50 个月）和 1p/19q 完整（15 个月 *vs.* 9 个月）的患者 PFS 均有显著改善。而 PCV 化疗后，患者的生活质量没有长期差异。*IDH* 突变和 1p/19q 共缺失在多变量预后模型中具有独立显著性。MGMT 甲基化状态不是影响生存的独立预后因素。

表 2.2　2013 EORTC 26951 对于间变性胶质瘤的研究结果

类别	RT+PCV（MS，年）	单纯 RT（MS，年）	*P*
全部患者	3.5	2.6	0.018
1p/19q 共缺失	无	9.3	0.059
1p/19q 完整	2.1	1.8	0.185

◆ **AA 的管理是怎样的？**

虽然 AA 常分为 AO 和 AOA，但需注意的是，AA 并未收录在 RTOG 9402 或 EORTC 26951。相反，放化疗的治疗标准来自以往的恶性胶质瘤试验，其中 AA 患者占少数。在 Stupp 试验中的 AA 也占少数（见第一章），现代治疗模式一般均从该试验中推断出来。对 AA 而言，唯一的前瞻性随机证据来自 RTOG 9813。然而，AA 的当代定义使用分子标记，RTOG 9402 或 EORTC 26951 的亚组分析显示，PCV 对于 *IDH* 突变的 AA 有益。

Chang, RTOG 9813 (Neuro Oncol 2017, PMID 27994066)： 196 例 KPS ⩾ 60 分的 AA 或 AOA（< 25% 寡核苷酸成分）患者，随机分为 2 组：RT 同步 TMZ+ 辅助 TMZ 组和 RT+NU（BCNU 或 CCNU）组。RT 剂量为 59.4 Gy/33 fx。两组之间的生存时间没有差异（3.9 年 *vs.* 3.8 年，*P*=0.36）。RT+NU 组 ⩾ 3 级的不良反应发生率显著较高（75.8% *vs.* 47.9%，*P* < 0.001）。结论：**与 RT+NU 相比，RT+TMZ 没有明显生存获益，但耐受性较好。**

◆ **TMZ 对于间变性胶质瘤有何作用？**

尽管 PCV 使 AO 和 AOA 患者生存获益，但许多人用 TMZ 替代 PCV，因为其更便于给药且具有更好的耐受性。RTOG 0131、NOA-04 和 CATNON 的早期研究结果均表明，TMZ 为有效的化疗药物。

Vogelbaum, RTOG 0131 (J Neuroncol 2015, PMID 26088460)： Ⅱ 期单臂试验，包括 48 例接受 6 周期 TMZ 化疗的患者，然后，同步 RT+TMZ（在 RT+TMZ 治疗前，每隔 8 周进行 CT/MRI 扫描，观察是否有疾病进展）。RT 剂量为 59.4 Gy/33 fx。MFU 为 8.7 年，中位 PFS 为 5.8 年，未达到 MS。37 例患者取得 1p/19q 状态分析，1p/19q 共缺失的患者未达到 OS 和 PFS。4 例患者（10%）完全缓解。结论：**TMZ+RT 同步 TMZ 与 PCV+RT 的效果相当。**

Wick, NOA-04 (JCO 2009, PMID 19901110; Update Neuro Oncol 2016, PMID 27370396)： 纳入 318 例间变性胶质瘤患者，按 2 : 1 : 1 随机分配为 3 组（A:B1:B2）：（A）单纯 RT 54~60 Gy；（B1）PCV；（B2）TMZ。A 组患者在疾病进展后接受化疗，B1 或 B2 组患者在疾病进展后接受 RT。主要终点是 TTF，其定义为治疗开始至中止的时间，包括任何中止原因。2009 年的初步结果显示，RT 与化疗的 TTF、PFS 或 OS 对比，没有明显差异。2016 年的长期结果报告证实了这一点。该研究还确定 *IDH1*

突变是积极的预后因素，与 1p/19q 编共失或 MGMT 启动子甲基化相比，具有更大的影响力。亚组分析表明，与 TMZ 相比，AO（*IDH* 突变体，1p/19q 共缺失）使用 PCV 改善了 PFS，表明 PCV 在此亚组中可能更有效。

van den Bent, EORTC CATNON (Lancet 2017, PMID 28801186; Update Lancet 2021, PMID 34000245): 纳入 748 例初诊为 1p/19q 完整的间变性胶质瘤患者，术后随机分为 4 组：①单纯 RT（59.4 Gy/ 33 fx）；② RT+ 同步 TMZ；③ RT+ 辅助 TMZ；④ RT 同步 + 辅助 TMZ。根据 MGMT 启动子甲基化、年龄、1p 杂合性缺失、少突胶质细胞元素的存在和性能状态进行分层。进行 MFU 27 个月的中期分析。辅助 TMZ 组（5 年 OS 55.9% *vs.* 44.1%），OS 减少了 0.65%（99%CI 为 0.45~0.93）。辅助 TMZ 组（PFS 42.8 个月 *vs.* 19.0 个月）（$P < 0.05$）。MGMT 甲基化可预测 OS，但不能预测对 TMZ 的反应。在 MFU 55.7 个月的第二次中期分析中，宣布同步 TMZ 无效（同步 TMZ 的 MS 66.9 个月 *vs.* 非同步 TMZ 的 MS 60.4 个月）。与非辅助 TMZ 相比，辅助 TMZ 改善了 OS（MS 82.3 个月 *vs.* 46.9 个月）。**结论：辅助 TMZ（而非同步 TMZ）可改善 1p/19q 完整的间变性胶质瘤患者的 PFS 和 OS。**

Jaeckle, CODEL (Neuro Oncol 2020, PMID 32678879): 在最初的 CODEL 设计中，纳入 36 例 1p19q 共缺失的 WHO Ⅲ级少突胶质细胞瘤患者，随机分配为 3 组：单纯 RT（59.4 Gy）组、RT 同步 + 辅助 TMZ 组和单纯 TMZ 组。经过 7.5 年的随访，单纯 TMZ 组的 PFS 较 RT 组更短（*HR*：3.12，95%*CI*：1.26~7.69，$P = 0.014$）。各组之间 OS 和神经认知能力下降均无显著差异。**结论：对于诊断为 1p/19q 共缺失的 AO 患者，与 RT 组相比，单纯 TMZ 组的 PFS 显著降低。**然而，正在进行的 CODEL 试验被重新设计为 RT+PCV 和 RT+TMZ 的两组比较。

第三章　低级别胶质瘤

Martin C. Tom, Erin S. Murphy　著
白晓平、牛汉宏　译
白　静　校

> **概述**：WHO Ⅰ和Ⅱ级胶质瘤通常被称为低级别胶质瘤，是一种罕见的异质性原发性脑肿瘤，好发于年轻人和儿童。分子和基因组因素改善了该疾病的预后和预测分层。*IDH* 突变为最有价值的基因组改变，预示着预后良好。目前开展的各项研究，试图根据分子分型来定义治疗策略，但现有治疗模式仍然主要基于临床，且需要个体化决策（表3.1）。在尽可能安全地最大范围切除的前提下，术后可选择观察、放疗、化疗或联合放化疗的治疗策略。放疗剂量通常为45~54 Gy。化疗药物包括 TMZ 或 PCV。

表 3.1　低级别胶质瘤的术后常规治疗模式

分级	危险因素	术后治疗方式
Ⅰ级胶质瘤	GTR	观察
	STR	观察 放疗
Ⅱ级少突胶质瘤，伴 *IDH* 突变和 1p/19q 共缺失 或Ⅱ级弥漫性星形细胞瘤，伴 *IDH* 突变	低风险 *	观察
	高风险 †	放疗 → PCV 放疗 → TMZ 放疗 +TMZ → TMZ 根据患者情况选择性观察
Ⅱ级弥漫性星形细胞瘤，*IDH* 野生型，具有 GBM WHO Ⅳ级的分子特征	无	放疗 → PCV 放疗 +TMZ → TMZ 单独放疗

注：放疗剂量为45~54 Gy，1.8 Gy/fx；治疗模式基于临床和分子特征。对于弥漫性星形细胞瘤，*IDH* 野生型，具有 GBM WHO Ⅳ级的分子特征的患者，可以考虑 60 Gy/30 fx。* 低风险根据 RTOG 9802 定义为年龄 < 40 岁且 GTR。† 高风险根据 RTOG 9802 定义为年龄 ≥ 40 岁或 STR；根据 RTOG 0424，定义为 ≥ 3 个危险因素（年龄 ≥ 40 岁，肿瘤 ≥ 6 cm，肿瘤跨越中线，术前 NFS > 1，组织学为星形细胞瘤）。

流行病学：美国每年新发约 22 456 例原发性神经上皮肿瘤，其中约 11% 为 WHO Ⅰ 级，14% 为 WHO Ⅱ 级 [1]。

危险因素：电离辐射史、遗传综合征，包括 NF-1（17q、皮肤咖啡牛奶斑、Lisch 结节、神经纤维瘤、视神经胶质瘤、星形细胞瘤）、NF-2（22q、双侧听神经瘤、脑膜瘤、室管膜瘤、胶质瘤）、结节性硬化症（灰叶斑、错构瘤、血管纤维瘤、甲周纤维瘤、室管膜下巨细胞星形细胞瘤、胶质瘤）或 Li–Fraumeni 综合征（*TP53* 突变、胶质瘤、肉瘤、乳腺癌、白血病、肾上腺皮质癌）。

解剖学：低级别胶质瘤通常起源于大脑幕上皮质。脑干胶质瘤和视神经胶质瘤在活检时通常被归类为低级别胶质瘤，此处不再赘述。

病理学：胶质瘤是一组具有神经胶质细胞特征（星形细胞或少突胶质细胞）的肿瘤。低级别胶质瘤是其中一组异质性的 WHO Ⅰ 级（非浸润性）和 Ⅱ 级（浸润性 / 弥漫性）胶质瘤。

1. WHO 分级：分级基于以下组织学特征，即高有丝分裂指数、内皮细胞增殖、核异型性或坏死（high mitotic index, endothelial proliferation, nuclear atypia, or necrosis，"简称 MEAN"）。

2. 2016 年 WHOCNS 分类更新 [2]：除了组织学外，2016 年，采用分子标记物更好地对 CNS 肿瘤进行分类，取代了以往对弥漫性胶质瘤的组织病理学分类（图 3.1）。尽管还在使用 WHO 分级，但通过分子分型使 Ⅱ 级和 Ⅲ 级（间变性）胶质瘤之间的区别更小。因此，部分学者将 Ⅱ 级和 Ⅲ 级胶质瘤归为"低级别胶质瘤"。

3. 少突胶质瘤，*IDH* 突变型伴 1p/19q 共缺失：中位 OS > 10 年 [3]。预后良好，化疗效果好。特征是 *IDH* 突变和 1p/19q 共缺失。

4. 弥漫性星形细胞瘤，*IDH* 突变型：中位 OS 通常 > 10 年 [4]，特征是 *IDH* 突变伴 ATRX 缺失，*TP53* 突变，1p/19q 完整 [3]。预后不如 *IDH* 突变和 1p/19q 共缺失的少突胶质瘤。

5. 弥漫性星形细胞瘤，*IDH* 野生型：较少见，中位 OS 约 2 年，特征是缺乏 *IDH1* 或 *IDH2* 突变 [3]。由于这类 WHO Ⅱ 级和 Ⅲ 级肿瘤的行为类似于 WHO Ⅳ 级肿瘤，为了对其临床预后等进行更准确的定义，增加了额外标准，包括缺乏 *IDH1* 或 *IDH2* 突变及以下任意一项：EGFR 扩增、7 号染色体扩增和 10 号染色体缺失，或 TERT 启动子突变 [5]。在即将更新的 WHO 分类标准中，符合这些标准的肿瘤将被归类为 *IDH* 野生型 GBM [6]。

6. 肥胖型星形胶质瘤，*IDH* 突变：中位 OS 通常 < 4 年 [7]，有高度恶性转化的风险，可按 WHO Ⅲ 级胶质瘤进行治疗。组织学可见大而密集的星形细胞。

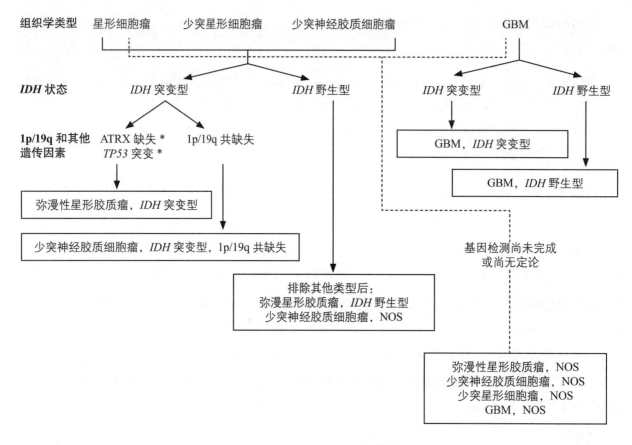

图 3.1　WHO 2016 年胶质瘤分类

注：＊具有该特征，但不要求为诊断依据。

来　源：From Louis DN, Perry A, Reifenberger G, et al. The 2016 World Health Organization classification of tumors of the central nervous system: a summary. Acta Neuropathol. 2020;131(6):803–820. doi:10.1007/s00401-016-1545-1

7. WHO Ⅰ级肿瘤

（1）毛细胞型星形细胞瘤：生长缓慢，常见于儿童和年轻人的囊性肿瘤，常发病于颅后窝；镜下可见罗森塔尔（rosenthal）纤维；血管退行性玻璃样变使其可在 MRI 中强化显示；BRAF 是其驱动突变；肿瘤恶性转化的风险很低。

（2）多形性黄色星形细胞瘤：为大体积的外周肿瘤，常见于脑膜浸润。尽管组织学表现为侵袭性，但通常为良性。

（3）室管膜下巨细胞星形细胞瘤：分化良好，通常沿侧脑室生长。

（4）神经节细胞胶质瘤：由肿瘤神经元和星形胶质细胞组成，生长缓慢，常见于颞叶。

8. 遗传学

（1）**IDH1** 和 **IDH2** 突变：与 IDH 野生型相比，IDH 突变型存在于大多数 WHO Ⅱ级胶质瘤中，预后良好[8]。IDH 突变在小儿胶质瘤和 WHO Ⅰ级肿瘤中并不常见[8]。

（2）**1p/19q** 共缺失：少突胶质细胞瘤的明确特征，预后良好[8]。

（3）**TP53** 突变和（或）**ATRX** 突变：ATRX 突变与 1p/19q 共缺失相互排斥是 IDH 突变型星形细胞瘤的特征[9]，预后不如 1p/19q 共缺失型肿瘤。

（4）**TERT 启动子突变**：在 *IDH* 野生型低级别胶质瘤中提示预后不佳，而在 *IDH* 突变型低级别胶质瘤中则提示预后良好[10]。

（5）**MGMT 启动子甲基化**：与改善高风险低级别胶质瘤接受放疗 +TMZ 治疗后的 OS 有关[11-13]。

（6）**BRAF**：BRAF V600E 突变存在于神经节细胞胶质瘤、毛细胞型星形细胞瘤和多形性黄色星形细胞瘤中[14]。在大多数毛细胞型星形细胞瘤中可观察到 KIAA1549-BRAF 融合[15]。

（7）**CDKN2A/B 纯合子缺失**：与预后不良有关。在更新后的 WHO 分类中，存在 CDKN2A/B 纯合子缺失的 *IDH* 突变型星形细胞瘤可能将被归类为 WHO Ⅳ级肿瘤[6]。

（8）**H3 K27M 突变**：与预后不良有关。可在大多数儿童中线胶质瘤中观察到[16]。

（9）**H3 G34 突变**：类似于 WHO Ⅳ级肿瘤预后不良。存在于儿童和年轻人的 *IDH* 野生型大脑半球弥漫性胶质瘤中[6]。

临床表现：临床表现取决于肿瘤部位，但最常见的是短暂的神经功能障碍或癫痫发作（癫痫发作情况占低级别胶质瘤的 80% 以上，但在间变性胶质瘤和 GBM 中分别占 70% 和 50%[17]）。影像学通常表现为非强化的半球病变（但约 20% 存在强化[18]），较少出现占位效应。在 MRI 中呈 T_2 高信号（T_1 低信号，不被含钆造影剂强化）。钙化在少突胶质瘤中较为常见，且可能在 1p/19q 共缺失情况下更常见[19]。值得注意的是，毛细胞型星形细胞瘤的增强机制不同于间变性星形细胞瘤和 GBM（血管退行性玻璃样变）。

诊断：病史、体格检查、神经系统检查、神经认知测试、脑电图（有癫痫发作情况）。增强或非增强 MRI。若肿瘤位于关键区域，则行功能 MRI 检查。在条件允许的情况下，于术前建立神经认知基线。在保证安全的前提下，行最大范围切除，获取组织样本。只有在无法切除的情况下行活检。通常在术后 72 小时内（理想情况下为 24~48 小时）进行术后 MRI 检查，以明确手术切除（肿瘤残余病灶）范围，防止被术后血肿干扰。

预后因素：目前，尚无关于低风险和高风险患者预后的共识意见。在分子定义的亚组出现前，各协作组根据临床情况定义不同的风险因素。Pignatti 综合 EORTC 试验确定 5 个不良预后因素，即年龄 ≥ 40 岁、组织学为星形细胞瘤、肿瘤 ≥ 6 cm、肿瘤跨越中线以及术前即有的神经功能缺损[16]。RTOG 9802 根据年龄和切除状态对患者进行分层，其中年龄 < 40 岁，行 GTR 的患者被归为低风险组。癫痫发作是积极的预后因素，因为其与 *IDH* 突变的存在有关[20]。另一项由 Gorlia 开展的 EORTC/RTOG/NCCTG 联合分析，建立包含 4 个因素的预后模型，即基线神经功能缺损、首次症状出现后的时间 < 30 周、组织学为星形细胞瘤以及肿瘤 > 5 cm[21]。值得注意的是，在这项分析中，年龄并非预后因素。虽然，分子标志物后来被发现是更好的预测因素，但临床特征可能也会对结果产生影响[22]（见遗传学部分）。

自然病程：因组织学、预后因素和分子标志物的不同，自然病程存在较大差异。然而，大多数 WHO Ⅱ级胶质瘤患者最终会因肿瘤复发而导致病情恶化（通常复发于原发部位）。在复发时，高达 70% 的肿瘤会发生恶性转化（即 WHO Ⅲ/Ⅳ级）[19]。而 WHO Ⅰ级胶质瘤可通过完全切除治愈。

治疗模式：大多数患者建议进行最大安全范围的切除手术，然后，行术后 MRI，以评估切除范围。

低风险患者术后可以选择观察，高风险患者通常建议进行辅助放化疗。虽然，尚未达成关于低风险或高风险判断标准的共识，但通常低风险患者是指年龄＜40岁、达到GTR的患者（根据RTOG 9802），或具有较少 Pignatti 风险因素的患者（参见预后因素）。现有试验设计采用分子标记物进行分类。

1. 手术： 通常需要为广泛神经功能障碍患者进行诊断和减瘤手术。虽然，尚未有相关试验对低级别胶质瘤的切除范围进行直接评估，但手术切除程度是一项重要的预后因素[23]。对 RTOG 9802 低风险组的分析表明，影像观察到的残留肿瘤数量与肿瘤复发之间显著相关[24]。*IDH* 突变型星形细胞瘤似乎能从更大范围的切除中获益，但关于 *IDH* 突变型少突胶质瘤从这种切除中获益的情况尚不清楚[25-27]。

2. 观察： 术后观察是低风险患者的一种治疗选择。此观点得到了"Non-Believers Trial"（下文讨论）以及 RTOG 9802 第二阶段研究的部分支持。其中，低风险患者被定义为年龄＜40岁且达到GTR标准的患者。在观察过程中，密切随访至关重要，因为 RTOG 9802 研究显示，选择术后观察的低风险患者中，有超过50%在5年内出现病情进展。RTOG 0925 可能会提供更多关于术后观察在低风险患者中应用效果的信息。

3. 化疗： 术后辅助化疗（或放化疗）在低级别胶质瘤中的应用仍在不断发展。具有高风险因素的患者可选择术后立即进行辅助治疗。RTOG 9802（Ⅲ期临床研究）探讨了辅助放疗后6周期的PCV化疗的果，而 RTOG 0424（Ⅱ期临床研究）则评估了放疗同步 TMZ+ 序贯12个月的 TMZ 化疗的效果。这两种方案对低级别胶质瘤均有效，但只有 PCV 方案获得了一级证据（来自 RTOG 9802）。然而，许多医疗机构更倾向于使用 TMZ 而非 PCV，因为其耐受性更好，更方便管理。EORTC 22033-26033 研究表明，单独使用高剂量 TMZ 与单纯放疗相比，并未在 PFS 上显示出优势。但大多数专家仍倾向于在术后治疗中采用联合方案。

4. 放射治疗

（1）**适应证：** 高风险患者应接受辅助放化疗，参照 RTOG 9802 研究定义（高风险患者被定义为年龄≥40岁或年龄＜40岁并达到 STR 的患者）。

（2）**剂量：** 剂量可接受范围为 45~54 Gy[22]。尚未证明从 45~50.4 Gy 递增至 59.4~64.8 Gy 会带来更大获益，见下文所述。RTOG 9802 和 RTOG 0424 使用 54 Gy/30 fx。

（3）**不良反应：** 急性期：乏力、头痛、神经功能障碍加重、脱发、恶心、脑水肿以及化疗相关不良反应；晚期：认知改变、放射性坏死、垂体功能减退、白内障以及失明（罕见，与位置有关）。

基于循证的问与答

◆ **与密切观察相比，早期手术切除是否能改善预后？**

回顾性研究倾向于在早期进行最大限度的安全切除。然而，目前还没有前瞻性的试验回答该问题。

Jakola, Norwegian University Hospitals (JAMA 2012, PMID 23099483)： 是一项基于人群的研究，通过对比手术切除（以及切除范围）与观察的不同情况，根据患者的就诊所在地进行分组。在A医院，对患者进行活检和观察（50%患者最终接受手术切除），但在B医院对患者进行早期手术切除。早期手术切除后的 OS 明显更优（5年 OS 为 60% *vs.* 74%，*P*＝0.01），而手术时间的推迟使更少的患者能实现手术切除（89% *vs.* 59%）。**结论：** 在安全可行的前提下，有必要进行早期切除。

◆ 术后观察患者并保留放射治疗，以备后续疾病进展的做法是否安全？

该方法较为安全，但在基因组时代下，观察的理想人群尚不清楚，常规的观察与PFS降低和癫痫发作率增加有关。

van den Bent, EORTC 22845"Non-Believers Trial"(Lancet 2005, PMID 16168780)：将311例低级别胶质瘤术后患者（WHO PS 0~2），随机分为接受术后放疗（54 Gy/30 fx）或观察到疾病进展时再行挽救放疗两组。患者肿瘤类型包括星形细胞瘤（50%）、少突胶质细胞瘤（13%）、混合型（13%）和未完全切除的毛细胞型星形细胞瘤（1%）。其中达到＞90%切除的患者占42%，50%~89%切除的患者占20%，＜50%切除或活检的患者占38%。观察组中65%的患者最终接受放疗。可能是由于放疗属于挽救治疗，早期观察的患者首次复发后的生存时间更长（3.4年 *vs.* 1年）。两组恶性转化率均为70%，无差异。结论：**术后辅助放疗相比挽救性放疗可改善PFS，降低癫痫发作率，但未改善OS**（表3.2）。

表 3.2　EORTC"Non-Believers Trial"试验结果

组别	MS（年）	5年OS（%）	中位PFS（年）	5年PFS（%）	1年癫痫发作（%）
观察组	7.4	65.7	3.4	34.6	41.0
术后54 Gy/30 fx放疗组	7.2	68.7	5.3	55.0	25.0
P	0.8720		＜0.0001	—	0.0329

Shaw, RTOG 9802 Phase Ⅱ (J Neurosurg 2008, PMID 18976072)：为Ⅱ期临床研究，术后随访111例年龄＜40岁且达到GTR标准的患者，5年OS为93%，5年PFS为48%。是否为GTR由神经外科医生在术中确定。术后MRI检查显示，59%的患者有＜1 cm残留病灶（其中26%复发），32%的患者有1~2 cm残留病灶（其中68%复发），9%的患者有＞2 cm残留病灶（其中89%复发）。预后不良的因素包括肿瘤体积大（≥4 cm），组织学星形细胞瘤或混合少星形细胞瘤以及MRI显示残留病灶≥1 cm。结论：**年龄＜40岁的低级别胶质瘤患者在进行GTR后，5年内的疾病进展风险＞50%，应密切关注、随访，并积极考虑辅助治疗。**

◆ 提升放疗剂量是否可改善预后？

尽管早期回顾性数据支持放疗剂量提升可带来获益，但以下两项试验均未能证实剂量提升在其中起到的作用[28]。

Karim, EORTC 22844"Believers Trial"(IJROBP 1996, PMID 8948338)：研究纳入379例组织学类型为幕上低级别星形细胞瘤、少突胶质细胞瘤和混合性少突星形细胞瘤、年龄16~65岁、KPS评分≥60分的患者，手术切除程度不限，随机分配至低剂量组（45 Gy/25 fx）和高剂量组（59.4 Gy/33 fx）。2年内放射性坏死的风险为2.5% *vs.* 4%。结论：**采用放疗剂量递增后的5年OS（59% *vs.* 58%）或PFS（50% *vs.* 47%）并无明显差异。**

Shaw, RTOG 9110 (JCO 2002, PMID 11980997; update Breen Neuro Oncol 2020, PMID 32002556)：研究纳入203例幕上1~2级星形细胞瘤、少突胶质细胞瘤或混合性少突星形细胞瘤患者，

手术切除程度不限。随机分配至低剂量组（50.4 Gy/28 fx）或高剂量组（64.8 Gy/36 fx）。高剂量组在
15 年 OS（22.4% *vs.* 24.9%，*P*＝0.98）或 15 年 PFS（15.2% *vs.* 9.5%，*P*＝0.71）上均未表现出优势。**结论：
提升放疗剂量并未改善 5 年 OS（64% *vs.* 72%），但高剂量组出现了更严重的放射性坏死（5% *vs.* 2%）。
92% 的疾病复发发生在照射靶区内。**

◆ **肿瘤进展以及放疗如何影响认知？**

延迟放疗的一个原因是为了避免治疗过程中的初始神经认知效应，但这与 PFS 的降低（参见
"Non-Believers Trial"）相关，可能也会影响认知。RTOG 9110 的研究表明，大多数患者的简易智力状
态检查（mini-mental state examination，MMSE）评分稳定，而基线评分较低的患者 MMSE 评分有所改
善[29]。RTOG 9802 的研究表明，增加化疗可以改善 MMSE 评分[30]。然而，MMSE 可能不如正式的神
经认知功能评估测试可靠。对 RTOG 9110 研究中的 20 例患者使用正式认知测试进行更全面的分析，结
果显示在放疗后 5 年内，神经认知功能保持稳定[26]。"Believers Trial"表明，增加放疗剂量患者的生
活质量明显差于接受常规剂量放疗的患者，放疗剂量递增可能会使患者生活质量恶化[30]。

◆ **与单纯辅助放疗相比，辅助放化疗是否能改善预后？**

放疗序贯 PCV 化疗方案几乎可以使高风险患者的生存期翻倍。

Shaw, RTOG 9802 Phase Ⅲ (JCO 2012, PMID 22851558; Update Buckner NEJM 2016, PMID 27050206)：
这是 RTOG 9802 Ⅱ~Ⅲ期临床试验的第三阶段，选取 251 例有预后不佳风险（年龄 ≥ 40 岁或 < 40 岁只
接受 STR）的低级别胶质瘤患者，其中组织学为 WHO Ⅱ级星形细胞瘤、少突胶质细胞瘤和混合性少突
星形细胞瘤分别占 26%、42% 和 32%。将患者随机分配至单纯放疗组或放疗序贯 6 个周期的 PCV 化疗组。
放疗剂量为 54 Gy/30 fx，靶区为 MRI T$_2$ 强化范围外放 2 cm 区域。与单独接受放疗相比，添加 PCV 可
以显著改善 OS（13.3 年 *vs.* 7.8 年，*HR*：0.59，*P*＝0.003）。OS 和 PFS 的有利预后因素包括接受 PCV
化疗和组织学为少突胶质瘤。具有 *IDH1* 突变的患者有明显更长的 OS（13.1 年 *vs.* 5.1 年）。**结论：对
于高风险患者，放疗序贯 PCV 化疗方案几乎可以使 OS 翻倍（表 3.3）。**

表 3.3　RTOG 9802 Ⅲ期试验最终结果

组别	MS（年）	10 年 OS（%）	中位 PFS（年）	10 年 PFS（%）
单独放疗	7.8	41	4	21
放疗后 PCV	13.3	62	10.4	51
P	0.003		< 0.001	

Bell, RTOG 9802 Genomic Analysis (JCO 2020, PMID 32706640)：根据 WHO 2016 分子分型对
RTOG 9802 患者进行过后基因组分析，发现在 *IDH* 突变亚组中，添加 PCV 与 PFS 和 OS 改善相关，但
与 *IDH* 野生型无关（表 3.4）。

表 3.4 RTOG 9802 Ⅲ期试验的基因组分析

组别	IDH 突变，1p/19q 共缺失		IDH 突变，1p/19q 无缺失		IDH 野生型	
	中位 OS（年）	中位 PFS（年）	中位 OS（年）	中位 PFS（年）	中位 OS（年）	中位 PFS（年）
单独放疗	13.9	5.8	4.3	3.3	~1.9	~0.7
放疗后 PCV	NR	NR	11.4	10.4	~1.9	~0.7
P	0.029	< 0.001	0.013	0.003	0.94	0.41

◆ TMZ 化疗是否与 PCV 化疗效果相似？

虽然一级证据支持在放疗基础上添加 PCV 以改善 OS，但 PCV 的化学不良反应更多，给药更困难。因此，许多学者从高级别胶质瘤数据中推断并引申出 TMZ。这个问题在进行中的 CODEL 研究中得到解决，这是一项Ⅲ期临床试验，将 1p/19q 共缺失（低级别胶质瘤或 AG）的患者随机分配至接受术后放疗序贯 PCV 组或术后放疗同步 TMZ、序贯 TMZ 组进行研究。

Fisher, RTOG 0424 (IJROBP 2015, PMID 25680596; Update IJROBP 2020, PMID 32251755)： 这是一项单臂Ⅱ期临床试验，纳入高风险低级别胶质瘤患者（WHO Ⅱ级星形细胞瘤、少突胶质细胞瘤和混合性少突星形细胞瘤），接受 54 Gy/30 fx 的放疗，同步使用 TMZ。放疗后继续进行 12 周期的 TMZ 月疗法。入选患者必须具备以下 3 个或更多风险因素，即年龄 ≥ 40 岁、肿瘤 ≥ 6 cm、肿瘤跨越中线、术前 NFS > 1 及组织学为星形细胞瘤；有 129 例患者符合条件，MFU 为 9 年；3 年 OS 为 73.5%，优于以往的 54%，差异有统计学意义（$P < 0.001$），高于预期假设的 65%；3 年 PFS 为 59%，3、4 级不良反应者分别为 44%、10%。中位 OS 为 8.2 年，中位 PFS 为 4.5 年。**结论：长期使用 TMZ 的结果较为积极，但与 PCV 的等效性仍不确定。**

◆ 对于某些患者，是否可以进行单纯化疗？

鉴于低级别胶质瘤长期且可变的自然病程，以及相对年轻的患者群体，有研究对是否可以延迟放疗以避免不良反应进行评估。EORTC 22033-26033 的研究发现，在高风险低级别胶质瘤患者中，单纯使用 TMZ 与单纯放疗相比，在 PFS 上并无明显差异。尽管无直接可比性，但需要注意的是，EORTC 研究中单独使用 TMZ 的中位 PFS 为 39 个月，单独使用放疗的中位 PFS 为 46 个月，远低于 RTOG 9802 研究中放疗 +PCV 的中位 PFS 10.4 年。期待 EORTC 22033-26033 更长时间的随访和 OS 结果。

Baumert, EORTC 22033-26033 (Lancet Oncol 2016, PMID 27686946)： 研究纳入了 477 例低级别胶质瘤患者 [年龄 ≥ 18 岁，具有 ≥ 1 个高风险因素（年龄 > 40 岁，肿瘤大小 > 5 cm，疾病进展期，肿瘤跨越中线，存在神经系统症状）]，随机分配至单独接受放疗组（50.4 Gy/28 fx）或单独接受高剂量密度的 TMZ 治疗组（75 mg/m²，第 1~21 天，28 d 为 1 周期，最多 12 个周期）。通过 1p 缺失、影像学强化对比、年龄 ≥ 40 岁、ECOG ≥ 1 进行分层，主要研究终点为 PFS。单纯放疗组的中位 PFS 为 46 个月，而单纯 TMZ 组的中位 PFS 为 39 个月（$P=0.22$）。但是，OS 未达到。探索性分析显示，对于 IDH 突变 /1p/19q 无缺失的患者，单独接受放疗与单独接受 TMZ 治疗相比，PFS 更长（$P=0.0043$），但对于 IDH 突变或 1p/19q 共缺失或 IDH 野生型，则 PFS 没有差异。放疗组出现 3~4 级血液不良反应 < 1%，

而 TMZ 组为 14%；放疗组出现中、重度乏力者为 3%，而 TMZ 组为 7%；放疗组出现 3~4 级感染者为 1%，而 TMZ 组为 3%。结论：对于高风险低级别胶质瘤而言，单独使用 **TMZ** 与单独放疗相比，并未在 **PFS** 上有明显差异。期待进一步的 **OS** 结果和分子亚型成熟数据。

Reijneveld, EORTC 22033-26033 HRQOL (Lancet Oncol 2016, PMID 27686943)： 研究使用 EORTC 问卷和 MMSE 评估接受单独放疗与接受单独 TMZ 治疗的低级别胶质瘤患者的 HRQOL 和整体认知功能。在 36 个月时，单独放疗与单独 TMZ 治疗的 HRQOL 对比，无差异（$P=0.98$）。在认知功能受损方面，基线时（放疗 13% *vs.* TMZ 14%）或治疗 36 个月后（放疗 8% *vs.* TMZ 6%）也无差异。结论：在低级别胶质瘤患者中，单纯放疗与单纯 **TMZ** 治疗在 **HRQOL** 和整体认知功能（通过 **MMSE** 评估）方面无明显差异。

第四章　脑膜瘤

Martin C. Tom, David J. Schwartz, Abigail L. Stockham　著
薛荣梅　译
白　静　校

> **概述:** 脑膜瘤是成人常见的原发性脑肿瘤, 约占所有原发性脑肿瘤的 40%。据美国统计, 每年约有 30 500 例脑膜瘤患者, 其中 80% 属于 WHO Ⅰ级脑膜瘤[1-3]。病变脑膜瘤患者的标准治疗是手术最大程度地安全切除, 而无症状的 WHO Ⅰ级脑膜瘤患者可进行观察治疗。手术切除的范围和脑膜瘤的分级决定初诊患者的治疗方式 (表 4.1)。复发性脑膜瘤的治疗是再切除后进行放疗, 但前提是既往未进行过放疗。不可切除的脑膜瘤患者根据肿瘤的分级、大小和位置, 采用分割放射治疗或立体定向放射外科 (stereotactic radiosurgery, SRS) 治疗。约 10% 的脊髓脑膜瘤也采用类似的治疗方式。虽然绝大多数脑膜瘤是良性的, 但它们位于中枢神经系统内的位置常会导致较高的死亡率。对于年轻的脑膜瘤患者, 需要权衡肿瘤复发与放射治疗后可能产生的迟发性不良反应风险, 以及这些风险可能带来的长期后遗症。WHO Ⅱ级脑膜瘤预后中等, 而 WHO Ⅲ级脑膜瘤具有侵袭性, 复发率和死亡率较高。复发性脑膜瘤的再复发率高于初治脑膜瘤, 这增加了治疗方式选择的复杂性。

表 4.1　脑膜瘤 RT 剂量指南

切除程度	WHO Ⅰ级	WHO Ⅱ级	WHO Ⅲ级
GTR	观察	EBRT 54~59.4 Gy/30~33 fx	60~66 Gy/30~33 fx
STR	观察或 EBRT 54 Gy/30 fx 或 SRS 12~14 Gy	59.4~60 Gy/30~33 fx	60~66 Gy/30~33 fx
复发病灶	考虑再次切除 +EBRT 54 Gy/30 fx 或 SRS 12~14 Gy	考虑再次切除 +59.4~60 Gy/30~33 fx 或 SRS 16 Gy	考虑再次切除 +60~66 Gy/30~33 fx 或 SRS 18~24 Gy (基于肿瘤大小)
不可切除的病灶	EBRT 54 Gy/30 fx 或 SRS 12~14 Gy	59.4~60 Gy/30~33 fx 或 SRS 16 Gy	60~66 Gy/30~33 fx 或 SRS 18~24 Gy (基于肿瘤大小)

流行病学：美国每年约有 30 551 例脑膜瘤患者，1、5 和 10 年生存率分别约为 80%、65% 和 58%，随着年龄的增加生存率降低。脑膜瘤患者的诊断中位年龄为 65 岁，随年龄增长发病率增加 [1]。男女发病率比例为 1 : 2，但男性患非典型或恶性脑膜瘤的可能性略高 [1,2]。

危险因素：常见危险因素包括高龄、电离辐射、神经纤维瘤病 2 型（neurofibromatosis type 2，NF2）、多发性内分泌腺瘤病 1 型（multiple endocrine neoplasia type 1，MEN1）、外源性 / 内源性激素、体重指数（body mass index，BMI）升高、体力活动减少、身高增加（女性）、子宫肌瘤、乳腺癌等 [2,4-10]。雌激素暴露是脑膜瘤的独立危险因素，而 BMI、体力活动减少、身高增加、子宫肌瘤和乳腺癌的影响程度尚不清楚。

解剖学：脑膜瘤起源于硬脑膜和软脑膜之间的蛛网膜层，常见于蛛网膜绒毛和蛛网膜帽细胞的密集部位。好发于脑膜反射的幕上部位，包括大脑凸面（约 20%）、镰旁 / 矢状窦旁（约 25%）、沿蝶骨翼（约 20%）、颅底（手术可及性低）、脑室内、鞍上区和嗅觉沟（约 10%），颅后窝常见部位为岩骨（约 10%）。

病理学：WHO 将其分为 3 级：WHO Ⅰ 级（良性）、WHO Ⅱ 级（非典型但仍为良性）和 WHO Ⅲ 级（恶性）（表 4.2）。

表 4.2　WHO 脑膜瘤分级

WHO 分级	占比	亚型	特征	GTR 后复发率
Ⅰ 级	80%	脑膜细胞内皮型 纤维型 多渡型 砂粒型 血管瘤型 微囊型 分泌型 化生型 富于淋巴浆细胞型	砂粒体 细胞轮 钙化	7%~25%
Ⅱ 级	18%	脊索样型 透明细胞型 非典型	≥4 个有丝分裂/10 HPF，脑浸润，或≥以下 3 个特征： • 细胞密集 • 具高核浆比小细胞 • 明显核仁 • 无模式或片状生长 • 自发性坏死	29%~52%
Ⅲ 级	2%	间变性 乳头状 横纹肌样	≥ 20 个有丝分裂/10 个 HPF 和（或）以下表现： • 癌样 • 肉瘤样 • 黑色素瘤样 • 正常生长模式丧失 • 脑浸润 • 丰富的非典型性有丝分裂 • 多灶性坏死	50%~94%

遗传学：最常见的是基因突变，相关研究正在向临床转化。DNA 甲基化和其他分子特征有望用于更好地对脑膜瘤进行风险分层[11]。相关的分子改变包括 TERT、PIK3CA、POLR2A、SMO、KLF4、AKT1、TRAF7、NF2 和 SUFU[12]。

临床表现：部分患者可能无症状，常见症状有头痛、癫痫发作、认知改变、局灶性神经功能缺陷，在表 4.3 中进一步详细说明（数据修改自 Raizer）[13]。

表 4.3 不同位置脑膜瘤的常见症状

旁矢状面：运动和（或）感觉改变
额叶：人格改变、自主、执行功能障碍、去抑制、尿失禁、布洛卡失语症
颞叶：记忆改变、韦尼克失语症（左）、失语症（右）、嗅觉症状（包括癫痫发作）
海绵窦：CN 症状（Ⅲ、Ⅳ、Ⅴ1-Ⅴ2、Ⅵ对脑神经穿过海绵窦）、视力下降、眼外运动受损导致的复视、麻木
枕叶：视野缺损
桥小脑角：单侧耳聋或听力下降、面部麻木、面肌无力
视神经鞘：同侧视力下降或失明、眼球突出、同侧瞳孔扩张对直接光线无反应但仍有自愿性收缩
蝶骨翼：颅神经病变、癫痫
小脑幕：轴外压迫伴枕骨、顶骨、小脑症状
枕骨大孔：截瘫、尿、肛门括约肌功能障碍、舌萎缩 ± 束状神经萎缩
椎管：背痛、Brown-Séquard（半脊髓）综合征

检查：包括病史、神经系统体格检查、头部 CT 及脑部 MRI。脑膜瘤的影像学特征显示边界清楚，典型均匀增强的神经轴外肿块伴硬脑膜尾征，但浆细胞病、淋巴瘤和结节病长在硬脑膜间隙时的影像学改变往往与脑膜瘤难以区分，因此，需要组织病理明确。脑膜瘤与正常脑实质均在 MRI 呈 T_1 等信号和 CT 等密度，而静脉注射钆剂后，脑膜瘤肿块呈明显均匀性增强。脑膜瘤往往邻近骨侵犯和反应性骨质增生硬化。肿瘤病灶周围会形成迅速扩大的脑水肿，该情况在非典型和恶性脑膜瘤以及凸面或旁矢状脑膜瘤中更为常见。广泛的病灶周围水肿是 SRS 的相对禁忌证，因为患者在治疗凸面脑膜瘤后，可能出现较大范围的治疗后水肿。

预后因素：脑膜瘤分级越高，预后越差；其他常见预后因素包括切除范围减小、增殖指数（Ki-67）＞ 1%、脑侵犯、年龄＜ 45 岁、14 和 22 号染色体异常、积极治疗方式及 p53 过表达[14-20]。

自然史：Ⅰ级脑膜瘤每年生长 1~2 mm，大部分患者治疗失败的原因主要是局部进展，而局部进展可进一步加重相关神经系统症状。其中，高级别脑膜瘤多见于脑膜周围的进展。

治疗方式

1. 观察：对于偶然发现、小病灶、无症状的脑膜瘤，可适当地观察。WHO Ⅰ级脑膜瘤在 GTR 或

STR 后，可考虑观察。观察期间建议每年进行 MRI 监测，以评估是否需要治疗。

2. 手术：脑膜瘤的标准治疗是手术安全地最大程度切除病变。通常需要开颅手术，但对于蝶翼或颅底病变，可能需要内镜手术。Simpson 分级与术后局部失败相关（表 4.4）。术后 48 小时内进行脑 MRI 检查。

表 4.4　脑膜瘤切除术 Simpson 分级

分级	切除范围	5 年复发率（%）
0	GTR，包括硬脑膜附着和骨加 2~4 cm 硬脑膜剥离	0
1	GTR，包括硬脑膜附着脑膜和任何异常骨	9
2	GTR，但用电凝方式处理硬脑膜附着脑膜	19
3	GTR 脑膜瘤颅内部分，而颅外的侵犯部分不予处理	29
4	STR（切除部分脑膜瘤）	44
5	肿瘤减积或减压仅切除部分脑膜瘤或只取部分活检	N/A

3. 化疗：脑膜瘤患者化疗未起到主要作用。尽管药物治疗是非主要治疗手段，但 2020 年 NCCN 指南中建议，对于影像学进展的患者使用贝伐珠单抗治疗可获益，以防止神经系统的快速恶化[21]。

4. 放射治疗

（1）**剂量**：常规照射剂量参照 RTOG 0539 报告，WHO Ⅰ级脑膜瘤的放疗剂量为 50.4 Gy/28 fx 或 54 Gy/30 fx；WHO Ⅱ级脑膜瘤放疗剂量为 59.4 Gy/33 fx 或 60 Gy/30 fx；WHO Ⅲ级脑膜瘤的放疗剂量为 60~66 Gy/30~33 fx。SRS 照射剂量参照 RTOG 9005 报告，在周围正常组织允许的范围内，WHO Ⅰ级脑膜瘤 SRS 剂量为 12~14 Gy；WHO Ⅱ级脑膜瘤 SRS 剂量可考虑 16 Gy；WHO Ⅲ级脑膜瘤 SRS 剂量可考虑 18~24 Gy。近距离放射治疗多用于多发部位复发的脑膜瘤。

（2）**操作步骤**：见《放射肿瘤学治疗计划手册》，第三章[22]。

基于循证的问与答

◆ **偶然发现的脑膜瘤需要积极治疗吗？**

偶然发现的脑膜瘤不需要积极治疗。在一项研究中证实，50% 以上的脑膜瘤患者在 5 年内没有生长。但是这些患者需要在 3~6 个月时，进行影像学检查，如果没有明显的生长，此后每年进行一次影像学检查即可[23]。

◆ **脑膜瘤的最佳一线治疗方法是什么？**

最大程度的安全手术切除是最佳治疗方法，可明显减低局部复发率。Simpson 分级系统根据肿瘤切除程度进行分级，是脑膜瘤的研究基础[24]。

Mayo Clinic (Mayo Clin Proc 1998, PMID 9787740)：对 581 例手术切除初治患者的相对危险度进行分析，80% 患者接受 GTR。GTR 组 5 年和 10 年的 PFS 分别为 88% 和 75%，非 GTR 组 5 年和 10 年的 PFS 分别为 61% 和 39%。围术期死亡率为 1.6%。另一项匹配的队列研究表明，脑膜瘤和（或）治疗导致的发病率和死亡率显著增加。这项研究展现了目前使用的许多复发风险因素预测。但是,该数据集较旧,如今,手术技术、影像学评估和围术期护理均有了较大改进 [16]。

◆ **放疗在 WHO Ⅰ级脑膜瘤治疗中的作用是什么?**

Simpson 分级为 1~3 级患者 GTR 是标准的治疗手段,这部分患者术后可进行影像学监测。但是,随着随访时间的逐渐延长,5、10 和 15 年的复发率分别高达 20%、40% 和 60%,这也可能是现代影像技术的进展 [16,25-27]。放射治疗可用于这些患者的挽救治疗。对于 Simpson 分级为 4~5 级的脑膜瘤患者,STR 后 5、10 年复发率分别为 40% 和 60%,然而 STR 后辅助放疗剂量 > 50.4 Gy 时,可明显降低复发率,约 50% 的患者治疗效果等同于 GTR [28,29]。

◆ **放疗在 WHO Ⅱ级脑膜瘤治疗中的作用是什么?**

建议在 GTR 后进行辅助放疗,强烈建议在 STR 后进行辅助放疗。RTOG 0539 研究推荐,WHO Ⅱ级脑膜瘤 GTR 后的辅助放疗为 54 Gy/30 fx。多个回顾性系列研究结果表明,WHO Ⅱ级脑膜瘤 STR 后,建议辅助放疗 59.4 Gy/30 fx 或 60 Gy/33 fx,以减少低危患者的复发风险 [30-34]。未行术后放疗的患者,5 年 LR 率高达 60%,10 年的 CSS 仅为 70% [25,35]。Simpson 分级为 1~2 级脑膜瘤患者 GTR 治疗后行辅助放疗,5 年无疾病进展期从 40% 增加至 80% [31,36]。对于 STR 治疗后患者,由于复发率高,强烈推荐辅助放疗。

◆ **接受调强放疗治疗(IMRT)的 WHO Ⅱ级脑膜瘤患者的放疗外扩能缩小吗?**

RTOG 0539 报告中指出,WHO Ⅱ级脑膜瘤患者放疗靶区 CTV 需至少外扩 1 cm,但也有回顾性研究提出,CTV 外扩 5 mm 和 PTV 外扩 3 mm 也可行,且不会产生 LR 的过度风险 [26]。

◆ **RT 在 WHO Ⅲ级脑膜瘤治疗中的作用是什么?**

无论切除程度如何,辅助放射治疗均十分有必要。WHO Ⅲ级脑膜瘤相对罕见,在美国每年有不到 300 例患者 [1]。因此,缺乏可靠性的数据,尽管生存时间相对较短,但普遍研究的平均值 > 3 年 [27]。放疗最低剂量为 60 Gy [30-32,37,38]。

◆ **关于脑膜瘤的治疗,是否有前瞻性的数据?**

Rogers, RTOG 0539 (Low Risk, ASTRO 2016, LBA 7; Intermediate Risk, J Neurosurg 2018, PMID 28984517; High Risk, IJROBP 2020, PMID 31786276): RTOG 0539 是首个指导 RT 治疗脑膜瘤的前瞻性试验。该报告定义了 3 个风险组,即低、中、高风险(表 4.5)。**结论:本研究支持低危组患者观察,中危组患者放疗 54 Gy。WHO Ⅰ级患者 s/pSTR 复发率约 40%,需要辅助 RT。**

Weber, EORTC 22042-26042 (Radiother Oncol 2018, PMID 29960684): 为 56 例 WHO Ⅱ级脑膜瘤患者的单臂 Ⅱ期临床研究,s/pGTR 后辅助 RT 为 60 Gy/30 fx,3 年 PFS > 70%。研究结果显示,中位生存时间为 5.1 年,3 年 PFS 为 88.7%,OS 为 98.2%,≥ 3 级晚期不良反应为 14.3%。**结论:WHO Ⅱ级脑膜瘤患者 s/p GTR 后辅助 RT 为 60 Gy/30 fx,PFS 为 88.7%。注意 WHO Ⅱ级脑膜瘤 s/p STR 和 WHO Ⅲ级脑膜瘤 s/p 任何程度切除的观察性队列尚未报道。**

表4.5　RTOG 0539 总结

风险组	定义	EBRT 剂量	靶区	结局
低危 （ $n=63$ ）	WHO Ⅰ级 脑膜瘤 s/p GTR 或 STR	观察	N/A	5 年 PFS：86.1% 5 年 LF：12.5% （初步）
中危 （ $n=48$ ）	WHO Ⅱ级 脑膜瘤 s/p GTR 复发 WHO Ⅰ级脑膜瘤	54 Gy/30 fx	CTV：肿瘤床 +1 cm， 屏障周围缩小至 5 mm	3 年 PFS：93.8% 3 年 LF：4.1%
高危 （ $n=51$ ）	WHO Ⅲ级 脑膜瘤（任何切除） WHO Ⅱ级 脑膜瘤 s/p STR 复发 WHO Ⅱ级脑膜瘤	60 Gy/30 fx（HD PTV）同时伴有低 剂量 PTV 54Gy	HD PTV：大体肿瘤 + 切除床 +1 cm LD PTV：大体肿瘤 + 切除床 +2 cm	3 年 PFS：59.2% 3 年 LF：31.1% 3 年 OS：78.6%

◆ **脑膜瘤患者治疗后应多久接受一次检查？**

2020 年 NCCN 指南建议，对于 WHO Ⅰ级、WHO Ⅱ级和未切除的脑膜瘤患者，应于 3、6 和 12 个月时复查增强 MRI，此后 5 年内每 6~12 个月复查增强磁共振，之后根据临床症状每 1~3 年复查一次。对于 WHO Ⅲ级脑膜瘤、任何分级复发或化疗患者，可能需要更频繁的影像学检查。

◆ **既往接受过放射治疗的患者是否应该进行脑膜瘤筛查？**

不需要。有颅脑放疗史的患者，30 年随访结果显示放疗相关脑膜瘤发病率约为 3%[33]。而无颅脑放疗史的患者，在 10 年随访中发现脑膜瘤发病率可高达约 13%[34]。既往接受颅脑放疗的患者，在放疗后 20 年随访期间接受 MRI 筛查发现脑膜瘤的发病率可达 20%[36]。随着现代放疗技术的发展，调强适形或 SRS 技术逐渐应用于临床，其治疗相关脑膜瘤的风险较低，约为 1‰[39]。英国的一个多学科工作组提出，不建议进行筛查，因为连续 MRI 检查对无症状（有时不可切除）肿瘤带来的焦虑风险大于其益处[40]。

◆ **脑膜瘤 SRS 治疗剂量如何选择？**

与脑转移瘤类似，SRS 剂量取决于照射范围大小和邻近关键结构的耐受剂量。SRS 平均剂量通常为 16~24 Gy，具体剂量取决于肿瘤位置，＞20 Gy 照射剂量可取得较高的局部控制率[16,41,42]。海绵窦脑膜瘤的最大照射剂量为 12~14 Gy，＞18 Gy 照射剂量与不可逆转的中枢神经系统不良反应相关[43-45]。由于临近正常结构限制 SRS 剂量，这类患者给予 BED ＞50 Gy 的分割立体定向放射治疗可降低不良反应[46]。大多数有关 SRS 的系列报告取得了良好的局控率，WHO Ⅰ级患者 10 年生存率＞90%，WHO Ⅱ级和Ⅲ级患者均＞60%[41,47-49]。

◆ **什么是脑膜瘤病？应该如何治疗？**

脑膜瘤病通常与神经纤维瘤病或多发性内分泌腺瘤综合征相关。治疗以多学科的协助模式，由于可能诱导继发性恶性肿瘤，故手术是首选的治疗模式。放疗适用于手术不能切除或复发的病变[50]。

第五章　原发性中枢神经系统淋巴瘤

Ian W. Winter, Samuel T. Chao, Erin S. Murphy　著

张　燕　译

白　静　校

概述： 原发性中枢神经系统淋巴瘤（primary central nervous system lymphoma，PCNSL）约占原发性脑肿瘤的 4%，在免疫抑制人群中较常见。基于甲氨蝶呤的化疗 ± 全脑放射治疗（whole brain radiotherapy，WBRT）、阿糖胞苷 ± 依托泊苷、高剂量化疗，以及自体干细胞移植的组合都是治疗选择。认真选择患者和进行临床研究可决定治疗方案（表 5.1）。

表 5.1　原发性中枢神经系统淋巴瘤的一般治疗模式

诱导阶段	完全缓解后的巩固治疗阶段
基于甲氨蝶呤的化疗	观察
	全脑放疗至 23.4 Gy/13 fx（如果未达到完全缓解，则加大剂量）
	阿糖胞苷 ± 依托泊苷
	高剂量化疗 + 自体干细胞移植

流行病学： PCNSL 约占原发性脑肿瘤的 4%，年龄标化后的发病率为百万分之四[1]。在 20 世纪 90 年代中期，发病率显著上升，HIV/AIDS 管理改进后，发病率随后下降。然而，过去 10 年内，在免疫正常的老年人群中，发病率有所上升[2]。诊断的中位年龄为 60 多岁[3]。该病还被视为艾滋病相关性疾病，HIV 感染者患原发性中枢神经系统淋巴瘤的风险较正常人群增加了 3600 倍[2]。在这一人群中，EBV 感染与 PCNSL 的发展相关联。

风险因素： 先天性或获得性免疫缺陷，如 HIV 感染、医源性免疫抑制、重症联合免疫缺陷、Wiskott-Aldrich 综合征、共济失调性毛细血管扩张症或常见变异性免疫缺陷。在免疫正常的患者中，风险因素尚不明确。目前，自身免疫病是否为真正的风险因素尚不清楚[4]。

解剖学： 包括颅内、软脑膜、脑室周围、玻璃体和（或）脊髓病变。按发病率递减顺序为额叶、顶叶、

颞叶、基底节、胼胝体、小脑、脑干、岛叶、枕叶和海马[3]。20% 的患者涉及眼睛（常见为双侧），仅约 1% 的患者脊髓受累，通常累及下颈部或上胸部区域[5]。

病理学：绝大多数（90%~95%）PCNSL 为弥漫大 B 细胞淋巴瘤，另外 5%~10% 由 Burkitt 淋巴瘤、淋巴母细胞、边缘带或 T 细胞淋巴瘤组成。B 细胞淋巴瘤为典型的"血管周围套"，可表达 CD20、CD19、CD22、BCL-6 和 IRF4/MUM1，标志 B 细胞、生发中心 B 细胞和晚期生发中心 B 细胞[5]。

临床表现：临床表现因疾病部位不同而变化很大（表 5.2）。大多数患者表现为单发病变（66%）。非特异性症状包括意识模糊、嗜睡、头痛、局灶性神经系统障碍、神经精神症状、颅内压增高或癫痫发作[5]。少数患者（10%~15%）在出现神经症状之前，可能会出现胃肠道症状或呼吸道疾病[3]。

表 5.2　不同部位原发性中枢神经系统淋巴瘤临床表现

部位	临床表现
原发脑淋巴瘤	局灶性神经功能缺损（70%），神经精神症状（43%），颅内压增高（33%），癫痫发作（14%）[3]
原发软脑膜淋巴瘤	颅神经病（58%），脊柱症状（48%），头痛（44%），腿无力（35%），共济失调（25%），脑病（25%），肠道和膀胱功能障碍（21%）[6]
原发眼内淋巴瘤	眼部疾病（62%），行为（认知）改变（27%），偏瘫（14%），头痛（14%），癫痫发作（5%），共济失调（4%），视野缺损（2%）[7]
原发脊髓淋巴瘤	脊髓炎[8]
神经淋巴瘤病	疼痛性神经病，包括感觉运动或单纯感觉神经病以及单纯运动神经病[9]

检查：国际 PCNSL 协作组[10]建议进行以下工作：详细病史采集和体格检查，包括完整的神经系统和淋巴检查，以及外周淋巴结和睾丸检查；小型精神状态测验；记录表现状况；眼科检查和裂隙灯检查。

1. 实验室检查：LDH、肝功能检查、肾功能检查、HIV 状态。腰椎穿刺（术后至少 1 周）评估脑脊液细胞学、总蛋白、细胞计数、葡萄糖、β_2 微球蛋白、免疫球蛋白重链基因重排和流式细胞术[6]。

2. 影像学检查：增强脑部 MRI 检查；若存在脊髓症状，则进行脊髓 MRI。胸部、腹部、盆腔 CT 检查，使用静脉造影剂或全身 PET/CT 扫描。60 岁以上男性或体检结果呈阳性的患者，需行睾丸超声检查。

3. 病理学：立体定向穿刺活检是标准，针吸活检优于手术切除，因为风险较小，手术切除临床无益。眼部活检或脑脊液细胞学也可用于诊断[7]。此外，还可进行骨髓活检。如果在激素治疗情况下，活检结果不明确，应停止激素治疗，并重新进行活检或在病情进展时重复脑脊液评估[11]。

预后因素：PCNSL 没有正式的分期系统，但已描述了多项预后，如下表（表 5.3 和表 5.4）。

表 5.3　原发性中枢神经系统淋巴瘤的 IELSG 评分 [12]

风险因素	2 年生存率（所有患者）	2 年生存率（大剂量 MXT 化学治疗）
0~1	80% ± 8%	85% ± 8%
2~3	48% ± 7%	57% ± 8%
4~5	15% ± 7%	24% ± 11%

注：风险因素：年龄 > 60 岁、ECOG PS > 1 分、LDH 升高、CSF 升高（≤ 60 岁患者为 45 mg/dl；> 60 岁患者为 60 mg/dl），以及脑深部结构受累（即脑室周围、基底节、胼胝体、脑干、小脑）。

表 5.4　MSKCC 预后分级 [13]

分级	MS	FFS
1 级：≤ 50 岁	MS 8.5 年	FFS 2 年
2 级：> 50 岁，KPS ≥ 70 分	MS 3.2 年	FFS 1.8 年
3 级：≥ 50 岁，KPS < 70 分	MS 1.1 年	FFS 0.6 年

治疗模式

1. 外科手术：单独活检已足以诊断，不建议进行手术切除。原发性中枢神经系统淋巴瘤病变广泛，涉及深层脑结构。因此，手术切除可能存在潜在风险，且尚未证明其可以增加 OS[5]。

2. 化疗：化疗是主要的治疗方法。高剂量甲氨蝶呤（$3.5~8 \text{ g/m}^2$）是基础化学治疗方案，可单药化疗（老年人）或与其他药物组成联合方案化疗（更常用）。理想的联合方案尚未被证实，但可能包括甲氨蝶呤、利妥昔单抗，以及替莫唑胺、阿糖胞苷、异环磷酰胺、丙卡巴肼、长春新碱等各种组合。完成化学治疗后，可选择阿糖胞苷 ± 依托泊苷和自体干细胞移植进行巩固治疗。

3. 放疗

（1）**指征**：WBRT 用于基于 MTX 化学治疗或姑息治疗后。既往，单独使用高剂量 WBRT 为一线治疗方案，但不再被认为是疾病控制的最佳选择。在 CR 后 3~5 周，低剂量 WBRT 23.4 Gy/13 fx 的巩固治疗存在争议[14]。在 > 60 岁的患者中，WBRT 与 MTX 联合使用可能会引起神经毒性，临床尚未确定是否应在这类患者中行放疗。对化疗无效的眼部受累患者，可以考虑眼部放疗。对于不适合接受化疗的患者，应考虑 WBRT。

（2）**剂量**：化学治疗 CR 后行 WBRT，剂量为 23.4 Gy/13 fx。如 PR，考虑 WBRT 30~36 Gy，并提高至 45 Gy/25 fx[11]。

（3）**不良反应**：急性：疲劳、头痛、恶心、脱发、皮肤红斑、高频听力丧失、听力和味觉改变、口干。眼部照射后表现为：干眼症、较少见的视网膜损伤和白内障。迟发性：神经毒性变化，如短期记忆丧失、言语功能受损、步态改变、共济失调、类似帕金森症状、行为变化和脑白质病。

（4）**治疗过程**：见《放射肿瘤学治疗计划手册》，第三章[15]。

4. 医学：在活检前，不应使用激素，除非有医学必需[16]。在活检后，可使用激素快速缓解神经症状。

在使用激素后，可以观察到影像病灶缩小约 40%，激素治疗有效提示 PCNSL，但不能确诊。

基于循证的问与答

◆ **放疗在 PCNSL 治疗中的作用是什么？**

既往，放疗是 PCNSL 的一线治疗方法。然而，单独使用 WBRT 在长期疾病控制方面表现不佳，且局部复发率较高。

Nelson, RTOG 8315 (IJROBP 1992, PMID 1572835)：对 41 例患者进行单臂Ⅱ期研究，采用 40 Gy WBRT 瘤床 +2 cm 加量 20 Gy。MS 为 12.2 个月，CR 为 62%。复发的主要部位仍为当时病灶部位。高 KPS 和 CR 与 OS 增加有关。结论：**PCNSL 对单独的 WBRT 反应良好，但局部复发较常见。**

◆ **与单独 WBRT 相比，联合化疗和 WBRT 能提高疗效吗？**

DeAngelis, RTOG 9310 (JCO 2002, PMID 12488408)：多中心、单臂Ⅱ期前瞻性研究评估 MPV（甲氨蝶呤、丙卡巴肼、长春新碱）联合放疗的效果。招募 102 例 PCNSL 患者，使用 5 个疗程的 MTX 2.5 g/m²、长春新碱、鞘内注射 MTX、丙卡巴肼，然后 WBRT，再静脉使用阿糖胞苷。WBRT：63 例患者接受 45 Gy（1.8 Gy/fx），但由于该剂量可引发迟发性神经毒性，故诱导后获得 CR 的 16 例患者接受 36 Gy（1.2 Gy/fx，2 次 / 天）治疗 15 天；34% 的患者在随访期间复发。中位 PFS 为 24 个月，中位 OS 为 36.9 个月。在 45 Gy WBRT 和 36 Gy 超分割放疗（1.2 Gy，2 次 / 天）之间；PFS（24.5 个月 *vs.* 23.3 个月，*P*=0.81），OS（37 个月 *vs.* 47.9 个月，*P*=0.65），无显著性差异。放疗的不良反应包括骨髓抑制（63%）和迟发性神经毒性，主要表现为脑白质病（15%）；8 例神经毒性进展为致命性。结论：与单独放疗相比，**HD-MTX 联合其他药物治疗可提高生存率。联合化学治疗的有效率较高，但结合 WBRT，有明显的迟发性神经毒性风险。**

◆ **巩固性 WBRT 是否优于单纯化学治疗？**

Thiel (Lancet Oncol 2010, PMID 20970380)：Ⅲ期 PRT 研究，用于比较 HD-MXT 与 HD-MXT 联合 WBRT 的疗效；551 例患者接受 6 个疗程的 HD-MXT 和 HD-MXT 加异环磷酰胺，并随机分配到即刻 WBRT 组（45 Gy/30 fx，每次 1.5 Gy）和延迟 WBRT 组。对于化疗后仍为部分缓解的患者，接受高剂量阿糖胞苷或 WBRT；在初始化疗中有 13% 的患者死亡。此外，由于较高的退组率，最终仅对 318 例患者进行分析。在 HD-MXT+WBRT 的患者中，MS 为 32.4 个月，中位 PFS 为 18.3 个月。在单独接受化疗的患者中，MS 为 37.1 个月，中位 PFS 为 11.9 个月。临床症状（49% *vs.* 26%）和影像学（71% *vs.* 46%）评估中，WBRT 组与非 WBRT 组对比，神经毒性更高。结论：**WBRT+ 化疗组和单独化疗组的 OS 和 PFS 无统计学差异，但并未达到 0.9 的非劣效终点。因此，WBRT 加入化学治疗时对 OS 是否有影响，该研究无法得出结论。**此外，全脑放疗组的神经毒性率更高。注释：只有少部分患者按照方案接受治疗。

◆ **是否可以减少 WBRT 的剂量以避免神经性不良反应，但仍能保持疗效？**

Morris, MSKCC Multi-Center Trial (JCO 2013, PMID 24101038)：单臂Ⅱ期试验评估合并减少剂量 WBRT（rd-WBRT）23.4 Gy 和 MPV 联合利妥昔单抗的效果。对于部分缓解的患者给予 45 Gy 放疗。52 例患者中，31 例在诱导治疗后达到 CR。放疗后 CR 和 PR 患者均接受阿糖胞苷巩固治疗。在接受

rd-WBRT 的患者中，中位 PFS 为 7.7 年，5 年 OS 为 80%，MS 未达到 MFU 为 5.9 年。对于整个队列，中位 PFS 为 3.3 年，MS 为 6.6 年。除了运动速度外，未观察到认知能力下降的证据。结论：**rd-WBRT 和 R-MPV 后的阿糖胞苷巩固治疗具有良好的控制效果，且神经毒性较小。**

◆ 替莫唑胺的作用是什么？

Glass, RTOG 0227 (JCO 2016, PMID 27022122)：单臂 I/II 期试验评估利妥昔单抗、替莫唑胺和甲氨蝶呤诱导化疗后接受 WBRT（36 Gy/30 fx，每次 1.2 Gy，Bid），随后给予替莫唑胺辅助治疗。共有 53 例患者参与 II 期部分，主要终点为 2 年生存率。结果显示，2 年生存率为 80.8%，无病生存率为 63.6%，明显优于历史对照组；66% 的患者在接受全脑放疗前经历了 3~4 级不良反应，45% 的患者经历了与全脑放疗后化疗相关的 3~4 级不良反应。结论：**利妥昔单抗、替莫唑胺和甲氨蝶呤诱导化疗后，接受高分割全脑放疗较为安全，2 年生存率优于历史对照组。**

◆ 与单纯化学治疗相比，低剂量 WBRT 能改善 PFS 吗？

这是关于已完成但尚未报道的临床研究 RTOG 1114 的问题。该研究提供了利妥昔单抗、甲氨蝶呤、丙卡巴嗪、长春新碱和阿糖胞苷；随机分为低剂量 WBRT（23.4 Gy/13 fx）和无放射治疗；然后，给予患者两疗程阿糖胞苷治疗。假设增加 WBRT 可以改善 PFS，但目前这仍是一个未解决的问题。

◆ 大剂量化学治疗加干细胞移植是否有作用？

对于 PCNSL 患者，高剂量化疗加自体干细胞移植，在初次治疗和拯救治疗中均具有一定的作用[17,18]。然而，需要进一步试验来充分评估其疗效。已设计两项随机试验来进一步测试 HCT+ASCT，即 CALGB 51101 和 IELSG 32。CALGB 51101 研究了巩固治疗的 HCT+ASCT 与非清髓性化疗的对比，但结果尚未报告。

Ferreri, IELSG-32 (Lancet Haematol 2016, PMID 27132696 and Lancet Haematol 2017, PMID 29054815)：为一项国际 II 期研究，进行双重随机化，研究基于甲氨蝶呤的初次化疗和全脑放疗与 HDT+ASCT 作为巩固治疗。在第一次随机分组中，227 例新诊断的 HIV 阴性 PCNSL 患者被随机分至 MXT+ 阿糖胞苷、MXT+ 阿糖胞苷 + 利妥昔单抗，或甲氨蝶呤 + 阿糖胞苷 + 利妥昔单抗 + 噻替派；219 例患者在 30 个月的随访中可评估。3 组的 CR 率分别为 23%、30% 和 49%，其中第 2 组和第 3 组在统计学上显著优于第 1 组，但第 3 组的血液毒性更高。在第二次随机化中，118 例反应性或稳定性疾病患者被随机分配到接受 36 Gy 的 WBRT（PR 患者可增加 9 Gy）或卡莫司汀 - 噻替派后，接受 ASCT。主要终点为 2 年 PFS。全脑放疗组和 ASCT 组之间的无进展生存率无显著差异（80% *vs.* 69%，$P=0.17$）。ASCT 组的血液毒性更常见，有 2 例患者死于感染。结论：**全脑放疗和 ASCT 都是在高剂量甲氨蝶呤基础诱导治疗后的有效巩固治疗方案。**

◆ 如何评估 PCNSL 的治疗效果？

根据国际 PCNSL 协作组的指南[10]，为了评估疗效，患者治疗结束后必须在 2 个月内完成 MRI 检查。如果最初为阳性，则必须完成 LP 和（或）眼科检查（表 5.5）。

表 5.5　根据国际 PCNSL 协作指南的 PCNSL 疗效标准 [10]

疗效	类固醇的使用	眼部检查	CSF	MRI
CR	无	正常	阴性	无强化
未经证实的 CR	任何一种	正常或轻微异常	阴性	无强化或轻微异常
PR	无 / 任何一种	视网膜浸润 / 玻璃体细胞减少	持续阳性或可疑	强化效果降低 ≥ 50%
PD	无 / 任何一种	新的眼部疾病	复发或阳性	≥ 25% 增加或新病变 / 部位

◆ **WBRT 在挽救治疗中的作用是什么？**

WBRT 为复发或难治性 PCNSL 提供了一种有效的挽救治疗方案。其他选项包括姑息化疗或高剂量化疗（high dose chemotherapy，HDT）＋自体干细胞移植（autologous stem cell transplantation，ASCT）。

Nguyen (JCO 2005, PMID 15735126)：评估 27 例肿瘤复发或 HD-MTX 初始化疗后难治性肿瘤的进展。大多数（67%）患者继续使用类固醇激素，行挽救 WBRT 加上或减去肿瘤体积变化。中位 WBRT 剂量为 36 Gy（1.5 Gy/fx 最常见）；5 例患者中位增加剂量为 10 Gy，2 例患者接受 12 或 16 Gy 的 SRS 治疗；74% 的患者 WBRT 后 CR（10 例）或 PR（10 例）；8 例患者进展或复发中位时间为 18.8 个月。3 例患者中位 25 个月在 WBRT 后被诊断出延迟性神经毒性，但未导致死亡。**结论：在挽救治疗中，WBRT 是一种有效的方法。对于年龄较大的 PTS，直至疾病进展期，使用 WBRT 可降低神经毒性发生率。**

第六章 垂体腺瘤

Zachary Mayo, John H. Suh 著

许江兰 译

白 静 校

> **概述：** 垂体腺瘤在人群中的发病率高达17%，多数患者无临床症状，经由头颅核磁扫描检查或尸检偶然发现[1,2]。症状包括视力损害、头痛或激素水平异常。治疗方案包括手术、药物治疗或头部立体定向放射治疗（stereotactic radiosurgery，SRS）/分割放射治疗，旨在减轻视交叉压迫并纠正激素异常（图6.1）。疗效的评价标准中，局部控制情况以影像学的变化（肿瘤大小）来衡量，而疾病缓解/有效则与激素分泌正常化相关（完全或部分）。

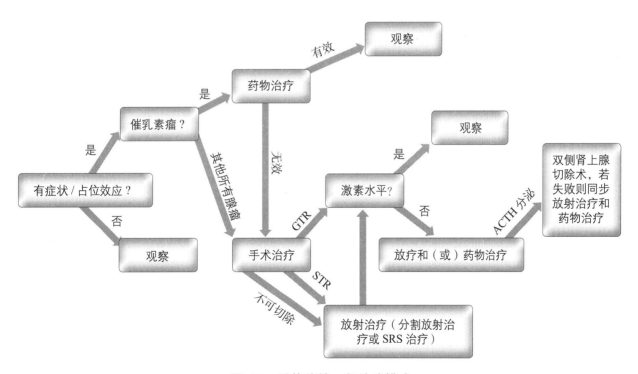

图6.1 垂体瘤的一般治疗模式

流行病学：垂体腺瘤占中枢神经系统肿瘤的 10%~15%，在美国，每年约有 14 000 例确诊患者[3]。主要发病年龄为 30~50 岁，男女发病率比例为 1：1。相较男性，女性更常出现临床症状，特别是 30 岁之前的女性发病率较高，而 30 岁以后男性发病率上升；约 70% 的患者具有内分泌症状。

危险因素：个人或家族结直肠癌史，手术诱导的绝经[4,5]。相关综合征有多发病内分泌瘤病 1 型 [垂体（25%）]、甲状旁腺和胰岛细胞肿瘤，孤立性家族性生长激素腺瘤，Carney 综合征（斑点状皮肤色素沉着、黏液瘤、激素过度分泌、神经鞘瘤）。

解剖学：脑垂体位于蝶鞍内。蝶鞍边界的前后界是前后鞍突，上界是鞍隔（硬脑膜），侧界是海绵窦（包含颈内动脉和第Ⅲ、第Ⅳ、第Ⅴ对脑神经第一分支与第二分支、第Ⅵ对脑神经）。胚胎学上，垂体前叶（腺垂体）来源于 Rathke 囊，而垂体后叶（神经垂体）则由第三脑室发育而来。垂体腺瘤发生于腺垂体，分泌促卵泡激素（FSH）、促黄体生成素（LH）、促肾上腺皮质激素（ACTH）、促甲状腺激素（TSH）、催乳素（PRL）和生长激素（GH）。垂体后叶分泌催产素和抗利尿激素（ADH）。

病理学：马洛里三色染色可用于鉴别功能性腺瘤。GH 分泌型腺瘤呈典型的嗜酸性，ACTH 分泌型腺瘤则为嗜碱性，而无功能的腺瘤为嫌色[6,7]。

临床表现：通常无症状，多于无意中发现。症状可以表现为激素缺乏或分泌过多引起的内分泌疾病（特定肿瘤见表 6.1）、由于视交叉压迫或受累而引起的视野缺损（双侧偏盲、同侧偏盲、颞侧偏盲）或卒中（急性出血或梗死）。海绵窦侵犯可引起中枢神经麻痹。

临床检查：病史采集和体格检查，重点是脑神经检查和视野测试。

1. 实验室检查：血常规、全面代谢检测、基线内分泌功能检测。分别测定 TSH、T_3/T_4、ACTH、24 h 尿游离皮质醇、PRL、胰岛素样生长因子 -1（IGF-1）的分泌水平。

2. 影像学检查：T_1 加权 MRI 增强扫描，一般冠状面显示最佳。与正常组织相比，腺瘤内血管较少（主要由于腺瘤吸收钆的程度低于正常垂体）。所以，在动态增强（DCE）MRI 早期表现为低信号[1]。皮腺瘤直径 < 0.3 cm，微腺瘤直径 < 1.0 cm，大腺瘤 ≥ 1 cm，巨大腺瘤 > 4 cm。如果有肢端肥大症，则进行骨骼系统检查。

3. 垂体肿物的鉴别

（1）肿瘤：垂体瘤、颅咽管瘤、脑膜瘤、生殖细胞瘤、转移性肿瘤、神经胶质瘤、淋巴瘤、脊索瘤。

（2）非肿瘤性占位：垂体增生（妊娠，长期甲状腺功能减退或性腺功能减退）、Rathke 囊肿、蛛网膜囊肿、动脉瘤、空蝶鞍综合征、炎性病变（肉芽肿）、脓肿。

预后因素：完整切除者（GTR）患者预后较好，海绵窦受侵患者预后较差[8]。Hardy 分级：0 级：蝶鞍外观正常的垂体内微腺瘤；Ⅰ级：肿瘤位于鞍内，蝶鞍大小正常而底部不对称；Ⅱ级：局部或整个蝶鞍扩大，底部完整；Ⅲ级：蝶鞍底部局限性受侵；Ⅳ级：蝶鞍底部广泛受侵[9,10]。

表 6.1　垂体腺瘤亚型概述

泌乳素瘤：最常见的垂体腺瘤。一线治疗使用多巴胺激动剂（如溴隐亭、卡麦角林）药物治疗。多数患者药物治疗后 PRL 水平降低 50% 以上。催乳素水平在 2~3 周内下降；80% 以上的患者肿瘤体积缩小 25% 以上，体积缩小从 6 周内开始。以下情况选择手术治疗：药物治疗失败、有怀孕需求的女性或垂体卒中的患者。泌乳素瘤患者单独行放射治疗而未结合药物治疗时，放射治疗缓解率较其他亚型低。单独立体定向放射治疗（SRS）CR 仅为 15%~50%，结合药物治疗后 2~8 年 CR 可达到 40%~80%。单独分割放射治疗 CR 为 25%~50%，结合药物治疗 1~10 年的 CR 增加到 80%~100%[9]

库欣病（ACTH）：一线治疗是外科手术。术后缓解率：微腺瘤为 89%，大腺瘤为 63%，对于预期可完整切除的大腺瘤则为 81%[11]。肿瘤侵犯到蝶鞍外预示缓解率低和后期复发风险高。放射治疗是二线治疗的首选方法。分割放射治疗后，50%~80% 的患者达到 18~42 个月的中位缓解时间。SRS 治疗联合药物治疗局部控制率可达到 85%~100%，ACTH 水平正常化的中位时间为 7.5~33 个月[9]。作为挽救性的治疗手段，双侧肾上腺切除术可导致 Nelson 综合征（表现为垂体腺瘤迅速增大、肌无力和黑色素细胞刺激激素引起的皮肤色素沉着）

肢端肥大症（GH）：一线治疗是外科手术。对于手术失败的患者，可选择生长抑素制剂治疗，50%~60% 的患者可降低 GH/IGF-1 水平，生长抑素制剂的不良反应包括吸收不良腹泻、恶心 / 呕吐、胆囊淤积、腹部痉挛疼痛。分割放射治疗和 SRS 治疗的缓解率相似，5~10 年为 50%~60%，15 年为 65%~87%[9]。如果其他治疗失败，使用生长激素受体拮抗剂（培维索孟）可以降低 IGF-1 水平（而不是 GH 水平）。其不良反应为恶心 / 呕吐、流感综合征、腹泻、肝功能异常

甲状腺功能亢进（TSHoma）：外科手术是一线治疗方案。因 TSHoma 的局部侵袭性及对放射治疗的敏感性较低，故可以考虑术后行 54 Gy 的高剂量放射治疗，还可以行生长抑素类似物、甲状腺部分切除术、甲巯咪唑、丙基硫氧嘧啶治疗，丙基硫氧嘧啶可通过抑制甲状腺过氧化物酶从而抑制 T_3 转化为 T_4

垂体腺癌：非常罕见（占垂体肿瘤的 0.2%）。常发生脑脊液及全身性转移，平均生存期为 1.9 年[1]。一线治疗是替莫唑胺药物治疗，其也用于治疗侵袭性垂体肿瘤（组织学未确定但局部侵袭性生长），且通过手术、放射治疗及药物治疗未能控制。低 MGMT（免疫组化，而不是启动子甲基化）可能为预测治疗反应的有效指标[12,13]

无分泌 / 无功能腺瘤：一线治疗是通过手术切除减轻压迫。对于术后残留或复发的患者推荐放射治疗[14]。2/3 的患者肿瘤体积会缩小，放射治疗的 10 年局控率 > 90%

治疗模式

1. 观察：多数无症状且无化验指标异常的垂体腺瘤可选择观察。

2. 外科治疗：除泌乳素瘤和垂体腺癌外，手术是所有垂体腺瘤患者的一线治疗选择。

　　手术：① 95% 以上的患者采用经蝶骨手术（transsphenoidal surgery，TSS）。TSS 有两条入路，即经唇下（传统技术）和经鼻（显微镜或鼻内镜）。内镜下侵入性最小且可使手术视野更好地暴露，提高了肿瘤切除的完整性并减少了手术的并发症[15]。并发症包括死亡（1%）、脑脊膜炎、脑脊液漏、尿崩症（6%）、出血、卒中及视力损害。②对于较大肿瘤可采用经颅入路切除。局部控制率大约为 95%，短期激素水平恢复正常者占 70%~80%，长期正常者占 40%。从经颅手术到显微镜下 TSS 手术再到经鼻内镜 TSS 手术，不断进步的外科技术，改善了治疗结果（降低了二次手术、术后出血、尿崩症和全垂体功能减退的发生率）[16]。术中 MRI 的应用可改善显微镜和内镜切除术的切除范围[17]。

　　3. 药物治疗：分泌型垂体腺瘤的药物治疗见表 6.2。

表 6.2　分泌型垂体腺瘤的药物治疗

激素（比例）	激素（水平）	症状和体征	药物治疗
催乳素（30%）	高	女性：闭经、月经稀少、不孕 男性：性欲低下或勃起障碍、溢乳、骨质疏松症	卡麦角林，溴麦角环肽（溴隐亭），喹高利特（在美国未上市）
	低	产后泌乳减少	目前无治疗方案
生长激素（25%）	高	巨人症（青春期前） 肢端肥大症（青春期后）：下巴、手指、足趾；骨肥厚；额部隆起、巨舌症、多汗症、肌无力、葡萄糖耐受不良（50%）、性功能减退、心脏扩大、乏力、感觉异常、关节痛、甲状腺功能减退	奥曲肽，兰瑞肽，派克索曼（昂贵但更有效）
	低	婴儿和儿童期：生长不足 成人：力量、耐力、骨密度低和肌肉组织丧失、记忆力减退、抑郁	重组人生长激素制剂（例如促生长激素）
ACTH（15%）	高	库欣病：向心性肥胖、高血压、葡萄糖不耐受、多毛症、皮肤易擦伤瘀斑、皮肤指纹、骨质疏松、心理学改变、性腺功能减退	酮康唑，米托坦，美替拉酮
	低	低血糖、脱水、体质量减轻、乏力、疲劳、眩晕、低血压、恶心、呕吐、腹泻	氢化可的松
TSH（1%）	高	甲状腺功能亢进、体质量减轻、焦虑、热耐受不良、心悸、多汗、易激惹、肌无力、Graves' 眼病	甲巯咪唑，丙基硫氧嘧啶，生长抑素（奥曲肽、兰瑞肽）
	低	寒冷不耐受、便秘、体质量增加、疲乏、无汗症、皮肤干燥、脆发、脆甲、不孕、高泌乳素血症、甲状腺肿	左甲状腺素

4. 放射治疗

（1）适应证：以下情况选择二线治疗方案，手术未完整切除、不可切除或不能手术患者、术后复发或药物治疗抗拒。放疗前 1 个月中止内科治疗并在放疗结束后恢复。当在药物治疗后实施放射治疗，可以改善治疗效果（可能因为其可影响细胞周期和放疗敏感性）[18-21]。放射治疗的目的是控制或缩小占位效应，并纠正激素水平（过程可能持续多年）。在大多数研究中，90%~100% 的优秀局控率并不取决于放射治疗技术和肿瘤的亚型，而是取决于肿瘤的大小，较小的肿瘤治疗效果更好且垂体功能降低风险更低。SRS 治疗与分割放射治疗可以快速纠正激素水平，且患者依从性更好，所以放射治疗首选 SRS 治疗。如果肿瘤直径＞ 3 cm 或距离视交叉＜ 3~5 mm，为了降低视力受损的风险，推荐选择分割放射治疗[9]。然而，两种放疗方式均存在较高的垂体功能降低风险（5 年 20%；10~15 年 80%）[22]，全垂体功能减退 5 年发生率为 5%~10%[9]。

（2）剂量：①SRS 治疗。无分泌功能肿瘤照射剂量 14~20 Gy；分泌性肿瘤为 20 Gy 或更高。②分割放射治疗。无分泌功能的肿瘤照射剂量 45~50.4 Gy/25~28 fx；分泌型肿瘤为 50.4~54 Gy/28~30 fx。③大分割 SRS。无分泌功能的照射剂量 17~21 Gy/3 fx 或 22~25 Gy/5 fx；分泌型肿瘤剂量 17.4~26.8 Gy/3 fx 或

20~32 Gy/5 fx[23,24]。④再程放射治疗。剂量为35~49.6 Gy，中位剂量为42 Gy，单次剂量为1.8~2 Gy/fx[25,26]。（注意：大分割SRS放射治疗和再程放射治疗剂量仍需要进一步验证）。

（3）限制剂量：视神经及视交叉，最大值：8~10 Gy（1 fx），17.4 Gy（3 fx），25 Gy（5 fx），54 Gy（常规分割照射）。

（4）不良反应：早反应：疲劳、头痛、感染、脱发、中耳炎。晚反应：垂体功能低下，放射性坏死，视力损害、听力损害、卒中（相对风险2~4）[27-29]、继发性恶性肿瘤（10~20年的发生率为2%）[30]。

基于循证的问与答

◆ **SRS治疗的预期疗效是怎样的？**

Kotecha, ISRS Guidelines (Neuro Oncol 2020, PMID 31790121)： 35项选择SRS治疗（中位剂量15 Gy，剂量范围：5~35 Gy）或大分割放射治疗（中位剂量21 Gy，范围：12~25 Gy/3~5 fx）无功能垂体腺瘤的回顾性研究显示，在SRS治疗后，5年和10年的局控率分别为94%和83%。常分割放射治疗后，5年局控率为97%。最常见的不良反应是垂体功能低下，发生率为21%。结论：**SRS治疗和大分割放射治疗无功能垂体腺瘤，均具有较好的局部控制率。**

Sheehan, University of Virginia (J Neurosurg 2013, PMID 23621595)： 回顾性研究显示，9个中心的512例无功能垂体腺瘤患者接受中位剂量为16 Gy的伽玛刀治疗，治疗体积为3.3 cm[31]，术前70%的患者存在海绵窦受累，33%的患者存在蝶鞍上扩展；3年局控率为98%，5年局控率为95%，10年局控率为85%。靶区体积较小且无鞍上扩展的病灶，其PFS也较高。SRS治疗后的并发症包括：中枢神经功能障碍发生率为9.3%（CN Ⅱ：6.6%；CN Ⅲ：1.36%；CN Ⅳ：0.23%；CN Ⅴ：0.90%；CN Ⅵ：0.45%；CN Ⅶ：0.23%）；垂体功能低下发生率为21.1%（皮质醇：9.9%；甲状腺：16.3%；促性腺激素：8.3%；生长激素：8.4%）；尿崩症发生率为1.4%；6.6%患者肿瘤继续生长，7.7%患者远期需手术和放射治疗。

Minniti (Radiat Oncol 2016, PMID 27729088)： 92个SRS治疗研究的回顾性分析显示。生化缓解：GH（1802例患者）59个月中位随访期缓解率44%；ACTH（706例患者）56个月中位随访时间缓解率48%；49个月时PRL（610例患者）缓解率44%。局控率为95%，与腺瘤亚型无关。5年垂体功能减退发生率24%。视神经或视交叉最大剂量8~10 Gy时，视神经病变率为0%~3%。脑神经功能障碍和脑坏死发生率<2%。

Hung (J Neurosurg 2019, PMID 31374549)： 研究289例催乳素瘤患者接受SRS治疗的有效率。SRS治疗后3、5和8年的内分泌缓解率（未结合多巴胺激动剂）分别为28%、41%和54%。内分泌控制率（结合多巴胺激动剂）为63%。肿瘤进展率占5%。不良反应包括25%的激素缺乏症和3%的视力相关并发症。

Ding, (Neurosurgery 2019, PMID 29757421)： 统计分析371例接受SRS治疗的肢端肥大症患者的有效率。10年的近期和持续内分泌缓解率分别为69%和59%。SRS治疗达到持续缓解的平均时间为38个月。生化复发平均时间为17个月。在SRS治疗前，停用降低IGF-1水平的药物是持续缓解的唯一独立预测因素（P=0.01）。

◆ **SRS 治疗与分割放射治疗相比，出现内分泌缓解所需要的时间是否有差异？**

表象上看，在某些研究中，SRS 治疗后激素水平正常化似乎快于分割放射治疗。值得注意的是，接受 SRS 治疗的患者，肿瘤体积通常较分割放射治疗小，这可能会影响研究结果。

Kong, Korea (Cancer 2007, PMID 17599761)： 三星医学中心 125 例患者在接受分割放射治疗或 SRS 治疗后的效果对比，分割放射治疗的中位完全缓解时间为 63 个月，而 SRS 治疗为 26 个月（$P=0.007$）。2 年的总体缓解率为 26.2%，4 年为 76.3%。两组的局控率相似。

◆ **质子治疗垂体腺瘤的效果如何？**

Petit, Harvard (Endocr Pract 2007, PMID 18194929)： 回顾性研究了 22 例接受质子 SRS 治疗的生长激素分泌型腺瘤患者的有效率。所有患者前期均接受 TSS 手术治疗。肿瘤边缘的中位剂量为 20 CGE。中位随访时间为 6.3 年，PR 为 95%，CR 为 59%，中位完全缓解时间为 42 个月。38% 的患者出现需要激素替代治疗的垂体功能减低，10% 的患者发展为全垂体功能低下。无视力障碍或脑坏死的发生。

Petit, Harvard (J Clin Endocrinol Metab 2008, PMID 18029460)： 回顾性研究 38 例患者（库欣综合征 33 例，尼尔森综合征 5 例）的有效率。所有患者前期均接受 TSS 手术治疗，而未接受生化治疗，4 例既往接受过光子放射治疗。所有尼尔森综合征患者前期均接受了双侧肾上腺切除术。肿瘤边缘的中位剂量为 20 CGE，中位随访时间为 62 个月，库欣综合征的 CR 为 52%，尼尔森综合征的 CR 为 100%。中位完全缓解时间为 18 个月。52% 的患者在平均时间为 27 个月时出现新的垂体功能减低，需要激素替代治疗，而 6% 的患者出现全垂体功能减退。无视力相关并发症、脑血管事件或继发性肿瘤的发生。

Wattson, Harvard (IJROBP 2014, PMID 25194666)： 回顾分析 144 例可评价的 2~5 束三维适形被动散射质子放射治疗的有效率，肿瘤边缘的中位剂量为 20 CGE。43 个月 MFU 的局控率 98%。新的垂体功能低下发生的中位时间为 40 个月，且与较大的治疗体积相关（HR：1.3，$P=0.004$）；3 年垂体功能减退发生率为 45%，5 年率为 62%；4 例患者发生颞叶癫痫发作。4.3 年中位随访时间无脑血管事件及继发性肿瘤的发生，生化完全缓解的结果见表 6.3。

表 6.3 垂体腺瘤质子治疗后的生化结果

综合征	n	3 年 CR（%）	5 年 CR（%）	CR 中位时间（月）
库欣综合征	74	54	67	32
尼尔森综合征	8	63	75	27
肢端肥大症	50	26	49	62
泌乳素瘤	9	22	38	60
垂体促甲状腺激素腺瘤	3	0	33	51

◆ **垂体腺瘤经放疗后发生继发性恶性肿瘤的风险是多少？**

Pollock, Mayo Clinic (IJROBP 2017, PMID 28333013)： 回顾分析一项 188 例接受伽玛刀治疗患者的有效率。肿瘤边缘的中位剂量为 18 Gy。8.5 年（5~22.3 年）的中位随访时间无继发恶性肿瘤或恶变的报告。

Minniti, Royal Marsden (J Clin Endocrinol Metab 2005, PMID 15562021)：接受分割放射治疗的 462 例患者的回顾性研究中，76% 的患者接受 45 Gy/25 fx 的传统三维放射治疗。在 12 年中位随访时间中，11 例患者发生继发性脑肿瘤（5 例脑膜瘤，4 例高级别星形细胞瘤，1 例脑膜肉瘤，1 例原始神经外胚叶肿瘤）。10 年的累积危险度为 2%，20 年为 2.4%。对照普通人群，相对风险度为 10.5。

第七章　三叉神经痛

Bindu V. Manyam, Vamsi Varra, Samuel T. Chao　著

逄一臻、李志琴　译

丁　轶、李哲旻　校

林　勤　审

概述：三叉神经痛又称"痛性痉挛"，是一种罕见的疾病，其特征是会出现使人衰弱的发作性面部疼痛。通常为单侧，类似电击的感觉[1]。一线治疗为抗癫痫药物，如卡马西平或奥卡西平[2]。对于药物治疗无效的患者，可给予二线治疗。二线治疗包括显微血管减压术、经皮球囊微压缩术、脊神经根射频切断术，以及立体定向放射治疗[3]。长期随访结果表明，SRS缓解疼痛的效果良好[2]。

流行病学：三叉神经痛是最常见的面部疼痛综合征，美国的年发病人数为 15 000 例[4]。男女比例为 1∶1.5[5]。好发于 50~70 岁人群[6]。

危险因素：三叉神经痛多见于女性。多发性硬化症患者发生三叉神经痛的风险更高。由于血管迂曲，高血压也被认为是其危险因素。因为高血压可能导致血管迂曲变形，而这种关联尚不确定[7]。

解剖学：三叉神经（第Ⅴ对脑神经）由脑桥的中外侧面发出，主要控制面部感觉以及咀嚼肌运动。三叉神经的半月节（或 Gasserian 神经节），位于颞骨岩尖附近的梅克尔洞。三叉神经有 3 个分支，分别是：眼神经（V1）接受来自角膜、睫状体、虹膜、泪腺、结膜以及上面部皮肤的感觉，经眶上裂入颅；上颌神经（V2）接受来自翼腭窝、眶下管以及外鼻或上唇区皮肤的感觉，经圆孔入颅；下颌神经（V3）接受来自下颌的牙齿和牙龈、颞部和下唇的皮肤、咀嚼肌以及舌前 2/3 的感觉，经卵圆孔入颅。

病因：病因包括三叉神经根血管压迫（最常见）、良恶性肿瘤和多发性硬化[1]。80%~90% 的患者是由动静脉环的扩张压迫所致。压迫通常发生在入脑桥处的几毫米范围内（也称为"根进入区"）[8]。

临床表现：ICHD-3（国际头痛分类第三版）将典型三叉神经痛的诊断标准定义为：在三叉神经分布区内，发生至少 3 次的发作性单侧面部疼痛，累及三叉神经的一个或多个分支，并至少具有以下特征中的 3 个：①阵发性反复发作，持续时间从几分之一秒至 2 分钟；②剧烈疼痛；③疼痛呈电击样、针刺样或刀割样；④至少有 3 次由患侧面部的无害刺激诱发（有些发作可能为自发，或至少看起来为自发）。

不得有神经系统缺陷的临床证据，且该症状不能被 ICHD-3 的其他诊断解释[1]。值得注意的是，疼痛通常位于 V2 和（或）V3 分布区，V1 分布区最不常见。与其他面部疼痛综合征不同，患者一般不会在睡眠中痛醒。V1 分布区受累时，可能伴随流泪、结膜充血和流鼻涕等自主神经症状。

检查：三叉神经痛可以根据典型临床特征进行诊断。除此之外，应进行仔细的口腔检查。MRI 检查也可识别病因，如脱髓鞘病变、小脑脑桥角占位或血管扩张。CISS 序列尤其有利于识别异常血管。若患者不能进行 MRI 检查，也可进行 CT 脑池造影检查。

治疗模式

1. 观察：观察适用于症状可忍受且不经常发作的患者。

2. 药物：抗癫痫药物是一线治疗方法[9]。超过 25% 的患者对药物治疗无反应，或由于为控制疼痛而必须增加剂量导致的相关不良反应而耐受性差。卡马西平（每日 600~800 mg）是首选药物，4 项随机对照试验已证明其有效[10-13]。最常见的不良反应包括嗜睡、头晕、恶心和呕吐[9]。粒细胞减少和再生障碍性贫血是罕见的严重并发症。二线药物包括氯硝西泮、加巴喷丁、拉莫三嗪、奥卡西平和托哌酯[9]。

3. 外科手术：通常用于对药物治疗无效的患者[3]。

（1）**微血管减压术（金标准）**：切除或分离三叉神经周围各种血管结构，通常是扩张的小脑上动脉[14]。10 年无复发率约 70%[15]。并发症风险包括 0.2% 的术中死亡率，0.1% 脑干梗死率和 1% 同侧听力丧失率[2]。

（2）**脊神经根射频切断术**：目前认为，将热量集中于半月神经节可以选择性地破坏由无髓鞘或薄髓鞘纤维传递的疼痛冲动[16]。将射频针从卵圆孔插入，每次持续 45~90 秒，温度为 60~90 ℃[17]。14 年无复发率约 75%[18]。

（3）**甘油阻滞术**：向三叉神经池注射 0.1~0.4 ml 的甘油[19]，可立即缓解疼痛；然而，高达 92% 的患者术后 6 年复发[20]。

（4）**球囊压缩术**：使用 Fogarty 导管，用 0.5~1.0 ml 造影剂充气 1~6 分钟，以压迫半月神经节[21]。

4. 放射治疗

（1）**适应证**：SRS 是一种微创术式，适用于对药物治疗无效且不适合手术的患者。目标是三叉神经根近端。

（2）**剂量**：典型的 SRS 剂量为 70~90 Gy，单次剂量为 100% 等剂量线，射程为 4 mm，对准进入脑桥的根进入区。射线可引起轴突变性和坏死。

（3）**不良反应**：并发症的风险包括 < 10% 的面部麻木或感觉异常和 < 1% 的痛性感觉缺失[22]。Lucas 等人制定列线图，量化疼痛缓解的持久性，并证明在治疗前的 Burchiel 疼痛类型（1 型：> 50% 的症状为发作性；2 型：> 50% 的症状是持续性），SRS 后的 BNI 疼痛评分以及 SRS 后的面部麻木均可预测疗效。患有 1 型 Burchiel 疼痛、SRS 后 BNI 疼痛评分较低以及 SRS 后无面部麻木的患者，疼痛缓解一般更持久[23]。

基于循证的问与答

药物治疗

◆ 卡马西平的疗效如何？

Wiffen (Cochrane Database Syst Rev 2011, PMID 21249671)：对 15 项 PRT 和 629 例不同病因的慢性神经性疼痛患者（三叉神经痛、带状疱疹后神经痛等）进行的荟萃分析显示，70% 的患者诉疼痛有一定程度的改善，NNT 为 1.7（1.5~2.0）；至少 66% 的服用卡马西平的患者经历了 1 次不良事件，而服用安慰剂的患者中这一比例为 27%，但未报告严重的不良事件。结论：**卡马西平在慢性神经性疼痛的治疗中效果较好，但不良事件发生率更高。**

手术治疗

◆ 显微血管减压术和部分感觉脊神经根切断术的疗效有何不同？

Zakrzewska (Neurosurgery 2005, PMID 5918947)：对 245 例接受显微血管减压术的患者和 60 例接受部分感觉脊神经根切断术（一种切断三叉神经的手术）的患者进行调查。显微血管减压术总体满意度为 89%，而部分感觉脊神经根切断术为 72%（$P < 0.01$）。最终结果报告显示，80% 接受显微血管减压术的患者和 54% 接受部分感觉脊神经根切断术的患者认为，最终疗效超出预期（$P < 0.01$）；其中 22% 的患者在部分感觉脊神经根切断术后感到症状加重。结论：**与部分感觉脊神经根切断术相比，接受显微血管减压术的患者满意度更高。**

立体定向放射治疗

◆ SRS 合适的治疗剂量是多少？增加治疗量是否能改善结果？

Flickinger, Pittsburgh/Mayo Clinic (IJROBP 2001, PMID 11567820)：对 87 例接受 SRS 治疗的患者进行 PRT，随机采用单等中心（$n=44$）或双等中心（$n=43$）技术；处方剂量为最大点处为 75 Gy。在 26 个月的 MFU 中，完全疼痛缓解率（无论是否使用药物）为 68%。单等中心和双等中心 SRS 治疗的疼痛缓解效果相同。年龄较小（$P=0.025$）和既往接受过手术较少（$P=0.039$）与疼痛缓解改善有关。并发症（麻木或感觉异常）与神经受照射的长度相关（$P=0.018$）。结论：**增加治疗量和更长的神经受照射的长度并不能显著缓解疼痛，但可能增加并发症。**

◆ SRS 剂量的增加是否能改善治疗效果？

Kotecha, Cleveland Clinic/Mid-Michigan (IJROBP 2016, PMID 27325473)：来自两家机构的 870 例患者的 RR，根据使用 GKRS 的治疗剂量和处方为 100% 等剂量线分为 3 组：≤ 82 Gy（352 例患者），83~86 Gy（85 例患者），≥ 90 Gy（433 例患者）。治疗剂量≤ 82 Gy、83~86 Gy 和≥ 90 Gy 的患者中，4 年疼痛缓解率分别为 79%、82% 和 92%。与接受≥ 90 Gy 的患者相比，接受≤ 82 Gy 的患者治疗失败的风险增加（HR: 2.0，$P=0.0007$）。接受≥ 83 Gy 的患者中，与治疗相关的面部麻木相似。麻醉性疼痛发生率为 1%。结论：**剂量 > 82 Gy 到 100% 等剂量线可能提高疼痛缓解效果和增加疼痛缓解持续时间相关，但这以增加治疗相关的面部麻木为代价。**

◆ 基于直线加速器的放射手术治疗三叉神经痛的结果是什么？增加其剂量能改善治疗效果吗？

Smith, UCLA (IJROBP 2011, PMID 21236592)：对比 179 例接受直线加速器放射手术治疗的三叉神

经痛患者的 RR。79% 的患者平均在 28.8 个月时疼痛显著缓解，平均缓解时间为 1.92 个月；19% 的患者在 13.5 个月后疼痛复发。其中，接受 70 Gy 和 30% 触及脑干 IDL 的 28 例患者中，64% 显著缓解，36% 出现麻木。接受 90 Gy 治疗且 30% 触及脑干 IDL 的 82 例患者中，79% 显著缓解，49% 出现麻木。接受 90 Gy 治疗且 50% 触及脑干 IDL 的 59 例患者中，88% 显著缓解。**结论：增加放射剂量和增加脑干照射量可改善患者预后，但可能增加麻木和三叉神经功能障碍的发生人数。**

◆ **复发性三叉神经痛能重复进行 SRS 治疗吗？**

Herman, University of Maryland (IJROBP 2004, PMID 15093906)： 18 例患有复发性三叉神经痛的患者再次进行 SRS 的 RR，中位时间为首次治疗后的 8 个月。首次治疗的中位处方剂量为 75 Gy，而再次治疗的中位处方剂量为 70 Gy。首次 SRS 后，50% 的患者疼痛缓解极好，28% 为良好，6% 为一般，16% 为差。而在再次 SRS 后，45% 的患者疼痛缓解极好，33% 为良好，0% 为一般，22% 为差。有 11% 的患者报告出现了新的或加重的面部麻木。再次 SRS 后，生活质量改善的中位数提高了 60%，且 56% 的患者表示治疗较为成功。**结论：再次 SRS 在完全疼痛控制方面提供了与首次治疗相似的效果，并改善了生活质量。然而，对于对初始治疗无反应的患者，再次 SRS 并不有效。**

◆ **具有最佳成本 - 效益的三叉神经痛的治疗方法是什么？**

Pollack, Mayo Clinic (IJROBP 2005, PMID 15951649)： 一项前瞻性、成本效益的研究比较了显微血管减压术、甘油阻滞术和 SRS 3 种术式。研究对一家三级转诊中心的 153 例手术的成本和疗效进行研究。与接受甘油阻滞术（6 个月和 24 个月分别为 61% 和 55%，$P=0.01$）和 SRS（6 个月和 24 个月分别为 60% 和 52%，$P < 0.01$）的患者相比，接受显微血管减压术的患者的疼痛治疗效果明显更好（6 个月和 24 个月分别为 85% 和 78%）。甘油阻滞术和 SRS 的结果对比，差异无统计学意义（$P=0.61$）。甘油阻滞术、显微血管减压术和 SRS 每质量调整无痛年的成本分别为 $6342、$8174 和 $8269。由于需要重复手术，故甘油阻滞术的成本高于 SRS。**结论：对于内科手术的患者，与甘油阻滞术和 SRS 相比，微血管减压术可能最有效、经济。**

第八章　前庭神经鞘瘤

Winston Vuong, Jeffrey A. Kittel, John H. Suh　著

逢一臻、李志琴　译

丁　轶、文雅静　校

林　勤　审

概述： 前庭神经瘤，以前称为"听神经瘤"，是小脑桥角区一种生长缓慢的良性肿瘤，通常表现为单侧听力丧失。治疗方式包括观察、显微手术切除以及放疗（SRS 或分段）。SRS 的剂量通常最多 13 Gy，而常规分割放疗剂量则为 45~54 Gy。手术和放疗对肿瘤的治疗效果差别不显著，但放疗可能会减少该疾病对生活质量的影响。

流行病学： 发病率为 0.6~1.9/10 万，约占颅内肿瘤的 8%。随着影像诊断技术的广泛应用，发病率正在增加[1,2]。确诊时的中位年龄为 50~55 岁，发病率随年龄增长而增加[1,3]。

危险因素： 年龄增长、NF2（96% 患者是 NF2 型，通常是双侧）、NF1（5% 患者为 NF1 型，单侧）、暴露于放疗环境的儿童（RR 1.14/Gy）[4]。

解剖学： 前庭神经瘤（VS）通常起源于第Ⅷ对脑神经的前庭区，90% 的患者为单侧发生。第Ⅷ对脑神经起源于脑桥和延髓的交界处，与面神经（第Ⅶ对脑神经）一起进入内听道，然后分为前庭神经和耳蜗神经。耳蜗神经通向螺旋神经节，供应耳蜗的螺旋器官和耳蜗。前庭神经通向前庭神经节并分为 3 个分支。上支支配椭圆囊和上、外半规管；下支支配球囊；后支支配后半规管。VS 在上下两支中经常发病，但很少发生在耳蜗神经中。脑神经在前庭区形成 Schwann 细胞鞘，所以通常发生于该部位，但有时可能起源于或延伸到小脑桥角区。

病理学： VS 由不典型的 Schwann 细胞增生组成，这些细胞分布于周围神经的内面。在组织病理学上，它们与其他周围神经鞘瘤相似，由密集细胞和稀疏细胞交替组成，分别被称为"Antoni A"和"Antoni B"[5]。免疫组化染色 S100 呈阳性。

遗传学： 22 号染色体上 NF2 的双等位基因失活，产生肿瘤抑制因子 merlin，这在散发性 VS 中很常见，也是 NF2 中双侧 VS 的原因[6]。

临床表现： 听力损失（95%；只有 2/3 的患者可以察觉；平均持续时间约为 4 年，16% 的患者会发

生突发性听力丧失）、耳鸣（63%；平均持续时间约为 3 年）、前庭症状（61%；通常为轻度到中度，非特异性且会波动；平均持续时间约为 2 年）、头痛（12%；最常见于枕部）、三叉神经症状（9%；典型为面部麻木、过敏、疼痛；平均持续时间约为 1 年）、面神经症状（6%；典型为面部无力，味觉障碍较少见；平均持续时间约为 2 年）以及其他脑干受压症状（共济失调、脑积水、说话困难、吞咽困难、嘶哑）均不常见 [7]。House-Brackmann 和 Gardner-Robertson 分级是评估面瘫和听力丧失的常见指标，分别见于表 8.1 和 8.2。

表 8.1　House-Brackmann 面部瘫痪量表 [11]

I 级	正常
II 级	轻度功能障碍（轻微无力，休息时对称正常）
III 级	中度功能障碍（明显但不会导致畸形的无力，联动运动），休息时面部对称正常 尽最大努力能完全闭眼 前额运动良好
IV 级	中度严重的功能障碍（明显且导致畸形的不对称，明显的联动运动） 不能完全闭眼 前额运动适中
V 级	严重的功能障碍（几乎无法感知的运动）
VI 级	全瘫

表 8.2　Gardner-Robertson 听力损失量表 [12]

I 级	良好 - 优秀（70%~100% 的语音辨别能力）
II 级	可用（50%~69%）
III 级	不可用（5%~49%）
IV 级	差（1%~4%）
V 级	无

检查： 病史采集和体格检查，包括 Weber 和 Rinne 测试以诱发非对称性感音神经性听力丧失和颅神经检查、听力学检查；脑干听觉诱发电位（BAER）测试（BAER/ABR；对小肿瘤的敏感性较低，总体敏感度为 60%~90%；特异度为 60%~90%）[8]。前庭测试不常见。

头颅增强磁共振成像（magnetic resonance imaging，MRI）是诊断该疾病的金标准。如果无法进行 MRI 检查，可考虑进行增强 CT 检查。MRI 显示在 T_1 上呈等密度或轻微低密度信号，典型表现呈均匀强化，偶尔可观察到囊变 [9]。经典表现是"冰淇淋锥"形状，并伴随听道孔扩大 [10]。鉴别诊断包括 VS、脑膜瘤、血管球瘤、室管膜瘤、面神经或三叉神经鞘瘤、表皮样囊肿和转移瘤。

预后因素： 听力丧失基线水平、生长速度 > 2.5 mm/ 年和诊断延误 [13-16]。初始肿瘤大小不能预测预后[15]。生长速度＞2.5 mm/年的患者具有较低的听力保留率（32% *vs.* 75%，$P < 0.0001$）和较短的总听力丧失中位时间（7.0 年 *vs.* 14.8 年，$P < 0.0001$）[15,16]。

分级：VS 未分级，但可按 Koos 分级量表进行分级（表8.3）[17]。

表8.3　VS 的 Koos 分级量表 [17]

Ⅰ级	局限于内听道
Ⅱ级	肿瘤延伸到颅后窝，超出或未超出内听道，未到达脑干
Ⅲ级	肿瘤延伸到颅后窝，压迫脑干，未超过中线
Ⅳ级	肿瘤延伸到颅后窝，压迫脑干，超过中线

治疗模式：见表8.4。

表8.4　获选患者听力保留的一般概率 [18]

	2 年	5 年	10 年
观察	＞75%~100%	＞50%~75%	数据不足
SRS	＞75%~100%	＞50%~75%	＞25%~50%
手术	＞25%~50%	＞25%~50%	＞25%~50%

注：最佳选择的患者包括小到中型的散发性VS，良好的言语辨别能力（Gardner-Robertson 分级Ⅰ）。

1. 观察：在没有基础听力丧失、病情稳定或生长速度较慢的患者中，可以考虑每6~12个月进行1次 MRI 检查。对于有严重并发症的老年患者应尤其倾向观察。治疗的指征因人而异，但可能包括每年生长＞2.5 mm、新发症状或症状恶化，应告知接受观察的患者，若不进行治疗，有听力损失的风险（表8.4）。当前的共识指南建议至少在5年内每年进行1次影像检查，随访时间可延长至10年[18,19]。

2. 手术：一般而言，手术切除整个肿瘤的效果非常好，但听力保留的效果可能不佳。当肿瘤大小在1.5~2 cm 时，听力保留较好[20]。其他主要疾病包括脑脊液泄露、耳鸣、头痛和面瘫[21]。手术仍然是VS 最常见的治疗方法，尤其是年轻患者、较大肿瘤、引起占位效应或头晕的肿瘤、囊性肿瘤和听力保留较好的小肿瘤[22]。切除手术主要有3种（表8.5）[21-23]。切除的目标是最大限度地切除肿瘤，同时使复发率最小化。

表 8.5　VS 的手术技术

路径	优点	缺点
乙状窦后 / 枕骨下	可保留听力和面神经	与脑脊液漏和头痛风险增加相关
迷路穿越	可保留面部功能	无法保留听力，需要移植脂肪，乙状窦更容易损伤
颅中窝	对于小肿瘤可保留一定听力（≤ 1.5 cm）	面神经更容易损伤，老年患者可能出现硬脑膜撕裂，且可能因颞肌损伤而引起牙关紧闭

3. 化疗：通常情况下，系统疗法并不起作用，尽管贝伐珠单抗在神经纤维瘤病（NF2）相关的罕见进行性情况中具有一定的疗效[24]。

4. 放射治疗：有多种放疗治疗方案选择。包括伽玛刀放射外科（GKRS）、线性加速器放疗（LINAC）、立体定向放射治疗（SRS）、分段放疗法（FSRT）以及质子束放疗。当肿瘤大小在 3~4 cm 或手术不可行的情况下，放疗是合适的选择[25]。

（1）**SRS**：剂量超过 12.5~13 Gy 与面瘫、三叉神经痛和听力丧失的发生率增加相关[26,27]。长期结果显示，在对生活质量或发病率影响最小的情况下，超过 95% 的肿瘤得到了控制。对听力保留的影响和治疗方法之间的相对差异似乎随时间而变化[28,29]。在对长期随访的 440 例患者进行的一系列研究中，有 1 例患者（0.3%）发生了恶性转化[30]。

（2）**FSRT**：治疗的剂量范围从 20 Gy/4 fx 照射到 57.6 Gy/32 fx 照射。典型的少照射剂量是 25 Gy/5 fx 照射，传统分段照射的剂量为 45~54 Gy/25~30 fx 照射。关于 FSRT 是否优于 SRS 还存在争议，若想保护邻近结构如脑干和耳蜗的大型肿瘤（> 3~4 cm）中，推荐使用 FSRT。

（3）**流程**：见《放射肿瘤学治疗计划手册》，第三章[31]。

基于循证的问与答

◆ **VS 患者接受手术切除治疗的结果如何？**

手术切除通常在技术上可行，且控制率较高[20]。发生严重并发症的风险很低。在所有患者中，通过实施最大安全切除，允许在所有患者中保留残余肿瘤，可能降低并发症发生率[21]。然而，接受部分切除（STR）的患者较接受完全切除（GTR）或非完全切除（NTR）的患者具有更高的复发风险[32]。

Samii, Germany (Neurosurgery 1997, PMID 8971819)：在 1978—1993 年，通过枕骨下入路切除的 1000 例听神经瘤（VS）患者的研究中，98% 的肿瘤完全切除。保留面神经和耳蜗神经分别达到 93% 和 68%。主要的神经系统并发症包括 1 例患者出现四肢瘫痪、1% 出现半身瘫痪、5.5% 出现颅神经麻痹，以及 9.2% 出现脑脊液瘘。术后 2~69 天内发生了 11 例死亡（1.1%）。

Carlson, Mayo Clinic (Laryngoscope 2012, PMID 22252688)：203 例患者在一家单一机构接受治疗的复发率。患者根据 GTR、NTR 或 STR 进行分类；144 例患者接受 GTR，32 例接受 NTR，27 例接受 STR；12 例患者（6%）在术后平均 3.0 年出现复发；5 年无复发生存率估计为 91%。接受部分切除的患者失败的可能性是接受 NTR 或 GTR 患者的 9 倍。未观察到 NTR 和 GTR 患者之间的显著差异。术后初次 MRI 出现结节性增强的患者复发风险是线性增强患者的 16 倍。

◆ **SRS 与观察结果相比如何？**

与观察结果相比，SRS 对 QOL 的影响似乎较为有限[33]。

Breivik, Norway (Neurosurgery 2013, PMID 23615094)：一项前瞻性队列研究，研究接受 GKRS（113 例）或观察（124 例）的患者。小肿瘤（< 20 mm）患者在转诊医生观察到肿瘤生长后接受 GKRS 治疗（31 例），患者选择接受 GKRS 治疗（26 例），或拒绝手术的较大肿瘤（> 20 mm）的患者接受 GKRS。GKRS 剂量为 12 Gy 照射至肿瘤周缘。在观察组中，76% 的患者失去听力，而在 GKRS 组中为 64%（无显著差异）。接受 GKRS 治疗的患者明显减少了对未来治疗的需求。症状和生活质量在两组之间没有差异。结论：**与观察结果相比，GKRS 似乎可以避免进一步治疗的需要，且对听力损失、症状或 QOL 率未产生显著影响。**

◆ **放疗与显微手术切除的效果相比如何？**

一般而言，研究表明，与微创手术切除相比，SRS 在肿瘤控制方面具有相当的效果，而且 SRS 通常在功能结果上更好，对生活质量的影响较小[28,34-36]。然而，关于最佳治疗方法尚无共识。每种治疗方式的理想患者人群存在重叠（保存听力的小肿瘤）。但在较大的肿瘤中，特别是在存在占位效应的患者中，手术可能更为合适。

Pollock, Mayo Clinic (Neurosurgery 2006, PMID 16823303)：一项前瞻性队列研究，纳入 82 例单侧 < 3 cm VS 患者，分别接受手术切除（$n=36$）或 GKRS（$n=46$）。GKRS 的平均肿瘤边缘剂量为 12.2 Gy；平均最大剂量为 26.4 Gy。肿瘤控制率无差异（100% *vs.* 96%，$P=0.50$）。GKRS 患者在 3 个月（100% *vs.* 69%，$P < 0.001$）、1 年（100% *vs.* 69%，$P < 0.001$）和最后的随访（100% *vs.* 75%，$P < 0.01$）时面神经保存更好。在 3 个月（77% *vs.* 5%，$P < 0.001$）、1 年（63% *vs.* 5%，$P < 0.001$）和最后的随访（63% *vs.* 5%，$P < 0.001$）时听力保存更好。在 3 个月、1 年和最后的随访时，GKRS 患者的身体功能、精力和疼痛均较好。结论：**GKRS 或手术治疗效果相似，但 GKRS 的发病率较低。**

Maniakas, Montreal (Otol Neurotol 2012, PMID 22996165)：对 16 项比较微创手术切除和 SRS 的研究进行的荟萃分析。总体而言，相较于微创手术（分别为 70% 和 50%，$P < 0.001$）SRS 明显具有更好的长期听力保留率。长期肿瘤进展率在 SRS 和微创手术之间无显著差异（分别为 3.8% 和 1.3%）。

◆ **SRS 的长期结果是什么？**

SRS 的长期结果显示出良好的局部控制（LC）。然而，随着长期的随访，听力的保留率可能会继续下降[29,30,37]。

Hasegawa, Japan (J Neurosurg 2013, PMID 23140152)：对在 1991—2000 年接受 GKRS 的 440 例患者进行的回顾性研究。随访时间为 12.5 年。5 年和 10 年的生存率分别为 93% 和 92%。在治疗后 10 年以上未发生患者失败。多变量分析显示，明显的脑干压迫、边缘剂量 ≤ 13 Gy、先前治疗和女性性别与生存率下降相关。接受 ≤ 13 Gy 治疗的患者面神经保存率增加（100% *vs.* 97%）；10 例患者（2.3%）出现延迟性囊肿形成。1 例患者（0.03%）发生恶性转化。

Carlson, Mayo Clinic (J Neurosurg 2013, PMID 23101446)：对 44 例接受 SRS 后长期音频测量随访的患者进行 RR 分析。SRS 用 12~13 Gy 的肿瘤边缘剂量。中位随访期为 9.3 年；36 例患者在接受

SRS 后平均 4.2 年出现听力障碍。Kaplan-Meier 估计，SRS 后 1、3、5、7 和 10 年的听力良好率分别为 80%、55%、48%、38% 和 23%。多变量分析显示，治疗前同侧纯音平均（$P < 0.001$）和肿瘤大小（$P = 0.009$）与听力丧失时间存在显著统计学相关性。

◆ **SRS 可以用于较大的肿瘤（＞ 3 cm）吗？**

Yang, Pittsburgh (J Neurosurg 2011, PMID 20799863)：对 65 例 VS 患者进行回顾性研究，肿瘤直径为 3~4 cm，患者接受 GKRS；17 例患者（26%）之前接受过手术切除；2 年后，7 个肿瘤（11%）有所增长；22 例在 SRS 前听力良好的患者中，有 18 例（82%）在 SRS 后两年多仍然保持良好听力；3 例患者（5%）出现症状性脑积水，并接受脑室分流管的植入。在 4 例患者（6%）中，三叉神经感觉功能障碍发展，1 例患者（2%）在 SRS 后出现轻度面瘫（House-Brackmann 分级Ⅱ）。在单变量分析中，先前接受手术切除的患者（$P = 0.010$），肿瘤体积＞ 10 ml 的患者（$P = 0.05$），以及 Koos 分级为 4 级的患者（$P = 0.02$）在 SRS 后肿瘤控制的可能性较小。

◆ **分段放疗与 SRS 相比如何？**

与单次照射相比，分段治疗在理论上具有放射生物学上的优势，应该能够更好地保护正常结构。然而，关于 SRS 和 5 次或更长疗程之间结果差异的证据仅限于回顾性数据，可能仅改善听力保留[27,38,39]。

Coombs, Heidelberg (IJROBP 2010, PMID 19604653)：一项纵向队列研究，纳入 200 和 202 例 VS 患者，这些患者接受基于 LINAC 的 SRS（30 例）或 FSRT（172 例）治疗。SRS 剂量为 13 Gy 至 80% 等剂量线，FSRT 中位剂量为 57.6 Gy/32 fx。中位随访时间为 75 个月。5 年存活率无差异（总体存活率为 96%）。当 SRS 剂量 ≤ 13 Gy 时，FSRT 和 SRS 的听力保存效果相当（5 年时，听力保存率为 76%）。SRS 剂量＞ 13 Gy 时（$n = 11$），听力保留明显差于 FSRT。在 SRS 组中发生三叉神经痛的患者均接受＞ 13 Gy 的剂量。SRS 组的面神经无力率为 17%，FSRT 组为 2%。只有 1 例接受 SRS 治疗且疗效 ≤ 13 Gy 的患者出现面神经无力。**结论：剂量 ≤ 13 Gy 的 SRS 是替代 FSRT 的一种安全有效的方法。FSRT 应保留给较大的病灶。**

Meijer, Netherlands (IJROBP 2003, PMID 12873685)：使用基于 LINAC 的 SRS 技术，对 129 例连续接受单分段或五分段 RT 治疗的患者进行 RR 分析。患者根据使用的固定装置，如果缺牙则被前瞻性地选择进行单次照射，如果有牙则选择进行 5 次照射。单次照射组的治疗剂量为 10~12.5 Gy，5 次照射组的治疗剂量为 20~25 Gy。单次照射组患者年龄较大（平均年龄 63 岁 vs. 49 岁），但组间无其他显著差异。在 5 年内，两组 LC（100% vs. 94%）、面神经保留率（93% vs. 97%）和听力保留率（75% vs. 61%）方面无显著差异；而 5 年内三叉神经保留方面存在显著差异（92% vs. 98%，$P = 0.048$），分段照射组效果更好。

第九章　葡萄膜黑色素瘤

Martin C. Tom, Gaurav Marwaha, John H. Suh, Arun D. Singh　著

逢一臻、李志琴　译

丁　轶、邹一姝　校

林　勤　审

> **概述：** 葡萄膜黑色素瘤（UM）是眼部黑色素瘤的最常见形式，葡萄膜包括虹膜、睫状体和脉络膜。它与皮肤黑色素瘤无关，通常通过摘除眼球（切眼）进行治疗。目前，对于小到中等大小肿瘤的标准治疗是明确的放射治疗，可以选择巩膜下敷贴近距离放射治疗或带电粒子放射治疗，这两种方法可以使得肿瘤控制率达到90%以上，并且可以保留有用的视力（表9.1）。较大的肿瘤肿块控制效果较差，可使用带电粒子放射治疗或眼球摘除术进行治疗。通常由受过良好训练的眼科医生在办公室检查时在超声辅助下进行诊断，而无须进行活组织检查。在评估过程中，通过CT/MRI进行专门检查来排除远处转移，尤其是排除肝转移非常重要。

表 9.1　UM 的治疗模式 [1]

肿瘤大小	临床管理
风险因素 < 3 个 *	随访
直径 5~18 mm，厚度 < 2.5 mm	敷贴近距离放射治疗 † 粒子束放射治疗 ‡
直径 ≤ 18 mm，厚度 2.5~10 mm	敷贴近距离放射治疗 † 粒子束放射治疗 ‡ 眼球摘除
直径 > 18 mm（任何厚度） 或厚度 > 10 mm（任何直径） 或厚度 > 8 mm，伴有视神经受累（任何直径）	粒子束放射治疗 ‡ 眼球摘除术

注：* 风险因素包括：有症状、直径 > 5 mm、厚度 > 2 mm、视网膜下液体或橙色色素、肿瘤距离视盘 3 mm 内、超声空洞、无晕圈。† 敷贴近距离放射治疗：^{106}Ru 或 ^{125}I，常用剂量 85 Gy。‡ 粒子束 RT：每日 4 次，总剂量为 56~60 GyE，或者在 5 次中总剂量高达 70 GyE。来源：From Uveal Melanoma. NCCN Clinical Practice Guidelines in Oncology, 2.2020. 2020.

流行病学： 罕见，每年约有 1500~2000 例。成年人中最常见的原发眼肿瘤，通常影响皮肤较白的个体（98%），中位年龄为 62 岁。最常见的发生部位是脉络膜（85%~90%），睫状体（5%~8%）和虹

膜（3%~5%）[2]。

风险因素：绝大多数呈散发性。然而，以下因素可能会增加风险：虹膜或皮肤颜色较浅、易晒伤、紫外线暴露（存在争议）、眼皮肤黑色素瘤症、*BAP1* 基因突变、发育不良痣综合征和 NF-1[3-5]。

解剖学：后葡萄膜由脉络膜组成（即视网膜的血管支持层），其中，有光保护黑色素细胞。前葡萄膜包括眼睛的虹膜和睫状体（控制调节和晶状体运动）。整个葡萄膜轨迹位于巩膜之下（眼睛的白色纤维保护层）。

病理学：葡萄膜黑色素细胞起源于神经嵴细胞。色素沉着的程度决定虹膜的颜色。病理类型包括纺锤细胞型（预后最好）、混合型（大多数病例）和上皮样型（预后最差）。

遗传学：与皮肤黑色素瘤不同，葡萄膜黑色素瘤与 *BRAF* 基因突变无关。*GNAQ* 和 *GNA11* 基因突变在肿瘤发生的早期阶段即可显现；还有越来越多的证据表明，存在具有 *BAP1* 基因突变的家族，以及 *EIF1AX* 和 *SF3B1* 基因的体细胞突变[6]。染色单体 3 和 8q 增加的组合与转移有关。包含 15 个基因表达谱检测是一种准确的预后标志物[7]。

临床表现：视觉症状（变形、视野缺失、暗点、飘动物），视网膜脱落（较大肿瘤），极少数患者出现疼痛或眼部炎症。1/3 患者无症状。

检查：在 95% 的情况下，眼科医生能够做出临床诊断[2]。诊断技术应包括以下内容：裂隙灯显微镜、间接眼底镜检查、底片摄影、透光检查、荧光血管造影以及眼部超声（用于测量肿瘤高度 / 直径）。典型的葡萄膜黑色素瘤在视网膜下呈褐色、突起，且呈圆顶状。肿瘤的内部在超声检查中呈现出蘑菇状的肿块。在临床上，不典型的肿瘤需要进行组织活检，且有利于预后[4]。组织活检引起播散的风险很小[8]。鉴别诊断包括转移瘤、良性痣、血管瘤、视网膜脱落。转移性评估应使用腹部 CT（如果高度担忧肝转移或 CT 结论不明确，则使用 MRI）。

预后因素：预后较差的因素包括上皮样细胞、大肿瘤、睫状体受累、年龄较大。

自然历史：葡萄膜缺乏淋巴管道，因此，葡萄膜的转移灶通过血液途径转移到肝脏（90% 的转移病例）、皮肤和肺。放疗后，肿瘤一般在几年内缓慢缩小。50% 的患者保留有用的视力（> 20/200），肿瘤的大小和位置是视力结果的主要影响因素（即肿瘤直径 > 6 mm，且靠近视神经、黄斑预测视力结果较差）。

分期：见表 9.2 和表 9.3。

表 9.2 UM* 的 AJCC 第 8 版分期（2017）

虹膜黑色素瘤			
T_1	a. 限于虹膜，大小 ≤ 3 个钟点数	N	a. 在 ≥ 1 区域淋巴结中发生转移
			b. 没有区域淋巴结受累，但眼眶中存在离散的肿瘤沉积，与眼睛不相连
	b. 限于虹膜，大小超过 3 个钟点数	M_1	a. 远处转移，所有肿瘤直径 ≤ 3.0 cm
	c. 限于虹膜，伴有继发性青光眼	M_1	b. 远处转移，最大的肿瘤直径为 3.1~8 cm

虹膜黑色素瘤			
T_2	a. 与或侵及睫状体，但不伴有继发性青光眼	M_1	c 远处转移，最大的肿瘤直径≥ 8.0 cm
	b. 侵及睫状体和脉络膜，但不伴有继发性青光眼		分级
	c. 侵及睫状体、脉络膜，或同时伴有继发性青光眼	I ⅡA	$T_{1a}N_0M_0$ $T_{1b\sim d}N_0M_0$，$T_{2a}N_0M_0$ $T_{2b}N_0M_0$，$T_{3a}N_0M_0$ $T_{2c\sim d}N_0M_0$，$T_{3b\sim c}N_0M_0$，$T_{4a}N_0M_0$，$T_{3d}N_0M_0$，$T_{4b\sim c}N_0$ $T_{4d\sim e}N_0M_0$ 任何 T、N_1M_0 或任何 T、任何 N、$M_{1a\sim c}$
T_3	侵及睫状体、脉络膜，并同时伴有巩膜浸润	ⅡB	
T_4	a. 最大直径≤ 5 mm 的巩膜浸润	ⅢA	
	b. 最大直径＞ 5 mm 的巩膜浸润	ⅢB	
	脉络膜和睫状体黑色素瘤	ⅢC	
T_1	a. 大小为 1 类，没有睫状体受累和球外蔓延	Ⅳ	
	b. 大小为 1 类，睫状体受累		
	c. 大小为 1 类，未累及睫状体，球外累及病灶直径≤ 5mm		
	d. 大小为 1 类，睫状体受累，并且球外累及病灶≤ 5 mm		
T_2	a. 大小为 2 类，未累及睫状体，也没有球外蔓延		
	b. 大小为 2 类，睫状体受累		
	c. 大小为 2 类，未累及睫状体，球外累及病灶直径≤ 5 mm		
	d. 大小为 2 类，睫状体受累，球外累及病灶直径≤ 5 mm		
T_3	a. 大小为 3 类，未累及睫状体，没有球外扩散		
	b. 大小为 3 类，睫状体受累		
	c. 大小为 3 类，未累及睫状体，球外累及病灶直径≤ 5mm		
	d. 涉及睫状体，球外累及病灶直径≤ 5 mm		
T_4	a. 大小为第 4 类，未累及睫状体，没有球外蔓延		
	b. 大小为第 4 类，睫状体受累		
	c. 大小为第 4 类，未累及睫状体，球外累及病灶直径≤ 5 mm		
	d. 大小为第 4 类，睫状体受累，球外累及病灶直径≤ 5 mm		
	e. 任何大小的球外累及病灶直径＞ 5 mm		

注：* 由于 AJCC 分期的复杂性，在实践中和大多数研究中，均采用 COMS 分期系统。分为 3 组：小 - 顶端高度 1~3 mm，直径 5~16 mm（＞ 90%5 年 OS）；中等 - 顶端高度 3.1~8 mm，直径＜ 16 mm（80%~85%5 年 OS）；大 - 顶端高度＞ 8mm 或直径＞ 16 mm（60%5 年 OS）。

表 9.3　大小分类（睫状体和脉络膜黑色素瘤）

厚度（mm）						
＞ 15	—	—	—	—	4	4	4
12.1~15.0	—	—	—	3	3	4	4
9.1~12.0	—	3	3	3	3	3	4
6.1~9.0	2	2	2	2	3	3	4
3.1~6.0	1	1	1	2	2	3	4
≤ 3.0	1	1	1	1	2	2	4
	≤ 3.0	3.1~6.0	6.1~9.0	9.1~12.0	12.1~15.0	15.1~18.0	＞ 18.0
最大直径（mm）						

治疗模式

1. 随访：对于无症状 T_{1a} 病变，每 3~6 个月进行 1 次密切眼科随访（对于任何生长或症状进行治疗）。NCCN 指南建议，如果以下危险因素少于 3 个则进行随访：有症状、直径 ＞ 5 mm，厚度 ＞ 2 mm，视网膜下积液或橙色色素，肿瘤距离视盘在 3 mm 以内，超声空洞，无晕圈[1]。

2. 手术治疗：眼球摘除曾是历史上的标准护理方法，但在 21 世纪初，巩膜外近距离放射治疗成为小至中等大小（顶端高度 ＜ 10 mm）肿瘤的首选治疗方法，并具有保留视力的能力，与摘除术相当。当巩膜外近距离放射治疗不可行时（即对于较大肿瘤，预计近距离放射治疗的功能结果不佳），仍继续使用粒子束放射疗法或在全身麻醉下进行眼球摘除术，并植入眼眶假体。对于较大的肿瘤，为避免放射治疗的不良反应，可能会在眼筋膜外放射治疗后几周进行破碎和玻璃体切割器内切术。在一些特定的前部或大型肿瘤中，局部切除（外切术）也可能可行[4]。当发生大范围眼眶受累导致疼痛或失明时，应使用眼眶清除术进行治疗。

3. 化疗：在Ⅳ期病变中，细胞毒药物的益处有限，而双重免疫检查点抑制（纳武利尤单抗加伊匹木单抗）可能会具有一定的治疗效果[9]。对于孤立的肝转移，可采用局部消融疗法（如化疗栓塞、转移灶切除术、射频消融、内或外放射疗法）。

4. 放射治疗

（1）**巩膜外近距离放射治疗**：通常使用 ^{125}I 或 ^{106}Ru 等放射性同位素（在欧洲更为常见，因为它具有更快的剂量下降，对于较小的肿瘤效果更好）。^{125}I 和 ^{106}Ru 的半衰期分别为 60 天和 374 天。通常使用镀金的并带有凹槽的器具，辐射源粘合或者模制在其凹槽中。这些器具具有各种形状、大小，以适应关键的视觉结构。器具内含有眼环，眼科医生使用眼环将器具缝合到巩膜表面，覆盖在肿瘤上并保留 2 mm 的安全边缘，全程在全身麻醉下进行。眼科医生进行结膜周切开，然后对球体进行透照并勾勒出肿瘤的轮廓。而后，使用一个假的器具验证正确的位置。随后放置放射性器具。剂量为 85 Gy（剂量速率为 0.6~1.05 Gy/h），规定到内巩膜表面的距离为 5 mm，除非肿瘤 ＞ 5 mm，此时，建议到肿瘤的顶点[10]。器具保持在原位 3~7 天，在此期间，患者佩戴铅眼罩。然后，由眼科医生取出器具，患者带着绷带和止痛药回家。

（2）带电粒子束辐射疗法：每日 4 次，总剂量为 56~60 GyE，或者在 5 次中总剂量高达 70 GyE。最常使用质子进行。钽标记环在术中放置在肿瘤边缘，用于肿瘤轮廓的确定并作为基准，同时，使用多个额外的规划输入进行目标轮廓的制定，包括超声、外科医生标测以及 CT/MRI。使用最佳的视野方向以最大限度地减少对角膜、晶状体、黄斑和视神经的照射剂量。

（3）**不良反应**：急性期：疼痛（近距离放射治疗时），较少出现干眼症。迟发性：血管病变（由于肿瘤与视盘、黄斑的邻近性引起），白内障形成（尤其是前部肿瘤），黄斑病变，视网膜病变（近距离放射治疗最常见的不良反应），视神经病变。

5. 其他治疗方式：经瞳孔热疗与单独高局部复发风险相关，但可以作为辅助措施轻松与近距离放射治疗结合使用。对于放射治疗失败的患者，可以使用经瞳孔热疗或重复近距离放射治疗[11]。

基于循证的问与答

小肿瘤

◆ 有必要治疗所有较小的葡萄膜黑色素瘤吗?

没必要，只要患者接受眼科检查的系列随访，死亡风险就较低。随访检查中，出现肿瘤明显变大是治疗的指征。

COMS Report No. 5, "Small" Choroidal Melanoma Series (Arch Ophthalmol 1997, PMID 9400787)：一项 204 例小脉络膜黑色素瘤患者（即高度 1~3 mm，基底直径 ≥ 5 mm）的非随机前瞻性研究。随访中位时间为 92 个月。有 8% 的患者在研究入组时接受治疗，33% 在随访期间接受治疗。2 年时观察到 21% 的肿瘤生长，5 年时为 31%。27 例患者死亡，其中 6 例死于远处转移。5 年生存率为 94%，8 年生存率为 85%。结论：多数患有"小"脉络膜黑色素瘤的患者（**66%**）可能是脉络膜痣，因此，可以进行密切监测。对于小肿瘤的随访可能较为合适，直到出现进展为止。

◆ 决定使用每种同位素（^{125}I *vs.* ^{106}Ru）的因素是什么?

^{106}Ru 可提供较 ^{125}I 更快的剂量下降，这可能有助于在处理较小肿瘤（< 5 mm）时，保护关键的视觉结构，但不影响肿瘤学结果。

Takiar, MD Anderson (PRO 2015, PMID 25423888)：对 ^{125}I（$n=67$）或 ^{106}Ru（$n=40$）治疗的 107 例患者进行的比较研究。^{106}Ru：5 年局部控制（LC）、无病生存（PFS）和总生存（OS）分别为 97%、94% 和 92%。^{125}I：5 年 LC、PFS 和 OS 分别为 83%、65% 和 80%。在顶点肿瘤高度 ≤ 5 mm 的患者中，^{106}Ru 的 PFS 略好（$P=0.02$）。^{106}Ru 患者的无眼球摘除生存更好（$P=0.02$），放射性视网膜病变（$P=0.03$）和白内障（$P < 0.01$）也更好。结论：对于小脉络膜黑色素瘤，两种放射性核素均可提供出色的局部控制，尽管 ^{106}Ru 在不良反应方面较小。

中等大小肿瘤

◆ 眼球摘除术的历史标准与巩膜外敷贴近距离放射治疗相比如何?

在总体生存率方面无区别。巩膜外敷贴近距离放射治疗可以保留眼球和视力。在极少数放射治疗失败的情况下，可以通过摘除术有效地挽救患者。

COMS Report No. 28, "^{125}I vs. Enucleation" (Arch Ophthalmol 2006, PMID 17159027)：对 1317 例患有中等大小脉络膜黑色素瘤（高度 ≥ 2.5~10 mm，最大基底直径 < 16 mm）的患者进行比较，其中包括摘除术和使用 ^{125}I 的巩膜外敷贴近距离放射治疗（85 Gy 处方剂量）。排除黄斑、视盘、睫状体受累的个体；在 5 年内，有 13% 的巩膜外敷贴近距离放射治疗患者因肿瘤进展或放射治疗并发症，然后通过摘除术获得挽救。结论：巩膜外敷贴近距离放射治疗与摘除术相比，可提供相当的总生存率。这一前瞻性研究为巩膜外敷贴近距离放射治疗在这一患者群体中成为标准治疗奠定了先例（表 9.4）。

表 9.4　COMS 28 试验的 ^{125}I 与摘除术治疗脉络膜黑色素瘤的结果

	5 年和 12 年 OS	12 年 DM	^{125}I Arm	中位视力	20/40 或更好	20/200 或更糟糕
眼球摘除术	81%/59%	17%	基线	20/32	70%	10%
^{125}I 斑块 85 Gy	82%/57%	21%	3 年后 ^{125}I	20/125	34%	45%
P	NS	NS				

大肿瘤

◆ **对于不适合进行敷贴近距离放射治疗的大型肿瘤，有哪些治疗选择？**

敷贴近距离放射治疗在大型肿瘤的剂量测定方面存在局限性，且对于靠近或围绕视盘的肿瘤存在技术挑战。以往眼球摘除术是标准的治疗方法。新辅助放射疗法曾在 COMS 15 试验中被评估，但结果显示其与单纯摘除术相比，并未带来改善。带电粒子放射疗法不受敷贴近距离放射治疗在大型肿瘤中的限制，且在保留眼球的治疗中取得了良好的效果。

COMS Report No. 15, "Large Tumors" (Arch Ophthalmol 2001, PMID 11346394)（表 9.5）：对于 1003 例患有大型脉络膜黑色素瘤的患者进行比较研究（最大基底直径 > 16 mm，不论高度；或高度 > 10 mm，不论直径；或高度 > 8 mm，距离视盘 < 2 mm）——摘除术 vs. 术前 20 Gy/5 fx 分割的外照射 + 摘除术。术前外照射并未增加并发症发生率，但确实可减少局部复发的次数（0 次 vs. 5 次）。远处转移最常见于肝脏（93%）、肺部（24%）和骨骼（16%）。

表 9.5　COMS 15 试验对大脉络膜黑色素瘤进行新辅助外照射的结果（%）

	5 年 OS	5 年 DSS
眼球摘除术	57	72
术前 EBRT 20 Gy + 眼球摘除	62	74
P	0.32	0.64

Papakostas, Proton RT Large Tumors (JAMA Ophthalmol 2017, PMID 29049518)：对 336 例患有大型肿瘤的患者进行调查，这里大肿瘤的定义参考 COMS 15 研究，患者接受质子放射疗法，剂量为 70 CGE 当量，分 5 次给量。10 年的观察结果包括肿瘤控制率为 87.5%；眼球保留率为 70.4%；黑色素

瘤相关死亡率为 48.5%；总生存率为 60.7%；保持视力在 20/200 以上的比例为 8.7%；能够数清手指的比例为 22.4%。直径增加 1 mm 与增加 20% 的黑色素瘤相关死亡风险有关。

带电粒子放射疗法

◆ **巩膜外近距离放射治疗与带电粒子放射疗法相比如何？**

带电粒子放射疗法，最常见的是质子疗法，在敷贴近距离放射治疗之后，是第二常见的治疗方式，一直用于治疗脉络膜黑色素瘤。使用质子放射疗法治疗的 5 年估计包括局部控制（LC）超过 90%；总生存（OS）为 70%~85%；远处转移无病生存（DMFS）为 75%~90%；疾病特异性生存（DSS）为 75%~90%[12]。使用带电粒子放射疗法的优势包括能够治疗更大的肿瘤或围绕视盘的肿瘤，而眼筋膜外放射治疗则存在局限性，摘除术是替代选择。来自一项荟萃分析和一项使用氦离子的单一随机对照试验的数据表明，与眼筋膜外放射治疗相比，带电粒子放射疗法与改善局部控制率相关，但可增加前房眼部并发症。

Char, UCSF (Ophthalmology 1993, PMID 8414414)： 对 184 例患者进行随机分组，接受氦离子 70 Gy/5 fx 分割疗法与巩膜外近距离放射治疗（^{125}I）治疗，适用于肿瘤高度 < 10 mm 和直径 < 15 mm。氦离子治疗具有更好的局部控制（100% vs. 83%）、相当的生存率，以及更少的挽救性眼球摘除术（9% vs. 17%），然而，前房并发症更多（干眼、新生血管性青光眼、流泪）。**结论：与巩膜外近距离放射治疗相比，氦离子治疗与更好的局部控制和较少的挽救性眼球摘除相关，但伴有更多的前房段不良反应（表 9.6）。**

Chang, Meta-analysis (Br J Ophthalmol 2013, PMID 23645818)： 对 49 项报告局部治疗失败的研究进行分析。**结论：局部治疗失败率因治疗方式而异。**

表 9.6　葡萄膜黑色素瘤（UM）眼球保留疗法的荟萃分析结果

治疗方法	加权平均局部治疗失败率（%）	加权平均肿瘤直径（mm）	加权平均数肿瘤高度（mm）
近距离放射治疗（n=3868）	9.45	11.00	4.48
带电粒子放射疗法（n=7043）	4.21	13.93	5.54
光子放射疗法（n=542）	7.85	11.40	6.15
外科手术（n=537）	18.60	12.96	7.98
激光器（n=552）	20.80	7.00	2.50

◆ **使用带电粒子放射疗法治疗脉络膜黑色素瘤（UM）的最佳剂量是多少？**

只有一项随机对照试验比较质子疗法 50 CGE 与 70 CGE，均分 5 次分割，结果相似。最近的一项调查显示，最常用的剂量是 60 GyE，分 4 次给量[13]。

Gragoudas, Proton Dose (Arch Ophthalmol 2000, PMID 10865313)： 对 188 例直径 < 15 mm、高度 < 5 mm 的脉络膜黑色素瘤患者进行质子放射疗法的随机对照试验，分别使用 50 CGE 和 70 CGE，每次分 5 次进行，通常在 7 天内完成。在 5 年时，局部控制和远处转移率分别为 2%~3% 和 7%~8%。

两组中视力至少为 20/200 的患者比例约为 55%。两组放射性黄斑病发生率也相似。但是，接受 50 CGE 治疗的患者视野损失明显较小。结论：较低剂量的质子放射疗法并未改善视力，但视野损失较小，局部控制和远处转移率相似。

其他眼部肿瘤

许多其他眼部肿瘤接受放射疗法治疗，尽管由于相对罕见，可用的数据有限。结膜黑色素瘤与脉络膜黑色素瘤有所不同，其主要采用广泛切除术，并辅以化疗、放射疗法（巩膜外敷贴近距离放射治疗或带电粒子放射疗法）和（或）冷冻疗法进行治疗[14]。其他罕见的结膜肿瘤，如鳞状细胞癌，治疗方法类似。脉络膜转移瘤则通常采用姑息性外照射治疗，但在某些患者中也曾采用眼筋膜外放射治疗和带电粒子放射疗法。血管瘤和视网膜血管瘤可通过手术、激光疗法、冷冻疗法、眼筋膜外放射治疗或带电粒子放射疗法进行治疗[15,16]。

视网膜母细胞瘤是儿童时期最常见的恶性原发性眼内肿瘤。过去，外照射治疗被用来尝试保留眼球，但目前更倾向于采用其他替代方案，如化疗（全身和局部）和其他局部治疗方法（例如激光疗法、冷冻疗法），以减少继发恶性风险。对于较小的肿瘤，曾使用眼筋膜外放射治疗，但目前更倾向于采用其他局部治疗方法，以减少不良反应[17]。目前，外照射治疗通常仅在化疗或局部治疗后病情进展或持续存在的情况下被考虑。

第十章　脊柱肿瘤

Sarah S. Kilic, Ehsan H. Balagamwala, Samuel T. Chao　著

逄一臻、李志琴　译

丁　轶、李哲旻　校

林　勤　审

概述： 软骨肉瘤和脊索瘤是罕见的脊柱和颅底肿瘤。软骨肉瘤通常是低级别的、渐进性的软骨生成肿瘤，极少发生转移，但高级别或罕见的组织学类型可能更具侵袭性。手术是首选的治疗方法，通常具有治愈效果。大多数肿瘤对化疗和放疗不敏感，化疗治疗效果较差，放疗则主要用于不能完全切除或无法切除的情况（表10.1）。脊索瘤是源自胚胎脊索残留的局部破坏性肿瘤，通常发生在颅底、脊柱和骶骨。可切除病变的最佳治疗方法包括切除并接受辅助放疗。颅底脊索瘤因其微妙的解剖位置，治疗更具有挑战性，需要最大限度地安全切除，随后进行辅助放疗，通常使用先进的技术（如质子、重离子）。

表 10.1　软骨肉瘤和脊索瘤的一般治疗模式

软骨肉瘤或脊索瘤	一般治疗模式
可切除的脊索瘤	完全手术切除＋术后放疗；如果切除不完全，则放疗剂量达到≥ 70 Gy
低级别软骨肉瘤	完全手术切除；化疗和放疗无明显作用
高级别软骨肉瘤或非传统组织学类型	完全手术切除；如果存在可能为阳性的切缘，考虑术前放疗剂量为 50.4 Gy；对于 R1 切除，考虑术后放疗剂量为 70 Gy，对于 R2 切除，放疗剂量可达 78 Gy
脊索瘤或软骨肉瘤，无法切除或切除不完全	最大安全切除＋放疗剂量＞ 70 Gy；如位于颅底，强烈考虑采用质子、重离子或立体定向放疗（SRS）
脊索瘤或软骨肉瘤，寡转移	切除所有病灶或对于无法切除的部位进行 SRS 或体外定向放疗（SBRT）；考虑参与临床试验
脊索瘤或软骨肉瘤，广泛转移	对于症状明显的部位进行手术或放疗；对于选择的组织学类型进行全身治疗；考虑参与临床试验

流行病学：软骨肉瘤是第三常见的原发性骨肿瘤（仅次于骨髓瘤和骨肉瘤）[1]。它是老年人群中最常见的原发性骨肿瘤，大多数患者确诊时年龄超过 50 岁 [2]。发病率为每年 0.5/10 万，男性稍多于女性 [2,3]。脊索瘤极为罕见，发病率为每年 0.08/10 万 [4]。与软骨肉瘤类似，脊索瘤在老年人群中更为常见，诊断时的中位年龄一般为 60 岁，男性占主导地位 [5]。

风险因素：脊索瘤或软骨肉瘤目前尚无已知的环境风险因素，也无已知的脊索瘤易感因素。大多数软骨肉瘤是散发性和新生的。然而，有些可能源自骨软骨瘤和骨内软骨瘤的恶性转化，后者在骨内软骨瘤中可以为单发或多发。骨软骨瘤是骨表面的软骨帽状突起，其中 5% 转化为软骨肉瘤。单发性骨内软骨瘤是骨髓内的良性软骨瘤，其恶性转化极为罕见。软骨瘤症与 Ollier 病、Maffucci 综合征或遗传性多发性外生骨疣相关，其中 25%~30% 可转化为软骨肉瘤 [1,6]。

解剖学：

1. 软骨肉瘤：可以在任何骨骼中发生，轴骨和附肢骨骼发病率相等。最常见于近端股骨，其次是近端肱骨、远端股骨和肋骨 [3]。此外，还可能累及脊柱、肩胛骨、胸骨但很少累及面部骨骼、颈部、前臂、锁骨、小管状骨 [3]。根据在骨骼中的解剖位置和病理特征的组合，软骨肉瘤进一步分为常见类型和罕见类型。

常见的软骨肉瘤包括以下几种类型：

- 中央型（75%）：发生在任何骨骼的骨髓腔内；40% 起源于软骨瘤；通常见于老年男性患者。
- 周围型（10%）：发生在已存在骨软骨瘤的软骨帽内。
- 骨膜下型（＜1%）：发生在骨表面；患者年龄通常在 20~30 岁 [3]。

罕见的软骨肉瘤亚型基于组织学而非解剖学，包括去分化型、间叶型、透明细胞型和黏液型。详见病理学。

2. 脊索瘤：由于这些恶性肿瘤起源于脊索残留物（详见病理学），通常在中线位置最常见，也可能发生在床突或颞骨，原因为脊索伸向这些区域。以往认为，脊索瘤最常见于骶骨，但新的研究表明，颅底、活动节段脊柱和骶骨的发病率大致相等 [7]。

病理学：

1. 软骨肉瘤：常见的软骨肉瘤根据细胞密度、透明基质丰度、核大小和有丝分裂的频率被分为 1、2 或 3 级。即使对于有经验的病理科医生而言，1 级软骨肉瘤通常也较难与良性软骨瘤区分。罕见的"非常规"亚型占软骨肉瘤的 ＜15%，包括去分化型、间叶型（唯一一种对放疗敏感的组织学类型）、透明细胞型和黏液型。软骨肉瘤的分级是最重要的预后因子，随着分级的增加，患者的总生存期（OS）发生恶化：1 级，10 年 OS 为 83%~95%；2 级，10 年 OS 为 64%~86%；3 级，10 年 OS 为 29%~55%。远处转移的风险在 1 级软骨肉瘤中为 1%，2 级为 10%~15%，3 级可高达 70%[8-10]。

2. 脊索瘤：起源于胚胎脊索的残留。有 3 种组织学亚型：经典型（传统型）、软骨样型和去分化型。经典型脊索瘤呈柔软、灰白色、分叶状，由被纤维隔膜分隔的细胞群组成。这些细胞具有圆形核和丰富的空泡质细胞液，被称为空泡细胞。软骨样亚型预后较好，且好发于颅底。脊索瘤对 S-100、细胞角蛋白和鼠短尾突变体表型（Brachyury）染色呈阳性；brachyury 的表达有助于区分脊索瘤和软骨肉瘤（详见遗传学）[7,11]。

遗传学：

1.软骨肉瘤：约 90% 的多发性骨软骨瘤患者遗传肿瘤抑制基因 *EXT1* 或 *EXT2* 中生殖细胞系突变。然而，突变的存在与否与恶性转化无关。Ollier 病和 Maffucci 综合征均由 *IDH1* 或 *IDH2* 基因中体细胞嵌套突变引起。然而，目前暂无与散发性软骨肉瘤相关的已知基因[12]。

2.脊索瘤：绝大多数脊索瘤为散发性，如前所述，目前，尚未发现与脊索瘤相关的已知综合征。然而，参与脊索发育的转录因子 brachyury 在 95% 以上的脊索瘤中均存在过度表达。而在软骨肉瘤中则不表达[13,14]。

临床表现：取决于部位和组织学类型。软骨肉瘤患者通常病程较长，病情较缓，80% 的患者以骨痛为主要症状，这种疼痛通常具有隐匿性，且进展缓慢，常于夜间加重[3]。约 27% 的患者伴有病理性骨折[3]。此外，软组织肿胀也较为常见。软骨肉瘤患者的症状可能持续数月或数年后才会确诊。同样，脊索瘤通常生长缓慢，症状不明显，直到晚期才会出现症状。活动节段的脊柱和骶骨的脊索瘤可能表现为与相应脊神经根水平的疼痛和神经功能缺陷。然而，颅底脊索瘤的表现因位置而异（表 10.2）[15]。

表 10.2　颅底肿瘤的位置及其相关表现

位置	表现
中颅窝	第 V 对脑神经的第一、第二或第三分支的感觉缺失；咬肌无力；复视；言语困难和吞咽困难；头痛
颈静脉孔	枕部头痛，运动时加重；第 IX~XII 对脑神经功能障碍（言语困难、吞咽困难、舌头或腭的感觉减退、胸锁乳突肌和耸肩无力、舌头突出时偏斜）；舌咽神经痛（喉咙中的刺痛）
斜坡	顶点处头痛最剧烈，颈部屈曲时头痛加剧；第 IV~XII 对脑神经的潜在功能障碍
眶或副鞍	额部或眶部头痛，复视，视觉缺陷，眼外运动受限，眼球突出
蝶窦	额部头痛，伴或不伴有眶部疼痛、鼻塞、复视、眼外运动受限（尤其是外展）
枕骨髁	第 XII 对脑神经引起的枕部头痛和舌头前伸偏斜功能障碍

检查：包括仔细的肌肉骨骼检查和完整的神经系统检查。

1.实验室检查：对于颅底肿瘤，应考虑进行内分泌和眼科评估。

2.影像学：患有骨肿瘤的 X 线平片、CT、MRI 检查。软骨肉瘤含水量高，导致 CT 结果显示呈低吸收，而在 T_2 加权 MRI 上则呈高信号强度。中央软骨肉瘤的 X 线典型表现如下：干骺端或骨干呈梭形扩张，混合放射透亮和硬化的外观，点状或环弧形钙化。骨膜下软骨肉瘤表现为骨表面的圆形软组织肿块。脊索瘤通常起源于骨骼和且具有广泛破坏性的邻近软组织成分，受累骨骼钙化和扩张中也较为常见。在 T_1 加权 MRI 上通常呈等或低信号，在 T_2 加权 MRI 上呈高信号，并在使用钆造影剂时，因肿瘤内坏死而呈现出"蜂窝"状外观[16]。若为 2~3 级的软骨肉瘤，需进行胸部 CT 评估肺转移。

3.活检：对于非颅底骨部位，首选核心活检以确诊。可从经皮途径开始，但由于病变异质性，可能无法准确反映分级。活检应针对病变最具侵袭性的部分（软组织或增强成分）[17]。对于颅底部位，可以根据解剖学可行性选择开放、内镜或细针活检。

预后因素：对于这两种组织学类型，切除范围是最重要的与治疗相关的预后因素。软骨肉瘤的分级和脊索瘤的组织学亚型是最重要的肿瘤相关预后因素。对于 1 级疾病，软骨肉瘤的 10 年 OS 高于 90%；对于 3 级疾病，10 年 OS 低至 30%；对于非传统亚型，可能 OS 更低。对于脊索瘤，SEER 数据表明中位生存期约为 7.5 年[18]。

分期：软骨肉瘤最常用 MSTS 系统进行分期。AJCC 第 8 版也有用于附肢骨骼、躯干、颅骨、面部骨骼、脊柱和骨盆的骨肿瘤的分期系统（表 10.3 和表 10.4）。然而，对于脊柱和骨盆，AJCC 没有预后分期。在 MSTS 中，"室外"被定义为肿瘤通过受累骨皮质的扩展。

表 10.3 肉瘤的 MSTS 分期

Ⅰ A 期	低级别，室内
Ⅰ B 期	低级别，室外
Ⅱ A 期	高级别，室内
Ⅱ B 期	高级别，室外
Ⅲ 期	全身或局部转移

表 10.4 AJCC 第 8 版（2017 年）：附肢骨骼、躯干骨、颅骨和面部骨骼的骨肿瘤分期

肿瘤 *		淋巴结		远处转移		分级	
T_1	≤ 8 cm	N_0	无区域淋巴结	M_0	无远处转移	G_1	高分化，低级别
T_2	> 8 cm	N_1	区域淋巴结	M_{1a}	肺转移	G_2	中分化，高级别
T_3	原发骨部位的不连续肿瘤			M_{1b}	远处转移至非肺部位	G_3	低分化，高级别

注：* 这些部位无 T_4 的标志。

TNM	分级	分期
$T_1N_0M_0$	G_1	Ⅰ A
$T_{2-3}N_0M_0$	G_1	Ⅰ B
$T_1N_0M_0$	$G_2 \sim G_3$	Ⅱ A
$T_2N_0M_0$	$G_2 \sim G_3$	Ⅱ B
$T_3N_0M_0$	$G_2 \sim G_3$	Ⅲ
任何 T、N_0、M_{1a}	任何 G	Ⅳ A
任意 T、N_1；任意 M	任何 G	Ⅳ B

治疗方式

1. 手术

（1）**软骨肉瘤**：完全切除被认为是唯一可治愈的方法。手术方案取决于分期、分级和位置。对于1级病变，目标为最小化功能残疾。对于四肢中小的1级病变，可以采用病灶内刮除，随后进行酚化或冷冻治疗，最后进行填充或骨移植。这种方法较广泛局部切除术的并发症更少，且可提供优异的结果，10年局部控制率（LC）和OS＞90%[19-23]。对于四肢中大的1级病变，或任何大小的轴向、骨盆病变则采用广泛的局部切除，但因为完全刮除的困难导致局部复发率较高，5年LC和OS＞90%[24]。对于2~3级疾病，所有非转移患者均需要广泛的整块局部切除，因而可能需要广泛的重建，10年OS为70%[25]。对于周围软骨肉瘤，必须完全切除软骨帽及其伪包膜。10年LC为82%，10年OS为95%[26]。对于复发性疾病，首选治疗为根据分级进行再次切除，如前述讨论。

（2）**脊索瘤**：与软骨肉瘤类似，手术是主要的治疗方法[27-29]。然而，由于其解剖位置的特殊性，完全切除通常不可能，在这种情况下，推荐进行行术后放射治疗。手术方案和技术取决于解剖位置。对于低于S3的骶骨病变，采用后路或经会阴入路进行整块切除通常可行，且复发率低。S3以上的骶骨病变通常需要前路和后路的结合，通过开放腹腔切口，使肿瘤远离内脏，而后进行解剖，明显增加了复发率[30]。所有方法均与肠道和膀胱失禁的显著风险相关。对于颅底病变，可根据具体患者和肿瘤解剖结构采用多种入路，包括经蝶窦、经上颌、经鼻、经口或内镜入路。

2. 化疗：在大多数软骨肉瘤和脊索瘤的患者中基本无疗效。软骨肉瘤血管分布差，细胞外基质较多，外排泵MDR1表达，使其极具耐药性，CHT缓解率低至0%[31-35]。根据NCCN指南，达沙替尼可尝试用于广泛转移性软骨肉瘤，一项Ⅱ期研究的缓解率为18%[36]。传统化疗药物对脊索瘤同样无效。较小的系列研究表明，伊马替尼或舒尼替尼对该疾病有一定的疗效[5,37]。

3. 放射治疗

（1）**软骨肉瘤**：一般来说，由于活跃分裂细胞的比例较低，射线对其影响较小，因此，放疗通常没有明显疗效，只有一些特定适应证：高级别、去分化或间叶肿瘤的不完全切除术后；局部复发者；无法切除病变的明确治疗；有症状的转移性病变的姑息治疗。目前尚无关于靶区勾画的指南。常规术后使用剂量为60 Gy以上，这在之前治疗中比较常见。真正采用放射治疗的患者（即没有任何程度的先前切除）在文献中相对较少。最佳剂量尚不清楚，但可能需要超过60~70 Gy。

（2）**脊索瘤**：适应证。与软骨肉瘤类似，脊索瘤对放疗具有抵抗性。剂量。对于局部控制不良的情况，治疗剂量低于70 Gy与不良的局部控制有关。对于某些解剖部位，特别是颅底或骶尾部位，使用光子治疗剂量超过70 Gy不可行，需要考虑质子或碳离子治疗。日本针对不可切除的骶骨脊索瘤进行了一系列确定性碳离子放疗，大多数患者接受67~70 GyE的治疗，结果良好，安全性也可接受，且5年LC超过80%[38,39]。

（3）**不良反应**：所有部位。疲劳、中枢神经系统坏死。颅底。听力丧失、牙关紧闭、放射性骨坏死、脑坏死、脑神经功能障碍。脊柱。疼痛爆发、椎体压缩性骨折、恶心、呕吐、腹泻、放射性脊髓病。

基于循证的问与答

◆ **在软骨肉瘤和脊索瘤中，术后放射治疗是否有作用？**

对于完全切除的病变，辅助放疗并未显示生存或局部控制的益处。在病变未完全切除的患者中，关于术后放疗效用的证据仍存在分歧。

York et al（J Neurosurg 1999, PMID 10413129）：对脊柱软骨肉瘤患者进行 43 年的单一机构研究，共 28 例患者接受手术治疗，其中 18 例患者进行 28 次手术，75% 为非完全切除（STR），10 例患者接受术后放射治疗，剂量范围为 40~70 Gy。手术组和手术＋放射治疗组的无病生存期（DFS）（16 个月 *vs.* 44 个月）在统计学上无显著差异。然而，STR 与 GTR 相比，DFS 显著降低。**结论：对于脊柱软骨肉瘤，术后放疗并未明显受益。完全切除与更好的 DFS 相关。**

Sahgal（Neuro Oncol 2015, PMID 25543126）：对 18 例颅底软骨肉瘤和 24 例颅底脊索瘤患者进行手术和术后调强放射治疗（IMRT）的研究。36% 进行全切除。软骨肉瘤的中位治疗剂量为 70 Gy；5 年 LC 率为 88%，5 年 OS 率为 87%。全切除和年龄是局部控制的唯一预测因子。**结论：与其他研究相比，手术＋术后放射治疗具有良好的 LC 和 OS。完全切除与更好的 LC 和 OS 相关。**

Goda（Cancer 2011, PMID 21246520）：对 60 例颅外软骨肉瘤患者进行研究，其中 40% 患者术前接受放疗，60% 患者术后接受放疗；50% 进行 R0 切除。放疗剂量范围为 40~70 Gy；R0、R1 和 R2 切除的 10 年 LC 分别为 100%、94% 和 42%。只有等级和较小年龄与较差的预后相关。**结论：在存在大量非完全切除患者的人群中，手术联合术前或术后放疗具有良好的长期局部控制效果。**

◆ **SRS 在颅底软骨肉瘤和脊索瘤中是否起到作用？**

SRS 在颅底和脊柱方面具有良好的疗效，如下述研究所证明。有关 SRS 在脊柱转移瘤治疗中作用的讨论，请参阅第六十七章。

Kano, North American Gamma Knife Consortium（J Neurosurg 2011, PMID 21135744）：对 71 例接受颅底脊索瘤的根治性、术后或挽救性 SRS 的患者进行研究。中位剂量为 15 Gy（范围 9~25 Gy），队列的 5 年 LC 率为 66%，5 年 OS 率为 80%。在基于接受既往放疗的亚组分析中，未接受既往放疗患者的 LC 相似，但 OS 显著更高（93% *vs.* 43%）。在多变量分析中，年龄较大、接受过放疗和肿瘤较大与较差的 LC 相关。**结论：SRS 用于颅底脊索瘤，具有较高的 LC。不良预后因素包括年龄较大、既往放疗和肿瘤较大。**

Kano, North American Gamma Knife Consortium（J Neurosurg 2015, PMID 26115468）：对 46 例因颅底软骨肉瘤接受根治性或术后 SRS 的患者进行研究。中位剂量为 15 Gy（范围 10.5~20 Gy）；5 年无进展生存（PFS）率为 85%，10 年 PFS 率为 70%，5 年 OS 率为 86%，10 年 OS 率为 76%；13% 的患者出现与放疗有关的颅神经不良反应。**结论：对于颅底软骨肉瘤，SRS 具有较高的局部控制率，且不良反应较小。**

◆ **质子和重离子疗法在脊索瘤和软骨肉瘤治疗中的作用是什么？**

鉴于这些病变常发生在解剖学的关键位置（颅底、骶尾部），人们对粒子放疗产生了兴趣，因为它可能在保护危及器官的同时，实现剂量逐步升级。机构系列研究和一项荟萃分析表明，粒子放疗可提供良好的局部控制效果，且具有可接受的不良反应。

Rosenberg, MGH (Am J Surg Pathol 1999, PMID 10555005)： 对 200 例接受手术和光子＋质子放疗的 1 或 2 级颅底软骨肉瘤患者进行研究；95% 的患者进行 STR。放疗是光子 3D-CRT 和 180 MeV 质子的组合；中位剂量为 72.1 GyE。5 年 LC 率为 99%，10 年 LC 率为 98%。**结论：手术和质子＋光子放疗可对颅底软骨肉瘤进行出色的长期局部控制。**

Imai, Japan (IJROBP 2016, PMID 27084649)： 对 188 例不可切除的骶部脊索瘤患者进行明确的碳离子放射治疗研究。除 1 例患者外，所有患者的治疗剂量均为 67.2 GyE 或更高剂量（最大为 73.6 GyE）；5 年 LC 率为 77%，5 年 OS 率为 81%；97% 的患者可保持行走能力；最严重的不良反应是 6 例患者中的 3 级神经病变和 2 例患者中的 4 级皮肤不良反应。**结论：碳离子放射治疗在提供良好局部控制效果、可接受的不良反应和保持行走能力方面表现良好。**

Guan, China (Radiat Oncol 2019, PMID 31752953)： 对 91 例颅底或颈椎脊索瘤或软骨肉瘤患者进行质子、碳离子或两者结合的研究；50% 的患者为根治性治疗，50% 的患者为再程放疗。仅质子治疗剂量为 70 GyE/35 fx；碳离子治疗剂量为总剂量 63~71 GyE，每次 2~3 Gy；2 年 LC 率为 86%，2 年 PFS 率为 77%，2 年 OS 率为 87%；21% 的患者出现晚期 1~2 级不良反应（最常见为听力丧失）；无晚期 3 级或更高级别的不良反应。在多变量分析中，肿瘤体积＞ 60 ml 与较差的 PFS 和 OS 相关，再程放疗也与较差的 OS 相关。**结论：对于颅底和颈椎脊索瘤和软骨肉瘤，粒子疗法提供了良好的局部控制效果和可接受的不良反应。**

Zhou, Meta-Analysis (World Neurosurg 2018, PMID 29879512)： 对 25 项研究进行荟萃分析，涉及总共 996 例脊索瘤切除术患者，分别接受常规分割光子、SRS、质子或碳离子术后放疗；3 年 OS 率在 SRS、质子和碳离子中相当（分别为 92%、89% 和 93%，NS），均优于常规放疗（70%）。同样，与传统 RT（46%）相比，5 年 OS 对 SRS、质子和碳离子有利（分别为 81%、79% 和 87%）。长期数据有限，但在 10 年时，相较于常规放射治疗（21%）、SRS（40%）和碳离子（45%），质子似乎与最有利的总生存相关（60%）。**结论：对于手术切除后接受放疗的患者，SRS 和粒子放疗相对于常规分割放疗可能会提供更好的生存结果。**

◆ **是否有关于脊索瘤治疗的社会指南？**

2017 年，脊索瘤全球共识小组为复发性脊索瘤的治疗制定共识建议。

Stacchiotti, CGCG Position Paper (Ann Oncol 2017, PMID 28184416)： 制定关于复发性脊索瘤管理的建议。对于颅底复发，优先选择高剂量（再）放疗而非切除。对于脊椎移动部位或骶尾复发，大多数情况下优先选择高剂量（再）放疗，但那些可行手术且没有既往分段切除或手术破裂史的肿瘤除外，此时，优先选择最大安全切除。对于任何部位，若既不能实施高剂量放疗，也不能实施全切除，则进行姑息治疗（可能包括姑息放疗或手术减瘤）。**结论：在可行的情况下，复发性脊索瘤通常首选高剂量后再放疗。**

第二部分　头颈部肿瘤

第十一章　口咽癌

Shireen Parsai, Aditya Juloori, Nikhil P. Joshi, Shlomo A. Koyfman　著

李庆文、李志琴　译

丁　轶、官　键　校

林　勤　审

> **概述：** 口咽鳞状细胞癌是目前美国最常见的头颈肿瘤。随着人乳头状瘤病毒（HPV）感染率的增加，其发病率也在持续上升。病因有以下两种：一种是与烟草和酒精有关，通常为 HPV 阴性；另一种是与 HPV 感染有关。根据 AJCC 第 8 版的分期系统，这两种情况被划分为两种不同的疾病。目前，这两种疾病的治疗方法相同，但治疗方式也在不断发展，以适应不同的治疗结果（表 11.1）。

表 11.1　口咽癌一般治疗方式

肿瘤分期	治疗方案
$T_{1\text{-}2}N_{0\text{-}1}$	根治性调强放疗 或 经口机器人手术（或其他保留功能的手术）、颈部切除术和风险适应性辅助治疗（第十七章）
$T_{3\text{-}4}$ 和（或）$N_{1\text{-}3}$	根治性放化疗 或 手术（部分患者），风险适应性术后放疗 ± 化疗

流行病学： 2020 年估计有 35 610 例舌及咽部疾病，其中死亡人数为 6470 例[1]。男女比例大约为 4：1[2]。在美国，HPV 相关的口咽癌发病率从 1988 到 2004 年增加 225%，而同期 HPV 阴性口咽癌的发病率下降 50%[3]。根据 RTOG 9003 的数据，HPV 的患病率为 39.5%，在 RTOG 0129 上升至 68%，进一步在 RTOG 0522 上升至 73%[4-6]。口腔 HPV DNA 的高发生率呈双峰分布：30~34 岁的患病率为 7%，60~64 岁的患病率为 11%[4]。

危险因素： 年龄、高危性行为（HPV+）、烟草、酒精（HPV−）[4,7]。

解剖学： 口咽由舌根（舌扁桃体）、舌会厌谷、腭扁桃体、软腭和口咽后壁组成。口咽部的上界

是软腭，下界是会厌舌面。舌根与口腔舌体之间由轮廓乳头隔开。舌根是舌的后 1/3，由舌淋巴组织组成。腭扁桃体位于扁桃体前柱和扁桃体后柱形成的拱形之间（表 11.2）。

表 11.2 口咽边界

位置	边界
舌根	前界为轮廓乳头，侧界为舌腭沟，下界为舌会厌谷，包括会厌咽皱襞和舌会厌襞
扁桃体复合体	由扁桃体前后柱、真腭扁桃体和扁桃体窝组成。扁桃体柱是舌腭肌和咽腭肌上的黏膜皱襞。扁桃体窝是一个三角形区域，以扁桃体柱为界，下侧为舌扁桃体沟和会厌咽皱襞，侧界为咽缩肌
软腭	前界为硬腭，侧界为腭咽和咽上缩肌，后方为腭咽弓、悬雍垂，形成口咽顶和鼻咽底
咽后壁	横跨软腭、会厌、扁桃体复合体后缘以及梨状窝下部外侧所界定的区域。口咽后壁的下部是下咽后壁，为下咽的三个分区之一

病理学：大约 95% 的口咽癌是鳞状细胞癌[8]。剩下的 5% 由淋巴瘤、小涎腺癌（如黏液上皮样癌、腺样囊性癌）和罕见的肉瘤组成（见第十五章）。HPV 阳性和阴性的肿瘤，在病理上有不同的表现。HPV 阳性肿瘤通常起源于扁桃体或舌根的淋巴组织，且更有可能呈现出分化差、非角化样和基底样的形态。HPV 阴性肿瘤无特定的好发部位，通常呈角化样。HPV 16 型感染占据大约 90% 的 HPV 相关患者。HPV 病毒蛋白 E6 和 E7 分别与 p53 和 Rb 结合，导致肿瘤抑制功能丧失。当 E7 与 Rb 结合时，转录因子 E2F 被释放，使细胞周期蛋白绕开 G1/S 检查点。p16 蛋白的反射性表达抑制了细胞周期蛋白 D-CDK4 复合物的生成，以防止细胞周期失控。p16 蛋白的过度表达可作为 HPV 整合到 DNA 的替代标志物。p16 蛋白可以通过免疫组化检测。HPV DNA 可以通过 FISH 检测。p16 较 HPV16 DNA 更敏感，但特异性较差。在 RTOG 0129 研究中，19% 的 HPV 阴性患者是 p16 阳性，但只有 3% 的 p16 阴性患者是 HPV16 阴性。在像美国这样的 HPV 流行地区，口咽癌中 p16 状态的阳性预测值较高（约 90%），但在 HPV 不常见的地区或发展中国家，p16 状态的阳性预测值较低（< 40%）。EGFR 在 HPV 阴性肿瘤中的扩增更常见，并与预后不良相关[2,9]（表 11.3）。

表 11.3 与口咽癌中 HPV 状态相关的因素

HPV+	HPV−
• 年轻 • 不吸烟 / 少量吸烟 • 高加索人 • 高危性行为 • 更可能是扁桃体 / 舌根 • 非角质化 • 基底细胞样 • p16 上调 • 分化程度较差	• 年老 • 大量吸烟 / 饮酒 • 非高加索人 • 与性行为无关 • 无组织偏好性 • 角质化 • p53 突变 • EGFR 扩增

临床表现：口咽癌最常见的表现是无痛性颈部肿块。与局部侵犯有关的其他症状包括吞咽困难或通过雅各布森鼓膜神经从脑神经Ⅸ传入的耳痛。舌固定（无法伸舌）提示深层肌肉组织受累，而张口困难提示翼内肌受侵[2]。

检查：病史采集和体格检查，包括触诊舌根、牙科检查、神经系统检查、镜检和纤维喉镜检查。

1. 实验室检查：全血细胞计数和血生化指标，并关注肾功能。在基线和治疗后测量 HPV 循环肿瘤 DNA 是一种不断发展的监测策略[10]。

2. 影像学：颈部增强 CT 对原发肿瘤勾画最有帮助；PET/CT 也被推荐用于淋巴结病的分期和评估。若怀疑神经或颅底侵犯，可行 MRI[2,11]。放化疗后，在 12 周时进行 PET/CT 检查，若结果呈阳性，则进行颈部切除术。该方案较按计划进行颈部切除术更具成本效益[12]。

3. 活检：通过细针穿刺活检对淋巴结进行初步活检较为可行，但推荐通过扁桃体切除术或舌根活检进行原发灶确诊活检，并在麻醉下进行详细检查。推荐根据 NCCN 进行肿瘤 HPV 检测。

4. 其他：营养、言语和吞咽评估、治疗，以及临床需要的听力检查。根据临床需要进行麻醉下内镜检查，并酌情提供戒烟咨询。

预后因素：年龄、吸烟（使用 10 和 20 包 / 年作为分层标准，但可能较目前、过去吸烟状态的相关性小[13]）、并发症、功能状态、分期、HPV 状况、PET SUV[14-16]。HPV 阳性患者的分期和预后分层正在迅速发展中（表 11.4 和表 11.5）。

自然病史：淋巴结受累较为常见，口咽引流的最初部位是颈部Ⅱ区，随后沿颈静脉链引流至Ⅲ到Ⅳ区。ⅠB 级、Ⅴ级和咽后淋巴结也可能受累，但并不常见[8]。以往认为，局部复发是大多数癌症相关发病率和死亡率的原因[17]。虽然 HPV 阴性疾病仍然如此，但 HPV 阳性疾病的局部复发一般并不常见。然而，两个亚组的远处转移发生率相似，最常见的远处转移部位是肺和骨[14,18]。

表 11.4　AJCC 第 8 版（2017 年）：口咽分期（p16-）

T/M ＼ N	cN₀	cN₁	cN₂ₐ	cN₂ᵦ	cN₂ᵤ	cN₃ₐ	cN₃ᵦ
T_1 • ≤ 2 cm	I	Ⅲ		ⅣA			
T_2 • 2.1~4 cm	Ⅱ						
T_3 • > 4 cm • 扩展							
T_{4a} • 侵袭¹							
T_{4b} • 侵袭²			ⅣB				
M_1 • 远处转移			ⅣC				

注：扩展＝扩展到会厌舌面；侵袭¹＝侵犯喉、舌外肌、翼内肌、硬腭或下颌骨；侵袭²＝侵犯翼外肌、翼板、鼻咽外侧壁、颅底或包绕颈动脉。cN_1，同侧单个淋巴结（≤ 3 cm）和淋巴结外侵犯（extranodal extension，ENE）阴性；cN_{2a}，同侧单个淋巴结（3.1~6 cm）和 ENE 阴性；cN_{2b}，同侧多个淋巴结（≤ 6 cm）和 ENE 阴性；cN_{2c}，双侧或对侧淋巴结（≤ 6 cm）和 ENE 阴性；cN_{3a}，淋巴结（> 6 cm）和无 ENE；cN_{3b}，临床上明显的 ENE。pN_1，单个淋巴结（≤ 3 cm）和 ENE 阴性；pN_{2a}，同侧或对侧单个淋巴结（≤ 3 cm）和 ENE 阴性，或同侧单个淋巴结（3.1~6 cm）和 ENE 阴性；pN_{2b}，同侧多个淋巴结（≤ 6 cm）和 ENE 阴性；pN_{2c}，双侧或对侧淋巴结（≤ 6 cm）和 ENE 阴性；pN_{3a}，淋巴结（> 6 cm）和 ENE 阴性；pN_{3b}，淋巴结（> 3 cm）和 ENE 阳性。

表 11.5　AJCC 第 8 版（2017 年）：HPV 介导（p16+）口咽癌的分期

T/M	N	cN_0	cN_1	cN_2	cN_3
T_1	• ≤ 2 cm	I		II	III
T_2	• 2.1~4 cm				
T_3	• > 4 cm • 扩展				
T_4	• 侵袭				
M_1	• 远处转移	IV			

注：扩展 = 扩展到会厌舌面；侵袭 = 侵入喉、舌外肌、翼内肌、硬腭或其他部位；cN_1，一个或多个同侧淋巴结（≤ 6 cm）；cN_2，对侧或双侧淋巴结（≤ 6 cm）；cN_3，淋巴结（> 6 cm）。pN_1，≤ 4 个淋巴结；pN_2，> 4 个淋巴结。

治疗模式

1. 手术：经典的口咽癌肿瘤手术包括根治性扁桃体切除术（仅进行活检的简单扁桃体切除术通常无法满足肿瘤控制要求）、舌切除术（通常需要颌骨切开术）、腭切除术或咽切除术，根据淋巴结状态和原发肿瘤的位置选择单侧或双侧颈部淋巴结清扫。由于手术可能会导致功能缺陷，所以在 20 世纪 70 年代后，非手术方法就成为标准的治疗方法。然而，在过去十年中，微创手术如经口镜手术（TLM）和经口腔机器人手术（TORS）已经使手术的并发症减少，并成为 $T_{1~2}$ 和部分 T_3 病变的标准选择（详见基于证据的问答）[11]。只有一项历史性试验将手术联合放疗与单纯放疗进行比较（RTOG 7303），其选择的病例数较少，两种方法的总生存率相似；现代 ORATOR 试验也得出相似的结论（详见下文）[19]。辅助放疗的详细信息请参见第十七章。根治性颈部淋巴结清扫：包括 I B 至 V 区，而后切除内、外颈静脉、胸锁乳突肌、肩骨舌骨肌、副神经和颌下腺。改良根治性颈部淋巴结清扫：包括 I B 至 V 区，但保留颈静脉、胸锁乳突肌、肩骨下肌或副神经等结构中的一个或多个。选择性颈部淋巴结清扫：基本同改良根治性颈部淋巴结清扫，但保留 I B 至 V 区的一个或多个。肩胛舌骨上淋巴清扫：切除 I ~ III 区域的淋巴结。最近，对于可手术的口腔和口咽 $cT_{1~2}N_0$ 患者，前哨淋巴结活检（如阳性则进行颈部淋巴结清扫）被发现与颈部淋巴结清扫在肿瘤学上具有同等效果。此外，在术后的前 6 个月内，前哨淋巴结活检的并发症较低[20]。

2. 化疗：对于符合条件的接受根治性放疗的 III ~ IV 期患者，标准治疗方案是同期顺铂化疗。顺铂可在放疗的第 1、4 和 7 周以 100 mg/m²（NCCN 1 类）或每周 40 mg/m²（NCCN 2B 类）的剂量同时给予[11]。卡铂 /5-FU 灌注也被视为 NCCN 1 类推荐方案，可与放疗同时进行。对于非铂类药物，可以考虑在放疗的同时给予西妥昔单抗，但对于可接受顺铂治疗的患者，该方案的疗效较差，且总体不良反应未减少（NCCN 2B 类；见基于循证的问与答）[21]。西妥昔单抗在放疗前 1 周开始使用，负荷剂量为 400 mg/m²，随后在放疗期间每周使用 250 mg/m²[22]。其他不太常见的同期治疗药物，包括卡铂 / 紫杉醇、顺铂 /5-FU 和 5-FU/ 羟基脲。诱导化疗包括顺铂、5-FU 和多西他赛（TPF），每 3 周一次，共 4 个周期，在单独放疗或放疗联合西妥昔单抗或卡铂治疗前 4~7 周完成（见基于循证的问与答）[11,23]。与直接进行同期放化疗方案相比，尚不能证明基于顺铂的诱导化疗方案可以增加总生存期。

3. 放疗

（1）**适应证**：放疗适用于口咽癌的根治性治疗或术后治疗（见第十七章）。

（2）**剂量**：在根治性治疗时，标准剂量为 70 Gy/35 fx。目前使用的选择性淋巴结照射剂量包括 56 Gy/35 fx（同步推量）和 50 Gy/25（序贯推量至 70 Gy）。RTOG 1016 对"低风险"颈部区域使用第三种较低剂量，即 50~52.5 Gy/35 fx。对于 $cT_{1-2}N_{0-1}$ 口咽癌，根据 RTOG 0022（见基于循证的问与答），单纯放疗给予 66 Gy/30 fx，选择性剂量为 54 Gy/30 fx（同时使用）较为合理。减少 HPV+ 患者的剂量是临床试验的主要任务。

（3）**不良反应**：急性：疲劳、黏膜炎、吞咽困难、吞咽疼痛、口干、皮炎、误吸。慢性：吞咽困难、颈部纤维化、口干、张口困难、放射性骨坏死、甲状腺功能减退症、臂丛神经麻痹（罕见，但要注意下颈部有严重病变的患者）。

（4）**操作流程**：见《放射肿瘤学治疗计划手册》，第四章[24]。

基于循证的问与答

◆ 与根治性手术相比，精准放疗能否带来相似的控制和存活率？

在 20 世纪 70 年代，手术是根治性治疗的选择，往往需要进行下颌骨切开术才能进入舌根，随后会出现功能障碍。RTOG 7303 是以往唯一针对这一问题的随访研究。随后，根治性放疗已成为保留功能结果的标准选择。

Kramer, RTOG 7303 (Head Neck Surg 1987, PMID 3449477)：选取口咽或口腔的晚期鳞状细胞癌患者，随机分配到术前放疗组、术后放疗组或根治性放疗组（65~70 Gy）。喉癌或下咽癌患者随机分配接受术前放疗（50 Gy）或术后放疗（60 Gy）。对于口腔或口咽癌患者，各组的 4 年 OS 相似：术前为 30%，术后为 36%，根治性放疗为 33%。4 年生存率为术前 43%、术后 52%、根治性放疗 38%。结论：与根治性手术相比，根治性放疗是一种在伦理上合理的替代方案。

◆ 能否通过改变分割来提高放疗的效果？

鳞状细胞癌可加速再增殖且对再氧化敏感，因此，人们认为分割治疗在根治性放疗的效果中起着重要作用。多项试验和荟萃分析表明，在治疗局部晚期患者时，加速分割（AF）可改善局部控制率（LRC）和总生存率（OS）。

Horiot, EORTC 22791 (Radiother Oncol 1992, PMID 1480768)：对 356 例患者进行临床试验，随机分配 70 Gy/35~40 fx 或 80.5 Gy/70 fx 的超分割治疗。1980—1987 年纳入了 T_{2-3} 口咽癌（不包括口底癌）、N_{0-1}。在 T_3N_{0-1} 患者中，超分割治疗显示了局部控制获益和总生存提高的趋势，但在 T_2 患者中却没有显示。

Fu, RTOG 9003 (IJROBP 2000, PMID 10924966; Update Beitler IJROBP 2014, PMID 24613816)：选取 1073 例Ⅲ期到Ⅳ期口腔、口咽、声门上区或Ⅱ期到Ⅳ期舌根、下咽鳞状细胞癌患者，随机分为 4 组接受治疗：①标准分割给予 70 Gy/35 fx；②超分割给予 81.6 Gy/68 fx，每次 1.2 Gy，每次间隔 6 小时；③分段加速超分割给予 67.2 Gy/42 fx，每次 1.6 Gy，每次间隔 6 小时，在给予 38.4 Gy 后休息 2 周；④加速超分割并同步推量给予 72 Gy/42 fx，每次 1.8 Gy，每周 5 天，在治疗的最后 12 天，推量区每天再给予 1.5 Gy，中间间隔 6 小时。主要研究终点为 2 年的局部控制率。初步报告结果显示：在 23 个月的中位随访期内，超分割组（2）和加速超分割并同步推量组（4）显示出了改善的局部控制率，但在总生存率方面无显著差异。3 组加速方案均表现出了急性不良反应增加，但只有加速超分割并同步推量组显示出了晚期不良反应增加。在最终更新中，超分割组（2）和加速超分割并同步推量组（4）与标准分割相比降低了 5 年的局部复发率，但超分割并无增加晚期不良反应。在仅使用 5 年随访数据时，超分割改善了总生存率（HR：0.81，$P=0.05$），但当包含所有随访数据时，结果不再显著。**结论：加速分割（AF）改善了局部晚期头颈部鳞状细胞癌的疾病控制（表 11.6）。**

表 11.6 RTOG 9003 的结果

治疗方法	剂量和频率	2 年 LRC	2 年 OS
1. 标准	70 Gy/35 fx，每天 1 次	46%	46%
2. 超分割	81.6 Gy/68 fx，每天 2 次	54%*	54.5%†
3. 分程	67.2 Gy/42 fx，每天 2 次，休息两周	47.5%	46.2%
4. 伴随增强	72 Gy/42 fx（最后 12 天每天 2 次）	54.5%‡	50.9%

注：* 原始报告和最终报告在统计学上有显著差异；† 统计学上差异显著（仅限于 5 年随访）；‡ 与原始报告中的标准治疗组相比，差异有统计学意义。

Overgaard, DAHANCA 6 and 7 Combined Analysis (Lancet 2003, PMID 14511925)： 对 1992—1999 年进行的两项试验进行综合分析，其中包括 1485 例 I ~Ⅳ期鳞状细胞癌患者；DAHANCA6 声门癌试验放疗分次，DAHANCA7 声门上区、咽部和口腔癌试验放疗分次和放射增敏剂尼莫拉唑。放疗剂量为 62~68 Gy，2 Gy/fx，随机分配为每周 5 次或 6 次。加速放疗可提高 5 年总生存率（70% $vs.$ 60%，$P=0.0005$）。疾病特异性生存率也因加速放疗而提高，但总生存率却没有提高。**结论：在丹麦，每周 6 次治疗已成为标准。这一结果与 p16 状态无关**[25]。

Bourhis, MARCH Meta-Analysis (Lancet 2006, PMID 16950362; Update Lacas, Lancet Oncol 2017, PMID 28757375)： 对 34 项试验中的 11 969 例患者进行患者层面的荟萃分析，中位随访期为 6 年，其中 75% 为口咽癌和喉癌，75% 为Ⅲ~Ⅳ期。加速分割放疗与 5 年 3.1% 的显著总生存获益相关（$P=0.003$）。这种明显的生存获益归因于单独超分割治疗，其总生存获益最大（8.1%）。与同期化疗相比，单纯加速分割放疗的总生存明显较差（5 年时下降 5.8%）（HR：1.22，$P=0.01$）。**结论：加速分割，尤其是超分割，可改善头颈肿瘤的总生存。超分割放疗与同期放化疗之间的比较仍有待具体检验。**

◆ 化疗能给传统分割放疗带来益处吗？

Adelstein, H&N Intergroup (JCO 2003, PMID 12506176)： 1992—1999 年计划对 362 例Ⅲ~Ⅳ期无法切除的鳞状细胞癌（除鼻窦、鼻咽或涎腺外的所有部位）患者中的 271 例进行临床试验，随机接受以下治疗：①单纯放疗（70 Gy/35 fx）；②顺铂与放疗（100 mg/m²，第 1、4 和 7 周）；③分段放化疗（顺铂 75 mg/m²，5-FU 1000 mg/m²，每 4 周一次，第一疗程 30 Gy/15 fx，随后进行手术评估，如果 CR 或无法切除，则再进行 30~40 Gy 的第三程化疗）。试验因进展缓慢而提前结束；放化疗（B 组）的 3 年

OS 优于 A 组或 C 组；B 组 89% 的患者出现 3~5 级不良反应（表 11.7）。结论：**在传统的分割放疗中加入高剂量顺铂可改善总生存率。**

表 11.7　头颈互助组的结果（%）

组别	完全缓解（CR）	3 年 OS	3~5 级不良反应
A 组：放疗	27.4	23	52
B 组：放化疗	40.2	37*	89*
C 组：分段放化疗	49.4*	27	77*

注：* 与 A 组相比，差异有统计学意义。

Calais, GORTEC 94-01 (JNCI 1999, PMID 10601378; Denis JCO 2004 PMID 14657228)： 对 226 例 Ⅲ~Ⅳ 期口咽部 SCC 患者进行临床试验，随机分配到单纯放疗（70 Gy/35 fx）加或不加 3 周期同期卡铂和 5-FU 化疗。结果显示，总生存（22% *vs.* 16%）、无病生存（27% *vs.* 15%）和局部控制（48% *vs.* 25%）均有显著改善。30% 与 56% 的患者出现 3 级或 3 级以上的晚期不良反应（$P=0.12$）。结论：**化疗可提高生存率，且不会增加晚期不良反应。**

◆ **化疗是否会增加超分割放疗的效果？**

虽然超分割放疗较传统分割放疗更有优势，但化疗仍然有获益。

Brizel, Duke (NEJM 1998, PMID 9632446)： 对 116 例头颈 $T_{3~4}N_{0~3}$ 头颈部鳞状细胞癌（和 T_2N_0 舌根癌）患者进行随访研究，治疗剂量为 75 Gy/60 fx BID，并随机分配到无同期治疗或同期顺铂（60 mg/m²）和 5-FU（600 mg/m²）治疗，第 1 周和第 6 周。在 41 个月的中位随访期，化疗组的 3 年总生存为 55%，而超分割组为 34%（$P=0.07$）。局部控制也有所改善（44% *vs.* 70%，$P=0.01$）。两组不良反应相似。结论：**在不良反应相似的情况下，化疗可增加超分割放疗的效果。**

Bourhis, GORTEC 99-02 (Lancet Oncol 2012, PMID 22261362)： 对 Ⅲ~Ⅳ 期的头颈部鳞状细胞癌患者进行三臂临床研究，随机分为标准放化疗（70 Gy/35 fx，卡铂和 5-FU）、加速放化疗 70 Gy，6 周，卡铂和 5-FU）或单纯极加速放疗（64.8 Gy/36 fx，每天 2 次，3.5 周内完成）。就无进展生存而言，标准放化疗和加速放化疗相似（$P=0.88$）。与极加速放疗相比，常规放化疗可改善无进展生存（$P=0.04$）。结论：**单纯加速放疗不能完全弥补化疗的缺失。**

◆ **超分割放疗是否较放化疗更有效？**

这个问题与前一个问题相反，GORTEC 99-02 已经部分解决了这个问题，RTOG 也解决了这个问题（尽管这不是 RTOG 0129 最重要的发现，见后面的 HPV 部分）。

Nguyen-Tan, RTOG 0129 (JCO 2014, PMID 25366680)： 对 721 例口腔、口咽、喉或下咽鳞状细胞癌患者进行临床试验，治疗时间为 6 周，治疗剂量为 70 Gy/35 fx 或 72 Gy/42 fx，并采用同步推量计划（参见之前的 RTOG 9003）。两组均接受顺铂 100 mg/m²，每 3 周一次（加速组 2 个周期，标准组 3 个周期）。中位随访 7.9 年后，在任何终点（OS、PFS、LRC 或 DM）上均未观察到差异。结论：**在同期化疗情况下，**

加速放疗无获益。

◆ **放化疗试验的总结是什么？**

Pignon, MACH-NC Meta-analysis (Lancet 2000, PMID 10768432; Update Pignon Radiother Oncol 2009, PMID 19446902; By Disease Site: Blanchard Radiother Oncol 2011, PMID 21684027)： 对 93 项试验 17 000 多例患者进行的患者水平荟萃分析表明，加用化疗后，5 年的总生存获益率为 4.5%。同期放化疗的绝对获益率为 5 年 6.5%（SS）；诱导化疗 5 年 2.4%（NS）。70 岁以上的患者在总生存方面无获益。同期化疗和诱导化疗均可改善远期控制（*HR*：0.73 和 0.88，*P*=0.0001 和 0.04，但相互比较无差异）。

◆ **与单纯放疗相比，西妥昔单抗是否有益？**

西妥昔单抗是一种表皮生长因子受体（EGFR）抑制剂，对头颈部肿瘤有效，与单纯放疗相比，可改善患者的总生存。

Bonner (NEJM 2006, PMID 16467544; Update Lancet Oncol 2010, PMID 19897418)： 1999—2002 年对 424 例Ⅲ~Ⅳ期口咽、下咽或喉鳞状细胞癌患者进行临床试验，随机接受单纯放疗（允许 3 种治疗方案：每日、每日 2 次和同步推量）或放疗加西妥昔单抗治疗（放疗前 1 周给予 400 mg/m² 负荷剂量，放疗期间每周给予 250 mg/m²）。主要终点为局部控制。西妥昔单抗改善了疾病控制和总生存（中位生存 29 个月 *vs.* 49 个月，*P*=0.03）。除输液反应和痤疮样皮疹外，不良反应无差异。随后的分析表明，西妥昔单抗与 HPV 状态无相互作用[26]。与无皮疹患者相比，出现 2 级或以上痤疮样皮疹的西妥昔单抗患者的生存率有所提高。结论：与单纯放疗相比，西妥昔单抗可改善总生存。

◆ **西妥昔单抗与顺铂联用是否能提高生存率？**

Ang, RTOG 0522 (JCO 2014, PMID 25154822)： 对 891 例Ⅲ~Ⅳ期头颈部肿瘤患者进行临床试验，随机给予顺铂加或不加西妥昔单抗的放疗。加入西妥昔单抗并未改善总生存、无病生存、局部控制或远处转移，但增加了不良反应。表皮生长因子受体表达不能预测结果。结论：**在顺铂基础上加用西妥昔单抗无获益。**

◆ **同步西妥昔单抗是否与同步顺铂疗效相当且不良反应更低？**

据推测，同步西妥昔单抗可能会带来与顺铂相似的肿瘤治疗效果，但不良反应会降低。3 项Ⅲ期随机对照临床试验直接比较 HPV 阳性口咽癌患者放疗同步西妥昔单抗与同步顺铂的效果；每项结果均显示，西妥昔单抗降低了患者的生存率，但不良反应并未显著减少。

Gillison, RTOG 1016 (Lancet 2019, PMID 30449625)： HPV 阳性口咽癌（AJCC 第 7 版：$T_{1~2}$、$N_{2a~3}$ 或 $T_{3~4}$、$N_{0~3}$）的研究，采用加速 IMRT（70 Gy/35 fx，6 fx/周），同步使用顺铂（100 mg/m²，第 1 天和第 22 天）或西妥昔单抗治疗。主要终点指标为总生存。在 805 例中位随访期 4.5 年的患者中，西妥昔单抗的总生存并不劣于顺铂（*HR*：1.45，*P*=0.5）。此外，西妥昔单抗与明显较差的总生存、无进展生存和局部区域无失败相关，但与远处转移无关；5 年总生存率顺铂为 84.6%，西妥昔单抗为 77.9%（*P*=0.016）；5 年局部区域失败率顺铂为 9.9%，西妥昔单抗为 17.3%（*P*=0.0005）。中重度急性和晚期不良反应相似。结论：**对于 HPV 阳性口咽癌，与同步顺铂相比，同步西妥昔单抗的总生存降低，但不良反应并未显著减少。**

Mehanna, De-ESCALATE (Lancet 2019, PMID 30449623)：HPV 阳性低危（p16+ 且吸烟少于 10 年）口咽癌患者接受放疗（70 Gy/35 fx）治疗，同步顺铂（100 mg/m²，第 1、22 和 43 天）或西妥昔单抗。主要终点为 2 年总体 3~5 级不良反应。在 334 例患者中，不良反应无显著差异（$P=0.98$）；西妥昔单抗与顺铂相比，2 年总生存更差（89.4% *vs.* 97.5%；$P=0.001$），2 年复发率也更高（16.1% *vs.* 6%，$P=0.0007$）。据估计，给予西妥昔单抗而非顺铂治疗，每 12 例患者中就有 1 例在 2 年后死亡。结论：与顺铂相比，同步西妥昔单抗治疗低危 HPV 阳性口咽癌并不能减少不良反应，反而会降低患者的总生存期和疾病控制率。

Gebre-Medhin, ARTSCAN Ⅲ (JCO 2021, PMID 33052757)：瑞典对 291 例患者进行临床试验，其中约 15% 为非口咽癌，10% 为 p16 阴性。随机分为每周顺铂 40 mg/m² 与西妥昔单抗。对 cT$_{3\text{-}4}$ 肿瘤进行第二次随机化，接受 68 Gy 或 73.1 Gy。因西妥昔单抗效果不佳而提前终止；3 年总生存率顺铂为 88%，西妥昔单抗为 78%（$P=0.086$）。西妥昔单抗组的局部区域控制和无事件生存较差，远处转移无差异。剂量提高到 73.1 Gy 并无明显益处。结论：西妥昔单抗明显劣于顺铂。

◆ **诱导化疗能否通过降低远处转移率来提高生存率？**

这一问题已被广泛研究，但仍存在争议。总之，TPF 是首选的诱导方案，但与同期放化疗相比，诱导化疗的优越性尚未得到证实。

Vermorken, TAX 323 (NEJM 2007, PMID 17960012)：将 358 例Ⅲ~Ⅳ期头颈肿瘤患者随机分为 4 个周期顺铂 /5-FU（PF）诱导化疗加或不加多西他赛（TPF），随后进行放疗。TPF 显示了总生存获益（中位生存期 14.5 个月 *vs.* 18.8 个月）。结论：**TPF 是诱导化疗的首选方案。**

Posner, TAX 324 (NEJM 2007, PMID 17960013; Update Lorch Lancet Oncol 2011, PMID 21233014)：将 501 例Ⅲ~Ⅳ期头颈治疗患者随机分为 3 个周期顺铂 /5-FU 诱导化疗（PF）加或不加多西他赛（TPF），随后放疗即同期卡铂化疗。最新结果继续显示出生存获益（中位生存期为 34.8 个月 *vs.* 70.6 个月）。结论：**TPF 是诱导化疗的首选方案。**

Haddad, PARADIGM (Lancet Oncol 2013, PMID 23414589)：对 T$_{3\text{-}4}$ 或 N$_{2\text{-}3}$ 鳞状细胞癌患者进行临床试验，比较 3 周期 TPF 化疗后，放疗联合多西他赛或卡铂化疗与放疗联合 2 周期顺铂 100 mg/m² 化疗。试验招募 145 例患者后提前结束。在总生存或无进展生存方面未观察到差异。诱导化疗患者出现发热性中性粒细胞减少症的情况较多。结论：**与同步顺铂相比，诱导化疗无明显益处。**

Cohen, DeCIDE (JCO 2014, PMID 25049329)：N$_{2\text{-}3}$ 头颈肿瘤患者接受同步化疗（多西他赛、5-FU 和羟基脲）或 2 周期 TPF 诱导化疗后进行相同的同步放化疗。放疗剂量为 74~75 Gy，每日两次。试验因招募缓慢而提前结束，共纳入 285 例患者。中位随访期为 30 个月。总生存、无复发生存及无远处失败生存均无差异。结论：**N$_{2\text{-}3}$ 患者不常规推荐使用 TPF 治疗。**

◆ **哪些扁桃体肿瘤可通过单侧颈部放疗？**

奥沙利文（O'Sullivan）发表的经典系列文章认为，单侧放疗对于 ≤ 1 cm 的软腭或舌根浅表侵犯的 T$_{1\text{-}2}$N$_0$ 偏侧扁桃体肿瘤较为安全。随后的系列研究将适应证扩大到局限于一侧的淋巴结阳性患者，但争议较大[27-29]。现代试验（NRG HN-002）建议，cT$_{1\text{-}3}$ 扁桃体肿瘤、局限于一侧（< 1 cm 软腭、舌根受侵）

且淋巴结病变极少（N_{0-2a}，无淋巴结包膜外侵犯）的患者可选择单侧放疗，而局限于Ⅱ区且无淋巴结包膜外侵犯的 N_{2b} 患者可选择单侧放疗。有关这一主题的指南已经明确[30]。

O'Sullivan, PMH (IJROBP 2001, PMID 11567806)：对 1970—1991 年间接受单侧放疗治疗的 228 例扁桃体区肿瘤患者进行研究，其中 84% 为 T_{1-2}，58% 为 N_0。对侧失败的粗略比率为 3.5%：T_1 为 0%（0/67），T_2 为 1.5%（2/118），T_3 为 10%（3/30），T_4 为 0%（0/7）。如果累及软腭内侧 1/3 或舌根，则风险 > 10%。结论：对于距中线 > 1 cm 的扁桃体癌，单侧放疗较为安全。病变扩展到舌根被认为是同侧放疗的相对禁忌证。

Huang, PMH (IJROBP 2017, PMID 28258895)：379 例患者接受单侧放疗。1999—2014 年间接受治疗的 $T_{1-2}N_{0-2b}$ 扁桃体癌，按 HPV 状态分层。中位随访期为 5.03 年。HPV 阳性及 HPV 阴性患者的区域控制率无统计学差异。总体而言，5 年对侧颈部失败率为 2%。结论：无论肿瘤的 **HPV** 状态如何，对选定的 $T_{1-2}N_{0-2b}$ 扁桃体患者进行同侧放疗均可获得良好的疗效。在考虑同侧放疗时，软腭或舌根表层受累 ≤ 1 cm 较为安全，但如果怀疑有更深的侵犯，则应谨慎处理。

◆ 何时需要照射ⅠB区和Ⅴ区？

通过现代影像学检查，对于 T_{1-2} 口咽癌，如果未发现ⅠB 和Ⅴ区受累，则避免照射相对安全。

Sanguineti, Johns Hopkins (IJROBP 2009, PMID 19131181)：103 例 T_{1-2}、临床淋巴结阳性的口咽癌患者通过 CT 图像进行分期，并接受初次颈部切除术。总体而言，如果 CT 为阴性，ⅠB、Ⅳ和Ⅴ区受累的比例分别为 3%、6% 和 1%。无论Ⅱ至Ⅳ区的病理受累情况如何，ⅠB 和Ⅴ区受累均 < 4%。如果Ⅲ区未受累，Ⅳ层的受累率为 5%，但如果Ⅲ区受累，则为 11%。结论：ⅠB 和Ⅴ区的受累风险较低，可在 cT_{1-2} 口咽癌中免受照射。

Sanguineti, Johns Hopkins (Acta Oncol 2014, PMID 24274389)：对 1998—2010 年接受同侧颈部切除术的 91 例 HPV 阳性口咽癌和临床颈部淋巴结阳性患者进行分析，并对病理进行回顾分析，以确定每个颈部层面亚临床疾病的风险（在 CT 上不明显）。ⅠB 和Ⅴ区亚临床疾病的风险均 < 5%，而Ⅳ级亚临床疾病的风险为 6.5%（95%*CI*：3.1~9.9）。如果除ⅠB 区外还有 2 个以上同侧区域受累，则ⅠB 区亚临床受累的风险 > 5%。Ⅲ区未受累时，Ⅳ区的隐匿性疾病风险 < 5%。Ⅴ区的事件数量较少，无法对受累的预测因素进行分析。结论：如果累及 **2** 个以上其他区域，应考虑对ⅠB 区进行选择性放疗。当Ⅲ区阴性时，Ⅳ区可以避免照射。

◆ 美国采用 IMRT 治疗 OPC 的前瞻性数据有哪些？

尽管 IMRT 目前已成为治疗头颈癌症的标准方法，但 RTOG 0022 是为数不多的在合作组环境下调查安全性和有效性的前瞻性试验之一。该试验还证明，单纯放疗治疗 $T_{1-2}N_{0-1}$ 口咽癌的疗效良好。

Eisbruch, RTOG 0022 (IJROBP 2010, PMID 19540060)：最初的 RTOG 多机构试验证明了 IMRT 的安全性和有效性。对 69 例 $T_{1-2}N_{0-1}$ 口咽癌进行前瞻性Ⅱ期试验，将单纯放疗治疗改为 IMRT 66 Gy/30 fx；2 年 LRF 为 9%。有重大偏差的患者 LRF 增加：2/4 的患者有偏差（50%），3/49 的患者无偏差（6%，$P = 0.04$）。结论：**IMRT 是可行的，具有较少的急性和迟发性不良反应。IMRT 的质量对于避免 LRF 非常重要。**

◆ **TORS 的预期结果是什么？谁是理想候选者？**

TORS（和 TLM）改变了与口咽癌手术切除相关的发病率。2009 年，美国食品与药物管理局（FDA）批准 DaVinci 机器人用于 T_{1-2} OPC 的切除术，NCCN 指南也允许将 TORS 作为特定患者的选择[10]。多个机构的系列研究已经证实了 TORS 的安全性和有效性[31-38]。目前，TORS 仍然取决于机构和外科医生，比较数据仅限于 QOL，如下面的 ORATOR 试验。

Nichols, ORATOR (Lancet Oncol 2019, PMID 31416685)：对 68 例 $T_{1-2}N_{0-2}$（< 4 cm）口咽癌 SCC 患者进行多中心 II 期临床试验，比较 TORS+ 颈部 LND 与放疗（70 Gy/35 fx）。如果是 N_{1-2}，则在放疗的基础上加用 CHT；根据病理结果，在 TORS 的基础上加用 60 Gy/30 fx 的 PORT（边缘 < 2 mm、$pT_{3/4}$、N+、LVSI）或 64 Gy/30 fx 的 CRT，同时加用 CHT（边缘阳性或 ECE）。主要终点是 1 年后与吞咽相关的 QOL，采用 MDADI 评分，检测 TORS 组与放疗组相比是否有"有临床意义"的改善。尽管接受放疗的患者在吞咽相关 QOL 评分方面有显著的统计学改善，但 TORS 组与放疗组 1 年后的 MDADI 评分均未达到有临床意义的阈值。在 TORS 患者中，47% 接受 PORT，24% 接受辅助 CRT 治疗。RT 组放疗患者的听力损失、耳鸣和中性粒细胞减少症更严重，而 TORS 组患者的肢体瘫痪更严重。TORS 术后有 1 例因出血而死亡的记录。**结论：与接受 TORS 治疗的患者相比，接受 RT 治疗的患者在吞咽功能方面并未发生有临床意义的变化。患者在考虑选择时，应讨论 TORS 和放疗 /CRT 的不良反应。**

◆ **HPV 阳性肿瘤与 HPV 阴性肿瘤的表现是否不同？**

目前，HPV+ 口咽癌已被列为一种独特的疾病。

Ang, RTOG 0129 (NEJM 2010, PMID 20530316)：RTOG 0129（见前文 Nguyen-Tan 2014）的回顾性分析调查 HPV 的作用。HPV 状态通过 FISH 检测 HPV DNA 和 IHC 检测 p16 来确定；64% 的患者肿瘤为 HPV 阳性，这些患者的 3 年 OS 明显改善（82% *vs.* 57%，$P < 0.001$）；HPV+ 肿瘤患者的 3 年局部复发率低于 HPV- 肿瘤患者（13.6% *vs.* 35.1%，$P < 0.001$）。吸烟和淋巴结分期对预后有影响。根据 HPV 状态、吸烟、T 期和 N 期将患者分为 3 类：低风险（HPV 阳性且吸烟 ≤ 10 包年或 HPV 阳性、> 10 包年且 N_{0-2a}）、中风险（HPV 阳性、> 10 包年且 N_{2b-3} 或 HPV 阴性、≤ 10 包年且 T_{2-3}）或高风险（HPV 阴性、≤ 10 包年且 T_4 或 > 10 包年）。**结论：该试验确定了 HPV 状态对口咽患者预后的影响。**

Fakhry, RTOG 2nd Analysis (JCO 2014, PMID 24958820)：对 RTOG 0129 和 0522 进行第二次分析，包括初治后复发的局部晚期口咽 SCC 患者（206 例 HPV+，117 例 HPV-）。调查 HPV 状态对疾病进展后生存期的影响。p16+ 患者的中位疾病进展时间为 8.2 个月，p16- 患者的中位疾病进展时间为 7.3 个月（NS）；55% 的患者只有 LRR，40% 的患者只有 DM，5% 的患者两者都有。p16+ 患者与 p16- 患者相比，疾病进展后的 OS 明显改善（2.6 年 *vs.* 0.8 年）。挽救性手术降低了疾病进展后的死亡风险。**结论：根据 p16 状态，失败模式并无差异（疾病进展时间和受累部位相似），但 p16+ 患者首次复发后的生存率有所提高。**

O'Sullivan, PMH (JCO 2013, PMID 23295795)：505 例 OPC 患者的 RR 结果显示，382 例 HPV 阳性。虽然 HPV+ 患者的 OS、LC（94% *vs.* 80%）和区域控制率（95% *vs.* 82%）有所改善，但远处控制率相似（90% *vs.* 86%）。远期控制率 RPA 将患者分为 4 个等级：HPV+ 低危（N_{0-2c} 和 T_{1-3}）或高危（N_{0-2c}

和 T_4 或 N_3）和 HPV- 低危（N_{0-2c} 和 T_{1-2}）或高危（N_{0-2c} 和 T_{3-4} 或 N_3）。对于 HPV+ 低危（N_{2b-2c}）患者，CHT 似乎能减少远处转移。结论：远处转移风险较低（$T_{1-3}N_{0-2a}$）的 **HPV+ 患者可选择去强化治疗**。

◆ **是否有机会为 HPV+ 患者降低治疗强度？**

迄今为止，还没有确定标准的治疗方案，但目前正在进行多项试验，研究针对低危 HPV 阳性患者的去强化治疗。鉴于前 3 项西妥昔单抗试验的结果较差，在获得Ⅲ期数据之前，应为按方案治疗的患者保留去强化治疗。

Chera, UNC/UF/Rex Trial (JCO 2019, PMID 31411949)： $T_{0-3}N_{0-2c}$、≤ 10 包年或 10~30 包年但戒烟超过 5 年的 HPV 阳性患者的前瞻性Ⅱ期试验。这是以 pCR 为终点的最初Ⅱ期试验的 FU 试验 [39]；在本研究中，主要终点是 2 年的 PFS 和 PET/CT 引导的手术。患者接受 60 Gy/30 fx 每周顺铂 30 mg/m² 治疗（$cT_{0-2}N_{0-1}$ 患者不接受化疗治疗）。结果：114 例入选，MFU 为 31.8 个月。初治时 PET 的临床 CR 率为 93%；6 例经观察无复发，2 例活检，1 例持续存在并死亡。2 年的 PFS 为 86%，LRC 为 95%，DMFS 为 91%。结论：**对低风险 HPV 阳性患者而言，去强化治疗可能较为安全**。进一步的试验正在进行中。

Marur, ECOG 1308 (JCO 2017, PMID 28029303)： 由 80 例患者参加Ⅱ期试验，评估诱导 CHT 化疗的 cCR 是否能筛选出 HPV+OPC 患者，让他们接受减量强化治疗，以避免晚期后遗症。入选标准：Ⅲ~Ⅳ期；$T_{1-3}N_{0-2b}$ OPC；p16+ 或 HPV+；吸烟史 ≤ 10 包年。接受 3 个周期的顺铂、紫杉醇和西妥昔单抗诱导 CHT 治疗。如果原发部位出现 cCR，则继续接受 54 Gy 的 IMRT，每周使用西妥昔单抗。如果原发部位或淋巴结出现 PR，患者将继续在受累部位接受 69.3 Gy 放射治疗和西妥昔单抗治疗。主要终点为 2 年的 PFS；70% 的患者原发部位出现 cCR，接受低剂量治疗；这些患者的 2 年 PFS 为 80%。12 个月时，接受 RT ≤ 54 Gy 治疗的患者吞咽固体食物困难（40% *vs.* 89%，$P=0.011$）或营养受损（10% *vs.* 44%，$P=0.025$）较少；低剂量治疗组的 9 例复发中有 8 例为局部复发。结论：**对于诱导 CHT 有反应的患者，减少剂量的 IMRT 联合西妥昔单抗治疗 HPV 相关患者可能会改善吞咽和营养状况**。

Chen, UCLA (Lancet Oncol 2017, PMID 28434660)： 单臂Ⅰ期试验，活检证实的Ⅲ~Ⅳ期（AJCC 第 7 版）HPV+OPC 患者接受卡铂/紫杉醇 ×2 周期治疗。CR 或 PR 接受 54 Gy/27 fx，PR 以下接受 60 Gy/30 fx，均与紫杉醇同期进行。主要终点为 PFS；45 例患者，MFU 30 个月；3 例 LRF，1 例 DM；2 年 PFS 92%（95%CI：77~97）；39% 出现 3 级不良反应（主要是在诱导 CHT 期间）；3 个月时 2% 的患者依赖鼻饲管，6 个月时为 0%。结论：**减量放化疗与高 PFS 相关**。

Yom, NRG HN002 (JCO 2021, PMID 33507809)： 对 306 例吸烟史 < 10 包年的 $T_{1-2}N_{1-2b}$ 或 T_3N_{0-2b}（AJCC 第 7 版）OPC 患者进行Ⅱ期前瞻性随机试验，随机分配到 60 Gy/30 fx+ 每周顺铂（IMRT+C）与适度加速 IMRT 60 Gy/30 fx，每周 6 fx 的单独治疗。以 MDADI 为主要终点，检测可接受的预设 2 年 PFS > 85%，且 1 年后吞咽质量和生活质量不下降。MFU 2.6 年后，IMRT+C 的 2 年 PFS 为 90.5%（84.5~94.7，$P=0.04$），达到了预先指定的 PFS 终点，而 IMRT 单独治疗组的 2 年 PFS 为 87.6%（81.1~92.5，$P=0.228$），未达到预先指定的 PFS 终点。两组均通过了 MDADI 吞咽困难阈值。黏膜

炎发生率相似，但 IMRT+C 组急性吞咽困难和血液学不良反应发生率更高。迟发性不良反应和 2 年 OS 无差异。结论：采用 **60 Gy/30 fx** 和每周顺铂对 **HPV+OPC** 进行减量化放疗，值得与 **70 Gy** 进行Ⅲ期比较。目前，**NRG HN-005** 正在进行这一比较。

第十二章　口腔癌

Kailin Yang, Bindu V. Manyam, Neil M. Woody　**著**

李庆文、李志琴　**译**

丁　轶、官　键　**校**

林　勤　**审**

> **概述：** 与口咽部鳞状细胞癌不同，人乳头瘤病毒（HPV）感染与口腔鳞状细胞癌（OC-SCC）无关。口腔癌的主要治疗方法通常是手术切除，选择性颈部清扫术（ⅠB~Ⅲ级，其他与原发部位位置和分期有关），随后进行风险适应性的术后放疗，还可以同时进行化学治疗。早期病变（特别是唇部）可以使用近距离放射治疗。浸润深度（depth of invasion，DOI）对于口腔癌的决策非常重要。

流行病学： 2020 年在美国估计有 3.5 万例口腔癌新发病例和 7000 例死亡病例，占所有头颈部恶性肿瘤的 30%。男女比例约为 3:2[1]。在美国，口腔癌最常见的部位是唇部和舌头。国际上的发病率明显较高（南亚地区增加 20 倍）[2]。

危险因素： 吸烟和饮酒是导致口腔鳞状细胞癌（OC-SCC）的主要危险因素。其他危险因素包括咀嚼烟草、口腔卫生差、牙周疾病、不合适的假牙引起的慢性刺激、槟榔果、长期暴露在阳光下（唇癌），以及免疫抑制（HIV 或实体器官移植）。与咽喉癌不同，除非靠近环形乳头，大多数 OC-SCC 均为 HPV 阴性[3]。与 OC-SCC 相关的遗传综合征包括范可尼贫血和角化不良症[4,5]。

解剖学： 口腔边界：前缘：皮肤与唇朱缘交界处；后缘：硬腭与软腭交界处；后下缘：舌周乳头；外缘：扁桃体前柱、颊黏膜（口腔解剖学定义见表 12.1）。颈部淋巴结定义可参考图谱[6]。

病理学： 鳞状细胞癌（SCC）占口腔癌 95%[7]。较少见的组织学类型包括小唾液腺癌、黏膜黑色素瘤、淋巴瘤和肉瘤。基底细胞癌可发生在唇红线处。口腔常规检查不建议进行 HPV 检测，p16 在口腔并非特异于 HPV 感染。

基因： p53、CDKN2A 的突变、Rb 功能丧失以及 EGFR 的过度表达与更差的预后相关[4,5]。二代测序技术已经确定与其他 HPV 阴性头颈肿瘤基因上有明显不同的口腔肿瘤亚型[8]。

表 12.1　口腔解剖定义

位置	关键标志	引流模式
唇黏膜	由上唇粉红区和下唇粉红区构成 上唇由眶下神经（V2）支配，下唇由颏神经（V3）支配	ⅠA（下唇），ⅠB，Ⅱ，Ⅲ，面部淋巴管（上唇）
口腔黏膜	脸颊内侧和嘴唇黏膜与牙槽嵴和翼颌剑突黏膜的连接处	ⅠB，Ⅱ~Ⅳ
牙槽嵴	上颌（上颌骨）和下颌（下颌骨）的牙槽突上覆盖的黏膜。上颌牙槽嵴的后缘是腭翼腭弓，下颌牙槽嵴的后缘是下颌骨升支	ⅠB，Ⅱ~Ⅳ
磨牙后三角	下颌升支上覆的黏膜，从最后一颗白齿的后表面到上颌骨的上颌骨结节	ⅠB，Ⅱ~Ⅳ
口底	覆盖在舌肌和舌下肌上的黏膜，从下齿槽嵴的内表面延伸到舌背表面	ⅠA，ⅠB，Ⅱ~Ⅳ
硬腭	从上齿槽嵴内表面延伸至上颌骨腭骨后缘的黏膜	Ⅱ~Ⅳ
舌体前部（舌头的前 2/3 部分）	舌的移动部分，从舌周缘的舌乳头到舌背表面的口底交界处。在口底交界处的舌背表面。感觉来自舌神经（V3），味觉来自鼓索（CN Ⅶ），运动功能来自舌下神经（CN Ⅻ）	三条引流途径： 舌尖 - 颏下淋巴结 舌侧 - ⅠB 舌内侧 - 颈深层淋巴结Ⅱ~Ⅳ组 15% 的淋巴液排至Ⅲ~Ⅳ区，跳过Ⅱ区

筛查：在美国无有效的口腔癌常规筛查项目。一项对 4611 例 40 岁以上的吸烟者进行的研究采用口腔黏膜系统检查，发现超过 70% 的患者有异常，但只有 3% 的患者被诊断为癌症[9]。印度的一项研究表明，通过体格检查进行筛查可以相对降低 27% 的口腔癌死亡风险，并确定了具有最高风险的患者子集，这些患者可以获得最大的绝对益处[10]。

临床表现：症状包括疼痛、溃疡不愈合、出血、吞咽困难、假牙不合适和口臭。晚期病变可表现为面部麻木、伸舌困难和牙关紧闭。检查时，可表现为口腔内可见或可触及肿块或溃疡，或可触及颈部肿大的淋巴结。

病情检查：包括对肿瘤、大小和位置进行视诊、触诊肿瘤边界、颅神经检查以及颈部淋巴结检查。检查应包括灵活的鼻咽喉镜检查以排除第二原发性肿瘤。口腔评估对于确定是否需要拔牙和评估放射性骨坏死的风险非常重要。应根据需要进行语言和营养评估。

1. 影像学：颈部增强 CT。PET/CT 对口腔的解读具有挑战性，但对淋巴结和远处分期仍有帮助。为防止周围神经扩散，可进行 MRI 检查。

2. 组织活检：在安全的情况下，诊室内活检较为常见，但可能需要在麻醉下活检。

预后因素：年龄、吸烟、肿瘤位置、分期（表 12.2）、病理特征（组织学分级、浸润深度（DOI）、神经侵犯（PNI）、切缘状态、淋巴结数量和大小、包膜外侵犯）与预后相关。已有研究表明，淋巴结受累是口腔鳞癌最重要的预后因素[11]。一项研究证实，口腔舌部与口腔其他部位相比，局部复发率、远处转移率更高，生存期较短，而其他研究则表明预后无显著差异[12,13]。

自然史：在发展为浸润性癌症前，往往会出现癌前变化（称为"白斑"）。在 10 年内，白斑发展为浸润性癌症的风险为 1%~20%[14]。Ⅰ~Ⅱ期口腔鳞癌患者的 5 年全因生存率（OS）约为 83%，而Ⅲ~Ⅳa 期患者的 5 年 OS 为 55%[15,16]。与头颈部其他部位相比，口腔鳞状细胞癌在标准治疗后具有更高的局部复发率，其中最常见的远处转移部位是肺和骨骼。

表 12.2　AJCC 第 8 版（2017 年）：口腔癌分期

T/M		N cN₀	cN₁	cN₂ₐ	cN₂ᵦ	cN₂꜀	cN₃ₐ	cN₃ᵦ
T₁	• ≤ 2 cm • DOI ≤ 5 mm	I	III		IVA			
T₂	• ≤ 2 cm 和 DOI（5.1~10 mm） • 2.1~4 cm 和 DOI ≤ 10 mm	II						
T₃	• > 4 cm • DOI > 10 mm							
T₄ₐ 唇	• 侵袭 [1]							
T₄ₐ 口腔	• 侵袭 [2]							
T₄ᵦ 口腔	• 侵袭 [3]			IVB				
M₁	• 远处转移			IVC				

注：侵袭 [1]＝侵入皮质骨或累及下牙槽神经、口底或面部皮肤。侵袭 [2]＝侵入皮质骨或下颌骨/上颌骨、上颌窦或面部皮肤。侵袭 [3]＝侵入咀嚼肌间隙、翼管板或颅底和（或）包裹颈内动脉。

cN₁，单个同侧淋巴结（≤ 3 cm）且无淋巴结外侵犯（ENE）；cN₂ₐ，单个同侧 LN（3.1~6 cm）且 ENE-；cN₂ᵦ，多个同侧淋巴结（≤ 6 cm）且 ENE-；cN₂꜀，双侧或对侧淋巴结（≤ 6 cm）且 ENE-；cN₃ₐ，淋巴结（> 6 cm）且 ENE-；cN₃ᵦ，临床上明显的淋巴结外侵犯（ENE）。pN₁，单个淋巴结（≤ 3 cm）且 ENE-；pN₂ₐ，单个同侧或对侧淋巴结（≤ 3 cm）且 ENE+，或单个同侧淋巴结（3.1~6 cm）且 ENE-；pN₂ᵦ，多个同侧淋巴结（≤ 6 cm）且 ENE-；pN₂꜀，双侧或对侧淋巴结（≤ 6 cm）且 ENE-；pN₃ₐ，淋巴结（> 6 cm）且 ENE-；pN₃ᵦ，淋巴结（> 3 cm）且 ENE+，或多个淋巴结均 +ENE，或单个对侧淋巴结且 ENE+。

治疗模式

1. 手术：初始手术切除是标准治疗方法。前期手术与放疗对比的随机临床试验表明，单纯放疗的 OS 明显更差[17,18]。实现阴性手术切缘至关重要，若可行，首选重复切除阳性切缘。近切缘历来被定义为 5 mm 以内；然而，回顾性研究表明，切缘≤ 2.2 mm 的患者无局部复发生存率明显更高，因此，建议对近端切缘进行新的定义，以便对局部复发患者进行分层[19]。

早期的 OC-SCC 可在不明显影响功能或导致外观缺陷的情况下被切除，但局部晚期疾病的半舌切除术、上颌骨切除术和下颌骨切开术会导致明显的言语和吞咽功能障碍，但可通过重建手术进行处理。可采用标准的经口或开放式方法，经口激光或机器人微创手术在该情况下尚未显示出相对优势[20]。

对于 T₁ 唇部、上颌齿槽及硬腭癌，由于转移的风险较低，可以省略淋巴结清扫。对于 T₁ 或 T₂ 口腔舌癌，对于所有 DOI ≥ 2 mm 的肿瘤，通常建议进行 I~IV 区的预防性淋巴结清扫。最近的 Senti-MERORL 试验证明，在可手术的 $T_{1~2}N_0$ 患者中，SLNB 与 LND 具有相同的肿瘤学疗效[21]。临床颈部淋巴结阴性的下颌骨嵴、口腔底部、颊部和磨牙后三角区肿瘤应进行 I~III 级淋巴结清扫，因为隐匿性淋巴结转移的发生率较高。原发肿瘤靠近或涉及正中线的患者应接受双侧颈部淋巴结清扫。

2. 化疗：两项前瞻性随机临床试验的综合分析表明，在有颈外侵犯和阳性切缘的患者中，术后放疗时加入同步化疗可显著改善局部控制率（LRC）、无疾病生存期（DFS）和 OS 的效益（详见第十七章）[22]。两项治疗试验研究术前化疗的作用，使用顺铂 +5- 氟尿嘧啶或多西他赛 + 顺铂 +5- 氟尿嘧啶（TPF）作为术前化疗，并不能有效改善 OS[23,24]。

3. 放疗

（1）**适应证**：典型适应证包括 $pT_{3~4a}$、$pN_{2~3}$ 和 $pT_{1~2}N_{0~1}$ 以及以下一项或多项：神经侵犯（PNI）、淋巴管侵犯（LVSI）、切缘 < 5 mm 或具有 ≥ 5 mm 的 DOI 的 T_2 口腔癌（根据 Ganly 的数据可以考虑 4 mm）[25]。可以使用 MSKCC 和 PMH 的评分系统来评估术后放疗（PORT）的潜在好处[26,27]。术后放疗（PORT）应在术后 4~6 周开始。对于病理学上颈部淋巴结阴性的患者，可以不进行术后放疗（PORT），因为其具有良好的控制率[28]。对于非手术患者，根据芝加哥大学的经验，采用放化疗是可行且有效的方法[29]。

（2）**口内锥形放疗**：为口腔底部小肿瘤（< 3 cm）的经典治疗技术，能够保护唾液腺功能并降低放射性骨坏死的风险。口腔内锥形放疗使用 100~250 kVp X 线或 6 MeV 的电子束，局部控制率约为 85%[30]。

（3）**近距离放射治疗**：可以使用组织内植入治疗口腔舌、口腔底部或颊黏膜的肿瘤，可以单独应用或与外部放疗（EBRT）联合使用。使用的同位素包括 ^{192}Ir、^{226}Ra、^{137}Cs、^{198}Au 和 ^{182}Ta。对于肿瘤厚度 < 1 cm 的情况，单平面植入足够；否则，可采用双平面或体积型植入。表面模具近距离放疗可用于治疗硬腭、下颌龈和口腔底部的浅表（< 1 cm 深度）或复发性浅表病变。使用高剂量率（HDR）导管插入事先钻好的孔或凹槽，并用牙科石膏密封，制作出要照射的表面的印模[31]。

（4）**剂量**：具体详情请参阅第十七章。对于 $T_{1~2}N_0$ 病变，间质低剂量率（LDR）近距离放射治疗的剂量为 60~70 Gy，在 6~7 天内递送，最小肿瘤剂量率为 30~60 cGy/h。当内照射与外部放疗结合使用时，植入剂量应至少为 40 Gy。

（5）**不良反应**：急性并发症包括黏膜炎、味觉丧失、口干症、鹅口疮、皮炎、吞咽困难和吞咽疼痛。慢性不良反应包括口干症、终身需要氟化物预防、患龋齿和放射性骨坏死。

（6）**操作流程**：具体详情请参阅《放射肿瘤学治疗计划手册》，第四章[32]。

基于循证的问与答

◆ **在最初治疗口腔鳞状细胞癌时，为什么首选手术切除而不是根治性放疗？**

两项实验以及几项回顾性研究表明，与精准放疗相比，手术切除对 LRC 和 OS 有利[17,18]。

Robertson, Glasgow (Clin Oncol 1998, PMID 9704176)：对 35 例 $T_{2~4}N_{0~2}$ OC-SCC 及口咽癌患者进行随机试验，分为手术后放疗组（60 Gy/30 fx）和单纯放疗组（66 Gy/33 fx）。该试验原计划招募 350

例患者，但由于单纯放疗组的总生存率显著较差，进行 35 例患者的试验后即停止。随访时间平均为 23 个月。手术加放疗组的 OS 显著更好（相对死亡率为 0.24，$P=0.001$）。而单纯放疗组的局部控制时间显著缩短（$P=0.037$）。结论：对于口腔癌，单纯放疗并不是最佳选择。

Iyer, Singapore (Cancer 2015, PMID 25639864)：对 119 例 III~IV 期头颈部鳞状细胞癌患者进行随机试验，分为手术后放疗组和同步放化疗组。随访时间平均为 13 年。对于整个队列而言，手术组和单纯放疗组的总生存率无显著差异（45% *vs.* 35%，$P=0.262$），以及 5 年时的疾病特异性生存（DSS）率（56% *vs.* 46%，$P=0.637$）也无显著差异。然而，对于 OC-SCC 患者来说，前期手术显著改善了 5 年 OS（68% *vs.* 12%，$P=0.038$）。结论：与单纯放疗相比，术后放疗明显改善了口咽部鳞状细胞癌患者的 **OS** 和 **DSS**，但对于头颈部其他部位的癌症则无明显改善。

◆ 与淋巴结复发时的颈部切除术相比，选择性颈部切除术是否有益？

随机数据表明，与淋巴结复发时的颈部切除术相比，前期颈部切除术更有利于患者生存，但应考虑分期、病理特征和原发部位。

D'Cruz, India (NEJM 2015, PMID 26027881)：将 596 例单侧 $T_{1~2}$ OCSCC 患者随机分组，接受预防性同侧颈淋巴结清扫和治疗性颈淋巴结清扫（在淋巴结复发时进行）。随访时间为 39 个月。3 年后，预防性颈淋巴结清扫显示出明显改善的 OS 率（80% *vs.* 67.5%，$P=0.01$）和 DFS 率（69.5% *vs.* 45.9%，$P<0.001$），相比之下治疗性颈淋巴结清扫则较低。在临床上淋巴结呈阴性的颈部，病理学淋巴结阳性率为 30%。预防性颈淋巴结清扫组和治疗性颈淋巴结清扫组的不良事件发生率分别为 6.6% 和 3.6%。结论：对早期、单侧的口咽癌患者，同侧预防性颈淋巴结清扫相对于治疗性颈淋巴结清扫具有 **OS** 和 **DFS** 的获益。请注意，淋巴结阳性（包括 pN_1）指导放疗决策可能导致不平衡，这可能解释了生存差异。

◆ 对于早期（$cT_{1~2}N_0$）舌癌，颈部淋巴结清扫应在浸润深度为多少的情况下进行？

有几项回顾性临床研究表明，DOI 是局部区域复发的显著预测因素。$DOI \geqslant 4~5$ mm 是颈部清扫的界值。

Huang, PMH Meta-Analysis (Cancer 2009, PMID: 19197973)：对 16 项研究进行荟萃分析，研究 $cT_{1~2}N_0$ 舌癌中 3~6 mm DOI 的阴性预测价值。$DOI \geqslant 5$ mm 的患者中，清扫时，淋巴结阳性及随访 $\geqslant 2$ 年后淋巴结复发的概率增加（表 12.3）。4 mm 和 5 mm 浸润深度之间的淋巴结阳性率显著增加（$P=0.007$）。结论：**DOI** 可强烈预测颈部淋巴结受累的可能性。对于 **DOI > 4 mm** 的 cN_0 患者，应考虑进行预防性颈部淋巴结清扫手术。

表 12.3　PMH Meta 分析

DOI（mm）	假阴性率（%）
3	5.3
4	4.5
5	16.6
6	13

Ganly, MSKCC & PMH Combined Analysis (Cancer 2013, PMID 23184439)：对 MSKCC 和 PMH 共 164 例患有 $pT_{1-2}N_0$ 舌癌的患者进行联合分析，这些患者只接受手术治疗（同侧颈淋巴结清扫，无放射治疗）。随访时间为 66 个月。5 年无局部区域复发生存率为 79.9%。61% 的病例中，区域复发为同侧，39% 的病例中，区域复发为对侧。DOI < 4 mm 肿瘤的区域复发率为 5.7%，DOI ≥ 4 mm 的肿瘤的区域复发率为 24%。多元回归分析表明，肿瘤厚度 ≥ 4 mm 与无区域复发生存率显著相关（$P=0.02$）。区域复发的患者 DSS 率显著较差（33% *vs.* 97%，$P < 0.0001$）。**结论：颈部复发在 DOI ≥ 4 mm 的情况下显著增加，其中对侧复发占 40%。**

◆ 口腔鳞状细胞癌术后放疗的适应证和益处是什么？

典型适应证包括 pT_{3-4a}、pN_{2-3}、$pT_{1-2}N_{0-1}$，且满足以下一项或多项条件：神经侵犯（PNI）、淋巴管侵犯（LVSI）、切缘 < 5 mm 或口腔癌 T_2 期且 DOI ≥ 5 mm（可以考虑根据前述 Ganly 数据将深度设定为 4 mm）[25]。这些是 RTOG 0920 的纳入标准，该研究探索术后放疗联合或不联合西妥昔单抗的作用。这些特征也在各种回顾性研究中被确认与较差的局部控制率（LRC）、增加的远处转移和较差的总生存率显著相关 [33,34]。许多有关头颈部的历史研究中包括口腔鳞状细胞癌患者（尽管唇部通常被排除在外）[22,34-36]。

◆ 术后放疗联合化疗的适应证和益处是什么？

Bernier 和 Cooper 的联合分析（EORTC 22931 和 RTOG 9501）表明，淋巴结外扩和切缘阳性为术后联合放化疗的适应证（详见第十七章）。印度塔塔医学中心最近也进行了一项相关试验。

Laskar (ASCO 2016, Abstract 6004)：对 900 例可手术切除的口腔鳞状细胞癌患者进行预防性放疗的随机分组研究，分为仅放疗组（A 组，每周 5 次，总剂量 56~60 Gy）、每周顺铂同期放化疗组（B 组，每周顺铂剂量 30 mg/m²）和加速放疗组（C 组，每周 6 次放疗）。随访时间为 58 个月。A 组和 B 组的 5 年局部控制率（LRC）差异不显著（59.9% *vs.* 65.1%，$P=0.203$），C 组为 58.2%（$P=NS$）。非计划的亚组分析显示，与加速放疗相比，具有高危因素（T_{3-4}、N_{2-3} 和淋巴结外扩）的患者以及接受常规分次放疗和同期放化疗的患者在 LRC、DFS 和 OS 方面显著改善。结论：在口腔鳞状细胞癌患者中，同步放化疗或加速放疗并未改善治疗结果。请注意，最终稿件尚未发布，而印度的口腔癌与美国可能有不同的生物学特点。

◆ 口腔鳞状细胞癌的术前化疗、放疗或化疗联合放疗在手术切除前是否有益处？

有几项临床试验探讨了顺铂、5- 氟尿嘧啶或 TPF 诱导化疗在口腔鳞状细胞癌患者术前的作用，但结果显示未能改善总生存率。回顾性证据表明，对于无法手术切除的患者，术前化疗可降低肿瘤分期。

Zhong, China (JCO 2013, PMID 23129742)：对 256 例可手术切除的 III~IVA 期口腔鳞状细胞癌患者进行随机试验，分为接受 2 个周期 TPF 诱导化疗（多西他赛 75 mg/m² d1，顺铂 75 mg/m² d2 和 5- 氟尿嘧啶 750 mg/m² d1~5）后，进行手术和术后放疗（54~66 Gy），以及仅进行术后放疗两组。随访时间为 30 个月。TPF 诱导化疗组临床反应率为 80.6%。TPF 诱导化疗组与仅手术后放疗组在总生存率（风险比：0.977，$P=0.918$）和无疾病生存率（风险比：0.974，$P=0.897$）方面没有显著差异。对诱导化疗有临床反应或病理反应良好（≤ 10% 活跃肿瘤细胞）的患者，TPF 诱导化疗组的总生存率、局部控制率和远处转移控制率更好。结论：**TPF 诱导化疗并未带来明显的生存获益。**

Licitra, Italy (JCO 2003, PMID 12525526)：对 195 例 T_{2-4}（＞ 3 cm）N_{0-2} 期可手术切除的口腔鳞状细胞癌患者进行随机试验，分为接受 3 个周期顺铂和 5- 氟尿嘧啶诱导化疗后进行手术和仅进行手术两组。放疗用于阳性切缘、面部软组织浸润、＞ 3 个淋巴结和（或）ECE 的患者。诱导化疗组和仅手术组的 5 年总生存率无显著差异（55% *vs.* 55%）。诱导化疗组较少的患者需要接受放疗（33% *vs.* 46%）。病理完全反应（pCR）患者的 10 年总生存率显著提高（76% *vs.* 41%）。结论：**诱导化疗并未提供生存益处，且可能降低术后放疗的需求。**

Mohr, Germany (Int J Oral Maxillofac Surg 1994, PMID 7930766)：将 268 例 $T_{2-4}N_{0-3}$ 口腔鳞状细胞癌和咽喉癌患者随机分为术前放化疗（36 Gy/18 fx，同期顺铂化疗）后进行手术与仅进行手术两组。术前放化疗后 10~14 天完成手术。与术前放化疗组相比，仅手术组局部区域复发率更高（31% *vs.* 15.6%）。术前放化疗组的总生存率为 19%，仅手术组为 28%。结论：**术前放化疗可能较单纯手术可提供更好的局部控制和总生存益处。**

◆ 术后放疗失败的模式是什么？

回顾性系列研究表明，单侧颈部放疗后对侧颈部失败很常见，大部分失败发生在高剂量放疗区域内。

Chan, PMH (Oral Oncol 2013, PMID 23079695)：对 180 例接受术后放疗的 I ~Ⅳ 期口腔鳞状细胞癌患者进行研究（46% 为舌部口腔鳞状细胞癌，23% 为口底部，12% 为硬腭，9% 为颊黏膜）。平均随访时间为 34 个月。2 年的局部控制率（LC）、局部区域控制率（LRC）和总生存率（OS）分别为 87%、78% 和 65%。38 例局部区域失败中，有 26 例发生在放疗区域内。对侧颈部失败发生在仅接受单侧颈部放疗的 12 例患者中的 3 例，但更常见于 N_{2b} 疾病的患者。结论：**对 N_{2b} 疾病的患者而言，双侧颈部放疗可能是有益的。**

Yao, University of Iowa (IJROBP 2007, PMID 17276613)：对 55 例接受调强放射治疗（IMRT）的口腔鳞状细胞癌（OC-SCC）患者进行观察，其中 49 例患者接受术后放疗（PORT），5 例患者接受标准放疗，而 1 例患者接受术前放疗。2 年时的总生存率（OS）和局部区域控制率（LRC）分别为 68% 和 85%。所有失败均发生在高剂量放疗区域内，只有 1 例患者在对侧下颈失败。局部区域复发的中位时间为 4.1 个月，在具有 ECE 的患者中，LRC 显著降低。结论：**术后放疗大部分失败发生在放疗区域内。**

第十三章 鼻咽癌

Christopher W. Fleming, Shireen Parsai, Nikhil P. Joshi 著

李庆文、李志琴 译

丁 轶、官 键 校

林 勤 审

> **概述:** 鼻咽癌(NPC)在美国非常罕见, 但在流行地区(华南、东南亚、北非)发病率较高。美国的大多数病例(以及流行地区的几乎所有病例)均与 EB 病毒(Epstein-Barr virus, EBV)有关, 目前正在积极研究使用 EBV DNA 作为生物标志物来指导治疗。一般情况下, 治疗是非手术性的(表 13.1)。

表 13.1 鼻咽癌的一般治疗 [1]

肿瘤分期	治疗方案
$T_1N_0M_0$	根治性调强放射治疗(intensity modulated radiotherapy, IMRT)(70 Gy/35 fx)+ 选择性颈部照射 *
$T_1N_{1\sim3}$ 和 $T_{2\sim4}N_{0\sim3}$	根治性同步放化疗和辅助或诱导化疗
M_1	化疗 ± 局部区域放疗(70 Gy)

注: * 如果淋巴结为 N_0, 治疗咽后淋巴结(RPNs)以及双侧 Ⅱ~V 区淋巴结; 如果淋巴结阳性(node+), 还需治疗 Ⅰ B 区淋巴结。
来源: From NCCN Clinical Practice Guidelines in Oncology: Head and Neck Cancers (Version 1). 2021. https://www.nccn.org/professionals/physician_gls/pdf/head-a nd-neck.pdf.

流行病学: 美国每年共有 3200 例病例(每 100 000 人中有 0.5~2 例)。在华南、香港、东南亚和北非流行(发病率高达每 10 万人中 25 例)。估计全球有 51 000 人死亡。男性更常见(比例为 2.3∶1)[2]。在流行地区, 发病率在 50~59 岁时达到顶峰; 在低风险人群中, 发病率似乎会随着年龄的增长而增加[3]。

危险因素: EBV、盐渍鱼、腌制食品、低果蔬饮食、烟草、家族史、人类乳头瘤病毒(Human Papilloma Virus, HPV)[3]。

解剖学: 鼻咽部是一个立方体空间, 前方以鼻后孔为界, 后方以斜坡和颈椎($C_{1\sim2}$)为界, 上方以颅底(蝶窦)为界, 下方以软腭为界。外侧壁由咽鼓管口(由咽鼓管圆枕界定)和位于更靠后的咽隐窝

组成。大多数鼻咽癌起源于咽隐窝[4]。

病理学：世界卫生组织（WHO）将鼻咽癌分为 3 类：角化性鳞状细胞癌、非角化性癌（进一步细分为分化亚组和未分化亚组）以及基底样鳞状细胞癌（表 13.2）。

表 13.2　WHO 对鼻咽癌的分型

WHO 分型 [5]	美国发病率	地方病发病率 [6]	备注 [7]
角化性鳞状细胞癌	25%	1%	WHO Ⅰ型（鳞状细胞癌），与吸烟有关，偶尔与 HPV 有关
非角化性癌 • 分化 • 未分化	12% 63%	3% 95%	WHO Ⅱ型（移行细胞癌） WHO Ⅲ型（淋巴上皮癌） 地方性，与 EBV 相关，预后最佳
基底样鳞状细胞癌	—	< 0.2%	临床过程进展迅速，存活率低

筛查：尽管目前还没有成熟的筛查方案，但流行地区已经对筛查方法（如 EBV 病毒外壳抗原 IgA、循环血浆中的 EBV DNA）进行了研究[8]。

临床表现：最常见的表现为无痛性颈部肿块、鼻或耳症状、头痛、复视或面部麻木[1]。复视的发生是由于局部受侵，此时第Ⅵ对脑神经（CN Ⅵ）通常先受到压迫。海绵窦受压会导致视力下降、眼球震颤和三叉神经痛的雅各德三联征。雅各德三联症（视力丧失、眼肌麻痹和三叉神经痛）由海绵窦浸润引起。吞咽困难、声音嘶哑、霍纳综合征和第Ⅺ对脑神经（CN Ⅺ）缺损可由咽后淋巴结对第Ⅸ至第Ⅻ对脑神经（CNs Ⅸ至Ⅻ）的压迫（Villaret 综合征）或由侵犯颈静脉孔（Vernet 综合征）而发生。诊断时，淋巴结受累极其常见（75%~90%，50% 为双侧）。5%~11% 的患者在诊断时已有转移性疾病。DM 最常见的部位是骨骼、肺和肝脏[9-11]。

病情检查：进行详细的病史采集和体格检查，应特别关注脑神经和颈部淋巴结变，进行鼻咽镜检查。根据临床需要进行牙科、营养、语言和吞咽、听力检查以及眼科和内分泌评估。此外，还应建议戒烟。

1. 实验室检查：常规 BC、CMP 以及 EBV DNA 检测。治疗前血浆中的 EBV DNA 水平可预测预后[1]。

2. 影像：通过 MRI 和 CT（含造影剂）评估颅底和区域淋巴结受累情况。PET/CT 检查远处疾病，尤其是 T_{3-4} 或淋巴结阳性患者，以及 EBV 病毒载量高的患者。

预后因素：表现状况、分期、世卫组织分类（角质化较差，与 EBV 相关的较好）、放疗后 EBV DNA[6]。

分期：鼻咽癌分期见表 13.3。

表 13.3　AJCC 第 8 版（2017 年）：鼻咽癌分期

分期	特征	cN_0	cN_1	cN_2	cN_3
T_0	• 无原发性肿瘤，但 EBV 阳性颈部结节（原发性不明）		II	III	IVA
T_1	• 局限于鼻咽部或扩展至口咽部 / 鼻腔	I			
T_2	• 延伸至咽旁间隙和（或）翼内肌、翼外肌、椎前肌				
T_3	• 骨结构浸润[1]				
T_4	• 扩展[2]				
M_1	• 远处转移			IVB	

注：骨结构浸润[1]＝颅底、颈椎、翼板、副鼻窦。扩展[2]＝颅内扩展和（或）累及颅神经、下咽、眼眶、腮腺、翼外肌外侧软组织。cN_1，单侧淋巴结和（或）单侧或双侧咽后淋巴结转移（≤ 6 cm），位于环状软骨下缘上方；cN_2，双侧淋巴结（≤ 6 cm），位于环状软骨下缘上方；cN_3，单侧或双侧淋巴结（＞ 6 cm）和（或）淋巴结位于环状软骨下缘下方。

治疗模式

1. 手术：手术并非前期治疗的常规方法，而是特定患者的挽救选择。初治后，持续存在的淋巴结疾病或淋巴结复发可通过颈淋巴结清扫术进行治疗。

2. 化疗：在美国，II~IVB 期疾病患者的标准治疗方案一直是同步放化疗（chemoRT）和辅助化疗。然而，诱导化疗是辅助治疗的合理替代方案（见"问与答"部分），其优点是可以减少放疗的用量。顺铂化疗与放疗同时进行，在第 1、4 和 7 周注射 100 mg/m² 或每周注射 40 mg/m²。辅助化疗包括顺铂（80 mg/m²）和 5-FU（1000 mg/m²，持续输注 4 天），每 4 周 1 次，共 3 个周期，从放疗结束后 4 周开始。诱导化疗包括顺铂（80 mg/m²，第 1 天）和吉西他滨（1 g/m²，第 1 天和第 8 天），每 3 周 1 次，共 3 个周期；其他诱导方案包括 TPF（多西他赛、顺铂和氟尿嘧啶）和顺铂联合氟尿嘧啶。NPC 0501 的研究结果表明，用卡培他滨替代氟尿嘧啶或许可行[12]。

3. 放疗

（1）**适应证**：I 期疾病（$T_1N_0M_0$）通常只接受放疗治疗。II~IVB 期 NPC 患者可同时接受放化疗和辅助化疗，或诱导化疗和放化疗。

（2）**剂量**：对原发部位进行 70 Gy/35 fx 或 69.96 Gy/33 fx 治疗。对淋巴结阳性患者或原发肿瘤扩展至鼻腔、硬腭或上颌窦的患者进行 I B 区淋巴结的治疗。以下高危部位也包括在选择范围内：整个鼻咽部、斜坡前 1/3 处（如受累则为整个斜坡）、卵圆孔、圆孔、翼窝、咽旁间隙、下鼻窦（如为 T_{3-4} 则为整个鼻窦）、鼻腔后 1/4 处和上颌窦。T_{3-4} 肿瘤也可考虑海绵窦。

（3）**不良反应**：急性：口干、吞咽困难、吞咽痛、恶心、体质量减轻。晚期：听力减退、龋齿、牙关紧闭、脑干坏死、视神经炎、内分泌病变、脑神经麻痹、卒中。

（4）**操作流程**：见《放射肿瘤学治疗计划手册》，第四章[13]。

基于循证的问与答

◆ **化疗在鼻咽癌中的作用是什么？**

在美国，同步放化疗后，接受辅助化疗一直是标准治疗方案。以往大多数患者仅接受放疗，直到 Intergroup Al-Sarraf 试验证明相较于仅进行精准放疗的Ⅲ~Ⅳ期鼻咽癌患者，同步化疗和辅助化疗可有利于提高生存率（AJCC，第 4 版）。这些结果起初在亚洲地区引起争议。批评者认为只进行精准放疗的效果不如历史标准。此外，WHO Ⅰ型患者的比例较高（22%），这也可能解释了治疗结果不佳和需要进行化疗的原因。与地方性流行区相比，美国的 WHO Ⅰ型组织学类型更为常见。此后，多个随机试验证明联合化疗的效益，并且 MAC-NPC 荟萃分析显示，同时化疗能够提高 6.3% 的 5 年内绝对生存率[14]。最近，诱导化疗后接受同步放化疗已成为特定患者的新标准治疗方案。

Al-Sarraf, Intergroup 0099 (JCO 1998, PMID 9552031)： 对 193 例经活检证实为Ⅲ~Ⅳ期（M0）鼻咽癌患者进行临床试验。AJCC 第 4 版将 N_1 患者纳入Ⅲ期（现为Ⅱ期）。将患者随机分组为单纯放疗与同时使用顺铂的放疗，以及使用顺铂和 5-FU 的辅助化疗（见化疗部分）。在对 147 例患者进行中期分析后，实验组患者的总生存期（OS）受益，研究提前结束（表 13.4）。63% 的患者完成所有同步化疗，55% 的患者完成所有周期的辅助治疗。**结论：鼻咽癌Ⅲ~Ⅳ期（以及 N_1，7/8 版Ⅱ期）患者放疗联合同步和辅助化疗可改善其生存期。**

表 13.4　Al-Sarraf INT 0099 鼻咽临床试验的结果（%）

治疗方法	5 年 PFS*	5 年 OS*
放疗	29	37
放化疗 + 辅助化疗	58	67

注：*$P < 0.001$。

Blanchard, MAC-NPC Meta-analysis (IJROBP 2006, PMID 16377415; Update Lancet Oncol 2015, PMID 25957714)： 更新了 4806 例患者的最新情况。MFU 为 7.7 年；在放疗基础上加用化疗可改善 OS，5 年绝对获益率为 6.3%（$P < 0.0001$）。在放疗基础上加用化疗还可改善 PFS、LRC、远处控制和癌症死亡率。同步化疗（辅助化疗和非辅助化疗）对 OS 的改善具有统计学意义，但单独辅助化疗或单独诱导化疗对 OS 的改善无统计学意义。**结论：同步化疗可改善局部晚期鼻咽癌的 OS。**

◆ **辅助化疗是否必要？**

这是一个有争议的领域（表 13.5）。已经进行了一项试验直接解答这个问题，详细如下。尽管该试验结果为阴性，但受到了严厉批评（见下面的评论）。2020 年 NCCN 指南报告称，同时放化疗后接受辅助化疗被推荐为 2A 级别，而仅进行同时放化疗被推荐为 2B 级别。

Chen, Sun Yat-sen China (Lancet Oncol 2012, PMID 22154591)： 为中国多机构参与的临床试验，508 例Ⅲ/Ⅳ期患者（不包括 $T_{3-4}N_0$）随机接受同期放化疗 ± 辅助化疗（顺铂 80 mg/m² 和 5-FU 800 mg/m²，120 小时，4 周每周期，共 3 个周期）。主要终点是 FFS。仅同步放化疗组的两年 FFS 率为 84%，同步放化疗 + 辅助化疗组的两年 FFS 率为 86%（$P=0.13$）。**结论：辅助化疗并未改善 FFS。评论：** 未采用非劣效性设计，**18%** 的随机分配至辅助化疗的患者未接受化疗，近 **60%** 的患者未完成同步化疗治疗，**50%** 的患者需要减少 **RT** 剂量，**70%** 的患者治疗延迟。

表 13.5　鼻咽癌辅助化疗的利与弊

取消辅助化疗的理由	应用辅助化疗的理由
• 对根治性放疗后使用辅助化疗进行调查的历史试验结果均为阴性 • 评估单纯放疗与放化疗（不含辅助治疗）的临床试验显示，同步化疗可使患者存活率提高（中国台湾、中国香港、中国大陆） • 研究 CHT 对结局影响的两项荟萃分析表明，获益的主要驱动因素是同期。Baujatetal 的分析发现，化疗总体降低了 18% 的死亡 HR，同期治疗降低了 40% 的风险，而辅助治疗降低了 3% 的风险 [15]。Langendijk 等 [16] 的分析表明，同期治疗可使 5 年生存率提高 20%，而辅助治疗则无益处 • 中国的临床试验将患者随机分为放化疗 ± 辅助顺铂 /5-FU。虽然没有辅助化疗的治疗组中失败的人数多，但并无统计学差异（P=0.13）[17] • 患者的依从性很差；一般而言，只有 50%~60% 的患者能完成临床试验的辅助治疗的全部疗程	• 中国台湾的数据表明，对于远处治疗失败风险较高的患者而言，仅进行同步放化疗效果可能并非最佳 [18] • 对中国香港Ⅲ期数据的分析表明，同步使用顺铂加辅助顺铂 /5-FU 可改善远处控制。在接受 0~1 个周期治疗的患者中，5 年远处 FFR 为 68%，而接受 2~3 个周期治疗的患者为 78%[18] • 中国大陆的临床试验并未采用非劣效设计，因此目前就建议改变实践还为时过早。此外，辅助治疗组中有 18% 的患者未接受治疗，50% 的患者需要减少放疗剂量，70% 的患者治疗延误 • 在使用 IMRT 的现代系列中，LRC 的效果较好，且主要的失败模式已经远离

◆ **哪些患者可从化疗中受益？**

Ⅰ期鼻咽癌患者可以仅接受根治性放疗。大多数研究证实，加用化疗对放疗有益的临床试验（包括 INT 0099）包括Ⅲ~Ⅳ期疾病的患者。已发现与Ⅰ期相比，Ⅱ期患者的预后较差，N_1 疾病的远处失败率高达 10%~15%。来自中国台湾的一项研究表明，在Ⅱ期患者中添加化疗，其结果与仅接受放疗的Ⅰ期患者相似 [19]。这导致了以下的中国内陆Ⅲ期试验。

Chen, Sun Yat-sen China (JNCI 2011, PMID 22056739)：对 230 例Ⅱ期鼻咽癌患者进行临床试验，随机接受每周顺铂（30 mg/m²）放化疗与单独放疗（表 13.6）。同步化疗可明显改善 OS（P=0.007）、PFS（P=0.017）和 DMFS（P=0.007），但急性不良反应较差（P=0.001）。OS 优势由 DMFS 的改善驱动，但 LRC 保持不变。MVA 显示，化疗周期数是与 OS、PFS 和远处控制改善相关的唯一因素。**结论：同步化疗可提高Ⅱ期鼻咽癌患者的生存率。**

表 13.6　**Sun Yat-sen 试验（中国）调查鼻咽癌同步放化疗（%）**

治疗方法	5 年 LRC	5 年 PFS	5 年 DMFS	5 年 OS	急性 G_{3-4}	晚期 G_{3-4}
放疗	91	79	84	86	40	10
放化疗	93	88	95	95	64	14

◆ **诱导化疗的作用是什么？**

由于诱导化疗可带来改善治疗依从性（相对于辅助化疗）和降低分期以允许减少放疗范围的潜在

益处，因此，添加诱导化疗到同步化疗中已经引起极大的关注。需要注意的是，与其他远离串行结构的头颈部位不同，鼻咽癌由于靠近视觉结构和脑干，有利于缩小放射治疗的范围。来自香港的Ⅱ期试验证明，将顺铂和多西他赛作为诱导治疗加入同步放化疗中，3年生存率提高26.5%，而且未影响完全完成同步放化疗的能力[20]。然而，欧洲的Ⅱ期试验结果为阴性[21]。NPC 0501是一项六臂试验，研究诱导 - 同步序列、利用吉西他滨和加速分割放疗的方法，其结果显示，化疗序列或放疗加速并未影响结局；但是次级分析表明，诱导疗法的效果得到了改善[12]。

Sun, China (Lancet Oncol 2016, PMID 27686945)： 由中国内陆10家医疗机构参与、480例患者参加的多中心临床试验，对局部晚期鼻咽癌患者在同步放化疗的基础上加用诱导化疗（TPF：顺铂、5-FU、多西他赛3周每周期，共3个周期）进行评估。入选标准包括Ⅲ~ⅣB期（$T_{3-4}N_0$ 除外）。同期化疗为高剂量顺铂。主要终点为FFS。MFU 45个月后，诱导化疗的3年FFS从72%增加到80%（$P=0.034$）。诱导化疗与3/4级不良反应增加有关：中性粒细胞减少42% vs. 17%，白细胞减少41% vs. 17%，口腔炎减少41% vs. 35%。结论：**与单纯同步放化疗相比，诱导化疗可明显改善3年FFS**。

Zhang, China (NEJM 2019, PMID 31150573)： 对于有淋巴结受累的Ⅲ~ⅣB期鼻咽癌患者，进行涉及480例患者的多中心临床试验。试验中将患者分为两组：一组接受顺铂 / 吉西他滨诱导化疗后进行同步放化疗，另一组仅接受同步放化疗。诱导化疗方案为顺铂（80 mg/m²，第1天）和吉西他滨（1 g/m²，第1天和第8天），每3周一周期，共3个周期。同步化疗采用高剂量顺铂。诱导化疗显著改善了3年无复发生存率（85.3% vs. 76.5%，风险比0.51，置信区间0.34~0.77）和3年总生存率（94.6% vs. 90.3%，风险比0.43，置信区间0.24~0.77）。绝大多数接受诱导化疗的患者完成了化疗过程（96.7%）。与仅接受同步放化疗的患者相比，诱导化疗的G3或更高程度的急性不良反应有所增加，分别为75.7%和55.7%。晚期G3或更高程度的不良反应在两组间相似，分别为诱导化疗组的9.2%和仅放化疗组的11.4%。结论：**与同步放化疗相比，顺铂和吉西他滨的诱导化疗显著改善了无复发生存率和总生存率**。评注：对照组未使用辅助化疗。

◆ **适应性重新规划的作用是什么？**

强烈建议考虑使用适应性重规划。鼻咽癌是一种放射敏感的肿瘤，治疗期间可能会出现较大的解剖学变化。剂量学研究表明，重新规划可以改善覆盖范围，并减少对周围重要结构的剂量。在一项中国的前瞻性研究中，招募129例 M_0 鼻咽癌患者，其中86例在第25次分割前进行重新规划。发现进行重新规划的患者2年局部控制率更好（97% vs. 92%），并且报告了改善的全球生活质量、功能生活质量和症状（呼吸困难、食欲减退、言语问题、口干等）[22]。

◆ **血清 EBV DNA 水平有何作用？**

EB病毒是鼻咽癌发病机制中的主要病因，治疗前后的EB病毒水平对生存预后有预测作用。治疗前EB病毒水平在 < 1500拷贝 /ml 至 < 4000拷贝 /ml 范围内的患者往往具有较高的生存率。多项研究表明，在放疗结束后可检测到的EB病毒是一个不良预后标记[23,24]。NRG HN001是一项正在进行的Ⅱ/Ⅲ期研究，该研究基于放疗后的EB病毒DNA进行个体化治疗。无法检测到EB病毒的患者将随机分配接受辅助化疗或观察，而可检测到EB病毒的患者将随机分配接受顺铂 /5-FU 或吉西他滨 / 紫杉醇

治疗[25]。

◆ **转移性患者是否能从局部放疗中获益?**

一项Ⅲ期试验显示,在转移性鼻咽癌患者中,化疗初步有效后,添加局部区域放疗可以改善总生存率[26]。详细信息请参阅第七十一章。

◆ **如何治疗小儿鼻咽癌?**

在美国,诱导化疗是标准的治疗范例,下面的 COG 方案即可说明该观点,该方案研究根据化疗反应调整放疗剂量的问题。

Rodriguez-Galindo, COG ARAR0331 (JCO 2019, PMID 31553639): 为单臂前瞻性研究。111 例患者,中位年龄 15 岁,Ⅱb~Ⅳ期。患者接受 3 个周期的顺铂(80 mg/m², 第 1 天)和 5-FU[1 000 mg/(m²·d),连续输注,第 1~4 天]诱导治疗,每 3 周一次,然后接受高剂量顺铂化疗的联合放化疗。根据诱导化疗的反应,剂量从 61.2 Gy 调整为 71.2 Gy。进行可行性分析后,研究进行了修正,将顺铂从 3 个周期减少到 2 个周期。5 年 EFS 和 OS 分别为 84.3% 和 89.2%。Ⅳ期患者的 5 年生存率为 82.7%。5 年局部和远处失败率分别为 3.7% 和 8.7%。与接受 2 个周期治疗的患者相比,接受 3 个周期顺铂治疗的患者 5 年 EFS 更高(90.7% *vs.* 81.2%,$P = 0.14$)。**结论:诱导化疗取得了优异的结果。对诱导化疗有反应的患者可以减少剂量。与接受 2 个周期的治疗相比,接受 3 个周期同步顺铂治疗可改善患者的生存期。**

第十四章　喉癌

Aditya Juloori, Shauna R. Campbell, Shlomo A. Koyfman　**著**

李庆文、李志琴　**译**

丁　轶、官　键　**校**

林　勤　**审**

> **概述：** 喉癌包括源自声门上区、声门或少部分声门下区的鳞状癌。治疗的目标是在控制疾病的同时保持器官功能，即具有吞咽功能的声音。早期声门癌可单独采用放疗或显微手术治疗。局部晚期疾病（定义为 T_{3-4} 或结节阳性）通常需要进行全喉切除术（必要时进行辅助放疗）或精准放化疗，以尝试保留发音功能。对于 T_{4a} 病变并伴有喉外扩散的患者，全喉切除术加术后放疗比放化疗更可取（表 14.1）。

表 14.1　喉癌的一般治疗范例

肿瘤分期	声门上	声门
Tis		内镜手术
T_1N_0	保喉手术或对原发肿瘤采取根治性放疗（66~70 Gy）和选择性清扫 II ~ IV 区淋巴结	根治性放疗（63 Gy/28 fx，2.25 Gy/fx）或保喉手术
T_2N_0		根治性放疗（65.25 Gy/29 fx，2.25 Gy/fx）或保喉手术
T_3 或结节阳性	喉部保留手术联合术后放疗（PORT），或者进行根治性放化疗（70 Gy/35 fx）对肿瘤进行治疗，并选择性地清扫 II ~ IV 区颈部淋巴结（如果淋巴结受累则包括 V 区），化疗药物为顺铂（cisplatin）	
T_{4a}	根据需要，进行全喉切除术（对于甲状软骨穿透或明显的软组织扩展情况更为优先），并辅以放疗，可能包括同时进行顺铂化疗；或者选择保留喉部并同时进行放化疗，放疗剂量为 70 Gy/35 fx，化疗药物为顺铂	

流行病学： 2020 年，美国估计新增 12 400 例喉癌诊断病例，3750 例死亡病例。男性多于女性，且发病率随年龄增长而增加[1]。

危险因素： 吸烟、酗酒、环境暴露（石棉、水泥、木屑、四氯乙烯）。

解剖学： 喉的主要功能是发声、保持呼吸时的气道通畅和吞咽时的气道闭塞。喉横跨 C_3~C_6 椎体，上界为舌骨会厌韧带，下界为环状软骨，前界为甲状舌骨膜、甲状软骨，后界为杓状软骨。会厌前间隙和会厌旁间隙在前上方是一个连续的间隙。喉返神经（迷走神经的分支）可支配喉部肌肉（环甲肌除外），该神经受损会导致固定的中线脊髓。环甲肌由喉上神经支配，该神经受损会导致活动的"弓形"脊髓。

喉头分为 3 个部分：

1. 声门上区（占所有喉癌的 1/3[1]，记忆法 FAVEA：假声带、杓状肌、室管膜、会厌、杓状会厌襞）： 上以会厌为界，后以杓状肌为界，前以声门后缘和假声带前缘为界，下以真声带上皮为界，上翻形成声室顶。50% 以上的声门上型原发性喉癌患者的淋巴结呈阳性，这是因为喉的这一部分存在广泛的淋巴管。Ⅱ~Ⅳ区是声门上型喉癌的主要引流部位。

2. 声门（占所有喉癌的 2/3[2]）： 由真声带、声带前束和声带后束组成。由于淋巴管稀疏，早期疾病很少累及区域结节。真声带由以下几层组成：上皮黏膜、基底膜、固有膜表层和甲状腺腱膜肌。

3. 声门下区（占所有喉癌的 1%~2%[3]）： 从声带边缘以下 5 mm 处开始至环状软骨内侧。声门下肿瘤可引流至气管前（Delphian）结节。

病理学： 95% 的肿瘤为鳞状细胞癌。声带原位癌时有发生，但在声门部位较少见。罕见恶性肿瘤包括小唾液腺恶性肿瘤、小细胞瘤、淋巴瘤、浆细胞瘤、类癌、软组织肉瘤、软骨肉瘤、骨肉瘤、恶性黑色素瘤。HPV 阳性尚未被证明是喉癌的预后或预测因素。

临床表现： 出现的临床症状通常与原发部位有关。声门癌早期通常表现为声音嘶哑，但随着病情的发展，患者会出现耳鸣、吞咽困难、咳嗽、咯血、喘息等症状。声门上型癌症通常发现较晚，主要表现为吞咽困难、球状感觉、气道阻塞和淋巴结病。耳痛通常是由于 Arnold 耳支（来自迷走神经）的转发痛所致。

病情检查： 详细的病史采集和体格检查，包括柔韧性鼻咽喉镜检查。可使用视频鼻咽喉镜评估真索的黏膜波。甲状软骨触痛可反映软骨受侵。

1. 实验室检查： 常规全血细胞计数和综合代谢检查，化疗前测试。

2. 影像学： 对Ⅲ或Ⅳ期疾病进行颈部增强 CT 和 PET/CT。CT 扫描对甲状软骨穿透（74%）和咽外扩散（81%）有较高的阳性预测价值[4]。

3. 手术： EUA 合并三重内镜检查（第二原发性的发生率约为 4%）和活组织检查。根据需要进行牙科、营养、语言和吞咽评估。

分期： 见表 14.2。

表 14.2　AJCC 第 8 版（2017）：喉癌分期

T/M		N	cN_0	cN_1	cN_{2a}	cN_{2b}	cN_{2c}	cN_{3a}	cN_{3b}
		声门上区							
T_1	仅限于声门上的 1 个部位且声门上区声带活动正常		I	III		IVA		IVB	
T_2	侵犯喉头黏膜，包括邻近的上声门或声门的 1 个以上亚区，或者超声门区域外部但没有喉定位[1]		II						
T_3	• 局限于喉部，声带固定 • 侵犯喉部[2]								
T_4	a. 中晚期局部疾病[3] b. 晚期局部疾病 疾病[4]								
M_1	远处转移					IVC			
		声门							
T_1	a. 仅限于一个声带，正常活动		I	III		IVA		IVB	
	b. 涉及两个正常活动的声带		II						
T_2	扩展到声门上方和（或）声门下方和（或）伴有声带活动受损[5]								
T_3	• 仅限于喉部，声带固定 • 侵袭[6]								
T_4	a. 中晚期局部疾病[7] b. 晚期局部疾病[8]								
M_1	远处转移					IVC			
		声门下区							
T_1	仅限于声门下		I	III		IVA		IVB	
T_2	扩展到声带，声带的活动正常或受损		II						
T_3	• 仅限于喉部，声带固定 • 侵袭[9]								
T_4	a. 中晚期局部疾病[10] b. 晚期局部疾病[11]								
M_1	远处转移					IVC			

注：喉[1]=包括舌根下黏膜、会厌谷、声门内侧壁。侵犯[2]=喉后区域、会厌前隙、声带旁间隙和（或）甲状软骨内皮质。疾病[3]=侵犯甲状软骨外皮质、气管、颈部软组织、舌的深部外展肌、颈带肌、甲状腺或食管。疾病[4]=侵犯椎前间隙、包绕颈动脉或侵犯纵隔结构。cN_1，单个同侧淋巴结（≤3 cm）和包膜外侵犯（extranodal extension，ENE）；cN_{2a}，单个同侧淋巴结（3.1~6 cm）和 –ENE；cN_{2b}，多个同侧淋巴结（≤6 cm）和 –ENE；cN_{2c}，双侧或对侧淋巴结（≤6 cm）和 –ENE；cN_{3a}，淋巴结（>6 cm）和 –ENE；cN_{3b}，临床明显 ENE。pN_1，单个淋巴结（≤3 cm）和 –ENE；pN_{2a}，单个同侧或对侧淋巴结（≤3 cm）和 +ENE，或者单个同侧淋巴结（3.1~6 cm）和 –ENE；pN_{2b}，多个同侧淋巴结（≤6 cm）和 –ENE；pN_{2c}，双侧或对侧淋巴结（≤6 cm）和 –ENE；pN_{3a}，淋巴结（>6 cm）和 –ENE；pN_{3b}，淋巴结（>3 cm）和 +ENE。活动度[5]=非公认地，T_2 可以分为 T_{2a}（声带可移动）和 T_{2b}（声带活动受限）。侵袭[6]=侵犯声门旁间隙和（或）甲状软骨内皮层。疾病[7]=侵犯甲状软骨外皮层、气管、颈部软组织、舌深部肌肉、颈带肌、甲状腺或食管。疾病[8]=侵犯椎前间隙、包绕颈动脉或侵犯纵隔结构。有关淋巴结分期，请参考声门上喉的相关信息。侵袭[9]=侵犯声门旁间隙和（或）甲状软骨的内皮层。疾病[10]=侵犯甲状软骨的外皮层、气管、颈部软组织、舌深部外在肌肉、带状肌、甲状腺或食管。疾病[11]=侵犯椎前间隙，包裹颈动脉或侵犯纵隔结构。

治疗模式

1. 手术

（1）声门：早期声门肿瘤的现代手术选择主要集中在内镜切除术，目的是保留喉功能，这种手术方法在很大程度上取代了外切法。需要注意的是，必须至少保留一个活动的杓状复合体，以保持喉的适当功能。内镜技术包括黏膜剥离（用于原位疾病）、显微切割（包括 TORS）、电烧灼、二氧化碳激光（TLM 或 TOLM）等。其他保声方案如下：①垂直半喉切除术：最多可切除一条真声带以及 1/3 的对侧真声带。适合声门下前方延伸达 1 cm、声门下后方延伸达 5 mm 的病变[5]。② SCPL-CEP：切除真假声带、声门旁间隙和整个甲状软骨。保留杓状软骨和环状软骨。进行 CHEP 手术，包括将环状软骨与舌骨和会厌缝合重建。

（2）声门上区：保声方案如下：① SGL：可用于会厌、单一杓状肌、杓会厌襞或假声带肿瘤的保咽和保声手术，切除范围包括舌骨、会厌、甲状软骨上半部、AE 褶和杓状腱膜假索。② SCPL-CHEP：切除真假声带、声门旁间隙、声门前间隙、会厌和甲状软骨。重建包括环状舌骨与舌骨缝合、环状舌骨切除术。全喉切除术包括喉切除、咽部重建（通常使用游离皮瓣）以及永久性气管切除。对于采用初级手术方法治疗的患者，大多数声门上型癌症患者和局部晚期声门疾病患者，应进行选择性清扫双侧 II 至 IV 区颈部淋巴结。

2. 化疗：对于早期疾病，并不常规给予同期化疗，但对于不利的 T_2 期疾病（活动能力受损），部分患者可考虑给予同期化疗。在 T_{2b} 或 III~IVB 期疾病的根治性放化疗中，同步顺铂是标准治疗方法，第 1、4、7 周（NCCN 1 类）以 100 mg/m² 栓剂给药或每周 40 mg/m²（NCCN 2B 类）。西妥昔单抗可用于非铂类候选药物，在放疗前 1 周给予 400 mg/m² 的负荷剂量，然后，在放疗期间每周给予 250 mg/m² 的负荷剂量。虽然诱导化疗的使用存在争议，但已被用于选择喉切除术或保留的患者，并由多西紫杉醇、顺铂、5- 氟尿嘧啶（TPF）组成，3 周每周期，共治疗 4 个周期，在放疗前 4~7 周完成。

3. 放疗

（1）适应证：早期疾病（$cT_{1\sim2}N_0$）通常仅采用放疗治疗。局部晚期疾病可采用根治性治疗（保留喉部）或术后治疗（见第十七章）。在早期声门患者中，除非怀疑声门上受累，否则通常不会选择将淋巴结盆地纳入放疗的治疗范围，这使得隐匿性淋巴结转移的风险更高。颈淋巴结 II~IV 区为双侧靶区，V 区用于淋巴结阳性的半舌或原发肿瘤扩展至舌根的患者。前方软组织扩展或紧急气管切开术肿瘤穿透考虑纳入 VIa 层。原发肿瘤向声门下扩展时，考虑纳入 VIb 级。

（2）放疗剂量：对于 T_1N_0 声门癌，与标准分割放射治疗相比，加速超分割放射治疗可改善 LC，推荐剂量为 63 Gy/28 fx（2.25 Gy/fx）。对于 $T_{2a}N_0$ 疾病，常用剂量为 65.25 Gy/29 fx。对于 $T_{2b}N_0$ 病变患者，单纯放疗的低密度治疗效果较差，因此，需要考虑其他方法，包括同时使用同期化疗或超分割放射治疗。对于局部晚期疾病，通用剂量为 70 Gy/35 fx 合并化疗。

（3）不良反应：急性：疲劳、吞咽困难、黏膜炎、声音嘶哑、口干、吞咽困难、放射性皮炎、吞咽困难、吸入。晚期：吞咽困难、食管狭窄、误吸、声音嘶哑、听力损失、肾功能不全、颈部纤维化、卒中、甲状腺功能减退。

（4）操作流程：见《放射肿瘤学治疗计划手册》，第四章[6]。

基于循证的问与答

早期疾病

◆ 早期疾病的一般治疗模式是什么？

对于早期疾病，放疗和保喉手术均可取得较好的疗效。回顾性证据显示，无论是根治性放疗还是手术[7]，Ⅰ期疾病的 5 年 DFS 均高于 90%，Ⅱ期疾病的 5 年 DFS 约为 80%。2014 年发表的小型随机试验[8] 显示，与经口激光手术相比，接受放疗治疗的患者声音嘶哑程度较低，但总体嗓音质量相似。一般而言，嗓音质量与切除的声带数量有关。

◆ 对于早期疾病而言，更大的分割体积会产生什么影响？

轻度超分割放疗和加速放疗已经显示出对于早期疾病局部控制的持续改善。

Le, UCSF (IJROBP 1997, PMID 9300746)： 对 398 例 $T_{1\sim2}$ 声门癌患者（其中 315 例 T_1，83 例 T_2）进行中位剂量 63 Gy 的根治性放疗治疗（表 14.3）。总体而言，T_1 患者的 5 年 LC 为 85%，T_2 患者为 70%。T_1 患者中，前联合区受累和早期治疗时期是预测不良 LC 的因素。在 T_2 患者中（不包括 T_1），LC 不良的预后因素包括总治疗时间（＞ 43 天）、较小的分割剂量（＜ 1.8 Gy/fx）、较低的总剂量（≤ 65 Gy）、声带活动度受损以及声门下延伸。

Yamazaki, Japan (IJROBP 2006, PMID 16169681)： 一项纳入 180 例接受根治性放疗的 T_1N_0 声门鳞状细胞癌患者的前瞻性随机试验，将患者随机分为 2 Gy/fx 或 2.25 Gy/fx 两组。在标准分割组，对于声门肿瘤长度＜ 2/3 的肿瘤给予 60 Gy 的治疗，对于声门肿瘤长度 ≥ 2/3 的肿瘤给予 66 Gy 的治疗。在 2.25 Gy/fx 组中，对于声门肿瘤长度＜ 2/3 和 ≥ 2/3 的肿瘤，总剂量分别为 56.25 Gy 和 63 Gy；5 年 LC 分别为 92% 和 77%。分割剂量是 LC 的独立预测因子。急性和晚期的不良反应相当。**结论：在 T_1N_0 声门癌患者中，通过较大的分割剂量减少总体治疗时间可以提高 LC，且不增加急性或晚期不良反应。**

表 14.3　UCSF 治疗早期喉癌（cT_2 患者）的经验

	5 年 LC		**5 年 LC**		**5 年 LC**
治疗时间 ≤ 43 d	100%	Fx ≥ 2.25 Gy/d	100%	＞ 65 Gy	78%
治疗时间＞ 43 d	84%	Fx ＜ 1.8 Gy/d	44%	≤ 65 Gy	60%
P	0.003	P	0.003	P	0.01
无声带损伤	79%	没有声门下延伸	77%		
声带损伤	45%	声门下延伸	58%		
P	0.02	P	0.04		

◆ **早期疾病的超分割治疗有什么影响?**

RTOG 95-12 显示,在 T_2N_0 声门癌患者中,使用超分割放疗在局部控制方面的有适度的益处,但无统计学意义。T_{2b} 为不良预后因素。

Trotti, RTOG 9512 (IJROBP 2014 PMID 25035199): 一项纳入 250 例进行根治性放疗的 T_2N_0 声门鳞状细胞癌患者的前瞻性随机试验,将患者随机分配为超分割组(79.2 Gy/66 fx,每次 1.2 Gy,每天 2 次)或标准分割组(70 Gy/35 fx)。主要终点是 LC。虽然,超分割放疗显示出改善预后的趋势,但在 5 年 LC(78% *vs.* 70%,$P=0.14$)、5 年 DFS(49% *vs.* 40%,$P=0.13$)和 5 年 OS(72% *vs.* 63%,$P=0.29$)方面无显著差异。T_{2b} 患者的 LC 率相对较低(70% T_{2b} *vs.* 76% T_{2a},$P=0.1$)。治疗组间 3~4 级晚期不良反应的发生率无差异。值得注意的是,该试验的样本量计算是为了检测 5 年 LC15% 的绝对差异。**结论:与头颈部其他疾病部位的观察结果一致,超分割放疗在改善 LC 方面有一定的效果,但在本研究中无统计学显著性。**

◆ **如何治疗 T_{2b} 患者?**

T_{2b} 声门癌尚未被 AJCC 采用,但已被描述为存在低移动声带。在 RTOG 9512(LC 70% vs.76%,$P=0.10$ 和 LRC 63% *vs.* 74%,$P=0.03$)以及其他大型回顾性研究[9,10]中,T_{2b} 疾病患者的控制情况较差,因此,可能受益于标准治疗的改变。改善不利亚组患者局部控制的选择包括超分割、低分割(例如 65.25 Gy/29 fx)或同时加用化疗[11]。

◆ **IMRT 在早期阶段人群中有什么作用?**

在常规中,IMRT 应具有探索性,避免晚期不良反应,特别是保护颈动脉的血管。早期的研究表明,在不影响局部控制的情况下,保护颈动脉是可行的,但目前的结果仍不成熟[12,13]。

局部晚期疾病

◆ **局部晚期疾病的喉癌保留基础是什么?**

进行根治性手术后进行放射治疗是常规方式。然而,VA Larynx Study 的前瞻性研究表明,非手术治疗方法与诱导化疗或放疗或仅放疗治疗的患者相比,具有同等的生存率,并且 RTOG 91-11 还证明,采用同步化疗放疗可以更好地保存喉部。在 VA 喉部研究中 T_4 期患者需要救治性喉切除的比例更高,因此,RTOG 91-11 排除大量 T_4 期患者。然而,NCDB 分析表明,尽管有一般指南,T_{4a} 疾病的大多数患者在临床实践中,仍采取器官保留治疗方法,与接受全喉切除的患者相比,总体生存率较低(中位生存期 61 个月 *vs.* 39 个月)[14]。此外,多个单个回顾性研究也指出肿瘤体积对预后的影响,除了 T 期。

Wolf, VA Larynx Study (NEJM 1991, PMID 2034244): 一项纳入 332 例Ⅲ~Ⅳ期局部晚期喉鳞状细胞癌患者(63% 为声门上癌,57% 声带固定)的前瞻性随机试验中,将患者随机分为诱导化疗后放疗组和全喉切除后术后放疗组。选择喉保留治疗的患者于第 1 天和第 22 天接受顺铂 100 mg/m² 和 5- 氟尿嘧啶 1000 mg/m²/d×5 d。在第 2 个疗程后的 18~21 天进行检查和间接喉镜检查评估肿瘤反应。在喉部至少局部缓解的患者以及任何颈部病变进展的患者均接受救治性喉切除。喉部原发肿瘤至少部分缓解且颈部淋巴结无进展的患者于第 43 天接受第 3 个化疗疗程。然后进行剂量为 66~76 Gy 的放疗,以 1.8~2 Gy/fx 的剂量照射原发肿瘤部位,颈部淋巴结部位照射剂量为 50~75 Gy。放疗完成 12 周后,再次评估肿瘤反应；喉部仍有持续疾病的患者接受救治性喉切除。颈部有持续疾病的患者只接受颈部淋巴结清扫术。所有接受喉切除的患者均接受术后放疗，镜下病变部位照射剂量为 50~50.4 Gy，局部复发风险较高区域照射剂量为 60~60.4 Gy，残余病变部位照射剂量为 65~74.2 Gy。中位随访时间为 33 个月。31% 的患者在 2 个疗程后完全缓解，54% 的患者有部分缓解。然而，对诱导化疗的反应与减少 OS 无关。喉部保留率为 64%。56% 的 T_4 原发肿瘤患者需要救治性喉切除（其余研究人群为 29%）。化疗组的远处转移率较低，但 LC 较差。结论：在高比例的患者中，诱导化疗后进行放疗可以有效地保存喉部，但不会影响总生存率（表 14.4）。

表 14.4　VA 喉癌研究的结果（%）

	2 年 OS	2 年 LC	原发部位的复发	DM
诱导化疗 + 根治性放疗	68	80	12	11
TL+PORT	68	93	2	17
P	0.9846	0.001	0.001	0.001

Forastiere, RTOG 91-11 (NEJM 2003, PMID 14645636; Update JCO 2013, PMID 23182993)： 一项纳入 518 例Ⅲ~Ⅳ期声门上、声门鳞状细胞癌患者（T_1 或肿瘤累及甲状软骨进入软组织颈部或基底舌 > 1 cm 被排除）的前瞻性随机试验，将患者随机分为 3 组：组 1（来自 VA 喉癌的诱导组）：顺铂 100 mg/（m²·d）+5-FU 1000 mg/（m²·d）5 d，于第 1 天和第 22 天进行两个疗程的化疗，然后进行反应评估。不足 PR 或进展的患者接受救治性喉切除和放射治疗。CR 或 PR 的患者继续接受一轮顺铂/5-FU，然后单独接受 70 Gy/35 fx 放疗。组 2（化疗放疗组）：第 1、22、43 天顺铂 100 mg/m² 与 70 Gy/35 fx 同时进行。组 3（单独放疗组）：70 Gy/35 fx。治疗结束 8 周后，单个淋巴结 > 3 cm 或多个淋巴结的患者接受颈部清扫术。共报告 7 个终点指标，但主要终点指标是局部无进展生存。以诱导组为标准组，更新后的 MFU 为 0.8 年。更新数据显示，与诱导组相比，化疗放疗组可以更好地保存喉部，具有更好的 LC 和 LRC，但主要终点指标 LFS 相似，而 OS 可能更差（$P=0.08$），提示存在未解释的远期效应。结论：由于局部控制和喉部保留方面的益处，同时放化疗被认为是"赢家"，尽管局部无进展生存相似（表 14.5）。

表 14.5　RTOG 9111 喉部保留试验的 10 年结果（%）

组别	LFS（1°）	LP	LC	LRC	DC	DFS	OS
诱导	28.9*	67.5	53.7	48.9	83.4	20.4	38.8
放化疗	23.5*	81.7*†	69.2*†	65.3*†	83.9	21.6*	27.5
单纯放疗	17.2†	63.8	50.1	47.2	76.0	14.8	31.5

注：* 相对于单纯放疗而言具有显著的效果。† 相对于诱导治疗（标准组）而言具有显著的效果。

◆ **靶向药西妥昔单抗对于局部晚期喉癌有什么作用？**

Bonner 试验证实 [14]，在局部晚期头颈鳞状细胞癌患者中，加用西妥昔单抗可以提高生存率。

Bonner, Cetuximab Secondary Analysis (JAMA Otolaryngol Head Neck Surg 2016, PMID 27389475)： 对原始 Bonner 试验进行二次分析，研究西妥昔单抗在喉癌保留中的作用。治疗组包括单纯放疗和联合西妥昔单抗放疗。共有 168 例喉或下咽癌患者被纳入此子集（90 例接受西妥昔单抗，78 例接受单纯放疗）。西妥昔单抗组的 2 年喉部保留率为 87.9%，在单纯放疗组为 85.7%（HR：0.57，95%CI：0.23~1.42，P=0.22）。喉部切除后存活的 HR 为 0.78（P=0.17）。两组总生存率无差别。结论：西妥昔单抗在喉癌保留和喉部切除自由生存方面的效益无统计学意义。评论：结论受到子集分析的前瞻性差和统计功率不足的制约。

第十五章　唾液腺肿瘤

Sarah S. Kilic, Martin C. Tom, Shlomo A. Koyfman, Nikhil P. Joshi　**著**

杨　晨、李志琴　**译**

丁　轶、官　键　**校**

林　勤　**审**

> **概述：** 唾液腺肿瘤是一组少见的良性和恶性肿瘤，其疾病自然病程因组织学而异。在良性唾液腺肿瘤中，最常见的为多形性腺瘤；而在恶性唾液腺肿瘤中，其最常见的组织学特征因部位不同而有所差异：腮腺中最常见的为黏液表皮样癌，颌下腺和小唾液腺中最常见的为腺样囊性癌。手术是所有类型唾液腺肿瘤的标准治疗方法，可尽可能地保留面神经。对于高复发风险者，应考虑术后放疗（表 15.1）。目前，尚未有前瞻性临床研究证明化疗能带来生存获益。

表 15.1　恶性唾液腺癌的一般治疗模式

手术联合新辅助放疗的方案如下			
原发灶		**同侧颈部**	
一级和二级且不合并危险因素	观察	cN$_0$ 或 pN$_0$ 且低危	观察
T$_{3\sim4}$，神经侵犯，深叶侵犯，骨侵犯，高级别或复发性	60 Gy	病理淋巴结阴性且合并危险因素（见 Terhaard and RTOG 1008）：T$_{3\sim4}$，高级别，面神经损伤，复发肿瘤	50~54 Gy，Ⅱ~Ⅳ区
切缘阳性或近切缘（＜1 mm）	66 Gy	淋巴结阳性，已切除	60 Gy，Ⅰb~Ⅴ区
肉眼可见肿瘤	70 Gy	淋巴结包膜外侵犯	66 Gy
		肉眼可见转移淋巴结	70 Gy

流行病学： 唾液腺肿瘤是一种罕见的肿瘤，约占头颈部肿瘤的 6%[1]，美国每年约有 2500 例患者[2]。良性唾液腺肿瘤在年轻女性中更为常见（中位年龄为 46 岁）[3,4]，恶性唾液腺肿瘤在老年人中也更常见（中位年龄为 54 岁），且随着年龄的增长，男性更容易患病[2,4]。根据 WHO 2005 年的组织学分类系统，为唾液腺肿瘤定义 40 多种不同的组织学[2]。腮腺是最常见的发生部位（发生率 70%，其中 75% 为良性肿瘤），小腺体发生率为 22%，下颌下腺发生率为 8%[4]。

危险因素：风险因素当前尚不明确。目前，比较有力的证据是暴露于放射性物质，如广岛 / 长崎幸存者[5]。吸烟并非唾液腺肿瘤的危险因素（Warthin 肿瘤除外，见表 15.2）。EB 病毒与淋巴上皮癌有关[6]，其他病毒尚在研究中。

解剖学：唾液腺主要由腮腺、下颌下腺和舌下腺组成（位于下颌舌骨和口腔黏膜底之间）。腮腺的边界是上颌第二磨牙（前部）、颧弓（上部）、颈内静脉（深部）、乳突尖（后部）和二腹肌后腹（下部）。腮腺主要参与刺激性浆液性唾液的产生，下颌下腺参与非刺激性黏液、浆液性唾液（因此，放疗会导致口腔干燥症）[7]。腮腺位于下颌支后面，被面神经分为浅叶和深叶。下颌后静脉是面神经常见的影像学标志。斯氏管引流至颊黏膜。面神经（CN Ⅶ）在离开茎乳孔后穿过腮腺。CN Ⅶ包含 5 个分支：颞支、颧支、颊支、下颌缘支和颈支。CN Ⅶ的功能包括控制面部肌肉和口腔舌头的味觉。起源于 V3 的耳颞神经，主要支配腮腺（唾液分泌 / 副交感神经），也是外周神经传播的路径。若手术损伤耳颞神经，会导致自主神经纤维异常再生造成，并与支配皮肤汗腺的交感神经纤维相错联，导致耳颞综合征（耳前出汗和潮红），也被称为弗莱氏综合征，该疾病最初于 1923 年由欧洲女性神经学家 Lucie Frey 博士报道[7]。下颌骨由鼓索支配，神经周围扩散可通过 CN Ⅻ、舌神经到 CN Ⅴ，或通过鼓弦到 CN Ⅶ。小唾液腺分布于整个呼吸消化道上皮细胞中。当存在外周侵犯时，可借助多种轮廓勾画方法来帮助确认脑神经的解剖位置[8,9]。

表 15.2　唾液腺肿瘤的特点

类别	腮腺	颌下腺	舌下腺	小唾液腺
病理学[4,10]	75% 良性，25% 恶性	50% 良性，50% 恶性		75% 恶性
发生率[4]	70%	8%		22%
唾液性质[3,10]	浆液性	混合性		黏液性
支配神经	CNⅦ（面神经），经鼓室脊索传导至V3	V3（舌神经）和Ⅻ（舌下神经）	V3（舌神经）	取决于解剖位置

病理学：表 15.4 和表 15.3 按发病率由高到低列出最常见的组织学分型。肿瘤分化程度影响黏液表皮样癌、腺癌、唾液腺管癌和腺泡细胞癌的预后[2]。腺样囊性癌依据瘤内的实体成分百分比进行分级（如果＞ 30%，则为高分级）。

表 15.3　良性唾液腺肿瘤的组织学分型

良性唾液腺肿瘤	
多形性腺瘤	最常见的唾液腺肿瘤，其中 2/3 为腮腺肿瘤，2/3 发生于 40 岁以上的女性。治疗方法主要为手术，且复发风险＜ 5%，但需注意肿瘤溢出，否则，复发率可高达 45%。第二次复发的风险为 46%，且可发生多形性腺瘤癌变（CExP）。无复发患者的转化率为＜ 1%，复发率为 4%[3]。对于多次复发、深部受累或体积较大的肿瘤，考虑采用放疗，剂量为 50~60 Gy[11]
沃辛瘤	通常为腮腺肿瘤，一般为双侧（6%）[12]。与吸烟有关，多见于男性[13]。PET 检查时具有高度亲和力，且通常是在 PET 检查中的偶然发现。由于恶性变很少见（＜ 1%）[10]，故通常采用观察即可
基底细胞腺瘤	占比约 2%[10]，可能与皮肤转移到腮腺淋巴结的基底细胞相混淆
嗜酸细胞瘤	占比约 1%，为老年患者缓慢进展的腮腺肿瘤

表 15.4　恶性唾液腺肿瘤的组织学分型

恶性唾液腺肿瘤	
黏液表皮样癌	最常见的是腮腺恶性肿瘤，其预后与肿瘤分化程度相关。大多数患者仅通过手术即可治愈
腺样囊性癌	大部分具有神经浸润的生物学特点并能沿着颅神经蔓延，管状瘤预后最好，筛状瘤中等，实体瘤预后最差。超过 30% 的实体瘤为高级别肿瘤，并伴随长期自然病史。淋巴结受累的风险通常 5%，但近年来的数据显示，在口腔中可高达 37%，在大腺体中可高达 19%[14,15]。惰性瘤的远处肺转移高达 50%[10]。晚期复发可见（> 20 年）。大部分患者能够从辅助放疗中获益[16]
腺癌，NOS	预后与肿瘤分化程度相关，在 50%~60% 的高级别病变中，可见淋巴结转移[15]
腺泡细胞癌	低级别，进展缓慢，80% 发生于在腮腺内。下颌下腺肿瘤虽并不常见但最具侵袭性[10]
多形性腺瘤癌变	在唾液腺肿瘤中占比约 4%，其中 12% 为恶性，属于退化性多形性腺瘤。超过 80% 的患者无相关多形性腺瘤病史[10]
唾液腺管癌	在唾液腺恶性肿瘤占比约 9%。多见于男性（男：女＝4：1）。侵袭性高，高级别，类似于高级别乳腺导管癌[10]。常伴随雄激素受体和 HER2 扩增
唾液腺转移癌	在唾液腺恶性肿瘤占比约 5%[10]，其发病率取决于不同地区皮肤癌的发病率。主要来自于皮肤的鳞状细胞癌，其次是黑色素瘤
上皮 - 肌上皮癌	只占唾液腺肿瘤的 1%，女性发病率为男性的 2 倍，60% 发生于腮腺，通常生长缓慢

遗传学：*EGFR*、*c-kit*、*HER2*、*NTRK* 融合和雄激素受体阳性均有报道，最常见于唾液腺管癌[17]，但靶向药物在非转移性癌中无明显作用。

临床表现：大多数患者最初表现为缓慢进展的无痛性肿块。但腺样囊性癌最初可表现为神经性疼痛（易被误诊为三叉神经痛），并进展为面神经运动障碍。

相关检查：病史与体格检查，包括头颈部检查和脑神经检查。超声可在活检前进行，以帮助鉴别良性和恶性肿瘤。细针抽吸的灵敏度为 80%，特异度 > 95%[11]。对比增强 MRI 可协助确认恶性肿瘤中的周围神经侵犯。恶性肿瘤需要进行胸部 CT 检查，而 PET 则并非强制需要。还需根据需要进行牙科、营养、言语和吞咽评估等。

预后因素：分期、分级、组织学类型、复发、肿瘤阳性边缘、骨侵犯、阳性淋巴结、面神经麻痹等[11,18,19]。

治疗模式

1. 观察：观察可适用于除多形性腺瘤以外的良性肿瘤。由于存在恶性转化的风险，多形性腺瘤在健康患者中应提前治疗。恶性肿瘤患者则需接受全程治疗。

2. 手术：手术切除原发灶是所有可切除的唾液腺肿瘤的标准治疗方案，但手术中应注意尽量减少肿瘤溢出的风险，单纯的肿物摘除术并不推荐。应尽量保留功能性脑神经。尽管不能以肿瘤残留为代价，显微镜下的手术切缘的优先选择仍然高于面神经损伤[20]。损伤的神经可考虑神经移植进行重建。无论发生位置和组织学分型，均需进行颈部阳性淋巴结清扫。对于腮腺肿瘤，可推荐选择性清扫Ⅱ~Ⅲ区以及Ⅳ区，医生可根据危险因素（大小、分期、病理分级、组织学、位置）选择手术方式（表 15.5）。对于颌下腺肿瘤，选择性切除Ⅰ~Ⅲ区，具体方式同样由外科医生决定。对于腮腺肿瘤，只有在Ⅱ~Ⅳ区受累时，Ⅰ区和Ⅴ区才可能有风险[11]。

表 15.5　AJCC 第 8 版（2017）唾液腺癌的分期（小唾液腺癌根据其发生部位进行分期）

T/M	N	cN_0	cN_1	cN_{2a}	cN_{2b}	cN_{2c}	cN_{3a}	cN_{3b}
T_1	• ≤ 2 cm	I						
T_2	• 2.1~4 cm	II	III		ⅣA			
T_3	• > 4 cm 或存在实质外扩展							
T_{4a}	• 侵犯 1							
T_{4b}	• 侵犯 2				ⅣB			
M_1	• 远处转移				ⅣC			

注：侵犯 1：侵犯皮肤、下颌骨、耳道或面神经。侵犯 2：侵犯颅底、翼状板和（或）包裹颈动脉。淋巴结分期的定义与其他非 HPV 相关的头颈部癌症类似。临床和病理淋巴结分类见表 11.4。

3. 化疗：由于相关回顾性研究的结论不一致，对于高危复发患者是否应联合化疗尚在研究中[21-23]。RTOG 1008 是一项正在进行的Ⅱ/Ⅲ期研究，对比研究 60~66 Gy 的辅助放疗与 60~66 Gy 辅助放疗联合使用顺铂 40 mg/（m²·周）。包括可切除的中高级别腺癌、中高级别黏液表皮样癌、高级别唾液腺管癌、高级别腺泡细胞癌和高级别（ > 30% 实体瘤成分）腺样囊性癌，并伴有以下任何危险因素的患者：T_{3-4}、N+、T_{1-2} 以及边缘阳性或近切缘≤ 1 mm。关于靶向治疗，许多早期治疗唾液腺肿瘤的研究（伊马替尼[24]、拉帕替尼[25] 和达沙替尼[26]）结果并不乐观。酪氨酸激酶抑制剂拉罗替尼和恩曲替尼对不同原发部位的 NTRK 融合阳性肿瘤均显示出良好的反应率，其中包括腮腺肿瘤（ > 75%）[27]。部分Ⅰ/Ⅱ期研究表明，联合使用雄激素受体阻滞剂（雄激素受体阳性唾液腺管癌）[28]、伦伐替尼（腺样囊性癌）[29] 和帕博利珠单抗（PD-L1 阳性）[30] 在Ⅰ/Ⅱ期中具有一定的前景。

4. 放疗

（1）**适应证和剂量：** pT_{3-4}、切缘不足或切缘阳性、高级别、复发肿瘤、淋巴结阳性、PNI、LVSI 或骨侵犯等可考虑术后放疗。腺样囊性癌通常具有明显的神经侵犯的生物学特点，术后均需要接受辅助放疗。放疗对有危险因素的 T_1 期病变的作用尚不清楚（NCCN 分类 2B）[20]，建议原发肿瘤部位剂量为 60 Gy，选择性颈部淋巴引流区剂量为 54 Gy。边缘阳性或包膜外侵犯剂量应增加到 66 Gy，存在肉眼可见肿瘤需增加到 70 Gy[11,20]。对于合并转移性淋巴结的患者，需要治疗同侧颈部淋巴引区，对于 pT_{3-4}、高级别、面神经功能损伤或复发性患者，应考虑选择性颈部淋巴引流区覆盖照射。

（2）**程序：** 见《放射肿瘤学治疗计划手册》，第四章[31]。

（3）**并发症：** 口腔黏膜炎、咽痛、皮肤红斑、味觉改变、部分口干、牙关紧闭、甲状腺功能减退和耳部并发症（分泌性中耳炎或部分听力损失）。必要时，可将对侧腮腺放射剂量降低为平均 26 Gy，腮腺的 TD 5/5 为 32 Gy。

（4）中子放疗：中子放疗具有较高的局部控制率，但是其远期不良反应较光子线治疗多。其相对生物效应（Relative Biology Effectiveness，RBE）＞ 2.6。中子治疗无法较好保护皮肤，但受肿瘤乏氧的影响较小，对细胞周期的依赖性也较小，通常应用于不可切除或复发性肿瘤，尤其是腺样囊性肿瘤。一项关于累及颅底的肿瘤小样本研究中，中子治疗后采用立体定向放射治疗局部推量，其 3 年局部控制率增加 1 倍（39%~82%），且未增加不良反应[32]。并发症包括放射性骨坏死、纤维化、脊髓病变、中枢神经系统坏死、视神经炎、腭瘘、视网膜病变和青光眼。

基于循证的问与答

◆ 术后放疗的适应证是什么？

由于唾液腺癌相对罕见，目前暂时没有前瞻性临床研究的证据。因此，术后放疗的适应证是基于回顾性证据。一般而言，辅助放疗的适应证包括 pT_{3-4} 疾病、切缘不足或阳性、高级别、复发性疾病、淋巴结阳性、PNI、LVSI 或骨侵犯等。

Terhaard, Netherlands (Head & Neck 2005, PMID 15629600)：1984—1995 年，一项 498 例唾液腺癌患者的回顾性研究有 386 例患者接受放疗，中位剂量为 62 Gy（阴性边缘为 60.7 Gy，切缘不足为 62.4 Gy，阳性切缘为 64 Gy）。40% 的患者接受选择性颈部淋巴引流区放疗。对于 T_{3-4} 肿瘤、切缘不足（＜ 5 mm）、阳性边缘、PNI 和骨侵犯的患者，10 年肿瘤控制率得到改善。不可切除的患者肿瘤局部与放疗剂量相关，＜ 66 Gy 的 5 年 LC 为 0，而 ≥ 66 Gy 则为 50%。结论：术后放疗提示 T_{3-4} 疾病、边缘闭合或阳性、骨侵犯、PNI。可采用 T 分期和组织学方法确定淋巴结疾病的风险（表 15.6）。

Armstrong, Memorial Sloan Kettering (Arch Otolaryngol Head Neck Surg 1990, PMID 2306346)：1966 年后接受 46 例术后放疗患者的配对分析与 1966 年前单独接受手术治疗的患者配对。中位放疗剂量为 56.64 Gy。在整个队列中，5 年的 CSS 和 LC 在单独手术组和手术加放疗组之间无统计学意义的差异。然而，放疗确实改善了Ⅲ~Ⅳ期患者的 CSS（51% vs. 10%，P＝0.015）和 LC（73% vs. 66%，P＝NS）。淋巴结阳性的患者 CSS（49% vs. 19%，P＝0.015）和 LC（69% vs. 40%，P＝0.05）同样有获益。结论：Ⅲ~Ⅳ期和淋巴结阳性是术后放疗的指征。

表 15.6　Terhaard 等人的结果，2005

10 年局部控制率	未接受放疗	接受放疗	根据评分和主要发生部位划分的颈部淋巴结阳性风险				
			T 评分 + 组织学评分	腮腺	颌下腺	口腔	其他
T_{3-4} 期肿瘤	18%	84%	2	4%	0	4%	0
边缘接近	55%	95%	3	12%	33%	13%	29%
边缘阳性	44%	82%	4	25%	57%	19%	56%
骨侵犯	54%	86%	5	33%	60%	–	–
PNI	60%	88%	6	38%	50%	–	–
所有结果均有统计学意义			得分：T_1＝1，T_2＝2，T_{3-4}＝3。腺泡细胞癌 / 腺样囊性癌 / 多形性腺瘤癌变＝1。黏液表皮样癌＝2，鳞癌 / 未分化癌＝3				

North, Johns Hopkins (IJROBP 1990, PMID 2115032): 一项 1975—1987 年的回顾性研究，选取 87 例唾液腺肿瘤患者接受手术治疗联合或不联合放疗。34% 的患者进行颈部淋巴结清扫术，74% 的患者接受放疗（阴性切缘为 60 Gy，切缘不足或阳性为 66 Gy，残留肿瘤为 72 Gy）。术后辅助放疗改善了未经治疗和复发患者的肿瘤控制率，以及 5 年 OS（75% *vs.* 59%，$P=0.014$）。不利预后因素包括面神经麻痹、未分化癌、男性、皮肤受累和未接受放疗。**结论：对于边缘为阴性的低级别 $T_{1~2}$ 肿瘤患者，可不进行放疗。**

Cho, Korea (Ann Surg Oncol 2016, PMID 27342828): 一项 179 例低级别唾液腺癌（LGSGC）患者的回顾性研究。10 年 OS 为 96.6%，RFS 为 89.6%。辅助放疗改善了淋巴结阳性、PNI、LVSI、周围浸润、切缘阳性或 $T_{3~4}$ 患者的 RFS。近切缘（< 5 mm）并未增加复发的风险。无危险因素的 $T_{1~2}$ 患者单纯术后复发的风险较低。**结论：辅助放疗可改善高危 LGSGC 的 RFS。低风险 LGSGC（$T_{1~2}$，无危险因素）在单独手术后可表现出良好的效果。**

◆ 哪些患者发生淋巴结转移的风险较高？

高级别、血管侵犯、面神经麻痹、组织学和高 T 期可能与淋巴结转移的风险有关。

Xiao, NCDB Analysis (Otolaryngol Head Neck Surg 2016, PMID 26419838): 一项 22 653 例原发性腮腺癌病理评估的 NCDB 分析。与 N+ 相比，N_0 患者的 5 年 OS 有所改善（79% *vs.* 40%，$P < 0.001$）。与高级别肿瘤患者相比，低级别肿瘤患者的 5 年 OS 水平有所改善（88% *vs.* 69%，$P < 0.001$）。高级别肿瘤（50.9% *vs.* 9.3%）和 T 分期晚独立预测 N+ 的发生率。**结论：隐匿性淋巴结疾病的发生率因组织学差异而异。肿瘤 T 分期和分化程度在大多数组织学中可以预测淋巴结转移（表 15.7）。**

表 15.7　腮腺恶性肿瘤淋巴结转移的发生率

原发性腮腺癌的组织学	cN+（%）	Occult N+（%）	Occult N+（高级别 %N+/T₄%N+）
唾液腺导管癌	53.5	23.6	36/40
腺癌 NOS	45.2	19.9	31.6/31.6
多形性腺瘤癌变	23.9	11.8	19.2/35.5
黏液表皮样癌	20.2	9.3	21.8/21.6
腺样囊性癌	14.2	7.0	9.6/13
腺泡细胞癌	10	4.4	24.5/11.5
基底细胞腺癌	9.4	6.3	6.7/22.2
上皮-肌上皮癌	4.8	1.5	0/0
平均	24.4	10.2	—

◆ 唾液腺癌可以单独用放疗来治疗吗？

基于回顾性证据，手术对于局部控制至关重要，是可手术和可切除患者的公认治疗方案。

Mendenhall, University of Florida (Cancer 2005, PMID 15880750): 1964—2003 年，一项 224 例患

者接受单纯放疗（$n=64$）或手术＋放疗（$n=160$）的回顾性研究。单纯放疗的中位剂量为 74 Gy，术后平均剂量为 66 Gy。单独放疗时 LRC 明显恶化（Ⅰ~Ⅲ期 89% *vs.* 70%，$P=0.01$；Ⅳ期 66% *vs.* 24%，$P=0.002$；总体 81% *vs.* 40%，$P<0.0001$）。在技术上不可切除的疾病中，单独接受放疗的患者 10 年的 LRC 为 20%。结论：单纯放疗的 **LRC** 效果差于手术联合放疗。

◆ **中子放疗是否能改善控制或生存结局？**

中子放疗能够改善局部控制，但不能带来生存效益，且成本高昂，不良反应显著。

Laramore, RTOG 8001-MRC Trial (IJROBP 1993, PMID 8407397)： 在一项英国和美国的前瞻性实验中，25 例不能手术或不能切除的唾液腺癌患者随机接受光子／电子治疗或中子治疗。CR 率在接受中子治疗中更高。接受中子治疗的 LC 显著改善（56% *vs.* 17%，$P=0.009$），导致试验提前结束。OS 无差异（15% *vs.* 25%，$P=$NS）。然而，69% 接受中子治疗的患者出现了严重的晚期并发症，而接受光子治疗患者则为 15%（$P=0.07$）。结论：中子放疗可改善局部控制，但不能提高生存率，且具有长期不良反应。

Douglas, University of Washington (Arch Otolaryngol Head Neck Surg 2003, PMID 12975266)： 一项 279 例接受快中子治疗的唾液腺癌患者的回顾性研究，其中 263 例在治疗时有肉眼可见肿瘤。中位随访时间为 36 个月。总给药剂量在 17.4~20.7 nGy 之间，每周给药 3~4 次。6 年的 CSS 和 LRC 分别为 67% 和 59%。3~4 级 RTOG 在 6 年时的不良反应发生率为 10%。结论：对于残留疾病，中子治疗提供了较好的局部控制和良好的生存结果。

◆ **现代放射治疗是否与中子治疗的效果一样，但不良反应更少呢？**

这是来自纪念斯隆 - 凯特琳癌症中心的一项小样本回顾性研究，数据较为有限。

Spratt, MSKCC (Radiol Oncol 2014, PMID 24587780)： 27 例不可切除的唾液腺癌的患者接受中位剂量为 70 Gy 的光子治疗，采用 IMRT 或 3D-CRT。其中 18 例患者还接受了化疗。中位随访 52 个月后，5 年的局部控制率为 47%，与 RTOG 8001 的中子治疗组相比更优。结论：现代光子治疗，无论是否联合化疗，都可能是一种比中子治疗不良反应更少的合理选择。

◆ **碳离子治疗在唾液腺肿瘤的治疗中有什么作用吗？**

Jensen, COSMIC Trial (IJROBP 2015, PMID 26279022)： 一项德国 53 例恶性唾液腺肿瘤患者的前瞻性Ⅱ期临床试验。所有患者均接受 24 Gy（RBE）C12 治疗，然后使用 IMRT 50 Gy。MFU 42 个月。3 年，LC 为 82%，PFS 为 58%，OS 为 78%。长期听力损害发生率（25%）和"眼睛不良事件"（20%）较高。结论：碳离子 +IMRT 治疗控制效果良好，但晚期不良反应显著。

◆ **与单独的辅助放疗相比，加入辅助化疗是否能改善预后？**

部分小型回顾性分析显示，加入辅助化疗能够在一定程度上提高控制率[21-23]。相反，NCDB 分析显示辅助化疗的生存率低于单纯放疗[33]。RTOG 1008 是一项Ⅱ/Ⅲ期随机对照试验，旨在研究化疗在高危唾液腺癌中的作用。

Amini, NCDB (JAMA Otolaryngol Head Neck Surg 2016, PMID: 27541166)： 一项 NCDB 分析纳入 2210 例唾液腺癌切除术患者，比较术后辅助放化疗与单纯辅助放疗的疗效差异。包括 2 级或 3 级同时

合并 ≥ 1 不良特征（$T_{3\sim4}$，N+，或边缘 83% 接受放疗，17% 接受化疗）。在中位随访时间为 39 个月时，与单独放疗相比，接受放化疗的 5 年总生存率低于单纯放疗（39% *vs.* 54%，$P < 0.001$）。chemoRT 的 OS 在多因素分析中的重要性较低（*HR*: 1.22，$P = 0.02$），而倾向评分匹配分析中也倾向于劣势（*HR*: 1.20，$P = 0.08$）。结论：在高危唾液腺癌中，与单纯辅助放疗相比，辅助放化疗并没有改善 OS，反而可能会导致不良预后。

第十六章　原发灶不明的头颈部癌

Monica E. Shukla, Jeffrey A. Kittel　著

杨　晨、李志琴　译

丁　轶、官　键　校

林　勤　审

> **概述：**原发灶不明的头颈部癌约占头颈部恶性肿瘤的 3%。原发灶需要经过一系列详细具体的检查来确定，其中必须包括详细的病史采集和体格检查、组织病理学和转移淋巴结的解剖部位（淋巴结分区）、分子标志物（p16，HPV DNA，EBV DNA）、影像学检查（如增强 CT 和 PET/CT）、诊断性手术（如腭扁桃体切除术），并根据检查结果选择进一步的治疗方案。如果穿刺活检结果为来源于下颈部的腺癌，则应及时评估是否为唾液腺肿瘤，或者胸部、女性生殖系统、胃肠道等部位肿瘤。如果进行详细检查后，仍然考虑头颈部原发癌来自于头颈部（皮肤或黏膜），那么需要根据原发部位的发生概率，以及转移淋巴结的解剖位置和分子标志物情况进行治疗。目前，有两种普遍认可的治疗方法，即手术切除（根据危险因素决定辅助放疗 ± 化疗）和根治性放疗 ± 化疗（表 16.1）。

表 16.1 原发灶不明的头颈部鳞癌淋巴结的一般治疗模式

肿瘤分期	治疗方案
cT_0N_1	方案 1：颈部清扫（至少包含 Ⅱ~Ⅳ区，伴或不伴经口机器人舌扁桃体切除术） •无其他不良情况，观察 •$pN_{2/3}$，增加术后放疗（见第十七章） •包膜外侵犯，增加同步放化疗（ENE+） 方案 2：单纯放疗
cT_0N_{2-3}	方案 1：根治性放化疗（适用于双侧 / 负荷大的肿瘤或者影像学提示包膜外侵犯，有利于避免 ENE 中的射线问题） 方案 2：颈部清扫（伴或不伴经口机器人舌扁桃体切除术） •$pN_{2/3}$，增加术后放疗（见第十七章） •包膜外侵犯，增加同步放化疗（ENE+）

注：剂量：以 2 Gy/fx，治疗疾病需要 66~70 Gy，低风险颈部需要 54~56 Gy，潜在原发部位需要 50~60 Gy（或生物等效剂量的方案）。

流行病学：SCCUP 占所有新发头颈部癌的 2%~3%。初诊时的中位年龄为 50~70 岁，以男性为主（男女比为 4∶1）。在美国，大多数 SCCUP 的发生均与 HPV 有关[1]。

危险因素：头颈部癌症的一般危险因素同样适用于原发灶不明的头颈部癌。

1. 一般危险因素：饮酒、吸烟、食用槟榔和槟榔果、Plummer-Vinson（缺铁性吞咽困难）。口咽癌与 HPV 感染相关。

2. 鼻咽部癌的危险因素：EB 病毒感染、盐腌渍食品、职业性烟雾、粉尘暴露。副鼻窦癌：镍、木尘、皮革染料等。皮肤癌：紫外线照射。

解剖学：体格检查的淋巴结受累模式有助于进一步检查隐匿原发灶的潜在部位（表 16.2）。

表 16.2　淋巴结分区 * 及与原发部位的相关性

分区	解剖相关性	原发部位
Ⅰa	颏下	口腔前部或下唇
Ⅰb	颌下	口腔（上、下唇、脸颊、鼻）和皮肤（唇、鼻、内侧眦）
Ⅱ	上颈静脉	口咽部、下咽部、口腔部、喉部
Ⅲ	中颈静脉	口咽部、喉部、下咽部、甲状腺
Ⅳ	下颈静脉	喉部、下咽部、甲状腺、食管颈段、气管
Ⅴ	颈后三角，颈外侧区	鼻咽、颈后皮肤、头皮、下咽
Ⅵ	颈前（喉前部、气管旁/前部、气管食管旁）	喉部、甲状腺
Ⅶ	咽后和茎突后外侧	鼻咽、口咽壁或软腭、下咽、副鼻窦
锁骨上淋巴结	内侧锁骨上淋巴结（Ⅳa）和外侧锁骨上淋巴结（Ⅴc）	甲状腺、宫颈、食管、锁骨下原发性肿瘤（如肺、胃肠或女性生殖系统肿瘤）
Ⅷ	腮腺内或腮腺周围	皮肤

注：* 颈椎淋巴结水平根据 Robbins 等[2]。

病理学：SCCUP 最常见的病理学类型是鳞状细胞癌，而腺癌和神经内分泌癌较少见。淋巴瘤、肉瘤、甲状腺、黑色素瘤和生殖细胞瘤偶有发生。

临床表现：典型表现为单侧无痛颈部 Ⅱ 级（~50%）± Ⅲ 级。N_1 的表现约占 25%。随着 HPV 相关癌症的增多，SCCUP 的发病率也逐渐增加[3]。HPV 相关肿瘤通常表现为原发灶较小，在不规则的淋巴组织中往往难以识别出来[4]。

相关检查

1. 体格检查：主要检查既往恶性肿瘤病史（包括皮肤癌）和危险因素，应包括上呼吸、消化道黏膜表面的直接观察（包括鼻咽喉镜检查，以发现常规检查无法发现的黏膜表面病灶，即鼻腔、鼻咽、口咽、喉部和下咽）。此外，还应根据好发部位进行针对性的检查，以及对头颈部皮肤的彻底检查。病理淋巴结的解剖位置和组织学可提示原发部位。

2. 实验室检查：血常规、血生化（腺癌时检测甲状腺球素和降钙素）。

3. 活检：首次取样采用病理淋巴结的细针活检（除非怀疑淋巴瘤）。如果细针活检不能诊断，则进行空芯针穿刺活检。切取活检推荐证据级别不高，理想情况下应在计划颈部清扫的患者中进行。由于非肿瘤性切除破坏组织间隙会改变淋巴引流结构，因此不建议实行单独切除活检。当前，从活检标本中检测病毒和其他生物标志物对于指导寻找原发肿瘤至关重要（表16.3）。对Ⅱ~Ⅲ区阳性淋巴结合并或无其他区域淋巴结转移的患者，应进行免疫组化检测p16蛋白或其他HPV特异性检测。如果p16为阴性，则需要进行其他标记物检测（如EBV）。

表16.3　病理标志物及与原发部位之间的相关性

标志物	原发部位
EBV	鼻咽
p16+，HPV ISH+	口咽
p16+，HPV ISH−	皮肤 [5]
腺癌，TTF+	甲状腺、肺

4. 影像学：CT是评估颈部淋巴结病的首选影像学检查。如果CT和临床检查没有发现原发部位，可以选择PET/CT。MRI优先级不高于CT，但存在大量的金属伪影，碘造影剂过敏，或怀疑鼻咽原发，MRI可帮助指导活检[6]。在内镜检查前，应进行影像学检查，以指导活检部位，并避免内镜检查中由于FDG假阳性摄取而导致的结果不确定性。经常规检查后，PET检出原发肿瘤的概率约为30%[7]。

5. 检查流程：在PET/CT后，进行麻醉下全上消化道内镜检查，并对任何可疑区域进行直接活检。在全上消化道内镜检查中，存在可疑的影像学或物理检查的患者50%~65%可发现原发灶，15%~29%的患者未发现原发灶[8,9]。在PET/CT或临床检测未发现可疑情况时，不推荐随机活检[10]。如果存在Ⅰ~Ⅲ区淋巴结累及，建议行同侧腭扁桃体切除术，与扁桃体活检相比，可将原发肿瘤的检测率增加约10倍（3% *vs.* 30%）[11,12]。尤其是在p16+情况下，如果腭扁桃体切除术发现为阴性，则考虑舌扁桃体切除术。荟萃分析显示，在舌扁桃体切除术又称"舌底黏膜切除术"的经口入路（经机器人或经口激光）中，78%的患者在舌底内发现原发灶[13]。如果只有单侧淋巴结受累，腭侧和（或）舌侧扁桃体切除术可只行单侧[10]。如果累及双侧淋巴结，原发灶更有可能位于舌底内，而不是腭扁桃体。舌扁桃体切除术考虑在单侧淋巴结受累最大的一侧实行，如果冰冻切片为阴性，则考虑实行对侧舌扁桃体切除术。如果舌扁桃体切除术结果为阴性，可考虑单侧腭扁桃体切除术。由于手术并发症问题，应避免采用双侧腭扁桃体切除术和双侧舌扁桃体切除术[10]。在诊断评估过程中，组织病理学对于寻找原发病灶及手术切缘具有重要意义。

预后因素：组织学、淋巴结累及数量、淋巴结解剖位置（上与下/锁骨上）、KPS、包膜外侵犯和组织学分级等。

自然病史：经过全面放疗后，黏膜出现肿瘤的概率较低。研究显示，单纯颈部淋巴结清扫术后黏膜肿瘤发生率为25%，而放疗后的发生率为8%~14%。随着现代影像技术的进步，发生率可能会更低。颈部和远处转移的局部治疗失败更常见，为20%~35%[14]。

分期：原发不明肿瘤者为 T_0 期（非 Tx，因为 Tx 表明检查不完善）。淋巴结转移鳞癌的分期符合标准的头颈部恶性肿瘤分期（详见第十一章）。EBV 相关不明原发灶的转移癌与鼻咽癌分期相关。

治疗模式：初始治疗可以采用手术（采用风险因素的辅助放疗 ± 化疗）或放疗 ± 化疗。不同的医疗机构对两种方法的偏好不同[15-17]。应在充分考虑每种治疗方法的不良反应下选择治疗方案[18]。

1. 手术：对于头颈部 SCCUP，NCCN 指南推荐颈部清扫术或放疗作为 N_1 期的首选治疗方法[11]。在新的分期中，N_1 期单独手术后的预后较好，90% 的患者能将肿瘤控制在锁骨以上[19]。通常，根据转移淋巴结的解剖位置、淋巴结负荷和可疑原发部位进行选择性颈部清扫，常规包括 ⅡA~Ⅳ区[10]。颈部清扫术的潜在并发症包括血肿、乳糜漏、淋巴水肿、伤口感染或裂开、瘘管、脑神经损伤（如 CN Ⅺ）和颈动脉破裂。舌侧扁桃体切除术的主要并发症是出血，发生率为 4.9%[13]。术后应根据头颈部癌的标准建议提供辅助放疗 ± 化疗（详见第十七章）。

2. 化疗：对于颈部清扫术后出现（a）包膜外侵犯或残留病灶或（b）cN_{2-3} 期的患者，建议同时进行化疗和放疗。该方案由权威头颈部癌研究和术后研究推断得出（见第十一至第十五章和第十七章）。一些小的观察性研究表明，化疗对 N_{2-3} 期疾病患者有良好的预后[18,20-22]。化疗的给药策略与其他头颈部癌相似，通常在第 1、22 和 43 天高剂量给予顺铂 100 mg/m²，或顺铂每周 40 mg/m²。根据 TROG 05.01指南，由于缺乏获益，当淋巴结转移癌高度怀疑来源于皮肤恶性肿瘤时，不建议在淋巴结切除后，将化疗加入放疗中[23]。但是，部分医师仍会考虑这一根治性治疗模式。

3. 放疗

（1）**指征**：放疗可用于术后高危患者或需要根治性治疗的患者。颈部清扫后，放疗适应证参照头颈部 PORT 的标准适应证，即多于 1 个淋巴结累及（N_{2-3}）、包膜外侵犯或切缘阳性。如果病情明确，放疗可以单独进行或与化疗同时进行（例如，cN_{2-3}，请参见前文）。

（2）**放射野**：放疗野一般包括可疑的原发部位黏膜及双侧颈部淋巴引流区，但原发皮肤癌除外。

①原发部位：经典的原发部位的放疗，包括鼻咽、口咽和下咽，但不包括口腔和喉部（容易观察到的部位）。可疑原发灶区域的放疗，应综合考虑肿瘤控制及放疗对生活质量的影响。放疗靶区可能会根据 HPV/EBV 状态和诊断干预治疗（例如，腭或舌扁桃体切除术）而相应改变。指南建议，针对 HPV+相关的肿瘤，原发灶放疗主要包括口咽部（同侧扁桃体 ± 软腭和双侧舌根，需要根据既往手术情况进行修改）[10]。而 EBV 相关的肿瘤仅需要照射鼻咽部。对于转移淋巴结位于 Ⅱ~Ⅲ区的 HPV 阴性的肿瘤，同侧扁桃体、舌根部、同侧咽隐窝和同侧梨状窝均视为高危区域。

②颈部淋巴结区域：最主要的颈部淋巴照射区域位双侧 Ⅱ~Ⅳ区以及咽后淋巴结区域，但当考虑特定原发病灶时，其他颈部淋巴引流区（ⅠB区、Ⅴ区及咽后淋巴区域）也需要考虑进行照射，例如，考

虑 EBV 阳性相关的鼻咽癌时，Ⅴ区及咽后淋巴区域需要进行照射。对于疑似黏膜原发性恶性肿瘤，单侧淋巴结放疗尚存在争议。一般情况下，只有在仅为单个淋巴结转移时，才可考虑单侧淋巴结治疗（但如果考虑鼻咽癌时，仍需要双侧颈部照射）[10]。在辅助治疗中，可疑原发灶往往需要采用根治性放疗[10]。经过全面的诊断性手术治疗后（至少是同侧腭扁桃体切除术和高质量的双侧舌扁桃体切除术），是否可以省略可能原发灶部位的黏膜照射仍在研究中。术后病理结果为 N_1（转移淋巴结小、单个且无包膜外侵犯）时，可以随访观察[10]。

（3）放疗剂量：正如放疗靶区勾画存在较大差别，放疗剂量也具有明显的不一致。在根治性放疗中，大体肿瘤可接受的处方剂量方案为 70 Gy/35 fx，高危的可疑原发灶黏膜部位为 56~63 Gy/35 fx，未受累的颈部照射区域为 56 Gy/35 fx（或放射生物学等效的方案）。对于术后患者，如果合并淋巴结包膜外侵犯，一般处方剂量为 66 Gy，30~33 fx（或术后仍有残留）。术后治疗瘤床区和淋巴结受累区域为 60 Gy/30 fx，未受累颈部淋巴引流区为 54 Gy/30 fx（或放射生物学等效方案）。

（4）不良反应

①急性不良反应：黏膜炎、皮肤红斑或脱屑、吞咽疼痛、吞咽困难、疲劳、误吸、口干或分泌物黏稠、味觉改变。

②晚期不良反应：口干症、味觉改变、纤维化、张口困难、听力下降、甲状腺功能减退、颌下淋巴水肿、吞咽困难、食管狭窄、骨或软组织坏死、继发性恶性肿瘤。

基于循证的问与答

◆ **HPV 在 HNCUP 中的价值是否与其在口咽癌中类似？**

是的。HPV 相关的 HNCUP 相对于 p16 阴性的患者有更好的预后，且与淋巴结状态无关[24]。在一项研究中，p16+ 的 5 年 OS 为 92%，而 p16- 则为 30%[1]。针对 HPV 阳性患者，仅进行可疑原发部位黏膜的照射（口咽部），能明显降低治疗的不良反应。

◆ **经口舌部扁桃体切除术在 HNCUP 检查中起什么作用？**

目前，经口机器人手术已被用于进行舌扁桃体切除术，以寻找隐匿性原发部位。当加入到一般诊断方案中时，似乎增加了检测原发部位的可能性。

Mehta, Pittsburgh (Laryngoscope 2013, PMID 23154813)：10 例 SCCUP 患者接受经口腔机器人舌根切除术（舌扁桃体切除术），其中有 9 例（90%）为原发性患者，平均直径为 0.9 cm。

Patel, Multi-Institution (JAMA Otolaryngol Head Neck Surg 2013, PMID 24136446)：一项回顾性多中心研究，通过经口机器人手术治疗，以确定头颈部 SCCUP 患者的原发部位。6 家机构共招募 47 例患者。72% 的患者的原发部位，主要是舌根为 59%，扁桃体为 38%。在 18 例无可疑的影像学或检查结果的患者中，72% 的原发性患者通过经口机器人手术确诊。

Farooq, Meta-analysis (Oral Oncol 2019, PMID 30926070)：荟萃分析包括 21 项研究。在体查、常规影像学和 PET/CT 阴性的患者中，舌根黏膜切除术发现 64% 的原发性病灶，而扁桃体切除术则为 78%。

◆ **与单侧治疗相比，双侧颈部放疗是否能改善预后？**

单侧治疗仍然存在争议，因为隐匿的原发肿瘤可能起源于口咽部，且通常位于舌根，而其为中线结构。表16.4 提供了调查单侧治疗的各种系列的总结。尽管失败率似乎很低（约10%），但仍然存在争议。值得注意的是，许多既往研究比较单侧且无可疑原发灶照射放疗与双侧且包含可疑原发灶黏膜放疗的疗效差异。在单一淋巴结，且无包膜外侵犯的临床或放射学证据情况下，争议较少。此时，考虑单侧颈部且包括可疑原发灶黏膜放疗较为合理[10]（表16.4）。

表16.4 调查单侧颈部治疗的研究

作者	机构	年份	同侧淋巴结治疗数目	对侧治疗失败率	评论
Carlson 等[25]	爱特森癌症中心	1986	13	2（15.6%）	二维常规放疗
Colletier 等[26]	爱特森癌症中心	1998	14	1（7.1%）	可能与 Carlson 的研究重叠；不清楚 1 例对侧治失败患者是否发生在仅同侧治疗组
Reddy 等[27]	美国芝加哥	1997	16	9（56%）	所有淋巴结用单侧电子束治疗；9 例复发中，有 5 例为原发灶和对侧淋巴结复发
Grau 等[28]	丹麦	2000	26	1（4%）	在研究中，接受双侧放疗的患者有 2% 可能发生对侧治疗失败
Beldi 等[29]	米兰	2007	33		报告单侧患者的生存率较差，但许多患者是姑息性治疗
Ligey 等[30]	第戎	2009	59	6（10.2%）	单侧治疗组 7 例出现原发肿瘤
Fakhrian 等[31]	慕尼黑	2012	17	1（5.9%）	系统放疗与 OS/RFS 无关
Cuaron 等[32]	凯特林癌症中心	2015	6	0	小规模，但有全面的 CT 影像
Perkins 等[33]	华盛顿大学圣路易斯大小	2012	21	1（5%）	所有颈部清扫术后均接受治疗
总体预估率			172	21（12.2%）	不包括 Reddy：12/156＝7.7%

第十七章　头颈部癌症的术后放疗

Timothy D. Smile, Carryn M. Anderson　著

杨　晨、李志琴　译

丁　轶、官　键　校

林　勤　审

> **概述：** 手术是头颈部可切除的口腔癌、唾液腺癌、鼻腔或鼻窦癌、甲状腺癌及部分口咽癌和喉癌的首选治疗方法。当 $T_{1\sim2}N_{0\sim1}$ 肿瘤切除边缘为阴性时，通常采用单纯的手术治疗即可。对于头颈部黏膜鳞状细胞癌接受同步化疗的患者，当存在切缘阳性和结外侵犯等特定病理危险因素时，推荐辅助放疗（术后辅助放疗）（表 17.1）。

表 17.1　术后辅助放疗适应证和剂量总结

风险分组	治疗	患者临床特征
低风险	观察	$pT_{1\sim2}$、$pN_{0\sim1}$、周围神经侵犯 -、淋巴管侵犯 -、切缘 -、结外侵犯 -
中风险	60 Gy	$pT_{3\sim4}$、$pN_{2\sim3}$、周围神经侵犯、淋巴管侵犯、切缘接近（< 5 mm）、$pT_{1\sim2}N_{0\sim1}$，并伴有多种次要危险因素或口腔舌浸润深度 > 4 mm[1]
	66 Gy	存在多个上述危险因素
高风险	66 Gy+ 化疗	结外侵犯 +，显微镜下的切缘阳性[2]
	70 Gy+ 化疗	肿瘤残留

流行病学： 全球发病率每年 > 55 万（是第五大最常见癌症），男女比例为 3∶1，2020 年美国估计发病例数为 53 260 例，死亡人数为 9570 例[3]。

危险因素： 烟草（吸烟和嚼烟，增加风险 5~25 倍）、酒精（存在剂量依赖，可与烟草协同作用）、HPV（口咽）、艾滋病病毒、移植药物或自身免疫病的免疫抑制、嚼槟榔（口腔）、阳光照射（皮肤）、辐射史、职业或环境暴露。

解剖学： 有关具体部位的解剖学资料，详见第十一至第十五章。对于上颌窦肿瘤，一个重要的标志是 Ohngren 线，其从眼内侧眦延伸到下颌骨角。前下或基底部的预后良好，而上后或上部的预后较差，

早期延伸至眼、颅底、翼状肌和颞下窝。

病理学： 最常见的组织学特征是鳞状细胞癌，其"角蛋白珠"见于分化良好的鳞状细胞癌中，通常与吸烟、酗酒相关的典型 HNSCC 相关；非角化低分化"基底样"鳞癌常与 HPV 相关的 p16+ 口咽鳞癌相关。其他组织学类型包括黏液表皮样癌、腺样囊性癌、腺鳞癌、腺癌、腺泡细胞癌、淋巴瘤、淋巴上皮癌和黑色素瘤。

遗传学： p53、CDKN2A 突变、Rb 功能缺失、EGFR 表达增加与口腔癌的较差预后相关 [4,5]。

筛查： 在通过手术切除治疗的头颈部癌症中，尚无明确的筛查方式。关于筛查研究的进一步讨论见第十三章和第十四章。

临床表现： 取决于原发部位。鼻旁窦、鼻腔、鼻咽部：鼻塞、鼻出血、侧位凝视性麻痹、单侧听力损失、溢泪。口咽部：吞咽困难、牙关紧闭、耳痛、吞咽痛。口腔：溃疡未愈、构音障碍、牙齿松动。喉部：声音嘶哑、嘶鸣、吞咽困难、吞咽痛、耳痛。下咽：吞咽困难、声音嘶哑、体质量减轻。许多患者由于原发病症状轻微，以淋巴结肿大为主要表现，最常见的是 Ⅱ 区颈内静脉二腹肌淋巴结。

辅助检查： 病史采集和体格检查，包括柔性纤维鼻咽喉镜检查或内镜检查。

1. 实验室检查： 常规实验室包括血常规、全套血生化，对于接受铂类药物化疗的患者应进行听力检查。

2. 影像学： 颈部增强 CT，Ⅲ/Ⅳ 期患者采用 PET/CT，如果未能实施 PET/CT，则进行胸部 CT 筛查。如果诊室检查和影像学检查不能明确原发病灶，则在进行全景内镜检查或麻醉检查前进行 PET/CT 检查 [6]。

3. 病理学： 颈部淋巴结的细针抽吸活检和（或）原发部位的活检。参见第十一至第十五章关于特定部位的检查。最好在切除前，进行多学科会诊。

预后因素： 阳性切缘和结外侵犯是最重要的病理预后因素。其他阴性的病理因素包括切缘接近、周围神经侵犯、淋巴管侵犯、肿瘤大小、浸润深度（特别是口舌）。AJCC 第 8 版分期指南指出，HPV 相关的口咽癌总体预后更好，结外侵犯和晚期淋巴结分期对生存没有负面影响。囊外侵犯的范围从显微镜下（囊的小破口、纤维间质反应）到宏观上（手术时肉眼可见）再到软组织大面积沉积（如果没有淋巴结结构，这很可能代表淋巴结被完全取代）[7]。当结外侵犯存在时，复发率可翻倍。CT 可预测结外侵犯，但容易出现假阴性，而假阳性则少见（Sens/Spec/PPV/NPV 43%、97%、82% 和 87%）[6]。CT 成像上 < 2.5 cm 的淋巴结发生病理结外侵犯的发生率约为 6%，而较大的淋巴结则为 32%[8]。

自然病史： 大多数与疾病相关的复发发生于局部，且约在治疗完成后的两年内发生。最常见的远处转移部位是肺，其次是骨。HPV 相关癌症也会扩散到较少见的部位，如肝脏、皮肤、软组织、大脑和脑膜 [9]。

分期： 分期详情见第十一至第十六章和第十八至第十九章。

治疗模式

1. 观察：低风险患者术后适合选择观察，适用于 $pT_{1-2}N_{0-1}$，无淋巴管、周围神经及结外侵犯，浅层浸润深度（特别是口舌，＜4 mm），切缘阴性（理想情况下为＞5 mm）。

2. 手术：原发肿瘤切除术应尽可能减少并发症。较大的肿瘤可能需要游离皮瓣重建（半瓣切除术、全瓣切除术、下颌骨重建术、喉咽切除术等）。游离皮瓣通常包括前臂桡骨、大腿前外侧或腓骨（当需要骨时）。在专家中心可以提供经口机器人手术（TORS）和经口激光显微手术（TLM）等微创技术。TORS 在机器人平台进行，建议用于口咽和可能的喉或下咽原发手术。经口机器人手术已被 FDA 批准用于 cT_{1-2} 肿瘤[10]。TLM 是通过喉镜分段切除肿瘤，使用二氧化碳激光瞄准，连接在显微镜上的微操作器（仅在少数专门的中心可用）。两者都被认为是通过较低的放疗剂量（根治性治疗需要 70 Gy+ 顺铂，术后治疗需要 60~66 Gy ± 化疗）来改善不良反应的可能方法，并为一种加强晚期疾病治疗的方法（见最终版 RTOG 1221）。有关 TORS/TLM 特有的问题，请参见审查[11,12]。对于鼻窦肿瘤，首选内镜手术，后以分段的方式进行。颈部清扫术通常在手术时进行（表 17.2）。

3. 化疗：化疗可在术后与放疗同时添加，以提高高危癌症的治疗水平。应用最广的是大剂量顺铂，在第 1、22、43 天分别给予 100 mg/m²，也可选择每周给予顺铂 40 mg/m² 作为替代方案。多项正在进行的研究，旨在研究西妥昔单抗对中等风险患者的作用（RTOG 0920）和高风险患者的替代多药方案（RTOG 1216）。

表 17.2　头颈部癌症的颈部清扫术类型

根治性颈部清扫术	所有 I～V 区淋巴结、副神经、颈内静脉、胸锁乳突肌
改良颈部根治性清扫术	所有 I～V 区淋巴结、保留 ≥ 1 个以下结构：副神经、颈内静脉、胸锁乳突肌
选择性颈部清扫术（SND）	淋巴结保留 ≥ 1 个区
肩胛舌骨肌上清扫术	仅 SND I～III，适用于口腔病例
侧位颈部清扫术（甲状腺癌）	SND II～IV（口咽、下咽、喉部）
中央颈部清扫术（甲状腺癌）	SND VI

4. 放疗

（1）**指征**：风险适应的放疗方法常用于术后强化治疗。术后放疗的适应证（表 17.1）根据风险分组进行描述，即低风险（观察）、中风险（单纯放疗，根据 RTOG 0920）和高风险（放化疗，根据 RTOG 1216）。对于鼻窦肿瘤，强烈推荐术后放疗（除了 T_1 期的筛窦）。放疗应在术后 6 周内开始，以获得最佳的局部控制率和 OS[13]。

（2）**剂量**：在 IMRT 同步综合增强技术时代，高风险（显微切缘阳性、结外侵犯或多个原发部位）、中风险（术后瘤床或未清扫的颈部）和低风险（选择性低风险淋巴结区）区域的 33 fx 剂量通常分别为 66 Gy、59.4 Gy 和 56.1 Gy。在无高危特征的患者中，术后瘤床采用 60 Gy/30 fx 剂量，高风险未清扫/低风险颈部采用 54 Gy 剂量。

基于循证的问与答

◆ **有什么证据表明术后放疗是有效的？**

目前，大多数证据为回顾性，尽管有两个较早的随机试验表明，与观察相比，术后放疗可改善局部失败率[14,15]。

◆ **有什么证据表明术后放疗优于术前放疗？**

Tupchong, RTOG 7303 (IJROBP 1991, PMID 1993628)： 一项Ⅲ期前瞻性随机试验，比较术前放疗与术后放疗对声门上喉癌和下咽癌的治疗效果。术前放疗剂量为 50 Gy，术后放疗剂量为 60 Gy；总共纳入 277 例患者，随访 9~15 年。与术前相比，术后放疗组的局部控制率有所改善（70% *vs.* 58%，$P=0.04$）。OS 无差异（$P=0.15$）。结论：与术前放疗相比，术后放疗可改善局部控制率。由于这项研究，术后放疗已经成为初期手术患者的常规治疗方法。

◆ **哪些数据支持术后放疗的标准剂量？**

所有患者对整个手术床的最小剂量为 57.6 Gy，1.8 Gy/fx。≥ 2 不良因素或结外侵犯的高危区域需要 63 Gy，1.8 Gy/fx。

Peters, MD Anderson (IJROBP 1993, PMID 8482629)： 为口腔、口咽、下咽、喉部的Ⅲ/Ⅳ期鳞状细胞癌的前瞻性随机实验，按危险因素进行分层。低风险患者随机分配到 52.2~57.6 Gy *vs.* 63 Gy，高风险患者随机分配到 63 Gy *vs.* 68.4 Gy，均以 1.8 Gy 为单位。在中期分析中，接受剂量 ≤ 54 Gy 的患者初次失败率明显较高，剂量组增加到 57.6 Gy，观察到局部失败率明显改善（$P=0.02$）。总而言之，未发现剂量反应。然而，如果存在结外侵犯，57.6 Gy 时的复发率明显高于 ≥ 63 Gy。结外侵犯是局部复发唯一的独立预后变量。具备以下 2 个或 2 个以上条件时，预后会逐渐恶化：口腔原发、黏膜切缘接近或阳性、神经侵犯、≥ 2 个阳性淋巴结、最大结节 3 cm、治疗延迟超过 6 周、Zubrod 功能状态 ≥ 2。结论：**整个手术床的最小剂量应为 57.6 Gy，风险较高的部位（如 ECE）应加大剂量至 63 Gy。术后应尽快开始治疗。63 Gy 以上的剂量升级似乎并不能提高治疗率。该试验确定了目前最常用的剂量方案（60~66 Gy）。**

◆ **哪些数据支持对术后放疗的风险适应方法？**

Ang, MD Anderson (IJROBP 2001, PMID 11597795)： 一项对 213 例口腔、口咽、喉和下咽的晚期 HNSCC 患者进行的多机构前瞻性随机临床试验，评估风险分层和术后放疗计划的作用（伴随增强 *vs.* 标准）。患者接受基于一系列病理风险特征的治疗：口腔部位、黏膜边缘状态、神经侵犯、1 个阳性淋巴结、> 1 阳性淋巴结组、最大淋巴结 > 3 cm、结外侵犯、治疗延迟 > 6 周（表 17.3）。结论：基于风险分层剂量是头颈部癌症术后放疗的合理方法（第二个结论见下文中改变分型）。

表 17.3　**MD Anderson 采用风险适应的术后放疗治疗头颈部癌症的结果**

风险分组	术后放疗	5 年局部控制率（%）	5 年 OS（%）
低风险：无不良因素	无	90	83
中风险：除结外侵犯以外的一个不良因素	57.6 Gy/6.5 周	94	66
高风险：≥ 2 不良因素或结外侵犯	63 Gy/5 或 7 周（± conc. boost）	68	42

◆ 对于根治性放疗，调整治疗分割次数可改善控制率（RTOG 9003），那么是否应该加快患者接受术后放疗的速度？

对于大多数患者来说无法获益。不过，可避免术后放疗延迟超过 6 周的情况。

Sanguineti, Italy (IJROBP 2005, PMID 15708255)： 一项三期临床试验，比较 60 Gy/6 周（传统方式，CF）和采用"双相同时增强"计划的调整方案（AF），在治疗的第一周和最后一周进行增强（64 Gy/5 周）。2 年局部控制率 CF 80% *vs.* AF 78%（$P=0.52$），可为放疗延迟 > 7 周的患者带来获益。2 年 OS 对比无差异（67% *vs.* 64%，$P=0.84$）。不良反应：黏膜炎 CF 27% *vs.* AF 50%（$P=0.006$），持续时间相同。迟发性毒性对比无统计学意义（18% *vs.* 27%）。**结论：加速分割可能是延迟开始放疗患者的一种选择。**

Ang, MD Anderson (IJROBP 2001, PMID 11597795)： 与之前详述的临床试验相似。对接受超分割治疗的高风险患者进行比较，只在 5 周与 7 周显示出获益的"趋势"（局部控制率 $P=0.11$，OS $P=0.08$）。然而，当关注高风险患者从手术到开始术后放疗的时间间隔时，加速分割似乎可以弥补延迟的缺陷。**结论：超分割治疗可能是有益的，尤其是对于术后治疗延迟超过 6 周的患者。**

化疗

◆ 哪些患者可受益于同步放化疗（ChemoRT）？

根据 RTOG 9501/ORTC 22931 的联合分析，在高风险患者中，结外侵犯或切缘阳性的患者似乎会受益。

Bernier, EORTC 22931 (NEJM 2004, PMID 15128894)： 一项纳入 334 例头颈部鳞癌（口腔、口咽、下咽或喉部）患者的前瞻性随机临床试验。均接受一期手术切除，具有高风险特征，比较术后单独放疗（66 Gy/33 fx）与放化疗（顺铂 100 mg/m²，第 1、22、43 天，均接受放疗）。符合条件的患者包括 $pT_{3\sim4}$ 和任何 N（喉部 pT_3N_0 除外，带阴性边缘），或 $T_{1\sim2}$ 和 $N_{2\sim3}$，或 $T_{1\sim2}N_{0\sim1}$，存在不良病理结果（结外侵犯、+ 切缘、周围神经侵犯或血管肿瘤栓塞），或口腔、口咽肿瘤，存在Ⅳ~Ⅴ区淋巴结浸润。总体而言，67% 的患者具有 $pT_{3\sim4}$，57% 的患者具有 $pN_{2\sim3}$，28% 的患者具有 + 切缘，而 54% 的患者具有 ≥ 2 个阳性淋巴结。中位随访时间为 60 个月（表 17.4）。化疗后急性 3~4 级黏膜不良反应更严重（41% *vs.* 21%，$P=0.001$），无迟发晚期反应。**结论：术后同步放化疗相较于单独接受放疗，能够显著改善局部晚期鳞癌患者（伴有不良临床 + 病理因素）的生存率。**

表 17.4　Bernier EORTC CHT 试验结果

治疗方法	中位 PFS	5 年 PFS	MS	5 年 OS	5 年 LRR	5 年 DM
术后放疗	23 个月	36%	32 个月	40%	31%	25%
术后放化疗	55 个月	47%	72 个月	53%	18%	21%
P	0.04	—	0.02	—	0.007	0.61

Cooper, RTOG 9501 (NEJM 2004, PMID 15128893, Update Cooper IJROBP 2012, PMID 2274963)： 该研究中共纳入已接受肉眼完整切除术后放疗的 416 例（更新后为 410 例患者）头颈部鳞

癌患者（口腔、口咽、下咽、咽），伴或不伴高风险特征（包括：组织学病理 ≥ 2 个淋巴结转移、淋巴结包膜外侵或切缘阳性），比较单独放疗（60~66 Gy/30~33 fx）和联合放化疗（顺铂 100 mg/m²，分别在第 1、22 和 43 天给药）的效果。总体而言，18% 的患者切缘呈阳性，82% 的患者 ≥ 2 个淋巴结转移或包膜外侵。中位随访时间为 6.1 年，存活患者的更新随访时间为 9.4 年（表 17.5）。放疗组和放化疗联合组 3 级及以上急性不良反应的发生率分别为 34% 和的 77%（ $P < 0.001$ ）。初步结果显示，化疗（放化疗联合组）改善了无局部区域复发和无疾病生存率，但未提高总生存率。长期随访显示，放化疗联合组提高了淋巴结包膜外侵或切缘阳性的患者的无局部区域复发生存率。**结论：对于存在淋巴结包膜外侵或切缘阳性的患者，术后同步放化疗仍然是治疗的指征。**

表 17.5　RTOG 9501 试验关于术后放化疗的结果

治疗方法	初次报告（2004）			长期随访更新（2012）		
	2 年 LRC（2004）	2 年 DFS（2004）	2 年 OS（2004）	总体 10 年 LRF（2012）	总体 10 年 LRF，结外侵犯，或切缘阳性（2012）	总体 10 年 OS，结外侵犯，或切缘阳性（2012）
术后放疗	72%	HR: 0.78	HR：0.84	28.8%	33.1%	19.6
术后放化疗	82%			22.3%	21.0%	27.1
P	0.01	0.04	0.19	0.10	0.02	0.07

Bernier, Pooled Analysis EORTC and RTOG (Head Neck 2005, PMID 16161069): 收集 EORTC 22931 和 RTOG 95-01 的数据进行比较分析。结外侵犯和镜下切缘阳性是两项试验中唯一对放化疗有显著影响的风险因素。**结论：切缘阳性和结外侵犯是不良预后相关的最重要因素，化疗后放疗可改善有 1 种或 2 种风险因素患者的预后。**

◆ 顺铂的给药时间（每周 3 次 *vs.* 每周 1 次）是否会影响结局？

Noronha, India (JCO 2018, PMID 22920295): 一项纳入 300 例口腔、口咽、下咽、喉部或未知原发性 Ⅲ~Ⅳ 期鳞癌患者的前瞻性临床试验，将患者随机分为每周 1 次顺铂组（30 mg/m²）与高剂量顺铂组（100 mg/m²，每周 3 次）。高剂量顺铂组具有更高的 2 年 LRC（58.5% *vs.* 73.1%，P＝0.014）和更高的 G3+ 不良反应（71.6% *vs.* 84.6%，P＝0.006）。每周 1 次组 OS 为 39.5 个月，未达到高剂量组水平（HR：1.14，95%CI：0.79~1.65；P＝0.48）。**结论：高剂量顺铂仍是首选化疗方案。**

◆ 结外侵犯程度为多少时，需要添加化疗？

任何程度的结外侵犯。最新的数据表明，生存下降与的结外侵犯数量成正比[16,17]。结外侵犯的水平不足以能够低到忽略化疗，且即使在添加化疗的情况下，结外侵犯的预后也较差。在 HPV 时代，很多临床研究也在探索，当结外侵犯 ≤ 1 mm 时，是否可以不添加化疗。

低风险患者的管理

◆ 术后放疗对于 N_1 患者是必须的吗？

在以往的 Ang 试验中，无其他风险因素且显微镜下只有单个淋巴结浸润时，无需接受 PORT。然而，在 Tata Memorial 口腔患者的研究中，任何淋巴结阳性均为术后放疗的指征，这可能是 OS 差异的原因之一（见第十二章）[18]。在无其他风险因素的情况下，经充分的颈清扫后，精心选择的非口腔癌的 pN_1 患者，可以进行观察[19,20]。

◆ **术后放疗可以减少治疗剂量吗？**

一项小型 II 期研究（忽略阴性病理性淋巴结），颈部显示了良好的局部控制。这只是这类研究的开始，应该在非试验情况下谨慎进行。

Contreras (JCO 2019, PMID 31246526)： 一项纳入对 72 例接受肿瘤切除术患者的 II 期研究，在接受原发肿瘤切除和双侧颈清扫术（6 例患者无法进行对侧颈清扫术）后，对高风险患者进行术后放疗，未对 pN_0 患者颈部进行照射（如果患者患有双侧 pN_0，则仅对原发性 pN_0 进行照射）。主要终点是未经放疗的 pN_0 颈部复发率（旨在证明失败率 < 10%）。部位包括口腔（20%）、口咽（51%）、下咽（6%）、喉部（22%）和未知原发性（1%）。没有患者接受对侧颈部的治疗；24% 的患者仅接受初级放疗。未经辐照的 pN_0 颈部未观察到治疗失败。26% 的患者出现远处治疗失败，5 年 OS 为 64%。**结论：在这项小型临床试验中，对颈部 pN_0 的患者不采用术后放疗能够带来良好的控制率，同时对生活质量没有长期的不良反应。**

Swisher-McClure, AVOID trial (IJROBP 2020, PMID 31785337)： 一项单臂 2 期前瞻性试验，比较 60 例 $pT_{1～2}N_{1～3}$ 期 HPV 相关 OPSCC 患者在单一机构接受 TORS 和选择性颈清扫治疗的效果。患者在原发部位有良好的特征（阴性手术切缘 ≥ 2 mm，无周围神经侵犯，无淋巴管侵犯），但需要基于淋巴结受累进行辅助治疗。PORT 覆盖至受累颈部（60～66 Gy）和未受累颈部（54 Gy）的风险区域。切除的原发部位被视为避开区域。当存在结外侵犯时，添加同步化疗。中位随访时间为 2.4 年。1 例患者发生原发部位复发，2 年局部复发控制为 98.3%。1 例患者（1.7%）出现局部颈部复发，2 例患者（3.3%）出现远处转移；2 年 LRFS 为 97.9%。在试验期内，OS 为 100%。原发部位的平均放疗剂量为 36.9 Gy。**结论：避开原发部位的根治性术后放疗对于部分 HPV 相关的 OPSCC 患者似乎是安全的，值得进一步研究。**

◆ **对于 HPV+ 患者，可以在手术后降低放疗剂量吗？**

根据 2020 年和 2021 年在 ASCO 以摘要形式提交的 ECOG/ACRIN 3311 随机试验，部分患者在没有化疗的情况下可以减少剂量[21]。对于切缘为阴性、淋巴结 < 5 个、结外侵犯（< 1 mm）的 TORS 后患者，50 Gy 的剂量术后放疗 2 年 PFS 与 60 Gy 相似（分别为 95% 和 98.6%）。梅奥诊所的 II 期数据表明，经口手术后使用 30～36 Gy 术后放疗的 LRC 发生率与历史对照组相当，同时，具有良好的生活质量和吞咽功能保留。但是，TORS 术后的放疗减量还需要在 III 期试验中进一步评估。

Ma, Mayo MC1273 (JCO 2019, PMID 31163012)： 一项经口手术后放疗减量的单臂 II 期试验。纳入包括 p16 阳性口咽鳞状细胞癌、吸烟史 < 10 包年和阴性切缘的患者。队列 A（中风险）接受 30 Gy（给予 1.5 Gy/fx BID），每周使用剂量为 15 mg/m² 的多西他赛。队列 B 包括接受相同治疗的结外侵犯患者，同时给予 BID，在 1.8 Gy/fx 内将存在结外侵犯的淋巴结区域提升至 36 Gy。中位随访时间为 36 个月。2 年 LRC 发生率为 96.2%，PFS 为 91.1%，OS 为 98.7%。放疗前和放疗后 1 年和 2 年的 3 级或更高级别

不良反应分别为 2.5%、0% 和 0%。放疗前和放疗后 12 个月期间吞咽功能略有改善，其中 1 例患者需要临时喂食管。结论：积极放疗减量的局部肿瘤控制率与历史对照组相当，不良反应少，且吞咽功能或生活质量几乎没有下降。

第十八章　甲状腺癌

James R. Broughman, Nikhil P. Joshi　**著**

杨　晨、李志琴　**译**

丁　轶、官　键　**校**

林　勤　**审**

概述：甲状腺乳头状癌（papillary thyroid carcinoma, PTC）和甲状腺滤泡癌（follicular thyroid carcinoma, FTC）属于分化型甲状腺癌，根据美国甲状腺协会风险分组指南，治疗通常采用手术切除（甲状腺叶切除术和峡部切除术及甲状腺全切除术）基础上添加辅助治疗。放射性碘（radioactive iodine, RAI）可用于消融残留的甲状腺组织和镜下病灶。甲状腺髓样癌（medullary thyroid carcinoma, MTC）是一种神经内分泌肿瘤，可产生降钙素和癌胚抗原（carcinoembryonic antigen, CEA），并与多发性内分泌腺瘤病 2 型（multiple endocrine neoplasia type 2, MEN2）相关。辅助外照射（external beam radiation therapy, EBRT）较少用于分化型或髓样甲状腺癌，但可用于切除后复发的情况，尤其是因复发风险很高导致的不可切除复发（阳性切缘、甲状腺外侵犯、广泛的包膜外淋巴结侵犯、岛状或低分化型、高细胞型、靴钉型或其他高风险组织类型）。

未分化甲状腺癌（anaplastic thyroid cancer, ATC）是一种侵袭性的疾病，治疗方法包括切除术后接受化放疗、根治性化放疗或姑息性放疗和适用的靶向治疗。RAI 对于 MTC 或 ATC 是无效的。

流行病学：2020 年，美国估计有 53 000 例新发病例（PTC 60%，FTC 25%，MTC 5%，ATC < 5%）和 2200 例死亡患者[1]。

危险因素：辐射暴露史，特别是儿童时期[2]。大约 85% 的射线诱导的甲状腺癌为分化良好的 PTC。其他因素包括碘缺乏、家族性甲状腺癌症病史和女性。

遗传学：MEN2 是一种罕见的常染色体显性综合征，几乎所有患者均因 *RET* 原癌基因突变而发展为 MTC。

解剖学：甲状腺在下极附近由峡部连接双叶腺体，在环状软骨下方横跨气管前方。甲状腺由卵泡或腺泡组成，每个卵泡或腺泡都有一层基膜，基膜内衬一层负责甲状腺激素合成的卵泡细胞。每个腺泡细胞都包含一个带有甲状腺球蛋白（thyroglobulin，Tg）的中心空间，用于储存甲状腺激素，直到 TSH 诱导释放。淋巴结：淋巴结转移在 MTC 中较在高分化亚型中具有更大的预后意义。第 1 站为Ⅵ区的气管旁、咽旁和喉前（Delphian）淋巴结。继发性扩散至颈中 / 下静脉（Ⅲ~Ⅳ区）和锁骨上淋巴结。生理学：下丘脑分泌促甲状腺激素释放激素，刺激垂体前叶分泌 TSH，刺激甲状腺生成 T_3（三碘甲状腺原氨酸）和 T_4（甲状腺素），控制细胞组织中的细胞代谢活动，并对下丘脑和垂体产生负反馈。Tg 是 T_3 和 T_4 的存储形式。近 90% 的分化良好的甲状腺癌分泌 Tg，60% 的甲状腺癌可以摄取放射性碘，并可在影像学上检测到。因此，放射性碘在最大 TSH 刺激下，可用于分化型甲状腺癌的诊断和治疗。T_3 半衰期约为 2.5 天。T_4 半衰期约 6.5 天。

病理学：主要亚型有 4 种（表 18.1）；罕见组织学包括淋巴瘤或转移瘤（通常为乳腺癌、结肠癌、肾癌或黑色素瘤）。

临床表现：累及喉返神经时，通常表现为可触及的结节或声嘶。ATC 表现为快速增大的颈部肿块。鉴别诊断包括甲状腺淋巴瘤、转移瘤、良性甲状腺结节、甲状腺炎等。

表 18.1　甲状腺癌亚型

亚型	特征
乳头状癌	• 在甲状腺癌中占比 60% • 分化好，原发自滤泡细胞，产生 T_3、T_4（对放射性碘敏感） • 可见砂砾体；生长缓慢，多为惰性；多灶性占 75%；通常局部转移至淋巴结，远处转移不常见。较滤泡性癌有更好的长期预后 • 预后良好的变异性状：微乳头状癌（< 1 cm），有包膜，实性和滤泡性 • 预后不良的变异性状：高细胞型、靴钉型、柱状细胞型和弥漫性硬化型。这些变异性状通常不会富集 ^{131}I 至治疗剂量
滤泡性癌	• 在甲状腺癌中占比 25% • 分化好，原发自滤泡细胞，产生 T_3、T_4（对放射性碘敏感） • 可经血行转移到肺和骨。与 PTC 相比，淋巴结转移较少，且主要发生在老年人群中 • Hurthle 细胞癌的预后较差，摄取 ^{131}I 的能力较低。需要 ≥ 75% 的 Hurthle 细胞存在（以大量嗜酸性颗粒含量为特征）
髓样癌	• 在甲状腺癌中占比 5% • 原发自滤泡细胞或 C 细胞（神经嵴细胞，例如神经内分泌细胞） • 产生和分泌降钙素和 CEA • 对放射性碘不敏感
未分化癌	• 在甲状腺癌症中占比 < 5%，但占所有因甲状腺癌死亡病例的 40%[3] • 极具侵袭性。无论大小、侵袭、淋巴结状态或远处转移状态，始终分类为Ⅳ期 • 对放射性碘不敏感 • 20% 的病例有分化性甲状腺癌史 • 变异性状包括梭形细胞癌、鳞状细胞癌和多形性巨细胞癌 • 45% 在诊断时具有远处转移，最多见于肺和骨

检查：体格检查、超声和（或）MRI（优先于 CT，可避免 PTC/FTC 造影剂对碘的干扰，但两者区分恶性结节的能力较差）。进行纤维喉镜检查以观察声带运动。如果发现结节且出现 TSH 正常或升高，

则进行细针穿刺。如果 TSH 低，则进行 ^{131}I 扫描，证实甲状腺结节是功能性、热性（97% 良性）还是非功能性、冷性（10% 恶性）。如果是冷肿瘤，则行细针穿刺[4]。Hurthle 细胞癌的 ^{131}I 摄取能力较差，可通过 ^{99m}Tc 扫描观察。PET 可用于 Tg 水平升高且 ^{131}I 扫描阴性的低分化肿瘤。对于 MTC，术前和术后检查降钙素和 CEA 水平以及颈部超声和 CT C/A/P。可通过血清钙、甲氧肾上腺素和儿茶酚胺的尿液排泄量评估 MEN 综合征。对于 ATC，应进行颈部超声、CT、PET/CT 和脑部 CT 或 MRI 检查。

预后因素：与肿瘤大小（＞ 1.5 cm）、年龄（＜ 20 岁或＞ 55 岁更差）、男性（更差），局部和远处转移、分期、手术程度、对放射性碘的反应和组织学类型等有关[5]。单侧淋巴结扩散不影响 OS，但双侧或纵隔淋巴结受累的预后较差。血清 Tg 升高与术后复发相关（甲状腺功能减退伴 TSH 升高时最敏感）。

分期：见表 18.2。

表 18.2　AJCC 第 8 版（2017）：乳头状癌、滤泡状癌、低分化癌、Hurthle 细胞癌和未分化型甲状腺癌的分期

T/M	N	N_{0a}	N_{0b}	N_{1a}	N_{1b}
T_1	a. ≤ 1 cm，局限在甲状腺	Ⅰ（见备注 *）		Ⅱ（见备注 *）	
	b. 1.1~2 cm，局限在甲状腺				
T_2	2.1~4 cm，局限在甲状腺				
T_3	a. ＞ 4 cm，局限在甲状腺				
	b. 大体侵犯 ^{1}				
T_4	a. 大体侵犯 ^{2}	Ⅲ（见备注 *）			
	b. 大体侵犯 ^{3}	ⅣA（见备注 *）			
M_1	远处转移	ⅣB（见备注 *）			

注：侵犯 ^{1} ＝仅侵犯带状肌（胸骨舌骨、胸骨甲状腺、甲状舌骨肌或肩胛舌骨肌）的延伸。侵犯 ^{2} ＝侵犯皮下软组织、喉部、气管、食管或喉返神经。侵犯 ^{3} ＝侵犯椎前筋膜或包裹颈动脉或纵隔血管。可适用于孤立性肿瘤或多发性肿瘤。N_{0a}，＞ 1 个经病理证实的良性淋巴结；N_{0b}，无淋巴结转移的放射学或临床证据；N_{1a}，单侧或双侧转移至Ⅵ或Ⅶ区淋巴结；N_{1b}，单侧、双侧或对侧转移至Ⅰ~Ⅴ区或咽后淋巴结。* 仅适用于年龄＞ 55 岁的患者。在＜ 55 岁的患者中，无论 T 和 N 分期如何，M_0 疾病都为Ⅰ期，M_1 疾病都为Ⅱ期。未分化型甲状腺癌使用相同的 TNM 分期，但 $T_{1-3a}N_0$ 单独分为ⅣA 期，所有 T_{3b}-T_4 或 N+ 单独分为ⅣB 期，转移分为ⅣC 期。

治疗模式

1. 分化良好的甲状腺癌（PTC 或 FTC）

（1）**手术**：手术是高分化甲状腺癌症的主要治疗方法（表 18.3）。可选择甲状腺叶加峡部切除术与甲状腺全切术。甲状腺全切除术后需要使用甲状腺激素（T_4，左甲状腺素）替代治疗，以预防甲状腺功能减退并最大限度地减少促甲状腺激素（thyroid stimulating hormone，TSH）对肿瘤生长的潜在刺激。对于无法或不愿终身接受甲状腺激素替代治疗的患者，可选择腺叶加峡部切除术。对于肿瘤≥ 4 cm、甲状腺外侵犯、颈淋巴结受累、远处转移或组织学分化差的患者，建议进行甲状腺全切除术。对临床受累淋巴结、肿瘤 > 4 cm 或甲状腺外侵犯的患者，则考虑区域淋巴结清扫[6]。

表 18.3 美国甲状腺协会（American Thyroid Association，ATA）2016 关于分化型甲状腺癌症的复发风险

低风险	• PTC 组织学及以下所有类型：无局部或远处转移，切除所有可见肿瘤，局部组织无侵袭，无侵袭性组织学类型（高细胞癌、岛状细胞癌、柱状细胞癌、Hurthle 细胞癌、滤泡性甲状腺癌症，靴钉型变异），无血管侵袭，治疗后扫描时甲状腺床外无 ^{131}I 摄取，临床 N_0 或 ≤ 5 个病理性 N_1 微转移（最大尺寸 < 0.2 cm） • 包裹于甲状腺内的滤泡变异型 PTC • 甲状腺内、分化良好的滤泡性甲状腺癌，存在包膜侵犯，无或仅有少量（< 4 个病灶）血管侵犯 • 甲状腺内微乳头状癌，单发或多发，包括 BRAF V600E 突变（若已知）
中风险	以下任一类型存在： • 显微镜下甲状腺周围软组织侵犯 • 甲状腺残余组织消融术后，扫描显示颈部淋巴结转移或 ^{131}I 富集的转移灶 • 具有侵袭性组织学类型或血管侵袭性的肿瘤（侵袭性组织包括高细胞癌、岛状细胞癌、柱状细胞癌、Hurthle 细胞癌、滤泡性甲状腺癌症、靴钉型变异） • 临床 N_1 或 > 5 个病理 N_1，所有受累淋巴结中最大尺寸 < 3 cm • 甲状腺外侵犯和 BRAF V600E 突变（如果已知）的多发性微乳头状癌
高风险	以下任一类型存在： • 宏观肿瘤侵袭 • 肿瘤不完全切除伴明显的残余病变 • 远处转移 • 术后血清甲状腺球蛋白提示远处转移 • 病理学 N_1，任何转移淋巴结最大尺寸 ≥ 3 cm • 滤泡性甲状腺癌症，伴有广泛的血管侵犯（> 4 个血管侵犯病灶）

（2）放射性碘：TSH 通过碘化钠转运体诱导放射性碘进入滤泡细胞，释放（1~2 mm）的短波 β 粒子导致急性甲状腺细胞死亡。^{131}I 必须被甲状腺组织吸收才能起效，因此，不能用于不浓缩碘化物的甲状腺癌（即 MTC、ATC）。在 ^{131}I 给药之前，进行 ^{123}I 的放射性摄取试验，以确保足够的碘摄取。^{123}I 是一种 γ 粒子发射体，仅能用于成像。此外，需要指导患者遵循低碘饮食，避免静脉注射碘化造影剂，并在给药前暂时停止甲状腺激素替代，以确保足够的甲状腺激素摄取。^{131}I 给药约 1 周后，进行全身扫描，观察治疗效果。

（3）适应证：术后治疗适用于 ATA 中、高风险患者，及部分低风险患者（表 18.4）。

表 18.4 基于 ATA 风险组的 ^{131}I 消融适应证[6]

	ATA 风险分组	^{131}I 消融（RAI）	T_4 替代 TSH（mU/L）
手术切除	低	不常规给予 ^{131}I	0.5~2.0（如果 Tg 不可检测）；0.1~0.5（如果 Tg 可检测）
	中	给予 ^{131}I	0.1~0.5
	高	给予 ^{131}I	< 0.1

注：来源：From Haugen BR, Alexander EK, Bible KC, et al. 2015 American thyroid association management guidelines for adult patients with thyroid nodules and differentiated thyroid cancer: the American thyroid association guidelines task force on thyroid nodules and differentiated thyroid cancer. Thyroid. 2016;26(1):1—133. doi:10.1089/thy.2015.0020.

（4）放疗：对于辅助外照射的作用，目前尚未达成共识。它可能适用于对 RAI 反应较差的残余疾病（缺乏或较差的放射性碘亲和力）、不可切除的残余疾病、残余疾病高复发风险（年龄 > 55 岁、阳性切缘、甲状腺外大体侵犯、岛状或低分化组织学类型）或存在复发性疾病的患者。45 岁以下的患者中可不采用辅助外照射，因为这些患者可能无法从中获益，并且可能有患继发性恶性肿瘤的风险。剂量为 60~66 Gy/30~33 fx。

2. MTC

（1）手术：若条件允许，均需进行甲状腺全切除术。手术切除的完整性是长期生存最重要的预后因素[7]。建议进行中央区颈清扫，对颈淋巴结和纵隔淋巴结进行取样。如果阳性，则考虑改良颈部或纵隔清扫。根治性颈清扫术不能改善预后，因此，不推荐进行。应在术后 2~3 个月测量血清降钙素和 CEA，以检测残余病灶。降钙素和 CEA 正常的患者可视为生化治愈，只需继续监测。术后降钙素水平 < 150 pg/ml（术后 2~6 个月）的患者应进行颈部扫描（超声 ±CT 或 MRI），以发现可能存在的局部病变。术后降钙素水平 ≥ 150 pg/ml（术后 2~6 个月）的患者应接受额外的扫描（CT 或 MRI 颈部、C/A/P，对怀疑有骨骼转移的患者应行骨骼扫描或骨骼 MRI），以确定是否存在远处转移[8]。

（2）放射碘：不适用，因为肿瘤细胞不富集碘。

（3）甲状腺激素替代：术后应立即给予甲状腺素（T_4，左旋甲状腺素）替代治疗。T_4 治疗的目标是恢复和维持甲状腺功能正常。由于 C 细胞对 TSH 没有反应，故 MTC 无法检测血清 TSH 的抑制。

（4）放疗：适应证与分化良好的甲状腺癌相似。部分学者认为，对于术后降钙素或 CEA 水平持续升高，而无大体病灶或远处转移的患者，可以考虑 EBRT，但非常规疗法。剂量为 63 Gy 和 56 Gy/35 fx 或 66 Gy 和 59.4 Gy/33 fx（可参考 RTOG 0912）。

（5）系统治疗：用于远处转移患者。除非是无症状且小而生长缓慢的远处转移患者，可以观察。否则，首选治疗是口服酪氨酸激酶抑制剂（TKI），如卡博替尼或凡德他尼，然后是索拉非尼、舒尼替尼或乐伐替尼。TKIs 失败患者可选择细胞毒性化疗药包括基于达卡巴嗪的方案，如环磷酰胺 - 长春新碱 - 达卡巴嗪。

3. 未分化型甲状腺癌（ATC）

通常表现为颈部肿块迅速增大，常死于窒息。远处转移常见。建议对可切除的病灶进行手术切除，然后进行辅助放化疗。许多患者的病灶为不可切除，对于卡氏评分（KPS）良好的患者可以进行根治性放化疗。远处转移和 KPS 良好的患者可以考虑进行根治性放化疗，实现局部控制。可遵循 RTOG 0912，在 66 Gy 和 59.4 Gy/33 fx 中同步加入紫杉醇[9]。其他方案包括在 60 Gy/40 fx BID 超分割的同时，每周加入多柔比星。在一项 16 例患者的 II 期研究中，对于存在远处转移的患者，达拉非尼和曲美替尼已证明 BRAF V600 突变型未分化甲状腺癌症的 1 年 OS 为 80%[10]。

但是，放射性碘不适用，因为肿瘤细胞不富集碘。

基于循证的问与答

◆ **分化型甲状腺癌的 EBRT 适应证有哪些？**

目前，辅助 EBRT 在高分化甲状腺癌症患者中的作用仅有回顾性研究，且许多研究纳入的是复发风险较低的患者，这些患者不太可能从辅助 EBRT 中获益，而治疗最有可能受益的患者可能是手术时有甲状腺外侵犯的患者。复发或高危分化型甲状腺癌症患者加用 EBRT 的局部控制率（LC）和 OS 与历史对照组相当。EBRT 可以改善存在大体残余患者的预后[11]，但可能需要与 RAI[12] 联合使用。事实上，大体结局可能会更差[13]。EBRT 似乎耐受性良好[14]。

Tam, MDACC Matched Pair Analysis (JAMA Otolaryngol 2017, PMID 29098272)：一项 88 例经手术切除的 T_{4a} 分化型癌患者的配对分析，比较 RAI 与 RAI+EBRT。单独 RAI 组的 5 年 DFS 为 43%，而 RAI 加 EBRT 组为 57%（效应量=14%；95%*CI*，-7%~33%）。单独 RAI 可增加 LRF（效应量 -32%）。年龄和食管侵犯提示较差的 DFS。结论：**在 RAI 中加入 EBRT 可对局部晚期分化型甲状腺癌带来良好的疾病控制。**

ATA 2015 Guidelines (Thyroid 2016, PMID 26462967)：建议采用 EBRT（结合手术和 RAI）治疗存在呼吸消化系统侵袭的患者，对于初次完全手术切除的患者，不要常规使用辅助 EBRT。不过以下情况目前尚存在争议，即对于局部晚期且初次完全手术切除的患者和 60 岁以上甲状腺外侵犯的患者，可考虑选择性使用 EBRT。对于具有侵袭性组织学亚型且接受初次手术和（或）RAI 患者，尚不清楚 EBRT 是否能降低这类患者的复发风险。

◆ 甲状腺癌应如何随访？

大多数复发发生在前 5 年内，但也可能发生在 PTC 诊断后的几十年内。超声在识别恶性颈部淋巴结（PTC 最常见的复发部位）方面具有优势。对于甲状腺切除术后残留的正常甲状腺组织，血清甲状腺球蛋白是监测肿瘤存在或复发的标志物。如果初次手术且甲状腺残余物成功切除，则无论是在甲状腺素治疗期间还是在终止治疗后，亦或是在给予重组人 TSH 刺激后，血清甲状腺球蛋白浓度均应处于非常低的水平。刺激性甲状腺球蛋白浓度 > 2 ng/ml 时，则提示肿瘤存在，需要进行更进一步的评估。抗甲状腺球蛋白抗体存在于约 25% 的甲状腺癌患者中。它可能会干扰甲状腺球蛋白的测定，因此，在测定血清甲状腺球蛋白前，应先检测抗甲状腺球蛋白抗体。

◆ 变异型甲状腺癌症患者的标准治疗方案包括哪些？

由于这类肿瘤非常罕见，且尚缺乏随机数据来指导治疗。大多数回顾性研究使用手术（如果可能的话）和同步放化疗治疗所有能够耐受的患者。由于靶向药物正在研发中，目前最常用同步添加低剂量多柔比星。姑息治疗适用于紧急气道损害，必要时应考虑气管造口术。

Sherman, MSKCC (Radiother Oncol 2011, PMID 21981877)：一项纳入 37 例患者的回顾性研究，患者每周接受多柔比星（10 mg/m²）和放疗（中位剂量为 57.6 Gy），1 年 OS 为 28%。结论：**每周使用多柔比星的方案是可行的，但治疗效果仍然很差。**

第十九章　鼻窦肿瘤

Timothy D. Smile, Neil M. Woody　著

陈晓彤、李志琴　译

丁　轶、官　键　校

林　勤　审

> **概述**：鼻窦肿瘤（表 19.1）包括可以发生在上颌窦、筛窦、蝶窦或额窦和鼻腔的一系列恶性肿瘤，最常见的是上颌窦、鼻腔和筛窦的鳞状细胞癌和腺癌。

表 19.1　鼻窦肿瘤的一般治疗方式

分期	治疗方案
Ⅰ/Ⅱ期	手术切除（首选）和观察（仅 T_1 期筛窦肿瘤）、放疗或基于术后危险因素的放化疗或根治性放疗
Ⅲ/ⅣA 期	手术切除（首选），然后根据术后危险因素进行放疗、放化疗、根治性放疗
ⅣB 期	放化疗或单独放疗

流行病学：鼻窦癌涵盖一系列罕见的恶性肿瘤，约占所有头颈癌的 3%，全球年发病率为每 10 万人 1 例（约 2000 例）[1]。男女比例为 1.8∶1。肿瘤通常在 40 岁以后发生，年龄一般在 60~70 岁。上颌窦癌是最常见的鼻旁窦癌（60%~70%），其次是鼻腔癌（20%~30%）、筛窦癌（10%~15%）以及额窦癌和蝶窦癌（1%~2%）。亚洲和非洲的患病率较高。

危险因素：职业暴露（包括皮革制品、纺织品、木屑和甲醛）、空气污染和烟草烟雾。最近的证据表明，HPV 感染可能与内翻性乳头状瘤的恶性变性有关 [2]。还有证据表明，EBV 病毒感染与随后发展为鼻窦淋巴瘤之间存在联系 [3]。但慢性鼻窦炎不是致病因素。

解剖学：鼻旁窦是位于颅骨和面部骨骼内的充满空气的空腔。它们以鼻腔为中心，由 4 组成对的鼻窦组成，分别为上颌窦、额窦、蝶窦和筛窦。

1. 上颌窦：最大的鼻旁窦，呈棱锥体形，基部沿鼻壁，顶端横指向颧骨。上颌前窦壁容纳眶下神经，眶下神经沿着上颌窦顶穿过眶下管，并向脸颊的软组织分支。上颌窦的顶部是眼眶的底部。上颌窦后内侧壁与翼腭窝相邻，后外侧壁与颞下窝相邻。上颌窦由 V2 分支（眶下神经和腭大神经）支配。

2. 额窦：位于前额眼眶上的额骨中。额窦的后壁将鼻窦与颅前窝（比前壁薄得多）分开，由 V1 的眶上和滑车上神经支配。

3. 蝶窦：位于头部中央的蝶骨中，可向后延伸至枕骨大孔。蝶窦的神经支配来自 V1 和 V2 分支。

4. 筛窦：筛骨眼眶之间的气室。筛窦的形状像棱锥体形，被薄的隔膜隔开。薄薄的层骨将筛窦与眼眶分开。

病理学：鼻窦肿瘤最常见的组织学是鳞状细胞癌（约占 80%）。其他常见的组织学包括腺癌、腺样囊性癌和黏液表皮样癌。其他罕见的组织学包括鼻窦未分化癌（sinonasal undifferentiated carcinoma，SNUC）、HPV 相关多表型鼻腔鼻窦癌（HMPC）、血管肉瘤、横纹肌肉瘤、淋巴瘤、嗅觉神经母细胞瘤（感觉神经母细胞瘤）、黏膜黑色素瘤、睾丸核蛋白（nuclear protein in testis，NUT）中线癌、畸胎癌肉瘤、脑膜瘤、浆细胞瘤和转移瘤。需要考虑的良性病因包括鼻窦息肉病、后鼻孔息肉和幼年血管纤维瘤。

临床表现：大多数患者无症状或有非特异性鼻窦症状，类似于良性组织，直到它们侵入邻近结构并引起更紧急的医疗护理或更详细的评估。因此，大多数患者在就诊时已出现局部晚期疾病（约 50% 的患者可见面部不对称、口腔内可触及或可见肿瘤、鼻内疾病的三联征）。常见的初始症状包括面部或牙齿疼痛、鼻塞和鼻出血。少见的症状包括脑神经病变（眼外运动或三叉神经症状）、慢性鼻窦炎、面部水肿、视力丧失、头痛、流涕和嗅觉减退。

检查：病史采集和体格检查，特别注意脑神经和局部浸润的证据。根据临床指征进行鼻内镜检查和牙科会诊。

1. 实验室检查：全血细胞计数和基础代谢功能检测组合。

2. 影像学：鼻窦 CT 和 MRI 均用于评估疾病范围并区分良性病因（感染、分泌物滞留、瘢痕组织肉芽形成）。早期疾病进行胸部 CT，Ⅲ/Ⅳ 期患者则进行 PET/CT。CT 提供有关骨浸润的信息，MRI 提供包括软组织、神经、颅底和脑的受累情况，并能更好地区分液体和实体瘤。

3. 活检：通过鼻腔或口腔突出的肿瘤，通常进行内镜活检。上颌窦的病变如果肿瘤延伸至上颌前骨，则通过鼻内或牙龈沟活检。筛窦病变在麻醉下通过内镜或经鼻入路进行活检。额窦病变通过内镜入路或手术室的额叶隐窝进行活检。

预后因素：局部受累患者的 5 年总生存率（OS）为 50%，区域受累患者为 30%，远处转移患者为 15%。有利的预后因素包括：较低的 T 分期（$T_{1/2}$ vs. $T_{3/4}$）、N 状态（N_0 vs. N+）、组织学（腺癌 vs. 鳞状细胞或未分化）、窦位置（上颌窦 vs. 筛窦）（表 19.2 和表 19.3）。预后不良因素包括：颅内浸润、浸润至翼腭窝、颅底、硬脑膜、筛板或眼眶。

表 19.2　AJCC 第 8 版（2017 年）：上颌窦肿瘤的分期

T/M	N	cN_0	cN_1	cN_{2a}	cN_{2b}	cN_{2c}	cN_{3a}	cN_{3b}
T_1	肿瘤局限于上颌窦黏膜，无骨侵蚀或破坏	I	III		IVA			
T_2	延伸	II						
T_3	侵袭[1]							
T_{4a}	侵袭[2]							
T_{4b}	侵袭[3]			IVB				
M_1	远处转移			IVC				

注：侵袭＝延伸至硬腭和（或）中鼻道，但延伸至上颌窦和翼状板后壁或骨侵蚀除外。侵袭[1]＝侵犯上颌窦后壁、皮下组织、眼眶底壁或内侧壁、翼状窝或筛窦。侵袭[2]＝侵袭眼眶前内容物、脸颊皮肤、翼状骨板、颞下窝、筛状骨板、蝶窦或额窦。侵袭[3]＝侵袭眼眶顶、硬脑膜、脑、颅中窝、V2 以外的脑神经、鼻咽或蝶鞍斜坡。N_1＝单个同侧淋巴结（LN）≤ 3 cm，无淋巴结外延伸（ENE），N_{2a}＝单个同侧淋巴结 LN 3～6 cm，无淋巴结外延伸（ENE），N_{2b}＝多个同侧淋巴结 LN ≤ 6 cm 无淋巴结外延伸（ENE），N_{2c}＝双侧或对侧淋巴结（LN）≤ 6 cm 无 ENE，N_{3a}＝淋巴结（LN）＞ 6 cm，无淋巴结外延伸（ENE），N_{3b}＝任何有临床显性无结外延伸的淋巴结。

表 19.3　AJCC 第 8 版（2017 年）：鼻腔和筛窦肿瘤的分期

T/M	N	cN_0	cN_1	cN_{2a}	cN_{2b}	cN_{2c}	cN_{3a}	cN_{3b}
T_1	肿瘤局限于任何一个亚部位，伴或不伴骨浸润	I	III		IVA			
T_2	侵袭[1]	II						
T_3	延伸							
T_{4a}	侵袭[2]							
T_{4b}	侵袭[3]			IVB				
M_1	远处转移			IVC				

注：侵袭[1]＝侵袭单个区域中的两个亚位点或延伸到涉及鼻筛骨复合体内的相邻区域，伴或不伴骨浸润。延伸＝延伸侵犯眼眶内侧壁或底、上颌窦、上腭或筛板。侵袭[2]＝侵袭眼眶前内容物、鼻子或脸颊皮肤、颅前窝、翼骨板、蝶窦或额窦的最小延伸。侵袭[3]＝侵袭眼眶顶、硬脑膜、脑、颅中窝、V2 以外的脑神经、鼻咽或蝶鞍斜坡。

治疗方案

一般而言，由于罕见性、组织学的异质性和起源部位的可变性，尚无随机试验来定义最佳治疗方案。

1. 手术： 标准治疗采用开放手术或内镜手术切除，目的是使大体受累骨和软组织完全性切除。目前，影像引导下内镜技术使用越来越广泛，其由耳鼻喉科和神经外科医生进行，手术并发症的发生率较低，发病率也较低。以往内镜方法因涉及肿瘤的零碎切除（与整体切除相比）而受到争议。然而，目前认为阴性切缘状态是局部控制的最重要因素，这在两种方法是等效的。与开放手术相比，内镜方法的优点包括无须面部切口、无须开颅手术、无须面部骨截骨术、住院时间更短和恢复时间更快。内镜下鼻窦手术可用于早期病变，或与开放颅面手术联合用于局部晚期病例。内镜手术的禁忌证包括广泛的硬脑膜受累或累及到面部或眼眶软组织。在术前，评估眼眶受累的疾病程度十分重要。眼眶入侵分为 3 个等级：I

级——内侧眼眶壁破坏；Ⅱ级——锥外眶周脂肪侵犯；Ⅲ级——侵犯内直肌、视神经球或眼睑皮肤，这意味着眶周/骨膜破坏。对于有Ⅲ级侵袭（外眼眶膜的明显侵袭和眼眶侵袭）的患者，应该进行眼眶切除手术，因为在不完全侵袭眶膜的情况下，通过眶膜切除保留眼球可以获得相似的生存率，且可以保存眼球功能。切除后，大多数患者接受手术或假体重建，以改善外观、功能和生活质量。手术并发症包括脑膜炎、出血、伤口感染、脓肿、脑脊液漏、气颅、牙关紧闭和失明。关于颈部的治疗，鼻窦癌患者一般不常见颈部淋巴结转移（见下文）。对于有颈部淋巴结受累或局部晚期疾病（$T_{3/4}$）的患者，应进行颈部治疗（放疗或颈部清扫术）。

2. 化疗：虽然尚无针对化疗推荐的鼻窦癌的前瞻性随机试验，但通常与其他头颈鳞状细胞癌的治疗相似。对于不可切除的疾病病例，或术后切缘阳性和包膜外扩散的患者，建议将基于顺铂的化疗与放疗同时给予，并可考虑用于多种中度危险因素（适用于鳞状细胞癌或腺样癌，但对其他组织学的益处尚不清楚）。对于处于边缘可切除疾病的患者，术前化疗或化疗可以减小肿瘤大小以方便手术。一项针对 T_3 或 T_4 肿瘤患者基于顺铂诱导化疗后进行手术和术后放疗的小型前瞻性系列研究显示，3 年无事件生存率（EFS）为 69%，总生存率（OS）为 57%[4]。

3. 放疗：术后放疗通常（在术后 6 周内开始）在最大手术切除和重建后使用。对于无法切除的疾病患者或无法手术的患者，建议进行根治性放疗。从其他头颈部位可推断：60 Gy 用于完全切除的疾病，66 Gy 用于阳性切缘，70 Gy 用于不可切除或大体残留疾病。在鼻旁窦区域，如果治疗多个神经结构或将剂量递增至＞70 Gy，则可考虑 1.8 Gy/次（有关详细信息，请参阅 PORT 第十七章）。

基于循证的问与答

鼻窦肿瘤

◆ **淋巴结受累的风险是什么？**

一般而言，鼻窦肿瘤患者在诊断时较为少见（＜15%~20%）。然而，在鳞状细胞癌或组织学低分化患者中，鼻窦肿瘤患者淋巴结受累这一比例可能高达 30%。淋巴结受累的风险与晚期 T 分类和牙槽嵴、牙龈沟和上颌的下部受累相关。在回顾性系列研究中，辅助择期淋巴结放疗与这些亚组的局部控制率（LC）和无复发生存期（RFS）改善相关[5-7]。鼻窦癌、筛窦癌、蝶窦癌和额窦癌较少发生区域转移。最常受累的淋巴结水平是同侧Ⅰb 和Ⅱ期，但对于面中部或侧向延伸的癌症，可考虑颈胸部和腮腺的肿瘤，对侧受累较为少见。

◆ **在当今时代，放疗的不良反应是什么？**

既往报道在治疗鼻窦癌患者时，对周围结构造成的不良反应风险很高，包括视觉并发症（慢性疼痛和视力丧失）、垂体功能障碍、放射性骨坏死和额叶、颞叶坏死。调强放射治疗 IMRT 在不牺牲局部控制率（LC）或总生存率（OS）的情况下减少了这些并发症[8]。

◆ **质子束治疗对鼻窦癌患者有作用吗？**

在多个回顾性系列中可观察到质子束安全有效，但尚未发表前瞻性验证。

Yu, Multi-Institutional (Adv Radiat Oncol 2019, PMID 31673662)：2010—2016 年接受鼻窦肿瘤根治性质子束治疗的 69 例患者的研究（RR）。42 例患者接受新发放疗，27 例患者接受再放疗，其中最常

见的组织学检查是鳞状细胞癌，中位剂量为 58.5 Gy。随访 26 个月后，新发患者的 3 年 OS、无进展生存率（FFDP）和无局部复发生存率（FFLR）发生率分别为 100%、84% 和 77%。再次放疗患者的 3 年 OS、FFDP 和 FFLR 率分别为 76.2%、32.1% 和 33.8%，无远处转移率为 47.4%。在 15% 的患者中观察到晚期不良反应，但无 ＞ 3 级的不良反应，无视力丧失或有症状的脑坏死发生率。**结论：PBT 对鼻窦肿瘤患者安全有效。**

◆ **带电粒子治疗对鼻窦癌患者有作用吗？**

可能保留视网膜和未受累的大脑，但需要前瞻性研究。

Patel, Mayo Arizona (Lancet Oncol 2014, PMID 24980873)：对 41 项鼻腔和鼻旁窦肿瘤研究的 Meta 分析中，包括 43 组初治患者（原发性和辅助放疗）和接受带电粒子治疗（CPT）和光子治疗的复发性疾病患者。总体而言，5 年 OS（*RR* 1.51，*P* = 0.0038）和 DFS（*RR* 1.93，*P* = 0.0003）较高，但 5 年局部控制率（LRC）（*RR* 1.06，*P* = 0.79）没有差异，但在长期随访中带电粒子治疗（CPT）队列中较高（*RR* 1.18，*P* = 0.031）。比较 IMRT 与 CPT 的亚组分析显示更高的 DFS（*RR* 1.44，*P* = 0.045）和 LRC（*RR* 1.26，*P* = 0.011）。**结论：带电粒子治疗（CPT）可改善 LRC、DFS 和 OS，但需要进行前瞻性研究。**

SNUC

SNUC 是一种罕见的、分化低的、快速生长的恶性肿瘤，起源于鼻腔或鼻旁窦的黏膜。SNUC 一般占鼻窦癌的 3%~5%，但根据最近新的组织学分类（见下文）进行回顾性病理学审查，已将 SNUC 改为排除诊断[9,10]。SNUC 与预后不良相关，通常表现为局部晚期疾病（就诊时 80% 为 T_4）和远处转移的发生率高，即使可以实现局部疾病控制。尚无前瞻性随机临床试验来指导治疗。然而，MD Anderson 的一项前瞻性系列研究评估了诱导化疗，然后进行缓解适应性的局部治疗（详见下文）。否则，治疗包括辅助化疗或根治性化疗。

◆ **SNUC 的多模式治疗结果如何？**

美国国家癌症数据库（National Cancer Database，NCDB）分析提示联合治疗，即单独化疗或手术联合化疗可产生最佳生存率。

Kuo, NCDB (Otol Head Neck Surg 2017, PMID 27703092)：对 2004—2012 年接受治疗的 435 例患者的回顾性 NCDB 分析。多因素 cox 回归在调整其他预后因素（年龄、原发部位、性别、种族、并发症、保险和 TNM 分期）时，根据治疗情况评估 OS。结果：OS 为 41.5%。在多因素分析（multivariate analysis，MVA）中，与手术＋放疗和单独放疗相比，手术＋化疗的 OS 显著更高。而手术＋放化疗与单独放化疗无显著差异。**结论：与其他治疗方式相比，联合治疗方式（化疗或手术＋化疗）可改善 SNUC 患者的 OS。**

◆ **在 SNUC 中诱导 CHT 有好处吗？**

MD 安德森的以下研究是唯一一项指导 SNUC 患者治疗的前瞻性研究。

Amit, MDACC (JCO 2019, PMID 30615549)：对 95 例初治 SNUC 患者进行前瞻性队列研究，这些患者在根治性局部区域治疗前接受诱导化疗，包括根治性局部区域治疗、根治性化疗或手术，然后进行放疗或化疗。整个队列的 5 年 DSS 为 59%。对于诱导化疗后的 PR 或 CR 患者，接受放化疗治疗的患者与术后放疗或放化疗手术（非随机）治疗患者的 5 年 DSS 估计值分别为 81% 和 54%（logrank $P=0.001$）。对于诱导化疗后没有 PR 的患者，化疗与术后放疗或放化疗手术的 5 年 DSS 估计值分别为 0% 和 39%（校正 HR：5.68，95%CI：2.89~9.36）。结论：与手术相比，化疗对诱导化疗后反应良好的患者有着明显的 OS 改善。然而，对于对诱导性化疗反应不佳的患者，手术与疾病控制和 OS 的改善有关。

◆ **SNUC 应该如何管理颈部？**

虽然缺乏前瞻性数据，但一项针对 12 项研究的荟萃分析显示，在临床淋巴结阴性颈部患者中，选择性颈部治疗的区域复发较少，具体显示接受选择性颈部治疗的患者中有 3.7% 出现区域性失败，而未接受择期颈部治疗的患者为 26.4%（OR 0.2，95%CI：0.08~0.49，$P=0.0004$）[11]。

罕见的鼻窦癌亚型

◆ **鼻窦恶性肿瘤最近分类的组织学亚型有哪些？**

最近在病理学文献中描述了几种新出现的鼻窦恶性肿瘤的罕见组织学，其中一些尚未被世界卫生组织明确分类[12]。

高分化鳞状细胞癌（HMSC）：罕见病变，临床病程缓慢，尽管组织形态学表现为侵袭性，且局部复发率高。由 HPV 亚型 33 介导，而不是常见于口咽部 HPV 相关的 SCC 中的 16 亚型。就诊时通常为局部侵袭性。一项包含 57 例患者的回顾性病例系列研究显示，所有患者的 LR 为 36.4%，PNI+ 的 LR 为 40%，骨浸润时为 60%[13]。尽管 LR 的发生率很高，但无淋巴结复发，也无疾病特异性死亡病例。

NUT 中线癌：起源于称为 NUTM1 的睾丸核蛋白在染色体 15q14.6 上的易位。这些肿瘤约占鼻窦癌的 2%，在青少年和年轻人中观察到更多。这些是侵袭性肿瘤，50% 的患者表现为局部转移或远处转移。如前所述，治疗包括使用基于顺铂的辅助化疗进行手术。这种致死的疾病预后较差，MS 为 9 个月。

SMARCB1（INI-1）缺陷型鼻窦癌：局部侵袭性肿瘤，通常表现为 T_4 疾病。该名称来源于在 22 号染色体上发现的肿瘤抑制基因 SMARCB1 的缺失。这些肿瘤通常发生在筛窦中，并可显示局部侵犯眼眶或颅前窝。影像学检查可显示钙化和"毛发末端"，提示侵袭性骨膜反应。

嗅觉神经母细胞瘤（感觉神经母细胞瘤）：起源于嗅觉上皮的小圆形蓝细胞肿瘤。一般治疗方式包括积极的局部区域治疗，内镜切除术，然后对 Kadish B~D 期患者进行辅助放疗（表 19.4）。Kadish A 期患者可在术后观察。建议标准术后放疗剂量，最小剂量为 54 Gy。诊断时宫颈淋巴结转移的风险为 5%，但迟发性宫颈淋巴结转移较为常见。颈部的预防性与挽救性管理存在争议，但 Kadish C 期或 Hyams Ⅲ级或Ⅳ级疾病患者发生 LN 复发的风险更高。NCDB 分析表明，Kadish A-C 患者的预后良好（A 期、B 期和 C 期的 5 年 OS 分别为 80%、88% 和 77%），但 D 期患者预后较差（5 年 OS 为 50%）[14]。然而，荟萃分析和 SEER 数据显示，与较高的 Hyams 分级相关（表 19.5），DM 风险较高，OS 较差，表明分级较分期的预后更好[15,16]。同时进行顺铂或依托泊苷辅助放疗的化疗适用于阳性切缘或结外延伸。

表 19.4　Kadish 分期系统：神经母细胞瘤

阶段	定义
A	局限于鼻腔
B	累及鼻腔和一个或多个鼻旁窦
C	延伸至鼻腔或鼻旁窦以外
D	区域淋巴结或远处转移

表 19.5　Hyams 组织学分级系统：感觉神经母细胞瘤

分级	表现
Ⅰ级	纤维基质突出，肿瘤细胞核均匀，无有丝分裂活性，无坏死
Ⅱ级	一些纤维基质，中度核多形性，具有一定的有丝分裂活性，无坏死
Ⅲ级	纤维基质极少，存在 Flexner 型玫瑰花结，有丝分裂活性和核多形性更突出，可能存在一些坏死
Ⅳ级	无纤维基质或莲座状，显著的核多形性，有丝分裂活性增加，频繁坏死

第三部分　皮肤肿瘤

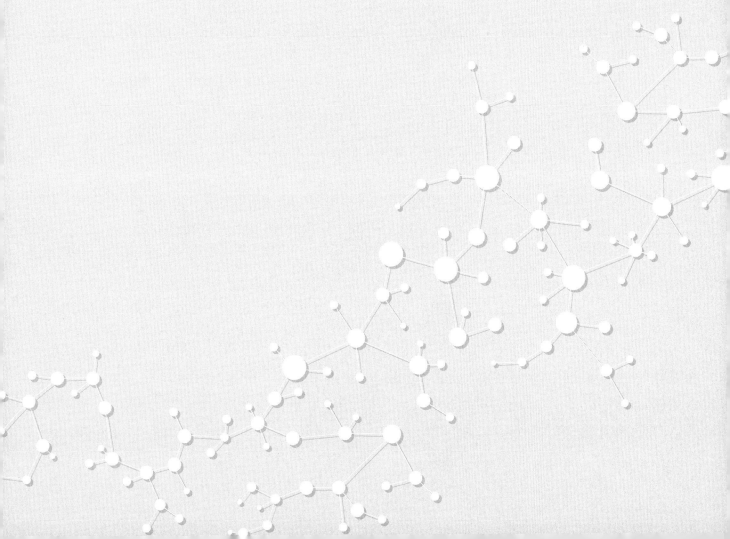

第二十章 非黑色素瘤皮肤癌

Ian W. Winter, Neil M. Woody, Shlomo A. Koyfman 著

陈晓彤、李志琴 译

丁 轶、刘 洋 校

林 勤 审

概述：非黑色素瘤性皮肤癌是最常见的皮肤癌。大多数病例为基底细胞癌（basal cell carcinoma, BCC）和鳞状细胞癌（squamous cell carcinoma, SCC）。绝大多数患者归类为低风险，可通过手术切除或其他局部治疗进行有效治疗。在极少数情况下，病变可能具有侵袭性，需要积极手术切除联合辅助放疗或根治性放疗。Merkel 细胞癌（Merel cell carcinoma, MCC）是一种罕见的原发性皮肤神经内分泌恶性肿瘤，具有侵袭性，可迅速局部浸润、转移、边缘和远处复发。治疗方式主要为手术治疗，一般采用普通白光内镜（white light endoscopy, WLE）+ 前哨淋巴结活检术（sentinel lymph node biopsy, SLNB）（取决于部位和淋巴结引流），后进行广域辅助放疗。根治性放疗是不可切除病变的一种选择（表 20.1）。

表 20.1 非黑色素瘤皮肤癌的一般治疗模式

SCC 或 BCC	低风险	手术切除（莫氏、非美容区域的 WLE）、电解剖、刮除术、根治性放疗（非手术）
	高风险	手术（WLE 或莫氏）+ 辅助放疗 [适应证：广泛的周围神经浸润（PNI）、血管浸润、阳性边缘、深部组织浸润、多次复发、淋巴结阳性）或根治性放疗（非手术候选者）]
	淋巴结阳性	淋巴结清扫术后辅助放疗（pN_2 或更高，pN_1 有争议）。BCC 罕见
	局部晚期 / 转移性	西米普利单抗或帕博利珠单抗（SCC） 同意改变的情况（BCC，尽管转移少见）
MCC	局限性疾病	WLE+SLNB 后对原发部位进行广域辅助放疗，在淋巴结受累的情况下包括区域淋巴结（如果 SLNB 阴性或完全清扫后单淋巴结显微镜下阳性，可以考虑观察）
	局部晚期 / 转移性	免疫治疗（帕博利珠单抗、阿维鲁单抗、纳武利尤单抗），如果免疫检查点抑制剂禁忌，可以考虑化疗

流行病学：非黑色素瘤性皮肤癌包括皮肤 SCC、BCC 和 MCC。2012 年，美国的患病率估计为 540 万例。BCC 占病例的 65%~70%，SCC 占 30%，而 MCC 占比较低 [1]。MCC 发病率估计为 0.7/100 000[2]；大多见于老年白种人（平均年龄为 74~76 岁）中，男女比例约为 2 : 1。

危险因素：年龄较大、较高的紫外线照射（UV-B 290~320 nm 的风险高于 UV-A）、肤色白皙、既往放疗暴露（例如，铀矿工、既往放疗、头癣、痤疮、胸腺肿大、儿童癌症幸存者）、化学品暴露（砷、煤焦油）、既往光疗、类固醇使用和慢性溃疡、疤痕、炎症。需要注意的是，慢性炎症增加鳞状细胞癌的风险明显高于基底细胞癌。鳞状细胞癌是免疫抑制患者发病率和死亡率的主要因素（风险为 65 倍 [3]，器官移植患者服用钙调磷酸酶抑制剂的风险较 mTOR 抑制剂西罗莫司更高，详见下文）。MCC 的危险因素包括皮肤浅色、年龄较大、紫外线照射、免疫抑制、器官移植（24 倍风险）[4]、慢性淋巴细胞白血病、黑色素瘤和骨髓瘤 [5]。梅克尔细胞多瘤病毒无处不在，可以在正常皮肤菌群和其他肿瘤中检测到，但病毒 DNA 的克隆整合提供了因果关系的证据 [6]。

解剖学：皮肤是人体最大的器官，由 2 个主要层组成，即表层表皮（没有淋巴管）和包含浅层淋巴丛的真皮层。真皮由表面与表皮相连的乳头状区和下层的网状区域组成。真皮下方是皮下组织（或次皮下组织），主要由脂肪和结缔组织组成。基底膜将表皮与真皮分开。皮肤肿瘤的特征可根据 Clark 标准分级——1 级：肿瘤局限于表皮（原位）；2 级：侵犯真皮层乳头；3 级：侵犯乳头状真皮与网状真皮交界处；4 级：侵入网状真皮；5 级：侵入皮下脂肪。正常的梅克尔细胞存在于基底表皮和毛囊周围，起到机械感受器的作用。MCC 最常见于阳光照射区域（根据 NCDB 数据，42.6% 在头颈部，23.6% 在上肢，15.3% 在下肢）[7]。

病理学

1. 基底细胞癌：起源于表皮基底层，有 3 种表现。结节型占 60%，表现为粉红色或肉色丘疹，并可能形成溃疡，因此称为"结节性溃疡（啮齿性溃疡）"。浅表型占 30%，表现为红色鳞状斑。硬斑病型占 5%~10%，表现为浅色斑疹或有光泽的萎缩性病变，边缘不清晰，可能出现浸润性生长。罕见的亚型包括浸润性亚型和基底鳞状亚型，它们更具侵袭性，且基底鳞状型表现与鳞状细胞癌相似。

2. 鳞状细胞癌：临床上，通常以圆形至不规则、斑块状或结节状开始，并覆盖有疣状角化鳞屑或圆锥形角化突起（"皮角"）。也可能表现为溃疡或硬化及出血倾向。组织学检查显示多形性、大量非典型有丝分裂、角化不良和"角化珠"形成。鲍恩病：原位鳞状细胞癌；红褐色表皮斑块位于暴露在阳光下的部位。如果位于龟头阴茎上，则被称为"Queyrat 红细胞增生症"。

3. MCC：来源不明的小圆形蓝细胞肿瘤。在多于 80% 的 MCC 中可检测到 Merkel 细胞多瘤病毒 [8,9]。理论起源包括皮肤机械感受器中的感觉细胞或经历恶性分化的皮肤干细胞 [10,11]。存在 3 种亚型（小细胞型、小梁型和中间型），但这些亚型不被认为是预后型。免疫染色包括 CK20 和细胞角蛋白（通常为阳性），以及 TTF1 和 CK7 [MCC 阴性，小细胞肺癌（small cell lung cancer，SCLC）阳性]。

遗传学：基底细胞痣综合征（Gorlin 综合征）是 PTCH 的一种疾病，可导致巨头畸形、前额隆起、二裂肋骨、手掌和足底凹陷、髓母细胞瘤和骨囊肿。PTCH 位于 SHH 信号通路中。基底细胞癌还与 Bazex-Dupré-Christol 综合征有关，这是一种 X 连锁显性综合征，其特征是多发性基底细胞癌和皮肤凹陷或"冰锥"瘢痕（滤泡性萎缩性皮肤病）。其他：着色性干皮病（XP）终生患皮肤癌的发生率为57%[与 7 个已鉴定基因突变相关的常染色体隐性遗传（AR）疾病（XPA~XPG）导致因核苷酸切除修复而纠正紫外线相关 DNA 损伤的能力受损]、白化病，皮肤癌的终生发病率为 35%，还可发生 Bloom 综合征、大疱性表皮松解症、Fanconi 贫血和 Muir-Torre 综合征 [以皮脂腺皮肤肿瘤（眼睑）± 角化棘皮瘤和内部恶性肿瘤（GI/GU）为特征的常染色体显性遗传（AD）疾病]。与 DNA 错配修复基因的种系突变相关：MSH-1 和 MLH-1 表现出微卫星不稳定性。

筛查：先前诊断为基底细胞癌或鳞状细胞癌的患者应由皮肤科医生定期筛查，以发现新的皮肤癌。美国皮肤病学会（American Academy of Dermatology）提供了患者自我监测指南，而美国预防服务工作组（United States Preventive Services Task Force，USPSTF）则认为没有足够的证据推荐对无症状患者进行常规筛查。两项 PRT 证实，涂抹防晒霜可降低光化性角化病（AK）、BCC 和 SCC 的发生率[12,13]。

临床表现：原发性基底细胞癌和鳞状细胞癌的出现，如前所述。MCC 通常表现为坚硬、无痛、快速生长的单个红色或紫色皮肤圆顶状结节。65% 的患者可表现为局限性疾病[7]。

病情检查：病史采集和体格检查，包括既往手术史、受累部位放疗史或其他皮肤癌、癌前病变病史。全面皮肤检查、跳跃性病变和区域淋巴结检查。检查是否有任何提示周围神经损伤（PNI）的神经系统症状。建议对非黑色素瘤皮肤癌进行活检确认。活检方法包括穿刺、刮取或切除活检。一般建议对 MCC 进行前哨淋巴结活检。影像学检查：对于累及内侧 / 外眦、PNI 阳性或可疑症状、淋巴结肿大或下层肌肉、骨骼或筋膜固定病变的病变，应考虑进行 CT/MRI 检查。对于 MCC，建议进行 PET/CT 检查以进行局部和远处分期，对原发肿瘤进行增强 MRI 以评估深部或邻近结构的浸润情况，对临床怀疑病灶则建议进行脑部 MRI。

预后因素：包括肿瘤大小、浸润深度、免疫抑制、部位、慢性炎症、既往放疗史、神经系统症状、复发性肿瘤和分化不良。美国国立综合癌症网络（National Comprehensive Cancer Network，NCCN）定义了高危因素，可用于对患者进行分层（表 20.2）。

表 20.2　NCCN 非黑色素瘤皮肤癌高风险的定义 [14,15]

类别	SCC	BCC
位置 / 大小	• 躯干或四肢和尺寸，且 ≥ 20 mm • 脸颊、前额、头皮、颈部和胫骨，且 ≥ 10 mm • "面罩"区域（面部中央、眼睑、眉毛、眶周、鼻、嘴唇、下巴、下颌骨、耳前 / 耳后、太阳穴、耳）、生殖器、手和脚，且 ≥ 6 mm	
边界	定义不清	
复发	是	
免疫抑制	存在	

续表

类别	SCC	BCC
亚型	腺样、腺鳞状、结缔组织增生或化生	侵袭性生长模式（硬斑病样、基底鳞状、硬化、混合浸润性或微结节性特征）
神经周围、淋巴管或血管受累	是	是
部位既往放疗	是，或慢性炎症部位	是
分化	分化程度低	
深度	Clark's Ⅳ~Ⅴ级或深度 ≥ 2 mm	
症状	神经系统症状，生长迅速	

注：来源：From NCCN Clinical Practice Guidelines in Oncology: Basal Cell Skin Cancer. 2020;1.2020; NCCN. NCCN Clinical Practice Guidelines in Oncology: Squamous Cell Skin Cancer. 2020.

MCC：淋巴结病变的存在是最重要的预后因素。Merkel 细胞病毒抗原表达和肿瘤浸润淋巴细胞的存在与良好的预后相关[16]。淋巴血管间隙浸润（lymph-vascular space invasion，LVSI）、肿瘤体积大、浸润生长、深部侵犯、包膜外延伸和高龄与预后不良相关[17]。抗 VP1（梅克尔多瘤病毒）抗体滴度 > 10 000 拷贝与预后良好相关[18]。局部和淋巴结治疗失败较为常见。复发可早期发生（如有顾虑，可尽早开始放疗），中位复发时间为 9 个月。淋巴结复发是首次复发的最常见部位（占复发病例的 55%），其次是远处复发（占复发病例的 29%）、局部复发（占复发病例的 15%）和移行转移（占复发病例的 9%）[19]。

分期：头颈部（H&N）的 BCC 和 SCC 根据 AJCC 第 8 版分期系统进行分期（表 20.3 和表 20.4），但眼睑鳞状细胞癌除外，因为其是单独分期的[3]。此外，MCC 也是单独分期的（表 20.5）。

表 20.3a　AJCC 第 8 版（2017）：H&N 皮肤鳞状细胞癌（BCC 和 SCC）的分期系统

T/M 　　　　　　　　N	cN_0	cN_1	cN_{2a}	cN_{2b}	cN_{2c}	cN_{3a}	cN_{3b}
T_1　• < 2 cm	Ⅰ	Ⅲ	ⅣA				
T_2　• 2.1~4 cm	Ⅱ						
T_3　• > 4 cm 　• 1 个高风险特征 [1]							
T_{4a}　• 粗大皮质骨							
T_{4b}　• 侵入颅底			ⅣB				
M_1　• 远处转移			ⅣC				

注：1 个高风险特征 [1] =轻微骨侵蚀、PNI（神经测量 ≥ 0.1 mm）或深部浸润（超出皮下脂肪或深度 > 6 mm）。淋巴结分类的定义与其他非 HPV 相关的头颈癌症相似；参见第十一章的临床和病理淋巴结类别。

表 20.3b 预后分期组

分期	表现
0 期	$TisN_0M_0$
Ⅰ 期	$T_1N_0M_0$
Ⅱ 期	$T_2N_0M_0$
Ⅲ 期	$T_3N_0M_0$, $T_{1-3}N_1M_0$
Ⅳ 期	T_4, 任何 N; $T_{1-3}N_2$; 任何 T, N_3; 任何 TN w/M_1

提议第二个布莱根妇女医院分期系统用于 SCC。与 AJCC 分期系统相比,其 T 分期系统在内部队列中可以更好地区分患者的预后[20]。

表 20.4 布莱根妇女医院皮肤鳞状细胞癌分期系统

分期	高危因素	10 年 LR	高危因素
T_1	0 高危因素	0.6%	肿瘤 ≥ 2 cm
T_{2a}	1 高危因素	5%	分化不良
T_{2b}	2~3 高危因素	21%	周围神经损伤(PNI)≥ 0.1 mm
T_3	≥ 4 高危因素	67%	脂肪以外的肿瘤(骨侵犯自动判定为 T_3)

治疗方式: 早期低危鳞状细胞癌和基底细胞癌病变的一般治疗方式是手术切除或替代局部治疗。对于高危病变或淋巴结(LN)受累,手术切除后需进行辅助治疗。非转移性 MCC 的治疗模式是手术切除后辅助放疗。

1. 手术: 手术切除有 2 种形式:广泛局部切除和莫氏手术。广泛的局部切除适用于非危重部位的小 BCC 和 SCC,且是 MCC 的主要治疗方法。阳性切缘(SM)应为 3~5 mm/BCC、4~6 mm/SCC 和 1~2 cm/MCC。另外,莫氏手术首选于会毁容的大型手术关键部位,并提供现场全面的切缘评估。在莫氏过程中,水平层的组织以倾斜的角度连续切除,并规律描绘切除图像,应特别注意外周和深边缘。通常创建切除图来指导该过程,并在切除过程中生成阳性切缘位置,有助于辅助放疗计划实施。莫氏切除术的目标是在最大程度保留正常组织的情况下获得阴性切缘。它涉及全面的边缘评估,其中对 100% 的边缘进行病理学评估。标准的病理学评估使用"面包条"技术,通常检查 3%~5% 的组织。莫氏手术与 BCC 的治愈率相关,原发性肿瘤的治愈率约为 99%,复发性肿瘤的治愈率约为 95%。

表 20.5a　AJCC 第 8 版（2017 年）：MCC 的分期 [3]

T/M \ N		cN₀	cN₁	pN₁ₐ（sn）	pN₁ₐ	pN₁ᵦ	c/pN₂	c/pN₃
T₁	· ≤ 2 cm	I						
T₂	· 2.1~5 cm	ⅡA		ⅢA			ⅢB	
T₃	· > 5 cm							
T₄	· 侵袭 ¹	ⅡB						
M₁ₐ	· 远处皮肤 · 皮下组织 · 远处淋巴结							
M₁ᵦ	· 肺			Ⅳ				
M₁ᵪ	· 任何其他内脏部位							

注：侵袭¹=侵入筋膜、软骨、骨骼或肌肉。cN₁，区域 LN 转移；pN₁ₐ（sn），仅通过前哨淋巴结活检确定的临床隐匿性区域 LN；pN₁ₐ，淋巴结清扫术后临床隐匿性区域 LN；pN₁ᵦ，临床和（或）放射学检测到的区域 LN，并经显微镜确认；c/pN₂，移行转移（与原发肿瘤不连续，位于原发肿瘤和引流淋巴结之间），无 LN 转移；c/pN₃，移行转移伴 LN 转移。

表 20.5b　预后分期组

临床分期		病理分期	
0 期	TisN₀M₀	0 期	TisN₀M₀
I 期	T₁N₀M₀	I 期	T₁N₀M₀
ⅡA 期	T₂~₃N₀M₀	ⅡA 期	T₂~₃N₀M₀
ⅡB 期	T₄N₀M₀	ⅡB 期	T₄N₀M₀
Ⅲ 期	T₀~₄N₁~₃M₀	ⅢA 期	T₀N₁ᵦM₀，T₁~₃N₁ₐM₀
		ⅢB 期	T₁~₄，N₁ᵦ~N₃，M₀
Ⅳ期	任何 T，任何 N，M₁	Ⅳ期	任何 T，任何 N，M₁

2. MCC：对于临床淋巴结阴性患者，应进行 SLNB（SLNB 在头颈区域存在争议）。如果淋巴结临床阳性，应进行区域淋巴结清扫术或进行活检 [适合细针穿刺活检（FNA）]，随后进行区域淋巴结放疗。如果原发性手术会导致毁容或其他病态，则适合进行根治性放疗。

3. 局部疗法：局部疗法适用于小的低风险基底细胞癌和鳞状细胞癌病变：液氮冷冻疗法可用于由高渗损伤导致细胞杀伤的低风险病变，应用 2~3 次。冷冻疗法既方便又便宜，但不提供组织学诊断，也不能进行切缘评估，且与随后的色素减退有关。刮除术和电灼术类似于冷冻疗法，即用刮匙刮除肿瘤并用电刀灼烧基底部。手术以肿瘤与真皮的"感觉"为指导，目标是在刮除时达到 3~4 mm 的边缘。它可能具有优于冷冻疗法的美容效果，但禁用于装有心脏起搏器或其他电子植入物的患者，且在毛发区域不建议使用，因为由于毛囊的存在，肿瘤与正常组织的触感区别可能更难以区分。外用化疗：活性药物包括 5-FU 和顺铂。局部治疗每天两次，持续 5~6 周，有时长达 10 周，具体取决于临床反应。局部 5-FU

通常用于包括 Bowen 病、AK 和 Gorlin 综合征在内的浸润前病变。咪喹莫特是一种免疫应答调节剂，可促进细胞凋亡和（或）刺激单核细胞 / 巨噬细胞释放杀瘤介导的免疫因子。低危 BCC 的治愈率高达 90%，但结节性 BCC 的治愈率仅为 75%。

4. 全身治疗：对于 SCC，建议对 DM、局部晚期或复发性疾病等不适合根治性手术的患者，或放疗的患者使用西米普利单抗或帕博利珠单抗进行免疫治疗[15,21,22]。对于不适合检查点抑制剂或临床试验的患者，可考虑顺铂 ±5-FU、EGFR 抑制剂（例如西妥昔单抗）或卡铂[15]。

对于 BCC，使用维莫德吉或索尼替吉破坏 SHH 通路是首选的全身治疗，缓解率为 48.5%~66.7%[23-25]。许多患者发生导致停药的不良事件。停药后，中位 RFS 为 18.4 个月，进展时再激发缓解率为 85%[26]。目前，伊曲康唑（抗 SHH 信号传导活性）也已用于 BCC。

对于 MCC，虽然已有顺铂 / 依托泊苷联合治疗的 II 期数据，但对于局部局限性疾病，同步或辅助 CHT 尚无明确的作用[27]。在转移性疾病中，II 期数据表明，对 PD-1 或 PD-L1 抑制的缓解率为 > 50%[28-31]。

5. 放疗

（1）**适应证：**放疗适用于不可切除、无法手术或外观上无法接受病例的根治性治疗（表 20.6）[32]。对于眼睑、外耳或鼻子的病变，放疗通常是首选。

表 20.6　术后放疗（postoperative radiotherapy，PORT）的适应证[14,15,33]

SCC	BCC	MCC
临床或放射学上明显的大体神经周围扩散，不适合进一步手术的闭合或阳性切缘，既往切缘阴性切除后复发		适用于原发部位（可考虑观察广泛切除且无危险因素的小 < 1 cm 肿瘤），如果进行了全淋巴结清扫术且呈阴性，或者如果 SLNB 阴性且 SLNB 为假阴性，则可省略淋巴结引流区
BWH T_{2b} 或更高，尤其是在慢性免疫抑制的情况下。多淋巴结阳性	累及骨骼或浸润肌的局部晚期或被忽视的肿瘤	

注：来源：From NCCN Clinical Practice Guidelines in Oncology: Basal Cell Skin Cancer. 2020;1.2020; NCCN. NCCN Clinical Practice Guidelines in Oncology: Squamous Cell Skin Cancer. 2020; NCCN. NCCN Clinical Practice Guidelines: Merkel Cell Carcinoma. 2020;1.2020.

在 PNI（尤其是临床症状性 PNI）、多发性复发性肿瘤或骨、软骨浸润的情况下，考虑治疗整个神经直至基底神经节出口区（BOS），但若主要的命名神经被临床或放射学影像所涉及，则必须进行治疗。对于腮腺淋巴结受累或 $N_{2/3}$ 病变的情况下，应该对同侧淋巴结治疗[34]。放疗具有无创和美观的优点。放疗的美观效果会随着时间的推移而变差，且随着使用更大的剂量尺寸而加剧。对于 MCC，有限的证据表明，放疗可降低局部复发风险（LRR）。危险因素包括淋巴脉管间隙浸润（LVSI）、免疫抑制、切缘阳性（无法进一步切除）。由于 MCC 可能会发生快速复发[33,35]，故术后放疗（PORT）治疗应立即启动（约 4 周）。

（2）**剂量：**ACR 适当性标准[36]推荐以下作为非黑色素瘤性皮肤癌的治疗方案：60~70 Gy/30~35 fx、50~55 Gy/17~20 fx、40~44 Gy/10 fx、40 Gy/5 fx（每周 2 次）、30 Gy/3 fx（每周 1 次）或 20~25 Gy/1 fx（表 20.7）。在目标体积靠近关键结构或美容敏感区域（覆盖软骨）的区域，建议进行延长放疗疗程。对于原发部位的辅助治疗，NCCN 指南推荐 64~66 Gy/32~33 fx、55 Gy/20 fx 或其他剂量。对于淋巴结的辅助治疗，考虑 2 Gy/fx 的标准头颈给药方案。对于 MCC，辅助剂量因切缘状态和淋巴结受累而异。

表 20.7　MCC 术后治疗的辅助放疗剂量 [33]

原发性病变		区域淋巴结	
阴性边缘	50~56 Gy/25~28 fx	SLNB 阴性	观察（除非在头颈中的 SLNB 的准确性有问题）
微小边缘	56~60 Gy/28~30 fx	显微镜下淋巴结阳性	50~56 Gy（或完全解剖后仅 1 个阳性淋巴结的观察）
总残余或根治性放疗	60~66 Gy/30~33 fx	囊外延伸	56~60 Gy

注：来源：From NCCN. NCCN Clinical Practice Guidelines: Merkel Cell Carcinoma. 2020;1.2020.

（3）**不良反应**：急性：疲劳、红斑、放疗性皮炎、色素减退或色素沉着过度、脱发或脱毛以及其他位置依赖性。晚期：色素沉着减退或色素沉着过度、纤维化、溃疡、脱发或脱毛、淋巴水肿以及其他位置依赖性。

基于循证的问与答

SCC 和 BCC

◆ **BCC 和 SCC 根治性放疗的结果是什么？**

几项回顾性系列研究报道 BCC 和 SCC 的根治性放疗结果，其局部控制率（local control，LC）极佳（90%~95%），且美容效果合理[37,38]。大肿瘤和软骨或骨浸润 LC 的肿瘤较差（约 65%~75%），更常见的是淋巴结治疗失败[38,39]。在未达成共识的报道系列研究中，使用多种剂量和分瘤方案，但一项报告瘤块大小为 > 2 Gy 的系列研究在 1~5 cm 的 BCC 患者中可能具有更好的 LC[38,40]。

◆ **根治性放疗与手术切除相比如何？**

Avril, Institut Gustave Roussy (Br J Cancer 1997, PMID 9218740)： 347 例最大直径为 < 4 cm 的面部原始基底细胞癌患者的随机对照试验（PRT）随机接受莫氏切除术与根治性放疗。RT 技术包括 ^{192}Ir 近距离放射治疗，在 5~7 d 内达到 65~70 Gy（55%），接触治疗间隔 2 周，每次 18~20 Gy，间隔 2 周（33%），正电压放疗，每天 2~4 Gy，总剂量高达 60 Gy（12%）。莫氏手术与 0.7% 和 7.5% 的 4 年失败率显著改善相关。87% 的手术患者和 69% 的放疗患者的美容效果良好。**结论：与 RT 相比，Mohs 手术改善了面部 BCC 的控制和美容，尽管没有与电子或现代光子 RT 进行比较。**

◆ **与传统切除相比，莫氏手术有哪些优势？**

Smeets, Netherlands (Lancet 2004, PMID 15541449)： 莫氏与 WLE 的 612 个 BCC（408 个原发性，204 个复发性）的 PRT。莫氏值趋向于更好的 2 年 LC，原发性为 2% *vs.* 3%，复发性为 2% *vs.* 8%。WLE 具有较差的外观，更可能具有阳性切缘（18% 的原发性肿瘤和 32% 的复发性肿瘤），尤其是侵袭性组织学、高危部位（唇部和耳前部除外）和复发性肿瘤。**结论：莫氏手术可以更好地改善美观并降低难治部位肿瘤或复发性肿瘤的阳性切缘率。**

◆ 哪些研究定义了免疫抑制鳞状细胞癌患者的预后较差？

Manyam, Multi-Institution (Cancer 2017, PMID 28171708)： 1995 和 2015 年，来自 3 个机构的 205 例患者的多机构研究调查免疫状态对头颈原发性或复发性Ⅰ~Ⅳ期 SCC 患者疾病预后的影响，这些患者接受手术并接受术后放疗；138 例患者（67.3%）免疫功能正常，67 例（32.7%）免疫抑制（慢性血液系统恶性肿瘤、HIV/AIDS，或诊断前≥ 6 个月接受过器官移植的免疫抑制治疗）。RFS（47.3% *vs.* 86.1%，*P* < 0.0001）和 PFS（38.7% *vs.* 71.6%，*P*=0.002）在 2 年时免疫抑制患者中显著降低；免疫抑制患者的 2 年 OS 率显示出相似的趋势（60.9% *vs.* 78.1%，*P*=0.135），但未达到显著性。在 MVA 上，免疫抑制状态（*HR*：3.79，*P* < 0.0001）、复发性疾病（*HR*：2.67，*P*=0.001）、分化不良（*HR*：2.08，*P*=0.006）和 PNI（*HR*：2.05，*P*=0.009）与 LRR 显著相关。**结论：尽管接受双模式治疗，但与免疫功能正常状态相比，免疫抑制导致的结果明显较差。**

◆ 改变特异性免疫抑制剂可以预防复发性鳞状细胞癌吗？

与钙调磷酸酶抑制剂（他克莫司、环孢素）相比，mTOR 抑制剂（西罗莫司）可改善免疫抑制患者的预后。

Euvrard, TUMORAPA (NEJM 2012, PMID 22830463)： 在接受钙调磷酸酶抑制剂治疗的患有至少一种 SCC 的肾移植患者中进行的多中心 PRT，随机分配到相同的治疗组（56 例患者）与改用西罗莫司（64 例患者）。主要终点是 2 年时无鳞状细胞癌生存，次要终点包括新发鳞状细胞癌发病的时间、其他皮肤肿瘤的发生、移植物功能和西罗莫司问题。西罗利莫司组无鳞状细胞癌的生存期明显长于钙调磷酸酶抑制剂组。总体而言，西罗莫司组 14 例（22%）患者（西罗莫司停药后 6 例）和钙调磷酸酶抑制剂组 22 例（39%）患者发生新发鳞状细胞癌（发病前中位时间 15 个月 *vs.* 7 个月，*P*=0.02），西罗莫司组的相对风险降低 0.56（95%*CI*：0.32~0.98）；西罗莫司组有 60 例严重不良事件，而钙调磷酸酶抑制剂组有 14 例（平均值，0.938 *vs.* 0.250）。**结论：钙调磷酸酶抑制剂改用西罗莫司对既往鳞状细胞癌肾移植患者具有抗肿瘤作用。这些观察结果可能对鳞状细胞癌患者的免疫抑制治疗有影响。**

◆ 哪些数据可指导淋巴结阳性鳞状细胞癌患者或有淋巴结阳性疾病风险患者的治疗？

Veness, Australia (Laryngoscope 2005, PMID 15867656)： 对 167 例存在腮腺转移或 LN 转移的鳞状细胞癌患者的研究（仅 50% 腮腺），其中 87% 接受辅助放疗，中位剂量为 60 Gy/30 fx 用于清扫颈部，50 Gy 用于亚临床疾病部位。治疗后颈部的局部复发（LF）为 20%，而未治疗为 43%；73% 的 LF 患者死于疾病。

Moore, MDACC (Laryngoscope 2005, PMID 16148695)： 对头颈中 193 例鳞状细胞癌患者的前瞻性队列评估。40 例患者（21%）在就诊时发现有 LN 或腮腺转移。其中 37 例患者接受中位剂量为 60 Gy 的辅助放疗。复发性肿瘤、低分化组织学、淋巴脉管间隙浸润（LVSI）、炎症和皮下脂肪以外的浸润均与淋巴结转移有关。37% 的病变＞ 4 cm 和 31% 的侵袭＞ 8 mm 的病变为 LN 阳性。**结论：同侧颈部或腮腺 LN 转移患者，无论临床淋巴结状态如何，均应接受辅助放疗。例外情况可能是单淋巴结＜ 3 cm，没有胞膜外侵犯（ECE）或周围神经浸润（PNI）。对于腮腺直接侵犯、肿瘤＞ 2 cm、PNI 或腮腺邻近组织复发或免疫功能低下状态的患者，应考虑进行 LN 剥离术，并且也可能受益于辅助放疗。**

◆ 哪些头颈皮肤非黑色素瘤皮肤癌患者最有可能从辅助放疗中受益？

Harris (JAMA Otol HNS 2019, PMID 30570645)： 在 2 个三级护理中心接受一期切除术联合或不联合放疗治疗的 349 例头颈 SCC 患者的研究。对患有 PNI 的肿瘤和患有区域疾病（N_2 或更大的淋巴结疾病）的患者进行亚组分析。在 PNI 肿瘤中，辅助放疗与 OS 改善相关（HR：0.44，95%CI：0.24~0.86）。在局部疾病患者中，辅助放疗与 OS 改善相关（HR：0.30，95%CI：0.15~0.61）。**结论：辅助放疗与 PNI 合并区域疾病患者的 OS 改善相关。**

◆ 临床和显微镜下 PNI 在鳞状细胞癌中的重要性是什么？

Garcia-Serra, University of Florida (Head Neck 2003, PMID 14648861)： 135 例接受手术和放疗或单独放疗治疗的 PNI 患者的研究（59 例为显微镜下，76 例为临床）；在显微镜下的 PNI 病例中，5 年 LC 为 87%，在临床 PNI 病例中则为 55%。88% 接受局部复发（LF）的病例在初次切除时出现阳性切缘（SM）。

Jackson, Australia (Head Neck 2009, PMID 19132719)： 一项对 118 例接受手术和术后放疗（中位剂量 55 Gy）的头颈部皮肤 PNI 患者进行的研究中，84 个月的随访（MFU）时，显微镜下 PNI 的 5 年 LC 为 90%，而临床或症状性 PNI 患者的 5 年 LC 为 57%（$P < 0.0001$）。DFS 和 OS 较差于临床 PNI。**结论：识别临床 PNI 对于确定治疗复发风险非常重要。**

Gluck, Michigan (IJROBP 2009, PMID 18938044)： 11 例接受 3D-CRT 或 IMRT 治疗后复发的 cPNI 患者的复发模式研究。大多数患者最初累及单神经，而所有患者均复发并累及多神经，表明脑神经 V 和 Ⅶ 的神经分支之间存在大量交叉通信。**结论：在 PNI 病例中，覆盖海绵窦近端受累神经至关重要。对于 CN Ⅶ，覆盖神经到脑干和远端、神经支配的皮肤、主要交通分支和嵌入或支配的隔室（例如，V1 或 V2 受累的眼眶；V3 受累的咀嚼肌间隙；Ⅶ 受累的腮腺）。**

◆ 同步化疗在治疗高危皮肤鳞状细胞癌中是否有作用？

Porceddu, TROG 05.01 (JCO 2018, PMID 29537906)： 321 例高危（$T_{3\sim4}$、移行转移、腮腺内转移或颈部淋巴结转移 > 3 cm 或 > 2 受累淋巴结或伴有 ECE）的头颈皮肤鳞状细胞癌患者的 PRT，随机分配到辅助放疗（60 Gy 或 66 Gy）± CHT（卡铂 AUC 2×6 个周期）组。主要终点为 LC，次要终点为 DFS 和 OS。结果：238 例患者（77%）为高危淋巴结病变，59 例（19%）为高危原发性或传播性疾病，13 例（4%）两者兼而有之；84% 完成所有 6 个周期的化疗。放疗组的 2 年和 5 年 LRC 率分别为 88% 和 83%，化疗组的 LRC 率分别为 89% 和 87%（$P=0.58$）。DFS 或 OS 则无差异。局部失败是最常见的治疗失败部位，两组中 7% 的患者仅发生远处治疗失败。**结论：在放疗基础上联合卡铂对高危皮肤鳞状细胞癌的辅助治疗没有益处。**

◆ 免疫疗法对皮肤鳞状细胞癌的治疗有效吗？

最近的 Ⅰ 期和 Ⅱ 期研究显示，西米普利单抗和帕博利珠单抗治疗局部晚期或转移性皮肤鳞状细胞癌患者具有安全性和有效性[21,22,41]。西米普利单抗对转移性疾病的总体缓解率为 50%，对局部晚期疾病的总体缓解率为 44%。帕博利珠单抗的总体缓解率为 34%。两种药物都具有可接受的安全性。目前，关于免疫疗法作用的进一步研究正在进行中。

◆ 放疗在早期非黑色素瘤皮肤癌的治疗中是否有作用？

已经有几项单中心短期研究证明，电子近距离放射治疗在治疗早期疾病方面具有有效性。典型的分割方案范围从 36 Gy/3 fx 到 40~42 Gy/7~8 fx，由专门的高剂量率（HDR）电子近距离放射治疗表面施加器提供。虽然缺乏长期结局，但局部控制良好，1 年时的控制率为 98%，85%~94% 的患者可达到极好的外观美化效果[42,43]。

MCC

◆ 放疗能提高早期 MCC 的生存率吗？

Mojica, SEER (JCO 2007, PMID 17369567)：为研究辅助放疗的作用，对 1665 例患者进行 SEER 分析；89% 的患者接受手术治疗，其中 40% 接受辅助放疗。辅助放疗与改善 OS 相关（中位数为 63 个月 *vs.* 45 个月，*P*=0.0002）。这种关联适用于所有原发肿瘤大小，尤其是那些＞ 2 cm 的肿瘤。

Kim, SEER (JAMA Dermatol 2013, PMID 23864085)：747 例患者的 SEER 分析（为了不使 Mojic 分析产生偏差，排除生存期＜ 4 个月的患者）研究进行倾向匹配分析，比较单纯手术与手术联合辅助放疗的效果。年龄和分期与 OS 和 MCC 特异性生存率相关。匹配分析显示，在接受辅助放疗的组中，OS 有所改善，但 MCC 特异性生存率尚无改善。**结论：辅助放疗组生存差异与选择偏倚有关。评论：分析可能不够有力。**

Bhatia, NCDB (JNCI 2016, PMID 2725173)：对 6908 例 Ⅰ~Ⅲ 期 MCC 患者的 NCDB 分析研究辅助放疗的作用。调整后，辅助放疗与 Ⅰ~Ⅱ 期 MCC 的 OS 改善相关，但在 Ⅲ 期患者中则无相关性（Ⅰ 期 *HR*：0.71，*P*＜0.001；Ⅱ 期 *HR*：0.77，*P*＜0.001；Ⅲ 期 *HR*：0.98，*P*=0.80）。不到 5% 的 Ⅰ 期患者、约 10% 的 Ⅱ 期患者和 29% 的 Ⅲ 期患者接受化疗。在任何阶段，化疗均与 OS 的改善无关。**结论：辅助放疗与 Ⅰ~Ⅱ 期 MCC 的 OS 改善有关。**

Vargo, NCDB Reanalysis (JNCI 2016, PMID 28423400)：扩展了 Bhatia NCDB 分析，包括以前省略的变量，如初次手术类型。同时进行倾向匹配，证实与放疗的关联和改善的 OS（*HR*：0.76，*P*＜0.001）。最佳 OS 在 WLE 加 RT 组中得到证明。**结论：辅助放疗仍与 OS 改善相关。**

◆ Ⅰ 期患者是否需要对淋巴结进行放疗？

在前 SLNB 和前 PET/CT 时代，放疗提高了淋巴结复发率。目前，建议对 SLNB 阴性的患者省略淋巴结放疗。对于 SLNB 阳性但无淋巴结清扫术的患者，建议进行放疗。对于淋巴结完全清扫术的患者，建议对多个阳性淋巴结或 ECE 进行放疗[33]。

Jouary, France (Ann Oncol 2012, PMID 21750118)：1993—2005 年，对包括接受原发肿瘤切除和放疗治疗的 Ⅰ 期 MCC 患者进行 PRT（局部放射治疗），然后随机分为观察区域淋巴结与预防性放疗治疗组。特别排除淋巴结引流不明确（正中头和躯干）、免疫抑制以及放疗开始延迟超过 6 周的患者。RT 包括 50 Gy 至原发床和淋巴结区域（如果随机分配到淋巴结放疗），边缘为 3 cm。预期 OS 获益 20%（*n*=105）。由于 SLNB 在法国十分普遍，在研究 83 例患者后提前停止，虽然相关协议不允许停止。两组 OS 对比无差异。区域复发率为 16.7% *vs.* 0，支持淋巴结放疗（*P*=0.007）。PFS 为 89.7% *vs.* 81.2% 支持淋巴结放疗（*P*=0.4）。**结论：在 SLNB 前、PET/CT 前，淋巴结放疗改善了淋巴结复发率，但试验**

结果不足以检测对 OS 的影响。

◆ **MCC 根治性治疗的最佳剂量是多少？**

回顾性证据表明，＞ 50 Gy 的剂量为实现局部区域控制所必需[44]。NCDB 支持的剂量范围为 50~55 Gy，尽管选择偏倚可能会影响剂量高于 55 Gy[45]。此外，在 8 Gy/1 fx 的转移环境中观察到令人印象深刻的结果，完全缓解率高达 45%[46]。这表明可能存在免疫系统相互作用。目前，进一步的工作正在进行中。

◆ **肿瘤床周围应使用哪些治疗范围？**

鉴于移行复发和淋巴血管扩散的倾向，通常建议 3~4 cm 的宽切缘[44]。若可耐受，则治疗具有原发病变的连续性（同一视野）潜在的区域复发（TROG 9607 试验将"可耐受"定义为锥体向下＜ 20 cm）[27]。

◆ **同时使用化疗（GHT）和放疗（RT）有好处吗？**

已经对同步化疗进行研究，但鉴于单独放疗的良好反应和 CHT 的益处尚不清楚，因此不是标准的疗法。

Poulsen, TROG 9607 (JCO 2003, PMID 14645427)： 一项 53 例非转移性 MCC 患者的单臂 II 期研究，这些患者术后存在高风险（肉眼残留、肿瘤＞ 1 cm、受累淋巴结）隐匿性且淋巴结阳性或疾病复发。28% 的患者得到根治性治疗，72% 的患者得到辅助治疗。接受 50 Gy/25 fx 治疗的患者；对于大面积，可以将剂量 45 Gy 提升到 50 Gy（缩小场），若认为 50 Gy 无法忍受，则建议单独使用 45 Gy。在第 1、4、7 和 10 周进行 4 个周期的卡铂 AUC 4.5 和依托泊苷 [80 mg/（m²·d），持续 3 d]；3 年 OS、LRC 和疾病控制率（DC）分别为 76%、75% 和 76%。肿瘤位置和淋巴结阳性与 LC 和 OS 相关。**结论：** 与历史对照组相比，LC 和 OS 水平较高，需要进一步研究。

◆ **免疫疗法在 MCC 的治疗中是否有作用？**

一项针对转移性或复发性 MCC 患者的 II 期研究显示，接受帕博利珠单抗治疗的患者缓解率为 56%，其中 24% 的患者可达到完全缓解。药物可以维持较久的抗肿瘤活性，随访 15 个月后，未达到中位生存期和中位缓解持续时间[29,31]。

第二十一章 恶性皮肤黑色素瘤

Sarah S. Kilic, Aditya Juloori, Nikhil P. Joshi 著

陈晓彤、李志琴 译

丁 轶、李哲旻 校

林 勤 审

> **概述**：*黑色素瘤的发病率越来越高。主要治疗方法是手术切除并进行淋巴结评估 [前哨淋巴结活检（sentinel lymph node biopsy，SLNB）vs. 完全清扫]。免疫治疗和靶向治疗是辅助治疗、不可切除治疗和转移性治疗的主要手段（表 21.1）。辅助放疗可用来改善对于存在多种风险因素患者的局部或区域控制，但其作用尚存在争议。当手术会导致毁容时，对雀斑痣样黑色素瘤患者可采用根治性放疗（表 21.1）。*

表 21.1 恶性黑色素瘤切除术后辅助放疗的一般适应证

原发病灶	组织学为结缔组织增生性、亲神经性 溃疡形成 卫星现象 Breslow 厚度 > 4 mm 切缘阳性 局部复发
区域淋巴结	ECE 分值 多个阳性淋巴结（见 Burmeister 等；标准因部位而异） ≥ 3 cm，< 4 cm

流行病学：黑色素瘤的发病率在过去 30 年内不断上升；预计美国每年有 100 350 例新诊断病例和 6850 例死亡病例[1]。发病率随年龄增长而增加（诊断时的中位年龄为 63 岁）。在 45 岁以下的患者中，黑色素瘤更常见于女性，但 65 岁以后，男性的发病率是女性的 2 倍。此外，白种人的发病率是黑人的 20 倍[2]。大约 84% 的患者为局限性疾病，9% 的患者为区域性疾病，4% 的患者为远处转移性疾病[3]。

风险因素：皮肤白皙（尤其是 Fitzpatrick 皮肤分型为 I 型和 II 型）、红、金发、高密度雀斑、浅色眼睛（绿色、淡褐色、蓝色）、终身接触阳光较多（自然或人造）、黑色素瘤或发育不良痣家族史、免

疫抑制（先天性或后天性）[4]。UVB（年轻时间歇性暴露、晒伤）较 UVA（日光浴床、PUVA 疗法）的风险更高；10% 的病例为家族性，有 *CDKN2A*、*CDK4*、*XP* 或 BRCA2 基因突变[5]。

解剖学： 人体皮肤从浅至深依次由表皮、真皮和皮下组织组成。皮下组织含有胶原蛋白和脂肪细胞。真皮由浅层乳头层和深层网状层组成，包含汗腺、血管、淋巴管、痛觉和触觉感受器以及毛囊，且高度胶原化。表皮分为 5 层，从浅层到深层依次是角质层（失去活性的、完全角化无核的角质形成细胞）、透明层（高度角化）、颗粒层（细胞含有角蛋白前体）、棘层（含有树突状细胞）、基底层（含有黑色素细胞和有丝分裂活跃的角质形成细胞祖细胞，有助于上覆层的不断再生）。恶性黑色素瘤起源于黑色素细胞的肿瘤性增殖，黑色素细胞是皮肤中产生黑色素的细胞，在胚胎发育过程中从神经嵴产生并迁移到基底层。黑色素细胞存在于皮肤、眼睛、鼻窦、上呼吸道、消化道和泌尿道中。因此，恶性黑色素瘤可出现在皮肤、结膜或葡萄膜和黏膜部位。

病理学： 最常见的亚型是浅表扩散性黑色素瘤，占 70%[6]。该亚型常见于在躯干和四肢，通常与阳光照射有关。结节性黑色素瘤占 15%~30%[6]。恶性雀斑样痣常见于老年患者，发生在日晒受损的皮肤部位，通常表现为轻度色素沉着斑疹[7]。最不常见的亚型是肢端雀斑样黑色素瘤，占比不足 5%[6]。肢端雀斑黑色素瘤是亚裔和深色皮肤患者中最常见的亚型，最常发生在手掌和脚底。黏膜黑色素瘤很少见，约占所有黑色素瘤病例的 1%，最常见于头颈部、肛门直肠、阴道和外阴[8]。BRAF 突变情况有助于指导全身治疗，靶向突变包括 V600E 和 V600K（见表 21.4）。

筛查： 临床皮肤检查可能会降低晚期黑色素瘤的风险，但尚无前瞻性随机证据表明临床检查可降低死亡率或发病率。根据美国预防服务工作组（USPSTF）的建议，尚无足够的证据建议是否对普通人群进行常规筛查。美国皮肤科学会（American Academy of Dermatology，AAD）建议高危人群（有明显黑色素瘤家族史或多发性临床非典型痣的个人史）经常进行自我检查，并至少每年进行 1 次医师检查。ABCDE 系统对筛查效果显著：不对称（asymmetry）、边界不规则（border irregularities）、颜色不均匀即同一区域的颜色不同（color variegation）、直径（diameter）> 6 mm、颜色或形状或症状的扩大或进展（enlargement or evolution）。对于有明显家族史的患者，应进行遗传咨询[5]。

病情检查： 体格检查和病史采集，包括全身皮肤检查和彻底的淋巴结评估。20% 的临床淋巴结阴性患者有转移性受累，而 20% 的临床淋巴结阳性患者病理学为阴性。

1. 病理学： 对病灶进行切除活检，切缘至少 1~3 mm。或者，临床医生可以根据位置（手掌或足底、手指、面部、耳部）或较大的肿瘤，考虑进行全层穿刺或切开活检。若临床怀疑度较低，可以使用剃须活检，但若发现恶性肿瘤，可能会使深度评估复杂化。根据 NCCN 指南，SLNB 通常推荐用于以下任何一种患者：病变厚度 < 0.8 mm 伴溃疡、病变厚度 > 0.8 mm（无论溃疡如何）、任何淋巴脉管间隙浸润（LVSI）或高有丝分裂指数（> 2 个有丝分裂 /mm²）的病变、活检中发现微卫星灶、广泛切除的标本[9]。在进行广泛切除、旋转皮瓣或植皮闭合后，SLNB 的准确性可能较低，但以上均非尝试手术的禁忌证。病理学上重要的特征包括 Breslow 深度（病变厚度，精确到 0.1 mm）和 Clark 水平分级（根据受累皮肤最深层分为 1~5 级，其中 1 级局限于表皮，5 级浸润皮下组织）。

2. 影像学：对于仅通过 SLNB 发现单个临床隐匿性阳性淋巴结（病理分期 pⅢA）的患者，可考虑进行横断面成像（CT、PET 和 MRI 脑部检查）；对于任何临床阳性淋巴结或更广泛淋巴结病变（pⅢB-D）以及症状疑似局部或远处转移性疾病的所有患者，均应进行横断面成像[9]。

预后因素：SLNB 状态是局部复发和疾病特异性生存（DSS）最重要的预测因素。淋巴结的包膜外侵（ECE）、淋巴结数量、淋巴结大小、解剖区域、病理特征和切缘均用于确定原发灶或淋巴结辅助放疗的获益情况。重要的病理特征是 Breslow 厚度和 Clark 水平分级。虽然前者的预后更准确，但两者均已被 AJCC 第 8 版取代（表 21.2）。

治疗模式

1. 手术：手术切除是黑色素瘤的主要治疗方法。建议进行大范围的局部切除，根据肿瘤的厚度确定切缘要求。美国国家综合癌症网络（NCCN）2020 年指南根据多项随机手术试验的结果列出以下切缘要求（表 21.3），但可根据个人解剖学或功能需求进行修改[9]。

表 21.2　AJCC 第 8 版：皮肤恶性黑色素瘤的临床分期

T/M	N	cN_0	cN_{1a}	cN_{1b}	cN_{1c}	cN_{2a}	cN_{2b}	cN_{2c}	cN_{3a}	cN_{3b}	cN_{3c}
T_{1a}		ⅠA									
T_{1b}	< 0.8 mm 厚，伴有溃疡 0.8~1.0 mm 厚	ⅠB									
T_{2a}	1~2 mm，无溃疡										
T_{2b}	1~2 mm，伴溃疡	ⅡA					Ⅲ				
T_{3a}	2~4 mm，无溃疡										
T_{3b}	2~4 mm，伴溃疡	ⅡB									
T_{4a}	> 4 mm，无溃疡										
T_{4b}	> 4 mm，伴溃疡	ⅡC									
M_{1a}	皮肤、肌肉、非区域淋巴结										
M_{1b}	肺					Ⅳ					
M_{1c}	非中枢神经系统器官										
M_{1d}	中枢神经系统										

注：cN_{1a}，1 个临床隐匿性 LN（通过 SLN 活检）；cN_{1b}，1 个临床检测到的 LN；cN_{1c}，阴性区域 LN，伴有在途转移、卫星转移或微卫星转移；cN_{2a}，2~3 个临床隐匿性 LN；cN_{2b}，2~3 个 LN，其中至少 1 个可以临床检测到；cN_{2c}，1 个临床隐匿或临床检测到的 LN，伴有在途转移、卫星转移或微卫星转移；cN_{3a}，≥4 个临床隐匿性 LN；cN_{3b}，≥4 个 LN，其中至少有 1 个可以临床检测到或存在任意数量的簇状聚集淋巴结，但不存在转移、卫星或微卫星转移；cN_{3c}，≥2 个临床隐匿或临床检测到的 LN 和（或）存在任意数量的簇状聚集淋巴结，并存在传输中、卫星或微卫星转移。

表 21.3　NCCN 推荐的恶性黑色素瘤临床切缘

肿瘤厚度	NCCN 推荐的临床切缘
原位	0.5~1.0 cm
≤ 1.0 mm	1.0 cm
1~2 mm	1~2 cm
2.01~4 mm	2.0 cm
> 4 mm	2.0 cm

如前所述，建议根据病变厚度和其他病理特征对患者进行 SLNB。如果 SLNB 呈阳性，则建议进行彻底的淋巴结清扫术，因为约 18% 的 SLN 阳性患者会发生额外的区域淋巴结受累[10,11]。MSLT-Ⅱ试验将 SLNB 阳性患者随机分配到立即进行彻底的淋巴结清扫术或超声观察淋巴结，发现接受清扫术的患者局部控制更好，但黑色素瘤特异性生存率并没有改善[12]。任何临床淋巴结阳性患者均需进行彻底清扫。腹股沟 LN 需要 > 10 个，腋窝和颈部 LN 需要 > 15 个，才算彻底清扫。

2. 全身治疗：此前，至少 1 年的辅助大剂量干扰素是标准治疗，有多项随机试验证明这种干预可改善无病生存期（DFS）。然而，靶向治疗和现代免疫治疗已取代干扰素，成为辅助、不可切除和转移性治疗的首选全身治疗。2020 年，NCCN 指南为不可切除或转移和辅助治疗中的靶向治疗和免疫检查点抑制剂提供了建议（表 21.4）[9]。

表 21.4　皮肤黑色素瘤的免疫治疗和靶向治疗

药物	不可切除或转移性情况下的适应证	辅助治疗的适应证	重要研究
免疫治疗药物			
伊匹木单抗（CTLA-4抑制剂）	不可切除或转移	病理学上阳性的区域淋巴结直径 > 1 mm，完全切除和全淋巴结清扫术后	EORTC 18071：与安慰剂相比，伊匹木单抗在切除术后改善了 RFS、DMFS 和 OS[13]
纳武利尤单抗（PD-1 抑制剂）	不可切除或转移	完全切除后伴淋巴结受累或转移	CheckMate 238：与伊匹木单抗相比，纳武利尤单抗在切除术后和转移情况下改善 RFS 和 DMFS[14]
帕博利珠单抗（PD-1 抑制剂）	不可切除或转移	完全切除术后伴淋巴结受累	KEYNOTE-054：与安慰剂相比，帕博利珠单抗在切除术后改善了 RFS 和 DM[15]
伊匹木单抗 + 纳武利尤单抗	不可切除或转移	未经 FDA 批准	CheckMate 067：在先前未经治疗的Ⅲ~Ⅳ期患者中，伊匹木单抗 + 纳武利尤单抗与单独使用伊匹木单抗或纳武利尤单抗相比，改善了 OS[16]

续表

药物	不可切除或转移性情况下的适应证	辅助治疗的适应证	重要研究
BRAF 抑制剂			
达拉非尼	不可切除或具有 BRAF V600E 突变的转移	未经 FDA 批准	—
维罗非尼	不可切除或具有 BRAF V600E 突变的转移	未经 FDA 批准	BRIM8：与安慰剂相比，维罗非尼改善了切除术后的 DFS[17]
BRAF 抑制剂/MEK 抑制剂组合			
达拉非尼 + 曲美替尼	不可切除或具有 BRAF V600E 或 V600K 突变的转移	BRAF V600E 或 BRAF V600K 突变，完全切除术后伴淋巴结受累	COMBI-AD：与安慰剂相比，达拉非尼 + 曲美替尼改善了切除术后的 RFS[18]
维罗非尼 + 考比替尼	不可切除或具有 BRAF V600E 突变的转移	未经 FDA 批准	—
恩科拉非尼 + 比尼美替尼	不可切除或具有 BRAF V600E 或 V600K 突变的转移	未经 FDA 批准	—

注：来源：Adapted from April 2020 NCCN Guidelines.

3. 放疗

（1）**根治性治疗**：对于恶性雀斑样黑色素瘤，当手术会毁容时，可使用根治性放疗。没有标准剂量，但 50 Gy/20 fx 电子剂量是常用的方案[19]。

（2）**辅助治疗**：根据 NCCN 指南，治疗原发肿瘤的适应证包括结缔组织增生性或亲神经性，以及病变深度（> 4 mm），尤其是溃疡或伴有卫星转移时。对于阳性切缘，首选再切除，但如果无法切除至阴性切缘，则可采用辅助放疗。治疗区域淋巴结的潜在适应证包括多个阳性淋巴结、ECE、淋巴结大小 > 3~4 cm、SLN 受累但未完全或不充分的淋巴结清扫以及复发性疾病[9]。如果存在多种危险因素，则提示放疗的指征更强。

（3）**剂量**：最常见的剂量/次数方案包括 4 周 48 Gy/20 fx（见 Burmeister）或 2.5 周 30 Gy/5 fx（见 Ang）。

（4）**不良反应**：急性不良反应包括疲劳、放疗性皮炎，其他不良反应取决于具体部位。晚期不良反应包括纤维化、色素减退、色素沉着、淋巴水肿，其他部位依赖性。

基于循证的问与答

◆ **哪些患者受益于区域淋巴结盆地辅助放疗？**

即使进行彻底的淋巴结清扫术，淋巴结盆地的复发也相对常见且相当病态，会对生活质量产生负面影响。因此，多项前瞻性研究对淋巴结放疗进行评估（如下所述），这些研究通常在现代免疫治疗或靶向治疗前完成。鉴于现代辅助全身治疗的区域失败率较低（10%~20%），辅助放疗的作用目前变得更加有争议[15,18,20]。关于辅助放疗的决定应以综合的多学科方式进行，以确保选择最有可能从治疗中获益的患者。辅助全身治疗后出现局部区域复发的患者可能受益于挽救性手术后的辅助放疗。

Ang, MDACC (IJROBP 1994, PMID 7960981; Update Cancer 2003, PMID 12655537)： 对 160 例患者进行以下其中一项治疗的 II 期研究：（a）病灶厚度＞ 1.5 mm 或 Clark 分级为 IV/V 级的病变在广泛局部切除（WLE）术后择期放疗；（b）pN+（II/III 期）的患者在 WLE/ 淋巴结清扫（LND）术后行辅助放疗；（c）仅淋巴结分离后的仅淋巴结复发的放疗。放疗方案为 2.5 周的 30 Gy/5 fx。随访（MFU）78个月；10 年局部和局部区域控制率分别为 94% 和 91%。作者推荐对 ECE、LN ≥ 3 cm（腋窝或腹股沟区域）、LN ≥ 2 cm（宫颈）、多个淋巴结受累（腋窝或腹股沟区域有 ≥ 4 个淋巴结，或宫颈有 ≥ 2 个淋巴结）、复发性疾病或选择性 LND（而不是改良根治性或根治性 LND）进行辅助放疗。**结论：大分割放疗（30 Gy/5 fx）对黑色素瘤的辅助治疗安全有效，具有优异的 10 年 LRC，不良反应极少。**

Burmeister, ANZMTG 01.02/TROG 02.01 (Lancet 2012, PMID 22575589; Update Lancet 2015, PMID 26206146)： 250 例具有特定高风险特征的 LND 后临床淋巴结阳性黑色素瘤患者的 PRT：腮腺淋巴结≥ 1 个或颈部 / 腋窝淋巴结≥ 2 个或腹股沟淋巴结≥ 3 个、ENE、最大转移淋巴结直径颈部≥ 3 cm（或腹股沟 / 腋窝≥ 4 cm），随机接受辅助放疗（48 Gy/20 fx，4 周）或观察。对于切缘阳性患者，剂量递增至 50 Gy/21 fx。之前的 II 期研究详细描述了所使用的区域野 [21]。观察组复发患者接受切除术和放疗。6 年后，放疗可显著改善淋巴结区域复发（21% vs. 36%）。组间 OS 和 RFS 相似；22% 的患者出现 3~4级不良反应，主要是皮肤或皮下不良反应。**结论：淋巴结清扫术后辅助放疗可减少部分高危患者淋巴结复发。评论：试验在全身治疗或免疫治疗前进行（< 5% 的患者接受干扰素治疗）；观察组的 26 例患者中有 23 例区域治疗失败，他们接受了挽救手术，其 5 年 OS 与总体队列相似。**

◆ **针对腋窝淋巴结放疗的照射野范围应该是多少？**

针对腋窝转移，将照射野限制在腋窝而不是扩展到锁骨上区域，可提供同等的局部控制率，并且扩展照射野与治疗相关并发症的发生率显著升高相关。

Beadle, MDACC (Cancer 2009, PMID 18774657)： 200 例转移至腋窝淋巴结区域、具有高危特征并接受术后放疗的黑色素瘤患者的 RR。高危定义为淋巴结大小≥ 3 cm、≥ 4 个阳性淋巴结、存在 ECE或初次切除后疾病复发；48% 的患者仅接受腋窝治疗，52% 的患者接受腋窝和锁骨上窝治疗。剂量为 30 Gy/5 fx。MFU 为 59 个月；仅腋窝治疗的 5 年腋窝控制率为 89%，而腋窝和锁骨上窝治疗的 5 年腋窝控制率为 84%。OS、DSS 和 DMFS 无显著差异。在多因素分析（MVA）上，扩展照射野与并发症的风险增加相关。**结论：将照射野限制在腋窝而不是延伸到相邻的锁骨上淋巴结区域可提供等效的局部控制，同时减少不良反应。**

◆ **哪些患者受益于原发灶的辅助放疗？**

关于原发灶放疗的数据较少。在外科系列研究中已证实，与局部复发风险较高相关的危险因素包括肿瘤厚度增加、溃疡、头颈部位置和结缔组织增生或亲神经特征，因此，对于具有其中一种或多种特征的患者，有时会考虑对原发部位进行辅助放疗。结缔组织增生性黑色素瘤是一种罕见的亚型，往往具有局部侵袭性，LR 的发生率增加，而非淋巴结或远处转移。它具有亲神经性倾向，并倾向于沿着大的命名神经扩散，尤其是在头部和颈部，在这些地方很难实现手术切缘的扩宽。来自 MDACC 的回顾性证据表明，使用术后放疗可显著减少结缔组织增生性黑色素瘤患者的局部复发[22]。TROG（TROG08.09）/ANZ 黑色素瘤试验组（ANZMTG01.09）是一项正在进行的随机试验，旨在前瞻性评估辅助放疗对该人群的影响。

◆ **前哨淋巴结活检在黑色素瘤手术治疗中的作用是什么？**

MSLT 试验调查了该问题，发现 SLNB 对预后有帮助，但不能改善大多数患者的疾病特异性生存率。此外，在 SLNB 阳性的患者中，彻底清扫也不能提高疾病的特异性生存率。

Morton, MSLT-I (NEJM 2014, PMID 24521106)：对 1661 例临床淋巴结阴性皮肤黑色素瘤广泛切除术后患者进行 PRT，然后随机分配至前期 SLNB 组（如果 SLNB 阳性，则立即进行淋巴结清扫术）或观察组（在淋巴结复发时行淋巴结清扫术）；16% 的 SLNB 组患者淋巴结阳性；17% 的观察组患者最终出现淋巴结复发。两组的 10 年 DSS 没有差异。然而，在中等厚度肿瘤患者中，SLNB 组阳性患者的黑色素瘤特异性生存率较观察组中复发的患者更高。在中等厚度（1.2~3.5 mm）或较厚（> 3.5 mm）肿瘤患者中，SLNB 组的阳性患者的 10 年黑色素瘤特异性生存率较阴性患者显著降低（中度：62% *vs.* 85%；较厚：48% *vs.* 66%）。结论：**SLNB 对分期和预后具有重要意义。然而，SLNB 并不能提高黑色素瘤的特异性生存率。**

Faries, MSLT-Ⅱ (NEJM 2017, PMID 28591523)：对 1934 例皮肤黑色素瘤患者进行 PRT，均接受广泛局部切除术，SLNB 呈阳性，随机分为彻底清扫组或观察组。两组之间黑色素瘤特异性 3 年生存率无差异。3 年时，彻底清扫组有更好的区域淋巴结控制（92% *vs.* 77%）和更低的淋巴结复发（风险比为 0.31）。但彻底清扫组的淋巴水肿显著增加（24% *vs.* 6%）。结论：彻底清扫可改善淋巴结疾病控制，但不能提高黑色素瘤特异性生存率，且淋巴水肿发生率较高。评论：**大多数患者的疾病负担较低（70% 的患者只有一个阳性前哨淋巴结，12% 的患者只有淋巴结病变的 PCR 证据）**；部分学者认为，这些结果可能不适用于疾病负担较重的患者。

◆ **放疗可以代替颈部清扫术吗？**

MDACC 的单中心回顾性研究表明，未接受 SLNB 或 LND 的 Ⅰ、Ⅱ期皮肤黑色素瘤患者采用大分割的区域淋巴结辅助放疗的结局良好（5 年和 10 年的精确区域控制率为 89%，10 年的症状并发症发生率为 6%）[23]。但这并非标准治疗，且受到回顾性分析和选择偏倚的限制。如果前哨淋巴结未标测，则需要在观察、辅助免疫治疗和淋巴结清扫术之间做出多学科决定，但选择性放疗并不常见。

◆ **何时考虑根治性放疗？**

大多数患者不首选根治性放疗。对于浅表性雀斑样（局限于表皮）和雀斑样（浸润真皮）黑色素瘤的患者，可考虑只进行放疗。这些患者通常是老年人，可能有面部大面积浅表病变；因此，非手术选择可以提供更好的功能和外观。在这种情况下，剂量分割计划的差异较大，但一般均可观察到良好的局部控制结果（70%~90%）[24]。目前，正在进行的 RADICAL 试验将不适合手术或拒绝手术的雀斑样黑色素瘤患者随机分配至根治性放疗或咪喹莫特组，并将提供一些关于该问题的首批前瞻性数据。

第四部分 乳腺肿瘤

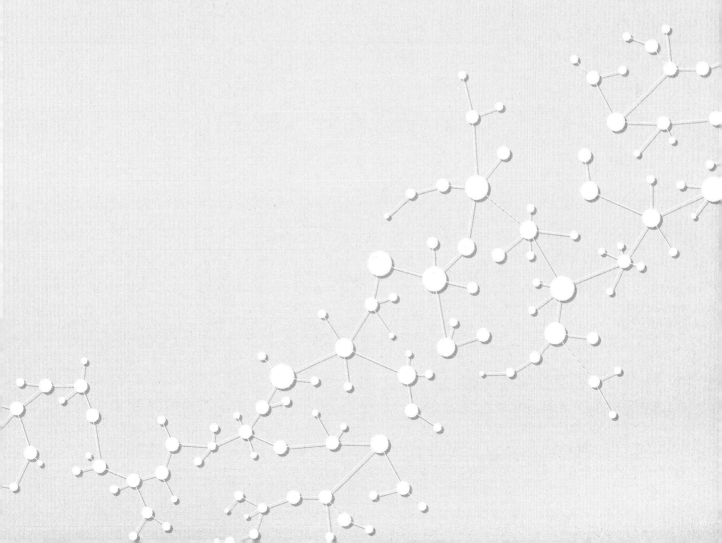

第二十二章　蕈样肉芽肿

Vamsi Varra, Matthew C. Ward, Gregory M. M. Videtic　著

陈晓彤、李志琴　译

丁　轶、邹一姝　校

林　勤　审

概述：蕈样肉芽肿（mycosis fungoides，MF）是美国最常见的皮肤淋巴瘤，起源于T细胞。最终诊断通常通过皮肤活检显示，因为其常与其他实体肿瘤混淆。适当的影像学检查和淋巴结活检用于评估体外疾病。早期疾病的治疗往往是局部的（皮肤定向治疗、光疗和局部浅表照射），对于更晚期或难治性的疾病，往往是全身性的（表22.1）。

表 22.1　蕈样肉芽肿的一般治疗范例 [1]

Ⅰ期	观察、皮肤定向治疗、光疗、全皮肤电子束治疗（TSEBT）
Ⅱ期	观察、皮肤定向治疗、光疗、TSEBT、干扰素 α
Ⅲ期	TSEBT、光泳、干扰素 α、光疗、甲氨蝶呤
Ⅳ期	化疗（CHT）、TSEBT、口服贝沙罗汀、干扰素 α、伏立诺他、罗米地辛、低剂量甲氨蝶呤、临床试验

注：来源：From Trautinger F, Eder J, Assaf C, et al. European Organisation for Research and Treatment of Cancer consensus recommendations for the treatment of mycosis fungoides/Sezary syndrome: update 2017. Eur J Cancer.2017;77: 57-74. doi:10.1016/j.ejca.2017.02.027.

流行病学：在美国和欧洲，每年每百万人中平均诊断出 6 例蕈样肉芽肿。疾病约占所有非霍奇金淋巴瘤诊断的 4%。男性患此病的概率约为女性的 2 倍，并且在黑人人群中的患病率更高 [2]。诊断时的中位年龄为 55~60 岁 [3]。

危险因素：MF 的危险因素尚不清楚。尽管在蕈样肉芽肿患者的皮肤病变中发现了 HTLV1，但也有研究提供了 HTLV1 作为危险因素的证据 [4]。

解剖学：病变可出现在身体的任何部位，但最常见于躯干分布 [5]。在极少数情况下，恶性 T 细胞可见于外周血，在晚期，病变可能出现在区域或远处淋巴结或其他器官系统，最常见的是肺、口腔、咽部或中枢神经系统 [3,6]。

病理学： MF 的发病机制目前尚不清楚。在组织学上，皮肤活检显示 Pautrier 脓肿（具有特征性，见于 38% 的病例）、空晕状的淋巴细胞、胞吐、不成比例的表皮浸润、表皮淋巴细胞大于真皮淋巴细胞、表皮内淋巴细胞以及基底层内排列的淋巴细胞高度凝聚[7]。疾病还可表现为循环恶性 T 细胞（Sézary 细胞），通常具有 $CD4^+/CD7^-$ 或 $CD4^+/CD26^-$ 免疫表型[8]。

临床表现： 典型的临床表现为真菌病前期，定义为非特异性、轻微脱屑性病变，伴有非诊断性皮肤活检。随着恶性 T 细胞的沉积变得更加持久，疾病表现为异质性斑块，这些斑块可能演变成斑块，最后演变为皮肤肿瘤。MF 通常表现为严重瘙痒[9]。

病情检查： 病史采集和体格检查（H&P），包括受斑片、斑块或肿瘤病变影响的体表面积的百分比。实验室检查应包括全血细胞计数、血生化、肝功能检查和血清乳酸脱氢酶，以及 Sézary 细胞的评估（PCR 或流式细胞术）。皮肤活检应至少取自 2 个部位，并且应通过 H&E 染色、表面标志物表达谱的免疫组化染色和克隆性 *TCR* 基因重排的 PCR 进行评估。如果只能进行一次活检，则应选择病情最严重的病变区域[8]。胸部 X 线检查或淋巴结超声检查对早期疾病患者而言已经足够。然而，对于 T_{2b} 或 T_{2b} 分期以上疾病患者，应进行胸部、腹部和盆腔 CT 扫描，或全身 PET/CT，以排除淋巴结肿大或内脏受累[10]。

预后因素： 晚期临床分期、大细胞组织学、促卵泡性疾病、年龄 > 60 岁、乳酸脱氢酶升高和皮外受累预后较差[11]。

分期： 当前分期 MF 标准使用国际皮肤淋巴瘤学会或欧洲癌症研究与治疗组织（ISCL/EORTC）提出的 TNMB 系统。覆盖 < 10% 皮肤的局限性斑块、丘疹和（或）斑块的患者被归类为 T_1。病变覆盖 ≥ 10% 皮肤表面的患者被归类为 T_2。如果 ≥ 1 个肿瘤的直径为 ≥ 1 cm，则它们被归类为 T_3。覆盖体表的红斑 ≥ 80% 被归类为 T_4[8]。

具有临床异常的外周淋巴结疾病且组织病理学 Dutch 分级为 1 或美国国家癌症研究所（NCI）LN_{0-2} 为 N_1。组织病理学 Dutch 分级为 2 级或 NCI LN_3 的淋巴结病变为 N_2。组织病理学 Dutch 分级为 3~4 级或 NCI LN_4 的淋巴结病变为 N_3。未经组织学证实的临床异常外周淋巴结是 NX[8]。内脏器官受累的患者为 M_1。

B_0 的外周血受累分类定义为无明显的血液受累（≤ 5% 的外周血淋巴细胞为非典型 Sézary 细胞）。B1 疾病的定义是低血液肿瘤负荷：> 5% 的外周血淋巴细胞为 Sézary 细胞，但仍低于 B_2 标准，即 > 1000 个 Sézary 细胞 /μL 阳性克隆[8]。

注意，$N_{1a/b}$、$N_{2a/b}$、$B_{0a/b}$、$B_{1a/b}$ 子分类已定义，但为简洁起见，此处未包括这些子分类，可以在 Olsen 等[8] 的原始定义中查阅（分组阶段见表 22.2）。

表 22.2　TNMB 临床分期系统

T/B/M \ N	N₀	N₁	N₂	N₃
T_1	Ⅰ A	Ⅱ A		Ⅳ A₂
T_2	Ⅰ B			
T_3	Ⅱ B			
T_4	Ⅲ A（如果 B0）或Ⅲ B（如果 B1）			
B_2	Ⅳ A₁			
M_1	Ⅳ B			

注：来源：From Olsen E, Vonderheid E, Pimpinelli N, et al. Revisions to the staging and classification of mycosis fungoides and Sezary syndrome: a proposal of the International Society for Cutaneous Lymphomas (ISCL) and the cutaneous lymphoma task force of the European Organization of Research and Treatment of Cancer (EORTC). Blood. 2007;110(6):1713-1722.doi:10.1182/blood-2007-03-055749.

治疗模式

1. 观察： 建议对 Ⅰ A 期的知情患者进行期待观察，但需要仔细监测和适当的患者教育[1]。

2. 内科： 应考虑将各种皮肤靶向疗法作为早期疾病的一线治疗和晚期疾病的补充治疗。首选的初始皮肤定向治疗是外用皮质类固醇、外用氮芥（例如卡莫司汀）和外用维甲酸[1]。瘙痒较为普遍，应根据瘙痒管理的一般指南进行治疗。

3. 手术： 手术切除在 MF 中的作用尚不明确。

4. 化疗（CHT）： 尽管早期疾病患者应首先尝试皮肤定向治疗，但对于广泛、晚期或难治性疾病患者，应尽早考虑化疗（CHT）。常见的 CHT 方案包括低剂量甲氨蝶呤、聚乙二醇化脂质体多柔比星、吉西他滨、普拉曲沙、氟达拉滨联合环磷酰胺、氟达拉滨联合干扰素 α、CHOP（环磷酰胺、多柔比星、长春新碱和泼尼松）和 EPOCH（依托泊苷、长春新碱、多柔比星、环磷酰胺和泼尼松）[12]。其他全身性治疗包括维 A 酸、组蛋白去乙酰酶抑制剂、维布妥昔单抗、莫格利珠单抗（抗 CCR4）、帕博利珠单抗和硼替齐米[1,13,14]。

5. 放疗： 局部放疗适用于 Ⅰ A 期疾病患者，表现为 1~3 个病灶，这些病灶距离足够近，可以被单个或相邻的放疗视野覆盖[15]。此外，其也适用于晚期疾病患者的姑息治疗。可以使用光子和电子束。用于根治性单病灶期 Ⅰ A 疾病的局部浅表照射应至少给予 20~30 Gy，每次 2 Gy，每周 5 次，晚期疾病的姑息治疗可给予 8~20 Gy，分 1~5 次[16,17]。不良反应包括轻度皮炎、局部脱发和色素沉着改变[15]。

6. 全身皮肤电子束治疗（TSEBT）： 在 TSEBT 中，电子被校准为穿透皮肤到有限的深度，靶向表皮、附件结构和真皮。它可以考虑在疾病的所有阶段。既往治疗剂量为 26~36 Gy，深度为 4~6 mm（表面剂量为 31~36 Gy），在 9 周内进行 30~36 次治疗（每次 2 天），每周 4 天。最近的证据表明，更短的 12 Gy 疗程可能有效，但同时其控制持续时间也较短。在治疗期间，部分症状，如瘙痒和皮肤红斑，可能会加重。此外，还可能出现脱发、暂时性指甲淤滞、外周水肿、鼻衄、指足水疱、无汗症、腮腺炎、男性乳房发育、角膜撕裂、慢性指甲营养不良、慢性干燥症和指尖感觉迟钝[18]。有关局部浅表照射和

TSEBT 的技术细节，见《放射肿瘤学治疗计划手册》，第十章[19]。

7. 其他方式： 光疗可用于治疗 MF，包括紫外线 B（UVB）和紫外线 A（PUVA）。目前，还包括紫外线光疗 UVA1 和准分子激光治疗[20]。对于其他方式无效的病例，可以考虑同种异体造血干细胞移植[21]。

基于循证的问与答

◆ **早期积极治疗对患者有益吗？**

虽然接受 TSEBT 和 CHT 积极治疗患者的 CR 更高，在显著增加不良反应的情况下，无法获得疾病 DFS 和 OS 的益处。

Kaye (NEJM 1989, PMID 2594037)： 对 103 例 MF 患者随机接受 30 Gy TSEBT 联合化疗（环磷酰胺、多柔比星、依托泊苷和长春新碱）或序贯局部治疗的随机对照试验。接受联合治疗的患者的 CR 率更高（38% *vs.* 18%，*P*=0.032），但在随访 75 个月后，DFS 或 OS 无差异。联合治疗组的不良反应增加，包括因发热、中性粒细胞减少和充血性心力衰竭而住院。**结论：与序贯局部治疗开始的保守治疗相比，早期放疗和 CHT 积极治疗并不能改善 MF 患者的预后。**

◆ **局限性疾病应使用什么剂量？**

当使用常规分割时，需要 20~30 Gy 的剂量才能获得持久反应。然而，最近，低至 7 Gy 的剂量已被证明是有效的。

Cotter (IJROBP 1983, PMID 6195138)： 对于 14 例接受钴 60 或电子束放疗的 MF 患者共 110 个病变，其疗效结果如下：剂量范围为 6~40 Gy；其中 53% 的病变为斑块病变，20% 的病变为直径 ≤ 3 cm 的肿瘤，27% 的病变为直径 > 3 cm 的肿瘤。斑块病变的 CR 为 95%，直径 < 3 cm 的肿瘤的 CR 为 95%，直径 > 3 cm 的肿瘤 CR 为 93%。对于接受超过 20 Gy 剂量的所有肿瘤，CR 为 100%。在获得完全缓解的病变中，如果接受的剂量低于 10 Gy，则 42% 发生治疗区内复发；剂量为 10~20 Gy 的情况下，32% 发生治疗区内复发；剂量为 20~30 Gy 的情况下，21% 发生治疗区内复发；而剂量超过 30 Gy 的情况下，未发生治疗区内复发，每个剂量范围的首次复发平均时间为 5、10 和 16 个月。30 例复发中有 83% 在 1 年内，而 100% 在治疗 2 年。**结论：建议肿瘤剂量至少相当于 30 Gy，每次 2 Gy，每周 5 次，以充分局部控制皮肤 MF 病变。**

Thomas, Northwestern University (IJROBP 2013, PMID 22818412)： 270 例接受单次 RT 剂量为 > 7 Gy 或更高的患者的治疗反应率如下：中位随访 41.3 个月。94.4% 的患者出现 CR，3.7% 的患者出现 PR，1.5% 的患者在第二次治疗后转为 CR，0.4% 的患者无反应。**结论：7~8 Gy 的单次分数足以缓解皮肤 T 细胞淋巴瘤（CTCL）病变。新的病变可能在治疗区域之外发展。**

Wilson, Yale (IJROBP 1998, PMID 9422565)： Ⅰ A 期有 32 个病灶的 21 例 MF 患者解术根治性 LSRT 的疗效如下：9 例患者既往接受过局部治疗（类固醇、PUVA、BCNU、UVB），6 例患者在局部放疗后接受辅助治疗（PUVA、类固醇）。中位随访时间（FU）为 36 个月。中位表面剂量为 20 Gy（6~40 Gy），中位分割次数为 5 次。对于接受 > 20 Gy 的区域，中位分割次数为 10 次。CR 总体为 97%，其中 1 例接受 6 Gy 治疗的患者达到 PR。3 例患者在 52 个月（8 Gy）、16 个月（20 Gy）和 4 个月（20 Gy）时出现 LR；接受 ≥ 20 Gy 达到 91%LC 的患者的 10 年 DFS 为 91%。结论：应为患者提供单独 **LSRT** 的选择，不进行辅助治疗，剂量为 **20 Gy** 或更高，目标周围最小边缘为 **1~2 cm**。

◆ **TSEBT 应该使用什么剂量？**

TSEBT 的常规剂量至少为 30 Gy，可产生更高的 CR 率和更低的疾病复发率。然而，最近的 Ⅱ 期研究表明，12 Gy 可以在一段时间内快速减轻疾病负担并减少不良反应。

Hoppe, Stanford (IJROBP 1977, PMID 591404): 1958—1975 年共有 176 例 MF 患者接受不同剂量的 TSEBT 治疗。CR 随着皮肤受累的减少而增加，从局限性斑块的 86% 到肿瘤的 44% 不等。生存率还与疾病程度有关，局限性斑块、全身斑块和肿瘤患者的 10 年生存率分别为 76%、44% 和 6%。分期也与生存率相关，例如 Ⅰ 期和 Ⅱ 期患者的 5 年 OS 分别为 80% 和 51%，同时缺乏 Ⅲ、Ⅳ 期长期生存者。CR 与 TSEBT 的初始剂量直接相关，8~9.9 Gy 的 CR 为 18%，10~19.9 Gy 的 CR 为 55%，20~24.9 Gy 的 CR 为 66%，25~29.9 Gy 为 75%，30~36 Gy 为 94%。在 TSEBT > 30 Gy 后发生 CR 的 39%（20 例患者）患者在完成后 3~14 年内仍无疾病。结论：**接受至少 30 Gy 剂量的 TSEBT 的患者 CR 最高，疾病复发率较低。**

Hoppe, Stanford (J Am Acad Dermatol 2015, PMID 25476993): 使用低剂量（12 Gy）TSEBT 的 3 项临床试验的汇总数据。所有试验均涉及 Ⅰ B~Ⅲ A 期的 TSEBT 初治 MF 患者。治疗剂量为 12 Gy，每次 1 Gy，持续 3 周，主要终点是临床缓解率。33 例患者入组，18 例男性。分期为是 22 例 Ⅰ B、2 例 Ⅱ A、7 例 Ⅱ B 和 2 例 Ⅲ A。总缓解率为 88%（29/33），其中 9 例患者完全缓解。中位缓解时间为 7.6 周（3~12.4 周）。临床获益的中位持续时间为 70.7 周（95%*CI*：41.8~133.8）。结论：**低剂量 TSEBT 能可靠、快速地降低 MF，在患者病程中可多次安全给药，不良反应可接受。**

Morris (IJROBP 2017, PMID 28843374): 对 103 例接受低剂量 TSEBT（12 Gy/8 fx）治疗的 MF 患者进行前瞻性队列研究。分期为 54 例 Ⅰ B、33 例 Ⅱ B、12 例 Ⅲ 和 4 例 Ⅳ。CR 为 18%，PR 为 69%。8% 的患者病情稳定，5% 的患者在治疗后进展。在 CR 患者中，中位复发时间为 7.3 个月，中位缓解持续时间为 11.8 个月。整个队列的中位 PFS 为 13.2 个月。结论：**12 Gy 低剂量 TSEBT 分 8 次给量的疗效确切，且耐受性良好。**

第二十三章　早期乳腺癌

Kailin Yang, Rahul D. Tendulkar, Chirag Shah　著

周扬帆、李志琴　译

丁　轶、陈　勃　校

林　勤　审

> **概述：** 早期乳腺癌的治疗通常包括手术切除，然后根据病理特征进行辅助治疗（化疗、放疗或内分泌治疗）。乳腺保留术（BCS）加上辅助放疗是对大多数希望保留器官的单发性癌症患者的乳腺切除术的等效替代方案（局部控制和总生存率）。乳腺保留术后的全乳房照射（WBI）可以改善局部复发率（从 5 年时的 26% 降低到 7%），并将 15 年的总生存率提高 5%[1]。常规的全乳房照射剂量为 45~50 Gy，对部分患者的肿瘤瘤床进行 10~16 Gy 的推量。低分割全乳房照射方案（40~42.5 Gy/15~16 fx 或 26~28.5 Gy/5 fx）已经取代大多数患者的常规全乳房照射，尤其是无须选择性淋巴结照射的患者。在前哨淋巴结活检（SLNB）显示有限的腋窝淋巴结受累的患者中，如果患者接受全乳房照射 ± 区域淋巴结照射（RNI），则不需要完成腋窝淋巴结清扫（ALND）。低风险患者（例如，年龄较大、T_1N_0、ER 阳性、切缘阴性）可在乳腺保留术后，接受部分乳房照射（PBI）、术中放疗或单独内分泌治疗。

流行病学： 在全球范围内，乳腺癌是女性肿瘤中最常见及死亡的主要原因。在美国，2020 年报告了超过 250 000 例新诊断和超过 40 000 例死亡病例[2]。女性一生中患乳腺癌的风险为 1/8（到 50 岁时约为 1/50）。诊断时的平均年龄为 61 岁。约 2/3 的新诊断病例无显著风险因素。男性患者占 1%（与克氏综合征和 *BRCA2* 基因突变有关；90% 为 ER+）。

危险因素

1.雌激素暴露： 女性、年龄较大、月经初潮早、未生育、首次生育年龄较大（＞30 岁）、未进行哺乳、绝经晚（＞55 岁）、激素替代治疗。

2.家族史： 一级亲属越多，风险越高。

3.遗传学（5%~10% 为遗传性）： BRCA1-AD（17q21），一生中患乳腺癌的风险为 60%~80%、患卵巢癌的风险为 30%~50%，三阴性乳腺癌（ER-/PR-/HER2-）风险更高；BRCA2-AD（13q12），一生中患乳腺癌的风险为 50%~60%、患卵巢癌的风险为 10%~20%，患男性乳腺癌、前列腺癌、膀胱癌、

子宫内膜癌和胰腺癌；Li-Fraumeni-AD（17p），p53、a/w 肉瘤、白血病、脑癌、肾上腺皮质癌；考登综合征 -AD（10q23）、PTEN、皮肤和口腔 a/w 错构瘤；共济失调性毛细血管扩张综合征 -AR（11q22），共济失调毛细血管扩张突变基因（ATM）；黑斑息肉（Peutz-Jeghers）。

4. 个人乳腺疾病史： 既往乳腺癌、原位导管癌（DCIS）、原位小叶癌（LCIS）、非典型导管增生、乳腺组织致密，青年期放疗史（年龄＜30 岁）。

5. 生活方式或暴露因素： 高脂肪饮食、绝经后肥胖、久坐不动的生活方式。

解剖学： 乳房覆盖胸大肌，从大约第二根肋骨延伸到第六根肋骨，从胸骨外侧延伸到前腋窝褶皱。斯宾塞的腋窝尾向外侧延伸到低腋窝。腺体组织有 15~20 个乳腺小叶，有乳头开放的乳管系统。外上象限（UOQ）包含最大体积的腺体组织（乳腺癌最常见的部位）。最不常见的位置是下内象限。乳房由库珀韧带支撑，库珀韧带是连接浅筋膜（皮肤）和覆盖胸大肌的深筋膜的纤维间隔。淋巴引流主要发生在腋窝。腋窝淋巴结Ⅰ、Ⅱ和Ⅲ级分别位于胸小肌的下外侧、深部和内侧上，插入肩胛骨喙突。Rotter 淋巴结位于胸大肌和胸小肌之间（Ⅱ级前）。内乳淋巴结位于与胸骨相邻的内乳血管上，位于中线外侧 2~3 cm，深 2~3 cm。大约 30% 的内侧肿瘤和 15% 的外侧肿瘤引流到内乳淋巴结。

病理学： 乳腺癌起源于上皮细胞成分，包括一组具有不同生物学行为的不同病变，尽管经常被认为是一种具有相似处理的单一疾病。ER（雌激素受体）或 PR（孕激素受体）在 70% 的肿瘤中表达（更常见于绝经后患者）。HER2/neu（c-ERbB-2 或人表皮生长因子受体 2）是一种受体酪氨酸激酶，在 25%~30% 的侵袭性癌症中可见 HER2 扩增。TNBC 是一种侵袭性实体，肿瘤不表达 ER、PR 或 HER2，约占乳腺癌病例的 15%，更常见于 *BRCA* 突变携带者。

1. 浸润性导管癌： 80% 的病例，肿块伴纤维增生反应，细胞实。

2. 浸润性小叶癌： 5%~10% 的病例，橡胶状，乳房 x 线片不可见（MRI 成像更优），"印度备案"组织学，通常双侧 / 多中心，＞80% ER+，扩散到不寻常的位置，如脑膜、浆膜表面、脑实质、卵巢和 RP。

3. 更罕见的亚型（需要＞90% 主导模式）： ①管状：小、分化良好的 IDC 变异，＞75% 腺管，通常为 ER+/PR+。②髓质：a/w BRCA1，发病年龄较早（＜50 岁），LNs 为较大或增生性，大多数为三阴性。③黏液 / 胶质：老年患者，预后较好。乳头状：老年患者，通常多灶性 / 弥漫性，即使病灶体积小，常有阳性淋巴结。④筛状：ER+/PR+。其他不常见的变异包括化生性（预后不良）、鳞状细胞、侵袭性微乳头状、腺样囊性、黏液表皮样、分泌性、大汗腺、梭形细胞、淋巴瘤、神经内分泌小细胞和透明细胞。乳腺癌是浸润性导管癌和小叶癌的混合物。

4. 浸润性导管癌伴广泛导管原位癌成分（EIC）： 定义为浸润性导管癌中，肿瘤体积的 25% 以上为导管原位癌，且导管原位癌的分布范围超过浸润性癌，已扩展至周围正常的乳腺组织中 [3]。

5. 佩吉特病（Paget's Disease）： 乳头 - 乳晕复合体的慢性湿疹样改变，伴有乳头内部的原位腺癌（约 95%）。大约 50% 的患者可以触及肿块（其中超过 90% 为浸润性癌），另外 50% 的患者则没有肿块（通常为原位导管癌）。腋窝淋巴结转移的风险较低。

6. 乳腺叶状囊肉瘤（Cystosarcoma Phyllodes）： 纤维上皮性、叶状、大型、包膜肿瘤通常为良性且无侵袭性。可能缓慢生长，然后突然迅速增大。恶性变、淋巴结转移较为少见。

基因学：存在多种基因表达分型模型，包括阿姆斯特丹 70 基因良 / 恶性预后模型（低风险 *vs.* 高风险）[4]、21 基因复发评分模型 [5] 以及内源性亚型模型 [6]。21 基因复发评分（Oncotype DX）是为接受他莫昔芬 ± 化疗的淋巴结阴性、雌激素受体阳性乳腺癌患者（NSABP B-14 研究）开发的，根据复发风险分为低风险（< 18 分）、中等风险（18~30 分）和高风险（> 30 分），以估算化疗加激素疗法的相对益处 [5]。在低风险、中风险和高风险组中，10 年远处复发率分别为 6.8%、14.3% 和 30.5%。TAILORx 研究显示，对于中等风险妇女（修正评分 11~25 分）[7]，单独内分泌治疗与内分泌 + 化疗相比，无劣效性。有 4 种主要的内源性亚型：Luminal A（预后最好）、Luminal B、HER2 富集型（HER2 阳性）和基底样型（预后最差）[6]。请注意，Luminal A 和 B 型乳腺癌的临床病理替代定义已更新：Luminal A 样：ER+/HER2−，伴有低 Ki-67（< 14%）或 PR 阳性（≤ 20%）和中等 Ki-67（14%~19%）的组合；Luminal B 样：ER+/HER2-，伴有高 Ki-67（> 20%）或 PR 阴性或低（< 20%）的中等 Ki-67（14%~19%）组合，或 ER+/PR+ 伴有 HER2 阳性；基底样型：通常为三阴性（70%~80% 相关性），在年轻的黑人妇女和 BRCA 突变携带者中高发；HER2 富集型：通常为 ER- / PR-，HER2 阳性，高 Ki-67[8]。虽然，Luminal 亚型通常为 HER2 阴性，但也可以为 HER2 阳性。基底样型和 HER2 富集型癌症对新辅助化疗的反应率较高 [9]。

筛查：乳腺 X 线筛查（灵敏度 / 特异度为 90%）可以将 50~74 岁女性的死亡风险降低 35%（相对风险）；40% 的乳腺病变仅通过乳腺 X 线筛查检测，但有 10% 的患者虽可触及肿块，却在影像上观察不到。

1. 美国放射学会适当性指南 [10]：建议 40 岁开始每年进行 1 次筛查；对 *BRCA* 突变基因携带者及其未经检测的一级亲属建议在 25~30 岁进行筛查；对于乳腺癌终身风险 ≤ 20% 的女性，建议在 25~30 岁或比一级亲属早 10 年进行筛查（以较晚者为准）。对于在 10~30 岁接受过斗篷野放疗或胸部放疗的女性，建议在放疗后 8 年或 25 岁时（以较晚者为准）进行筛查。对于经活检证实的小叶性增生、非典型导管增生或有乳腺癌个人病史的女性，建议从确诊开始每年筛查 1 次，但 30 岁以下者则不建议筛查。对于有遗传易感性或乳房密度高的女性，可能需要额外的筛查。对于平均风险的女性，不建议进行临床乳腺检查。

2. 美国预防服务工作组 [11]：建议 50~74 岁女性每两年进行 1 次筛查，对于 40~49 岁女性不建议常规筛查（自我检查存在争议）。高风险女性应在最年轻的一级亲属确诊年龄前 10 年开始筛查。对于临床检查的益处或危害证据目前尚不足，然而，不建议教授乳腺自我检查。

ACS 指南建议终生罹患乳腺癌风险为 20%~25% 或更高的女性进行磁共振成像筛查，其中包括有遗传突变（BRCA、Li-Fraumeni、Cowden）的女性、有乳腺癌 / 卵巢癌家族史的女性，以及在 30 岁之前曾因霍奇金病接受过胸部 RT 的女性 [12,13]。

临床表现：通常通过乳房 X 线筛查（约占 90%）、自我乳房检查和（或）临床检查（约占 10%）发现 [14]。最常见的表现是无痛性肿块，但偶尔也会出现疼痛（约占 5%）、乳头溢液（但通常为良性）、乳头回缩或腋窝淋巴结肿大，并伴有隐匿性原发灶。如果肿块伴有月经周期的变化，则不太容易被认为是恶性肿瘤。最常见的部位是外上象限（UOQ）（40%），其次是中央区（30%）、内上象限（UIQ）（15%）、外下象限（LOQ）（10%）和内下象限（LIQ）（5%）。1%~3% 的病例为双侧发病。初诊后罹患对侧癌症的风险为每年 0.75%。多灶性定义为 ≥ 2 个癌灶位于同一象限（通常符合保乳条件）。多中心：≥ 2 个癌灶位于不同象限或相距 > 5 cm（通常不符合保乳条件）。鉴别诊断：纤维腺瘤（单发肿块，轮廓清晰，可移动）；囊肿（较为弥漫且不太坚硬，如果抽吸物中带血或内容物很快重新积聚则可疑）；感染（乳腺炎或脓肿）；蒙多氏索（乳房浅静脉的血栓性静脉炎）；脂肪坏死；导管内乳头状瘤（血性分泌物的常见原因）；硬化性腺病（由增生的针状组织小叶组成的结节性良性病变）；泌乳素瘤。

检查：

1. 病史和体检： 完整的病史和体检，特别关注乳腺和淋巴结检查（腋窝和锁骨上窝）。

2. 影像学： 乳腺 X 线摄影（表 23.1）和超声通常是首选的检查步骤[15]。根据 NCCN 指南，对于解剖分期为 Ⅰ~Ⅱ 期的患者，在无可疑症状、体征或实验室异常（例如，碱性磷酸酶或肝功能测试升高）的情况下，通常不需要常规的全身分期检查。如果有可疑情况，可能包括 PET/CT 或 CT 胸腹盆部检查和骨扫描 ± 脑部 MRI。

表 23.1　乳腺成像和报告数据系统分类

BI-RADS	说明	恶性肿瘤	随访
0	不完整	1	完成影像学检查或复查以前没有的影像学检查
1	阴性	< 1%	年度常规筛查
2	良性病变	< 1%	年度常规筛查
3	可能为良性	< 2%	短间隔期（6 个月）
4a	低度怀疑恶性	2%~10%	活组织检查
4b	中度怀疑恶性	10%~50%	活组织检查
4c	高度怀疑恶性肿瘤	50%~95%	活组织检查
5	高度怀疑恶性肿瘤	> 95%	活组织检查
6	活检证实为恶性肿瘤	100%	每个阶段的适当治疗

注：来源：From Vanel D. The American College of Radiology (ACR) Breast Imaging and Reporting Data System (BI-RADS): a step towards a universal radiological language? Eur J Radiol. 2007;61(2):183. doi:10.1016/j.ejrad.2006.08.030.

（1）**乳腺 X 线摄影：** 在 CC（钳位压迫）视图中，胶片的外侧边缘通常由 "CC" 标记标识。在 MLO（斜线侧位）视图中，通过确保包含胸大肌来评估图像质量。值得关注的乳腺 X 线发现包括：钙化 100~300 μm、> 10 个聚集的线性钙化、有刺状突起的病变。钳压视图对于可疑肿块很有用（与压迫下消失的密实乳腺组织相比较），放大视图用于评估钙化。

（2）**超声：** 有助于区分实性与囊性肿块（但对钙化无效），并评估乳腺 X 线摄影中发现的非触及肿块。

（3）**MRI：** 敏感性（> 90%）高于乳腺 X 线摄影，但特异性较低（39%~95%），可能是由于假阳性。恶性肿瘤的可疑特征包括强烈、快速的对比剂增强、有刺状边缘、环形增强、异质性外观。MRI 的潜在适应证包括乳房被遮挡（硅胶植入物）、乳腺 X 线摄影和超声检查阴性的可疑肿块、难以通过影像检查的肿瘤（如浸润性小叶癌或没有微钙化的原位导管癌）或表现为腋窝淋巴结阳性的未知原发灶患者（MRI 在 80%~90% 的时间内能检测出原发肿瘤）。MRI 可以在 25% 的病例中改变手术管理，但不会减少阳性切缘、再次切除率或局部复发率 [16-18]。

3. 流程：核心活检、针吸（如果超声显示为囊性）。细针抽吸术（FNA）可检测到异常细胞，但无法区分原位导管癌（ductal carcinoma in situ，DCIS）和浸润性导管癌（invasive ductal carcinoma，IDC），也无法确定 ER、PR、HER2 状态。因此，应优先选择核心活检。对于可触及肿块，使用超声引导的核心活检。如果是非触及病变且伴有可疑钙化，采用立体定向核心活检或针定位。如果只在 MRI 上可见，则进行 MRI 引导活检。对于佩吉特病或怀疑有真皮层参与（例如怀疑炎性乳腺癌）的情况，进行钻取活检。

预后因素：不良预后因素包括阳性淋巴结（最强因素）、年轻年龄、ER 或 PR 阴性、HER2 或 neu 扩增（在没有 HER2 靶向治疗的情况下）、高级别、血管内淋巴管侵犯阳性（LVSI+）、基底样亚型 [19]。

分期：乳腺癌分期见表 23.2。

表 23.2   AJCC 第 8 版（2017 年）：乳腺癌分期

cT/pT	类型	cN		pN	
Tis	• 原位癌	N_0	• 无可触及的 LN	N_0	（i）阴性 IHC
					（i+）IHC 阳性（≤ 0.2 mm）
					（mol-）阴性 RT-PCR
					（mol+）RT-PCR 阳性
T_1mic	• ≤ 0.1 cm	N_1	• 同侧 I、II 级腋窝淋巴结移动	N_1	mi > 0.2 mm 和（或）> 200 个细胞，但 ≤ 2 mm
					a. 1~3 个腋窝淋巴结
					b. 病理上 IM LN+，但无临床症状
					c. $pN_{1a}+pN_{1b}$
T_1	a. > 0.1 cm 和 ≤ 0.5 cm	N_{2a}	• 固定、垫状同侧腋窝淋巴结	N_2	a. 4~9 个腋窝淋巴结
	b. > 0.5 cm 和 ≤ 1 cm				
	c. > 1 cm 和 ≤ 2 cm				b. 病理和临床上 IM LNs+，但腋窝 LNs 阴性
T_2	• > 2 cm 和 ≤ 5 cm	N_{2b}	• 临床检测到同侧 IM LN，无腋窝 LN	N_3	a. ≤ 10 腋窝淋巴结或 + 锁骨下 LNs
					b. 病理和临床上 +IM LNs，同时 + 腋窝 LNs；或病理上 +IM LNs，但临床上不
T_3	• > 5 cm	N_{3a}	• 同侧锁骨下结节		分期

续表

cT/pT	类型	cN		pN	
T_4	a. 伸展至胸壁（胸大肌除外）	N_{3b}	• 同侧 IM 和腋窝淋巴结	0	Tis
				I A	$T_1N_0M_0$
	b. 橘皮斑、溃疡或卫星状皮肤结节			I B	$T_{0-1}N_1miM_0$
				II A	$T_{0-1}N_1M_0$，$T_2N_0M_0$
	c. T_{4a} 和 T_{4b}			II B	$T_2N_1M_0$，$T_3N_0M_0$
	d. 炎性癌			III A	$T_{0-3}N_2M_0$，$T_3N_1M_0$
$M_0(i+)$	• 骨髓中的循环肿瘤细胞	N_{3c}	• 同侧锁骨上淋巴结	III B	$T_4N_{0-2}M_0$
				III C	Any T，N_3M_0
M_1	• 远处转移			IV	$M_0(i+)$，M_1

注：除了之前的解剖学分期，AJCC 第 8 版还制定了预后相关分期，包括分级和 ER、PR、HER2。

治疗模式： 局部治疗选项包括乳房切除术（MRM）或乳腺保留术（BCT），后者包括肿瘤切除术 ± 放疗（表 23.3 以了解手术选项）。在至少 6 项前瞻性试验中，MRM 和 BCT 在延长随访时，在局部复发率（切缘阴性）、远处无病生存率或总生存率方面没有显著差异。化疗（CHT），如有必要，可在术前或术后进行，但通常在放疗前（Recht 试验最初显示在放疗前进行化疗的患者复发率降低，尽管随后的随访显示效果趋于一致）[20,21]。激素疗法适用于激素受体阳性癌症，通常在其他所有治疗之后进行。乳腺癌既是局部疾病又是远处疾病。Halsted 提出乳腺癌以有序的解剖进展方式扩散，因此，积极的局部治疗应该能提高生存率。Fisher 提出肿瘤本身的因素决定扩散模式，因此，全身治疗应该能改善预后。Hellman 将两种理论融合，认识到乳腺癌呈现异质性谱系，优化局部控制和全身治疗可以提供最佳结果[22]。

表 23.3 乳腺癌的手术选择

根治性乳房切除术	由 Halsted 于 1894 年开始推广。包括乳房、上覆皮肤、胸大肌、胸小肌和 I、II、III 级淋巴结的整体切除；目前该手术没有绝对的适应证
改良根治性乳房切除术	完全切除乳腺组织、胸肌筋膜以及 I 和 II 级淋巴结（保留胸大肌、外侧胸神经和 III 级淋巴结）。
全乳房切除术	仅切除乳腺组织（保留胸大肌和腋窝淋巴结）
保皮乳房切除术	切除活检疤痕或紧贴肿瘤的皮肤，并切除乳腺实质。保留大部分乳房皮肤用于重建
乳头保留乳房切除术	保留乳头乳晕复合体的保皮乳房切除术
肿块切除术或部分乳房切除术	仅切除包含癌症的部分乳房（即 BCS）。如果"墨迹中没有肿瘤"，则边缘被视为阴性
腋窝淋巴结清扫	典型的 I 级和 II 级 ALND 可切除约 15 个结节。一般而言，除非肿瘤大体呈阳性，否则不需要切除 III 级结节的完整 ALND。未累及 I 级结节的 III 级结节跳过转移的发生率 < 3%
前哨淋巴结活检术	在肿瘤部位注射 ^{99m}Tc 硫胶体或异磺蓝染料 3~7 min，伽马相机识别 SLN。阴性 SLNB 后的假阴性率为 8%~10%。与 ALND 相比，淋巴水肿更少、疼痛更轻、手臂活动度更好

1. 预防：他莫昔芬作为化学预防可将高风险妇女非侵袭性和侵袭性癌症的风险降低多达 50%（NSABP P-1）[23]。雷洛昔芬与他莫昔芬效果相当，但血栓栓塞事件的发生率较低（NSABP P-2 "STAR"）[24]。预防性乳腺切除术可在有强烈家族史的人群中将乳腺癌风险降低 > 90%，并可能在 BRCA 突变携带者中提高生存率[25]。在 40 岁前进行预防性卵巢切除术可使 *BRCA* 突变基因携带者的风险降低 50%[26]。目前，没有特殊饮食改变对乳腺癌预防有确切益处的证据，然而，已证明饮酒、肥胖与增加乳腺癌风险相关。

2. 手术

3. 化疗：通常在淋巴结阳性（LN+）、雌激素受体阴性（ER-）、HER2 阳性以及具有多个不利特征（如年轻或高 Oncotype DX 评分）的妇女术前或术后进行。新辅助化疗与辅助化疗具有相当的生存率（NSABP B-18），但可能允许进行较少的手术干预。对于 ER 阳性和 N_{0-1} 的患者，可以考虑使用基因表达检测（如 Oncotype DX 和 MammaPrint）来判断是否需要在内分泌治疗基础上增加辅助化疗[7,29]。几乎所有妇女亚组均从辅助化疗中获得无病生存率（DFS）的益处，尽管这一益处在年轻妇女、LN+ 和 ER- 患者中更为明显。注意：在 70 岁以上的妇女中，化疗的作用尚不明确，因为这一年龄组被排除在早期临床试验之外。曲妥珠单抗（Trastuzumab）对 HER2 阳性患者在细胞毒性化疗基础上增加了总生存率（OS）优势[30]。由于心脏不良反应问题，曲妥珠单抗不可与阿霉素（Adriamycin）同时使用，但与放疗同时使用较为安全。曲妥珠单抗相关的心脏效应是可逆的，因此需要每 3 个月进行 1 次心脏回声检查以监测。帕妥珠单抗（Pertuzumab）已被添加到曲妥珠单抗中，提供双重抗 HER2 治疗，在新辅助治疗设置中导致完全缓解率（pCR）达到 50%~60%。常见的化疗方案包括以下几种：

（1）**AC 方案**：阿霉素（Adriamycin）60 mg/m²+ 环磷酰胺（cyclophosphamide）600 mg/m²，每 3 周 1 次，共 4 个疗程。

（2）**AC → T 方案**：阿霉素 60 mg/m²+ 环磷酰胺 600 mg/m²，每 3 周 1 次，共 4 个疗程，随后接受紫杉醇（paclitaxel）175 mg/m²，每 3 周 1 次，共 4 个疗程，或 80 mg/m²，每周 1 次，持续 12 周 [高密度剂量方案为每 2 周 1 次，配合非格司亭（filgrastim 或 pegfilgrastim）支持治疗]。

（3）**AC → TH 方案**：与 AC → T 方案相同，增加曲妥珠单抗（trastuzumab）4 mg/kg 的负荷剂量，随后每周 2 mg/kg，与紫杉醇同时使用，然后单独使用曲妥珠单抗（6 mg/kg，每 3 周 1 次），持续 1 年。

（4）**TC 方案**：紫杉醇（docetaxel）75 mg/m² 和环磷酰胺 600 mg/m²。

（5）**TCHP 方案**：非蒽环类方案，包括紫杉醇 75 mg/m²+ 卡铂（carboplatin）[AUC 6 mg/（ml·min）]，每 3 周 1 次，共 6 个疗程 + 曲妥珠单抗（8 mg/kg 负荷剂量，随后 6 mg/kg，每 3 周 1 次，持续 1 年）+ 帕妥珠单抗（pertuzumab）（840 mg 负荷剂量，随后 420 mg，每 3 周 1 次）。

基于蒽环类的化疗方案优于非蒽环类方案，可能特别有益于 HER2 阳性患者。与单独 AC 方案相比，加入紫杉醇类药物对淋巴结阳性（LN+）患者有总生存率（OS）上的益处[31,32]。高密度剂量方案（每 2 周而非每 3 周）也为高风险患者提供了总生存率优势[33]。与 AC 方案相比，TC 方案提供了总生存率上的益处[34]。其他化疗方案包括 TAC（紫杉醇、阿霉素和环磷酰胺）、CMF（环磷酰胺、甲氨蝶呤和氟尿嘧啶）、FAC（氟尿嘧啶、多柔比星和环磷酰胺）和 FEC（氟尿嘧啶、表柔比星和环磷酰胺）。

4. 激素治疗：对几乎所有雌激素受体阳性（ER+）或孕激素受体阳性（PR+）患者均适用，除非存在特定的禁忌证。他莫昔芬是一种部分雌激素激动剂，作为竞争性抑制剂发挥作用。绝经前妇女通常使用他莫昔芬 20 mg，每天 1 次，治疗 5 年。尽管最近发现，治疗 10 年可以进一步降低复发率和乳腺癌死亡率，但诊断后的前 10 年内约降低 1/3，随后降低约 50%[35]。不良反应包括热潮红、阴道分泌物或出血、白内障、视网膜病变、血栓栓塞事件（1%）、子宫内膜癌（相对风险 2~7）和子宫肉瘤。芳香化酶抑制剂（AIs）如阿那曲唑或来曲唑阻断脂肪、肝脏和肌肉中雄激素向雌激素的转化，在经前妇女中无效（由于卵巢产生雌激素）。绝经后妇女通常使用阿那曲唑 1 mg，每天 1 次，治疗 5 年。与绝经后妇女使用他莫昔芬相比，AIs 可改善 DFS，但肌肉痛、关节痛和骨质疏松的发生率更高，而子宫内膜癌和深静脉血栓（DVTs）的风险较低[36,37]。

5. 放疗：与单独肿瘤切除术相比，术后进行全乳放射治疗（WBI）可显著降低局部复发风险，并通过减少乳腺癌死亡提高 15 年总生存率[1]。

（1）**适应证**：在乳腺保留手术（breast-conserving surgery，BCS）后，大多数患者需要进行 WBI。在一些有利的亚组中（例如年龄较大的 T_1N_0 ER+ 乳腺癌患者），可以采用加速部分乳腺放疗（APBI）、术中放疗（IORT）或单纯辅助内分泌疗法。

（2）**乳腺保留手术的绝对禁忌证**：经过重新切除尝试仍持续阳性的切缘、多中心肿瘤、弥漫性恶性外观的乳腺 X 线摄影微钙化、之前对乳房或胸壁进行过放射治疗、炎性乳腺癌。

（3）**乳腺保留手术的相对禁忌证**：怀孕（可以在第三孕期进行 BCS 并推迟放疗至分娩后）、活动性红斑狼疮/硬皮病、小乳房中的大肿瘤（美观效果可能不令人满意）。BRCA 突变携带者接受放疗并无禁忌证；然而，其在乳腺保留治疗后发展新原发癌的风险仍然较高，因此，常进行双侧乳腺切除术。

（4）**剂量**：在大多数早期乳腺癌病例中，传统的 WBI（45~50.4 Gy，每次 1.8~2 Gy，通常加 10~16 Gy 增强剂量）已不再必要。分次缩短的方案（通常为 40~42.5 Gy，每次 2.66 Gy，考虑增强剂量）目前为大多数早期乳腺癌的标准治疗[38]。其他分次缩短的 WBI 方案包括每周一次的 28.5 Gy/5 fx 或每天 1 次的 26 Gy/5 fx。APBI 方案包括 5 次 QOD 的 30 Gy 和 10 次 BID 的 38.5 Gy[39]。

（5）**时机**：放疗通常在手术或化疗完成后 4~6 周内开始，而术后超过 16 周延迟放疗与更高的乳腺复发率相关[40]。

（6）**流程**：见《放射肿瘤学治疗计划手册》，第五章[41]。

（7）**不良反应**：急性不良反应包括红斑、瘙痒、压痛、脱屑。晚期不良反应包括色素沉着、体积减少、纤维化、肋骨骨折、淋巴水肿、肺纤维化、次发恶性肿瘤（10 年内 < 1%，其中血管肉瘤最常见）以及心脏效应[42]。

基于循证的问与答

◆ **目前是否还有根治性乳房切除术的作用？**

NSABP B-04 研究确定，与全乳切除术（有或无放射治疗）相比，根治性乳房切除术没有优势。

Fisher, NSABP B-04 (NEJM 2002, PMID 12192016)：非固定的、可手术的局限于乳房或腋窝的肿瘤的前瞻性随机试验（$n=1079$ LN– 和 $n=586$ LN+）。临床无淋巴结（cN_0）患者被随机分为根治性乳房切除术（RM） *vs.* 全乳切除术 + 放疗（50 Gy/25 fx 切线 + 副乳房区；45 Gy/25 fx 锁骨上窝 + 副锁骨窝；如 LN+ 则增强） *vs.* 单纯全乳切除术；临床 LN+ 患者被随机分为 RM *vs.* 全乳切除术 + 放疗。在 LN– 患者的 3 个分组或 LN+ 患者的 2 个分组中，无病生存率（DFS）、复发生存率（RFS）或总生存率（OS）无显著差异（表 23.4）。在 cN_0 患者中，RM 与 TM ± RT 在 OS 方面无差异，且放疗（在 TM 后 cN_0）无生存益处。腋窝淋巴结（ALN）状态是一个强有力的预后指标，但在手术中移除隐性阳性淋巴结并无生存优势。在 RM 组的 cN_0 妇女中，40% 有病理阳性淋巴结；仅接受 TM 的患者中有 17.8% 因腋窝失败，需要延迟腋窝淋巴结清扫术，通常在最初的两年内。**结论：可手术乳腺癌患者不需要进行 RM。**

表 23.4 NSABP B-04 结果（%）

治疗方法	25 年 DFS		25 年 RFS		25 年远期 DFS		25 年 OS		25 年 LR	
	LN–	LN+	LN–	LN+	LN–	LN+	LN–	LN+	LN–	LN+
RM	19	11	53	36	46	32	25	14	5	8
TM+RT	13	10	52	33	38	29	19	14	1	3
TM	19	—	50	—	43	—	26		7	

◆ **乳房切除术与乳房保留治疗相比如何？**

至少 6 项随机试验显示，乳房保留术（BCT）与乳房切除术在总生存率（OS）上无显著差异（表 23.5）。2 个试验中，没有要求保证肿瘤切除术切缘阴性（例如，在 EORTC 试验中有 48% 的患者切缘阳性），发现 BCT 的局部复发（LR）率较高，这可能是由于手术不充分导致的[43,44]。在米兰试验 20 年的随访中，BCT 组的局部复发率较高（肿瘤切除术后 8.8% 对比根治性乳房切除术后 2.3%），这可能是由于新的原发肿瘤（2/3 的复发发生在其他象限，仅 1/3 发生在原象限疤痕处）[45]。1992 年，美国国立癌症研究所（NCI）的共识声明宣布，对于可手术的乳腺癌，乳房切除术和 BCT 均为可接受的标准治疗。

表 23.5 保留乳房疗法与 MRM 的前瞻性随机试验

实验	年份	N	阶段	手术	Adjuvant	F/U	OS%（P）	DFS%（P）	LR%（P）
Milan[45]	1973—1980	701	I	Q/RM	CMF	20 年	58/59（NS）		9/2（< 0.001）
Gustave-Roussy[46]	1972—1980	179	I	WE/MRM	None	15 年	73/65（0.19）		9/14（NS）
NSABPB-06[47]	1976—1984	1851	I～II	WE/MRM	MF	20 年	46/47（0.74）	35/36（0.95）	2.7/10.2
NCI[48]	1979—1987	237	I～II	WE/MRM	AC	25 年	38/44（0.38）	56/29（0.0017）	22/1.0（< 0.001）

续表

实验	年份	N	阶段	手术	Adjuvant	F/U	OS%（*P*）	DFS%（*P*）	LR%（*P*）
EORTC 10801[49]	1980—1986	868	Ⅰ~Ⅱ	LE/MRM	CMF	22 年	39/45（NS）		20/12（0.01）
Danish[50]	1983—1989	904	Ⅰ~Ⅲ	Q,WE/MRM	CMF,Tam	6 年	79/82（NS）	70/66（NS）	3/4（NS）

◆ 乳房保留手术后辅助全乳放疗（WBI）的作用是什么？

在肿瘤显微切除手术后，多达 40% 的女性可能有残留的微观病灶，这些病灶可能发展成复发。Holland 的研究显示，乳房切除标本中 43% 的单灶性癌症距离指标病灶＞2 cm 有肿瘤灶[51]。NSABP B-06 研究表明，加上放疗后，20 年的局部复发（LR）率从 39% 降至 14%[47]。EBCTCG 的荟萃分析是第一个规模足够大以证明辅助 WBI 提高生存率的研究——单个试验的统计功效不足。放疗将 LN- 患者 15 年内死于乳腺癌的风险从 31% 降至 26%，LN+ 患者从 55% 降至 48%[1]。EBCTCG 荟萃分析提出"4∶1 比率"——每通过 5 年内预防 4 例局部复发和 10 年内预防 4 例总体复发，可在 15 年内避免 1 例乳腺癌死亡[52]。无任何亚组（年龄、分级、大小、激素状态）被显示出未从放疗中受益。

Fisher, NSABP B-06 (NEJM 2002, PMID 12393820)：1976—1984 年对 1851 例Ⅰ~Ⅱ期、肿瘤 ≤4 cm、腋窝淋巴结可动、切缘阴性的患者进行前瞻性随机试验，分为乳房切除术（MRM）*vs.* 肿瘤切除术 *vs.* 肿瘤切除术 +WBI 50 Gy/25 fx。腋窝淋巴结清扫术（ALND）为Ⅰ~Ⅱ级。阳性淋巴结患者接受化疗（5-FU 和 melphalan）。乳房切除术和乳房保留治疗（BCT）之间观察到类似的 DFS 和 OS（表 23.6）。肿瘤切除术后 20 年的 IBTR 率为 39%，肿瘤切除术 + 放疗为 14%，放疗在 LN+ 和 LN– 中均有显著益处。结论：乳房切除术和 **BCT** 有类似的长期结果。肿瘤切除术后辅助 **WBI** 可将 IBTR 降低约 **2/3**。

表 23.6　NSABP B-06 的结果（%）

NSABP B-06	5 年 IBTR	5 年 DFS	5 年 OS	20 年 IBTR	20 年 DFS	20 年 OS
MRM（TM+ALND）	—	67	82	—	36	47
肿瘤切除术	28	64	83	39	35	46
肿瘤切除术 +RT	8	71	84	14	35	46

EBCTCG 2005 Meta-Analysis (Lancet 2005, PMID 15894097)：对 1995 年开始的 78 项随机试验中治疗了 42 080 例乳腺癌患者的数据进行荟萃分析。研究包括放疗 *vs.* 无放疗（约 23 500 例），更多 *vs.* 较少手术（约 9300 例），以及更多手术 *vs.* 放疗（约 9300 例）。在 10 项试验中，7311 例患者接受乳房保留手术（BCS）+ 放疗与仅乳房保留手术对比治疗。总体上，放疗将 5 年内局部复发（LR）的相对风险降低了 70%（表 23.7）。5 年内局部复发率的绝对下降 19% 转化为 15 年内乳腺癌死亡（BCM）

的 5% 降低；因此，每预防 4 例局部复发，就可避免 1 例死亡。

表 23.7　2005 EBCTCG Meta 分析（%）

治疗方法	全部患者（$n=7311$）			LN−（$n=6097$）		LN+（$n=1214$）	
	5 年 LR	15 年 BCM	15 年 OS	5 年 LR	15 年 BCM	5 年 LR	15 年 BCM
BCS+RT	7	31	65	7	26	11	48
BCS 单独	26	36	60	23	31	41	55
P	< 0.00001	0.0002	0.005	sig	0.006	sig	0.01

EBCTCG 2011 Meta-analysis (Lancet 2011, PMID 22019144)： 对 17 项前瞻性随机试验（PRTs）中 10 801 例早期乳腺癌患者的数据进行荟萃分析，均接受乳房保留手术（BCS），其中 77% 为 pN_0。放疗将 10 年内任何复发的风险大约减半（表 23.8）。在乳房保留手术中加入放疗后，每在 10 年内即可避免 4 例总体复发，在 15 年内避免 1 例乳腺癌死亡，再次呈现出 4：1 的比率。

表 23.8　2011 EBCTCG Meta 分析（%）

治疗方法	10 年复发（任何）			15 年 BCM		
	所有	pN_0	pN+	所有	pN_0	pN+
BCS+RT	19	16	43	21	17	43
BCS 单独	35	31	64	25	21	51

◆ **完成腋窝淋巴结清扫术（ALND）在临床无淋巴结（cN_0）阳性前哨淋巴结活检（SLNB）患者中有益吗？在特定的 cN_0 患者中，放疗是否可以替代 ALND？**

NSABP B-04 研究表明，并非所有未切除的淋巴结疾病均会导致临床复发。此后几项随机试验在临床无淋巴结阳性的患者中，比较 SLNB 和 ALND 的腋窝复发率和 DFS，发现两者相似，其中大多数患者接受辅助放疗。ACOSOG Z0011 和 IBCSG 23-01 研究表明，在接受乳房保留手术和全乳放疗（WBI）的 SLN 阳性患者中，完成 ALND 并没有比单独 SLNB 更有益，无论是大转移还是微转移。AMAROS 试验评估阳性 SLNB 后的 ALND 与腋窝放疗，发现两者在复发率上无差异，但 ALND 的淋巴水肿率是放疗的 2 倍（28% vs. 14%）。在 AMAROS 研究中，接受乳房切除术的患者并未得到充分代表，因此，在乳房切除术后的 SLN 阳性患者中完成 ALND 仍然适宜。已计划进行乳房术后放疗（PMRT）的特定患者，如果检查或影像学未发现明显肿大的淋巴结，则可能不需要 ALND。

Guiliano, ACOSOG Z0011 (JAMA 2011, PMID 21304082; Lucci JCO 2007, PMID 17485711; Jagsi JCO 2014 PMID 25135994; Update Ann Surg 2016, PMID 27513155; Update JAMA 2017, PMID: 28898379)： 对 891 例 $cT_{1-2}N_0$ 并接受肿瘤切除术和 SLNB，1~2 个 LN 阳性的患者进行的前瞻性随机试验，随机分组为完成 ALND 或不进行。所有患者接受 WBI，不包括针对淋巴结的放疗（按照方案）。排除

了＞2个LN阳性、淋巴结粘连、明显的外延性肿瘤、接受新辅助化疗或接受乳房切除术的患者。目标入组人数为1900例，但因事件率极低而提前关闭。两组的主要终点OS相似；96%~97%接受全身治疗。ALND组中位切除淋巴结数为17个，SLNB组为2个（$P < 0.001$）。在ALND组，27%有切除淋巴结中的额外转移，14%有≤4个LN阳性。与单独SLNB相比，ALND组主观淋巴水肿（1年时13% vs. 2%，$P < 0.0001$）、伤口感染、腋窝血肿和感觉异常的发生率更高。虽然协议规定了标准切线场，但约50%使用了高切线（定义为距肱骨头≤2 cm），19%接受了包括至少锁骨上窝淋巴结的区域放射治疗（RNI）。在10年更新中，ALND组的淋巴结复发率为0.5%，SLNB组为1.5%，10年IBTR分别为6.2% vs. 5.3%（P=NS）（表23.9）。**结论：在接受WBI和全身治疗的1~2个SLN转移的患者中，完成ALND并不是必需的。**

表 23.9　ACOSOG Z0011 结果（%）

治疗方法	10 年 IBTR	淋巴结复发	淋巴水肿	10 年 DFS	10 年 OS
BCS+ALND+RT	6.2	0.5	13	78	84
BCS+SLNB+RT	5.3	1.5	2	80	86

Galimberti, IBCSG 23-01 (Lancet Oncol 2013, PMID 23491275; Update Lancet Oncol 2018, PMID 30196031)： 对931例$cT_{1\text{-}2}N_0$且接受SLNB的患者进行前瞻性随机试验，有≤1个微转移（≤2 mm）的SLN且无外延性病变（ECE），随机分组为完成ALND或不进行（非劣效设计）。91%接受乳房保留治疗，9%接受乳房切除术。ALND中位切除21个淋巴结，13%有额外的淋巴结转移；10年DFS为SLNB组76.8% vs. ALND组74.9%（P=0.24）；10年OS也相似（SLNB组90.8%和ALND组88.2%）。**结论：支持ACOSOG Z-11试验的结果，对低容量SLN转移可省略完成ALND。**

Donker, AMAROS/EORTC 10981/22023 (Lancet 2014, PMID 25439688; SABCS 2018, Abstract GS4-01)： 共4806例$cT_{1\text{-}2}N_0$乳腺癌患者在术前进行登记和随机分组，然后接受SLNB；初步队列的30%（1425例患者）SLN阳性，接受了腋窝放疗（n=681）对比完成ALND（n=744），采用非劣效设计。腋窝放疗涵盖Ⅰ~Ⅲ级和锁骨上窝至50 Gy/25 fx。82%接受乳房保留治疗，18%接受乳房切除术；接受ALND的患者中33%有额外LN阳性。主要终点是5年腋窝复发率，ALND后为0.43%，腋窝放疗为1.19%（NS）。相比之下，未随机分组的SLNB阴性患者有类似的腋窝复发率0.8%。ALND和放疗组的OS和DFS率相似。然而，ALND后淋巴水肿更频繁（28% vs. 14%）（表23.10）。**结论：对于SLN阳性患者，腋窝放疗提供了类似的控制效果，且相比ALND淋巴水肿的风险较低。**

表 23.10　AMAROS 试验结果（%）

治疗方法	淋巴水肿	10 年 DFS	10 年 OS
BCT+ALND	28	82	85
BCT+RT	14	78	81
P	< 0.001	0.18	0.34

Wong, Harvard (IJROBP 2008, PMID 18394815)：前瞻性单臂试验，研究 74 例年龄超过 55 岁，Ⅰ、Ⅱ 期，cN_0，ER+ 乳腺癌患者。均接受肿瘤切除术（切缘阴性），没有进行 ALND 或 SLNB，接受含高切线（遮挡肱骨头）的 WBI+ 瘤床推量联合 5 年激素治疗。中位年龄为 74.5 岁，肿瘤中位大小为 1.2 cm。中位随访时间为 52 个月。没有患者发生局部或腋窝复发。结论：高切线放疗和激素治疗，在没有 ALND 的情况下，是早期 ER/PR+cN_0 乳腺癌老年患者的合理选择。

◆ 乳房保留治疗患者进行腋窝清扫后，区域淋巴结放射治疗的作用是什么？

在肿瘤切除术后，区域淋巴结放射治疗（RNI）适用于某些高风险患者，如淋巴结阳性和（或）雌激素受体阴性疾病。NCIC MA.20 和 EORTC 22922/10925 试验表明，全面的淋巴结放疗可改善局部复发率、远处转移、无病生存率，并趋向于改善总生存率[53,54]。哪些患者可以在没有 RNI 的情况下得到充分治疗，这仍然是一个有争议的领域。有关更多详细信息，请参见第二十四章。

◆ 对于早期乳腺癌患者，是否可以通过分次缩短减少治疗持续时间？

至少有 4 项来自英国和加拿大的随机试验（表 23.11）显示，与传统分次的全乳放疗相比，分次缩短的全乳放疗在局部复发率、美观度、不良反应和总生存率方面有类似的结果（一些试验显示分次缩短有更少的毒性）。分次缩短通常适用于不接受 RNI 的早期（$pT_{1\text{-}2}N_0$）乳腺癌[55]。目前，分次缩短是早期乳腺癌患者的标准治疗方法。最近，随机试验公布了超分次缩短的全乳放疗方案的 5~10 年结果，这些方案每周进行一次，共 5 次治疗，持续 5 周（英国 FAST），或连续 5 d（英国 FAST-Forward）。

表 23.11　超剂量全乳腺照射试验摘要

不同试验	剂量	增加（%）	10 年 LRR（%）
RMH/GOC[56]*	50 Gy/25 fx	74	12.1
	42.9 Gy/13 fx QOD	75	9.6
	39 Gy/13 fx QOD	74	14.8
START A[57]*	50 Gy/25 fx	60	7.4
	41.6 Gy/13 fx QOD	61	6.3
	39 Gy/13 fx QOD	61	8.8
START B[57]	50 Gy/25 fx	41	5.5
	40 Gy/15 fx	44	4.3
Whelan, Canadian OCOG 93-010[58]	50 Gy/25 fx	0	6.7
	42.56 Gy/16 fx	0	6.2
FAST[59]	50 Gy/25 fx	0	1.0
	30 Gy/5 fx（每周 1 次）	0	1.3
	28.5 Gy/ 5 fx（每周 1 次）	0	1.3
FAST-Forward[60]	40 Gy/15 fx	25	2.8
	27 Gy/5 fx QD 26 Gy/5 fx QD	25	2.3
		24	1.8
			（5 年结果）

注：* 所有 RMH/GOC 和 START A 试验的时间表均在 5 周内交付。

Haviland, START A and B (Lancet Oncol 2013, PMID 24055415; Update Radiother Oncol 2018, PMID 29153463)：2 个英国前瞻性随机试验，招募 1999—2002 年接受完全切除（无立即乳房重建）的 $pT_{1\sim3}N_{0\sim1}$ 患者。START A：2236 例患者随机分为 50 Gy/25 fx（5 周）*vs.* 41.6 Gy（3.2 Gy/fx）或 39 Gy（3.0 Gy/fx）13 次，隔日 1 次。85% 接受乳房保留治疗（其中 61% 接受放疗增强剂量）；29% LN+；14% 接受 RNI。中位随访 9.3 年。41.6 Gy 与 50 Gy（6.3% *vs.* 7.4%，*HR*：0.91，*P*＝0.65）或 39 Gy 与 50 Gy（8.8% *vs.* 7.4%，*HR*：1.18，*P*＝0.41）间的 10 年局部复发率（LRR）无差异。START B：2215 例患者随机分为 50 Gy/25 fx（5 周）*vs.* 40 Gy/15 fx（3 周）。92% 接受乳房保留治疗；23% LN+；7% 接受 RNI。中位随访 9.9 年。40 Gy 与 50 Gy 之间的 10 年 LRR 无差异（4.3% *vs.* 5.5%，*HR*：0.77，*P*＝0.21）。40 Gy 比 50 Gy 的乳房收缩、毛细血管扩张和乳房水肿显著较少；14.7% 的患者接受分次缩短 RNI，没有长期臂部和肩部功能障碍的风险。**结论：分次缩短的全乳放疗对早期乳腺癌患者是安全有效的。基于 START B，40 Gy/15 fx 是当前英国的标准治疗。**

Whelan, Canadian OCOG 93-010 (NEJM 2010, PMID 20147717; Update Bane, Annals Oncol 2014, PMID 24562444)：对 1234 例 $pT_{1\sim2}pN_0$ 乳腺癌、切缘阴性、间隔＜25 cm，接受肿瘤切除术/ALND 的患者进行的 PRT，随机分为 42.5 Gy/16 fx（2.66 Gy/fx）*vs.* 50 Gy/25 fx。放疗采用两个对立切线、2D 规划和楔形块；无推量，无 RNI。中位随访时间为 12 年。25%＜50 岁，33% T_2，26% ER-。仅 11% 使用化疗，41% 使用他莫昔芬。10 年时 3%~4% 发生 3 级皮肤不良反应或纤维化。无 4 级溃疡或坏死。两组间包括局部复发、总生存率和美观度在内的结果无差异（表 23.12）。亚组分析显示，高级别肿瘤在分次缩短组的局部复发率为 15.6%，而在常规组为 4.7%（*P*＝0.01）。更新的亚组分析发现 HER2+ 是 IBTR 最显著的预测因素，无论分割方式。**结论：加速、低分割的全乳放疗与常规分割放疗对切缘阴性 BCS、pN_0、乳房间隔＜25 cm 的妇女相似。**

表 23.12　安大略省合作肿瘤学小组 93-010 Hypofractionation 试验结果（%）

剂量	10 年 LR	极佳 / 良好肤质	3 级皮肤不良反应	10 年 DSS	10 年 OS
42.5 Gy/16 fx	6.2	70	2.5	87	84
50 Gy/25 fx	6.7	71	2.7	87	84

Murray Brunt, FAST (JCO 2020, PMID 32663119)：对 915 例 $pT_{1\sim2}pN_0$ 浸润性导管癌（IDC）患者进行 PRT，年龄均≥50 岁，随机分配接受全乳放疗（WBI）50 Gy/25 fx（5 周），30 Gy/5 fx（每周 1 次），或 28.5 Gy/5 fx（每周 1 次）。中位随访时间为 9.9 年。非肿瘤组织不良反应（NTE）发生率在 28.5 Gy/5 fx（19%）与 50 Gy/25 fx（17.7%）之间相似，但在 30 Gy/5 fx（24.5%）更高。局部复发率（IBTR）相似：1.0%（50 Gy），1.3%（30 Gy），1.3%（28.5 Gy）。**结论：每周 1 次的 5 次分割的全乳放疗在 NTE 方面与传统分割相当。**

Murray Brunt, FAST-Forward (Lancet 2020, PMID 32580883)：对 4096 例 $pT_{1\sim3}pN_{0\sim1}$ IDC 患者进行 PRT，均接受乳房保留手术或乳房切除术后，随机分配接受 WBI 40 Gy/15 fx（3 周），27 Gy/5 fx（1 周），

或 26 Gy/5 fx（1 周）。中位随访时间为 71.5 个月；5 年 IBTR 在 3 组间无统计学差异：2.1%（40 Gy），1.7%（27 Gy），1.4%（26 Gy）。中度或严重事件的数量在 40 Gy/15 fx（10.6%）与 26 Gy/5 fx（12.2%）之间无统计学差异，但在 27 Gy/5 fx（15.9%）更高。结论：**26 Gy/5 fx 在 1 周内与标准的 40 Gy/15 fx（3 周）在 5 年内的局部控制和 NTE 方面无劣效。**

◆ **哪些患者从肿瘤床增强剂量中受益？**

EORTC 22881 和里昂试验表明，与单独全乳放疗相比，肿瘤床增强剂量降低了 IBTR。所有年龄组均可按比例受益，尽管绝对风险降低在年轻妇女中最大[61,62]。增强剂量并不改善 DFS 或 OS，并与纤维化和毛细血管扩张率增加有关[63]。IBTR 的预测因素包括年轻年龄、高级别和伴有原位导管癌（DCIS）[64]。2018 年 ASTRO 指南推荐年龄 ≤ 50 岁的任何级别、年龄 51~70 岁的高级别或切缘阳性患者接受肿瘤床增强剂量[38]。

Bartelink, EORTC 22881 (NEJM 2001, PMID 11794170; Update JCO 2007, PMID 17577015; Update Lancet Oncol 2015, PMID 25500422; Update JAMA Oncol 2017, PMID 27607734)： 对 5569 例 I ~ II 期（T_{1-2}，N_{0-1}）、年龄 ≤ 70 岁、接受肿瘤切除术 + 放疗（50 Gy）的患者进行 PRT。对于切缘阴性（95%）的患者，随机分为无增强剂量或给予肿瘤床 +1.5 cm 边缘 16 Gy 增强剂量（通过电子、切线光子或 ^{192}Ir 植入）。对于切缘阳性（5%）的患者，随机分为低剂量增强（10 Gy）或高剂量增强（26 Gy），但这些患者被排除在此分析之外。90% cN_0，78% pN_0。接受增强剂量的切缘阴性患者局部复发率显著降低（5 年时 4% *vs.* 7%，$P < 0.0001$；10 年时 6% *vs.* 10%，$P < 0.0001$）。增强剂量减少了 41% 的拯救性乳房切除术。DMFS 和 OS 在两组中相似。所有年龄组均按比例从增强剂量中受益，尽管 ARR 在年轻妇女中最大（表 23.13）。在 20 年随访中，IBTR 为 17% *vs.* 12%（$P < 0.001$），年轻年龄和侵袭性肿瘤旁 DCIS 的存在与 IBTR 风险增加相关。

表 23.13　EORTC Boost 试验结果（%）

10 年 LR 率	全部	年龄 ≤ 40 岁	41~50 岁	51~60 岁	61~70 岁	纤维化
无增强	10.2	23.9	12.5	7.8	7.3	1.6
16 Gy 增强	6.2	13.5	8.7	4.9	3.8	4.4
P	< 0.0001	0.0014	0.0099	0.0157	0.0008	< 0.0001

Romestaing, Lyon Trial (JCO 1997, PMID 9060534)： 对 1024 例 70 岁以下乳腺癌（≤ 3 cm）患者进行 PRT，均接受肿瘤切除术（1 cm 手术边缘）+ 全乳放疗（WBI）50 Gy/20 fx，并随机分组接受电子加速器增强剂量（10 Gy/4 fx）；98% 切缘阴性。接受增强剂量治疗的患者在 3.3 年时局部复发率显著降低（3.6% *vs.* 4.5%，$P = 0.044$）。自我报告的美观结果无差异（> 90% 良好 / 优秀），但接受增强剂量治疗的患者毛细血管扩张率更高。

◆ **早期乳腺癌中 IMRT 的作用是什么？**

与旧的 2D 技术相比，IMRT 改善了剂量分布，并降低了急性不良反应。一项随机试验显示，58%

接受 2D 治疗的患者乳房外观有负面变化，而接受 IMRT 的患者为 40%[65]。另一项 IMRT 与 2D 对比的随机试验显示，IMRT 改善了剂量均匀性，并减少了湿性脱皮[66]。IMRT 已被研究作为同步推量的技术，45 Gy/25 fx 与 SIB 到 56 Gy，5 年局部复发率为 2.7%[67]。然而，尚未有试验将 IMRT 与 3D-CRT 技术进行比较，对于多数患者而言，3D-CRT 的场内场技术可能足以提供足够的剂量均匀性。

◆ **心脏保护放射治疗技术的作用是什么？**

Darby 等[68]发现，乳腺放疗后的主要冠状动脉事件（心肌梗死、冠状动脉血管重建或因缺血性心脏病死亡）的发生率与 MHD 呈线性增加，且无明显的阈值。左侧乳腺癌的心脏保护技术包括选择性使用心脏挡板（只要目标覆盖不受影响）、深吸气憋气（DIBH）和俯卧位。在目前的试验（RTOG 1005，NSABP B-51）中，理想的 MHD < 4 Gy（< 5 Gy 可接受），尽管适用 "尽可能低剂量"（ALARA）原则。在使用旧放疗技术的系列研究中，左侧乳腺癌患者心脏死亡风险更高[69]。使用现代放疗技术，偏侧性似乎不影响生存率[70]。MHD 和心脏事件风险的预测因素取决于放疗技术，旋转 IMRT 最高[71]。采用 DIBH 和俯卧位后，右侧和左侧乳腺癌的 MHD 可分别达到 < 1 Gy 和 < 2 Gy[72]。

Darby (NEJM 2013, PMID 23484825)： 对 1958—2001 年在瑞典和丹麦接受放疗的 2168 例妇女进行的基于人群的病例 - 对照研究。主要终点为主要冠状动脉事件（MCE：心肌梗死、冠状动脉血管重建或因缺血性心脏病死亡）。MHD 4.9 Gy（左侧 6.6 Gy，右侧 2.9 Gy）。MCE 发生率与 MHD 呈线性增加，每增加 1 Gy 相对风险增加 7.4%（$P < 0.001$），但无明显阈值，也与左前降动脉平均剂量无关。MCE 增加在放疗后 5 年内开始，并持续 > 20 年。然而，绝对事件率仍然较低：对于一个平均 50 岁、无基线心脏风险因素的女性，3 Gy 的 MHD 会将 80 岁前心脏死亡的绝对风险增加 0.5%（从 1.9% 增加到 2.4%），急性冠状动脉事件风险增加 0.9%（从 4.5% 增加到 5.4%）。有预先心脏病的妇女 MCE 的绝对风险更高，但放疗对有或没有预先心脏风险因素的妇女的相对影响类似。**评论：研究过时的放疗技术，心脏剂量通过 "虚拟模拟" 估算，仅可应用于 "典型解剖" 的女性。**

◆ **内分泌治疗在乳房保留术（BCT）中的作用是什么？有哪些患者在肿瘤切除术后可以省略放射治疗？**

NSABP B-21 研究表明，辅助他莫昔芬单独使用不如单独放疗，但两者联合可协同作用，减少低风险乳房保留治疗患者的局部内复发（IBTR）。在精心选择的患者中，可以考虑省略放疗，这些患者特点为 T_1N_0、ER/PR 阳性、HER2 阴性、切缘阴性、年龄较大（> 65~70 岁）或预期寿命缩短，并致力于完成 5 年的内分泌治疗（30%~40% 的患者在完成 5 年治疗前停止内分泌治疗）。多项试验研究在复发风险低的患者中省略放疗，但无试验的统计功效足以观察到 DFS 或 OS 的差异，且在没有放疗的情况下 IBTR 风险增加[73-78]。总体而言，需要仔细考虑风险、益处和预期寿命，拒绝辅助放疗的患者必须愿意接受更高的 IBTR 风险，并承诺至少服用 5 年内分泌治疗。鉴于对内分泌治疗依从性低的担忧，正在进行的 EUROPA 试验（NCT04134598）正在研究局部乳房内照射（PBI）与内分泌治疗对乳房保留术后年龄 ≥ 70 岁患者的生活质量和 IBTR 的影响。

Fisher, NSABP B-21 (JCO 2002, PMID 12377957)： 对 1009 例（54%~59% ER 阳性）≤ 1 cm，N_0 乳腺癌患者进行 PRT，这些患者在肿瘤局部切除术（WLE）后随机分为术后单独使用他莫昔芬，单独使

用全乳放疗（WBI），或 WBI 加他莫昔芬（20 mg QD×5 年）（表 23.14）。没有进行 ER 检测。放疗剂量为 50 Gy/25 fx；25% 的患者在医师的判断下接受 10 Gy 的推量。单独使用他莫昔芬（3.2%）与单独使用 WBI（3.3%）在远处转移（DM）方面无差异。

表 23.14　NSABP B-21 结果（%）

治疗方法	8 年 IBTR	8 年对侧乳腺癌	8 年 OS
WLE+ 他莫昔芬	16.5	2.2	93
WLE+WBI	9.3	5.4	94
WLE+WBI+ 他莫昔芬	2.8	2.2	93

Fyles, PMH (NEJM 2004, PMID 15342804; Update Liu JCO 2015, PMID 25964246)：对 769 例年龄 ≤ 50 岁，$T_{1-2}N_0$（> 80% ER^+）的患者进行 PRT，均接受肿瘤切除术 + 他莫昔芬 ± 全乳放疗（WBI）（40 Gy/16 fx+12.5 Gy/5 fx 的推量）。5 年时，他莫昔芬 + 全乳放疗组的局部复发率（LR）（0.6% vs. 7.7%）、腋窝复发（0.5% vs. 2.5%）和 DFS（91% vs. 85%）更好，但 DM 或 OS 无差异。对于 T_1 且 ER+ 患者亚组，局部复发率为 0.4% vs. 5.9%。8 年 IBTR 为 4.1% vs. 12.2%（$P < 0.0001$）且 8 年 DFS 为 82% vs. 76%（$P=0.05$），全乳放疗更有利；8 年 OS 相同，均为 89%。在根据免疫组化（IHC）生物标志物、放疗使用、临床风险组和 Luminal A 亚型进行分层的多变量分析（MVA）中，放疗使用与 IBTR 有关。结论：对于 **50 岁以上的女性**，肿瘤切除术后全乳放疗 + 他莫昔芬优于单独使用他莫昔芬。

Hughes, CALGB 9343 (NEJM 2004, PMID 15342805; Update JCO 2013, PMID 23690420)：对 636 例年龄 ≤ 70 岁，cT_1N_0，ER+，接受肿瘤切除术（并非所有患者均进行腋窝分期）+ 他莫昔芬 ± 放疗（45 Gy/25 fx+14 Gy/7 fx 的推量）的患者进行 PRT。放疗组局部复发率显著降低（5 年时 1% vs. 4%，$P < 0.001$），但与单独使用他莫昔芬相比，乳房切除术、远处转移或总生存率（87% vs. 86%）无差异（表 23.15）。在 334 例死亡患者中，仅 21 例因乳腺癌。结论：对于 **70 岁以上的 T_1N_0，ER+ 患者**，肿瘤切除术后单独使用他莫昔芬可能是一个选择，但省略放疗会有更高的局部复发率。

表 23.15　CALGB 9343（休斯）试验结果（%）

治疗方法	10 年 LRR	无乳房切除术	10 年无 DM	10 年 OS
BCS+ 他莫昔芬 +WBI	2	98	95	67
BCS+ 他莫昔芬	10	96	95	66
P	< 0.001	0.17	0.50	0.64

Kunkler, PRIME Ⅱ (Lancet Oncol 2015, PMID 25637340)：对 1326 例年龄 ≤ 65 岁，T_{1-2}（≤ 3 cm），切缘阴性（≥ 1 mm），接受 ALND 或 SLNB 的患者进行 PRT，随机分配接受他莫昔芬 ± 放疗（全乳放疗 40~50 Gy/15~25 fx ± 推量 10~20 Gy）。患者可以有 G3 或 LVSI+，但不能同时具备。中位随访时间为 5 年；

5 年内局部复发率（IBTR）为 1% *vs.* 4%，支持放疗，但在 DM 或 OS 上无差异（表 23.16）。未计划的亚组分析按 ER 评分显示，在 ER 高且未接受放疗的患者中降低了局部复发率（1.2% *vs.* 10.3%），而接受放疗的患者中则降低不显著（3.3% *vs.* 0%）。结论：支持 **CALGB 9343** 在考虑仅为低风险患者使用辅助内分泌治疗；更长期的随访将重要，以评估对 **DM** 和 **OS** 的影响。

表 23.16　**PRIME** II 试验结果（%）

治疗方法	5 年 IBTR	5 年 DM	5 年 OS
BCS+ 他莫昔芬 + WBI	1.3	0.5	93.9
BCS+ 他莫昔芬	4.1	1.0	93.9
P	0.0002		0.34

◆ 早期乳腺癌中术中放疗（**IORT**）的作用是什么？

两项大型前瞻性随机试验显示，与全乳放疗（WBI）相比，术中放疗后的局部复发率更高（表 23.17）。术中放疗的优势包括改善患者便利性、降低绝对成本，以及由于剂量快速下降导致的急性皮肤红斑较少。术中放疗的缺点包括缺乏长期疗效数据，在治疗时无病理信息可用，无法可视化对正常结构的剂量，麻醉时间更长，以及可用性有限。部分学者担心 50 kV X 线的剂量下降可能太陡峭，这一点从增加的局部复发风险中可以看出。目前的 ASTRO 指南不建议在前瞻性研究之外使用低能量术中放疗（例如 TARGIT），而电子束术中放疗限于适合风险的患者。ABS 指南不建议在前瞻性研究之外使用术中放疗[79,80]。

表 23.17　针对低风险患者的全乳腺照射与不进行全乳腺照射（单独使用激素疗法或术中放疗）的部分前瞻性试验

IBTR	*n*/FU	资格	激素治疗（%）	WBI（%）	IORT（%）	仅 HT（%）	*P*
PRIME II Kunkler 2015[75]	*n*=1326 5 年	年龄 ≤ 65 岁， ≤ 3 cm	100	1.3（5 年）	—	4.1（5 年）	0.0002
CALGB 9343 Hughes 2013[74]	*n*=636 12.6 年	年龄 ≤ 70 岁， ≤ 2 cm，ER+	100	1（5 年） 2（10 年）	—	4（5 年） 10（10 年）	< 0.001
NSABP B-21 Fisher 2002[73]	*n*=1009 8 年	≤ 1 cm	100（+tam） 0（−tam）	2.8（+tam） 9.3（−tam）	—	16.5（8 年）	< 0.0001
TARGIT-A （Immediate IORT） Vaidya 2020[81]	*n*=2298 8.6 年	年龄 ≥ 45 岁， ≤ 3.5 cm	77.9	0.9（5 年）	2.1 （5 年）	—	非劣质
TARGIT-A （Delayed IORT） Vaidya 2020[82]	*n*=1153 8 年	年龄 ≥ 45 岁， ≤ 3.5 cm	58.1	1.1（5 年）	4.0 （5 年）	—	非劣效
ELIOT Veronesi 2013[83]	*n*=1305 5.8 年	年龄 48~75 岁， ≤ 2.5 cm	89	0.4（5 年）	4.4 （5 年）	—	< 0.0001

Vaidya, TARGIT-A (Lancet 2010, PMID 20570343; Update Lancet 2014, PMID 24224997; Update JAMA Oncol 2020, PMID 32239210; Update BMJ 2020, PMID 32816842)： 在 3451 例临床单灶性浸润性导管癌（IDC）、≤ 45 岁的患者中进行的 WBI 与 IORT 的Ⅲ期非劣效试验。根据时间分组，即术前随机分组（术前，即时 IORT）和最终病理后随机分组，此时 IORT 在第二次手术中给予（术后，延迟 IORT）。对于术前患者，如果最终病理显示高风险疾病（浸润性小叶癌、EIC 或特定部位标准如Ⅲ级、LN+ 或 LVI+），则给予 WBI，省略肿瘤床增强剂量（如适用，经再次切除以达到切缘阴性）。对于术后患者，高风险病理特征被排除，因此只有风险较低的妇女被随机分组。WBI 因中心而异（通常为 40~56 Gy ± 10~16 Gy 推量）。IORT 为 50 kV 光子通过 Intrabeam 在腔表面给予 20 Gy（在 1 cm 处为 5~7 Gy）。接受 IORT 的患者中，15% 接受 WBI（术前 21.6%，术后 3.6%）。在中位随访时间为 8.6 年时，WBI 与即时 IORT 在局部复发、远处复发和总生存率方面无统计学差异。术后患者接受延迟 IORT 的 5 年 IBTR 更高，为 3.96% *vs.* 1.05%（未达到非劣效标准），但在术前患者中并非如此。**结论：** 对于选择的早期乳腺癌低风险患者，不推荐延迟 IORT。在初始手术时进行的 IORT 仍处于研究阶段，尚未报告成熟的局部复发结果。

Veronesi, ELIOT Trial (Lancet Oncol 2013, PMID 24225155)： 共 1305 例年龄为 48~75 岁，单中心肿瘤 < 2.5 cm 接受肿瘤切除术的患者，随机分为 WBI（50 Gy/25 fx+10 Gy 推量）和 ELIOT（21 Gy/1 fx，使用 3~12 MeV 电子束，处方给 90% 剂量等高线）。等效试验设计，主要终点为 IBTR。89% 接受内分泌治疗；5 年局部复发率 WBI 为 0.4%，ELIOT 为 4.4%（*P* < 0.0001）；5 年总生存率相同，均 > 96%。整体不良反应方面，ELIOT 组更有利（*P*=0.0002），这是由于皮肤红斑（*P* < 0.0001）、干燥皮肤（*P*=0.04）、色素沉着增加（*P*=0.0004）、乳房水肿（*P*=0.004）和乳房瘙痒（*P*=0.002）的发生率较低。然而，ELIOT 的脂肪组织坏死率更高。**结论：** 与 **WBI** 相比，**ELIOT** 的 IBTR 率更高。

◆ 对于哪些患者接受局部乳腺内照射（APBI）是可以接受的？

APBI 的理念是，在乳房保留治疗（BCT）后，大多数复发发生在肿瘤床或其附近（约 80%），仅对这一区域而非整个乳房进行放疗可能会消除残留病灶，同时保持可接受的美观和不良反应结果[84-86]。此外，传统全乳放疗（WBI）的长期疗程一直是 BCT 更广泛使用的障碍[87]。PBI 的优势包括治疗时间更短（5~15 d），手术与放疗之间肿瘤重新增殖的可能性较小，以及可能更好的美观（取决于技术）[86]。PBI 的缺点包括：使用 3D-CRT 技术可能导致更差的美观结果，与近距离治疗相关的侵入性程序。公认的 APBI 选择标准列在表 23.18 和表 23.19 中[79,80]。

表 23.18 根据专业学会建议制定的 APBI 资格标准

类别	ABS	ASBS	NSABP B-39/RTOG 0413
年龄	45 岁	侵入性 45 岁；DCIS 50 岁	18 岁
组织学	侵入性或 DCIS	IDC，DCIS	局灶性 IDC，DCIS
尺寸	≤ 3 cm	≤ 3 cm	≤ 3 cm
边缘	阴性	阴性	阴性

续表

类别	ABS	ASBS	NSABP B-39/RTOG 0413
结节	N_0	N_0	0~3+LN
LVSI	无	—	—
雌激素受体	阳性或者阴性	—	—

表 23.19　2017 年 ASTRO 关于 APBI 适宜性的共识指南

适合	注意事项	不适合
• 年龄 ≤ 50 岁 • 边缘 ≤ 2 mm • T_1 • Tis（DCIS），如果：筛查发现，中低分级，≤ 2.5 cm 和边缘 ≤ 3 mm	年龄 40~49 岁，如果符合所有其他合适的标准 年龄 ≤ 50 岁，至少具备以下一个病理因素，且无不适合的因素， • 临床上为单灶，总大小为 2.1~3.0 cm • 边缘 < 2 mm • 局限性 / 灶性 LVSI • ER 阴性 • 侵袭性小叶组织学 • 如果不符合合适的标准，纯 DCIS ≤ 3 cm • EIC ≤ 3 cm	• 年龄 < 40 岁 • 边缘阳性 • 大小 > 3 cm（浸润性或 DCIS） • 年龄 40~49 岁且不符合警戒标准 • 结节阳性

注：来源：From Correa C, Harris EE, Leonardi MC, et al. Accelerated partial breast irradiation: executive summary for the update of an ASTRO Evidence-Based Consensus Statement. Pract Radiat Oncol. 2017;7(2):73–79. doi:10.1016/j.prro.2016.09.007.

◆ **与标准全乳放疗（WBI）相比，局部乳腺内照射（APBI）是否安全有效？**

迄今为止，已有 7 项现代随机试验评估与 WBI 相比各种 APBI 技术的效果，并以摘要或手稿形式发表（表 23.20），所有这些试验均显示 APBI 与 WBI 的 IBTR 率相似。GEC-ESTRO 试验发现，APBI 在 IBTR 率或美观结果上与 WBI 无差异，但 APBI 的晚期 2~3 级皮肤不良反应降低[88-90]。已有几项前瞻性试验评估基于外照射的 APBI。RAPID 试验使用 3D-CRT 进行 APBI（38.5 Gy/10 fx，每天 2 次），发现与 WBI 相比，APBI 的中度晚期不良反应和美观不良增加[91]。使用类似剂量分次的 3D-CRT APBI 在其他机构系列中也注意到不良反应结果的担忧[92-94]。使用 IMRT 进行 APBI，无论是否改变分次（如 IMPORT LOW 中的每日放疗，或佛罗伦萨大学试验中的隔日放疗），都可能进一步改善结果[95]。

NSABP B-39/RTOG 0413 是迄今为止完成的最大的 PRT，共有超过 4300 例 0~Ⅱ期（≤ 3 cm）乳腺癌或原位导管癌（DCIS）患者接受肿瘤切除术，切缘阴性，0~3 个 LN 阳性，随机分配至 WBI（50 Gy，可选 10 Gy 增强剂量）或 APBI，后者可通过多导管近距离治疗（34 Gy/10 fx，每天 2 次），腔内近距离治疗（MammoSite 34 Gy/10 fx，每天 2 次）或 3D-CRT（38.5 Gy/10 fx，每天 2 次）。

表 23.20　APBI *vs.* 全乳腺照射的随机试验

试验	例数 / 时间	资格	技术	剂量	IBTR （%）	不良反应
匈牙利 Polgar 2013[88]	$n=258$ 10.2 年	pT_1，pN_{0-1}mi，Gr 1-2，非球状， 边缘阴性，年龄＞40 岁	间质近距 离放射治 疗或电子	36.4 Gy/7 fx（近距 离放射治疗） 50 Gy/25 fx（电子）	5.9 *vs.* 5.1	PBI 改善了效 果（81% *vs.* 63%）
GEC-ESTRO Strnad 2016[90]	$n=1184$ 6.6 年	pT_{1-2}（＜3 cm），pN_{0-1}mi， IDC/ILC/DCIS，边缘＞2 mm， 无 LVSI，年龄＞40 岁	间质	32 Gy/8 fx 或 30.2 Gy/7 fx(HDR)， 50 Gy（PDR）	1.4 *vs.* 0.9	APBI 减轻了乳 房疼痛，减轻了 2~3 级晚期皮肤 不良反应
佛罗伦萨 Meattini 2020[95]	$n=520$ 10.7 年	pT_{1-2}（＜2.5 cm），边缘阴性， 夹片在腔内，年龄＞40 岁	IMRT	30 Gy/5 fx QOD	2.5 *vs.* 3.7	APBI 不良反应 少
巴塞罗那 Rodriguez 2013[96]	$n=102$ 5.0 年	pT_{1-2}（＜3 cm），N_0，1~2 级， IDC，边缘阴性，年龄＞60 岁	3D-CRT	37.5 Gy/10 fx	0	APBI 的晚期不 良反应发生率 较低，在美容方 面无差异
IMPORT LOW Coles 2017[97]]	$n=2018$ 6.0 年	pT_{1-2}（＜3 cm），N_{0-1}，浸润性癌， 边缘≤2 mm，年龄≤50 岁	IMRT	40 Gy/15 fx WBRT *vs.* 36 Gy WBRT+40 Gy APBI *vs.* 40 Gy/15 APBI	1.1 *vs.* 0.2 *vs.* 0.5	两个实验组的 不良反应均有 所降低
RAPID Whelan 2019[91]	$n=2135$ 10.2 年	pT_{1-2}（＜2 cm），pN_0，IDC/ DCIS，边缘阴性，年龄＞40 岁	3D-CRT	38.5 Gy/10 fx BID	4 *vs.* 3	APBI 组：3 级 10%，无 4~5 级
NSABP B-39 Vicini 2019[39]	$n=4216$ 10.2 年	pT_{1-2}（＜3 cm），pN_{0-1}（无 ECE、cN_0），浸润性或 DCIS， 边缘阴性，年龄＞18 岁	3D-CRT 或 支架（间质 /涂抹器）	38.5 Gy/10 fx BID （3D），34 Gy/10 fx BID（brachy）	3.9 *vs.* 4.6	APBI：3 级 10%，无 4~5 级

◆ 可用的局部乳腺内照射（APBI）技术有哪些，它们有何不同？

APBI 可以通过间质近距离治疗、腔内近距离治疗或外照射（EBRT）进行。详细信息见表 23.21。

表 23.21　APBI 技术

间隙近距 离治疗	导管以 1~1.5 cm 的间隔穿过乳腺组织。主要局限是技术复杂，拥有专业知识的从业人员很少。剂量： 34 Gy/10 fx、32 Gy/8 fx 或 36.4 Gy/7 fx，通常分两次给药，每次间隔 6 h。靶点：PTV=肿瘤腔 +15 mm， 距离皮肤和乳房后部组织 5 mm
腔内近距 离放射治 疗	MammoSite 是美国食品及药物管理局于 2002 年 5 个月批准的首个腔内设备[100]。硅胶球囊与双腔导管相 连，导管上有充气通道和供 HDR 源通过的端口。手术时可将空腔评估装置放入空腔中，然后用 HDR 源 取代。术后（病理确认后）在超声引导下将其替换为治疗装置。球囊内注入生理盐水（30~70 ml），并 与少量造影剂（1~2 ml）混合，使直径达到 4~6 cm。这样就能看到治疗计划中的装置，并使球囊壁与肿 瘤床相对。球囊壁与肿瘤床相对。治疗结束后，在门诊环境中拔出导管[101,102]。尽管基于人群的数据显 示不良反应和后续乳房切除术的发生率较高，但这尚未得到前瞻性验证[103,104]。多腔和支柱涂抹器已被 开发出来，可提高目标覆盖率并允许更小的皮肤间距[105,106]。剂量：34 Gy/10 fx BID，间隔 6 h。目标： PTV=肿瘤腔 +10 mm，距离皮肤和乳房后部组织 5 mm。排除标准：空气 / 液体＞10%PTV_EVAL、皮 肤间距或胸壁间距＜3~5 mm（使用单腔设备时最好为 7 mm）、空腔划分不清

续表

EBRT	无创技术，其优点包括广泛可用、技术/QA 要求较少以及剂量均匀性可能更好。剂量：38.5 Gy/10 fx BID、40 Gy/15 fx QD，或 30 Gy/5 fx QOD（IMRT）。靶点：根据 NSABP B39，CTV=肿瘤腔+15 mm（以距皮肤和乳房后部组织 5 mm 为限），PTV=CTV+10 mm，不包括乳房外、距皮肤 5 mm 和乳房后部以外的体积；根据 Florence 试验，CTV=肿瘤腔+10 mm（以距皮肤 3 mm 为限），PTV=CTV+10 mm，允许同侧肺内侧 4 mm，距离皮肤限于 3 mm

第二十四章　局部晚期乳腺癌

Christopher W. Fleming, Yvonne D. Pham, Rahul D. Tendulkar　著

周扬帆、李志琴　译

丁　轶、陈　勃　校

林　勤　审

概述： 局部晚期乳腺癌（locally advanced breast cancer，LABC）的特征是肿瘤较大（T_3 或 T_4）或淋巴结阶段较高（N_2 或 N_3），通常包括临床分期 II B（T_3N_0）~III 期。患者通常接受新辅助化疗（CHT），然后进行手术和辅助放疗（表 24.1）。炎性乳腺癌（inflammatory breast cancer，IBC）代表 LABC 中的一个侵袭性亚组。

表 24.1　一般治疗模式

新辅助化疗	与高 pCR 率（高达 60%）相关，可进行美容上可接受的手术，但与辅助 CHT 相比，其 DFS 和 OS 相似。对于 HER2+ 疾病，可在 CHT 基础上加用曲妥珠单抗和帕妥珠单抗。对新辅助治疗的反应可决定是否需要辅助治疗
手术	在完成 NACT 后 3~6 周进行。通常是乳房切除术（MRM）± 腋窝清扫术，但 LABC 并非乳腺保留术（BCT）的禁忌证
放疗	术后约 4 周开始（如果辅助治疗，则进行 CHT）。乳房术后放疗（PMRT）的适应证一般基于初始临床分期以及对新辅助 CHT 的反应。PMRT 适用于临床或病理分期III期（T_3N_1 或 T_4 或 N_2），而对于 II 期（$T_{1-2}N_1$ 或 T_3N_0）的治疗则存在争议

流行病学： 在新诊断的乳腺癌中，约四分之一属于局部晚期。从 2012—2016 年，局部晚期乳腺癌（LABC）的发病率每年下降 0.8%，这可能反映诊断阶段的提前 [1]。LABC 代表一类异质性肿瘤。部分病例可在常规筛查乳腺 X 线摄影之间出现，代表快速生长的疾病。这对于炎性乳腺癌（IBC）尤其如此，IBC 占所有新乳腺恶性肿瘤的约 2%[2]。LABC 还包括缓慢生长、被忽视的肿瘤，随着时间的推移变得广泛。对于初次出现晚期疾病的患者，没有明确的独特风险因素。然而，年轻或绝经前妇女更有可能出现 LABC[3]。

危险因素、解剖学、病理学、遗传学、筛查： 详见第二十三章。

临床表现：乳房肿块通常通过自我乳房检查、乳房 X 线摄影或临床检查发现，较少出现疼痛（约 5%）。晚期（T_3/T_4）病变通常由于缺乏筛查、患者忽视或误诊导致的延误，或恶性肿瘤生物学而出现。其他 LABC 的迹象可能包括腋窝淋巴结肿大、皮肤红斑、皮肤凹陷、乳头内陷、血性分泌物或乳房大小或形状的改变。IBC 是一种临床诊断，需要 ≥ 1/3 的乳房出现红斑和皮肤水肿（橘皮样），在 ≤ 6 个月内发展，并包括乳房的快速增大、普遍硬化，无论是否有明确的乳房肿块，以及活检证实的癌症。IBC 的病理标志是皮肤淋巴管内的肿瘤栓塞（50%~75% 的病例中存在），但这既不充分也不是诊断 IBC 所必需。没有 IBC 临床迹象的隐匿皮肤淋巴管侵犯是不寻常的（< 2% 的病例）[4]。IBC 患者更常为激素受体阴性和 HER2 阳性，大多数为淋巴结阳性，约 30% 出现远处转移。

诊断：对疾病范围的全面检查，特别是如果是炎性乳腺癌（IBC），要注意皮肤受累的程度（拍照记录）；评估肿瘤和淋巴结的活动性 / 固定性。由于许多患者将接受新辅助化疗（NACT），因此，在治疗前评估和记录疾病范围极其重要。

1. 实验室检查：完整血细胞计数（compete blood count，CBC），综合代谢功能检测组合（CMP），碱性磷酸酶。

2. 影像：双侧乳房 X 线摄影和必要时的超声。对于临床ⅢA 期和更高阶段（T_3N_1，T_4 或 N_2），CT 胸部 / 腹部 / 盆腔和骨扫描或 PET/CT 用于识别不明显的区域淋巴结疾病和（或）远处转移 [5]。其他影像学可能包括神经症状存在时的脑部 MRI，以及骨骼扫描中摄取增加的区域的平片。

3. 活检：核心针活检（对于 IBC 应取皮肤的整个厚度），而非细针穿刺抽吸活检（FNA），用于确定 ER、PR 和 HER2 状态。

4. 其他：在使用蒽环类化 [如阿霉素，左心室射血分数（left ventricle ejection fraction，LVEF）< 30%~35% 时禁用；累积剂量达 450~500 mg/m² 后可见心脏不良反应] 和含曲妥珠单抗的方案前，进行超声心动图以评估左心室射血分数 [5]。

预后因素：不良预后因素包括淋巴结受累（最重要）、年轻年龄、吸烟、怀孕时出现、可触及的肿块、广泛的红斑、IBC、高级别、淋巴管内癌栓（LVSI）、切缘阳性、高 Oncotype DX 21 基因复发评分、雌激素受体阴性、对新辅助化疗的不完全反应。

分期：有关 AJCC 分期系统的详细信息，请参阅第二十三章。

治疗模式

通常，化疗和放疗对几乎所有局部晚期乳腺癌（LABC）都是必需的。化疗通常以新辅助方式进行，而放疗则保留在辅助治疗阶段。

1. 化疗：淋巴结阳性通常是细胞毒性化疗的指征。然而，Oncotype DX 21 基因复发评分已被证明可以预测激素受体阳性、HER2 阴性患者对化疗的益处，即使对淋巴结阳性妇女也是如此，这可能会使一些医生对淋巴结阳性但 Oncotype 评分低的患者不进行化疗 [6]。RxPONDER 和 SWOG S1007 是正在进行的试验，评估在这一群体中省略化疗。新辅助化疗（NACT）与辅助化疗在 DFS 或 OS 上无差异 [7,8]，但 NACT 可能有助于使原本不适合手术的疾病更易于手术处理，改善手术后的美观结果，并根据新辅助治疗的反应指导辅助治疗。在怀孕期间被诊断且无法进行手术的患者也可能从 NACT 中受益。选择特定的 NACT 方案应基于肿瘤生物学和癌症亚型。常见方案详见第二十三章。三阴性乳腺癌（TNBC）和 HER2 阳性亚型通常有最高的病理完全缓解（pCR）率，一般为 50%~60%[9,10]，而雌激素受体阳性肿瘤的 pCR 率接近 15%~25%[11]。pCR 的患者在 DFS（HR：0.48）和 OS（HR：0.48）方面相较于有残留疾病的患者有显著改善[12,13]。对 NACT 没有 pCR 的患者可能接受额外的辅助全身治疗。CREATE-X 试验发现，在 HER2 阴性乳腺癌患者中，对 NACT 没有 pCR 的患者接受 6~8 周期的辅助卡培他滨治疗可改善 OS[14]。同样，KATHERINE 试验发现，对于有残留疾病的 HER2 阳性乳腺癌患者，辅助 T-DM1 改善了侵袭性 DFS[15]。

2. 手术： 在新辅助化疗（NACT）前，应对肿瘤和淋巴结进行评估。应在肿瘤中放置不透 X 线的夹板，以帮助规划局部区域治疗和随后的病理评估（如果对化疗发生 CR，有助于局部区域治疗）。应记录肿瘤大小以进行分期（使用超声或乳腺 MRI）。如果怀疑腋窝受累，应进行细针穿刺抽吸（FNA）和（或）核心针活检，并在可疑淋巴结中放置不透 X 线的夹板。如果腋窝临床上为良性，可以考虑在新辅助化疗前或手术时进行前哨淋巴结活检（SLNB）（机构偏好）；如果为阴性，则无需进一步评估。

手术通常在完成新辅助化疗后 3~6 周进行，通常包括乳房切除术（MRM）和腋窝淋巴结清扫术（ALND）。ALND 涉及 I 和 II 级腋窝清扫；如果 I 或 II 级有明显疾病，可进行 III 级清扫。局部晚期乳腺癌（LABC）不是乳房保留术（BCT）的禁忌证，但必须谨慎进行；至少一项试验发现，在接受新辅助化疗后，需要降级才有资格进行 BCT 的患者局部复发率更高[16]。对于最初临床上淋巴结阴性的腋窝，阴性 SLNB 通常足够[17]。对新辅助化疗后 CR 的临床 N_1 妇女，可以仅考虑 SLNB 以避免 ALND，前提是 SLNB 显示无残留淋巴结疾病[18]。如果新辅助化疗后 SLNB 为阳性，应进行 ALND。

3. 放疗

（1）适应证： 乳房术后放疗（PMRT）的一般适应证包括临床 III 期（无论对新辅助化疗的反应如何）、新辅助化疗后残留淋巴结阳性，或病理 III 期，但对于 T_3N_0 或 $T_{1~2}N_1$ 患者则存在争议[19]。PMRT 通常包括胸壁放疗，以及腋窝、锁骨上淋巴结和内乳淋巴结的综合放疗。针对全腋窝 PAB 治疗的历史适应证基于后续腋窝复发的历史风险因素：明显的淋巴结外侵、≥ 10 个阳性淋巴结（+LNs）、> 50% 的阳性淋巴结比例，或未切除的腋窝。内乳淋巴结放疗由于罕见的内乳淋巴结失败记录和心脏毒性担忧而存在争议，但在所有经典的 PMRT 试验中均进行此治疗。内乳淋巴结放疗的适应证可能包括临床上阳性的内乳淋巴结、中央、内侧肿瘤位置，或腋窝淋巴结阳性疾病。放疗通常在手术或化疗（以最后一项为准）后 4~6 周开始，前提是已经充分愈合。在 KATHERINE 试验中，辅助 T-DM1 治疗的患者同时接受放疗，而 CREATE-X 允许在卡培他滨治疗前后进行放疗。两者均允许内分泌治疗与放疗同时使用。

（2）剂量： 胸壁和区域淋巴结的常规剂量为 50 Gy/25 fx；然而，中国的一项随机试验发现，在没有乳房重建的患者中，低分割 PMRT（43.5 Gy/15 fx）的效果并不差于常规治疗[20]。正在进行的 Alliance A221505：RT CHARM 试验正在评估在重建环境中分次缩短 PMRT 的可容忍性。根据 PMRT 指南，目前尚无足够的证据推荐总剂量、分次剂量大小、使用疤痕推量剂量或敷料[21]。如果切缘接近或阳性，考虑推量至 60 Gy（常规分割），并将明显残留（不可切除）的疾病推量至 ≥ 66 Gy。对于炎性乳腺癌（IBC），使用包括新辅助化疗、乳房切除术和 PMRT 的三联疗法治疗（无论对新辅助化疗的反应如何）。

（3）程序：详见《放射肿瘤学治疗计划手册》，第五章[22]。

基于循证的问与答

◆ 乳房切除术和辅助化疗后复发模式的经典数据是什么？

Fowble, ECOG Pooled Analysis (JCO 1988, PMID 3292711)：627 例女性在 1978—1982 年接受 ECOG 辅助化疗试验治疗，未接受放射治疗。纳入绝经前和绝经后接受乳房切除术的患者。资格标准：年龄 < 66 岁，原发肿瘤限于乳房和同侧腋窝且无固定、手臂水肿、炎性改变、溃疡、卫星皮肤结节、橘皮样变化超过乳房的 1/3，或皮肤浸润超过 2 cm。所有患者均有阳性淋巴结。中位随访时间为 4.5 年。在多变量分析中，以下因素对 3 年内局部区域复发（LRR）显著：肿瘤大小 > 5 cm，≥ 4 个阳性淋巴结，雌激素受体阴性，肿瘤坏死，胸大肌筋膜受累（表 24.2）。结论：考虑对有高风险特征的淋巴结阳性患者进行 PMRT。

表 24.2　ECOG 试验中与 LRR 相关的因素（%）

类别	LRR	*P*		LRR	*P*		LRR	*P*
肿瘤大小	—	0.004	ER 状态	—	0.02	胸肌筋膜受累	—	0.007
≤ 2 cm	9		阳性	8				
2~5 cm	9							
> 5 cm	19		阴性	14		无	10	
阳性淋巴结个数		0.006	肿瘤坏死	—	0.002	存在	29	
1~3 个	7		无	8			—	
4~7 个	15		有	17				
8 个以上	15		—					

Taghian, NSABP Pooled Analysis (JCO 2004, PMID 15452182)：来自多个 NSABP 试验（B-15、B-16、B-18、B-22 和 B-25）的淋巴结阳性患者的汇总分析，这些患者接受乳房切除术和辅助化疗（90% 接受基于多柔比星的化疗）± 他莫昔芬，未接受乳房术后放射治疗（PMRT）。10 年时，12.2% 患者仅有局部复发（LRF），19.8% 患者有 LRF 伴或不伴远处复发（DF），43.3% 患者仅有 DF 作为首次事件。LRF（ ± DF）作为首次事件在 1~3 个阳性淋巴结的患者中为 13%，在 4~9 个阳性淋巴结的患者中为 24.4%，在 ≥ 10 个阳性淋巴结的患者中为 31.9%（*P* < 0.0001）。LRF 在 ≤ 2 cm 的肿瘤中为 14.9%，在 2.1~5 cm 的肿瘤中为 21.3%，在 > 5 cm 的肿瘤中为 24.6%（*P* < 0.0001）。大多数复发发生在胸壁和乳房切除疤痕周围（56.9%），其次是锁骨上淋巴结（所有 LRF 中的 22.6%）和腋窝淋巴结（11.7%）。胸骨旁和锁骨下失败 < 1%。年龄、肿瘤大小、绝经前状态、阳性淋巴结数量和切除淋巴结数量在多变量分析中是 LRF 作为首次事件的显著预测因素。结论：对于大肿瘤和 ≥ 4 个阳性淋巴结的患者，是首

次发生局部复发的多因素分析的显著预测因素，因此，建议对这些患者进行 PMRT。腋窝淋巴结状态是 LRR 的最重要预测因素，其中大多数发生在胸壁。

◆ **乳房切除术后放疗的益处是什么？**

至少有 3 项随机试验证实，对于高风险患者（特别是淋巴结阳性病人）进行 PMRT 可提供生存益处。在现代，$pT_{1\sim2}N_1$ 患者在未接受 PMRT 的情况下 LRR 风险较低（< 10%），与历史系列（20%~30%）相比，因此，这仍是一个有争议的亚组。

Ragaz, British Columbia (NEJM 1997, PMID 9309100; Update JNCI 2005, PMID 15657341)：对 318 例绝经前 I~II 期乳腺癌妇女进行前瞻性随机研究，如果乳房切除术 +ALND（I 和 II 级）后病理学上为淋巴结阳性，则纳入试验，比较了辅助 CMF 化疗 +PMRT 与单纯 CMF 化疗。中位切除 11 个淋巴结。CMF 化疗持续 6~12 个月。在第 4 和第 5 个化疗周期之间进行 PMRT。胸壁接受 37.5 Gy/16 fx 的对向切线治疗，包含锁骨上、锁骨下、全腋窝的放疗 35 Gy/16 fx。直接的内乳淋巴结放疗接受 37.5 Gy/16 fx，所有放疗均使用 Co-60。中位随访时间为 150 个月。结论：**PMRT 改善了长期局部区域控制（LRC）、无病生存（DFS）和总生存（OS）**（表 24.3）。

表 24.3　不列颠哥伦比亚省 PMRT 试验结果（%）

治疗方法	15 年 LRC	15 年 DFS	15 年 OS	20 年 LRC	20 年 DFS	20 年 OS
CMF+PMRT	87	50	54	90	48	47
CMF 单独	67	33	46	74	30	37
P	0.003	0.007	0.07	0.002	0.001	0.03

Overgaard, Danish Breast Cancer Cooperative Group 82b (NEJM 1997, PMID 9395428)：对 1708 例绝经前高风险妇女进行的 PRT，这些妇女因 II 期或 III 期乳腺癌接受了乳房切除术（TM）和腋窝淋巴结清扫术（ALND），比较辅助 CMF 化疗 +PMRT 与单纯 CMF 化疗。"高风险"定义为腋窝淋巴结阳性、肿瘤 > 5 cm 和（或）皮肤或胸大肌筋膜侵犯。绝经前定义为停经 < 5 年或 55 岁前子宫切除。中位切除 7 个淋巴结。接受放疗的患者进行 8 个周期的 CMF 化疗，而仅接受化疗的患者进行 9 个周期。在第 1 个化疗周期后进行放疗。化疗在放疗后 1~2 周内恢复。腋窝、锁骨下、胸壁和内乳淋巴结（上 4 个肋间）放疗，按 5 个野，中位剂量为 50 Gy/25 fx，35 d；48 Gy/22 fx，38 d。如果锁骨上淋巴结直径太大而不能将最大剂量限制在 55 Gy/25 fx 或 52.8 Gy/22 fx，推荐使用腋后野。大多数患者使用直线加速器接受治疗。中位随访时间为 114 个月。结论：对所有 T 分期、N 分期（即使是 N_0）和组织病理学分级，**PMRT 均有统计学上显著的生存益处**（表 24.4）。评论：该时期切除的 7 个淋巴结中位数偏低，可能使许多患者分期不足。

表 24.4　丹麦 82b PMRT 试验结果（%）

治疗方法	10 年 LRC	10 年 DFS	10 年 OS
CMF+RT	91	48	54
CMF 单独	68	34	45
P	< 0.001	< 0.001	< 0.001

Overgaard, Danish Breast Cancer Cooperative Group 82c (Lancet 1999, PMID 10335782)：对 1375 例 < 70 岁的绝经后高风险妇女进行 PRT，均因 II 期或 III 期乳腺癌接受乳房切除术（TM）和腋窝淋巴结清扫术（axillary lymph node dissection，ALND），随机分配接受 PMRT+ 他莫昔芬、单独他莫昔芬或 CMF+ 他莫昔芬（未报告的手臂）。"高风险"定义与 82b 试验相同。绝经后定义为 ≥ 5 年无月经，或 55 岁后行子宫切除术；58% 的患者有 1~3 个阳性淋巴结。所有患者接受他莫昔芬 30 mg/d，持续 1 年。中位切除 7 个淋巴结。PMRT 与 82b 相同。除 69 例患者外，所有患者均使用直线加速器治疗。中位随访时间为 123 个月。结论：在高风险绝经后乳腺癌妇女中，**PMRT 加辅助他莫昔芬可减少 LRR 并延长 OS**（表 24.5）。评论：**仅 1 年的他莫昔芬作为全身治疗是不足的**。

表 24.5　丹麦 82b PMRT 试验结果（%）

治疗方法	LRR 作为首发复发部位	远处转移作为首发复发部位	10 年 DFS	5 年 OS	10 年 OS
Tam+PMRT	8	39	36	63	45
Tam 单独	35	25	24	62	36
P	< 0.001		< 0.001		0.03

Overgaard, 82b and 82c Combined Analysis (Radiother Oncol 2007, PMID 17306393)：由于 82b 和 82c 试验中的许多妇女接受有限的腋窝淋巴结清扫术（ALND），因此对 1152 例切除 ≥ 8 个淋巴结的患者进行亚组分析，结果显示 PMRT 显著改善了所有阳性淋巴结（LN+）患者的 LRC 和 OS，在 1~3 个 LN+ 患者与 ≥ 4 个 LN+ 患者中改善的幅度类似（表 24.6）。总而言之，这表明 PMRT 是有益的，且与阳性淋巴结的绝对数量无关。

表 24.6　切除 > 8 结节患者的 82b 和 82c 合并分析（%）

治疗方法	15 年 OS 所有患者	15 年 LRF 1~3LN+	15 年 OS 1~3LN+	15 年 LRF 4+LN+	15 年 OS 4+LN+
无 PMRT	29	27	48	51	12
PMRT	39	4	57	10	21
P	0.015	< 0.001	0.03	< 0.001	0.03

Clarke, EBCTCG Meta-Analysis (Lancet 2005, PMID 16360786; Update Lancet 2014, PMID 24656685): 对 1964—1986 年进行的 22 项随机对照试验（RCT）中的 8135 例女性的个体数据进行元分析，均接受乳房切除术和腋窝淋巴结清扫术（ALND）± 乳房术后放疗（PMRT）；3786 例妇女进行 I 和 II 级 ALND；中位切除 10 个淋巴结。所有患者均参与了放疗包括胸壁、锁骨上区或腋窝（或两者）和内乳淋巴结的试验。对于 3131 例 pN+ 患者，PMRT 改善了 10 年局部区域复发（LRR）和远处复发（AR）的风险，以及 20 年乳腺癌死亡（BCM）的风险。对于淋巴结阴性患者，PMRT 没有益处（表 24.7）。对于 1772 例 ≥ 4 个阳性淋巴结的妇女，PMRT 显著改善了结果。对于 1314 例 1~3 个阳性淋巴结的患者亚组，PMRT 显著减少了 LRR、AR 和 BCM（表 24.8）。

表 24.7　早期乳腺癌试验者协作组 Meta 分析（2014 年更新）

类别	10 年 LRR	10 年任何复发	20 年 BCM
pN_0（700）			
RT	3.0%	22.4%	28.8%
无 RT	1.6%	21.1%	26.6%
	$P > 0.1$	$RR\,1.06，P > 0.1$	$RR\,1.18，P > 0.1$
RT+（3131）			
RT	8.1%	51.9%	58.3%
无 RT	26.0%	62.5%	66.4%
	$P < 0.00001$	$P < 0.00001$	$P=0.001$
pN_1（1314）			
RT	3.8%	34.2%	42.3%
无 RT	20.3%	45.7%	50.2%
	$P < 0.00001$	$P=0.00006$	$P=0.01$
pN_{2-3}（1772）			
RT	13.0%	66.3%	70.7%
无 RT	32.1%	75.1%	80.0%
	$P < 0.00001$	$P=0.0003$	$P=0.04$

表 24.8　1133 例 1~3 个 LN+ 患者中接受全身治疗的 EBCTCG 子集（%）

pN_1（1133）	10 年 LRR	10 年 AR	20 年 BCM
RT	4.3	33.8	41.5
无 RT	21.0	45.5	49.4
P	0.00001	0.00009	0.01

◆ pT_3N_0 肿瘤是否具有高复发风险?

对于 pT_3N_0 患者使用乳房术后放疗(PMRT)的效用存在争议。至少有两项大型回顾性研究(RR)表明,对于 pT_3N_0,仅接受乳房切除术和全身治疗的患者的局部复发率(LF)< 10%。相反,2014 年的 SEER 分析和单一机构的数据表明,对 pT_3N_0 患者使用 PMRT 可能有益。值得注意的是,cT_3N_0 在淋巴结受累方面往往被低估,因此,与 pT_3N_0 的预后不同。

Taghian, NSABP Pooled Analysis (JCO 2006, PMID 16921044):对 313 例患者进行回顾性分析,这些患者来自 5 项 NSABP 前瞻性随机临床研究(B-13、B-14、B-19、B-20、B-23),均为 pT_3N_0 乳腺癌,接受乳房切除术但未接受 PMRT。中位随访时间为 15 年;34% 接受辅助化疗,21% 接受辅助他莫昔芬,19% 两者都接受,26% 未接受全身治疗;28 例患者出现局部区域复发(LRF)。肿瘤 5 cm 的患者中只有 7% 出现 LRF,> 5 cm 的患者中有 7.2% 出现 LRF。首次事件中,单独 LRF、LRF 伴或不伴远处转移(DM)、仅 DF 的 10 年累积发生率分别为 7.1%、10.0% 和 23.6%;28 次失败中有 24 次发生在胸壁上。切除 > 10 个淋巴结的患者 LRF 为 7.3%,切除 1~5 个淋巴结的患者 LRF 为 16.7%($P=0.21$)。对于未接受全身治疗、仅化疗、仅他莫昔芬、化疗加他莫昔芬的患者,LRF 发生率分别为 12.6%、5.6%、4.6% 和 5.3%($P=0.2$)。**结论:接受乳房切除术和辅助全身治疗但未接受 PMRT 的 pT_3N_0 患者,LRF 率较低。对这些患者而言,PMRT 通常不是必需的。**

Johnson, SEER Analysis (Cancer 2014, PMID 24985911):对 2000—2010 年进行的乳房切除术的 2525 例 T_3N_0 患者进行回顾性研究,其中 1063 例接受 PMRT。在 8 年的单变量分析中,PMRT 与 OS(76.5% *vs.* 61.8%,$P < 0.01$)和 CSS(85.0% *vs.* 82.4%,$P < 0.01$)相关。在多变量分析中,PMRT 对 OS(风险比:0.63,$P < 0.001$)和 CSS(风险比:0.77,$P=0.045$)仍然显著。**结论:应考虑在 $T_3N_0M_0$ 患者中使用 PMRT,它与 OS 和 CSS 的改善相关,尽管选择偏倚仍是一个潜在的混杂因素。**

Jagsi, MGH (IJROBP 2005, PMID 15990006):对 877 例接受单独乳房切除术的 pN_0 患者进行的 RR。10 年局部区域复发(LRR)率为 6.0%。预后不良因素包括大小 > 2 mm、切缘 < 2 mm、绝经前状态和淋巴管内癌栓(LVI);0 个风险因素的 10 年 LRR 为 1.2%,1 个风险因素为 10.0%,2 个风险因素为 17.9%,3 个风险因素为 40.6%。胸壁是 80% 患者的失败部位。**结论:具有多个不利风险因素的淋巴结阴性患者可能从 PMRT 中受益。**

Nagar, MDACC (IJROBP 2011, PMID 21885207):对接受新辅助化疗(NACT)并进行乳房切除术的 162 例 cT_3N_0 患者进行回顾性分析。中位切除的淋巴结数为 15;NACT 后 45% 的患者为 ypN+;119 例患者(73%)接受了 PMRT,43 例患者没有。中位随访时间为 75 个月。对所有患者来说,5 年 LRR 率为 9%;接受 PMRT 后的 5 年 LRR 率为 4%,而未接受 PMRT 的患者为 24%($P < 0.001$)。胸壁是最常见的局部复发部位,然后是腋窝和锁骨上区(同等)。接受放疗的患者中有更高比例的 ypLN+ 和 ≤ 40 岁。**结论:考虑对 cT_3N_0 患者使用 PMRT,因为没有 PMRT,LRR 风险仍然很高。评论:腋窝淋巴结的临床分期不足很常见,因为即使在 NACT 后,45% 的 cT_3N_0 患者被发现仍有残留的淋巴结。**

◆ PMRT 对三阴性乳腺癌(TNBC)分子亚型患者的作用是什么?

TNBC 患者具有侵袭性的临床进程(早期复发、内脏和脑转移的发生率更高,与其他亚型相比预后相对较差），因此即使在早期疾病阶段，也有学者考虑在这些患者中使用 PMRT。

Wang, China (Radiother Oncol 2011, PMID 21852010)：对 681 例 I～II 期（82% 淋巴结阴性）TNBC 患者进行多中心前瞻性随机试验，均接受乳房切除术后，随机分配接受化疗 ± PMRT（50 Gy/25 fx +/– 根据临床需要的 RNI）。在平均随访 7.2 年后，PMRT 提高了 5 年 RFS（74.6%～88.3%，$P=0.02$）和 5 年 OS（78.7% *vs.* 90.4%，$P=0.03$）。**结论：辅助化疗加放疗比单独化疗在接受乳房切除术后的早期三阴性乳腺癌妇女中更有效。评论：独立确认将有助于确认 PMRT 在淋巴结阴性 TNBC 中的作用。**

◆ **新辅助或辅助化疗的首选顺序是什么？**

新辅助化疗和辅助化疗之间在 DFS 或 OS 上无差异。新辅助化疗与高病理反应率相关，更有可能允许进行美观可接受的手术。通过新辅助化疗，肿瘤和受累腋窝淋巴结的分期降低，增加了乳房保留术（BCT）的机会。

Fisher, NSABP B-18 (JCO 1997, PMID 9215816; Update JCO 1998, PMID 9704717; Wolmark J Natl Cancer Inst Monogr 2001, PMID 11773300; Rastogi JCO 2008, PMID 18258986)：对 1523 例可手术乳腺癌患者（$T_{1\sim3}N_{0\sim1}M_0$）进行前瞻性随机试验，随机分配为术前 AC×4 次或术后 AC×4 次。化疗每 21 天 1 次，多柔比星 60 mg/m²，环磷酰胺 600 mg/m²。所有 ≥ 50 岁的患者无论 ER 状态（许多患者状态未知）均接受他莫昔芬（10 mg 每天 2 次 ×5 年）。所有接受肿瘤切除术的患者均接受了 50 Gy 的放疗。80% 的患者乳腺肿瘤大小减少了 ≥ 50%。术前 AC 组的患者中，有 36% 完全临床缓解（cCR），43% 临床部分缓解（cPR），13% 病理完全缓解（pCR）。与未实现 pCR 的患者相比，pCR 患者的 DFS（风险比：0.47，$P < 0.0001$）和 OS（风险比：0.32，$P < 0.0001$）显著改善。多变量分析显示，治疗后病理淋巴结状态也是 OS 和 DFS 的强预测因素（$P < 0.0001$）。由于肿瘤和淋巴结分期降低，计划接受 BCT 的术前组 IBTR 较高（14.5% *vs.* 6.9%，$P=0.04$）[18]。**结论：术前化疗等同于辅助化疗，就 OS 和 DFS 而言（表 24.9）。**

表 24.9　NSABP B-18 结果（16 年数据）（%）

时间	pN+	BCS Rate	IBTR	DFS	OS
术前 CHT	42	68	13	42	55
术后 CHT	58	60	10	39	55
P	0.001	0.001	0.21	0.27	0.90

Van Der Hage, EORTC 10902 (JCO 2001, PMID 11709566; Update Van Nes, Breast Cancer Res Treat 2009, PMID 18484198)：对 698 例可手术乳腺癌患者（$T_{1c\sim3}$，T_{4b}，$N_{0\sim1}M_0$）进行前瞻性随机试验，比较术前 FEC（5-FU、表柔比星、环磷酰胺）×4 与术后 FEC。所有接受乳房保留术（BCT）的患者接受了乳腺 50 Gy 和内乳淋巴结及锁骨上区 45 Gy 的放疗。所有 ≥ 50 岁的患者，无论 ER 状态，均接受他莫昔芬 20 mg/d。肿瘤通过临床和乳腺 X 线摄影评估。中位随访时间为 10 年。两组间在 OS、DFS 或 LRR 上无差异。与辅助化疗相比，新辅助化疗（NACT）提高 BCT 的比率（分别为 35% 和 22%）。由于肿

瘤缩小而接受 BCT 的患者，与未经肿瘤缩小而接受 BCT 的患者相比，LRR 没有增加，OS 也没有恶化。结论：与辅助化疗相比，**NACT 不会导致 OS 或 DFS 的损害**。

◆ 单独接受 NACT 后哪些患者有更高的 LRR 风险（因此应考虑额外治疗）？

Mamounas, Combined NSABP B-18 and B-27 (JCO 2012, PMID 23032615)：结合 NSABP B-18 和 B-27 的分析，共包括 3088 例 cT_{1-3}，N_{0-1} 患者。NACT 是 AC 单独或 AC 后接新辅助 / 辅助多西他赛。接受肿瘤切除术的患者仅接受乳腺放疗，而接受乳房切除术的患者未接受 PMRT。乳房切除术患者的 10 年累积 LRR 率为 12.3%（8.9% 局部；3.4% 区域）；LRR 的多变量分析预测因素包括 NACT 前临床肿瘤大小 > 5 cm，NACT 前临床 N+，以及乳腺或腋窝淋巴结中不完全病理反应。对于接受肿瘤切除术的患者，LRR 为 10.3%（8.1% 局部；2.2% 区域）；LRR 的预测因素包括年龄 < 50 岁，NACT 前临床阳性淋巴结，以及乳腺或腋窝淋巴结中不完全病理反应。结论：**NACT 后 10 年 LRR 风险显著（> 10%）。肿瘤大小 > 5 cm，阳性腋窝淋巴结，年轻和对 NACT 的不完全反应预示着更高的 LRR 风险**。

◆ 在接受 NACT 后有更高 LRR 风险的患者群体中，哪些研究表明增加放疗有益？

Huang, MDACC (JCO 2004, PMID 15570071)：对 542 例在 6 个连续前瞻性试验中接受 NACT 后进行乳房切除术和 PMRT 的患者进行回顾性分析，与在同样试验中未接受 PMRT 的 134 名患者进行比较。PMRT 将 10 年 LRR 从 22% 降至 11%，$P = 0.0001$。在多变量分析中，PMRT 在以下群体中改善 10 年 LRR：cT_{3-4}，临床 II 期 B 或更高，pT_{2-4} 和 pN_{2-3}。对于对 NACT 有 pCR 的患者，PMRT 对临床 III 期或更高阶段患者的 LRR 有所改善（33% vs. 3%，$P = 0.006$）。PMRT 在以下群体中改善了癌症特异性生存（CSS）：cT_4，pN_{2-3}，临床 II B 期或更高。结论：**PMRT 在接受 NACT 的高风险群体中改善了局部区域控制（LRC）和癌症特异性生存（CSS）**。

Krug, Meta-Analysis of Gepar Trials (Ann Surg Oncol 2019)：对随机 NACT 试验 GeparTrio、GeparQuattro 和 GeparQuinto 的汇总分析；包括 817 例接受 NACT 后进行乳房切除术的患者；83% 接受了放疗；未接受放疗的患者 5 年累积 LRR 为 15.2%（95%CI：9.0%~22.8%），接受放疗的患者为 11.3%（95%CI：8.7%~14.3%）。在多变量分析中，放疗与较低的 LRR 风险相关（风险比：0.51，$P = 0.05$）。这种效果特别显著于 cT_{3-4} 肿瘤的患者，以及接受新辅助治疗前为 cN+ 的患者，包括那些对 NACT 有 pCR 的患者。结论：**放疗降低了接受 NACT 后进行乳房切除术的乳腺癌患者的 LRR 率，包括对 NACT 有 pCR 的高风险患者**。

◆ 当前 PMRT 的适应证是什么？

Recht, ASCO/ASTRO/SSO Guidelines (JCO 2016, 27646947)：对于 $T_{1-2}N_1$ 患者的 PMRT 可减少 LRF、AR 和乳腺癌死亡（BCM），但只有在预期益处超过潜在毒性风险时才应使用 PMRT。对于新辅助化疗（NACT）后为 ypN+（任何 T）的患者，应考虑 PMRT。对于 NACT 前为 cN_0 或在腋窝有完全病理反应的患者，尚无足够证据推荐使用或不使用 PMRT，建议将这些患者纳入临床试验（如 NSABP B-51）。当使用 PMRT 时，应常规包括胸壁 / 重建乳房、锁骨上 - 腋窝顶部淋巴结和内乳淋巴结，尽管有些亚组可能不会从治疗所有淋巴结区域中获益。

◆ 对于对 NACT 反应不完全的患者，进一步进行全身治疗是否有益？

Masuda, CREATE-X (NEJM 2017, PMID 28564564)： 对 910 例 HER2 阴性乳腺癌患者进行 PRT，这些患者在 NACT 后仍有残留疾病，随机分配接受标准辅助治疗，有或没有卡培他滨，剂量为 1250 mg/m² 每天 2 次，第 1~14 天，每 3 周 1 次，共 6~8 周期。根据需要进行放疗，放疗在卡培他滨治疗前或后进行；68% 为激素受体阳性，32% 为 TNBC。卡培他滨改善了 5 年无病生存（DFS）（74.1% *vs.* 67.6%，*P*=0.01）和 5 年总生存（OS）（89.2% *vs.* 83.6%，*P*=0.01）。对于三阴乳腺癌患者，DFS 为 69.8% *vs.* 56.1%（风险比：0.58，95%*CI*：0.39~0.87）和 OS 为 78.8% *vs.* 70.3%（风险比：0.52，95%*CI*：0.30~0.90）。对于激素受体阳性患者，DFS 为 76.4% *vs.* 73.4%（风险比：0.81，95%*CI*：0.55~1.17）和 OS 为 93.4% *vs.* 90.0%（风险比：0.73，95%*CI*：0.38~1.40）。**结论：在 HER2 阴性患者中，接受 NACT 后有残留疾病的患者，辅助卡培他滨可延长 DFS 和 OS。**

Von Minckwitz, KATHERINE (NEJM 2019, PMID 30516102)： 对 1486 例接受含紫杉醇和曲妥珠单抗的 NACT 后仍有残留疾病的 HER2 阳性患者进行前瞻性随机试验，随机分配接受辅助 T-DM1 或曲妥珠单抗 14 周期治疗。如有需要，可同时进行 PMRT。T-DM1 改善了 3 年 DFS（88.3% *vs.* 77.0%，*P* < 0.001）。**结论：在 HER2 阳性患者中，接受 NACT 后有残留疾病的患者，辅助 T-DM1 可延长 DFS。**

◆ 胸壁和区域淋巴结可以进行低分割放疗吗？

尽管 Ragaz 的不列颠哥伦比亚随机研究评估了 PMRT 的作用，采用了低分割方案（37.5 Gy，16 次），但大多数 PMRT 研究使用的方案为每天 1.8 Gy 或 2 Gy。中国医学科学院的一项研究评估了现代低分割放疗的效果和耐受性；这些患者中没有人进行了乳房重建。此外，START A/B 试验中接受分次缩短淋巴结放疗的少数患者（约 15%）的长期不良反应结果在 2017 年报告。

Wang, China (Lancet Oncol 2019, PMID 30711522)： 对比 50 Gy/25 fx 与 43.5 Gy/15 fx（全部为 2D 计划）的非劣效性试验，适用于接受乳房切除术后的 pT$_{3-4}$ 或 pN$_2$+ 患者。放疗覆盖胸壁和区域淋巴结。结果：2008—2016 年共招募 820 例患者。对于两个组，5 年 LRR 均为 8%。急性和迟发毒性没有显著差异，除了分次缩短组中经历 3 级急性皮肤毒性的患者较少（3% *vs.* 8%，*P* < 0.0001）。**结论：低分割 PMRT 的疗效和不良反应均不逊于常规 PMRT。**

Haviland, START A/B Late Effects (Radiother Oncol 2017, PMID 29153463)： 在 START 试验中，14.7% 的患者接受了全面的胸壁和淋巴结放疗。随访 10 年，低分割组和常规分割组之间无显著差异。**结论：低分割 RNI 是安全的。**

◆ PMRT 如何影响与植入物相关的并发症？

PMRT 增加了乳房重建后的并发症率。尽管之前提到的试验支持低分割 PMRT 的安全性，但目前尚不清楚对于进行乳房重建的患者，低分割是否仍然安全。这个问题正在 Alliance A221505：RT CHARM 试验中进行测试。

Naoum, Harvard (IJROBP 2019, PMID 31756414)： 1286 例接受 PMRT 或不接受 PMRT 的 1814 例乳房重建患者回顾性分析，评估了接受 TE/I、SSPI 和自体组织重建的患者的重建并发症率；有和没有 PMRT 的 5 年累积重建并发症发生率：自体 15.1% *vs.* 11.1%，SSPI 18.2% *vs.* 12.6%，TE/I 36.8% *vs.*

19.5%。结论：接受 TE/I 的患者在 PMRT 后并发症率较高。SSPI 和自体重建的并发症率显著低于 TE/I。

◆ 是否应将锁骨上（SCV）和（或）内乳（IM）淋巴结纳入放疗区域？

在 3 项随机 PMRT 试验中（不列颠哥伦比亚，DBCCG 82b/82c），均包括了内乳淋巴结（IMN），尽管 IMN 孤立复发的发生率很低（约 1% 或更低）。在扩大根治性乳房切除术系列中，IMN 受累的发生率基于原发肿瘤的位置和大小以及腋窝受累的程度。Hennequin 等人的研究没有显示 OS 益处（尽管样本量不足），而一项丹麦前瞻性非随机队列研究表明有 OS 益处。EORTC 22922 试验显示，将 IMN-SCV 区域纳入放疗范围，相比省略它们，有 DFS 益处，尽管目前尚不清楚这种益处是通过包括 IMN 或 SCV 区域（或两者）实现的。

Hennequin, French Trial (IJROBP 2013, PMID 23664327)：对 1334 例腋窝淋巴结阳性或中心 / 内侧肿瘤患者（无论腋窝受累与否）的 PRT。所有患者接受了乳房切除术并进行了 I 和 II 级腋窝淋巴结清扫术。不允许进行 IMN 切除。PMRT 对胸壁和锁骨上区域进行放疗。对于 pN+ 病例，主要覆盖 I 和 II 级，通常为 50 Gy/25 fx。随机分配 ± 内乳淋巴结放疗（IMNI）（包括前 5 个肋间），剂量为 45 Gy/18 fx（2.5 Gy/ 次），使用混合光子和电子场。中位随访时间为 11.3 年；10 年总生存率（OS）为 59.3%（未进行 IMNI）*vs.* 62.6%（进行 IMNI），*P*＝0.8。IMNI 对任何亚组的 OS 均未显著改善。结论：**IMNI 无益处**。评论：包括了淋巴结阴性患者（**25%**），他们对 **IMN** 受累的风险较低；使用了 **2D** 计划，可能低估了 **IMN** 的覆盖范围；研究旨在评估 **10%** 的生存益处，这可能过于乐观，因为不列颠哥伦比亚 / 丹麦 PMRT 与不放疗的试验显示约 **10%** 的 **OS** 益处。

Poortmans, EORTC 22922–10925 (NEJM 2015, PMID 26200978, Update Lancet Oncol 2020, PMID 33152277)：对 4004 例腋窝淋巴结阳性和（或）原发肿瘤位于内侧的患者进行 PRT，随机分配 ± 内乳和内侧锁骨上区域放疗（IM-MS）；对照组 7.4% 与 IM-MS 组 8.3% 接受了腋窝放疗。76% 进行乳房保留术；24% 接受乳房切除术。乳房切除术后，两组 73% 的患者接受了胸壁放疗；44% 为淋巴结阴性。更新的中位随访时间为 15.7 年，IM-MS 放疗降低了乳腺癌复发和乳腺癌死亡（BCM），尽管 OS、DFS 和 DMFS 未见差异。结论：**IM-MS 放疗显著降低了 BCM 和任何乳腺癌复发（表 24.10）。然而，OS 差异在统计上不显著。**

表 24.10　NSABP B-18 结果（16 年数据）（%）

15- 年结果	DFS	任何乳房复发	BCM	OS	肺纤维化	心脏病
手术 +IM-MSRT	60.8	24.5	16.0	73.1	4.4	6.5
手术	59.9	27.1	19.8	70.9	1.7	5.6
P	0.18	0.024	0.0055	0.36	NR	NR

Whelan, MA.20/NCIC-CTG (NEJM 2015, PMID 26200977)：对 1832 例接受乳房保留治疗（BCT）并进行了前哨淋巴结活检（SLNB）或腋窝淋巴结清扫术（ALND）且被发现为 pN+ 或 pN$_0$ 但具有高风险特征 [肿瘤 ≥ 5 cm，或肿瘤 ≥ 2 cm 且切除的腋窝淋巴结 < 10 个，且至少具备以下一项：3 级，ER–，

淋巴管内癌栓（LVSI）]的患者进行的前瞻性随机试验。所有患者接受了辅助全身治疗，包括化疗、内分泌治疗或两者。排除条件：T_4，$cN_{2\sim3}$，M_1。患者随机分配接受仅乳房放疗（WBI）（50 Gy/25 fx+/- 推量）± 区域淋巴结放疗（RNI）。RNI 包括前 3 个肋间的内乳淋巴结＋锁骨上区＋腋窝（如果切除的腋窝淋巴结＜ 10 个或＞ 3 个阳性淋巴结，则覆盖 Ⅰ＋Ⅱ 级），可选肋间区域放疗（PAB）。主要终点是总生存（OS）。中位随访 9.5 年；85% 的患者有 1~3 个阳性淋巴结，5% 的患者有 ≥ 4 个阳性淋巴结，10% 为淋巴结阴性。整体益处的绝对大小在人群中是可变的，这表明需要对这些患者采取风险分层的方法（表 24.11）。在 ER 阴性患者的亚组中，使用 RNI 显著改善了无病生存（DFS）（82% *vs.* 71%，$P=0.04$），OS 接近显著（81.3% *vs.* 73.9%，风险比：0.69，95%*CI*：0.47~1.00，$P=0.05$）。结论：**RNI 在接受 BCT 的高风险患者中改善了 DFS、局部区域无病生存和远处无病生存，但未观察到 OS 益处。**

表 24.11　NCIC MA.20 结果（%）

10 年结果	DFS	局部 DFS	远处 DFS	BCM	OS	肺炎	淋巴水肿
BCS+CHT+WBI+RNI	82	95.2	86.3	10.3	82.8	1.2	8.4
BCS+CHT+WBI	77	92.2	82.4	12.3	81.8	0.2	4.5
P	0.01	0.009	0.03	0.11	0.38	< 0.001	< 0.001

Thorsen, DBCG-IMN (JCO 2015, PMID 26598752)： 对 3089 例单侧腋窝淋巴结阳性乳腺癌患者进行前瞻性人群基础队列研究，这些患者接受乳房切除术或乳房保留治疗（BCS）并进行了 Ⅰ~Ⅱ 级腋窝淋巴结清扫术（ALND）。包括 $pT_{1\sim3}$ 和 $pN_{1\sim3}$ 患者。右侧疾病的患者接受了内乳淋巴结放疗（IMNI），而左侧疾病的患者未接受 IMNI（由于担心放疗引起的心脏病）。乳房 / 胸壁、疤痕、锁骨上区、锁骨下（Ⅲ 级）和腋窝 Ⅰ~Ⅱ 级接受 48 Gy/24 fx 的放疗。右侧疾病的 IMNI 包括用前方电子场治疗的第 1~4 肋间或包括在切线光子场中。主要终点是总生存（OS）。中位随访 8.9 年；IMNI 带来了 3% 的 OS 益处（75.9% *vs.* 72.2%，$P=0.005$）；右侧疾病的 3% 未接受 IMNI，而左侧疾病的 10% 接受了 IMNI。两组心脏死亡人数相同。亚组分析显示，≥ 4 个淋巴结阳性的外侧肿瘤患者在接受 IMNI 时有 OS 益处（风险比：0.71，95%*CI*：0.57~0.89）。结论：**IMNI 可能改善腋窝淋巴结阳性乳腺癌患者的 OS。评论：** 这不是一项随机试验，排除了不适合标准放疗的患者，可能导致高估 IMNI 的效果（表 24.12）。

表 24.12　DBCG-IMN 结果（%）

DBCG-IMN 8 年结果	OS	BCM	DM
使用 IMNI	75.9	20.9	27.4
无 IMNI	72.2	23.4	29.7
P	0.005	0.03	0.07

第二十五章 导管原位癌

Timothy D. Smile, Rahul D. Tendulkar, Chirag Shah **著**

周扬帆、李志琴 **译**

丁 轶、蔡隆梅 **校**

林 勤 **审**

概述： 导管原位癌（也称为导管内癌）（ductal carcinoma insitu, DCIS），是最常见的非浸润性乳腺癌，占所有乳腺癌的 20%。未经治疗，25%~30% 的 DCIS 病例在 30 年内可能进展为侵袭性乳腺癌。标准治疗包括保留乳房的治疗（肿瘤切除术加辅助放疗）或乳腺癌根治术。肿瘤切除术后，辅助放疗可使局部复发的相对风险降低 50%（一半复发为侵袭性癌症），但不改善总生存率。局部复发的绝对风险取决于肿瘤的分级、组织学亚型、大小、雌激素受体（estrogen receptor, ER）状态和切缘状态。小叶原位癌（LCIS）与 DCIS 不同，它无法被乳房 X 线检测，不需要阴性切缘切除（除非是多形性亚型）或辅助放疗。

流行病学： 在美国，每年可诊断出 60 000 例原位乳腺癌病例，其中 80% 是 DCIS（导管原位癌），20% 是 LCIS（小叶原位癌）[1]。随着乳腺 X 线摄影技术的引入，发病率增加了 5 倍。DCIS 的发生率低于侵袭性乳腺癌（每年约 200 000 例）。若未经治疗，25%~30% 的 DCIS 患者在 30 年内可能发展为侵袭性癌症[2-4]。

危险因素： 与侵袭性乳腺癌类似。年龄较大的女性，BRCA 状态，家族史（一级亲属），未对抗雌激素（包括晚绝经、未生育、初次生育年龄晚），肥胖，酒精（剂量依赖性），之前接受放疗，及非典型导管增生等。

病理学： DCIS 指癌变的细胞仅局限在基底膜上方小皮细胞内，并没有突破基底膜向下浸润生长，而通常向乳头生长。包括 5 种组织学亚型：筛状、粉刺样（预后最差）、乳头状、微乳头状和实体型（预后第二差）。总体上可分为 3 级。

1 级（低级别）： 单形核，核仁不明显，染色质弥漫。典型 ER 和 PR 阳性，增殖率低，很少显示 *HER2/neu* 或 *p53* 基因异常。

2 级（中级）： 核既不是 1 级也不是 3 级。

3 级（高级别）：核大且多形性，每个细胞＞1 个核仁，染色质不规则。典型表现为非整倍体、ER 和 PR 阴性，增殖率高，*HER2* 癌基因过度表达，*p53* 抑癌基因突变，周围间质血管生成。

小叶原位癌（LCIS）通常伴有或不伴有不典型导管增生或不典型小叶增生，不被认为是恶性肿瘤。尽管缺乏相关临床研究数据，但多形性 LCIS 被认为具有与 DCIS 相似的生物学行为，建议临床医师考虑在阴性切缘下进行完全切除。此外，在穿刺活检中累及＞4 个终末导管小叶的多灶／广泛 LCIS 被认为会增加手术切除时发现浸润性癌的概率。75%~80% 的 DCIS 病例为 ER 阳性，高达 35% 的患者可见 *HER2/neu* 扩增，其临床意义正在研究中 [5]。

遗传学：Oncotype Dx DCIS Score 多基因表达检测作为复发的预后生物标志物具有实用价值 [6,7]。然而，该检测的成本效益尚不确定 [8]。

筛查：乳房 X 线摄影筛查可使乳腺癌死亡率降低 20%（相对危险度）[9]。ACS、ACR、AMA、NCI 和 NCCN 推荐从 40 岁开始常规筛查（详见第二十三章）。风险预测模型可帮助患者做出针对性的决策。NCI/ACS 推荐 MRI 筛查可用于终生乳腺癌风险为 20%~25% 的患者（*BRCA* 突变、*BRCA* 突变一级亲属、胸部放疗史、Li-Fraumeni/Cowden 综合征或基于家族史）[10,11]。对于风险＜15% 的患者（既往乳腺癌、不典型导管增生、DCIS、ALH、LCIS 和致密型乳房）不推荐 MRI 筛查。

临床表现：乳腺原位疾病通常无症状，通常通过乳房 X 线摄影检查发现。有时 DCIS 可被触诊发现，也可在检查邻近乳腺肿块（良性或恶性）时偶然发现。

检查：病史采集和体格检查。结合乳房和淋巴结检查。

1. 影像：必要时进行双侧乳房诊断性 X 线摄片，包括点压图（评估肿块）和放大图（评估钙化）。乳房 X 线检查结果可见直径 100~300 μm 的簇状或线状钙化、毛刺状或新发病灶。线状／分支状钙化与高级别 DCIS 和坏死相关，而细／颗粒状钙化与低级别 DCIS 相关 [12]。90% 的 DCIS 伴有钙化，80% 的钙化病灶包含 DCIS [12,13]。BI-RADS 是标准的乳房 X 线摄影术语。MRI 在检测 DCIS（尤其是高级别或多中心病灶）方面可能优于乳房 X 线摄影，但假阳性率高 [14]。MRI 检查结果包括非肿块样强化，呈节段性或沿导管分布，内部颗粒状强化（BI-RADS 5），或造影后晚期强化，不沿乳管强化，不对称（BI-RADS 4）。

2. 活检：细针穿刺活检（fine-needle aspiration，FNA）不足以区分 DCIS 和浸润性癌，因此建议采用肿瘤中心部位活检或切除活检。立体定向引导对可疑区域进行"包围"，以帮助切除。肿瘤中心部位活检上的不典型导管增生需要完全切除，因为 20% 的患者会出现分期提前 [15]。

预后因素：患者年龄、分级情况、是否出现粉刺样坏死、是否多灶性、是否大肿瘤、手术切缘性质、ER 状态、*HER2/neu* 是否扩增 [16]。Van Nuys 预后指数（Van Nuys prognostic index，VNPI）量化 DCIS 患者 LR 的预后因素（低风险 4~6 分，中风险 7~9 分，高风险 10~12 分，VNPI 评分见表 25.1）[17,18]。但需注意，VNPI 尚未进行前瞻性验证 [19,20]。

表 25.1　更新的 VNPI

得分	肿瘤大小（mm）	切缘情况（mm）	成绩	年龄（岁）
1	≤ 15	≥ 10	1/2 级无坏死	> 60
2	16~40	1~9	1/2 级有坏死	40~60
3	> 40	< 1	3 级	< 40

分期：DCIS 和 LCIS T 分期均为 Tis，分期均为 0。

治疗方案：可选方案包括观察（如果出现并发症会导致预期寿命缩短）、单纯乳房肿块切除术、乳房肿块切除术联合辅助放疗 ± 他莫昔芬、阿那曲唑（根据绝经状态决定是否联用，如果 ER 阳性则联用）或乳房切除术。基于风险的患者特异性评估是必要的。

1. 预防：在高危人群中，他莫昔芬和雷洛昔芬均可将 BC（侵袭性和非侵袭性）的风险降低 50%。ER 阳性肿瘤减少 70%，但 ER 阴性肿瘤无差异。

2. 手术：肿块切除术（LR 通过辅助放疗减少）[16] 或单纯乳房切除术（LR 1%~2%，不进行放疗）尚无试验比较保乳治疗（肿块切除术 + 放疗；BCT）与乳房切除术孰优孰劣 [21]。来自荷兰的数据显示，只有 8% 的 DCIS 出现在距离初始病灶 1 cm 以上的位置 [22]。根据 NCCN 指南，前哨淋巴结清扫不应在无浸润癌的情况下进行，但可考虑对微浸润或直径 > 4 cm 的大肿瘤进行前哨淋巴结清扫 [23]。

考虑到未来取样的局限性，如果最终病理证实有浸润，应考虑在接受乳房切除术的患者中进行前哨淋巴结活检（sentinel lymph node biopsy，SLNB）。10%~20% 仅在活检中被诊断为 DCIS 的患者会在手术中发现浸润性癌 [24,25]。放疗前的随访 X 线片有助于确认可疑钙化已完全切除。

3. 化疗：DCIS 和 LCIS 无化疗适应证。NSABP B-43/RTOG 0974 试验正在研究曲妥珠单抗对 *HER2/neu* 扩增病例的作用。

4. 激素治疗：ER 阳性 DCIS 患者在切除术后，可考虑给予他莫昔芬 20 mg/d 或阿那曲唑 1 mg/d 辅助治疗 5 年。根据下文讨论的 TAM01 试验，持续 3 年的小剂量他莫昔芬（5 mg/d）治疗也是一种选择 [26]。NCCN 推荐将他莫昔芬用于接受单纯切除术或肿块切除术联合放射治疗的 ER 阳性肿瘤患者 [23]。

5. 放疗

（1）**适应证**：选择 BCT 的大部分患者适用术后放疗。5 项随机对照试验表明，尽管 CSS 和 OS 与单纯肿块切除术相似，但 RT 对 LC 有益。NCCN 指南建议乳房切除术或 BCT 作为一级治疗方案，单纯肿块切除术作为 2B 级治疗方案 [23]。

（2）**全乳照射**：全乳照射剂量为 40.05~42.5 Gy/15~16 fx。前瞻性和回顾性研究表明，中等剂量分割和标准分割的疗效相似 [27,28]。虽然可以考虑 10~16 Gy/5~8 fx 加量，但 ASTRO 共识指南不建议加量，因为缺乏前瞻性随机证据表明 DCIS 人群获益 [29]。

（3）**APBI 基本原理**：80%~90% 的 LR 发生在肿块切除部位或附近，由于治疗时间、交通等原因，BCT 未得到充分利用。治疗方法包括施源器近距离放疗、组织间插植放疗和外照射放疗。不建议对 DCIS 进行 IORT 治疗。

（4）**IORT**：两项侵袭性 BC 的随机试验中 LR 率较高；但 DCIS 的数据有限。

（5）**BCT 禁忌证**：绝对禁忌证如下。尽管进行了最大程度的再次切除，但手术切缘仍然阳性，多灶性病灶（除非作为单个标本切除），弥漫性恶性钙化，术后无法接受放疗（既往胸部或乳房放疗史，妊娠）。相对禁忌证包括活动性结缔组织病（硬皮病和活动性狼疮），共济失调毛细血管扩张症及美容不良（小乳房的大肿瘤，直径＞ 4~5 cm）。

（6）**不良反应**：急性期不良反应可见红斑，瘙痒，压痛，脱屑。晚期不良反应包括色素改变，体积丢失，纤维化，肋骨骨折，淋巴水肿，肺纤维化，继发性恶性肿瘤及心脏不良反应。

基于循证的问与答

◆ **RT 可以降低肿块切除术后的复发风险吗？**

是的。在所有试验，以及在一项荟萃分析中，RT 始终显示可相对降低 50% 的 DCIS 和侵袭性复发风险。

EBCTCG Meta-analysis (JNCI Monographs 2010, PMID 20956824)：3729 例患者的数据来自 4 项带或不带 RT 的肿块切除术 PRT。RT 将 IBTR 的 10 年风险降低了 54% 的相对风险和 15% 的绝对风险（NNT 6.7），老年妇女的降低比例更大。按年龄、切除范围、是否使用他莫昔芬、检测方法、边缘性质、病灶、分级、坏死、结构或大小划分的亚组无差异。即使是切除边缘阴性的低分级小肿瘤，RT 仍可降低 10 年 IBTR 风险，绝对风险降低 18%，相对风险降低 52%。RT 对死亡率（BCSM、非 BC 或所有原因）没有影响；使用和不使用 RT 的 10 年 BCSM 分别为 4.1% 和 3.7%。结论：**无论风险因素如何，RT 都能降低肿块切除术后 10 年的侵袭性和非侵袭性 IBTR 风险，但对死亡率没有影响。**

Fisher, NSABP B-17 (NEJM 1993, PMID 8292119; JCO 1998, PMID 9469327; Semin Oncol 2001, PMID 11498833; JNCI 2011, PMID 21398619)：这是一项涉及 818 例 DCIS 患者的 PRT 研究。患者随机接受切除术并进行或不进行 WBI。根据年龄（＜ 49 岁或＞ 49 岁）、肿瘤类型（DCIS 或 DCIS+LCIS）、检测方法（乳房 X 线摄影、临床检查或两者均采用）或腋窝清扫术（进行或未进行）进行分层。所有切缘均阴性，并在肿块切除术后 8 周内开始接受 RT 治疗，剂量为 50 Gy/25 fx。9% 的患者接受瘤床区加量治疗。RT 将复发风险降低 58%。肿瘤坏死是 IBTR 的独立预测因素。结论：**与单纯肿块切除术相比，肿块切除术联合 RT 可降低 LR。**

Holmberg, SweDCIS (JCO 2008, PMID 18250350; JCO 2014, PMID 25311220)：1067 例接受肿块切除术治疗的 DCIS 患者随机接受 RT 或观察治疗。RT 为 WBI 50 Gy/25 fx，无瘤床区局部推量。根据年龄、大小、病灶、检测模式和边缘进行分层；20 年 IBE 绝对风险为 12%，加用 RT 的相对风险为 37%；RT 组和对照组分别有 59.4% 和 45.4% 的 IBE 为侵袭性。RT 对生存率无影响。随着年龄的增长，RT 的效果会增加（8 年 IBTR 率：＞ 60 岁者为 24% *vs.* 8%，＜ 50 岁者为 31% *vs.* 20%）。没有发现任何组别在不进行 RT 的情况下复发风险低到可以接受的程度。所有女性在未接受 RT 治疗的情况下，每年的复发率至少为 1%。结论：**所有女性都能从 RT 中获益，且进一步寻找可预测不需要 RT 的低风险群体的临床变量似乎没有结果。** 评论：没有正式的组织病理学方案，约 **10%** 的边缘状态不明。

Julien, EORTC 10853 (Lancet 2000, PMID 10683002; JCO 2006, PMID 16801628; JCO 2013, PMID 24043739)：对 1002 例接受乳腺肿块切除术后放疗的患者（年龄＜70 岁，乳腺导管原位癌直径 ≤ 5 cm），采取随机观察或全乳腺照射治疗。标本边缘必须无乳腺导管原位癌残留。不要求做术后钼靶或 X 线片。术后 12 周内进行放疗，使用切线野照射 50 Gy/25 fx，不建议局部推量（尽管 5% 的患者接受了瘤床推量照射，中位剂量为 10 Gy），15 年术后无局部复发率为 69%（未放疗组）*vs.* 82%（放疗组）。**结论：乳腺导管原位癌局部切除术后放疗可降低同侧乳腺的总体侵袭性和非侵袭性复发率。**

Wapnir, NSABP-B17/24 Long-Term Outcomes (JNCI 2011, PMID 21398619)：此研究对乳腺导管内癌的腔镜切除术后同侧乳腺内侵袭性复发的长期结果进行了分析。放疗降低了 52% 的同侧乳腺内侵袭性复发率。同侧乳腺内侵袭性复发与死亡风险增加有关（死亡风险比为 1.75，95%*CI*：1.45~2.96，$P < 0.001$）（表 25.2）。同侧乳腺侵袭性复发后，39 例死亡患者中有 22 例可归因于乳腺癌。

表 25.2　评估 RT 与无 RT 的 DCIS 试验摘要

| | EBCTG 10 年 | | NSABP-B17 15 年 | | SweDCIS 20 年 | | EORTC 10853 15 年 | | UK/ANZ RT Arm 12.7 年 | |
	RT	无 RT	RT	无 RT	RT	无 RT	RT	无 RT	RT	无 RT
IBTR	12.9*	28.1	19.8*	35	20.0*	32.0	18*	31	7.1*	19.4
侵袭性复发	NR	NR	10.7*	19.6	15.1	20.1	10*	16	3.3*	9.1
CSS	95.9	96.3	95.3	96.9	95.9	95.8	96	95	NR	NR
OS	91.6	91.8	82.9	84.2	77.2	73.0	88	90	NR	NR

注：* 表示差异有显著统计学意义。

◆ **有一部分患者复发的绝对风险很低，是否可以不进行 RT 治疗？**

虽然有些女性患者的复发风险较低，但这部分患者尚未明确定义，仍需根据患者的预期寿命和患者意愿来决定。参见前面的 VNPI 和下面的前瞻性数据决定是否进行 RT 治疗。

Wong, Dana Farber/Harvard (JCO 2006, PMID 16461781; BCRT 2014, PMID 24346130)：这是一项前瞻性单臂研究，招募患有 DCIS 的"低风险"女性，DCIS 主要定义为 1~2 级、肿瘤直径 ≤ 2.5 cm，切缘 ≥ 1 cm，或再次切除无残留 DCIS 且无他莫昔芬。最终累计招募了 158/200 例患者（提前终止）。8 年后，LR 发生率为 13%，32% 的复发为侵袭性复发。**结论：尽管切缘 ≥ 1 cm，但仅靠切除术治疗的低级别小 DCIS 患者的 LR 很大。估计这类患者每年的 LR 风险为 1.9%。**

Solin, ECOG 5194 (JCO 2009, PMID 19826126; JCO 2015, PMID 26371148)：711 例（1~2 级且 ≤ 2.5 cm 或 3 级且 ≤ 1 cm）仅接受局部切除治疗（边缘 ≥ 3 mm；30% 接受他莫昔芬治疗）的患者。肿瘤大小的中位数分别为 7 mm 和 6 mm。1~2 级肿瘤的 12 年 IBE 为 14.4%，3 级为 24.6%。12 年的 IBR 为：1~2 级 7.5%，3 级 13.4%。**结论：复发率会增加，但不会达到高峰（1~2 级每年为 1%，3 级每年为 2%）。**

McCormick, RTOG 9804 (JCO 2015, PMID 25605856)：对"低风险"DCIS 患者（1~2 级，直

径< 2.5 cm，乳腺 X 线检查发现切缘 ≥ 3 mm）进行 PRT，随机分为 WBI 50 Gy/25 fx *vs.* 观察。在计划的 1790 例患者中，有 636 例患者入组。MFU 为 7.2 年；62% 的患者接受他莫昔芬治疗（可选）。主要终点是同侧 LR。7 年 LR 为 RT 组 0.9% *vs.* 观察组 6.7%（*P* < 0.001）。结论：即使在低风险人群中，**RT 也能降低 LR。**

◆ 他莫昔芬辅助治疗是否有益？哪一类患者应该接受辅助治疗？最佳剂量是多少？

他莫昔芬可降低任何乳腺事件（B-24 和 UK/ANZ）和对侧乳腺事件的发生率，但不会影响同侧浸润性复发，因此不能替代 RT（UK/ANZ）。他莫昔芬只对 ER 阳性患者有益（B-24）。

Fisher, NSABP B-24 (Lancet 1999, PMID 10376613; JNCI 2011, PMID 21398619)：对 1798 例 DCIS 患者行 PRT，比较 BCS 与使用或不使用他莫昔芬的 RT。根据年龄（< 49 岁或大 > 49 岁）、肿瘤类型（DCIS 或 DCIS+LCIS）和检测方法（乳房 X 线摄影、临床检查或两者均使用）进行分层。切缘阳性或残留散在钙化的患者符合条件。肿瘤切除术后 8 周内进行 RT，切线为 50 Gy/25 fx。在肿瘤切除术后 56 d 内服用安慰剂或他莫昔芬 10 mg/d，连续服用 5 年。31% 的患者因不良反应、个人原因或不明原因而停用他莫昔芬。他莫昔芬可减少任何 BC 事件的发生（5 年内发生率为 13% *vs.* 8%，*P*=0.0009），侵袭性 BC 发生率也有所下降（7% *vs.* 4%，*P*=0.004）。请注意，ER 状态最初是未知的（见 Allred 的研究）。

Allred, NSABP B-24 subgroup (JCO 2012, PMID 22393101)：在这些患者中，他莫昔芬降低 BC 的 10 年发病率（*HR*：0.49，*P* < 0.001），但对 ER 阴性患者没有益处。

Houghton, UK/ANZ Trial (Lancet 2003, PMID 12867108; Lancet Oncol 2011, PMID 21145284)：对 1694 例肿瘤切除术后的 DCIS 患者进行了四臂 PRT，采用 2×2 随机设计：±RT 和 ± 他莫昔芬。手术为切除术，标本 X 片和阴性边缘；允许微小浸润。RT 为 50 Gy/25 fx，无增强。他莫昔芬：20 mg qd，持续 5 年。患者可选择四向随机疗法或其中一种双向随机疗法。只对随机接受治疗的患者进行该治疗组的分析。10 年后，发生任何乳腺事件的风险分别为未接受辅助治疗（32%）、仅接受他莫昔芬治疗（24%）、仅接受 RT 治疗（13%）、RT 和他莫昔芬治疗（10%）（表 25.3）。他莫昔芬和 RT 均显著降低 IBTR 的风险。他莫昔芬不影响侵袭性复发，因此不能替代 RT。

表 25.3 评估他莫昔芬与不使用他莫昔芬的 DCIS 试验摘要

	NSABP B-24 10 年			UK/ANZ 他莫昔芬随机化 12.7 年		
	Tam	无 Tam	HR	Tam	无 Tam	HR
IBTR	13.2	16.6	0.68*	15.7	19.6	0.78*
侵袭性复发	6.6	9	NR	6.8	6.9	0.95
CBTR	4.9	8.1	0.68*	1.9	4.2	0.44*
OS	82.9	85.6	NR	NR	NR	NR

注：* 表示差异有显著统计学意义。

DeCensi, TAM01 (JCO 2019, PMID 30973790)：对 500 例年龄 ≤ 75 岁且 ER+DCIS 患者进行为期 3 年的 PRT 研究，他们分别接受低剂量他莫昔芬（5 mg/d）或安慰剂治疗。MFU 5.1 年，低剂量他莫昔芬

治疗组的累积乳腺事件（6% vs. 11%，P=0.02）和对侧乳腺事件（1.2% vs. 4.8%，P=0.02）较少。除了使用他莫昔芬后每日潮热略有增加（P=0.02）外，患者报告的结果无统计学意义。结论：小剂量他莫昔芬可减少 **75%** 的对侧乳腺事件，且不良反应有限。

◆ 既然在前面的试验中他莫昔芬可以预防对侧乳腺复发，那么我们是否可以用它来预防高危患者的乳腺癌呢？

可以。但不良反应往往导致其使用频率降低。

Fisher, NSABP P-1 (JNCI 1998, PMID 9747868)：共有 13 388 例有风险因素的女性患者（≥ 60 岁或风险 ≥ 1.66% 或有 LCIS 病史）随机接受安慰剂或他莫昔芬治疗，为期 5 年。他莫昔芬可将侵袭性 BC 的风险降低 49%，其中老年妇女获益更多。所有亚组都从中受益。ER 阳性肿瘤的发病率降低了 69%，但 ER 阴性肿瘤的发病率没有差异。

Vogel, NSABP P-2 "STAR" (JAMA 2006, PMID 16754727)：PRT 比较他莫昔芬和雷洛昔芬，目的是减少他莫昔芬的不良反应并测试雷洛昔芬的疗效。总体看来，雷洛昔芬的疗效相似，血栓栓塞事件发生率较低。

◆ 阿那曲唑治疗 DCIS 的效果是否优于他莫昔芬？

Margolese, NSABP B-35 (Lancet 2016, PMID 26686957)：对 3104 例 ER 或 PR 阳性 DCIS 绝经后妇女进行为期 5 年的Ⅲ期 PRT，比较 1 mg/d 的阿那曲唑和 20 mg/d 的他莫昔芬。主要终点是 BCFI，即从随机化到任何 BCE（包括局部、区域、远处复发或对侧疾病、浸润性或 DCIS）的时间。MFU 为 8.6 年。10 年后的 BCFI 为 89% vs. 93%（HR：0.73），阿那曲唑更优（P=0.03）。获益者主要是年龄 < 60 岁的女性。使用阿那曲唑可减少第二原发癌的发生，但趋势为 NS（HR：0.68，P=0.07）；他莫昔芬的 10 年 OS 估计值为 92.1%，阿那曲唑为 92.5%（NS）。

◆ **DCIS 的最佳剂量和分次治疗是什么？低分割治疗是否合适？**

大多数前瞻性 DCIS 试验都使用 50 Gy/25 fx（有或无增强）[27,30]。然而，鉴于对浸润性 BC 已明确的疗效和安全性，大多数人认为中等分割剂量治疗模式更适合治疗 DCIS。

Lalani, Ontario Series (IJROBP 2014, PMID 25220719)：此研究分析了 1994—2003 年接受治疗的 1609 例患者的 RR 结果。60% 的患者接受常规 RT 治疗，40% 的患者接受中等分割剂量治疗（42.4 Gy/16 fx）。15% 的常规分割剂量患者接受瘤床加量治疗，而 54% 的中等分割剂量患者接受瘤床加量治疗。MFU 为 9.2 年；10 年 LRFS 为 86%，而次微分治疗为 89%（P=0.03）。多变量分析显示，低分量治疗与复发无关。结论：中等分割剂量治疗的疗效与常规治疗相似。

Offersen, DBCG HYPO Trial (JCO 2020, PMID 32910709)：对 1842 例结节阴性 BC 或 DCIS 合并 BCS 的女性患者进行 PRT，她们随机接受 50 Gy/25 fx 或 40 Gy/15 fx 的 WBI 治疗。主要终点是 3 年后乳房出现 2~3 级硬化。在 50 Gy 和 40 Gy 两组中，3 年后乳房硬化率分别为 11.8% 和 9.0%（P=0.07）。全身治疗和 RT 增强不会增加硬化风险；9 年 LRR 分别为 3.3% vs. 50 Gy 和 40 Gy 治疗组的 3.0%（NS）。OS 的数据差异有统计学意义。结论：低分割治疗的疗效与常规治疗相似。

◆ **DCIS 患者是否有必要瘤床加量放疗？**

这一点颇具争议，因为目前还没有前瞻性随机证据直接比较肿瘤结果（但有 3 项研究正在进行中）。在 BIG 3-07/TROG 07.01 试验中，在常规分次和低分次 WBI 方案中瘤床加量放疗对面容对手臂和肩部功能有负面影响，而 LR 结果仍在待定 [28]。请注意，在前瞻性试验中，只有少数患者采用瘤床加量放疗（NSABP B-17/EORTC 为 5%~9%，SweDCIS/UK/ANZ/RTOG 9804 不推荐）。下文将介绍回顾性系列研究。鉴于缺乏证据支持，ASTRO 指南不建议瘤床加量放疗。

Omlin, Switzerland (Lancet Oncol 2006, PMID 16887482)： 对来自 18 所机构的 373 例患者进行 RR 研究，所有患者的年龄均＜ 45 岁。15% 的患者术后没有接受 RT，45% 的患者接受无瘤床加量的 RT，40% 的患者接受 10 Gy 瘤床加量的 RT。接受瘤床加量放疗的患者 10 年后的 LRFS 有所改善（未接受 RT 的患者为 46%，未接受增强治疗的患者为 72%，接受瘤床加量放疗的患者为 86%）。**结论：年轻患者应考虑瘤床加量放疗。**

Wai, British Columbia (Cancer 2011, PMID 20803608)： 1985—1999 年，957 例 MFU 患者的 RR 为 9.3 年；50% 的患者未接受 RT 治疗，35% 的患者接受无瘤床加量 RT 治疗，15% 的患者接受瘤床加量 RT 治疗。虽然 RT 与 LC 的改善有关，但有无瘤床加量的 RT 之间没有差异。

Moran, Multi-Institutional (JAMA Oncol 2017, PMID 28358936)： 对来自 10 所机构的患者水平数据进行 RR 分析，其中包括 1980—2010 年接受治疗的 4131 例患者。瘤床加量与同侧乳腺肿瘤复发率明显降低有关，5 年受益率为 0.8%，10 年受益率为 1.6%，15 年受益率为 3.6%。**结论：所有年龄组的同侧乳腺肿瘤复发率都有所降低，这与浸润性乳腺癌的研究结果相似。**

◆ **哪些因素可预测复发？**

除 VNPI 外，其他研究也讨论有助于选择患者的预测因素 [31]。在 SweDCIS 试验中，Ⅲ级组织学和粉刺样坏死是复发的预测因素 [32]。其他回顾性研究表明，年龄较小和多病灶可能也与较高的复发率有关 [33,34]。

◆ **哪些手术切缘是必要的？**

Dunne, Ireland (JCO 2009, PMID 19255332)： 对 22 项针对 DCIS 的 BCT 试验中的 4660 例患者进行研究层面的荟萃分析，考察 IBTR 和切缘状态。中位 IBTR 时间为 5 年。放疗后，阴性切缘的 IBTR 低于阳性切缘（低 64%）、靠近或未知切缘。切缘 2 mm 与切缘＞ 5 mm 的 IBTR 无明显差异。**结论：使用 RT 时，＞ 2 mm 的切缘就足够。**

Morrow, SSO/ASTRO/ASCO Consensus Guideline (JCO 2016, PMID 2758719)： 关于 BCT 治疗 DCIS 的最佳边缘宽度，此前尚未达成共识。多学科共识小组通过对包括 7883 例患者在内的 20 项研究的系统回顾和其他已发表文献中的切缘宽度和 IBTR 率进行荟萃分析。与阳性切缘相比，阴性切缘（墨水上无 DCIS）的 IBTR 风险减半。在进行 WBI 时，与较小的阴性切缘相比，2 mm 的切缘可将 IBTR 风险降至最低，统计学意义上的 OR 为 0.51。与 2 mm 的切缘（使用 WBI）相比，≥ 2~10 mm 的切缘并不能显著降低 IBTR。对于切缘＜ 2 mm 的患者，应根据临床判断来确定是否需要进一步手术。

◆ **DCIS 乳房切除术后是否有患者需要接受放射治疗？**

Childs, Harvard (IJROBP 2012, PMID 22975615)： 对 142 例纯 DCIS（无微小浸润）乳房切除术后未进行 RT 的患者进行 RR 研究。15% 的患者切缘阳性，16% 的患者切缘 < 2 mm。1 例切缘阳性患者和 1 例切缘较近的患者出现胸壁复发。**结论：即使切缘阳性，也不需要常规进行 PMRT。**

Chan, UCSF (IJROBP 2010, PMID 20646871)： 193 例乳房切除术患者的 RR 显示，55 例近切缘，4 例切缘阳性。所有患者的胸壁复发风险为 1.7%，高级别患者的胸壁复发风险为 3.4%。

Carlson, Emory (JACS 2007, PMID 17481544)： 对 223 例接受无 RT 的保皮乳房切除术和重建术的患者进行了 RR 分析。LR 为 3.3%，区域复发率为 0.9%，远处复发率为 0.9%。如果切缘 < 1 mm，LR 为 10%。

◆ **基因组检测能否用于指导 DCIS 患者的预后和治疗？**

基因组检测可作为独立的预后工具，用于估计复发风险[6,7]。然而，由于低风险亚组的风险为 10%，因此该检测可能不具成本效益[8]，而且在这种情况下，许多女性患者可能还是会选择 RT 治疗。

Solin, ECOG E5194 (JNCI 2013, PMID 23641039)： 在 ECOG E5194 研究中，对未接受 RT 治疗的阴性切缘患者进行分子图谱分析。对 327 例患者的子集进行 Oncotype DX 分析。确定 3 个组别（70% 低危、16% 中危和 14% 高危），10 年后的 IBTR 风险分别为 10.6%、26.7% 和 25.9%。低危、中危和高危的侵袭性复发风险分别为 3.7%、12.3% 和 19.2%。多变量分析仍具有预后价值。

Rakovitch, DCIS Oncotype (Breast Cancer Res Treat 2015, PMID 26119102)： 在一个基于人群的回顾性队列中验证 Oncotype DX，该队列中有 718 例病例仅接受阴性切缘手术治疗。MFU 9.6 年。Oncotype DX 能独立预测 MVA 的复发风险。低危、中危和高危组的 10 年 LR 风险分别为 12.7%、33% 和 27.8%。**结论：针对 DCIS 的 Oncotype 在外部亚组中增加独立价值；然而，即使在低风险组中，LR 风险也可能高到足以提供 RT。**

◆ **APBI 在 DCIS 中是否可行？**

多项研究支持在适当选择的患者中使用 APBI，目前的 ASTRO[29]、ABS[35] 和 ASBS[36] 指南均支持对经选择的 DCIS 患者使用 APBI。

Shah, MammoSite Registry (Ann Surg Oncol 2013, PMID 23975302)： 共有 194 例 DCIS 患者接受 MammoSite APBI（34 Gy/10 fx）治疗。MFU 为 63 个月；5 年精算 IBTR 率为 4.1%。肿瘤大小（OR＝1.1，P＝0.03）和 ER 阴性（OR＝3.0，P＝0.0009）与 IBTR 相关，而阳性切缘（OR＝2.0，P＝0.06）和谨慎 / 不适宜状态与适宜状态（OR＝1.8，P＝0.07）相比有变化趋势。

Vicini, ASBS/WBH Pooled Analysis (Ann Surg Oncol 2013, PMID 23054123)： ASBS MammoSite 注册试验和 William Beaumont 医院对 300 例接受 APBI 治疗的 DCIS 患者进行为期 17 年的汇总分析。5 年后的 IBTR 率为 2.6%，无区域性复发，CSS 率为 99.5%，OS 率为 99.5%。将谨慎的 DCIS 组与适合 / 谨慎的侵袭组进行比较，IBTR 无差异（2.6% *vs.* 3.1%，P＝0.90），DCIS 患者的 DM（0% *vs.* 2.5%，P＝0.05）、DFS（98.5% *vs.* 94.4%，P＝0.05）和 OS（95.7% *vs.* 90.8%，P＝0.03）显著改善。将谨慎的 DCIS 患者与合适的侵袭性患者进行比较，IBTR 无差异（2.6% *vs.* 2.4%，P＝0.76），而 DCIS 患者

的 OS 有所改善（95.7% *vs.* 90.9%，*P*=0.02）。

Strnad, GEC-ESTRO Multicatheter Trial (Lancet 2015, PMID 26494415)： 对 1184 例妇女进行多导管近距离放射治疗与 WBI（50 Gy+10 Gy boost）的对比试验。研究对象包括 0 期至 ⅡA 期肿瘤 ≤ 3 cm、pN_0/N_{mi}、无 LVSI、清晰切缘 ≥ 2 mm（DCIS 为 ≥ 5 mm）的女性。对于 DCIS，仅纳入 VNPI 低分或中分（< 8 分）（*n*=60，5%）。对肿瘤床进行 APBI，切缘 ≥ 2 cm，32 Gy/8 fx；或 30.3 Gy/7 fx，bid；或脉冲剂量近距离放射治疗到 50 Gy。如果 APBI 组的 5 年 LR 率不超过 WBI 组的 3%，则 APBI 被视为非劣效性；WBI 组的 5 年 LR 率为 0.92%，而 APBI 组为 1.44%。

◆ **IORT 在治疗 DCIS 中是否发挥作用？**

两项随机试验（TARGIT 和 ELIOT）显示，IORT 的 LR 率较高。用于 DCIS 患者的数据有限，因此目前不建议在方案外使用 IORT。

Rivera, IORT for DCIS (Breast 2016, PMID 26534876)： 前瞻性非随机试验，根据术前乳房 X 线摄像术和 CE-MRI 检查，30 例女性单纯 DCIS 患者被认为符合 IORT 治疗条件。纳入条件：数字乳腺 X 线摄像术和 CE-MRI 均显示病变最大直径为 ≤ 4 cm，活检或广泛局部切除术显示为纯 DCIS，使用 BCS 检查认为手术边缘清晰（2 mm）可切除。中位年龄为 57 岁（42~79 岁），中位病灶大小为 15.6 mm（2~40 mm）。共有 14.3% 的患者（5/35）需要接受某种形式的额外治疗。在 MFU 36 个月（2~83 个月）时，仅有 2 例患者出现癌症晚期（仅 DCIS），晚期率为 5.7%。没有观察到死亡或 DM。

◆ **DCIS 术后放疗对生存有好处吗？**

前瞻性试验或前面提到的荟萃分析均未显示出生存获益（尽管 NSABP B-24 中出现侵袭性复发的女性患者生存率较低）。

Narod, SEER (JAMA Oncol 2015, PMID 26291673)： SEER 分析 108 196 例 DCIS 患者，MFU 为 7.5 年；20 年 BCSM 为 3.3%，年龄 < 35 岁的女性患者和黑人女性患者的 BCSM 更高。RT 降低 10 年后侵袭性复发的风险（2.5% *vs.* 4.9%），但并未改善 BCSM。**结论：预防 IBTR 不会改变 BC 的 10 年死亡率。**

◆ **长期随访，DCIS 的结果会发生变化吗？**

Solin, Multi-Institutional (Cancer 2005, PMID 15674853)： 共有 1003 例女性患者在北美 10 个中心接受了 BCT 治疗；15 年的任何 LF 发生率为 19%。年龄较大（≥ 50 岁）和阴性妊娠的失败率较低。CSS 为 98%。

◆ **什么是 LCIS，它与 DCIS 有何不同？**

LCIS 无症状，不被认为是癌前病变，但它是发展为浸润性 BC 的风险因素[1]。但多灶性 LCIS 例外，如果切缘阴性，可以手术治疗，效果极佳[37]。10 年内患 BC 的风险为 7%，双侧患恶性肿瘤的概率相等[38]。如果乳房造影发现可疑病变，但活检仅发现 LCIS，则必须重复造影或切除，以确保整个可疑区域被切除，且没有潜在的 DCIS 或恶性肿瘤存在。RT 对治疗 LCIS 没有作用。

第二十六章 复发性乳腺癌

Ian W. Winter, Camille A. Berriochoa, Chirag Shah 著

周扬帆、李志琴 译

丁　轶、蔡隆梅 校

林　勤 审

> **概述**：乳腺癌 LRR 与发生远处转移和死亡的风险增加有关。大多数复发发生在初始治疗后 5 年内的同侧乳房或胸壁。治疗取决于初始治疗和复发部位，可考虑手术、RT/ 再照射、CHT 和（或）内分泌治疗（表 26.1）。RT 也可与热疗或 CHT 同时进行。

表 26.1　局部复发乳腺癌的治疗模式

仅局部复发	初始 BCS+RT	全乳房切除术 +ALND（如果之前未进行 I/II 级切除），然后考虑 CHT（基于受体状态）；如果拒绝乳房切除术，可考虑重复保乳
	仅初始乳房切除术	如果可能，进行手术 +RT，然后考虑术前或术后进行 CHT（根据受体状态而定）
	初始乳房切除术 +ALN I/II 切除术 +RT	考虑 CHT（基于受体状态），可能的话进行手术，然后考虑再次放射治疗
区域 ± 局部复发	ALN 复发	CHT，然后手术 +RT（如果可能，考虑再次照射）
	SCV 或 IMN 复发	先进行 CHT，然后尽可能进行 RT/ 再照射

流行病学：在美国有约 390 万例乳腺癌幸存者[1]。LRR 的发生率为 5%~15%，在当前的研究中发病率正在下降[2-5]。大多数 LRR 发生在诊断后 5 年内，乳房切除术后复发的时间早于 BCT 后（大约早 1.2 年）[6]。LRR 之后，5 年 OS 差异很大，为 25%~75%[6-9]。

风险因素：年龄较小、绝经前、肿瘤较大、体重指数（BMI）较高、LN+ 数量增加、解剖 LN 数量减少、ER 阴性、未接受曲妥珠单抗治疗的 HER2+、高级别、淋巴管侵犯、未接受内分泌治疗、切缘阳性、BCS 未进行 RT，以及乳房切除术未进行 RT（如有指征）[10-15]。

解剖学：BCT 后，LRR 最常发生在同侧乳房。乳房切除术后，LRR 发生在 CW（60%）＞ SCV（20%）＞ ALN（10%）[10]。

临床表现：通常通过乳房 X 线摄影术（BCT 后）、体格检查或其他影像学检查发现。症状包括可

触及的肿块、皮肤改变、新发淋巴水肿、扪及 LN、皮肤改变或臂丛神经病 [16-18]。

检查：

1. 实验室检查：全血细胞计数、肝功能检查、碱性磷酸酶和肌酐，以评估肾功能，为造影剂增强成像做准备。

2. 影像学检查：胸部 CT、腹部和骨盆 CT、脑部 MRI（如有症状）、骨扫描、正电子发射计算机断层扫描（PET/CT）、有症状的骨骼或骨扫描中发现的可疑区域的 X 线片、活检并与原始病理进行比较、受体状态评估、遗传咨询（如有高风险）[19]。

预后因素：如果 LRR 发生在初始治疗后 2 年内、乳房切除术后（与 BCT 术后相比）、皮肤受累、原发肿瘤较大、初始多 LN+、年龄较大或体重指数较高，则预后较差 [8,13,20,21]。

分期：根据 AJCC 指定复发性 TNM（rTNM）分期（分期见第二十三章）。

治疗模式

1. 手术治疗：手术方案取决于复发部位、既往手术情况和切除的可行性。一般来说，乳房肿块切除术后的乳房内复发可通过乳房切除术来挽救；对于不愿接受乳房切除术的患者，可考虑再次保留乳房。如果可行，CW 复发和结节复发应予切除，有时应在细胞恢复性系统治疗后切除。

2. 化疗：全身治疗的选择取决于肿瘤受体状态（ER、PR、HER2）和之前接受的治疗。对于典型的严重残留疾病患者，可考虑在 RT 的同时进行 CHT。对于 ER 阴性癌症，在达到最大局部控制后再考虑 CHT（根据 CALOR 试验）[22]。

3. 放射治疗：对于无放射治疗的患者，CW 的辅助 RT 剂量宜为 50~60 Gy；对于阳性切缘，建议剂量为 60~66 Gy 或更高；对于严重残留，建议剂量为 66~70 Gy，并考虑同时使用 CHT（卡培他滨）。有许多不同的方案被用于再次照射。重复乳房保护的一种方案包括以 1.5 Gy/fx 的剂量对部分乳房进行 45 Gy BID 照射（RTOG 1014）[23]。不良反应包括疲劳、放射性皮炎、纤维化、淋巴水肿、臂丛神经病、胸壁疼痛、肋骨骨折、肺炎和心脏毒性。

4. 热疗（hyperthermia，HT）：通常用于表皮 CW 复发，同时再次照射至 43 ℃ 的温度。当与 RT 同时使用时，HT 会削弱细胞修复 RT 诱导的 DNA 损伤的能力，从而更有效地杀死肿瘤细胞。在 43 ℃ 下，细胞存活斜率（阿利纽斯作图法）急剧下降。HT 剂量通常用 CEM 43 ℃ T90 来描述，它代表肿瘤内 90% 的监测点在 43 ℃ 下超过的累积等效分钟数。与高温有关的损伤不具有细胞周期特异性（与 RT 相反，后者在 G2/M 期间损伤最大，而在 S 期效果最小）。不过，细胞可能会产生耐热性 [24]（对随后的高温有抵抗力），这种现象被认为是由于产生热休克蛋白；因此，并非每天都进行高温治疗。根据 1996 年发表的 ESHO 试验，常用的 RT 治疗剂量方案是每周 2 次、每次 8 fx、每次 32 Gy，并同时进行热疗 [25]，荷兰研究人员于 2015 年发表使用该方案的最新数据 [26]。热疗技术包括微波加热、区域灌注热疗、超声和包裹。

基于循证的问与答

◆ **如何区分真性复发（TR）和新原发（NP）？这对预后有何影响？**

与原始肿瘤相比，NP 的特征包括不同的组织学、受体状态的变化、不同的位置、LOH 以及从非整倍体到二倍体的变化。直到 8 岁，NP 和 TR 的发生率相似；随后 NP 发生的频率更高。与 TR 相比，NP 具有更好的预后（10 年生存率 75% *vs.* 55%）[27-29]。

◆ **LRR 型乳腺癌可以重复前哨淋巴结活检吗？**

2018 年的一项荟萃分析发现，重复 SLNB 是可行的，准确的，使患者免于不必要的 ALND，并提供可以改变管理的信息。这项研究包括 1761 例既往有 SLNB 或 ALND 的患者，他们接受重复 SLNB。64.3% 的患者成功鉴别出 SLN，18.2% 的患者淋巴结阳性。异常引流在既往 ALND 患者中更为常见。阴性预测值为 96.5%。接受 RT 治疗的患者与未接受 RT 治疗的患者之间无统计学差异[30]。

术后局部复发

◆ **初次 BCT 后 LRR 的首选治疗方法是什么？**

乳房切除术通常是首选。80%~95% 的 BCT 后 LRR 患者适合行乳房切除术[31,32]。补救性乳房切除术后，二次 LRR 为 4%~25%，5 年 OS 为 57%~100%，10 年 OS 为 66%（表 26.2）[33]。

◆ **在初始 BCT 后，是否可以选择救助 BCS？**

许多临床医生更倾向于补救性乳房切除术，因为补救性乳房切除术后观察到的 LR 率更高（分别为 4%~25% 和 7%~49%）[33]。然而，没有前瞻性试验比较这 2 种策略。一项回顾性研究显示，在原发性 BCT 和随后的 IBTR 之后，补救性乳房切除术与补救性 BCS 在 OS 方面没有差异。但米兰研究显示，重复 BCS 的 LR 更差（表 26.3）。RTOG 1014 是一项Ⅱ期研究，为再照射的重复 BCS 提供了框架。

Alpert, Yale (IJROBP 2005, PMID 16199315)： 146 例 BCT 合并 IBTR 患者的 RR 为 s/p。30 例行补救性 BCS，116 例行补救性乳房切除术。MFU 13.8 年。OS 相似（挽救性 BCS 58.0% *vs.* 挽救性乳房切除术 65.7%，*P*＝NS）。2 组间 LR 和 DM 率相近，均为 7%。结论：**补救性 BCS 是可行的，其结果与补救性乳房切除术相当，但患者仍有进一步罹患 IBTR 的风险。**

表 26.2　BCT 后 IBTR 的挽救性乳房切除术后的结果

研究的作者	N	MFU（月）	LR（%）	5 年 OS（%）
Alpert 等 [32]	116	166	6.9	—
Shah 等 [33]	18	49	10	100
Dalberg 等 [34]	65	156	12	—
Kurtz 等 [35]	43	53	12	—
Jacobson 等 [36]	18	120	17	—
Voogd 等 [37]	208	52	25	—
Salvadori 等 [38]	134	60	4	70
Ofuchi 等 [39]	51	53	11	57~100
Kurtz 等 [40]	66	84	12.1	68
Chen 等 [41]	568	—	—	78

表 26.3　BCT 后 IBTR 单纯切除术的结果

研究的作者	N	MFU（月）	LR（%）	5 年 OS（%）
Alpert 等 [32]	30	116	6.7	—
Shah 等 [33]	18	49	0	100
Dalberg 等 [34]	14	13	33	—
Kurtz 等 [35]	46	53	36	—
Voogd 等 [37]	16	52	38	—
Salvadori 等 [38]	57	60	14	85
Ofuchi 等 [39]	73	53	49	89~94
Kurtz 等 [40]	52	84	23	79
Chen 等 [41]	179	—	—	67

◆ **初次 BCT 后，再照射是否安全可行？**

是安全可行的。RTOG 1014（重复 BCT+3D 部分乳房再照射）评估重复乳房保护。5 年的数据显示毒性低，控制率有希望；但也需要考虑它严格的入组标准。

Arthur, RTOG 1014 (JAMA Oncol 2019, PMID 31750868)： 先前 BCT 后重复乳房肿瘤切除术后 IBTR 的 Ⅱ 期 3D 适形部分乳房再放射（PBrI）。包括单病灶 IBTR BCT 后 > 1 年，< 3 cm，切缘阴性，≤ 3 LN+ 无 ECE。PBrI 到手术腔 +1.5 cm CTV，+1 cm PTV。剂量为 45 Gy/30 fx，bid 1.5 Gy，3DCRT；58 例（侵袭性 35 例，DCIS 23 例，平均年龄 65 岁）。MFU 5.5 年；AE 3 级晚期 7%，无 4 级；5 年 IBTR 为 5%，同侧乳房切除术为 10%，DMFS 为 95%，OS 为 95%。**结论：PBrI 可能是乳房切除术的合理选择，90% 的患者在 5 年内二次复发的风险较低，可实现二次保乳。**

Wahl, Multi-institutional (IJROBP 2008, PMID 17869019)： 81 例 LRR 患者接受乳房或胸壁重复放疗的 RR。第一疗程中位放疗为 60 Gy，第二疗程中位放疗为 48 Gy，中位总剂量为 106 Gy。20% 的患者接受 bid RT，54% 的患者同时接受了 HT，54% 的患者同时接受了 CHT。第二次放疗后 MFU 为 1 年。4 例患者出现 3/4 级晚期不良反应。57% 的患者有改善 CR 的趋势（67% *vs.* 39%，*P*=0.08）；如果没有严重疾病，1 年本地 DFS 为 100%，而有严重疾病的为 53%。无治疗相关死亡率。**结论：重复放射治疗是可行的，不良反应可接受。**

◆ **LRR 术后间质性近距离治疗安全可行吗？**

是安全可行的，尽管数据有限。最大的回顾性研究表明，其结果与肿瘤切除术相当，美容效果良好且不良反应有限。

Hannoun-Levi, GEC-ESTRO (Radiother Oncol 2013, PMID 23647758)： 217 例原发性 BCT 患者（手术 + 全乳伴或不伴区域性淋巴结）后再行乳房肿瘤切除术后间质多导管近距离放疗（MCB；LDR、PDR 或 HDR）。MFU 3.9 年；10 年第二次 LR、DM 和 OS 发生率分别为 7%、19% 和 76%。85% 的美容效果达到优秀 / 良好。**结论：在 IBTR 中，乳房肿瘤切除术加 MCB 预防第二次 LR 是可行和有效的，**

其总生存率至少与补救性乳房切除术相当。

乳房切除术后局部复发

◆ **乳房切除术后局部或连续复发如何治疗?**

切除（而非切口活检）可改善预后。如果可能的话，切除后积极的放射治疗是首选（见 Halverson 的研究），根据 CALOR 研究，受体阴性癌症术后考虑 CHT。

Halverson, Washington U. (IJROBP 1990, PMID 2211253)： 研究 244 例单纯乳房切除术后 LRR 患者的 RR。基于此，作者提出 4 个建议：①与局部 RT（即病灶 +1~2 cm 切缘）相比，大范围 RT（即整个 CW）改善局控；10 年对照 63% vs. 18%，$P < 0.01$。②选择性放疗至 SCV 节点 46~50 Gy，SCV 失败率从 16% 降至 6%，$P = 0.049$。③选择性 RT 至未受累 CW 至 > 50 Gy。SCV 或 ALN 疾病患者在连续治疗中失败的比例分别为 29% 和 21%。RT 到未受累连续波降低复发率从 27% vs. 17%，$P = 0.32$。④对于完全切除的复发，治疗剂量 > 50 Gy，对于不完全切除的 < 3 cm 复发，治疗剂量 > 60 Gy（< 3 cm 对照，≥ 60 Gy 和 < 60 Gy 分别为 100% 和 76%）。尽管剂量为 70 Gy，但 > 3 cm 病变的肿瘤控制率仅为 50%。

◆ **乳房切除术后再照射安全可行吗?**

Wahl 的研究包括 31 例 s/p 乳房切除术患者，并证明再次照射到 CW 是安全的。急性 / 晚期不良反应以可接受的比率发生，最常见的是皮肤相关（如皮炎、纤维化、皮肤感染）或淋巴水肿的发展。运用现代技术，患肺炎的危险很低[42]。然而，必须考虑到臂丛病的风险，累积剂量超过 95 Gy，再照射间隔少于 1 年，臂丛病的风险显著增加[43]。

◆ **腋窝淋巴结或锁骨上淋巴结局部复发**

乳房切除术后，LRR 发生在胸壁（约 60%）> SCV（约 20%）> ALN（约 10%）[11]。如果 LRR 仅局限于 CW/ALN/IMN（5 年生存率 44%~49%），而不是 SCV/ 多个位点（5 年生存率 21%~24%），预后更好[20]。

◆ **锁骨上复发治疗后的结果如何?**

SCV 复发（SCVr）与不良预后相关。然而，SCVr 的长期生存是可能的，积极的治疗可能会使这些患者受益。

Reddy, MD Anderson (IJROBP 2011, PMID 21168284)： 研究了 140 例初始 MRM 和 CHT 后 LRR 患者的 RR，47 例涉及 SCV（23 例孤立 SCVr）。SCVr 患者的 DMFS 和 OS 比无 SCV 患者更差。然而，孤立性 SCVr 患者与孤立性 CW 患者 LRR 相似，5 年 OS 为 25%。**结论：SCVr 预后较差，但孤立性 SCVr 患者可获得长期 OS。**

◆ **应如何处理孤立的乳腺内结节复发?**

目前尚缺乏充足的数据可用于指导乳腺内复发的治疗模式。可选方案包括手术、SBRT 和分次放射治疗。根据受体状态和可切除性，通常先进行化疗[44-47]。

◆ **有没有什么方法可以降低复发性乳腺癌患者淋巴水肿的发生率?**

选择性患者可考虑行淋巴静脉搭桥手术以降低淋巴水肿的发生风险[48]。

◆ **化疗在局部复发中的作用是什么？**

特别是对于 ER 阴性复发，在局部控制达到最大限度后（根据 CALOR 试验），或术前考虑 CHT，以促进总全切除术。

Aebi, CALOR Trial (Lancet Oncol 2014, PMID 24439313; Wapnir JCO 2018 PMID: 29443653)：研究将 PRT 162 例孤立性 LRR s/p 根治术患者（R0 或 R1）随机分为辅助多药 CHT 组或观察组。所有患者均可接受激素 /HER2 治疗或 RT。排除 SCVr。使用的 CHT 没有标准化，由临床医生自行决定。MFU 9 年。对于 ER 阴性患者，CHT 组和未 CHT 组的 10 年 DFS 分别为 70% 和 34%，HR 为 0.29（95%CI：0.13~0.67）。在 ER 阳性患者中，CHT 组和未 CHT 组的 10 年 DFS 分别为 50% 和 59%，HR 为 1.07（95%CI：0.32~1.55）。无论 ER 状态如何，两组间 OS 无显著差异。**结论：在完全切除孤立性 LRR 后，应推荐对 ER 阴性患者进行辅助 CHT 治疗。**

◆ **与单纯放疗相比，热疗联合放疗能提高完全缓解率吗？**

是的。两项前瞻性研究和一项荟萃分析显示，与单纯放疗相比，放疗和 HT 的 CR 率显著提高（约 40% $vs.$ 约 60%），而 HT 再照射的 CR 率更高（约 66%）。

Datta, Meta-analysis (IJROBP 2016, PMID 26899950)：RT+HT 治疗局部复发性乳腺癌不手术或 CHT 治疗的 meta 分析；34 项研究（8 项双组研究，26 项单组研究）。治疗中位数为 7 次高温治疗，平均温度为 42.5 ℃，平均放射治疗剂量为 38.2 Gy（26~60 Gy）。在两组研究（627 例患者）中，RT+HT 的 CR 为 60%，而 RT 单独的 CR 为 38%（SS）。在单臂研究中，RT+HT 的 CR 率为 63%。在 779 例既往接受过 RT 的患者中，RT+HT 的 CR 为 67%。平均急性和晚期 3/4 级 RT+HT 不良反应分别为 14% 和 5%。**结论：在 LRBC 中，与单纯放疗相比，放疗 +HT 可提高 CR 率。再照射 +HT 治疗，67% 的患者达到了 CR。**

Linthorst (Radiother Oncol 2015, PMID 26002305)：248 例乳腺癌复发患者接受再放疗（32 Gy/8 fx，每周 2 次）和 HT（放疗后每周 1 次）的 RR。MFU 32 个月。CR 70%。1、3、5 年的 LC 和 OS 分别为 53%、40% 和 39%，66%、32% 和 18%；10 年期 OS 为 10%。热烧伤 23%，但保守 tx 愈合；5 年晚期 G3 不良反应 1%。**结论：再辐照后 LC 率高，晚期不良反应可接受。许多患者在生存期达到 LC。**

Jones, Duke (JCO 2005, PMID 15860867)：109 例浅表性肿瘤（≤ 3 cm 深度）的 PRT 比较 RT±HT。在 RT+HT 组中，66% 的患者有 CR，而单独 RT 组为 42%。接受过放疗的患者获益最多（68% $vs.$ 23%，SS）。没有看到操作系统的好处。毒性耐受良好，一次 Ⅲ 级热烧伤。**结论：热剂量 > 10 CEM 43 ℃ T(90) 的辅助 HT 可显著改善接受 RT 的浅表肿瘤患者的 LC。**

Vernon, International Collaborative Hyperthermia Group (IJROBP 1996, PMID 8690639)：合并了 5 个 PRT（包括来自荷兰的 ESHO 5-88 PRT），原因是累积缓慢。共有 306 例晚期原发性或复发性乳腺癌患者。目标 43 ℃，RT 以不同分数给出。主要终点为局部 CR，单纯放疗组总 CR 为 41%，RT+HT 组总 CR 为 59%（P=SS）。在既往放疗后复发病变中，再照射剂量较低，HT 效果最大；2 年 OS 40%（P=NS），随访期间有 74% 患者在 HT 区以外进展。**结论：HT 似乎是有益的，但设计良好，具有适当标准的前瞻性试验是有必要的。**

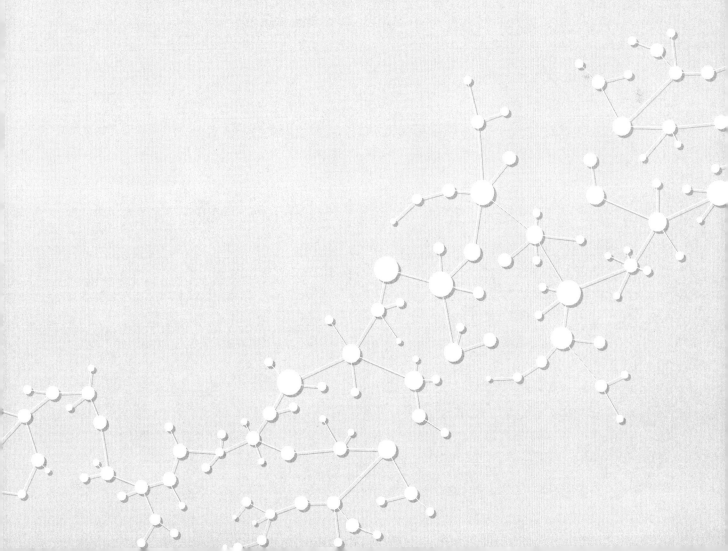

第五部分　胸部肿瘤

第二十七章 早期非小细胞肺癌

Sarah S. Kilic, Gaurav Marwaha, Kevin L. Stephans, Gregory M. M. Videtic 著

凌慧颖、李志琴 译

丁 轶、白 雪 校

林 勤 审

> **概述：** 手术切除是可手术早期非小细胞肺癌（Non-small-celllungcancer，NSCLC）的标准治疗。对于医学上不能手术的患者，SBRT 是标准治疗。对于高危可手术患者，由于缺乏完整的随机试验，就总存活率的终点而言，手术或 SBRT 哪个是首选方案仍存在争议（表 27.1）。

表 27.1 早期非小细胞肺癌的一般治疗模式

分期	可手术			医学上不可手术（$FEV_1 < 40\%$，DLCO $< 40\%$）
	手术	化疗	放疗	
I A 期（$cT_{1a-b}N_0$）	肺叶切除 + 纵隔淋巴结清扫术	无（日本除外）	无须术后辅助 RT（PORT）（除非有阳性切缘或 pN_2*）	SBRT 外围：60 Gy/3 fx（54 Gy 后进行非均质校正）50 Gy/5 fx，48 Gy/4 fx，34 Gy/1 fx，30 Gy/1 fx（不含异质性校正）
I B 期（$cT_{2a}N_0$）		待商榷（LACE荟萃分析）		中心：50（-60）Gy/5 fx（RTOG0813）
II A 和选择性的 II B 期（$cT_{2b}N_0$，cT_3N_0）		有（LACE 荟萃分析）		

注：* 表示，鉴于 LungART 的初步结果，仍存在争议；详见第二十八章。

流行病学： 肺癌是全世界最常见的癌症，是美国第二常见的癌症，而且是美国癌症死亡的主要原因，每年估计有 228 820 例新病例和 135 720 例死亡患者[1]。非小细胞肺癌占所有肺癌的 80%，早期非小细胞肺癌占非小细胞肺癌的 15%~20%。

危险因素： 吸烟、氡、石棉、家族史、肺纤维化、职业暴露（二氧化硅、镉、砷、铍、柴油废气、煤烟）。

解剖学： 左肺叶由斜裂隔开，右肺由斜裂和水平裂隔开。气管从 C_3、C_4 开始，隆突从 T_5 开始。淋巴节分站 1~14 个；见 Lynch 图谱[2]。

病理学：

1. 腺癌：最常见的组织学类型，占所有肺癌的 38%。大多数都是周围型。细支气管肺泡癌（腺癌的一种亚型），起源于 Ⅱ 型肺泡细胞，沿肺泡间隔生长，自然病史较长。

2. 鳞癌：约占所有肺癌的 20%。多数人是中央型。

3. 小细胞癌（small cell carcinoma，SCC）：占所有肺癌的 13%，几乎总是与吸烟有关（见第二十九章）。

4. 其他：包括其他罕见的组织学类型和其他神经内分泌癌，如大细胞癌或类癌。

遗传学：超过 95% 的临床相关突变是在腺癌中发现的。EGFR 是一种跨膜酪氨酸激酶，在 17% 的非小细胞肺癌中发生突变。这些突变体是 TKI 的靶点，如奥西替尼、厄洛替尼、吉非替尼和阿法替尼。5% 的非小细胞肺癌存在 ALK 重排，这些突变与年龄较小且从不吸烟的人有关。且这些突变对克唑替尼、阿来替尼和色瑞替尼等 TKI 有反应。ROS-1 突变见于 1%~2% 的 NSCLC，并可对克唑替尼产生反应 [3]。BRAF V600E、MET、RET 和 KRAS 是新出现的驱动突变，被认为分别对威罗菲尼、克唑替尼、卡博替尼和索托拉西布有反应。

筛查：USPSTF 标准。50~80 岁的患者和 ≥ 20 包 / 年的吸烟者和戒烟 < 15 年的患者进行低剂量 CT 筛查。值得注意的是，最近的国际肺部筛查试验（目前仅被报道为摘要）表明，基于临床特征的额外筛查标准，如年龄、种族、教育程度和体重指数，可能比当前 USPSTF 标准更敏感 [4]。

临床表现：咳嗽、呼吸困难、喘息、喘鸣、咯血、食欲不振、体重减轻、体力状况下降、副肿瘤综合征，如 PTHrP（SCC）引起的高钙血症或肥厚性骨关节病。

检查：病史采集和体格检查。PFT：详细信息请参阅 ACCP 指南 [5]。用于确定在试验中医学上的不可手术 SBRT 标准（印第安纳大学标准）。基础 FEV_1 < 预测 40%，预计术后 FEV_1 < 预测 30%，DLCO < 预测 40%，PO_2 < 70 mmHg，PCO_2 > 50 mmHg，运动耗氧量 < 预测 50%。如有必要，进行术前心脏检查。

1. 实验室：CBC、CMP。

2. 影像：胸部 CT（如果评价淋巴结，需造影剂），通过腹部 CT 检查考虑是否转移，但至少要检查一下肝脏和肾上腺的 CT 胸片和 PET 扫描。"病理性"淋巴结的定义是短轴直径 > 1.0 cm，"肿大"淋巴结病的定义是短轴直径 > 3.0 cm，多发融合淋巴结，影像上包膜外延伸或淋巴结 ≥ 3 站。MRI 检测胸廓入口处肺上沟瘤，奥曲肽扫描检查类癌。脑部 MRI 检查 Ⅱ 期或以上肺癌（NCCN 2017）；考虑将 MRI 脑成像用于中央期 Ⅰ B 肺癌（NCCN 可选建议）；除此之外，除非出现神经症状，否则不需要进行脑成像。如果 MRI 检查不可用，可选择足够对比度的脑 CT[6]。

3. 操作：活检指征（EBUS、CT 引导或胸腔穿刺术取决于积液的位置 / 存在与否；痰液病理学不可靠，但至少需要 3 个阴性）。EBUS/ 纵隔镜检查以确定 CT 或 PET 上的阳性结节，以及所有 T_3 或中央型 T_{1-2} 肿瘤（表 27.2）。EBUS 允许对 2、4、7 和 10 站进行取样。纵隔镜检查允许对 2、4 和 7 站进行采样。需要 Chamberlain 操作或电视胸腔镜外科手术才能到达 5 和 6 站。8 和 9 站需要 EUS。

预后因素： 临床分期，3个月内体重下降＞5%，KPS＜90，年龄＞70岁，淋巴脉管肿瘤浸润，婚姻状况等。

分期： 见表27.2。

表27.2 AJCC8版（2017）肺癌分期

T/M		cN_0	cN_1	cN_2	cN_3
T_1	≤1 cm[1]	ⅠA1	ⅡB	ⅢA	ⅢB
	1.1~2 cm	ⅠA2			
	2.1~3 cm	ⅠA3			
T_2[2]	3.1~4 cm	ⅠB			
	4.1~5 cm	ⅡA			
T_3	5.1~7 cm 侵犯[3] 同一肺叶结节	ⅡB	ⅢA	ⅢB	ⅢC
T_4	＞7 cm 侵犯[4] 分离的肺叶结节				
M_{1a}	• 对侧肺叶有分离的结节 • 胸膜结节 • 恶性胸膜/心包积液		ⅣA		
M_{1b}	单个器官的单发胸外转移 单个非区域淋巴结				
M_{1c}	多发性胸外转移		ⅣB		

注：≤1 cm[1]，或罕见的浅表播散性肿瘤，侵袭性成分局限于支气管壁。T_2[2]，或累及主支气管，但不累及隆突，累及脏层胸膜，或肺不张或阻塞性肺炎累及肺门区。侵犯[3]，侵犯壁层胸膜、胸壁、膈神经或壁心包。侵犯[4]，侵犯横膈膜、纵隔、大血管、气管、隆突、喉返神经、食管或椎体。cN_1，同侧支气管周围和（或）同侧肺门淋巴结（第10~14站）；cN_2，同侧纵隔和（或）隆突下淋巴结（第2~9站）；cN_3，对侧纵隔、肺门，或任何斜角肌或锁骨上淋巴结（第1站）。

治疗规范

1. 观察： "积极监测"不是非小细胞肺癌的既定选择，因为即使在医学上无法手术的患者中，肺癌特异性死亡率也是53%[7]。因此，除非病变太小而无法诊断，否则推迟治疗通常是不合适的（见下文）。

2. 孤立性肺结节： 肺实质内弥漫性阴影≤3 cm（直径＞3 cm为"肿块"，为恶性，除非另有证据）。鉴别包括肉芽肿、脓肿、真菌感染、错构瘤、结核病、转移瘤、淋巴瘤和类癌。与恶性肿瘤相关的因素：生长速度较快，无钙化，体积较大，边缘有毛刺（与光滑或分叶状相比），充气支气管征，实性外观（与磨玻璃相比），造影增强，高SUV。如果直径≥8 mm，可考虑正电子发射计算机断层扫描/CT或活组织检查。有关特定大小的其他随访指南，请参阅NCCN。Lung-RADS正在为肺癌筛查CT报告中不确定结节的随访发展标准化系统。

3. **手术**：对医学上可手术的患者的标准治疗。肺叶切除术优于楔形或节段切除术。电视胸腔镜下肺叶切除术可与开放肺叶切除术相媲美[8]。为了准确的分期，应进行纵隔淋巴结清扫术。术前体检，包括 PFTs（见体检）和必要的心脏相关疾病筛查。

4. **化疗**：见下文中的 LACE 合并分析。一般来说，对 I 期没有作用。还请注意，尿嘧啶替加氟已被证明对日本人有益，但由于不可重复的结果，在美国并未被使用[9]。

5. **射频消融**：在肿瘤内放置电极，并进行消融加热。回顾性系列研究报告，影像学完全缓解率为 38%~93%，复发率为 8%~43%。与 CR 相关的因素包括较小的肿瘤、转移和消融区肿瘤直径 4×。气胸是与该操作相关的风险。

6. **放疗**

（1）**适应证**：从历史上看，分次放疗是医学上不能手术的患者的标准治疗方法，其结果不如手术。然而，SBRT 可能与手术相当，也是当前医学上不可手术的患者的首选治疗方法（而不是楔形切除或 RFA）。辅助性 RT 不适用于完全切除的 I/II 期患者（尽管意大利的 Trodella 等人的试验确实显示了益处；其他试验则没有）。

（2）**剂量**：SBRT 常用的分割方案包括 54 Gy/3 fx 加异质性校正或 60 Gy/3 fx 不加异质性校正，间隔 40 h~7 d，总治疗时间 8~14 d。50 Gy/5 fx 每日进行放疗是日本的标准，也是中央型肿瘤的标准。50 Gy/5 fx 隔日分割放疗也用于中央型肿瘤，60 Gy/5 fx 和 60Gy/8 fx 也同样适用[10]。对于显微镜（R1）阳性切缘，术后剂量为 54~60 Gy。对于肉眼（R2）阳性切缘，剂量为 ≥ 60 Gy[9]。

（3）**不良反应**：急性期多见疲劳。咳嗽、肺炎、食管炎、亚急性胸壁疼痛相对少见。晚期多见放射性肺炎，胸壁疼痛。平均而言，PFT 保持稳定（有些改善，有些减少，通常与基线并发症有关）。

（4）**程序**：见《放射肿瘤学治疗计划手册》，第六章[11]。

基于循证的问与答

筛查和分期

◆ 常规的肺癌放射筛查有好处吗？哪些患者应该进行筛查？

之前，常规的 CXR 筛查或痰细胞学检查并不能降低死亡率。肺部筛查试验改变了这一现象，并导致了 NCCN 和 USPSTF 指南的修订。

National Lung Screening Trial (NEJM 2011, PMID 21714641)：一项 PRT 中 54 454 例肺癌高危患者被随机分成 3 组，分别采用低剂量 CT 或单视图 PA CXR 进行年度筛查。结果：与 CXR 组相比，低剂量 CT 组每 10 万人年中有 247 人死于肺癌，而 CXR 组为 309 人年。这意味着肺癌死亡率相对降低了 20%（$P=0.004$）。与 CXR 组相比，低剂量 CT 组的各种原因死亡率也降低了 6.7%（$P=0.02$）。值得注意的是，低剂量 CT 组和 CXR 组的假阳性率分别为 96.4% 和 94.5%，但大多数假阳性（> 90%）是通过序列成像观察到的，没有造成不必要的操作。需要用低剂量 CT 筛查以预防 1 例肺癌死亡的人数是 320 人。结论：**CT 筛查可降低肺癌死亡率**。

◆ 如何定义"早期"肺癌？为什么纵隔检查很重要？

早期通常被定义为 I 期或 II 期，但治疗决策是基于是否有结节受累。因此，仔细的纵隔分期是必要的。PET/CT 的敏感性为 79%（CT 分期为 60%），纵隔镜或 EBUS 检查纵隔可以改善这一点[11]。

◆ **纵隔镜检查和 EBUS 检查有什么不同？两个单一方法或组合方法的敏感性和特异性是什么？**

纵隔镜检查是评估区域淋巴结的历史标准。但 EBUS 具有侵袭性小，可进入第 10 站（肺门淋巴结）的优点。准确的临床分期对于避免不必要的开胸手术很重要。即那些无论如何都需要化疗或放疗的人，不会从手术中受益。从历史上看，25%~30% 的开胸手术是不必要的，因为临床分期不完整。

Annema, ASTER Trial (JAMA 2010, PMID 21098770)： 241 例可切除的非小细胞肺癌患者的 PRT，随机接受纵隔镜或 EUS-FNA/EBUS 检查，如果没有发现淋巴结，则行纵隔镜检查。所有无纵隔肿瘤扩散迹象的患者均行开胸加淋巴清扫。主要结果是对 $N_{2/3}$ 转移的敏感性。所有患者都预先接受了 PET/CT 检查，已知的 N_{2-3} 患者除外。结果：纵隔镜检查的敏感性为 79%，EBUS 为 85%，EUS-FNA/EBUS 为 94%。不必要的开胸手术：18%（纵隔镜检查）*vs.* 7%（EUS-FNA/EBUS）。结论：与单纯纵隔镜或 EBUS 相比，EUS-FNA/EBUS 加纵隔镜可减少不必要的开胸手术，提高对淋巴结转移的敏感性。

医学上可手术的患者

◆ **最好的手术是什么？楔形切除足够吗？**

金斯伯格指出，楔形外科的局部治疗不如肺叶切除术，远处转移是癌症相关死亡的驱动因素。

Ginsberg (Ann Thorac Surg 1995, PMID 7677489)： 一项 PRT 对 247 例 T_1N_0 非小细胞肺癌患者进行局部切除（节段或楔形切除）与肺叶切除的比较。由于该叶较小，RML 肿瘤被排除在外。需要切除至少 2 cm 的正常肺组织（患者在术中被随机分组）。40% 的患者登记（但最终没有入组）患有良性疾病。结论：肺叶切除术是首选的手术方式（表 27.3）。

表 27.3　早期肺癌有限手术与叶手术的 Ginsberg 试验结果（%）

治疗方法	LRR	非局部复发	死于癌症	各种原因造成的死亡
有限切除	17	14	25	39
肺叶切除术	6	12	17	30
P	0.008	0.672	0.094	0.088

◆ **我们能否通过亚肺叶切除 + 近距离放射治疗来改善手术结果？**

尽管下文中的 ACOSOG 试验是阴性的，但值得注意的是，在 Ginsberg 时代，"现代"楔形切除术比楔形切除术更好。

Fernando, ACOSOG Z4032 (JCO 2014, PMID 24982457)： 用于医学高危患者的楔形切除 $\pm^{125}I$ 近距离放射治疗。结果显示，以吻合线、肺叶或肺门淋巴结失败为标准的粗 LF 发生率为 7.7%。不同组在到达 LR 的时间或 LR 的类型上没有差异。此外，对于边缘可能受损的患者（边缘直径 < 1 cm，边缘与肿瘤的比例 < 1，吻合线细胞学阳性，或楔形切除结节大小 > 2.0 cm），近距离放射治疗并未减少 LF。两组 3 年 OS 均为 71%。结论：近距离放射治疗不能减少下叶切除术后的局部复发，但在现代，复发的风险很低。

◆ **哪些早期肺癌患者可以从术后辅助 RT（PORT）中受益？**

在完全切除的 I～II 期患者中，不推荐 PORT。请参阅第二十八章中的 PORT 荟萃分析，该分析显示对非 N₂ 病患者的常规 PORT 不利。下面讨论的 Trodella 研究值得注意，因为它在第一阶段确实显示出好处，但这不是常规做法，因为它没有被重现。

Trodella, Italian Trial (Radiother Oncol 2002, PMID 11830308)： 在辅助放疗对比观察组的 104 例病理完全切除（R0）的非小细胞肺癌患者的 PRT 中，放疗方案为 50.4 Gy/28 fx，靶区包括支气管残端和同侧肺门。结果显示，无治疗相关死亡病例。5 年 DFS 支持的放疗组（71% *vs.* 60%，*P*=0.039）。5 年 OS 支持放疗组（67% *vs.* 58%，*P*=0.048）。结论：在选择的 I 期患者中，辅助性放疗在 DFS 和 OS 方面是安全和有益的。

◆ **哪些患者受益于辅助性化疗？**

基于 LACE 荟萃分析，II 期患者应考虑辅助性化疗。IB 期尚有争议。CALGB 研究（见下文）认为辅助化疗对肿瘤直径 ≥ 4 cm（包括在 LACE 分析中）有好处。日本的研究表明尿嘧啶 - 替加氟治疗效果好，但这治疗方法在美国没有使用[8]。

Pignon, LACE Pooled Analysis (JCO 2008, PMID 18506026)： 汇集了 5 项 PRT 辅助化疗的 4584 例非小细胞肺癌患者的数据。MFU 为 5.2 年。结果：总的死亡比率为 0.89（*P*=0.005），相当于 5 年的绝对收益为 5.4%。收益因分期而异：对 IA 期有害（*HR*: 1.4），对 IB 期不显著（*HR*: 0.93），对 II 期（*HR*: 0.83）和 III 期（*HR*: 0.8）有利。在体力状况较好的患者中，受益更高。化疗类型、性别、年龄、组织学、手术类型、放疗计划和顺铂剂量与预后无关。结论：化疗在 II/III 期非小细胞肺癌患者中具有生存优势。IB 期有争议 - 可能有一些亚型是否受益与初始病灶的大小有关（CALGB 9633）。IA 期未注明（日本除外[8]）。

LACE 分析中包括了一项值得注意的研究。

Strauss, CALGB 9633 (JCO 2008, PMID 18809614)： 辅助紫杉醇（200 mg/m²）加卡铂（AUC6），每 3 周第 1 天 ×4 周期，与完全切除的 IB 期非小细胞肺癌对照观察的 PRT。384 例患者随机分组。结果：3 年 OS 为 79% *vs.* 70%，支持化疗。5 年 OS 无差异（60% *vs.* 57%，*P*=0.32）。亚组分析显示，对于肿瘤 ≥ 4 cm 的患者，生存期有所改善（中位生存期为 96 个月 vs. 63 个月）和化疗 OS（MS 为 99 个月 *vs.* 77 个月）。结论：虽然试验在计划的中期分析后提前结束，但 5 年数据显示没有显著的 OS 益处。然而，对于肿瘤直径 ≥ 4 cm 的患者，化疗可能会改善 OS。

医学无法进行手术

◆ **早期非小细胞肺癌常规放疗的结果是什么？**

从历史上看，医学上不能手术的患者只接受常规分割的决定性放疗 50~60 Gy 或支持性治疗。常规放疗提供的 LC 在 40%~60%，30%~40% 的患者在 2 年内死于肺癌[12]。有一些证据表明，剂量增加到 70.2 Gy 和低分割（60 Gy/15 fx）有好处，但最终随着技术的改进，SBRT 在大多数情况下已经使以前的根治性放疗过时了。

Cheung, NCIC CTG BR.25 (JNCI 2014, PMID 25074417)： 对 80 例 $T_{1-3}N_0$ 非小细胞肺癌患者进行的

多机构Ⅱ期试验，PTV 边缘 1.5 cm（横断面可缩小至 1.0 cm 如果靠近关键结构）。治疗主要终点是 2 年肿瘤控制。MFU 49 个月。结果：2 年原发控制率为 87.4%，2 年 OS 为 68.7%，2 年区域复发率为 8.8%，远处复发率为 21.6%。最常见的 3 级以上不良反应是乏力（6.3%）、咳嗽（7.5%）、呼吸困难（13.8%）和肺炎（10.0%）。**结论：适形放疗 60 Gy/15 fx，采用 3D-CRT 可获得良好的 LC 和 OS，且无严重不良反应。**

Nyman, SPACE Trial (Radiother Oncol 2016, PMID 27600155)：对 102 例不可手术的 Ⅰ 期非小细胞肺癌患者进行了随机Ⅱ期试验，比较了 SBRT（1 周内 66 Gy/3 fx）和 3D-CRT（70 Gy/35 fx 7 周内）。MFU 37 个月。结果：1、2、3 年的 PFS，SBRT 分别为 76%、53%、42%，3D-CRT 分别为 87%、54%、42%。研究结束时，70% 的 SBRT 患者没有进展，而 3D-CRT 患者的这一比例为 59%（$P=0.26$）。SBRT 患者的毒性较低 [肺炎：19%（SBRT）vs. 34%（3D-CRT），$P=0.26$；食管炎：8%（SBRT）vs. 30%（3D-CRT），$P=0.006$]。**结论：PFS、OS 无明显变化，但 SBRT 组有提高控制率的趋势，生活质量较好，毒性较低。SBRT 应作为标准治疗。**

Ball, TROG 09.02 CHISEL (Lancet Oncol 2019, PMID 30770291)：101 例经 PET 诊断、病理活检确诊、外周 $T_{1\sim2a}N_0$ 非小细胞肺癌的国际多中心 PRT 患者按 2：1 随机分为 SBRT（距离胸壁 < 2 cm，54 Gy/3 fx 或 48 Gy/4 fx）或传统分割（66 Gy/33 fx 或 50 Gy/20 fx）。主要终点为局部治疗失败的时间。SBRT 和常规分割的 MFU 分别为 2.6 年和 2.1 年。结果：14% 的 SBRT 患者局部进展，而常规分割患者为 31%；SBRT 组 39% 的患者死亡，而常规分割患者为 62%。SBRT 组提高了无局部失败概率（*HR*：0.32，$P=0.0077$）。在任何一组中中位无局部失败概率和中位肺癌特异生存率都是不可计算的。患者报告的症状或功能没有显著差异（表 27.4 中可见其他结果）。**结论：在不可手术的周围型非小细胞肺癌患者中，SBRT 与传统分割相比，在约 2 年的随访中获得了更好的 LC，且毒性轻微增加，并改善了 OS。**

表 27.4　TROG 09.02 CHISEL 随机试验结果

	SBRT	传统分割	重要性的衡量
中位 OS（年）	5.0	3.0	*HR*：0.53，$P=0.027$
2 年 LC	89%	65%	未提供
2 年局部失败	10%	26%	未提供
2 年 OS	77%	59%	未提供
3+ 级别不良反应	8	2	未提供

◆ **哪些试验定义了 SBRT 的作用？**

SBRT 的正式定义为每次放疗高剂量，放疗次数 ≤ 5 次，最早在瑞典被提出。印第安纳大学的 Dr.Timmerman 在 2003 年领导了一项剂量递增试验，随后领导了一项Ⅱ期试验，发现 60 Gy/3 fx 的中心毒性很高。2002 年，RTOG 0236 开放，定义了 SBRT 在早期外周病变中的作用。由于对手术价值存在争议，RTOG 0618 研究了可手术患者的 SBRT，并在需要时保留手术以进行抢救。由于使用 60 Gy/3 fx 时中央型肿瘤被认为是高风险（但使用 50 Gy/5 fx 则不然），RTOG 0813 研究了中心肿瘤的安全性和剂量递增，从 50 Gy/5 fx 开始一直到 60 Gy/5 fx。RTOG 0915 研究了单次立体定向放射治疗（SBRT）治疗外周病变的情况。

Timmerman, Indiana（Chest 2003, PMID 14605072）： 对 37 例活检确诊的 $T_{1\sim2}N_0$ NSCLC 患者进行颅外立体定向放射消融（ESR）的 I 期剂量递增试验。初始剂量为 24 Gy/3 fx，并增加至耐受剂量 60 Gy/3 fx。腹部压迫用于减少呼吸运动。MFU 15.2 个月。结果：87% 有效率（27% CR）。6 例患者经历了 LF，所有患者接受的剂量均 < 18 Gy/fx。1 例患者（接受 14Gy/fx 治疗）出现症状性肺炎。结论：**ESR 是可行的，并且具有良好的缓解率。**

Timmerman, Central Toxicity（JCO 2006, PMID 17050868; Update IJROBP 2009, PMID 19251380）： II 期试验对 70 例无法手术的 $cT_{1\sim2}N_0$ NSCLC 患者进行了 1~2 周的 SBRT 60~66 Gy/3 fx 治疗。MFU 50.2 个月。结果：3 年 LC88%。淋巴结和远处复发率分别为 9% 和 13%。MS 32.4 个月。3 年 CSS 82%，3 年 OS 43%。T_1 与 T_2 肿瘤的 MS 分别为 39 个月和 24.5 个月（$P=0.019$）。肿瘤大小或位置不影响结果。10% 的周围肿瘤患者和 27% 的中央肿瘤患者发生 3 级以上毒性。结论：**该方案的 LC 率较高，但对中心肿瘤的毒性较高。**

Onishi, Japan（JTO 2007, PMID 17603311）： 来自 14 个接受 SBRT 治疗的机构的 257 例患者（无法手术或拒绝手术）的相对风险率。164 个 T_1N_0、93 个 T_2N_0，所有肿瘤 < 6 cm，包括所有肿瘤位置。MFU 38 个月。中位 BED_{10} 为 111 Gy；5.4% 的患者出现 3 级以上肺部不良反应；14% 的患者出现局部进展。BED > 100 Gy 与 BED < 100 Gy 时，LR 分别为 8% 和 43%（$P < 0.001$）；对于拒绝手术的可进行医学手术的患者，5 年 OS 在 BED ≥ 100 Gy 时为 71%，在 BED < 100 Gy 时为 30%（$P < 0.05$）。结论：**SBRT 治疗 I 期肺癌安全有效。当 BED ≥ 100 Gy 时，LC 非常好，并且可进行医学手术的患者的 5 年 OS 与手术系列相似（与 Ginsburg 仅对 I A 期患者进行肺叶切除术的 70%OS 进行比较）。**

◆ 前述所有试验均来自单一机构。有合作团体的资料吗？

RTOG 0236 是最著名的合作 SBRT 试验。

Timmerman, RTOG 0236（JAMA 2010, PMID 20233825; Update JAMA Oncol 2018, PMID 29852036）： 针对医学上无法手术的 I/II 期 NSCLC（周围位置，T_1/T_2N_0，肿瘤直径 < 5 cm）的 SBRT 的 II 期多机构研究。不需要 EBUS。55 例可评估患者，MFU 48 个月。处方为 60 Gy/3 fx，但后来的分析显示，考虑到异质性后，剂量实际上为 54 Gy/3 fx（根据肺密度、肿瘤大小和位置存在显著变化）。治疗持续时间 ≥ 8 d 且 < 14 d。结果：3 级和 4 级不良事件分别为 27% 和 3.6%。5 年中无 5 级不良事件。肿瘤学结果见表 27.5。结论：**接受 SBRT 治疗的无法手术的 NSCLC 患者生存率适中，局部肿瘤控制率高，治疗相关发病率适中。长期随访显示肺叶和局部失败增加。**

表 27.5 RTOG 0236 的结果

	初步结果（3 年）	长期结果（5 年）
OS	56%	40%
DFS	48%	26%

续表

	初步结果（3年）	长期结果（5年）
MS	48个月	48个月
LC	98%	93%
肺叶控制	91%	80%
LRC	87%	75%
远处转移	22%	24%

◆ **SBRT 对于可以接受手术的患者来说是一个合适的选择吗？**

SBRT 不是标准的。由于收益不佳，研究该问题的多项试验已提前结束。在等待更多随机数据的同时，一些分析也在试图回答这个问题。

Chang, Pooled Analysis of STARS and ROSEL (Lancet Oncol 2015, PMID 25981812)： SBRT 与肺叶切除术和纵隔淋巴结清扫术的 2 个独立Ⅲ期 PRT 的汇总分析，由于累积缓慢而提前结束。共有 58 例患者。与 1 例 SBRT 患者相比，6 例手术患者死亡。SBRT 组的 3 年 OS 为 95%，而手术组为 79%（HR：0.14，P=0.037）。RFS 相似，SBRT 为 86%，手术为 80%，P=0.54。SBRT 的 3 级以上事件发生率为 10%，而手术的发生率为 44%，其中 1 例术后死亡。**结论：SBRT 对于可手术患者似乎是可行的，但额外的 PRT 是必要的。**

Onishi, Japan (IJROBP 2011, PMID 20638194)： 审查可进行医学手术的亚组的结果。MFU 55 个月。SBRT 后 5 年，T_1 和 T_2 肿瘤的累积 LC 率分别为 92% 和 73%。1 例患者出现 2 级以上肺部并发症（1.1%，3 级）。5 年 OS 在ⅠA 期和ⅠB 期分别为 72% 和 62%。1 例出现局部复发的患者安全地接受了挽救手术。**结论：SBRT 对于可手术的Ⅰ期 NSCLC 是安全且有前景的，其生存率接近手术。**

Zheng, Meta-analysis (IJROBP 2014, PMID 25052562)： 对 7071 例接受手术或 SBRT 治疗的患者（BED ≥ 100）进行的研究级荟萃分析。SBRT 和手术的中位年龄分别为 74 岁和 66 岁。SBRT 的 MFU 为 28 个月，手术的 MFU 为 37 个月。SBRT 与肺叶切除术的 1 年、3 年和 5 年 OS 率分别为 83% 与 92%、56% 与 77% 以及 41% 与 66%。在调整可手术患者比例和年龄后，立体定向放射治疗（SBRT）和手术具有相当的无病生存期（DFS）和总生存期（OS）。**结论：对于可进行手术的患者来说，SBRT 与手术相当。**

Timmerman, RTOG 0618 (JAMA 2018, PMID 29852037)： 针对可手术的Ⅰ/Ⅱ期 NSCLC 患者（周围位置，$T_{1\sim3}N_0$ < 5 cm）的 SBRT 单臂Ⅱ期研究。治疗剂量为 54 Gy/3 fx。主要终点是肿瘤控制。如果发生 LR，则按照方案计划进行早期手术抢救。次要终点：生存率、不良事件、手术抢救的发生率和结果。结果：33 例患者的 MFU 为 48.1 个月。4 年 LRC 率为 88%，远处失败率为 12%；4 年 DFS 57%，OS 56%。中位 DFS 和 OS 为 55.2 个月。**结论：SBRT 似乎与高肿瘤控制率和很少需要手术挽救有关。**

◆ **SBRT 能否安全地以单一分次进行？**

是的。成熟的Ⅱ期数据证明了此治疗方法的安全性和有效性。

Videtic, RTOG 0915 (IJROBP 2015, PMID 26530743; Update IJROBP 2019, PMID 30513377)：对 94 例经 PET 证实的（84 例可评估）医学上无法手术、经活检证实的外周 $T_{1\sim2}N_0$ 患者进行的随机 II 期研究，比较了 34 Gy/1 fx（第 1 组）和 48 Gy/4 fx（第 2 组）。主要结果为 3 级以上 AE 发生率。次要终点是 LC、OS 和 PFS。MFU 4 年（尚在世者为 6 年）；第 1 组中有 3% 的患者出现 3 级以上 AE，而第 2 组中有 11% 的患者出现 3 级以上 AE（肿瘤学结果见表 27.6）。结论：对于医学上无法手术的外周型 $T_{1\sim2}N_0$ NSCLC，34 Gy/1 fx 和 48 Gy/4 fx 的不良反应和原发肿瘤控制率相当。每组约 4 年的 MS 与 RTOG 0236 相当。第 1 组的 OS 较低，尽管研究并未针对 OS 提供支持。尽管需要前瞻性验证，但这两种方案可能都适合该人群。

表 27.6　RTOG 0915 的结果

结果	组 1（1 fx 中 34 Gy）	组 2（4 fx 中 48 Gy）
3 级以上不良事件	3%	11%
中位生存期（年）	4.1	4.6
5 年局部失败	11%	7%
5 年 OS	30%	41%
5 年 PFS	19%	33%
5 年远处失败	38%	41%

Singh, Roswell Park 1509 (IJROBP 2019, PMID 31445956)：通过 PET 对共 98 例医学上无法手术的外周 $cT_{1\sim2}N_0$ NSCLC 患者进行比较，比较 30 Gy/1 fx（第 1 组）和 60 Gy/3 fx（第 2 组）。主要终点为 3 级或以上 AE 的频率。次要终点为 LC、OS、PFS、QOL。结果：MFU 54 个月。第 1 组的不良事件发生率为 17%，第 2 组为 15%。没有更高级别的不良事件。在 2 年 OS（73% *vs.* 62%）、2 年 PFS（65% *vs.* 50%）或 2 年 LC（95% *vs.* 97%）SS 没有差异，但 T_{2a} 的 OS 在 MVA 较差。关于 QOL，全球整体健康状况或 PFT 没有显著差异；第一组在呼吸困难和社交功能中表现更好。结论：**单次治疗方案与 3 次治疗方案在 OS、LC、PFS 或肺功能方面没有差异；单次治疗方案减弱了一些不良反应。**

◆ 关于 SBRT 治疗中央肺肿瘤的安全性，有哪些数据？

Timmerman 最初将中心位置定义为近端支气管树 2 cm 以内[12]，尽管存在"中心性"和"超中心性"的其他定义，如以下研究所示。这些研究发现与"中心性"和"超中心性"肿瘤的治疗相关的显著不良反应。

Bezjak, RTOG 0813 (JCO 2019, PMID 30943123)：针对无法手术患者的 $cT_{1\sim2}$（肿瘤直径 < 5 cm）N_0 NSCLC 患者的最大耐受剂量（MTD）和 SBRT 疗效的 I/II 期研究。中心性定义为距气管支气管树 2 cm 以内或紧邻纵隔或心包胸膜（PTV 接触胸膜）的肿瘤。剂量从 50 Gy/5 fx 开始，并在 1.5~2 周内每隔一天以 0.5 Gy/fx 增量升级至 60 Gy/5 fx。MTD 定义为 DLT，（第一年内任何与治疗相关的 3+ 级不良事件率）最接近 20% 但不超过的剂量。结果：120 例患者 MFU 37.9 个月。MTD 为 12 Gy/fx，该组 DLT 为 7.2%。接受 11 Gy/fx 或更低剂量的患者均未出现 DLT；11.5 和 12 Gy 组中 12% 的患者有 DLT；

2 年 LC、PFS 和 OS 分别为 89%、52% 和 68%，而 12 Gy/fx 的 2 年 LC、PFS 和 OS 分别为 88%、55% 和 73%（均为 NS）。**结论：对于 SBRT，60 Gy/5 fx 与具有临床意义的 DLT 发生率相关，而且在 2 年时也具有良好的局部控制**（本试验使用的中心性定义比最初的 **Timmerman** 定义更广泛）。

Lindberg, Nordic HILUS (IASLC 2017, Abstract Only)：前瞻性 II 期试验涉及 74 例接受 SBRT 治疗的中央肿瘤（距离近端支气管树 ≤ 1 cm，但不侵蚀主支气管壁）直径 ≤ 5 cm 的患者，无论是 NSCLC 还是肺外原发转移瘤。按肿瘤位置细分为气管或主支气管附近（42 例患者）或叶支气管（31 例患者）。治疗剂量为 56 Gy/8 fx。主要结果为不良反应。结果：88% 的患者出现任何不良反应，28% 的患者出现 3 级以上不良反应，其中 7 例患者出现 5 级不良反应（6 例致命咯血，1 例致命肺炎）。4～5 级不良反应在主支气管组（19%）中比叶支气管组（3%）更常见。**结论：SBRT 对于中央肿瘤（特别是靠近主支气管的肿瘤）的严重或致命不良反应风险是显著的。**

Tekatli, Netherlands (JTO 2016, PMID 27013408)：此研究中共有 47 例患有"超中央型"（定义为 PTV 气管或主支气管重叠）非小细胞肺癌患者接受 60 Gy/12 fx（$BED_{10}=90$ Gy）治疗，这些患者因医学原因无法手术或不适合放化疗。MFU 29 个月，MS 16 个月，3 年 OS 20%。无孤立的局部复发。38% 的患者出现 3 级以上不良反应，其中 21% 的患者"可能"或"很可能"因治疗而死亡。15% 的患者死于致命性肺出血。**结论：对于接受 SBRT 的超中心肿瘤患者，3 级以上不良反应发生率较高，包括大量 5 级不良反应。**

第二十八章　Ⅲ期非小细胞肺癌

Aditya Juloori, Matthew C. Ward, Gregory M. M. Videtic　**著**

凌慧颖、李志琴　**译**

丁　轶、白　雪　**校**

林　勤　**审**

> **概述：** 由于局部病灶和淋巴结转移的情况多样，Ⅲ期非小细胞肺癌的治疗存在异质性（表28.1）。治疗常受到患者表现和躯体并发症的影响。治疗方案包括单独或联合选择化疗、放疗、免疫治疗和手术。

表 28.1　Ⅲ期肺癌的一般治疗方式

治疗方案	理想人群	疗程详情
新辅助放化疗后切除（三联）	体能良好，适合肺叶切除术，体积小，非多站纵隔淋巴结转移	45 Gy/25 fx 和化疗
初始手术	体能良好 $cT_{1\sim3}N_{0\sim1}$	辅助化疗≥Ⅱ期 考虑放化疗治疗隐匿性 N_2； 阳性切缘（54~60 Gy 序贯或同步化疗）
根治性同步放化疗	体能状态良好、Ⅲ期，可接受的基线肺功能	60 Gy/30 fx 同步顺铂 / 依托泊苷或卡铂 AUC2/ 紫杉醇 45 mg/m²，然后使用 1 年的度伐利尤单抗
序贯放化疗	体能状态欠佳或Ⅲ期（任何 T/N）、基线肺功能受损	化疗 ± 免疫治疗，然后进行 60 Gy/30 fx（或由临床医生确定）
单纯放疗	体能状态处于受损边缘状态	60 Gy/30 fx，60 Gy/15 fx，45 Gy/15 fx，30 Gy/10 fx
单纯姑息治疗	体能状态差，ⅢB NSCLC 风险低	—

流行病学、危险因素、解剖学、病理学、遗传学、筛查： 见第二十七章。

临床表现： 咳嗽、呼吸困难、喘息、喘鸣、咯血、厌食、体重减轻、体能状态下降和副肿瘤综合征，如 PTHrP（SCC）引起的高钙血症或肥厚性肺骨关节病。喉返性声音嘶哑（左侧更常见）、霍纳综合征（上睑下垂、瞳孔缩小、无汗症）。Pancoast 综合征（霍纳综合征、臂丛神经病、肩痛）。SVC 综合征。

检查：ACCP 指南定义了 PFT 评估的标准[1]。对于任何手术，术前 $FEV_1 > 2$ L（或预测值 80%）和 DLCO >预测值 80% 通常是安全的。对于接受新辅助治疗后手术的Ⅲ期患者，如果术前 $FEV_1 < 2$ L，则推荐的切除前 DLCO 为 ≥ 50%，预测切除后 FEV_1 为 ≥ 0.8 L[2]。对于肺切除术，目前的 ACCP 指南建议预测的术后 FEV_1 和 DLCO 都应大于预测值的 60%[1]。对于根治性放化疗，治疗前 $FEV_1 \geqslant$ 1~1.2 L 已被用作临床试验的标准[3,4]。请注意，这些标准与接受肺叶切除术的早期肺的标准不同（见第二十七章）。

1. 实验室：CBC、CMP。

2. 成像：胸部 CT（如果评估淋巴结，则使用造影剂，考虑腹部 CT 进行转移性检查，但至少检查肝脏和肾上腺）、PET/CT。"病理性"淋巴结定义为短轴直径> 1 cm，"大块"淋巴结肿大定义为短轴直径> 3 cm，多个聚集淋巴结，射线照相 ECE 或涉及 ≥ 3 个站。Ⅱ期或更高分期的脑部 MRI[5]。如果 MRI 检查过于困难，则选择具有足够对比度的 CT 脑部检查[6]。胸廓入口 MRI 用于肺上沟瘤。奥曲肽扫描用于检测类癌。

3.流程：活检指征（根据位置和积液存在与否采用 EBUS、CT 引导或胸腔穿刺术；痰检结果不可靠，但至少需 3 次阴性结果）、PET/CT 扫描（可使分期提高 20%，避免不必要的剖胸术，但并不能改善生存率）[7]。对于 T_4 和肺上沟瘤，应进行 MRI 检查以检查局部浸润程度。EBUS/ 纵隔镜检查以确认 CT 或 PET，以及所有 T_3 或中央 $T_{1~2}$ 肿瘤的 LN 阳性（EBUS/ 纵隔镜检查到达第 2 站、4 站、7 站；EBUS 也可到达 10 号站）。Chamberlain 手术（前纵隔切开术）或 VATS 需要到达 5 号和 6 号站，8 号和 9 号站需要 EUS。

预后因素：分期，3 个月内体重减轻> 5%，KPS < 90，年龄> 70，LVSI，婚姻状况。

分期：AJCC 第 27 版分期见第八章。

治疗模式

1. 手术：手术是标准的局部治疗方式[5]。由于需要行纵隔淋巴结清扫术，不建议对Ⅲ期疾病进行亚肺叶切除术。手术计划应在治疗开始前决定。手术在 N_2 疾病中的作用存在争议（见下文）。N_3 病变、大块 N_2 病变（直径> 3 cm）和多个 N_2 淋巴结是手术的相对禁忌证。全肺切除术会增加手术死亡的风险。

2. 化疗：化疗适用于几乎所有身体状况足以耐受治疗的Ⅲ期患者。化疗可以在术前、术后进行，也可以与放疗同步或序贯进行。放疗的常见同步化疗方案包括顺铂 50 mg/m²，第 1 天、第 8 天、第 29 天和第 36 天，依托泊苷 50 mg/m²，第 1~5 天和第 29~33 天，或卡铂 AUC2 和紫杉醇 50 mg/m²，每周 1 次。在Ⅲ期治疗中引入巩固免疫疗法已经消除了巩固性化疗的作用。临床中对最佳治疗方案没有达成共识（见以下数据）。对于根治性序贯放化疗，每 3 周给予一次卡铂 AUC6 和紫杉醇 200 mg/m²，持续 2 个周期，然后进行放疗。顺铂和培美曲塞（多靶点抗代谢物）是非鳞状组织学的一种选择。

3. 免疫疗法：随着免疫治疗在转移性 NSCLC 中的作用已成为一线治疗，其在局部晚期 NSCLC 的根治性治疗中的作用也在不断发展。根据 PACIFIC 研究[8]，接受根治性放化疗的患者的标准治疗是完成放化疗后 1 年的度伐利尤单抗治疗。目前正在进行研究，以确定免疫疗法在手术切除前后以及与根治性同步放化疗的新辅助和辅助治疗中的作用。

4. 靶向治疗：奥希替尼等辅助抗 EGFR 药物的作用存在争议。ADAURA 试验显示出显著的 DFS 获益，但 OS 结果尚不成熟[9]。

5. 放疗

（1）**适应证**：当不建议手术时，放疗是根治性局部治疗的一种选择，或者作为手术前或手术后的辅助治疗；给患者 45 Gy/25 fx 进行新辅助放化疗，然后进行切除。术后，对于微观阳性切缘给予 54~60 Gy，对于总残留给予 60 Gy。对于根治性放化疗，与序贯化疗放疗相比，同步放化疗可提供生存获益。根治性放化疗的放疗剂量递增并不能改善结果。对于不适合联合放化疗的表现不佳的患者，选择包括 60 Gy/30 fx、60 Gy/15 fx、45 Gy/15 fx 或单独姑息治疗。放疗也常用于 N_2 阳性状态切除的辅助治疗，尽管最近 LungART 随机对照试验表明放疗并不能带来 OS 获益[10]。

（2）**不良反应**：急性可见乏力、咳嗽、呼吸急促、肺炎、食管炎。晚期时表现为肺炎、心脏毒性、臂丛神经病。

（3）**流程**：见《放射肿瘤学治疗计划手册》，第六章[11]。

基于循证的问与答

医学上可手术的ⅢA 期，临床纵隔淋巴结阴性（$cT_{3-4}N_1$、cT_4N_0）

◆ **哪些Ⅲ期患者是初始手术的最佳人选？**

可切除 $T_{3-4}N_1$ 或 T_4N_0 且医学上可行手术的患者可能适合先进行手术，尤其是 T 分类为同一肺叶内的多个结节或侵犯胸壁、纵隔或主支气管，距离气管隆突 < 2 cm 的患者。诱导治疗也可能对这些患者有利，有利于手术。如果耐受良好，对认为不适合手术的患者应给予如下根治性化疗加放疗。

◆ **哪些患者应该接受 PORT？**

从历史上看，pN_2 疾病和阳性切缘被认为是 PORT 的适应证。ASTRO 和 ACR 指南建议考虑化疗后的 pN_2 患者，但忽略 pN_{0-1} 患者[12,13]。最近以摘要形式表明的 LungART 随机试验，在 pN_2 患者中使用辅助放疗没有总体 OS 或 DFS 益处，但确实显示出 LC 的改善，正如之前在其他试验中指出的那样。

PORT Meta-analysis (Lancet 1998, PMID 9690404; Update Burdett Lung Cancer 2005, PMID 15603857)：对 1965—1995 年 9 例 PRT 行荟萃分析，包括 2128 例术后接受 40~60 Gy 剂量治疗的患者。结果显示总体有害影响（2 年 OS 绝对降低 7%）。在亚组分析中，这仅限于Ⅰ~Ⅱ期患者，但对于患有Ⅲ期（N_2）疾病的患者，没有发现明显的损害。最近的更新表明，N_2 患者的 LC 有益。**结论：在 pN_2 患者中推荐使用 PORT**，但不推荐用于阴性切除术后的其他患者。评论：放疗采用较旧的方案和技术。

Douillard, ANITA 2nd Analysis (IJROBP 2008, PMID 18439766)：ANITA（长春瑞宾辅助试验协会）对 799 例已切除的ⅠB~ⅢA 期 NSCLC 患者（39%ⅢA 期）进行了 PRT，随机分为 4 个周期的长春瑞宾和顺铂与观察组。建议使用 PORT，但对于 pN+ 疾病则可选。24% 的化疗患者和 33% 的观察患者接受了 PORT。总体而言，试验在 5 年时将 OS 提高了 8.6%，提高 OS 的主要是ⅡA~ⅢA 期患者。这项计划外的子集分析调查了 PORT 的作用，发现对接受化疗的 pN_1 患者有有害作用，未接受化疗的 pN_1 患者有有益作用，而患有 pN_2 疾病的患者在所有组中使用 PORT 后 OS 有所改善。**结论：考虑 PORT 治疗 pN_2 疾病。**

Robinson, NCDB pN2 Analysis (JCO 2015, PMID 25667283)：这是一项关于 2006—2010 年来自 NCDB 的 4483 例 pN_2 患者的研究，按使用 PORT 分层（1850 例 PORT 患者，2633 例无 PORT 患者）。MFU 22 个月。在 MVA 上，PORT 与改善的 OS 相关（MS 40.7 vs. 45.2 个月）。

◆ 除手术外，化疗能提高生存率吗？

术后辅助化疗始终为 5 年 OS 提供 5%~8% 的绝对获益。存在许多试验可证明这一观点，一些需要熟悉的试验包括 IALT（顺铂双联疗法与观察，5 年时 OS 获益 4%）、ANITA（见上文）和 LACE meta 分析（见第二十七章）[14]。

N_2/ 纵隔淋巴结阳性可在医学上进行手术

◆ 与放化疗相比，三联疗法是否能提高 N_2 患者的生存率？

INT0139（Albain）总体上没有表现出这一点，但三联疗法仍可能是特定患者的首选治疗方法（有争议）。

Albain, INT 0139 (Lancet 2009, PMID 19632716)：对 429 例可切除的 NSCLC 患者的 PRT 进行分析，这些患者均患有活检证实的 N_2 疾病，随机接受诱导放化疗，并在 3~5 周后进行手术或接受根治性放化疗。所有分组的诱导治疗为顺铂 50 mg/m² 和依托泊苷 50 mg/m²，持续 2 个周期（第 1 周和第 5 周），同步 45 Gy/25 fx；那些根治组继续放疗至 61 Gy，不间断（在双臂治疗中期进行 CT 和 PFT 以评估进展）；局部治疗后给予 2 个周期的巩固顺铂 / 依托泊苷。两组间 MS 无显著差异（23.6 个月 vs. 22.2 个月）；5 年手术组为 OS 27%，放化疗组为 20%。手术组的 PFS 有所改善（中位为 12.8 个月 vs. 10.5 个月）。手术的治疗相关死亡率为 8%，放化疗为 2%。探索性分析表明，与放化疗相比，肺叶切除术患者的 OS 有所改善，但肺切除术患者则没有。**结论：2 种方法之间没有 OS 差异，因此通常首选根治性放化疗，但对于健康的肺叶切除术患者，可以考虑三联疗法。评论：全肺切除术死亡率高于预期的 26%。**

◆ 对于那些对化疗有反应的患者，手术是否优于放疗？

Van Meerbeeck, EORTC 08941 (JNCI 2007, PMID 17374834)：接受 3 个周期铂类双药诱导化疗治疗的 N_2 NSCLC 患者的 PRT，然后随机分配到手术组，对比 60~62.5 Gy 放疗组。PORT（56 Gy）仅用于阳性切缘患者；61% 患者有反应并被随机分配。在手术组中，42% 显示淋巴结分期下降，淋巴结清除率为 25%，pCR 为 5%。只有 50% 实现了 R0 切除。MS 无异。手术 16.4 个月 vs. 放疗 17.5 个月。**结论：序贯放疗是合理的治疗选择，但单独诱导化疗可能无法提供最佳的手术结果（与诱导放化疗相比）。**

◆ 诱导放化疗是否优于诱导化疗后 PORT？

如果术后给予辅助放疗，则诱导放化疗的效果可能不会优于诱导化疗后 PORT 的效果。全肺切除术患者应谨慎使用。

Thomas, German Lung Cancer Cooperative Group (Lancet Oncol 2008, PMID 18583190)：

Ⅲ期 PRT 将 524 例侵入性纵隔分期后的 Ⅲ A~B 期 NSCLC 患者随机分配至顺铂和依托泊苷组 3 个周期，然后手术，接着进行放疗（54 Gy）或顺铂 / 依托泊苷（3 个周期），然后同步放疗（45 Gy/30 fx BID）和卡铂或长春地辛，然后进行手术。主要终点 PFS。放化疗改善了纵隔降期（46% vs. 29%，$P=0.02$）和病理反应（60% vs. 20%，$P < 0.0001$），但 PFS 无差异（9.5 个月 vs. 10 个月）。

两组患者均有 35% 的患者需要全肺切除术，但放化疗后的死亡率更高（14% *vs.* 6%）。结论：新辅助放化疗提高了缓解率，但没有提高 OS。

非手术治疗

◆ 单独放疗是治疗Ⅲ期 NSCLC 的最佳策略吗？

无法耐受多模式治疗的患者，单独进行放疗是一种选择。既往的剂量递增研究表明，尽管进行了高剂量治疗，但结局较差。本研究明确了 60 Gy/30 fx 是 NSCLC 的标准策略。在现代，对于表现不佳的患者，单独放疗是一种选择，45 Gy/15 fx 是 RTOG0213 允许的替代生物学等效方案（见下文）；基于 Westover 等人的 1 期剂量递增试验，对于可以满足 OAR 限制的 ECOG2 或更差的患者，60 Gy/15 fx 通常耐受性良好（50 Gy/15，55 Gy/15，60 Gy/15 fx）[15]。

Perez, RTOG 7301 (IJROBP 1980, PMID 6998937)： Ⅲ期 NSCLC 根治性放疗剂量递增的四臂 PRT 为 40 Gy 分段疗程（20 Gy/5 fx，休息 2 周，然后添加另一个 20 Gy/5 fx）或 40 Gy，50 Gy，或 60 Gy 每周 5 次。2 年时的 OS 为 10%~18%，分段疗程的发生率最差。50 Gy 组和 60 Gy 组的反应更好。结论：**60 Gy 是标准剂量。**

Gore, RTOG 0213 (Clin Lung Cancer 2011, PMID 21550559)： 塞来昔布同步 60 Gy/30 fx 或 45 Gy/15 fx 的Ⅰ/Ⅱ期试验，用于预后"中等"（PS 2 或体重减轻＞5%）的ⅡB~ⅢB 期肺癌患者。13 例患者治疗后试验提前终止。MS 10 个月。结论：虽然效果不足，但为"中度预后"患者的管理提供了参考。

◆ 化疗后放疗能提高生存率吗？

多项试验表明，序贯放化疗可提高生存率。以下为部分研究。

Dillman, CALGB 8433 (NEJM 1990, PMID 2169587; Update JNCI 1996, PMID 8780630)：

对 155 例Ⅲ期 NSCLC 患者进行 PRT，随机接受顺铂加长春碱治疗，随后接受 60 Gy/30 fx 对比之前相同的即时放疗。长期结果显示，化疗组的 5 年 OS 率为 17%，而对照组为 6%，并确认了初步结果。结论：序贯放化疗优于单纯放疗。

Sause, RTOG 8808/ECOG 4588 (JNCI 1995, PMID 7707407)： 对 452 例Ⅱ~ⅢB 期不可切除 NSCLC 患者进行三臂 PRT，随机接受单独 60 Gy/30 fx、诱导顺铂 / 长春碱随后 60 Gy/30 fx 或超分割放疗：69.6 Gy/58 fx，1.2 Gy/fx BID。每组的 MS 分别为 11.4、13.8 和 12.3 个月，化疗组的改善有统计学意义。结论：序贯放化疗优于单纯标准放疗和超分割放疗。

◆ 同步放化疗能提高生存率吗？

多项试验表明，与序贯化疗相比，同步放化疗可提高生存率，但代价是急性不良反应增加。以下是部分研究。

Curran, RTOG 9410 (JNCI 2011, PMID 21903745)： 研究对 610 例不可切除的Ⅲ期 NSCLC 患者的三臂 PRT（表 28.2）。在连续和同步的每日组之间显示出统计学意义。结论：**同步化疗优于序贯。**

表 28.2　RTOG 9410 Ⅲ期肺癌试验

组别	5 年 OS（%）	MS（月）
序贯顺铂 / 长春新碱 ×2 周期，然后加 63 Gy/34 fx 放疗	10	14.6
同步顺铂 / 长春新碱 ×2 周期和 63 Gy/34 fx 放疗	16	17
同步顺铂 / 依托泊苷和 69.6 Gy，1.2 Gy/fx BID 放疗	13	15.6

注：63 Gy 的放疗先提供 45 Gy/25 fx，然后是 18 Gy/9 fx 的增强，没有异质性校正，与 60 Gy/30 fx 相当。

Aupérin, NSCLC Collaborative Group Meta-Analysis (JCO 2010, PMID 20351327)：对 7 项符合条件的试验中的 6 项（1205 例患者）进行个体患者数据荟萃分析。与序贯放化疗相比，同步放化疗在 5 年时的绝对生存获益为 4.5%。同步治疗减少了局部进展但没减少远处进展，增加了食管毒性，但没有增加肺毒性。**结论：同步放化疗以可控性为代价，可提高生存率，但食管毒性增加。**

◆ **当与放疗同时给药时，最佳的化疗方案是什么？**

已经使用了许多治疗方案，但顺铂 / 依托泊苷和卡铂 / 紫杉醇是美国最常用的药物。卡铂 / 紫杉醇和顺铂 / 培美曲塞（用于非鳞状癌）可能具有相似的疗效，但毒性较低。回顾性数据表明，卡铂 / 紫杉醇与放射性肺炎加重有关，Liang 证实了这一点[16]。然而，其他人认为顺铂 / 依托泊苷更难耐受。

Liang, China (Ann Oncol 2017, PMID 28137739)：比较顺铂 / 依托泊苷与卡铂 / 紫杉醇，同时放疗至 60~66 Gy 的 PRT。主要终点为 OS，在 3 年 OS 中可提高 17%。200 例患者，MFU 73 个月。顺铂 / 依托泊苷组的 3 年 OS 改善了 15%（$P=0.024$），MS 为 23.3 个月，而顺铂 / 依托泊苷组为 20.7 个月。卡铂 / 紫杉醇组的 ≥ 2 级肺炎增加（33.3% vs. 18.9%，$P=0.036$），顺铂 / 依托泊苷组的食管炎增加（20.0% vs. 6.3%，$P=0.009$）。**结论：顺铂 / 依托泊苷可能优于卡铂 / 紫杉醇。**

Senan, PROCLAIM (JCO 2016, PMID 26811519)：555 例不可切除的ⅢA/B 期非鳞状 NSCLC 患者的 PRT，随机接受（a）培美曲塞 500 mg/m² 和顺铂 75 mg/m²，每 3 周 1 次，持续 3 个周期加 60~66 Gy，然后每 3 周巩固培美曲塞一次，持续 4 个周期或（b）顺铂 50 mg/m² 加依托泊苷 50 mg/m² 每 4 周 1 次，持续 2 个周期，加上相同的放疗和巩固铂双联物。由于无效，试验提前停止。培美曲塞并无获益，但与较少的 3~4 级不良事件相关。**结论：培美曲塞并不优越，但可能与较少的不良事件有关。**

Santana-Davila, VA Health Data (JCO 2015, PMID 25422491)：研究来自退伍军人健康管理局数据中 1842 例患者的数据，比较 2001—2010 年顺铂 / 依托泊苷与卡铂 / 紫杉醇的相对危险度。调治疗整方法后，顺铂 / 依托泊苷没有生存优势，但与更多的住院治疗有关。

◆ **放疗剂量递增与同步化疗是否能改善结局？**

RTOG 7301 的历史可以追溯到 20 世纪 70 年代，它证明了 60 Gy/30 fx 是标准方案。RTOG 9311 是Ⅰ/Ⅱ期剂量递增试验，根据实现的 V_{20} 提供递增剂量，剂量范围为 70.9~90.3 Gy，无同步化疗。这也促进了 RTOG 0617 的开展。

Bradley, RTOG 0617 (Lancet Oncol 2015, PMID 25601342)：544 例患者的 2×2PRT。患者随机分配到 60 Gy/30 fx 或 74 Gy/37 fx 的放疗，同时给予卡铂 AUC2/ 紫杉醇 45 mg/m²，每周 1 次。放疗后 2

周使用卡铂 AUC6/ 紫杉醇 200 mg/m² 辅助化疗，并在辅助阶段第 2 次随机分配加入西妥昔单抗；47%
接受 IMRT 治疗（表 28.3）。总体而言，60 Gy 和 74 Gy 之间的毒性率没有差异，但分级 ≥ 3 食管炎
在 74 Gy 组中增加。74 Gy 组的不依从性更高。西妥昔单抗增加了 ≥ 3 级毒性，但没有改善 OS、PFS
或 DM。**结论：60 Gy 是治疗标准。74 Gy 是有害的，并不优越。西妥昔单抗没有益处。**评论：关于
为什么 **74 Gy** 存活率较差的假设为 74 Gy+ 西妥昔单抗组的治疗相关死亡人数最高，放疗对心脏有影响，
为了安全起见，74 Gy 组的 PTV 覆盖范围被牺牲，从而导致失败。第 2 次分析显示剂量学对 IMRT 有益，
肺剂量测定减少，心脏 V_{40} 与生存率相关 [17]。

表 28.3　RTOG 0617 治疗Ⅲ期 NSCLC 的结果

组别	MS（月）	OS（1年）	中位 PFS（月）	PFS（1年）	LF（1年）	DM（1年）
60 Gy/30 fx	28.7	80%	11.8	49.2%	16.3%	32.2%
74 Gy/37 fx	20.3	69.8%	9.8	41.2%	24.8%	35.1%
P	0.004	0.004	0.12	0.12	0.13	0.48

Chun, RTOG 0617 IMRT 2nd Analysis (JCO 2016, PMID 28034064)：这是一项将 IMRT 与 3D-CRT
规划进行比较的 2 次分析。结果：IMRT 组的计划治疗量较大（中位数，427 ml *vs.* 486 ml；*P*＝0.005）；
较大的计划治疗量 / 肺容积比值（中位数，0.13 *vs.* 0.15；*P*＝0.013）；和更多的ⅢB 期疾病（30.3% *vs.*
38.6%，*P*＝0.056）；IMRT 和 3D-CRT 的 2 年 OS、PFS、LF 和 DMFS 没有差异。IMRT 与较少的 ≥ 3
级肺炎（7.9% *vs.* 3.5%，*P*＝0.039）和调整后的分析风险降低相关（OR：0.41，95%*CI*：0.171~0.986，*P*
＝0.046）。IMRT 也产生了较低的心脏剂量（*P* < 0.05），并且心脏接受 40 Gy（V_{40}）的体积与调整后
的分析中的 OS 显著相关（*P* < 0.05）。肺 V_5 与任何 ≥ 3 级毒性无关，而肺 V_{20} 与 MVA ≥ 3 级肺炎风
险增加相关（*P*＝0.026）。**结论：虽然没有 OS 获益，但 IMRT 与较低重症肺炎的发生率和心脏剂量相
关，这支持考虑将 IMRT 用于局部晚期 NSCLC。**

◆ **哪些试验确定了免疫疗法在局部晚期肺癌根治性治疗中的作用？**

开创性的 PACIFIC 试验发现了免疫疗法的益处，为Ⅲ期 NSCLC 的非手术治疗建立了新的标准。

Antonia, PACIFIC (NEJM 2018, PMID 30280658; Update JCO 2020, PMID 31622733)：ⅢA/B 期
NSCLC 铂类 / 紫杉醇根治性 CRT 的 PRT，随机接受巩固 durvalumab 治疗长达 12 个月，对照组使用安慰剂。
共同主要终点是 PFS 和 OS。结果：712 例患者，MFU 25.5 个月。度伐利尤单抗显著延长了 OS（*HR*：
0.68，*P*＝0.0025）。中位死亡时间或 DM（28.3 个月 *vs.* 16.2 个月）、ORR（30% *vs.* 17.8%，*P* < 0.001），
中位缓解持续时间（NR *vs.* 18.4 个月）有利于度伐利尤单抗（表 28.4）。度伐利尤单抗和安慰剂组分别
为 15.4% 和 9.8% 因不良事件停药。尽管这两个亚群都受益，但 PD-L1 较高的患者似乎得到了最大的好
处。**结论：辅助度伐利尤单抗是Ⅲ期 NSCLC 放化疗后的新标准治疗。**

表 28.4　PACIFIC 试验的结果

组别	中位 PFS（月）	OS（2 年）	OS（3 年）	3/4 级不良事件
度伐利尤单抗	17.2	66.3%	57.0%	30.5%
安慰剂	5.6	55.6%	43.5%	26.1%
P	SS	0.005	SS	—

◆ **在同步放化疗之前添加辅助化疗或在同步放化疗后增加额外的巩固化疗否有益处？**

RTOG 0617 中给出了根治性放化疗后使用巩固性化疗，根据 NCCN 指南是可选的，但不是标准的，可能会增加毒性而无益处。此外，现在巩固度伐利尤单抗已成为标准治疗，这已经取代了巩固性化疗的作用。辅助不会带来 OS 益处，但在特定病例中可能有助于缩小肿瘤大小，以满足根治性放疗前的 OAR 限制。

Belani, LAMP (JCO 2005, PMID 16087941)： 研究中 276 例ⅢA/B 期 NSCLC 患者的Ⅱ期 PRT 随机接受诱导卡铂/紫杉醇治疗，然后单独进行 63 Gy 放疗；诱导卡铂/紫杉醇，然后是 63 Gy 放疗同步卡铂/紫杉醇或 63 Gy 放疗同步卡铂/紫杉醇，然后是巩固卡铂/紫杉醇。MFU 39.6 个月，MS 13.0 个月、12.7 个月和 16.3 个月，支持同步放化疗。3/4 级食管毒性在并发组时更严重。**结论：在这项Ⅱ期研究中，放疗联合卡铂/紫杉醇辅助治疗与 OS 改善相关。**

Hanna, Hoosier Oncology Group (JCO 2008, PMID 19001323; Update Jalal, Ann Oncol 2012, PMID 22156624)： 研究了 203 例ⅢA/B 期 NSCLC 患者的Ⅲ期 PRT，接受顺铂/依托泊苷联合放疗至 59.4 Gy，然后随机接受多西他赛辅助治疗与观察。由于徒劳无功而提前关闭。MS 无显著差异（首次发表 21.7 个月 *vs.* 21.2 个月，更新时无差异）。多西他赛组的毒性增加。**结论：巩固多西他赛会增加毒性，但不会增加 OS。**

Vokes, CALGB 39801 (JCO 2007, PMID 17404369)： PRT 比较了诱导化疗后放化疗与单独放化疗。OS 无统计学意义差异。**结论：在放化疗前诱导化疗没有益处。**

Ahn, Korean KCSG-LU05-04 (JCO 2015, PMID 26150444)： 437 例Ⅲ期 NSCLC 患者的 PRT 接受顺铂/多西他赛治疗 66 Gy，然后随机接受 3 个额外周期的多西他赛/顺铂治疗或不进一步治疗；62% 在巩固组完成。观察组的 PFS 为 8.1 个月，巩固组为 9.1 个月（*P*=0.36）。MS 也没有差异（20.6 个月 *vs.* 21.8 个月，*P*=0.44）。**结论：放化疗后额外的化疗并没有改善结局。**

肺上沟瘤

肺上沟肿瘤通常与低完全切除率有关。SWOG 9416 改变了这一局面，并建议对这些肿瘤进行诱导性化疗放疗，以促进切除。

Rusch, SWOG 9416/INT 0160 (J Thorac Cardiovasc Surg 2001, PMID 11241082; Update JCO 2007, PMID 17235046)： 对 111 例纵隔镜检查阴性和锁骨上淋巴结阴性 $T_{3\sim4}$ $N_{0\sim1}$ 肺上沟瘤患者进行单臂Ⅱ期试验，接受 2 个周期顺铂/依托泊苷同步接受 RT 45 Gy/25 fx 治疗。如果病情稳定或在重新评估时有反应，则在 3~5 周后进行开胸手术。此后，又进行了 2 个周期的化疗。111 例患者入组，95 例患者符合手术条件，83 例患者接受开胸手术，72 例患者完全切除（92%）。65% 的开胸病理显示 CR。数据更新后，5 年 OS 总体为 44%，完全切除后为 56%。结论：诱导联合治疗能成为肺上沟瘤的标准治疗。

第二十九章　小细胞肺癌

Camille A. Berriochoa, Gregory M. M. Videtic　著

凌慧颖、李志琴　译

丁　轶、白　雪　校

林　勤　审

概述： SCLC 通常被分为局限期（适合一个射野中心；LS-SCLC）或广泛期（转移性；ES-SCLC）。LS-SCLC 的治疗包括同步放化疗和 4 个周期的铂类方案和早期开始放疗，为对治疗有反应的患者提供 PCI。ES-SCLC 的治疗包括 4 个周期的化疗，同时进行免疫治疗，然后进行免疫维持治疗。在免疫时代，化疗 / 免疫后胸部放疗和 PCI 的作用和时机存在争议（表29.1）。预后通常一般，LS-SCLC 的 MS 为 20~30 个月，ES-SCLC 为 9~12 个月。

表 29.1　小细胞肺癌的一般治疗模式

疾病范围	一般治疗模式
局限期（SCLC 的 30%）	• 同步放化疗使用 EP 化疗 4 个周期，1 或 2 周期后开始放疗 • 化疗：顺铂 60 mg/m² d1 和依托泊苷 120 mg/m² d1~3 q3w×4 周期 • 放疗标准：45 Gy/30 fx 3 周，1.5 Gy/fx BID • PCI：对于应答者 25 Gy/10 fx • $T_{1-2}N_0M_0$ 疾病（5% 的病例）：胸外科医生评估，一期切除术加辅助化疗 + 考虑 PCI。医学上无法手术的病例：考虑将 SBRT 作为手术替代物
广泛期（SCLC 的 70%）	• 顺铂类化疗（4 周期）同步然后维持阿替利珠单抗 • 对有症状部位的姑息性放疗 • 争议领域： 1. 在没有脑转移的患者中，对于那些对化疗（CHT）有任何反应的患者，进行预防性颅脑照射（PCI）治疗，剂量为 25 Gy 分 10 次完成（25 Gy/10 fx） 2. 在特定患者中，巩固性胸部放疗：化疗 / 免疫后（30 Gy/10 fx）

流行病学： SCLC 占所有肺癌诊断的 15%，发病率呈下降趋势[1]。美国每年约有 30 000 人被诊断出患有此病[2]。更常见于男性，但性别差异正在缩小[1]。

危险因素： 几乎只发生在吸烟者（＞98%）中，通常是重度吸烟者[3]。铀矿开采是另一个危险因素（铀衰变导致的氡暴露）[4]。

解剖学：见第二十七章。

病理学[5,6]：SCLC 起源于神经内分泌，与其他肺部神经内分泌肿瘤有关，包括低级别神经内分泌癌（典型类癌）、中级别（非典型类癌）和高级别（LCNEC 和 SCLC）。光学显微镜检查通常显示小的圆形蓝色细胞或片状细胞，其大小是正常淋巴细胞的 2 倍。细胞学上的"挤压伪影"是描述性特征，被认为是诊断性的。细胞质稀疏，细胞核表现出细小分散的染色质，没有明显的核仁。有丝分裂率高，坏死很常见。高达 30% 的 SCLC 尸检标本具有分化为 NSCLC 的区域，提示癌变发生在能够不同分化的多能干细胞中。已鉴定出 3 组抗原簇：神经、上皮和神经内分泌。上皮标志物包括角蛋白、上皮膜抗原和 TTF1。神经内分泌和神经标志物包括多巴脱羧酶、降钙素、NSE、突触素、嗜铬粒蛋白 A、CD56（NCAM）、胃泌素释放肽和 IGF-1。虽然这些在 SCLC 中很常见，但它们并不具有特异性，约 10% 的 NSCLC 患者这些经典的神经内分泌标志物呈阳性[7]；75% 的 SCLC 将表现出至少一种神经 / 神经内分泌标志物。

遗传学：与 NSCLC 相比，EGFR、K-ras、ALK 和 p16 的驱动性改变很少见。

临床表现：SCLC 起源于中央气道黏膜下层，常阻塞支气管腔。通常在影像学检查中表现为肺门肿块伴纵隔淋巴结肿大[8]。2/3 的患者表现为广泛期疾病，1/3 的患者表现为局限期疾病。常见症状包括新发或加重的咳嗽、呼吸困难、胸痛、声音嘶哑、咯血、不适、厌食和体重减轻。如果其他胸部结构因肿块增大而受损，则可能出现吞咽困难或 SVC 综合征（颜面部肿胀、浅静脉扩张、喉水肿、精神状态改变）。最常见的远处扩散部位是肝脏、肾上腺、骨骼和大脑。脑部发病率诊断时为 10%~20%，2 年时为 50%~80%[9,10]。患者可能表现为副肿瘤综合征（表 29.2 SCLC 是与副肿瘤综合征相关的最常见的实体瘤）[11]。从根本上说，治疗潜在的恶性肿瘤是管理这些综合征的必要条件，但临时管理步骤描述如下。

表 29.2　SCLC 中常见诊断的副肿瘤综合征

SIADH	ADH 过量产生伴有等容量性低钠血症。可能表现为精神状态改变、癫痫发作。用限水、高渗盐水、地美环素、加压素抑制剂和（或）锂剂治疗
库欣综合征	促肾上腺皮质激素的异位产生。用酮康唑治疗
Lambert-Eaton	突触前钙通道的自身抗体。近端肌无力，在当天晚些时候改善。用吡斯的明、泼尼松、IVIG 治疗和治疗癌症
其他（罕见）	亚急性小脑变性、亚急性感觉神经病变、边缘性脑病、脑脊髓炎（抗 Hu 抗体）

检查[6]：病史采集和体格检查。鼓励戒烟[12]。

1. 实验室检查：CBC，BMP，LFTs，LDH，碱性磷酸酶和 PFTs。

2. 影像：胸部增强 CT（包括肝脏和肾上腺）和 PET/CT（对 SCLC 敏感度接近 100%；请注意，行 PET 检查的患者在最初诊断为 LS 疾病的患者中占 19%[13]。如果行 PET 检查，则放弃骨扫描。增强脑部 MRI（首选）或脑部 CT（10% 的脑部 CT 阳性；脑部 MRI 阳性占 20%）[10]。

3. 活检：对于组织诊断：痰液、支气管镜活检 /FNA（但请注意，FNA 可能并不总是能充分区分

SCLC 和类癌肿瘤）、CT 引导下活检或胸腔积液的胸腔积液。如果外周血涂片显示中性粒细胞减少症 / 血小板减少症 / 有核红细胞，则考虑骨髓活检。5% 的患者表现为 $cT_{1-2}N_0$ 疾病。在这种情况下，纵隔分期是有用的（见第二十七章）。如果 LN 未受累，可以考虑前期切除术（或医学上无法手术的患者的 SBRT）。

预后因素：良好：分期有限，女性，体能状态（0-1），无体重减轻，无副肿瘤综合征，实验室检查正常（乳酸脱氢酶、钠、白蛋白）、戒烟[12,14,15]。低钠血症（如果 $Na^+ < 135$ mmol/L，MS 9 个月，如果 $Na^+ \geq 135$ mmol/L，则 13 个月，$P < 0.001$）[16]。乳酸脱氢酶已被证明与疾病负担相对应，可引起对骨髓受累的关注，并可能是早期死亡的危险因素[17]。体重减轻超过 5% 是预后不良的因素[18]。

自然病程：远处转移常见于脑部，高达 80%[9,10]。虽然远处转移的治疗失败是死亡的主要驱动因素，但局部失败也很常见。未经治疗，LS-SCLC 的 MS 为 12 周，ES-SCLC 为 6 周[19]。

分期：VA 系统（表 29.3）在历史上是相关的，但 AJCC 分期现在是标准。见第二十七章。

治疗模式

1. 手术：根据 1973 年发表的历史性 MRC 试验，手术不是大多数 LS-SCLC 的标准手术，该试验将患者随机分为手术或放疗组，在接受放疗的患者中观察到生存率提高（平均 OS 从约 7 个月改善到 10 个月，$P=0.04$）[20]。然而，4%~5% 的 SCLC 诊断显示为 SPN。对于 T_{1-2}SPN SCLC 肿瘤，建议进行肺叶切除术和纵隔淋巴结清扫术，然后根据病理淋巴结状态进行化疗和（或）纵隔放射治疗。请注意，即使 pN_0[6]。也需要辅助化疗。2017 年 NCDB 分析显示，临床 I 期疾病中明确手术治疗的使用率从 2004 年的 15% 增加到 2013 年的近 30%（在此时间范围内，SBRT 的使用率也从 0.4% 增加到 6%）[21]。

表 29.3 VA 肺癌研究组

局限期	肿瘤局限于一侧胸腔（包括同侧和对侧纵隔）和同侧 SCV 淋巴结	MS：20~30 个月	2 年 OS：40%	5 年 OS：20%~30%
广泛期	肿瘤超出有限疾病范围，包括远处转移、恶性心包 / 胸腔积液以及对侧 SCV/ 肺门 LN 受累	MS：12 个月	2 年 OS：5%	5 年 OS：< 5%

注：来源：改编自 Fox W, Scadding JG. Medical Research Council comparative trial of surgery and radiotherapy for primary treatment of small-celled or oat-celled carcinoma of bronchus: ten-year follow-up. *Lancet*. 1973;2(7820):63–65. doi:10.1016/S0140-6736(73)93260-1.

2. 化疗：与不治疗相比，化疗使 MS 改善了 5 倍。顺铂和 EP 是标准疗法，与旧方案相比发现同样有效且毒性更小[22,23]。目前的标准是 4 个周期的 EP 和同步放疗。顺铂剂量在第 1 天为 60~100 mg/m²，第 1~3 天为 EP 120 mg/m²，每 3 周 1 次。日本数据显示，与 EP 相比，伊立替康 + 顺铂治疗 ES-SCLC 的生存率有所提高（2 年 OS：19.5% *vs.* 5.2%）。然而，美国、加拿大或澳大利亚的随机研究并未重现这一点，这可能是由于日本研究人群的生物学差异[24,25]。其他化疗策略，如剂量强化、三联疗法、高剂量巩固、交替 / 序贯方案和维持治疗，均未证明 OS 的改善。有些人用卡铂替代顺铂以减少不良反应，2012 年对 4 项随机试验（包括 LS 和 ES 疾病）的 COCIS 荟萃分析显示，两组在缓解率（70%）、PFS（约 5 个月）方面没有差异，或两种铂类治疗方案之间的 OS（约 9 个月）[26]。

3. 放疗

（1）**适应证**：发现在化疗的基础上添加放射治疗可将胸腔内失败减少 50%（从 75%~90% 减少到 30%~60%）。放疗还可使 2~3 年的生存率提高 5.4%（参见下文中的 Warde 和 Pignon）。对于使用 EP 的方案，同步放化疗似乎优于序贯化疗。同步放化疗的优点为可早期使用 2 种治疗方式，放疗计划更准确，可短时间内进行高强度治疗，以及肿瘤的放射增敏。主要缺点是具有较高的组织毒性（食管炎、肺炎、骨髓抑制），可能导致治疗中断或停止。大多数研究表明，在化疗第 1~2 周期的早期放疗有益。对主要治疗有完全缓解或部分缓解良好的 LS-SCLC 患者应接受 PCI 至 25 Gy/10 fx 的治疗。这会降低脑转移的发生率并改善 OS（参见 Auperin 荟萃分析）。值得注意的是，SBRT 在无法手术的早期患者中可能具有类似于手术的作用。2017 年的一项多机构 RR 对 74 例接受 SBRT 治疗的 $T_{1\sim2}N_0$ 患者表现出优异的 3 年 LC（≥ 95%）[27]。该系列还显示，接受后续化疗的患者的 OS 有所改善（31 个月 vs. 14 个月，$P=0.02$）。PCI 在诊断时无脑部的 ES-SCLC 患者中对初始化疗有反应的作用仍然存在争议。尤其是在新的免疫时代。

（2）**剂量**：基于具有里程碑意义的 Turrisi 试验的结果，标准加速剂量为 45 Gy/30 fx，在 3 周内以 1.5 Gy/fx BID 进行，同时进行 EP 化疗[28]。此方案已通过 CONVERT 试用，并确认为标准方案。小细胞肺癌（SCLC）中采用双向剂量分割的放疗方案（BID fx）具有几个放射生物学上的优势，包括高生长分数、短细胞周期时间，以及细胞存活曲线上肩部小或缺失，这些都有助于提高放疗的效果。当以每次 2.67 Gy 的剂量进行放疗，并且总剂量达到 40 Gy 且分为 15 次完成时，可以开始第二段的放疗剂量[29]。尽管有试验结果支持，但 2003 年的一项治疗实践模式调查发现，只有不到 10% 的临床医生采用 BID 放疗方法，> 80% 的患者接受每日放疗，中位剂量为 50.4 Gy[30]。NCCN 指出，如果使用每日放疗，应给予 60~70 Gy（非基于 1 级证据），并且 Murray 等人采用的 40 Gy/15 fx 和 2.67 Gy/fx 等大分割方案不包括在最新指南中[31]。

（3）**不良反应**：急性表现包括，疲劳，食道炎，肺炎和恶心。慢性表现包括，肺炎、心脏损伤和吞咽困难。

基于循证的问与答

局限期小细胞肺癌

◆ **除了化疗外，放疗还有其他好处吗？**

多项随机对照试验将单纯化疗与放化疗进行了比较，后者构成了开创性的 Warde 和 Pignon 荟萃分析的基础，两者均显示，在化疗的基础上加胸腔放疗对 OS 的益处为 5%[32,33]。

Warde, Ontario Meta-Analysis (JCO 1992, PMID 1316951)：对仅接受化疗与放化疗的 LS-SCLC 患者进行的 11 项随机试验的荟萃分析。加放疗后，LC 显著改善 25.3%（47% vs. 24%），2 年 OS 改善 5.4%（20% vs. 15%），其中 60 岁以下患者获益最大。治疗相关死亡无显著差异。

Pignon, French Meta-Analysis (NEJM 1992, PMID 1331787)：对 2140 例 LS-SCLC 患者进行的 13 项随机试验的荟萃分析，单纯化疗 vs. 放化疗。与单纯化疗相比，添加胸部放疗可使 3 年 OS 提高 5.4%（14.3% vs. 8.9%），死亡率相对降低 14%。与 70 岁以上的患者相比，年轻患者（年龄 < 55 岁）在加

入放疗的化疗中获益更大。

◆ **LS-SCLC 的理想剂量和放疗方法是什么？**

Turrisi 组间试验最初定义的 45 Gy BID 分割方案是当前的治疗标准，CONVERT 试验的结果证实了该方案[28]。

Turrisi, RTOG 88-15/INT 0096 (NEJM 1999, PMID 9920950)： 417 例接受同步化疗和每日或 BID 放疗治疗的患者的Ⅲ期 PRT。化疗在第 1 天为 60 mg/m² 顺铂，第 1~3 天为 120 mg/m² EP，每 3 周 1 次，持续 4 周期。基于 1988 年报道的宾夕法尼亚大学放疗技术，放疗于化疗的第 1 天开始[33]。放疗剂量为每天 1.8 Gy/fx，5 周内 45 Gy/25 fx，而每日 1.5 Gy/fx，3 周内 45 Gy/30 fx。脊髓限量 36 Gy。CR 患者接受 PCI 25 Gy/10 fx。请注意，在年龄 > 70 岁的患者亚组中，食管炎的风险为 60%~70%，因此改变老年患者的剂量可能很重要（表 29.4）。**结论：BID 分割可显著改善 OS，但急性 3 级食管毒性较高，但无晚期不良反应。** 评论：采用 **45 Gy/25 fx** 作为标准治疗组可能代表次优剂量，因为这代表患有严重疾病的患者的 **BED** 较低。此外，实验组测试了 **2 个额外的变量：** ①减少剂量之间的时间；②在更短的时间内完成治疗——这两者都可能独立改善结果。

表 29.4　Turrisi RTOG 8815/INT 0096 的结果，SCLC 的超分割

Turrisi	MS（月）	5 年 OS	局部失败（胸部病灶复发）	急性 3 级食管炎
45Gy QD	19	16%	52%	11%
45Gy BID	23	26%	36%	27%
P	0.04	0.04	0.06	< 0.001

Faivre-Finn, CONVERT (Lancet Oncol 2017, PMID 28642008)： 将 547 例 LS-SCLC 患者随机分配到化疗组，接受 BID 放疗（45 Gy/30 fx 在 3 周按内 BID 照射）或每日放化疗（6.5 周内 66 Gy/33 fx），两者均从 EP 化疗 2 周期的第 1 天开始放疗，然后进行 PCI（如果需要）。主要终点为 2 年 OS。MFU 45 个月。BID 组的 2 年 OS 和 MS 分别为 56% 和 30 个月，每日 fx 组的两年 OS 和 MS 分别为 51% 和 25 个月（P=0.14）。除 4 级中性粒细胞减少症以外（从每日放疗组的 38% 增加到 BID 组的 49%，P=0.05），毒性具有可比性。在每组中，3 级食管炎为 19%。3~4 级肺炎很少见（每组 2%）。**结论：该试验的优越性设计表明标准组（BID）仍然是标准的，因为每日组尚未证明等效性。**

◆ **放化疗的最佳时机是什么？**

对于身体状况良好的患者，应同时给予放化疗，并且根据 De Ruysscher 的荟萃分析，SER（任何治疗开始直至放疗结束）应 < 30 天[34]。关于早期治疗和延迟治疗哪个最佳，历来存在一些争议。3 项试验（Murray、Jeremic、Takada）表明早期放疗有益，但其他 3 项试验（CALGB、Spiro 和 Sun）表明没有益处。然而，考虑到 De Ruysscher 的荟萃分析结果（特别关注 SER < 30 天）以及 SCLC 早期治疗的理论放射生物学优势（快速的细胞周转使这种疾病易于再增殖，从而更容易接受加速治疗），大多数临床医生更喜欢从第 1 周期或第 2 周期开始放疗。

Murray, NCIC (JCO 1993, PMID 8381164)：308 例患者接受并发化疗治疗并随机分配到早期放疗（第 3 周第 2 周期）或延迟放疗（第 15 周第 6 周期）进行 PRT。化疗交替使用 CAV 和 EP 6 个循环。放疗剂量为 40 Gy/15 fx，为 2.67 Gy/fx。对所有化疗后无疾病进展的患者给予 25 Gy/10 fx 的 PCI（结果表 29.5）。两组之间的不良反应相似。结论：早期胸部放疗同步化疗优于延迟放疗。评论：第 2 周期开始放疗是为了避免在 CAV 中同时使用阿霉素。此后，许多试验比较了 CAV、CAV-EP 和单独使用 EP，发现单独使用 EP 的反应率与 CAV/EP 相当，并且优于单独使用 CAV[34]。因此，在这种情况下，EP 而不是联合 EP-CAV 现在是标准，因此，如果可行，第 1 周期开始放疗可能仍然比第 2 周期更可取。

表 29.5　Murray NCIC 小细胞肺癌试验的结果

Murray	CR	MS	2 年 OS	3 年 OS	5 年 OS	脑转移
早期放疗	64%	21 个月	40%	30%	20%	18%
延迟放疗	56%	16 个月	34%	21.5%	11%	28%
P	0.14	0.008	—	—	0.006	0.042

Jeremic, Yugoslavia (JCO 1997, PMID 9060525)：107 例 PRT 患者接受放疗 54 Gy/36 fx，1.5 Gy BID（36/24 AP/PA，脊髓限量），同步每日卡铂 /EP（每次 30 mg/m²），然后进行 4 个周期的顺铂（30 mg/m²）/EP（120 mg/m²）治疗。第 1 组从同步卡铂 /EP+ 放疗开始，然后进行 4 个周期的 EP。第 2 组开始进行 2 个周期的 EP，然后使用卡铂 /EP 联合放疗，接着进行另外 2 个周期的 EP。所有应答者均接受 25 Gy/10 fx 的 PCI。MS 34 个月 *vs.* 26 个月、5 年 OS 30% *vs.* 15%，均支持第 1 组（单变量分析 $P=0.052$，MVA 分析 $P=0.027$）。KPS 90~100 与 50~80 的 MS 为 53 个月 *vs.* 15 个月（$P<0.0001$）。9 周时 CR 率分别为 96% 和 80%。3~4 级食管炎 28% *vs.* 24%（NS）。**结论：加速 BID 放疗至总剂量 54 Gy/36 fx 具有与 Turrisi 试验类似的毒性，并具有令人鼓舞的生存数据。**

Takada, JCOG 9104 (JCO 2002, PMID 12118018)：将同步放化疗与序贯化疗，然后放疗（具体来说，45 Gy BID 的第 1 周期放化疗 *vs.* 与前相同的放疗后进行化疗）进行比较。第 1 周期开始同步放化疗的 MS 为 27 个月，序贯为 20 个月，$P=0.097$。**结论：根据作者的说法，这项研究强烈表明 EP 和同步放疗比 EP 和序贯放疗更有效。**

Perry, CALGB 8083 (JCO 1998, PMID 9667265)：第 1 周期放化疗与第 4 周期放化疗与单纯化疗进行比较。化疗药物为环磷酰胺、EP 和长春新碱，在试验后期用多柔比星代替 EP。5 周内放疗 50 Gy（肿瘤和纵隔 40 Gy+10 Gy 增强）。所有患者均接受 30 Gy PCI。3 组的 MS 为 13~14 个月。然而，通过使用对数秩检验的成对比较，作者表明，单纯使用化疗不如 2 种含放疗的方案（表 29.6）。**结论：经过 10 年的随访，包括胸部放疗在内的两组仍然优于单纯化疗组。在联合化疗中加入胸部放疗可提高 CR 率和生存率，毒性增加但可接受。评论：化疗方案可能不如 EP。**

表 29.6　CALGB8083 治疗小细胞肺癌的长期结果

CALGB8083，10 年更新	MS（月）	临床失败的时间（月）
组 I（1 周期时开始）	13	11
组 II（4 周期时开始 t）	14.5	11.2
组 III（单纯化疗）	13.6	8.7

注：III 组的 MS 和临床失败时间都比 I + II（SS）差，但无法证明 I 组或 II 组是否更优越。

Spiro, UK London Lung Cancer Group (JCO 2006, PMID 16921033)：研究中 325 例患者接受了 NCIC 方案的 PRT，并再次采用 CAV 和 EP 化疗进行早期随机分组。早期组接受放疗的患者多于晚期组，分别为 92% 和 82%（$P=0.01$）。早期组完成化疗患者少于晚期组患者，分别为 69% 和 80%（$P=0.003$）。MS 相同，分别为 13.7 个月和 15.1 个月（$P=0.23$）。**结论：未能复制 NCIC 试验中发现的生存优势。评论：在使用早期胸部放疗时，早期组的化疗完成率较低可能会掩盖生存优势的检测。**

Sun, South Korea (Ann Oncol 2013, PMID 23592701)：比较胸腔放疗联合 EP 化疗第一周期开始同步胸部放疗与第三周期开始同步胸部放疗的 III 期试验；共 220 例患者。两组（CR、PFS 和 OS）的结局基本相同，但早期组的中性粒细胞减少性发热更严重（22% *vs.* 10%，$P=0.002$）。**结论：较晚开始放疗可能是有利的。**

◆ 当合并上述试验时，胸部放疗患者的早期和晚期给药是否存在差异？

De Ruysscher, Netherlands Meta-Analysis (Ann Oncol 2006, PMID 16344277)：对 7 项试验进行荟萃分析，以确定胸部放疗的时机是否会影响 LS-SCLC 患者的生存率。当纳入所有 7 项试验时，2 年和 5 年 OS 在早期和晚期放疗之间没有改善。仅从同时使用铂类化疗联合放疗的试验来看，早期放疗组的 5 年 OS 显著改善，OR 为 0.64（$P=0.02$）。在短放疗（治疗时间 < 30 天）的研究中，2 年 OS 没有差异，但 5 年 OS 更好（OR：0.56，SS）。

De Ruysscher, RTT-SCLC Collaborative Group (Ann Oncol 2016, PMID 27436850)：对 9 项试验（包括 2305 例 MFU 为 10 年的患者）进行的个体患者水平分析。作者根据 Spiro 的 RCT/ 荟萃联合分析对这一患者层面的更新进行了合理化，该分析表明，如果患者按规定接受化疗方案，早期进行胸部放疗可能有助于提高生存率[35]。当所有试验一起分析时，"更早或更短"与"更晚或更长"的胸肺放疗不影响 OS。然而，当将分析限制在符合计划化疗的患者时，观察到与接受"较晚或较长"的放疗方案患者相比，接受"较早或较短"胸部放疗的患者获益（生存 *HR*：0.79，95%*CI*：0.69~0.91）。"更早或更短"组的 3~5 级毒性更大：中性粒细胞减少从 59% 增加到 69%，$P=0.001$，食管炎从 8% 增加到 14%，$P < 0.001$。有趣的是，在那些无法完成化疗计划方案的患者中，情况正好相反（OS 越晚/越长，*HR*：1.19，95%*CI*：1.05~1.34）。**结论：在完成计划化疗的患者中，"更早或更短"地进行胸部放疗可显著改善 5 年 OS，但代价是毒性增加。**

◆ 放疗开始到结束的"治疗时间"重要吗？

是的。"开始任何治疗直到放疗结束"（SER）< 30 天至关重要。

De Ruysscher (JCO 2006, PMID 16505424)：对 4 项试验（Murray、Jeremic、Turrisi、Takada）进行荟萃分析，以分析胸部放疗时机对局部肿瘤控制、生存率和食管炎的影响。SER 是结局最重要的预测因子。与较长的 SER 组相比，较短的（< 30 天）5 年 OS 有所改善（*RR*：0.62，*P* = 0.0003）。每较有最短 SER 的研究组延长超过 1 周，将导致患者 5 年 OS 绝对值下降 1.83%。较短的 SER 与重度食管炎的发病率较高相关（*RR*：0.55，*P* < 0.0001）。SER 与局部控制率无关。

◆ **理想的靶区大小是多少？是否应该追踪化疗前或后的体积？**

约 40 年前，SWOG 7924 建议使用化疗后而不是化疗前作为 RT 目标，从而获得等效的 LC 和 OS。胡等人在现代已经证实了这一点。

Kies，SWOG 7924 (JCO 1987, PMID 3031226)：473 例接受诱导化疗（VMV-VACx6 周期）治疗的 LS-SCLC 的 PRT 患者；153 例诱导化疗后获得 CR 的患者（33%）被随机分配至胸部放疗 48 Gy 分疗程，联合 PCI：30 Gy，然后进行化疗 *vs.* 继续化疗，不联合胸部放疗。CR 患者的 OS 并不因是否因远处复发而采用胸部放疗而有所不同。然而，胸部放疗会影响肿瘤复发的模式。42 例未接受放疗的复发患者中有 38 例发生胸腔内复发，而 36 例放疗患者中有 20 例出现胸腔内复发。191 例 PR/SD 诱导化疗患者接受放疗治疗，随机分为化疗前"大视野"容积与化疗后容积"小视野"组。大或小放疗体积之间的复发模式或 OS 无显著差异。在接受较大视野治疗的患者中，骨髓抑制更高，但在放射性肺炎中无差异。

Hu，China，(Cancer 2020, PMID 31714592)：309 例患者在 2 个周期的 EP 和顺铂后随机分配进行 PRT，接受化疗后或化疗前肿瘤体积的放疗。化疗为 45 Gy/1.5Gy BID。对有反应的患者进行 PCI。即使诱导化疗后淋巴结消失，最初在诱导化疗之前受累的淋巴结区域也被纳入双臂淋巴结 CTV。由于收益较小，研究提前停止。2002—2017 年，分别有 159 例和 150 例患者被分配到研究组或对照组；21.4% 和 19.1% 的患者使用 PET 进行分期（*P* = 0.31）。所有患者的 MFU 为 19.6 个月，存活患者的 MFU 为 54.1 个月。研究组和控制组的 3 年局部 / 区域无进展概率分别为 58.2% 和 65.5%（*P* = 0.44）。化疗后组和化疗前组的 5 年 OS 分别为 22.8% 和 28.1%（*P* = 0.26）。**结论：放疗计划设计应采用化疗后目标病灶体积。**

◆ **CTV 中应包括选择性淋巴结体积？**

设计不含 ENI 的 SCLC 靶点曾经存在争议[36]，但现在只要使用 PET 成像作为设计工具，就被大多数临床中心视为可接受的做法。

Baas，Netherlands (BJC 2006, PMID 16465191)：对 38 例接受卡铂、EP 和紫杉醇 ×4 周期治疗的 LS-SCLC 患者进行 II 期研究，同时进行放疗 45 Gy/25 fx，从第 2 周期开始，仅治疗在模拟时使用 IV 增强确定的受累部位（主要和任何受累节点 > 1 cm）；给予应答者 PCI（30 Gy/10 fx）。MS 19.5 个月。5 年 OS 27%。3 级食管炎 27%。3~4 级血液毒性 57%。野内 LR 16%。

Van Loon，Netherlands (IJROBP 2010, PMID 19782478)：对 60 例 LS-SCLC 患者进行单臂前瞻性试验，放疗剂量 45 Gy/BID 并进行 EP 方案化疗。仅对 PET 显示的原发区域和淋巴结站进行辐照（SNI）。PET 改变了 30% 患者的淋巴结受累范围的设计。孤立性淋巴结复发的发生率仅为 3%（*n* = 2）。急性 3 级食管炎的发生率为 12%（低于 Turrisi 试验）。MS 是 19 个月。**结论：PET 似乎有助于选择用于照射的淋巴结范围，降低毒性并保持较低的区域失败状况。但这是唯一一项显示 PET 对 LS-SCLC 中 SNI**

价值的前瞻性研究。

Colaco, UK (Lung Cancer 2012, PMID 22014897)：评估了基于 CT 的治疗量仅包括原发肿瘤和受累淋巴结的患者的复发模式。所有治疗均为 3D 适形，不常规使用 PET。研究招募了 38 例患者，在 31 例可评估的后续治疗中，14 例复发，但没有孤立的淋巴结复发。作者得出结论，基于 CT 成像省略 ENI 与孤立性淋巴结复发的高风险无关。

◆ **在化疗中加入免疫是否能改善 LS-SCLC 的预后？**

目前没有数据支持在 LS-SCLC 中使用免疫。NRG-LU005 正在探索这一点，这是一项正在进行的 RCT，将 LS-SCLC 患者随机分配到放化疗组，从第 2 周期开始，联合或不联合阿替利珠单抗治疗，然后进行 1 年的阿替利珠单抗维持治疗 [37]。

广泛期小细胞肺癌

◆ **是否应该将巩固性胸部放疗用于对化疗有反应的 ES-SCLC 患者？**

随着免疫被添加到 ES-SCLC 的化疗标准治疗中，胸部放疗的作用（如果有的话）和时机极具争议。对于仅使用化疗时表现为有反应的有利患者，已考虑进行胸部放疗。根据 2020 年指南，如果给予胸部放疗，建议在化疗完成后开始，并与 PCI 同时进行（如果给予，下文将详细介绍）[31]。

Jeremic, Yugoslavia (JCO 1999, PMID 10561263)：一项 PRT 中 210 例接受 ES-SCLC 治疗且 EP×3 周期的化疗。远端 CR 和局部 CR 或 PR 的患者接受（第 1 组）超分割放疗，持续 18 天至 54 Gy/36 fx，同时使用卡铂 /EP，随后接受 EP×2 周期或（第 2 组）EP×4 周期。所有远端 CR 患者均接受 PCI（25 Gy/10 fx）。放疗区域包括肉眼可见病变和同侧肺门（边缘 2 cm）、纵隔（边缘 1 cm）和双侧 SCV。远处 PR 的患者接受非随机化疗和（或）后来的 HFX 放化疗，疾病进展的患者接受支持性治疗或口服 EP。在所有患者中，MS 为 9 个月，5 年 OS 为 3.4%。第 1 组的 MS 和 5 年 OS 较优：17 个月 *vs.* 11 个月和 9.1% *vs.* 3.7%（*P*=0.041）。第 1 组的 LC 无显著改善（*P*=0.062）。DM 没有差异。第 2 组的急性 3/4 级毒性较高（表 29.7）。**结论：与单独使用化疗相比，对最有利的患者亚群加用超分割放疗可改善 OS。**

表 29.7　ES-SCLC 巩固性胸部放疗的 Jeremic 试验结果

		5 年 LRFS	5 年 DMFS	MS（月）	恶心和呕吐
210 例 ES-SCLC 患者接受 3 个周期的 EP 治疗，109 例 CR 或 PR 患者，均接受随机化分为 PCI 和单独化疗与放化疗	放化疗（放疗＋卡铂 / 依托泊苷化疗；54 Gy/36 fx BID）+EP×2 周期	20%	27%	17	4%
	单纯化疗（EP×4 周期）	8.1%	14%	11	20%
	—	*P*=0.062	*P*=0.35	*P*=0.041	*P*=0.0038

Slotman, Netherlands (Lancet 2015, PMID 25230595)：对 498 例 WHO 表现状态为 0-2 和 ES-SCLC 且对化疗有反应的患者进行Ⅲ期随机对照试验，所有患者均接受 PCI，然后随机接受胸部放疗

（30 Gy/10 fx）或观察。主要终点是 1 年 OS；PFS 是次要终点。MFU 24 个月。1 年 OS 在两组之间没有显著差异。胸部放疗组为 33%，对照组为 28%（*HR*：0.84，*P*=0.066）。然而，在二次分析中，2 年 OS 分别为 13% *vs.* 3%（*P*=0.004）。6 个月时，胸放疗组的 PFS 为 24%，对照组为 7%（*P*=0.001）。组间毒性无显著差异。**结论：对于对化疗有反应的 ES-SCLC 患者，应考虑胸部放疗 +PCI。**

Gore, RTOG 0937 (J Thorac Oncol 2017, PMID 28648948)：本研究对具有 1~4 个颅外转移瘤的 ES-SCLC 患者进行随机 II 期研究，随机分为单独 PCI 组或 PCI 联合胸部巩固放疗，针对胸内疾病和颅外转移瘤的巩固放疗至 45 Gy/15 fx（可接受的替代方案：30~40 Gy/10 fx）。97 例患者，MFU 9 个月。1 年 OS 为 60.1%（PCI）比 50.8%（PCI+ 胸部巩固放疗，*P*=0.21）；12 个月进展为 79.6% *vs.* 75%，支持胸部巩固放疗（*HR*：0.53，*P*=0.01）。**结论：由于生存率高，OS 分析的效力不足。胸部巩固治疗可能会减缓进展，但不会改变 OS。**

◆ **在化疗中加入免疫是否会改善 ES-SCLC 一线治疗的结局？**

IMpower133 和 CASPIANRCT 显示，加入免疫后，OS 可改善 2~3 个月。

Horn, IMpower133 (NEJM 2018, PMID 30280641)：对 ES-SCLC 患者进行 III 期、双盲、安慰剂对照 RCT，在诱导和维持阶段接受卡铂和 EP 联合或不联合阿替利珠单抗治疗的一线治疗。共同主要终点为 OS 和 PFS。403 例患者在中位 f/u 14 个月时，阿替利珠单抗组与安慰剂组的中位 OS 有所改善，12.3 个月 *vs.* 10.3 个月（*HR*：0.70，*P*=0.007），中位 PFS 为 5.2 个月 *vs.* 4.3 个月（*HR*：0.77，*P*=0.02）。阿替利珠单抗组免疫相关不良事件为 40%，安慰剂组为 25%（皮疹和甲状腺功能减退最常见）。**结论：对于 ES-SCLC 的一线治疗，在卡铂 /EP 基础上加用阿替利珠单抗可改善 OS 和 PFS。评论：每组只有 22 例患者接受了 PCI。不允许进行胸腔放疗。**

Paz-Ares, CASPIAN (Lancet 2019, PMID 31590988)：ES-SCLC 患者的 III 期 PRT 按比例为 1：1：1 分为度伐利尤单抗 +EP、度伐利尤单抗 + 曲美木单抗 +EP 或单纯 EP。在 EP 组中，是否接受 PCI 由研究者自行决定。主要终点为 OS。报告了度伐利尤单抗 +EP 与单独 EP 的计划中期分析。添加度伐利尤单抗后，OS 有所改善，分别为 13.0 个月和 10.3 个月，34% *vs.* 25% 的患者在 18 个月时存活。两组的 3/4 级不良事件相似（62%），导致死亡的不良事件分别为 5% 和 6%。**结论：与单药治疗相比，一线度伐利尤单抗 + 铂 /EP 显著改善 OS，安全性相似。**

预防性颅脑照射

◆ **哪些人应该接受 PCI 治疗？**

从历史上看，根据 Auperin 荟萃分析，在放化疗后获得 CR 或良好 PR 的 LS-SCLC 患者接受了 PCI。在 ES-SCLC 中，一些人根据 Slotman 2007 年研究的结果来证明 ES-SCLC 患者中对化疗有反应的 PCI 是合理的，但这仍然存在争议。因为这项研究不需要在颅脑照射之前进行随机脑部 MRI 来确认不存在脑转移。这与 2017 年 Takahashi 研究形成鲜明对比，该研究纳入了随机分组前的脑部 MRI。PCILESS 前瞻性试验是一项对 LS-SCLC 进行的单臂研究，该研究采用观察观察而非 PCI，经过明确治疗后至少获得良好反应，并等待结果 [38]。根据 2020 年共识指南，强烈建议对 CRT 有反应的 II 期或 III 期患者进行 PCI，但需要注意的是，对于神经认知毒性风险较高的患者来说，这应该是广泛认同的决定；

对于 Ⅰ 期 "有条件的" 患者可以用 PCI，对其他 Ⅰ 期患者不常规推荐；对于 ES-SCLC，作者建议考虑 PCI 与 MRI 监测[31]。

Auperin, French Meta-analysis (NEJM 1999, PMID 10441603)：对 1965—1995 年进行的 7 项随机对照试验中的 987 例 SCLC 患者进行荟萃分析，比较 PCI 与未进行 PCI 的情况。该荟萃分析中的大多数患者为局限期，但 15% 为广泛期。PCI 以不同的剂量和分割进行。对 4 个剂量组进行了分析：8 Gy/1 fx *vs.* 24~25 Gy/8~12 fx *vs.* 30 Gy/10 fx *vs.* 36~40 Gy/18~20 fx。PCI 改善了 3 年 OS，降低了脑转移的发生率（表 29.8）。根据总剂量，PCI 对 OS 的影响没有显著差异。然而，随着放疗剂量的增加，脑部转移的风险有降低的趋势。在化疗后早期（化疗后时间 < 6 个月）随机分组的患者中，PCI 对脑部转移发生率的影响也更大。

表 29.8　PCI 的 Auperin 荟萃分析结果

有无 PCI	脑转移的发生率	3 年 OS
PCI	33.3%	20.7%
无 PCI	58.6%	15.3%
P	< 0.001	0.01

Slotman, EORTC 08993-22993 (NEJM 2007, PMID 17699816)：ES-SCLC 中 PCI 的 Ⅲ 期 RCT，包括 18~75 岁，PS 0-2，对化疗有任何反应，既往无放疗，无脑部转移的临床提示（不需要影像学检查）的患者（*n*=286）。剂量范围为 20~30 Gy，分割方式是可变的，但在机构内是一致的。诊断和随机分组之间的中位间隔为 4.2 个月。主要终点是减少有症状的脑转移。两组颅外疾病进展无差异。PCI 在认知和情绪功能方面没有差异（表 29.9）。**结论：PCI 可降低症状性脑转移的发生率，延长 DFS 和 OS。评论**：随机分组前不需要脑成像。

表 29.9　用于 ES-SCLC 的 Slotman PCI 结果

有无 PCI	1 年时脑部有症状	DFS 中位数（周）	MS（月）	1 年 OS
无 PCI	40.4%	12	5.4	13.3%
PCI	14.6%	14.7	6.7	27.1%
P	< 0.001	0.02	0.03	0.003

Takahashi, Japan (Lancet Oncol 2017, PMID 28343976)：ES-SCLC 中 PCI 的 Ⅲ 期 RCT，包括年龄 ≥ 20 岁、PS 0-2、对铂类双联化疗的任何反应以及 PCI 后 4 周内未获得的 MRI 脑部转移的患者随机分配至 25 Gy/10 fx 组与无 PCI 组。PCI 后每 3 个月至 12 个月、18 个月和 24 个月进行 1 次脑部 MRI 检查。主要终点是 OS。由于没有益处，试验提前终止（表 29.10）。**结论：PCI 并不能改善该预筛选人群中 ES-SCLC 的 OS，但确实降低了 MRI 检测到的脑部转移的发生率。评论**：如果研究中省略 PCI，有必

要进行 **MRI** 密切监测以重现该试验结果。

表 29.10　用于 ES-SCLC 的 Takahashi PCI 结果

有无 PCI	MS（月）	12 个月时脑转移的发生率	总体毒性 3~4 级
PCI	11.6	32.9%	2.5%
无 PCI	13.7	59.0%	4.0%
P	0.094	< 0.0001	NS

◆ **应该给予多少剂量的 PCI？**

25 Gy/10 fx 为标准剂量。这在 EORTC/RTOG 0212 前瞻性随机试验[39]中进行了调查，该试验由 3 个治疗组组成，25 Gy/10 fx，36 Gy/18 fx QD 和 36 Gy/24 fx BID。所有组 2 年时脑部转移的发生率为 25%，无统计学差异；36 Gy 队列的慢性神经毒性发生率更高（$P=0.02$）[40,41]。

◆ **海马回避在 PCI 中是否有作用？**

来自西班牙的 PREMER 随机对照试验将接受 PCI 治疗 SCLC 的患者随机分为 PCI 组与 HA-PCI 组（初步报告仅以摘要形式进行）。研究显示，与 HA-PCI 相比，PCI 的自由延迟回忆率下降（6 个月时为 33% *vs.* 7%，$P=0.008$）[42]。NRGCC003 是一项研究 LS-SCLC 和 ES-SCLC 中 PCI 与 HA-PCI 的随机对照试验。这一试验的结局包括颅内复发率和延迟回忆的差异[43]。具体结果正在等待中。

第三十章 间皮瘤

Sarah M. C. Sittenfeld, Bindu V. Manyam, Gregory M. M. Videtic 著

凌慧颖、李志琴 译

丁 轶、白 雪 校

林 勤 审

概述：间皮瘤是一种罕见的胸部恶性肿瘤，发病率进行性升高。由于诊断时的疾病病情和并发症，患者很少能治愈。EPP 和 P/D 是具有上皮样组织学的非转移性、可进行医学手术的患者的手术选择。化疗和放疗主要用于姑息治疗，但也可以考虑在围手术期使用（表30.1）。

表 30.1 间皮瘤的一般治疗模式[1]

患者	治疗方案
临床分期 I~III 期 上皮或双相组织学 医学上可手术 可切除的疾病	• 诱导化疗（顺铂/培美曲塞），重新评估，P/D 其次是观察 • 诱导化疗（顺铂/培美曲塞），重新评估，EPP 然后半胸腔放疗（54 Gy） • EPP，序贯辅助化疗，半胸腔放疗（54 Gy） • P/D，化疗 ±IMRT 巩固
临床分期 IV 期 肉瘤样组织学 医学上无法手术 不可切除	• 化疗和姑息放疗 • 免疫疗法

流行病学：在美国，间皮瘤的发病率为每年 3000 例。发病率在 2000 年左右达到顶峰，并由于 20 世纪 70 年代开始的 OSHA 对可接受的石棉暴露的限制而稳步下降[2]。

危险因素：接触石棉是最严重的危险因素，90% 的病例与石棉有关。职业性暴露是最常见的（在汽车制动器、造船、天花板、泳池瓷砖中用作阻燃剂），很少是环境性的。石棉纤维的隐匿性传播可能从工人传给家庭成员。石棉工人患间皮瘤的终生风险高达 10%。暴露与疾病发展之间存在剂量-反应关系和 20~40 年的潜伏期。已知的有石棉和吸烟的协同作用。其他危险因素包括电离放疗、碳纳米管以及潜在的病毒致癌基因和遗传易感性（*BAP1* 突变）[2]。

解剖学：可发生于任何间皮表面，包括胸膜（80%），较少见于腹膜、阴道外膜或心包。EPP 后特别难以识别和充分覆盖的 2 个胸膜区域包括同侧膈肌脚和膈肌最低后点。右侧膈肌脚扩展到 L3 和左侧膈肌脚扩展到 L2。胸膜腔的最低点可低至 L4。胸膜间皮瘤分布：60% 右侧，35% 左侧，5% 双侧[3]。

病理学：存在 3 种组织学变异。上皮样（最常见，60% 的病例）、肉瘤样和双相（两者的组合）。组织学比分期更有预后意义。免疫组化对诊断至关重要（间皮素糖蛋白的敏感性为 67%，特异性为 98%）；骨桥蛋白和基因表达检测可能会有所帮助[2]。

临床表现：大多数患者年龄超过 60 岁，在接触石棉后 20~40 年发病。症状包括体重减轻、疲劳、胸痛、呼吸困难、咳嗽、声音嘶哑和吞咽困难。体格检查结果通常提示胸腔积液，伴有单层叩诊浊音或空气交换减少。胸部 X 线检查提示间皮瘤的特征包括单侧胸膜致密或增厚、持续性胸腔积液、纵隔移位、肺容量丢失、表现为双肺底间质纤维化的石棉肺，需要进一步病情检查。

检查：病史采集、体格检查和危险因素评估。

1. 实验室：使用 DLCO 的 PFT、灌注扫描（如果 $FEV_1 < 80\%$）、心脏负荷试验评估 PFT 可操作性[4]。

2. 成像：有必要行胸部增强 CT、PET/CT。胸部 MRI 是可选的，可能有助于确定可切除性。

3. 活检：从历史上看，胸腔穿刺术用于组织学诊断，但仅对 26% 的病例具有诊断意义。相比之下，VATS 活检的诊断率为 98%，并提供区分反应性增生、纤维性胸膜炎和恶性肿瘤所需的间质、纤维脂肪或肺实质侵犯的证据；10% 的活检针道转移风险，手术时应予以切除。对于可能可切除的患者，使用纵隔镜检查或 EBUS 进行纵隔分期。

预后因素：分期和组织学是最重要的预后因素。与上皮样组织学相比，肉瘤样和双相组织学的预后更差。体能状况差、年龄 > 75 岁、乳酸脱氢酶升高和血液学异常（血小板增多、白细胞增多、贫血）与预后较差有关[4]。

自然病程：预后较差，OS 为 9~17 个月。远处转移性疾病较少，但可累及骨骼、肝脏和中枢神经系统。大多数患者因局部疾病进展而出现呼吸衰竭、心律失常、心力衰竭或卒中。

分期：见表 30.2。

表 30.2　AJCC 第 8 版（2017 年）：恶性胸膜间皮瘤的分期

	T/M	N	cN_0	cN_1	cN_2
T_1	同侧壁层胸膜延伸至内脏、纵隔或膈胸膜		I A	II	
T_2	累及所有同侧胸膜表面（壁层、纵隔、膈肌和内脏），并至少存在以下情况之一： • 膈肌 • 潜在的肺实质		I B		
T_3	累及所有同侧胸膜表面，并至少累及以下一项： • 胸内筋膜 • 纵隔脂肪 • 孤立肿瘤，肿瘤延伸至胸壁软组织的可切除病灶 • 非透壁性心包				IIIA

续表

T/M	N		cN₀	cN₁	cN₂

T/M	N	cN₀	cN₁	cN₂
T₄ 累及所有同侧胸膜表面，并至少累及以下一项： • 多灶性胸壁肿块 • 经膈肌延伸至腹膜 • 直接延伸至对侧胸膜 • 直接延伸至纵隔器官 • 直接延伸到脊柱 • 直接延伸到心包内表面 • 直接延伸到心肌		ⅢB		
M₁ 远处转移			Ⅳ	

注：cN₁，同侧支气管肺、肺门、纵隔（包括乳房内、膈周围、心包脂肪垫或肋间）淋巴结；cN₂，对侧纵隔或任何锁骨上淋巴结。

治疗模式

1. 手术：根治性手术应仅限于挑选的患者，因为它与显著的发病率和死亡率相关（早期病例系列研究显示，EPP 的死亡率为 31%）。手术适合患者是那些患有可切除疾病、仅限于一侧胸腔（临床 Ⅰ~Ⅲ 期）、心肺功能良好且 ECOG PS < 2 的患者。几乎所有的手术系列研究都表明，当病理仅限于纯上皮样亚型时，手术对 OS 有益。双相或肉瘤样亚型患者的 OS 通常与非手术治疗的预期相似或短于预期。

根治性外科手术包括 EPP 或 P/D。P/D 提供了保留肺实质的机会。该决定基于外科医生对获得 R0 切除术的判断。临床实验表明，与 EPP 相比，P/D 的死亡率和发病率可能更低，且 OS 相当。请参阅以下关于 EPP 与 P/D 结果的 Flores 数据。

◆ EPP 是壁层和内脏胸膜、同侧肺、心包和膈肌的整体切除术。如果没有心包或膈肌受累，这些结构可以保持完整。

◆ 扩展 P/D 是壁层和内脏胸膜切除术，切除所有大体肿瘤并切除膈肌和心包。

◆ P/D 是壁层和内脏胸膜切除术，切除所有大体肿瘤，无须隔膜和心包切除术。

胸膜固定术是一种用于缓解胸腔积液症状的手术选择，包括通过注射无菌和无石棉的滑石粉来闭塞胸膜腔，以引起内脏和壁层胸膜的粘连。胸腔积液完全引流通常先于该手术进行。

2. 全身治疗：化疗在新辅助、辅助和姑息治疗中的作用。顺铂和培美曲塞在不可切除的疾病患者中显示出延长 OS 的作用。Krug 的一项 Ⅱ 期多中心研究使用新辅助培美曲塞和顺铂治疗 4 个周期，随后对没有疾病进展的患者进行 EPP，然后进行辅助放疗（54 Gy），结果显示 MS 为 16.8 个月 [5]。那些能够完成所有治疗的患者的 MS 为 29.1 个月。其他化疗方案包括顺铂 + 吉西他滨和卡铂 + 培美曲塞。与标准化疗相比，免疫疗法在Ⅳ期间皮瘤中显示出前景，进一步的研究正在进行中 [6]。

3. 放疗

（1）**适应证**：EPP 后辅助治疗，P/D 后巩固治疗，姑息治疗。

（2）**剂量**：对于 EPP，阴性切缘的剂量为 50~54 Gy，阳性切缘的剂量为 54~60 Gy。P/D 后，可输送的总剂量（最大 50.4 Gy）将受到 20 Gy 残余肺的平均肺剂量的限制，并要求使用 IMRT。

（3）**不良反应**：疲劳、食管炎和肺炎（全肺切除术后患者慎用对侧肺）[7]。

基于循证的问与答

◆ **EPP 有什么好处？**

EPP 的主要目标是局部控制。使用 EPP 的死亡率很高。然而，通过仔细筛选患者，可能会有生存获益。

Treasure, MARS Study (Lancet Oncol 2011, PMID 21723781)： 对来自 12 家英国医院的 50 例接受新辅助化疗的患者进行 PRT，随机分配至 EPP 组和无 EPP 组，然后进行放疗。在随机分配到 EPP 的 24 例患者中，有 16 例接受了 EPP；30 天死亡率为 12.5%。使用 EPP 患者的 OS 风险比 HR 为 1.90（$P=0.082$）。根据性别、组织学亚型、分期和年龄调整后，EPP 的风险比为 2.75（$P=0.016$）。**结论：尽管存在研究缺陷，但 EPP 的 OS 比无 EPP 更差，这表明谨慎选择 EPP 候选者很重要。**

◆ **与 P/D 相比，EPP 的结果怎么样？**

数据相互矛盾，一些数据显示 EPP 的 LC 和 OS 有所改善，而另一些则显示 P/D 的结果有所改善。

Flores, MSKCC (J Thorac Cardiovasc Surg 2008, PMID 18329481)： 1990—2006 年接受 EPP 或 P/D 治疗的 3 个机构的 663 例患者的临床实验。EPP 围手术期死亡率为 7%，P/D 为 4%。分期（$P < 0.001$）、上皮样组织学（$P < 0.001$）、EPP（$P < 0.001$）和多模式治疗（$P < 0.001$）均与生存率的提高显著相关。多因素变量分析显示，控制分期、组织学、性别和多模式治疗后，EPP 的 HR 为 1.4（$P < 0.001$）。**结论：P/D 与 OS 改善相关，但存在选择偏倚。EPP 与围手术期死亡风险较高相关。**

Lang-Lazdunski, UK (J Thorac Oncol 2012, PMID 22425923)： 对 22 例接受新辅助化疗、EPP 和辅助放疗的患者和 54 例接受新辅助化疗、P/D 和辅助化疗的患者进行非随机前瞻性研究。EPP 的 30 天死亡率为 4.5%，P/D 的 30 d 死亡率为 0%。在 EPP 中观察到 68% 患者有并发症，在 P/D 中观察到 27.7% 患者有并发症。68% 患者在 EPP 组完成了三联治疗，100%P/D 组患者完成了三联治疗。与 EPP 相比，P/D 的生存率显著提高（2 年 OS 为 49% vs. 18.2%，5 年 OS 30.1% vs. 9%；$P=0.004$）。上皮样组织学、P/D 和 R0 切除均与 MVA 生存率提高相关。**结论：在这项非随机研究中，与 EPP 多模式治疗相比，围手术期化疗 P/D 提高了生存率。**

◆ **三联疗法安全有效吗？哪些患者是最佳人选？**

三联疗法在经过精心挑选的患者中通常是安全有效的。上皮样组织学、R0 切除术和 N_0 患者在接受三联治疗时的 5 年生存率高达 50%。

Sugarbaker (J Thorac Cardiovasc Surg 1999, PMID 9869758)： 这是一项 183 例接受 EPP 治疗的患者的临床试验，患者在 EPP 治疗后接受辅助化疗和放疗。MFU 13 个月。2 年围手术期死亡率为 3.8%，发病率 50%。1 年生存率为 37%，5 年生存率为 15%。MS 是 19 个月。与生存率提高显著相关的 3 个变量为：①上皮型（52% 2 年 OS，21% 5 年 OS，26 个月 MS）；②阴性切缘（44% 2 年 OS，25% 5 年 OS，23 个月）；③阴性淋巴结（42% 2 年 OS，17% 5 年 OS）。具有所有 3 个变量的患者的 2 年 OS 为 62%，5 年 OS 为 46%，MS 为 51 个月。**结论：三联治疗是可行的，纵隔淋巴结评估对选择最佳患者具有重要意义。上皮样类型、R0 切除术和胸膜淋巴结阴性患者的生存期延长。**

Pagan (J Thorac Cardiovasc Surg 2006, PMID 17033611)： EPP 后卡铂 / 紫杉醇和放疗（50Gy）的前瞻性非随机试验。30 天死亡率为 4.5%，总并发症率为 50%。未观察到重大并发症。MS 为 20 个月，

5 年 OS 为 19%。上皮样组织学、R0 切除和 N_{0-1} 患者的 5 年 OS 为 50%。

◆ **EPP 术后放疗有什么好处？　IMRT 有作用吗？**

据报道，EPP 后的局部复发率高达 80%。术后放疗的加用已被证明可将局部区域失败率降低至 37%。各种采用 IMRT 的研究表明，当剩余的肺满足适当的平均肺剂量限制时，它可以安全使用。

Rusch (J Thorac Cardiovasc Surgery 2001, PMID 11581615)： II 期试验对 88 例患者进行了 EPP 或 P/D，随后对 55 例患者进行了术后半胸腔放射治疗（54 Gy/30 fx）。放疗是 AP/PA，利用光子和电子增强至需要屏蔽的区域。LRF 占 12.7%，4 级肺炎占 9.1%。I 期和 II 期肿瘤的 MS 为 33.8 个月，III 期和 IV 期肿瘤的 MS 为 10 个月（$P=0.04$）。

Allen (IJROBP 2006, PMID 16751058)： 13 例患者在 EPP 和顺铂或顺铂 / 培美曲塞辅助化疗后接受半胸腔 IMRT（54 Gy/30 fx）治疗的临床试验。致命性肺炎发生率为 46%。致死性肺炎患者的 V_{20} 为 15.3%~22.4%，V_5 为 81%~100%，平均肺剂量为 13.3~17 Gy。

Rice (Ann Thorac Surg 2007, PMID 17954086)： 63 例患者、EPP 后行 IMRT，化疗不常规给药的患者的临床试验（45 Gy），非上皮样组织学占 33%，III 期占 72%，同侧淋巴结转移占 54%。围手术期死亡率为 8%。接受 IMRT 的患者的 MS 为 14.2 个月，3D-CRT 患者的 MS 为 10.2 个月。淋巴结阴性的上皮样组织学患者的中位生存期为 28 个月。局部区域复发率为 13%，只有 5% 的区域内复发。致死性肺部事件发生率为 9.5%，MVA 上 V_{20} 预测肺部相关死亡。

◆ **P/D 后术后放疗有作用吗？**

有一些系列研究评估了它的使用，最初使用 3D-CRT，观察到残留的严重病灶无法根除。最近采用 IMRT 的研究表明，与姑息治疗相比，IMRT 的生存率有所提高，但代价是毒性增加，因此其使用通常仅限于专业中心。

Chance (IJROPB 2015, PMID 25442335)： 对 24 例接受 P/D 后辅助化疗和半侧胸腔 IMRT 至 45 Gy 的患者进行配对分析。将结局与 24 例接受 EPP 后 IMRT 的患者进行比较，这些患者的年龄、淋巴结状态、体能状态和化疗匹配。MFU 12.2 个月。P/D 后 FVC、FEV_1 和 DLCO 均有统计学意义下降，IMRT 后进一步下降。PD/IMRT 组和 EPP/IMRT 组患者的 MS 分别为 28.4 个月和 14.2 个月（$P=0.04$）中位 PFS 分别为 16.4 个月和 8.2 个月（$P=0.01$）。两组 4~5 级毒性差异无统计学意义（0 *vs.* 12.5%，$P=0.23$）。

Rimner, IMPRINT (JCO 2016, PMID 27325859)： 对 27 例接受新辅助铂类化疗和培美曲塞 P/D 的患者进行的 II 期研究，随后接受辅助半侧胸腔 IMRT（中位剂量 46.8 Gy）。MFU 21.6 个月。2 级肺炎为 22%，3 级肺炎为 7.4%，均使用类固醇解决。中位 PFS 和 OS 分别为 12.4 个月和 23.7 个月。2 年 OS 为 59%。结论：**P/D 后行半侧胸腔 IMRT 是安全的，应在该患者群体的治疗模式中考虑。**

Trovo (IJROBP 2020, PMID 33259933)： III 期研究，纳入 108 例接受保留肺手术且有肉眼残留病灶的患者，随机接受辅助半侧胸腔 IMRT（50 Gy/25 fx 对肉眼病灶加 60 Gy SIB）与姑息性放疗（最常见的是 30~35 Gy/10 fx）。半胸腔 IMRT 改善了 LC，2 年累积 LRR 发生率为 27%，而姑息性放疗的 2 年累积 LRR 发生率为 83%。半侧胸腔放疗的中位 OS 为 35.6 个月，姑息性放疗的中位 OS 为 12.4 个月（$P \leq 0.001$）。姑息性放疗无 3 级毒性，20% 的患者有 ＞3 急性不良反应，31% 的患者有 3~4 级迟发毒性，包括 16% 的患者 > 2 级肺炎和 1 个可能的致命事件。结论：与姑息性放疗相比，辅助半胸腔 **IMRT** 联合 **SIB** 治疗大体残留病灶是可行的，并且可改善 **LC** 和 **OS**，同时增加急性和晚期不良反应的发生率。

◆ **哪些化疗方案最有效？**

铂类双药化疗在新辅助和姑息治疗中均显示出良好的结局。在姑息治疗中，在铂类双药的基础上加用贝伐珠单抗显示出潜在的生存获益。

Vogelzang, EMPHACIS (JCO 2003, PMID 12860938)：对 456 例不符合手术切除条件的患者进行单盲 PRT，随机分配至顺铂组与顺铂组和培美曲塞组，每 21 天 1 次。顺铂 / 培美曲塞与顺铂的 MS 分别为 12.1 个月和 9.3 个月（*P*=0.02）。顺铂 / 培美曲塞组的中位进展时间显著延长（5.7 个月 *vs.* 3.9 个月，*P*=0.001），有效率显著提高（41.3% *vs.* 16.7%，*P* < 0.0001）。在 117 例患者后添加叶酸和维生素 B_{12}，导致毒性显著降低。

Krug (JCO 2009, PMID 19364962)：II 期多中心试验纳入了 75 例接受顺铂 / 培美曲塞新辅助治疗的患者，50 例接受 EPP 治疗，28 例接受辅助放疗治疗。对化疗有影像学反应的患者有改善 OS 的趋势（29.1 个月 *vs.* 13.9 个月，*P*=0.07）。整个队列的 MS 为 16.6 个月，中位 PFS 为 13.1 个月。

Zelman (Lancet 2016, PMID 26719230)：448 例不可切除疾病患者的 PRT 随机分配至顺铂 / 培美曲塞 ± 贝伐珠单抗组，周期为 21 天，最多 6 个周期。加用贝伐珠单抗组的 OS 显著延长（18.8 个月 *vs.* 16.1 个月，*P*=0.0167）。贝伐珠单抗组的 3 级高血压（23% *vs.* 0）和血栓事件（6% *vs.* 1%）更多。

◆ **如果不手术切除活检通道，放疗可以降低活检通道复发的风险吗？**

目前，活检通道放疗的作用取决于临床特定情境和主要治疗方式。

Bydder (Br J Cancer 2004, PMID 15199394)：一项 PRT 入组 28 例出现胸壁侵犯的患者，患者被随机分配到 10 Gy/1 fx 组或观察组。针对活检道转移的情况，放疗和观察组之间无显著差异（10% *vs.* 7%，*P*=0.53）。Abrams 针的活检道转移率为 22%，胸腔引流管为 9%，FNA 为 4%，两者无显著差异（*P*=0.23）

O'Rourke (Radiother Oncol 2007, PMID 17588698)：61 例接受胸腔引流管置入或胸膜活检的患者的 PRT 在手术后，被随机分配至 21 Gy/3 fx 和观察组。放疗组有 4 个引流部位转移，观察组有 3 个引流部位转移（*P*=0.75）。结论：有或没有辅助放疗的活检道转移率无显著差异。

Clive, SMART Trial (Lancet Oncol 2016, PMID 27345639)：这是一项来自 22 家英国医院的 203 例接受大口径胸膜介入治疗的患者的 PRT 试验，患者随机分配至预防性放疗组（胸膜介入治疗后 42 天内 21 Gy/3 fx）与挽救性放疗组（手术道转移 21 Gy/3 fx）。主要结局事件为随机分组后 12 个月内胸膜介入部位 7 cm 范围内手术道转移的发生率。结论：即刻放疗和延迟放疗在手术通道转移方面无显著差异（**9% *vs.* 16%，*P*=0.14**）。

◆ **剂量递增放疗对间皮瘤有好处吗？**

目前没有证据表明在辅助治疗中将剂量增加到 54 Gy 以上有益处。

Allen (IJROBP 2007, PMID 17674974)：这是一项研究探讨了 39 例患者在 EPP 后接受半胸腔放疗治疗的临床试验，其中 24 例接受 30~40 Gy 剂量治疗，15 例接受 54 Gy 治疗。放疗剂量越低，局部失败率越高（50% *vs.* 27%），但无统计学意义。OS 差异无统计学意义。

◆ **放疗对治疗间皮瘤疼痛有用吗？**

证据支持放疗对 MPM 的姑息性益处，症状控制的持续时间可能与剂量有关。

McLeod (J Thorac Oncol 2015, PMID 25654216)： 一项 Ⅱ 期临床研究，纳入 40 例间皮瘤疼痛患者，在基线时评估疼痛和其他症状，然后对疼痛区域接受 20 Gy/5 fx 照射。主要终点是 5 周时放疗部位疼痛的评估。在第 5 周存活的患者中，有 47% 的疼痛有所改善。

de Graaf-Strukowska (IJROBP 1999, PMID 10078630)： 189 例患者的随机临床研究表明，与每次分割剂量低于 4 Gy 治疗的患者相比，每次分割剂量为 4 Gy 治疗的患者局部缓解率更高（50% *vs.* 39%）。疼痛缓解持续时间很短，中位缓解时间 69 天（范围从 32~363 天）后，疼痛主要出现在放疗区域。

◆ **对于不可切除的间皮瘤，是否有替代疗法？**

有新的证据表明可以添加 TTF，但需要进一步研究。

Ceresoli, STELLAR (Lancet Oncol 2019, PMID 31628016)： 对 80 例不可切除疾病的患者进行的前瞻性单臂试验接受了铂类双药联合 Novo-TTF-100L 治疗。MS 为 18.2 个月，上皮样组织学亚组为 21.2 个月。不会增加严重毒性。**结论：将 Novo-TTF 添加到标准化疗中是安全的，生存结果令人鼓舞，值得未来进一步研究。**

第三十一章　胸腺瘤

Christopher W. Fleming, Jonathan M. Sharrett, Gregory M. M. Videtic　著

高光斌、刘　青　译

周志国、王　祎　校

> **概述**：胸腺瘤是一种罕见的前纵隔肿瘤，与重症肌无力（myasthenia gravis，MG）相关，主要通过手术治疗。术后放疗（PORT）适用于 Masaoka-Koga Ⅲ 期或不完全切除的患者，而对于潜在可切除肿瘤，通常采用化疗（CHT）以利于手术治疗（表 31.1）。转移性胸腺瘤具有较长的自然病程；全身治疗的疗效有限，根据患者和肿瘤特点，"积极采用"局部治疗（手术、放疗）可能更适合。胸腺癌的侵袭性更强，所有分期均需要行术后放疗。

表 31.1　胸腺瘤的常规治疗模式

可疑胸腺肿瘤，是否可以切除？	是，进行全胸腺切除术（可免去活检）	Ⅰ 期	无辅助治疗
		Ⅱ 期	无辅助治疗（PORT 有争议）
		Ⅲ 期至ⅣA 期，切缘 +，胸腺癌	PORT 45~50 Gy（阴性 / 近切缘），54 Gy（镜下切缘阳性），60 Gy（肉眼残留）。CHT 有争议，可考虑用于肉眼残留或胸腺癌
	否（局部晚期、单发 / 潜在可切除的转移灶）	穿刺活检，然后诱导 CHT	根据肿瘤负荷和 PS 评分进行个体化治疗，包括 CHT ± 局部治疗（手术 /RT）

发病率：在美国，每百万人中有 1.5 例胸腺瘤患者[1]。通常发病年龄在 40~60 岁。占纵隔肿瘤的 20%，占前纵隔肿瘤的一半。胸腺癌占胸腺肿瘤的比例不到 1%。

风险因素：无已知病因。

解剖学：胸腺是 T 细胞分化成熟的场所。其淋巴引流至下颈部、内乳区和肺门淋巴结。从结构上看，胸腺由被膜、皮质和髓质组成。在组织学上，它包括上皮细胞、上皮网状细胞（形成 Hassall 小体）、肌样细胞、早期 T 淋巴细胞（"胸腺细胞"）和 B 淋巴细胞。

病理学：见表 31.2。

临床表现：常在影像检查中偶然发现。由于肿瘤的压迫作用，局部症状可能包括胸痛、呼吸困难、咳嗽、膈神经麻痹和上腔静脉（SVC）综合征。副肿瘤综合征可在确诊前后出现。多达 50% 的胸腺瘤患者会出现 MG；而 MG 患者伴发胸腺瘤的情况较少见。其他不常见副肿瘤综合征包括红细胞再生障碍、免疫缺陷和多器官自身免疫病。

检查：病史采集和体格检查。如果怀疑胸腺瘤并认为可切除，可不行活检，直接进行切除。如果无法切除 / 无法进行手术，则进行穿刺活检确诊（也可进行开放式活检；活检不应侵犯胸膜腔）；进行多学科讨论。

1.实验室：根据临床和影像学结果而定：血清 β-hCG 和 AFP（排除生殖细胞肿瘤）、全血细胞计数、生化全项和血清抗乙酰胆碱抗体水平以评估 MG。

2.影像学：胸部增强 CT、PET/CT（可选）和肺功能检查。

预后因素：Masaoka 分期、组织学（表 31.2）、切除程度（R0、R1 与 R2）[4]。胸腺瘤惰性但局部侵袭性强，即使存在转移也有较长的自然病程。胸腺癌侵袭性很强，早期即可转移扩散，预后较差。

表 31.2 世界卫生组织胸腺瘤分级

WHO 类型 [2,3]	组织学
A	髓质胸腺瘤
AB	混合性胸腺瘤
B_1	以皮质胸腺瘤为主
B_2	皮质胸腺瘤
B_3	高分化胸腺癌
C	胸腺癌

分期：历来采用 Masaoka 分期系统和 Masaoka-Koga 分期系统（表 31.3）。2017 年，AJCC 第 8 版首次采用 TNM 分期系统（表 31.4）。

表 31.3 Masaoka-Koga 胸腺瘤分期系统 [5]

分期	定义
I	肉眼和显微镜下包膜完整
IIa	显微镜下侵透包膜
IIb	肉眼侵犯周围脂肪组织或累及但不穿透纵隔胸膜或心包
III	肉眼侵犯邻近器官（如心包、大血管、肺）
IVA	胸膜或心包播散
IVB	远处转移

表 31.4　AJCC 第 8 版（2017 年）胸腺瘤分期

T/M		N	N_0	N_1	N_2
T_1	T_{1a}：未累及纵隔胸膜		I	ⅣA	ⅣB
	T_{1b}：侵犯纵隔胸膜				
T_2	·侵犯心包（部分或全层）		Ⅱ		
T_3	·侵犯肺、头臂静脉、上腔静脉、膈神经、胸壁或心包外肺动静脉		ⅢA		
T_4	·侵犯主动脉、主动脉弓、心包内肺动脉、心肌、气管、食管		ⅢB		
M_1	M_{1a}：单一的胸膜或心包内结节				
	M_{1b}：肺实质内结节或远处器官转移				

注：N_1，胸腺前（周围）淋巴结转移；N_2，胸内或颈深淋巴结转移。

治疗模式

1. 手术：可切除患者选择胸腺全切术，确保切缘阴性。通常采用胸骨正中切开术进行手术。手术过程中应避免切除双侧膈神经，以免对呼吸功能造成严重影响。手术前应使用抗胆碱酯酶抑制剂控制 MG 的症状和体征。

2. 化疗：以铂为基础的 CHT 适用于胸腺癌、不可切除或合并严重疾病医学上无法手术的病变。CHT 通常用于降期和术后辅助。对于弥漫性转移瘤，可考虑单独使用 CHT。由于缺乏随机研究，目前标准的化疗方案尚不确定。常见的治疗方案包括环磷酰胺 / 阿霉素 / 顺铂（CAP）、顺铂 / 依托泊苷（PE）或卡铂 / 紫杉醇。

3. 放疗

（1）**适应证**：手术切缘阳性、Ⅲ期病变以及任何期别胸腺癌均应行 PORT。

（2）**剂量**：RT 剂量根据切除程度而定，R0、R1 和 R2 分别为 45~54 Gy、55~60 Gy 和 60~70 Gy。根治性 RT 适用于医学上无法手术的病变，可根据经验加入 CHT 并合理安排联合治疗的顺序。

（3）**不良反应**：急性期不良反应：疲劳、咳嗽、皮肤红斑。晚期不良反应：心脏损伤、甲状腺功能减退、继发恶性肿瘤。

基于循证的问与答

◆ **胸腺瘤完全切除后不同分期的预后如何，何时应考虑 PORT？**

手术治疗是可手术的局部病变患者的主要方法，R0 切除术具有良好的局部控制率（LC）和生存。对于残留病变，如果不能再次切除，可选用 PORT。通常，Ⅲ/ⅣA 期的治疗方法是先手术后 PORT，与切缘情况无关。一些学者建议对切缘阳性或近切缘（直径＜1 mm）、严重胸膜粘连或 WHO 高分级（B_3）的 Ⅱ/Ⅲ 期疾病进行 PORT，但对 R0 切除的胸腺瘤则不建议行 PORT[6]。然而，Rimner 等发现在完全切除 Ⅱ期和 Ⅲ期胸腺瘤中进行 PORT 可改善 OS。目前，一般推荐对 Ⅲ期胸腺瘤进行 PORT。

Kondo, Japan (Ann Thorac Surg 2003, PMID 12963221)：回顾分析了日本 115 家胸外科专科医院的

1320 例胸腺上皮肿瘤患者，其中 I 期胸腺瘤患者仅接受了手术，II 期和 III 期胸腺瘤及胸腺类癌患者接受了手术 +PORT。IV 期胸腺瘤和胸腺癌患者接受 RT 或 CHT 治疗。在 III 期和 IV 期胸腺瘤中，全切组、次全切组和无法手术组的 5 年生存率分别为 93%、64% 和 36%。在胸腺癌中，全切组、次全切组和无法手术组的 5 年生存率分别为 67%、30% 和 24%。PORT 并未改善完全切除的 II 期和 III 期胸腺瘤患者的 LR 率。包括 RT 或 CHT 在内的辅助治疗并未改善完全切除的 III 期和 IV 期胸腺瘤和胸腺癌患者的预后（表 31.5）。结论：完全切除是治疗胸腺上皮肿瘤最重要的因素。对于完全切除的浸润性胸腺瘤和胸腺癌患者，辅助治疗可能无法改善预后。

表 31.5 Kondo 等人对日本胸腺瘤的回顾性研究结果

Masaoka 胸腺瘤 分期	I	II	III	IVA
完全切除（%）	100	100	85	42
复发率（%）	1	4	28	34
5 年 OS（%）	100	98	89	71

Utsumi, Japan (Cancer 2009, PMID 19685527)： 回顾了 1970—2005 年接受胸腺瘤完全切除术的 324 例患者。134 例患者接受 PORT；接受 PORT 和未接受 PORT 的 10 年疾病特异性生存期（DSS）分别为 92.8% 和 94.4%（$P=0.22$）。根据 Masaoka 分期和 WHO 细胞类型进行分层后的亚组分析，未经 PORT 的 Masaoka I 期和 II 期以及 WHO 细胞类型 A、AB 或 B_1 患者的 10 年 DSS 为 100%。对于 Masaoka 分期 III/IV 期和 WHO 类型 B_2/B_3 的患者，PORT 并未改善预后。**结论：对于 Masaoka I 期和 II 期胸腺瘤患者以及 WHO 细胞类型为 A、AB 和 B_1 的胸腺瘤患者来说，可选择单纯手术切除。对于 Masaoka III/IV 期和 WHO 细胞类型为 B_2/B_3 的胸腺瘤患者，应制定最佳治疗策略。**

Omasa, Japan (Cancer 2015, PMID 25565590)： 来自 JART 的数据库研究分析了 1265 例 II 期或 III 期胸腺瘤或胸腺癌（12.3%）患者。大多数（70.8%）为 II 期。403 例（31.9%）患者接受了 PORT 治疗；接受 PORT 治疗的患者不完全切除率明显更高。对于 II 期和 III 期胸腺瘤，PORT 与 RFS 或 OS 的改善无关（$P=0.350$）。对于 II 期和 III 期胸腺癌，PORT 与 RFS 的延长相关（$P=0.003$），但与 OS 的延长无关（$P=0.536$）。**结论：PORT 不能增加 II 期或 III 期胸腺瘤的 RFS 或 OS，但能增加 II 期或 III 期胸腺癌的 RFS。评论：虽然接受 PORT 治疗的患者不完全切除率较高，但是预后并不差，这表明 PORT 对 II 期至 III 期胸腺瘤有潜在益处。**

Rimner, ITMIG group (J Thorac Oncol 2016, PMID 27346413)： ITMIG 的数据库研究分析了 1263 例完全切除的 II 期或 III 期胸腺瘤患者；870 例（69%）为 II 期胸腺瘤，827 例（70%）为 B_1、B_2 或 B_3 型。接受 PORT 治疗的患者 5 年和 10 年的 OS 率分别为 95% 和 86%，而单纯接受切除术的患者分别为 90% 和 79%（$P=0.002$）。对 II 期（$P=0.02$）和 III 期（$P=0.0005$）患者分别进行分析显示 OS 仍有明显获益。在多因素分析中，年龄较小、女性、无副肿瘤综合征、II 期疾病和 PORT 的使用与较长的 OS 显著相关。

结论：在完全切除的Ⅱ期和Ⅲ期胸腺瘤患者中，使用 PORT 对 OS 有获益。

Jackson, NCDB (J Thorac Oncol 2017, PMID 28126540)： NCDB 研究包括 4056 例接受胸腺瘤或胸腺癌手术的患者。49% 的患者接受了 PORT 治疗。多因素分析和倾向评分匹配分析发现，PORT 具有生存优势。亚组分析显示，切缘阳性或ⅡB~Ⅲ期胸腺瘤患者的 OS 与 PORT 相关（$P < 0.05$），但Ⅰ~ⅡA 期患者未发现相关（$P = 0.156$）。结论：**PORT 可延长患者的生存期，ⅡB 至Ⅲ期患者和切缘阳性患者的相对获益最大。**

◆ 据报道，胸腺癌的具体治疗效果如何？

Ahmad, ITMIG group (J Thorac Cardiovasc Surg 2015, PMID 25524678)： 对 ITMIG 数据库 1042 例胸腺癌患者进行研究；370 例（45%）为Ⅲ期，274 例（33%）为Ⅳ期。166 例（22%）接受了诱导 CHT，48 例（6%）接受了术前 RT。447 例（61%）接受了 R0 切除术，102 例（14%）接受了 R1 切除术，184 例（25%）接受了 R2 切除术。SCC 是最主要的组织学亚型（$n = 560$；79%）。大多数患者（72%）接受了 RT，但Ⅰ期患者除外（45% 接受了 RT）。同样，除Ⅰ期和Ⅱ期患者（分别为 42% 和 34%）外，大多数患者（65%）都接受了 CHT。中位生存期为 6.6 年，5 年后的累积复发率为 35%。在多因素分析中，R0 切除和使用 RT 与延长 OS 有关。结论：**R0 切除和 RT 与胸腺癌 OS 的改善相关。**

◆ 无法切除 / 无法手术的胸腺瘤有哪些治疗方案？

在无法切除的情况下，可尝试通过诱导 CHT+/-RT 进行新辅助治疗来降低分期。如果对 CHT 反应良好，通常会推迟 RT，转而进行切除，根据病理分期决定是否需要 PORT。对于医学上无法手术或经新辅助治疗后仍无法切除的患者，采用综合治疗以完成最终治疗可能更合适。鉴于这种罕见的临床情况，根治性 RT 的数据并不多。弥漫性全身转移性疾病通常仅采用 CHT，症状进展时可考虑姑息性 RT。

Loehrer, SWOG/SECSG/ECOG (JCO 1997, PMID 9294472)： 1983—1995 年进行的前瞻性单臂研究分析了 26 例局限期无法切除的胸腺瘤或胸腺癌患者。患者在接受 2~4 个周期，每 3 周 1 次的顺铂、多柔比星和环磷酰胺（PAC）治疗后，对无进展患者的原发肿瘤和区域淋巴结进行 54 Gy 的放疗。可评估的 23 例患者发现较轻的毒性。CHT 治疗后 5 例 CR 和 11 例 PR（总有效率 69.6%）。中位治疗失败时间为 93.2 个月，中位生存时间为 93 个月。5 年生存率为 52.5%。结论：**PAC 联合化疗可提高不可切除胸腺瘤的治疗有效率。联合治疗是可行的，并能延长 PFS。对于无法切除的胸腺瘤患者，联合治疗优于单纯放疗。**

Shin, MD Anderson (Ann Intern Med 1998, PMID 9669967)： 这是一项 1990—1996 年 13 例新确诊、组织学证实、无法切除的恶性胸腺瘤患者的前瞻性队列研究。采用诱导 CHT（环磷酰胺、多柔比星、顺铂和泼尼松 3 周期）、手术切除、PORT 和巩固治疗（相同方案再加 3 个周期）。其中 12 例患者可供评估。3 例（25%）CHT 后 CR，8 例（67%）PR，1 例（8%）有轻微缓解。11 例接受了手术切除，1 例拒绝手术。11 例接受过 RT 和巩固性 CHT 患者中，9 例（82%）进行 R0 切除，2 例（18%）不完全切除术。所有 12 例患者在 7 年时均存活，中位随访时间为 43 个月，10 例患者无疾病复发（7 年 DFS 为 73%）。结论：**对于局部晚期、无法手术切除的恶性胸腺瘤，积极的多模式治疗可能是适合的。**

◆ 何时推荐同步化疗？

有关胸腺肿瘤同步化疗的数据很少。中国进行的一项Ⅱ期试验发现，60 Gy 放疗同步 EP 的耐受性和疗效都很好。目前还没有前瞻性数据将单纯的根治性放疗与同步或序贯 CHT 方案进行比较。

Fan, China (IJROBP 2020, PMID 31987968)： 56 例无法切除的胸腺恶性肿瘤患者（22 例胸腺瘤，34 例胸腺癌）接受 60 Gy IMRT 放疗同步和辅助依托泊苷和顺铂的Ⅱ期试验。75% 的患者为ⅣB 期。客观缓解率为 85.7%。1 年、2 年和 5 年的 PFS 率分别为 66.1%、48.0% 和 29.5%，1 年、2 年和 5 年的 OS 率为分别为 91.0%、76.2% 和 56.2%。最常见的 3~4 级不良事件是白细胞减少（42.9%）。G_3 级食管炎为 5.4%，无放射性肺炎。G_3 肺纤维化率为 5.3%。**结论：对于无法切除的胸腺肿瘤患者来说，放疗同步 EP 方案化疗可能是一种合适的治疗方案。**

第六部分　消化系统肿瘤

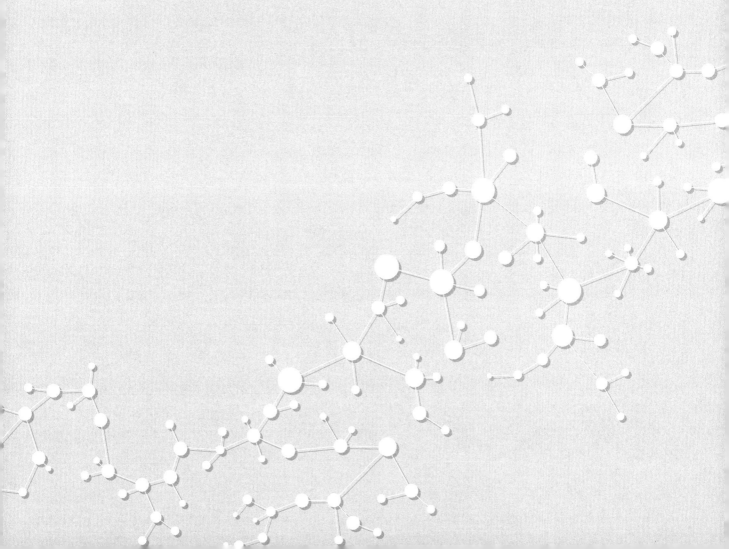

第三十二章 食管癌

Camille A. Berriochoa, Gregory M. M. Videtic 著

高光斌、刘 青 译

周志国、王 祎 校

概述：大多数食管癌患者确诊时即为局部晚期或已出现转移。因此，姑息性放疗通常用于缓解疼痛或梗阻。对于潜在可治愈的患者，外放射治疗（EBRT）可用于根治性、新辅助或辅助治疗，但手术、CHT 和 RT 在治疗中的作用和顺序仍存在争议。近距离放射治疗可在特定的病例中作为加强治疗的选择，或在晚期病例中用于姑息治疗（表 32.1）。

表 32.1　食管癌的常规治疗模式 [1]

Ⅰ 期	$Tis_{/1a}$（SCC 或 ACA）：内镜下切除 / 消融（首选）与食管切除术 T_{1b}（SCC）：内镜下切除 / 消融 T_{1b}（ACA）：食管切除术
Ⅱ~ⅣA 期 （仅 T_{4a}）	1. 术前放化疗（41.4~50.4 Gy，同步化疗） 2. 根治性放化疗（尤其是颈段食管），一般剂量为 50.4 Gy，但颈段可考虑 60~66 Gy 3. 病理分期 Ⅱ A（T_3N_0）~ⅣA 和任何分期的 R1/R2 切除，行术后放化疗；T_2 低危、直径 < 2 cm、分化良好的病变，可考虑食管切除
ⅣA 期（T_{4b}）	根治性放化疗，50.4 Gy；如果侵犯气管、大血管或心脏，可考虑单纯 CHT
ⅣB 期	姑息治疗：EBRT、近距离放射治疗、CHT 和（或）最佳支持治疗

流行病学：在美国，每年约有 18 000 例食管癌新发病例，近 16 000 例患者死亡 [2]。发病高峰在 60~70 岁。在全球范围内，SCC 占 90%，其中大多数病例发生在东欧和亚洲地区。腺癌在北美和西欧国家更为常见，占 70% [3]。两种组织学亚型在男性中均更常见，但男性腺癌发病率的相对增加更为明显。

风险因素：鳞状细胞癌的风险因素包括 [3-5]，贲门失弛缓症、不良饮食（营养不良、高脂肪、水果蔬菜摄入少、饮用高温饮料导致黏膜热损伤）、腐蚀性狭窄（摄入碱液）、吸烟、发育不良或憩室、食管蹼（Plummer-Vinson 综合征包括缺铁性贫血、萎缩性舌炎和食管蹼）、乙醇（酒精）及家族史。腺癌 [3-5] 的风险因素有 Barrett 食管（鳞状上皮柱状化生；非增生性病变的风险每年约增长 0.5%；增生

性病变的风险为 1%~5%）[6,7]、肥胖、胃食管反流病（每周出现症状风险增加 5 倍，每天出现症状风险增加 7 倍）[8] 和吸烟（风险低于鳞状变性）；还与食管裂孔疝和 EGFR 多态性有关。极少数情况下，可能与遗传易感综合征，包括胼胝症、布鲁姆综合征（Bloom's syndrome）、鳞癌相关的范可尼贫血症（Fanconi anemia），以及腺癌相关的家族性巴雷特综合征（Barrett's syndrome）[1]。

解剖学：食管解剖的主要特征包括：无真正的浆膜，上部为非角化的鳞状上皮，下部过渡为腺上皮，广泛的黏膜下淋巴丛常导致跳跃转移。长约 25 cm，始于环咽肌，距门齿约 15 cm，下至食管胃交界部（GEJ），距门齿约 40 cm（表 32.2）。食管位于 C_6~T_{10} 椎体水平。GEJ 肿瘤定义为距离真正的 GEJ（上皮性改变）5 cm 以内，通常根据改良的 Siewert 系统进行分类，I 类肿瘤起源于真正的 GEJ 上方 1~5 cm 处，II 类肿瘤起源于上方 1 cm 至下方 2 cm 处，III 类肿瘤起源于 GEJ 下方 2~5 cm 处[9,10]。

表 32.2　食管的解剖和内镜标志

解剖部位	描述	距门齿
颈段	上食管括约肌至胸廓入口（胸骨切迹）	15~20 cm
胸上段	胸骨切迹至奇静脉	20~25 cm
胸中段	奇静脉至下肺静脉	25~30 cm
胸下段	下肺静脉至 GEJ	30~40 cm
腹段	GEJ 至 GEJ 下 5 cm（见第三十三章）	40~45 cm
食管胃交界部 / 贲门	GEJ 至 GEJ 下 5 cm	40~45 cm

病理学：如前所述，SCC 占全球病例的 90%，但 ACA 占北美和西欧病例的 70%。为了更好地进行分期，"混合性腺鳞癌"和"非特指型癌"被归类为 SCC。罕见的组织学类型包括小细胞癌和肉瘤。

临床表现[3]：常见症状包括进行性吞咽困难、体重减轻、药物治疗无效的烧心、黑便和无症状失血。较少见的症状是患者可能的出现喉神经麻痹症状，如声音嘶哑、咳嗽和肺炎。需要注意的是，无症状病例可能通过 Barrett 食管筛查而被发现。考虑到与其他呼吸道和消化道恶性肿瘤的关联，评估与头颈鳞癌相关的症状非常重要。

检查[1]：病史采集和体格检查，仔细检查颈部和腹部。

1. 实验室：全血细胞计数和生化全项。对无法切除、复发或转移性腺癌进行 HER2-neu 检测（约 25% 的食管癌 HER2-neu 呈阳性）[11,12]。

2. 影像学：钡餐造影、口服和静脉注射造影剂的胸部、腹部、盆腔 CT；PET/CT 用于远处转移（对淋巴结转移的敏感性和特异性较差，约为 50% 和 80%）[13]。对于局部 / 淋巴结分期，超声内镜（endoscopic ultrasonography，EUS）比 CT 和 PET-CT 更准确（表 32.3）[14]。

3. 活检：上消化道内镜活检。超声内镜对可疑淋巴结进行活检。位于气管隆突或以上的病变需要进行支气管镜检查，以排除气管食管瘘。

预后因素：年龄、KPS、分期、分级、体重是否减轻、预处理和诱导后是否吞咽困难均为影响预后的因素[15]。食管癌患者的递归分割分析（PRA）显示，只有体重减轻，特别是确诊前 6 个月体重减轻 ≥ 10% 才是预后不良因素[16]。

自然病史：如果病变局限于原发部位，5 年生存率约为 40%；如果扩散到区域淋巴结，生存率为 20%；如果出现远处转移，生存率为 4%。

分期：见表 32.4。

表 32.3　AJCC 第 8 版（2017 年）食管癌分期

肿瘤		淋巴结		远处转移		分级	
T_1	a. 侵及黏膜固有层或黏膜肌层	N_0	• 无区域淋巴结	M_0	• 无远处转移	G_1	• 高分化
	b. 侵及黏膜下层						
T_2	• 侵及固有肌层	N_1	• 1~2 个区域淋巴结	M_1	• 远处转移	G_2	• 中分化
T_3	• 侵及食管纤维膜	N_2	• 3~6 个区域淋巴结			G_3	• 低分化
T_4	a. 可切除[1]	N_3	• ≥ 7 个区域淋巴结				
	b. 无法切除[2]						

注：可切除[1]，侵犯胸膜、心包、膈肌、奇静脉或腹膜；不可切除[2]，侵犯主动脉、椎体、气道。AJCC 建议 pT_1 期切除 ≥ 10 个淋巴结，pT_2 期切除 ≥ 20 个淋巴结，$pT_{3~4}$ 期切除 ≥ 30 个淋巴结。

表 32.4　分期（AJCC 第 8 版）

鳞癌		腺癌	
临床分期	cTNM	临床分期	cTNM
0	$TisN_0$	0	$TisN_0$
I	$T_1N_{0~1}$	I	T_1N_0
II	$T_2N_{0~1}$ T_3N_0	II A	T_1N_1
		II B	T_2N_0
III	T_3N_1 $T_{1~3}N_2$	III	T_2N_1 $T_3N_{0~1}$ $T_{4a}N_{0~1}$
IV A	$T_4N_{0~2}$ 任何 TN_3	IV A	$T_{1~4a}N_2$ $T_{4b}N_{0~2}$ 任何 TN_3
IV B	任何 T 任何 NM_1	IV B	任何 T 任何 NM_1

注：请注意，AJCC 第 8 版包括病理 TNM 和新辅助治疗后病理 TNM，但此处未展示。

治疗模式

1. 手术治疗：手术是治疗局限期病变的常用方法，需要根据患者的身体状况、肿瘤位置和分期来选择手术方案。颈段食管癌通常采用非手术治疗，因为颈段食管癌可能需要喉咽切除术和永久性造口。对于胸上段和胸中段肿瘤（环咽肌下＞5 cm），标准术式是全食管切除加胃代食管术。远端食管胃切除术是治疗食管胃交界部和胸下段食管病变的标准方法。手术禁忌证包括远处转移、T_{4b}病变（累及心脏、大血管、气管或其他周围器官）、多站淋巴结转移和内科并发症。

在北美，全食管切除术通常采用3种技术：Ivor Lewis、McKeown（三切口）和经颈部和膈肌裂孔食管切除术。Ivor Lewis食管胃切除术和McKeown食管胃切除术都需要右胸腔切口，后者可以切除位置更靠上的肿瘤。经颈部和裂孔食管胃切除术可用于治疗颈部、胸部和食管胃交界部病变，需要腹部和左颈部切口，无需进行开胸手术（通常可缩短手术时间）。有证据表明，经裂孔入路的术后并发症较低[17]，但是，这种技术也有一些缺点，包括难以切除巨大的、食管中部和气管旁的肿瘤以及淋巴结清扫率较低。大中心的术后死亡率通常低于5%[18-20]，但新辅助放化疗后的死亡率可达10%或更高[21-23]。

对于大多数远端病变，需进行纵隔和上腹部淋巴结切除术。为优化分期和生存率所需清扫的最少淋巴结数目尚存争议，建议的淋巴结数目为6~23个[24-27]。回顾性证据表明，增加淋巴结清扫数可提高生存率[26]。

微创手术是可行的，相关数据还在不断更新。有2项随机试验报道，与开胸手术相比，使用微创手术（胸腔镜和上腹部腹腔镜）可减少术后并发症[28,29]。

2. 化疗：CHT通常用于T_{2-4}或淋巴结阳性肿瘤的新辅助、围术期、辅助或根治性治疗[30-35]。在术前和根治性治疗中，与放疗同步的常见方案包括顺铂＋输注5-FU或卡铂＋紫杉醇。根据胃癌数据，5-FU输注被认为优于5-FU推注[1,36]。口服卡培他滨可替代输注5-FU[1]。基于TOGA试验显示的生存获益，GEJ的转移性腺癌应进行 *HER2-neu* 检测，如果阳性可考虑使用曲妥珠单抗[37]。如果在治疗GEJ肿瘤时考虑围术期单纯CHT，则应将FLOT（5-FU、亚叶酸钙、奥沙利铂和多西他赛）作为推荐方案[31]。伊立替康、依托泊苷和奥沙利铂也在研究之中。在标准细胞毒疗法中加入西妥昔单抗并无获益[38,39]。根据RTOG 1010，在HER2（＋）食管腺癌的根治性放化疗中加入曲妥珠单抗无获益（结果仅为摘要形式）[40]。新的证据支持在根治性放疗中加入埃克替尼（口服表皮生长因子受体抑制剂），用于治疗年龄≥70岁、不适合接受CHT的食管SCC患者（单纯RT的OS：16.3个月；RT＋埃克替尼：24个月，$P=0.008$）[41]。

3. 放疗

（1）**适应证**：通常在T_{2-4}或淋巴结阳性肿瘤的术前或根治性治疗中与化疗同时进行。

（2）**剂量**：同步化疗时，标准剂量为50~50.4 Gy/25~28 fx（无化疗时，标准剂量为64 Gy/32 fx（见Herskovic，RTOG 8501）。随机研究表明，同步化疗有获益，但剂量超过50.4 Gy并不会带来获益[34,42]。根据CROSS研究，术前推荐剂量为41.4 Gy。近距离放射治疗可以有选择性地使用，尽管不能改善生存率，且可能伴有并发症[43,44]。

（3）**姑息**：可使用EBRT和近距离放射治疗。其他方法包括食管扩张术、激光疗法、内镜注射疗法、内镜下黏膜切除术、光动力疗法和支架置入术（恶性食管瘘患者首选）。支架置入术后进行姑息性放疗是安全的。

（4）**不良反应**：急性期不良反应表现为食管炎、疲劳、体重减轻和亚急性肺炎。晚期不良反应表现为狭窄、肺纤维化、心包炎和冠状动脉疾病。

（5）**流程**：见《放射肿瘤学治疗计划手册》，第六章[45]。

4. 内镜治疗：早期食管癌的内镜治疗可采用内镜下黏膜切除术（EMR）或内镜下黏膜下剥离术（ESD）。这两种技术都可以切除含有早期肿瘤的黏膜（可能包括部分黏膜下层），而不影响深层组织。EMR 可整体切除直径 < 2 cm 的病灶。较大的病变可能需要逐步切除，从而限制了切缘的评估。ESD 可对任何大小的肿瘤进行整体切除。ESD 使用专门的针刀，切开后在黏膜下层仔细剥离病灶。ESD 需要耗费较多时间，且增加穿孔风险。食管狭窄仍然是广泛 EMR 或 ESD 后的值得关注的问题。

5. 局部消融模式：包括通过激光、多极电凝术（multipolar electrocoagulation，MPEC）、内镜下氩离子凝固术（argon plasma coagulation，APC）、射频消融、冷冻疗法和光动力疗法（PDT）。光动力疗法可根除高级别上皮内瘤变和 Barrett 病。

基于循证的问与答

无法切除 / 手术的食管癌

◆ **食管癌单纯放疗是否足够，还是应加用 CHT？**

单纯放疗是不够的，在放疗的基础上增加化疗可以改善 OS。

Herskovic, RTOG 8501 (NEJM 1992, PMID 1584260; Update Al-Sarraf JCO 1997, PMID 8996153; Update Cooper JAMA 1999, PMID 10235156)：129 例 $cT_{1\sim3}N_{0\sim1}$ 腺癌（12%）或鳞癌（88%）患者的前瞻性随机对照 III 期研究，将患者随机分为单纯放疗组（64 Gy/32 fx）与放化疗组（同步顺铂 /5-FU+50 Gy/25 fx）。化疗方案为顺铂 75 mg/m² 和 5-FU 1000 mg/m²，分别在第 1 周、5 周、8 周和 11 周进行。初始 RT 区域从锁骨上窝延伸至食管胃交界部（远端 1/3 肿瘤可不包锁骨上窝）。对于放化组，扩大野放疗剂量为 30 Gy，然后在肿瘤上下 5 cm 进行 20 Gy 的加量治疗。对于单纯放疗组，扩大野给予 50 Gy 剂量放疗，然后对肿瘤上下 5 cm 进行 14 Gy 的加量治疗。由于生存率的差异，试验提前结束。5 年生存率为 26% vs. 0，放化疗组更优。肿瘤局部未控是最常见的失败模式：放化疗组为 26%，单纯放疗组为 37%。严重 / 危及生命的急性不良反应：放化疗组为 44%/20%，单纯放疗组为 25%/3%。晚期不良反应无差异。**结论：非手术治疗 $T_{1\sim3}N_{0\sim1}$ 食管癌时，同步放化疗优于单纯放疗。**

◆ **提高放疗剂量是否能提高放化疗患者的生存率？**

没有明确证据表明提高放疗剂量可以改善预后。2016 年 NCDB 分析评估了在现代技术条件下是否可以更安全地提供剂量递增治疗[46]。该分析回顾了 2004—2012 年接受放疗剂量为 ≥ 50 Gy 的 I~III 期食管癌患者，发现剂量增加没有获益，与 Minsky 研究的结果一致。荷兰的 ARTDECO 研究是一项 III 期前瞻性研究，该研究比较了利用同步推量技术在原发肿瘤根治性放化疗中提高剂量（61.6 Gy 对比标准组的 50.4 Gy，两者均同步每周 1 次的卡铂 / 紫杉醇）。结果仅为摘要，但再次证实剂量增加无获益[47]。

Minsky, RTOG 94-05/INT 0123 (JCO 2002, PMID 11870157)：218 例 $T_{1\sim4}N_{0\sim1}$ 腺癌（15%）或鳞癌

（85%）患者的Ⅲ期前瞻性随机研究，采用低剂量（50.4 Gy）*vs.* 高剂量（64.8 Gy）放疗，两组患者同时接受顺铂+5-FU化疗。高剂量组的放疗为肿瘤上下5 cm（横向2 cm）50.4 Gy/28 fx，肿瘤上下2 cm加量14.4 Gy。在低剂量组的第1周、5周、9周和13周，以及在高剂量治疗组的第1周、5周、11周和15周均应用顺铂75 mg/m² 和5-FU 1000 mg/m² 化疗。由于高剂量组未见获益，因此提前结束（表32.5）。结论：本研究中高剂量放疗同步化疗无获益，治疗相关死亡率较高。一些学者评论说，高剂量组死亡率较高可能与放疗剂量无关，因为11例死亡中有7例发生在放疗剂量≤50.4 Gy时。

表32.5 RTOG9405Minsky：增加食管癌放疗剂量

放疗剂量	MS（月）	2年OS	2年LR	治疗相关死亡
高剂量放化疗（64.8 Gy）	13.0	31%	56%	10%（7/11死亡时≤50.4 Gy）
低剂量放化疗（50.4 Gy）	18.1	40%	52%	2%
P	NS	NS	0.71	—

◆ **根治性治疗时，是否应行选择性淋巴结照射？**

没有强有力的证据表明不应包括选择性淋巴结，目前的NCCN指南建议CTV应包括与原发肿瘤部位相关的选择性淋巴结[1]。值得注意的是，来自中国的随机研究表明，非选择性治疗是安全的。

Lyu（Cancer Med 2020, PMID 32841543）： 228例Ⅱ～Ⅲ期胸部SCC食管癌患者进行的前瞻性随机研究，患者随机接受IFI或ENI治疗。每天一次放疗，每次1.8~2 Gy，GTV总剂量为60~66 Gy，CTV总剂量为50~54 Gy。2018年的初步结果显示，IFI组治疗相关的食管炎和肺炎明显减少。在本次报告中，ENI组和IFI组的结果分别显示：中位PFS（20.3个月 *vs.* 21.4个月）、OS（32.5个月 *vs.* 34.9个月）。**结论：IFI与ENI的生存率相似，是胸段食管鳞癌患者可选择的治疗方法。**

可切除/可手术的食管癌

◆ **与根治性放化疗相比，三联疗法是否获益？**

迄今为止，还没有Ⅲ期证据表明手术能提高总生存率，尽管PFS似乎能通过减少局部失败而得到改善。值得注意的是，Stahl试验的纳入标准仅限于鳞癌，并且Bedenne试验中90%的患者为鳞癌。

Stahl，"Stahl I"（JCO 2005, PMID 15800321）： 172例局部晚期中上食管鳞癌患者的Ⅲ期随机对照研究，uT$_{3~4}$N$_{0~1}$M$_0$，年龄≤70岁，随机分为（A）诱导化疗、术前放化疗（40 Gy/20 fx）、然后手术，和（B）诱导化疗，然后不手术的根治性放化疗（剂量≥65 Gy）。诱导化疗为5-FU、亚叶酸钙、依托泊苷和顺铂，每3周1次，共3个周期。同步化疗为EP。B组中，T$_4$和梗阻性T$_3$肿瘤接受50 Gy/25 fx，EBRT加量至65 Gy，最后1周15 Gy/10 fx，每天2次。对于非梗阻性T$_3$肿瘤，接受60 Gy/30 fx，高剂量率近距离放射治疗4 Gy×2 fx，组织深度5 mm。中位随访时间为6年。2年OS（40% *vs.* 35%）或中位生存期（16.4个月 *vs.* 14.9个月）无差异。手术组的2年PFS较好（64% *vs.* 41%，*P*=0.003），原因是局部控制得到改善，但治疗相关死亡率也较高（13% *vs.* 4%，*P*=0.03）。在A组中，只有66%的患者进行了手术，但其中82%的患者可以进行完全切除。70%的手术患者至少出现了一种严重并发症；术后住院死亡率为 11%；35% 的患者获得了 pCR。对诱导化疗的反应与生存率提高相关。**结论：在放化疗基础上加手术可改善 LC，但不能改善 OS。对诱导治疗有反应的患者可行根治性放化疗，而反应差的患者可能会从手术中获益。**

Bedenne, French FFCD 9102 (JCO 2007, PMID 17401004)： 可手术的 $T_3N_{0～1}M_0$ 胸部食管癌患者的 III 期前瞻性随机对照研究，比较（A）新辅助放化疗后手术与（B）对前期放化疗有反应的患者行更大剂量的根治性放化疗。患者接受 2 个周期的 5-FU 和顺铂治疗（第 1～5 天和第 22～26 天），同时接受常规放疗（46 Gy，4.5 周）或分疗程放疗（15 Gy，第 1～5 天和第 22～26 天），由研究者选择患者的组别。对两种治疗有反应且无禁忌证的患者被随机分配到手术(A 组)或继续放化疗 [B 组；额外 3 个周期的 5-FU/顺铂周期和常规（20 Gy）或分疗程（15 Gy）放疗]。如果 2 年生存率的差异 < 10%，则认为放化疗等同于手术。组织学构成为 90% 鳞癌，10% 腺癌。手术组中位生存期（MS）为 17.7 个月，而非手术组为 19.3 个月（$P=0.44$）；2 年局部控制率(LC)为手术组为 66.4%，而根治性放化疗组为 57.0%（$P=0.03$）。手术组后续行支架置入术的比例较低（5% vs. 32%，$P < 0.001$）。**结论：手术可改善 LC，但 OS 无差异。**

◆ **与单纯手术相比，化疗联合手术是否能改善 OS？**

是的。多项试验对新辅助治疗和围术期治疗方案进行了研究，结果表明大多数治疗方案对 OS 有获益 [33,48]。然而，局部反应往往不理想（pCR 率通常 < 5%），放化疗可能更具优势。研究胃癌和食管胃交界部癌围术期 ECF 的 MAGIC 试验显示，ECF+ 手术与单纯手术相比可改善 OS。FLOT-4 将围术期 FLOT 与 ECF 进行了比较，由于 FLOT 优于 ECF，因此已将 FLOT 确立为围术期化疗的标准 [31]。

◆ **与单纯手术相比，术前放化疗能改善 OS 吗？**

是的。CROSS 前瞻性随机对照研究显示，与单纯手术相比，使用三联疗法的 OS 提高了 1 倍。

Van Hagen, CROSS (NEJM 2012, PMID 22646630; Update Shapiro Lancet Oncol 2015, PMID 26254683)： 新辅助放化疗 + 手术与单纯手术的 III 期前瞻性随机对照研究。366 例潜在可切除患者随机接受卡铂（AUC 2 mg/mm/min）/ 紫杉醇（50 mg/m²）和同步放疗（41.4 Gy/23 fx），然后进行手术（经胸或经腹腔途径）vs. 单纯手术治疗。手术在完成放化疗后的 4～6 周内进行；患者 75% 为腺癌，23% 为鳞癌，2% 为大细胞未分化癌。最初发表的研究结果显示，进行术前放化疗组中位生存期（MS）从 24 个月改善至 49.4 个月（$P=0.003$）。更新发布的结果显示：中位随访时间为 84 个月。放化疗的完全切除率（R0）更高，为 92% vs. 69%（$P < 0.001$）。在放化疗治疗的患者中，29% 的患者（鳞癌亚组为 49%）获得了 pCR。放化疗 + 手术组与单纯手术组相比，中位生存期有所改善（表 32.6）；5 年 OS 从 33% 提升至 47%（$P=0.003$）。预计需要治疗 7.1 例患者才能在 5 年内防止 1 例额外的死亡。**结论：术前放化疗可改善潜在可治愈食管癌或食管胃交界部癌患者的 MS。**

表 32.6　食管癌新辅助化疗的 CROSS 研究

	新辅助放化疗 + 手术	单纯手术	P
MS，全部	48.6 个月	24 个月	0.003
MS，SCC	81.6 个月	21.1 个月	0.008
MS，ACA	43.2 个月	27.1 个月	0.038

◆ **与新辅助化疗相比，新辅助放化疗是否能改善 OS？**

是的。Stahl 试验证实放化疗比单纯 CHT 更有效，尽管试验的研究效能不足。最近进行的 Neo-AEGIS 试验专门设计用于比较腺癌的治疗效果，分组如下：围术期化疗（改良 MAGIC 方案）*vs.* 按照 CROSS 新辅助放化疗[49]。此研究的结果尚未公布。但多项荟萃分析也支持这一观点。

Stahl, "Stahl II" (JCO 2009, PMID 19139439)：局部晚期食管胃交界部腺癌患者新辅助化疗与新辅助放化疗的Ⅲ期前瞻性随机对照研究；126 例患者（目标 394 例，因招募人数不足而终止），可切除 $T_{3\sim4}N\times M_0$（通过 EUS、CT 和腹腔镜分期），随机分为（A）PLF×2 周期（顺铂/亚叶酸钙/氟尿嘧啶）和（B）PLF×2 个周期，然后进行 3 周的放化疗，30 Gy/15 fx，同步顺铂/依托泊苷。两种方法均在诱导后 3~4 周进行肿瘤切除。R0 切除率为 70% *vs.* 72%，pCR 为 2% *vs.* 15.6%（$P=0.03$），3 年 OS 为 28% *vs.* 47%（$P=0.07$）。结论：与术前单纯化疗相比，术前放化疗有改善 OS 的趋势。但该试验提前结束，且研究效能不足。

Gebski, Australasian Group Meta-analysis (Lancet Oncol 2007, PMID 17329193)：研究水平的 Meta 分析纳入 10 项比较新辅助放化疗与单纯手术的前瞻性随机对照研究和 8 项比较新辅助化疗与单纯手术的前瞻性随机对照研究。新辅助放化疗与单纯手术相比，全因死亡率的 HR 为 0.81（95%CI：0.70~0.93，$P=0.002$），2 年生存率的绝对差值为 13%；新辅助化疗的 HR 为 0.90（0.81~1.00，$P=0.05$），2 年生存率的绝对差值为 7%。结论：新辅助放化疗比单纯新辅助化疗疗效更好。

Pasquali, Network Meta-analysis (Ann Surg 2016, PMID 27429017)：研究水平的网状 Meta 分析（将 ≥3 种治疗方法进行比较）纳入了 33 项 RCT，其中 6072 例患者被随机分配接受单纯手术或新辅助 CHT、RT、chemoRT 后接受手术，或手术后接受辅助 CHT、RT、chemoRT。在所有治疗方法中，新辅助放化疗对 OS 的影响最大。新辅助放化疗与单纯手术相比，OS 的 HR 为 0.77（$P<0.001$），而新辅助化疗与单纯手术相比，OS 的 HR 为 0.89（$P=0.051$）。结论：新辅助放化疗似乎是治疗可切除食管癌的最有效策略。

◆ **如果患者先接受手术，辅助治疗的作用是什么？**

McDonald 试验（INT0116）评估了辅助放化疗在食管胃交界部或胃癌患者中的作用，结果显示，接受辅助放化疗（静脉注射 5-FU 和亚叶酸钙，同时进行放疗，45 Gy/25 fx）的患者 3 年 OS 有所改善（从 41% 增加到 50%，$P=0.005$）[50]。最近对 33 项可切除食管癌研究中的 6000 多例患者进行的荟萃分析发现，接受手术＋辅助治疗的患者在 OS 方面没有明显优势（HR：0.87，95%CI：0.67~1.14），而手术前的新辅助治疗与生存优势相关（HR：0.83，95%CI：0.76~0.90）[30]。

◆ **IMRT 对食管癌有获益吗？**

通过 3 或 4 个射野进行三维适形 RT 是食管癌的标准治疗技术，NCCN 建议在无法满足 OAR 限量的情况下采用 IMRT[1]。回顾性数据表明，IMRT 对减轻心脏毒性方面是有益的，但选择和随访偏倚仍然是个问题，有必要进一步研究。目前已有 IMRT 计划指南[51]。

Lin, MDACC (IJROBP 2012, PMID 22867894)：回顾性分析了 1998—2008 年在 MDACC 接受放化疗（46% 的患者还接受了手术）的 676 例（413 例 3D-CRT，263 例 IMRT）ⅠB~ⅣA 期食管癌患者。

采用逆概率加权调整 Cox 模型比较 OS。OS 与分期、PS、PET 分期、诱导 CHT 和治疗模式（IMRT *vs.* 3D-CRT，*HR*：0.72，*P* < 0.001）独立相关。与 IMRT 相比，3D-CRT 患者的死亡风险（72.6% *vs.* 52.9%，*P* < 0.0001）和 LRR（*P*=0.0038）明显更高。癌症特异性死亡率（Gray's 检验，*P*=0.86）或远处转移（*P*=0.99）无差异。3D-CRT 组心脏性死亡累积发生率增加（*P*=0.049），无记录死亡也增加（5 年估计：3D-CRT 为 11.7%，IMRT 为 5.4%，*P*=0.0029）。结论：**IMRT** 可用于食管癌的治疗。

质子治疗

质子治疗用于包括食管癌在内的胸部肿瘤仍处于研究阶段。不过，Lin 等人的研究是首次发表的质子与光子照射的随机研究，即使其研究终点不同寻常，也值得了解。

Lin（JCO 2020, PMID 32160096）：这是一项 PBT 或 IMRT（50.4 Gy）的 ⅡB 期随机试验，包括无法切除和潜在可切除的病例，Ⅱ~Ⅲ期，适合同步放化疗；145 例患者被随机分配（72 例 IMRT 患者，73 例 PBT 患者），最终 107 例患者（61 例 IMRT 患者，46 例 PBT 患者）可评估。主要终点为不良反应总负荷（TTB）和 PFS。作者认为，TTB 综合了 EC 患者在放化疗联合或不联合手术后可能出现的多种 AE 的累积严重程度。IMRT 的 TTB 后验平均值（39.9；95% 最高后验密度区间，26.2~54.9）是 PBT（17.4；10.5~25.0）的 2.3 倍。IMRT 的平均术后并发症评分（19.1；7.3~32.3）是 PBT（2.5；0.3~5.2）的 7.6 倍。与 IMRT 相比，PBT 的平均 TTB 更低，后验概率为 0.9989，超过了试验在 67% 的中期分析时的终止范围 0.9942；两组患者的 3 年 PFS（51%）和 OS（44.5%）基本相同。结论：与 **IMRT** 相比，**PBT** 用于局部晚期 **EC** 的新辅助治疗或根治性治疗毒性较低，但 **PFS** 相似。

食管近距离治疗

◆ **食管近距离放射治疗在现代有什么作用？**

近距离放射治疗通常作为 EBRT 的辅助手段，用于缓解食管癌引起的吞咽困难[42]。美国近距离放疗学会（ABS）已为食管近距离放疗建立了共识指南。近距离放疗在现代应用较少，这可能是由于其他先进 RT 技术的出现、其适应证的限制，以及潜在的并发症。

◆ **在根治性放化疗的基础上进行近距离放射治疗能否改善疗效？**

RTOG 9207 对这一问题进行了研究。该研究是一项 Ⅰ/Ⅱ 期研究，研究对象是使用顺铂/5-FU 进行 50 Gy/25 fx 的根治性放化疗患者，然后进行近距离放射治疗（如果是高剂量率：最初为 15 Gy/3 fx，然后减至 10 Gy/2 fx，深度为 1 cm；如果是低剂量率：20 Gy/1 fx）[43]。结果显示，食管瘘发生率为 12%，且其中 50% 是致命的，结果并不比之前仅接受放化的试验更好。值得注意的是，在该试验中，化疗是与近距离放射治疗同时进行的，这可能是导致高不良反应发生率的原因之一。

◆ **金属支架和近距离放射治疗哪种是最有效的缓解方法？**

Homs, Dutch SIREC（Lancet 2004, PMID 15500894）：这是一项 Ⅲ 期随机对照研究。209 例转移性或医学上无法手术的食管癌或食管胃交界部癌患者，随机接受支架治疗或 12 Gy/1 fx 近距离放射治疗（直径 10 mm 的施源器，源轴距 1 cm，硫糖铝 ×4 周，终身服用奥美拉唑）。排除肿瘤直径 > 12 cm、瘘管、肿瘤位于食管上括约肌 3 cm 范围内、曾接受过放疗或支架治疗等情况。主要终点是医生报告的吞咽困难。患者报告的结果也有记录。支架治疗能更快速缓解症状，近距离放射治疗更能长期缓解症状。支架置入术的晚期出血发生率更高（33% *vs.* 22%，$P=0.02$）；QOL 评分更倾向于近距离治疗，医疗费用相似。每组各有 3 例患者出现瘘。结论：近距离治疗比支架置入术更能持久缓解吞咽困难，并发症更少。

第三十三章　胃癌

Bindu V. Manyam, Kevin L. Stephans, Gregory M. M. Videtic　著

高光斌、刘　青　译

周志国、王　祎　校

> **概述：** 大多数胃癌患者确诊时即为局部晚期或已出现转移。对于 cT$_{2-4}$ 或 N+ 的局限期病变，治疗方法为手术联合术后化疗或术后放化疗（表 33.1）。手术根据病变部位和范围可行胃部分切除术或全胃切除术，同时进行区域淋巴结清扫（推荐进行 D2 清扫，包括淋巴结 ≥ 15 枚）。

表 33.1　胃癌的常规治疗模式

分期	治疗模式
Tis/T$_{1a}$（≤ 3 cm，无溃疡，分化良好）	• 内镜下黏膜切除术（ENR）或内镜下黏膜下剥离术（ESD）
T$_{1a-b}$N$_0$	• 胃切除术和区域淋巴结清扫术 • 无辅助治疗指征
T$_{2-4}$N$_{0-3}$ 或 T$_1$N+	• 胃切除术和区域淋巴结清扫术 • 辅助化疗和放疗适用于 T$_{2-4}$ 或淋巴结阳性 • 根据 INT 0116：于化疗（静脉注射 5-FU/ 亚叶酸钙 5 个周期）的第 29 天开始放疗（45 Gy/25 fx）
T$_4$N$_{0-3}$	• 围术期 FLOT（多西他赛 + 奥沙利铂 + 左亚叶酸钙 +5- 氟尿嘧啶） • 胃切除术和区域淋巴结清扫术 • 辅助化疗和放疗 • 对于肿瘤较大的患者，可考虑单纯新辅助化疗（FLOT）或新辅助化疗（5-FU/ 亚叶酸钙）联合放疗（45 Gy/25 fx）降期，然后进行胃切除术和区域淋巴结清扫术
M$_1$	• 姑息性化疗和（或）放疗

流行病学： 据估计，2020 年美国胃癌发病率为 27 600 例，死亡病例为 11 010 例。胃癌是美国第 15 大癌症死因，也是全球第 4 大癌症死因。胃癌在东亚（中国、日本、韩国）最为常见，在美国和加拿大发病率最低。在美国，最常见的发病部位是近端胃（食管胃交界部和贲门）[1]。

风险因素： 盐摄入量增加、腌制食品（咸鱼、腌肉和腌菜）、硝酸盐、熏制和加工肉类、油炸食品、水果和蔬菜摄入量少、缺乏维生素 A 和维生素 C[2-4]。肥胖（BMI ≥ 25 kg/m²，OR：1.22）[5]、吸烟[6]、

幽门螺杆菌和 EB 病毒等病原体[7,8]。由遗传弥漫性胃癌（hereditary diffuse gastric cancer，HDGC）、胃近端息肉（GAPPS）和家族性肠型胃癌（familial intestinal gastric cancer，FIGC）引起的遗传性综合征约占病例的 1%~3%[9]。

解剖学

1. 胃：起始于食管胃交界部（距门齿 40~45 cm），止于幽门。主要分为 3 部分：胃底 / 贲门、胃体和胃窦 / 幽门。胃有 5 层（从管腔面开始）：黏膜、黏膜下层、肌层（外纵、中环、内斜）、浆膜下层和浆膜。胃黏膜下血管、淋巴管及神经丛丰富，癌细胞可沿着胃浅层扩散到食管，而食管也有丰富的黏膜下血管、淋巴管及神经丛。黏肿瘤通过黏膜下通道经黏膜下淋巴管向十二指肠远端扩散。

2. 血管：血管供应来自腹腔干，腹腔干由 3 条分支组成（表 33.2）。

表 33.2　胃的血管供应

腹腔干	分支	供应
胃左动脉	—	胃小弯 / 右侧部分
肝总动脉	胃右	胃小弯 / 右下
	胃网膜右	胃大弯
脾动脉	胃网膜左	胃大弯上部
	胃短	胃底 / 近端

3. 淋巴系统：1963 年 JRSGC 提出 16 组胃区域淋巴结（见表 33.3）。$N_{1/2}$ 淋巴结被视为区域淋巴结，$N_{3/4}$ 被视为远处淋巴结[10]。

4. 病理学：腺癌是最常见的组织学形态（90%~95%），其次是黏膜相关淋巴样组织（MALT）淋巴瘤。罕见的组织学形态包括平滑肌肉瘤（2%）、类癌（1%）、腺鳞癌（1%）和鳞癌（1%）。

5. Lauren 组织学分型：腺癌有两种不同类型（肠型和弥漫型）。肠型腺癌可能与环境暴露（幽门螺杆菌、慢性胃炎、烟草、饮食）的相关性更大，在高发地区更为常见，预后较好。弥漫型（又称"革囊胃"）往往表现为胃黏膜弥漫性受累，其特征是印戒细胞团（富含黏蛋白），多见于年轻女性，预后较差[11]。

6. 食管胃交界部肿瘤的 Siewert 分型（基于位置）：Ⅰ类，起源于食管远端化生，向远端侵入胃；Ⅱ类，起源于胃贲门；Ⅲ类，起源于贲门下，向近端侵入食管[12]。

7. Bormann 分型：Ⅰ级，息肉 / 蕈伞状；Ⅱ级，溃疡且边缘隆起；Ⅲ级，溃疡并侵犯胃壁；Ⅳ级，弥漫性浸润（革囊胃）[13]。

基因：ToGA 试验筛选出 22% 的患者 *Her2* 阳性[14]。

筛查：观察性研究表明，在胃癌高发地区进行筛查可降低胃癌死亡率；但目前尚无随机数据支持这一结论[15,16]。日本、韩国、委内瑞拉和智利已开展基于人群的筛查，但筛查时间间隔和方式各不相同，随机数据尚未确定最佳筛查方案[15,17,18]。在日本，建议对所有年龄＞50岁的个体进行普遍筛查，每2~3年进行一次上消化道内镜检查或每年进行气钡双重对比造影。另外，在韩国，对于40~75岁的人，建议每2年进行一次上消化道内镜检查[19]。在美国，萎缩性胃炎、恶性贫血、胃腺瘤、Barrett食管炎和家族性胃癌综合征患者可考虑进行筛查。

临床表现：症状包括体重减轻、上腹痛、恶心、呕吐、厌食、吞咽困难、早饱、黑便和乏力。特征性体格检查包括可触及胃、振水音、可触及淋巴结肿大，如Virchow淋巴结（左锁骨上淋巴结）、Irish淋巴结（左腋窝淋巴结）、Sister Mary Joseph淋巴结（脐周淋巴结）、Blumer淋巴结（直肠淋巴结）、Krukenberg肿瘤（卵巢种植转移）。

检查：病史采集和体格检查。

1. 实验室：全血细胞计数和生化全项。

2. 影像学：包括使用静脉注射和口服造影剂的胸部、腹部和盆腔CT。如果CT扫描未发现M_1病变，则考虑PET/CT。

3. 病理学：食管胃十二指肠镜活检（应进行6~8次活检），超声内镜评估肿瘤浸润和淋巴结分期。临床分期T_{1b}及以上的患者应在手术前进行诊断性腹腔镜检查以评估腹腔情况[20]。如果存在转移，需明确Her2-Neu状态。

预后因素：KPS差、T和N分期晚、次全切除或明显残留（R2＞R1＞R0）、弥漫型均为预后不良的特征[21]。来自意大利的多中心回顾性研究表明，淋巴结受累0、1~3、4~6和＞6个的患者术后10年OS分别为92%、82%、73%和27%[21]。新辅助化疗后的代谢反应（PET SUV max下降≥35%）与中位生存期的改善有关[22]。

自然病史：大多数患者（90%）确诊时已为局部晚期或转移性病变，80%为淋巴结转移，40%为腹膜转移，30%为肝转移，预后较差。早期胃癌（$T_{1b}N_0$）患者的预后极佳：黏膜浸润患者的5年生存率为100%，黏膜下浸润患者的5年生存率为80%~90%[23]。

分期：中心位于胸下段食管、食管胃交界部或胃近端5 cm范围内并延伸至食管胃交界部或食管的癌症，按食管癌分期。中心位于食管胃交界部远端5 cm以上或5 cm以内但未累及食管胃交界部或食管的癌症，按胃癌分期。AJCC以淋巴结数目为依据，而JRSGC则以解剖位置为依据。腹膜细胞学阳性定义为pM_1（表33.3和表33.4）。

表33.3 AJCC第8版（2017年）胃癌分期[24]

T/M	N	cN_0	cN_1	cN_2	cN_{3a}	cN_{3b}
T_1	a. 固有层或黏膜肌层	I	ⅡA			
	b. 黏膜下层					
T_2	• 固有肌层					

续表

T/M	N	cN_0	cN_1	cN_2	cN_{3a}	cN_{3b}
T_3	• 浆膜下结缔组织	ⅡB		Ⅲ		
T_4	a.脏层腹膜					
	b.邻近器官			ⅣA		
M_1	• 远处转移			ⅣB		

注：cN_1，1~2 个区域淋巴结；cN_2，3~6 个区域淋巴结；cN_{3a}，7~15 个区域淋巴结；cN_{3b}，≥ 16 个区域淋巴结。

表 33.4　JRSGC 淋巴结分组

N_1	1	右贲门
	2	左贲门
	3	胃小弯
	4	胃大弯
	5	幽门上
	6	幽门下
N_2	7	胃左动脉
	8	肝总动脉
	9	腹腔干
	10	脾门
	11	脾动脉
N_3	12	肝十二指肠韧带
	13	胰头后
	14	肠系膜根部
N_4	15	横结肠系膜
	16	主动脉旁

治疗模式

1. 手术治疗：手术是主要的治疗方式，包括内镜下切除术（小部分患者）、部分或全胃切除术。内镜下切除术包括 EMR 和 ESD，回顾性数据显示，这两种手术对经过恰当选择的患者均具有较高的局部控制率[25]。内镜下切除术的最佳选择标准正在不断改进，常规特征包括全切可能性高、肠型组织学、肿瘤局限于黏膜、无淋巴脉管间隙浸润、肿瘤直径 < 2 cm 且无溃疡[26-28]。

在切缘足够的情况下，部分胃切除术和全胃切除术的生存率相似，部分胃切除术后营养状况和生活质量更优。但近端病变中，部分胃切除术的反流和吻合口狭窄发生率反而更高[29,30]。因此，对于胃上1/3 的病变通常采用全胃切除术，对于胃下 2/3 的病变通常采用部分胃切除术[30]。全胃切除术采用食管空肠 Roux-en-Y 吻合术，以防止胆汁和胰液反流。毕 Ⅰ 式是利用胃断端的胃空肠端端吻合术。毕 Ⅱ 式是胃空肠端侧吻合术，关闭十二指肠残端和小弯侧（胃断端不用于吻合）。并发症包括吻合失败、出血、肠梗阻、维生素 B_{12} 缺乏症、倾倒综合征和反流。

2. 区域淋巴结清扫：区域淋巴结清扫的范围尚存争议，但建议至少切除 15 枚淋巴结，以便进行恰当分期。有关区域淋巴结清扫范围的数据见表 33.5。在东亚，胃切除术加 D_2 区域淋巴结清扫是标准治疗方法[31]。

表 33.5　胃癌淋巴结清扫范围的定义

D_0	无淋巴结清扫
D_1	JRSGC N_1 淋巴结
D_2	D_1 切除术 +JRSGC N_2 淋巴结，胰腺远端切除术和脾切除术
D_3	D_2 切除术 +JRSGC N_3 淋巴结
D_4	D_3 切除术 +JRSGC N_4 淋巴结

3. 化疗：GASTRIC 荟萃分析显示，与单纯手术相比，在辅助治疗中使用以 5-FU 为基础的化疗，可获得约 6% 的 OS 获益[32]。在美国，MAGIC 研究选择的围术期方案是表柔比星、顺铂和 5-FU（ECF），现在已被围术期 FLOT 取代，FLOT4-AIO 研究显示 FLOT 的 OS 获益超过 ECF[33]。另外，根据 INT0116，也可以使用静脉注射 5-FU 和亚叶酸钙辅助性化疗同步放疗[34]。ToGA 研究显示，对于 *Her-2 Neu* 扩增的局部晚期、复发或转移性且无法手术的食管胃交界部癌和胃癌，除标准化疗（5-FU 或卡培他滨 + 顺铂）外，曲妥珠单抗也可使 OS 获益（13.8 *vs.* 11.1 个月，$P＝0.0046$）[14]。

4. 放疗

（1）**适应证**：辅助放疗的适应证包括 T_{2-4}、淋巴结阳性或切缘阳性。对于临界可切除的病变可选择术前放疗，对于不可切除的病变可选择根治性放疗。

（2）**剂量**：辅助放疗的剂量为 45 Gy/25 fx[20]。靶区范围包括瘤床，是否包括残胃取决于风险因素和危及器官。辅助治疗中的淋巴结靶区范围取决于原发肿瘤的解剖位置（对于 $T_{2-3}N_0$ 且切除淋巴结＞15 枚的患者，靶区可不包括淋巴结区域[35-37]）：

①胃周淋巴结：一般情况下都需要包括，但对于原发病灶位于近端的 $T_{1-2a}N_0$ 患者、术后病理显示切缘阴性且直径＞5 cm，切除 10~15 个淋巴结的患者除外。

②腹腔和胰上淋巴结：T_4、N+ 或 T_3N_0 且切除淋巴结＜15 枚的患者需包括。

③肝门淋巴结：所有 T_4 或 N+ 需包括，但只有 1~2 枚淋巴结受累的近端病变以及切除＞15 枚淋巴结的患者除外。

④脾淋巴结：所有 T_4 或 N+ 需包括，但只有 1~2 枚淋巴结受累的近端病变以及切除 > 15 枚淋巴结的患者除外。⑤远端食管旁淋巴结：伴有食管侵犯的病变。

（3）不良反应：急性期不良反应表现为疲劳、恶心、呕吐、腹泻、胃炎和食管炎。晚期不良反应表现为狭窄、肾功能不全和继发恶性肿瘤。

（4）流程：见《放射肿瘤学治疗计划手册》，第七章[38]。

基于循证的问与答

◆ 淋巴结清扫的最佳范围是什么？

建议至少切除 15 个淋巴结，以便进行适当的分期，NCCN 推荐进行 D_2 切除。然而，淋巴结清扫的范围还存在争议。有 4 项随机临床试验和荟萃分析表明，大范围淋巴结清扫没有生存优势，术后发病率和死亡率较高[39-42]。另外，一些非随机临床试验表明，更彻底的淋巴结清扫可以改善生存[29,43]。

Bonenkamp, Dutch Gastric Cancer Group (NEJM 1999, PMID 10089184)： 711 例胃癌根治性切除术患者的前瞻性随机对照研究，随机分为 D_1 淋巴结清扫（380 例）或 D_2 淋巴结清扫（331 例）。与 D_1 相比，D_2 患者的术后并发症发生率（43% *vs.* 25%，$P < 0.001$）和术后死亡率（10% *vs.* 4%，$P=0.004$）明显更高。D_1 和 D_2 两组患者的 5 年 OS 相似（45% *vs.* 47%）。**结论：与 D_1 淋巴结清扫相比，D_2 淋巴结清扫的毒性明显更高，且无生存获益。**

◆ 与单纯手术相比，新辅助化疗是否获益？

有两项前瞻性随机对照研究（MAGIC/FFCD）显示，与单纯手术相比，使用新辅助化疗有显著的生存获益，而 EORTC40954 则显示无生存获益[44]。新辅助化疗可能对远转风险高的患者（T_3/T_4、临床淋巴结负荷高和弥漫型）尤其有益。最近的 FLOT4-AIO 试验比较了 FLOT 和 ECF，结果显示 FLOT 改善了 OS，目前已成为胃癌围术期化疗的标准方案。

Cunningham, MAGIC (NEJM 2006, PMID 16822992)： 503 例胃（74%）、食管胃交界部（11%）或食管下 1/3（14%）Ⅱ~Ⅳ期（M_0）潜在可切除腺癌患者的前瞻性随机对照研究，随机分为单纯手术或术前化疗表柔比星 50 mg/m²、顺铂 60 mg/m²、5-FU 200 mg/m² 3 周期后手术，术后原方案 ECF 化疗 3 周期。淋巴结清扫范围由外科医生决定。中位随访时间为 4 年（表 33.6）。围术期化疗和单纯手术的术后并发症无明显差异（45% *vs.* 46%）。

Ychou, French FFCD/FNCLCC Trial (JCO 2011, PMID 21444866)： 224 例胃、食管胃交界部、食管下 1/3 处可切除腺癌患者的前瞻性随机对照研究，随机分为单纯手术或围术期化疗顺铂 100 mg/m²（d1）和 5-FU 800 mg/m²（d1~5），Q28D，2~3 个周期，然后进行手术，术后原方案化疗 3~4 个周期（表 33.6）。多因素分析显示围术期化疗（$P=0.01$）和胃肿瘤位置（$P < 0.01$）是有利的预后因素。围术期化疗明显提高了 R0 切除率（84% *vs.* 73%，$P=0.04$），两组患者的术后并发症相似。

表 33.6　胃癌新辅助 / 围术期化疗 III 期试验

试验	N	化疗	R0 切除	局部复发	远处转移	5 年 OS
MAGIC						
围术期化疗	250	表柔比星 / 顺铂 /5-FU	69%	14%	24%	36%*
手术	253	—	66%	21%	37%	23%*
FFCD/FNCLCC						
围术期化疗	113	顺铂 /5-FU	87%*	24%	42%	38%*
手术	111	—	74%*	26%	56%	24%*
试验	N	化疗	R0 切除	局部复发	远处转移	2 年 OS
EORTC 40954						
新辅助化疗	72	顺铂 /5-FU/ 亚叶酸钙	82%*	—	—	72.7%
手术	72	—	67%*	—	—	69.9%

注：* 表示差异有统计学意义。

Xiong, China (Cancer Invest 2014, PMID 24800782)：纳入了上述 3 项研究和其他 9 项前瞻性随机对照研究（$n=1820$）的 Meta 分析，比较不同新辅助化疗方案与单纯手术治疗可切除胃癌和食管胃交界部癌。结论：新辅助化疗可显著改善 **OS**（**OR**：**1.32**，$P=0.01$）、**3 年 PFS**（**OR**：**1.85**，$P < 0.0001$）和 **R0 切除率**（**OR**：**1.38**，$P=0.01$），但手术并发症、围术期死亡率及 3、4 级不良反应发生率并未显著增加。

Al-Batran, FLOT4-AIO (Lancet Oncol 2019, PMID 30982686)：716 例可切除胃和食管胃交界部肿瘤（cT_2 或 N+ 或两者均有）患者的 II /III 期前瞻性随机对照研究：随机接受围术期 ECF/ECX 或 FLOT 治疗。FLOT 组改善了 OS（*HR*：0.77，95%*CI*：0.63~0.94），中位 OS 为 50 个月 *vs.* 35 个月。两组的严重不良事件相似。FLOT 组的 pCR 更高（16% *vs.* 6%），其中肠型患者获益最大。结论：围术期 **FLOT 是胃癌的首选化疗方案，与 ECF 相比可改善患者的 OS**。

◆ **新辅助化疗和放疗是否获益？**

新辅助化疗联合放疗的影响尚不明确，但 Stahl 和 RTOG 9904 认为联合放疗有一定的获益。目前正在进行的 TOPGEAR 试验将评估新辅助 ECF 联合放疗 + 辅助 ECF *vs.* 单纯新辅助和辅助 ECF 的疗效。

Stahl, Germany (JCO 2009, PMID 19139439)：354 例接受手术治疗的食管下 1/3 或贲门局部晚期腺癌患者的前瞻性随机对照研究，随机分为诱导化疗（顺铂、5-FU 和亚叶酸钙）15 周后手术，或诱导化疗 13 周后同步化疗（顺铂和依托泊苷）和放疗（30 Gy/15 fx）然后手术。与单纯新辅助化疗相比，新辅助放化疗显示出更高的 pCR 率（15.6% *vs.* 2%）和 N_0 状态（64.6% *vs.* 37.7%）。新辅助放化疗和新辅助化疗的 3 年 OS 分别为（47.7% *vs.* 27.7%，$P=0.07$）。结论：与单纯新辅助化疗相比，新辅助放化疗的 **pCR 更高，生存率也有改善趋势，但无统计学意义**。

Ajani, RTOG 9904 (JCO 2006, PMID 16921048)：49 例潜在可切除的 $T_{2\sim3}N\times M_0$ 胃腺癌患者的 II 期

研究：接受两个周期的诱导化疗（顺铂、5-FU、亚叶酸钙），然后同步化疗（5-FU、紫杉醇）和放疗（45 Gy/25 fx），然后进行手术（推荐 D_2 淋巴结清扫）。获得 pCR 的患者 1 年的 OS 为 82%，未获得 pCR 的患者为 69%。结论：新辅助放化疗的 pCR 率为 26%，这可能与较高的 OS 有关。

◆ 与单纯手术相比，辅助化疗是否获益？

对西方患者而言，辅助化疗的作用尚不明确，因为在欧洲人群中进行的试验并未显示出生存获益（GOIRC/GOIM）。只有一项研究（ACTS-GC）显示在日本人群中 OS 获益，而 CLASSIC 试验则显示韩国、中国大陆和中国台湾地区的患者 DFS 获益。总结见表 33.7。

表 33.7　胃癌辅助化疗试验摘要

试验	N	化疗	局部复发率	远处转移	OS
ACTS-GC 辅助化疗 手术	529 530	替吉奥	8% 13%	26% 32%	5 年 72%* 61%*
GOIM 辅助化疗 手术	112 113	表柔比星 / 亚叶酸钙 /5- 氟尿嘧啶 / 依托泊苷	—	—	5 年 41% 34%
GOIRC 辅助化疗 手术	130 128	表柔比星 / 亚叶酸钙 /5- 氟尿嘧啶 / 顺铂	—	—	5 年 48% 49%
CLASSIC 辅助化疗 手术	520 515	奥沙利铂 / 卡培他滨	—	—	3 年 DFS 74%* 60%*

注：* 表示差异有统计学意义。

Sakuramoto, ACTS-GC (NEJM 2007, PMID 17978289)：1059 例接受 D_2 手术切除的 II~III 期胃癌患者的前瞻性随机对照研究，随机分为观察与口服 S-1（替加氟、吉美嘧啶和奥替拉嘧啶的复方制剂）1 年。中位随访时间为 3 年。95% 的患者进行了 D_2 淋巴结清扫，5% 进行了 D_3 淋巴结清扫。3 年 OS 显示，辅助化疗组明显高于观察组（80.1% *vs.* 70.1%，$P = 0.002$）。结论：在东亚地区接受 D_2 淋巴结清扫的患者中，口服 S-1 辅助化疗患者的 OS 有明显的获益。

GASTRIC Group Meta-analysis (JAMA 2010, PMID 20442389)：17 项前瞻性随机对照研究的 Meta 分析比较了可切除胃癌患者单纯手术与手术 + 辅助化疗的效果。辅助化疗组患者的 PFS（*HR*：0.82，$P < 0.001$）和 5 年 OS（55.3% *vs.* 49.6%，$P < 0.001$）显著获益。结论：与单纯手术相比，辅助化疗可提高生存率。

◆ 与单纯手术相比，辅助放化疗是否获益？

在美国，先接受手术的患者首选辅助放化疗。

MacDonald, INT0116 (NEJM 2001, PMID 11547741; Update Smalley JCO 2012, PMID 22585691)：这是一项 556 例 I B~IV 期（M_0）胃癌或食管胃交界部腺癌 R0 切除术患者的前瞻性随机对照研究。研究将患者随机分为单纯手术组与术后辅助放化疗组。化疗为 5-FU 425 mg/m² 和亚叶酸

钙 20 mg/m²·d，d1~5。放疗为 45 Gy/25 fx，在第 2 周期的第 1 天开始，放疗期间及第 3 周期 5-FU 剂量减至 400 mg/m²。放疗结束后再应用 5-FU 和亚叶酸钙 2 个周期。中位随访时间为 5 年（表 33.8）。D_0 淋巴结清扫（54%）、D_1（36%）和 D_2（10%）。69% 为 T_{3-4}，85% 为 N+。中位随访时间 > 10 年的情况下，放化疗仍能显著改善 OS（*HR*：1.32，*P*=0.0046），而且除弥漫型外，所有亚组均有获益。

表 33.8　INT0116 胃癌辅助放化疗的结果

	3 年 RFS	中位 DFS	远处转移	局部复发率	中位生存期	3 年 OS
手术	31%	19 个月	18%	29%	27 个月	41%
手术 + 辅助放化疗	48%	30 个月	33%	19%	36 个月	50%
P	< 0.001	< 0.001	NS	—	0.006	0.005

◆ **辅助放化疗与单纯辅助化疗相比是否获益？**

CRITICS 试验未显示辅助放化疗比单纯辅助化疗更有效。ARTIST 试验显示，在行 R0 切除并行 D2LND 的患者中，辅助放化疗有 DFS 获益的趋势。亚组分析表明，N+ 或肠型组织学的患者有 DFS 获益。ARTIST Ⅱ 试验目前正在招募患者，以评估辅助化疗与辅助放化疗的疗效。

Lee, ARTIST Trial (JCO 2015, PMID 25559811)： 458 例 R0 切除和 D_2 淋巴结清扫患者的前瞻性随机对照研究，随机接受卡培他滨和顺铂（XP）辅助化疗 6 个周期或 XP 辅助化疗 2 个周期，随后在卡培他滨治疗的同时进行放疗（45 Gy/25 fx），随后 XP 治疗 2 个周期。两组患者的 OS 相似。亚组分析显示，在 XP 基础上加放疗可显著改善淋巴结阳性（76% *vs.* 72%，*P*=0.04）和肠型（94% *vs.* 83%，*P*=0.01）患者的 3 年 DFS。结论：与单用辅助化疗相比，辅助放化疗并不能明显改善 DFS 和 OS。评论：可能只有一部分 N+ 和肠型患者可从辅助放化疗中获益。

Verheji, CRITICS (Lancet, 2018, PMID 29650363)： 这是一项来自荷兰、丹麦和瑞典的 788 例 Ⅰ B~Ⅳ 期（M_0）胃癌患者的前瞻性随机对照研究。患者接受 3 个周期的新辅助化疗（表柔比星、卡培他滨和顺铂或奥沙利铂：ECX 或 EOX）和 D_2 切除术，然后随机接受 3 个周期的 ECX/EOX 或放化疗（45 Gy/25 fx，每周 XP）（表 33.9）87% 的患者进行了 D_1 及中位 20 枚淋巴结的切除术。只有 47% 的患者完成了辅助化疗，55% 的患者完成了辅助放化疗。结论：术前化疗联合手术后，辅助放化疗对比单纯辅助化疗并未明显改善 OS。

表 33.9　CRITICS 胃癌试验结果

	中位 OS	≥ 3 级消化道毒性
化疗 + 手术 + 辅助化疗	43 个月	37%
化疗 + 手术 + 辅助放化疗	37 个月	42%
P	0.90	0.14

第三十四章　肝细胞癌

Shauna R. Campbell, Neil M. Woody, Kevin L. Stephans　著

高光斌、刘　青　译

周志国、王　祎　校

概述：肝细胞癌（hepatocellular carcinoma，HCC）与肝脏疾病相关，特别是肝硬化、乙型和丙型肝炎。对慢性肝炎感染和肝硬化患者进行筛查可及早发现并改善预后。临床诊断通常基于甲胎蛋白（alpha-fetoprotein，AFP）和影像学特征。根据 BCLC 分期标准对患者进行分期，早期肿瘤如果符合米兰标准可行手术切除或肝移植治疗。多发、肿瘤体积较大或功能状态减低的患者可采用局部治疗，包括射频消融（radiofrequency ablation，RFA）、肝动脉化疗栓塞（transarterial chemoembolization，TACE）、放射性栓塞（钇-90）或放疗（质子或 SBRT）。晚期患者可接受索拉非尼、仑伐替尼、阿替利珠单抗联合贝伐珠单抗治疗，这些药物已被证实可改善晚期患者的总生存率。

流行病学：肝癌是全球男性癌症死亡的第二大病因，女性癌症死亡的第六大病因。在美国，原发性肝癌（肝细胞癌和肝内胆管癌）的发病率为 8.3/10 万 [1]。在 HBV 和 HCV 感染率高的地区，HCC 更为常见。由于 HCV 感染和非酒精性脂肪性肝炎相关肝硬化的流行，美国 HCC 的发病率持续上升。

风险因素：与肝硬化关系最大且主要与 HBV 和 HCV 感染有关，80% 的病例存在 HBV 和 HCV 感染。治疗病毒感染可使 HBV 患者未来患癌风险降低 50%~60%，使 HCV 患者未来患癌风险降低 70%[2]。其他风险因素包括男性（相对危险度：2~3）、糖尿病（相对危险度：2）、吸烟、遗传性血色病、饮酒、接触化学物质、肥胖以及接触黄曲霉毒素和微囊藻毒素等环境毒素。

解剖学：肝脏是人体最大的实体器官，被腹膜（Glisson's 囊）包围，根据血管系统可分为 8 段。左侧的编号从尾状叶（第 1 段）开始，然后是外侧（第 2 和第 3 段）和内侧（第 4 段）。右侧的编号从前下段（第 5 段）开始，按顺时针方向移动；后下段、后上段和前上段分别编号为第 6、7、8 段。各段之间没有解剖边界，因此没有阻碍疾病在肝内扩散的屏障。肝脏接受双重血液供应。门静脉供应正常肝实质的 75%，肝动脉供应 25%，但也优先供应恶性肿瘤。

病理学：HCC 可根据 AFP 和影像学标准进行临床诊断（见检查部分），少数也可通过活检进行诊断。

HCC 可为常规型，根据是否存在小梁结构和细胞核形态分为 I～IV 级。包括 *HepPar1*、白蛋白、纤维蛋白原、α_1-抗胰蛋白酶、AFP 和 GPC-3 在内的分子标记物可协助确诊。

筛查：美国肝病研究学会已为慢性 HBV 感染和（或）肝硬化患者制定了筛查指南（2018 年更新）[3]。所有肝硬化患者（不在移植名单上的 Child-Pugh C 患者除外）和高危 HBV 患者应每 6 个月接受一次超声和 AFP 监测。移植候选名单上的患者应继续接受筛查，以确保他们在等待移植期间不会发展为 HCC。超声检查发现病灶直径 < 1 cm 的患者应在 3 个月后再次接受超声检查，病灶直径 ≥ 1 cm 或 AFP ≥ 20 ng/ml 的患者应接受四期增强 CT 或 MRI 影像诊断。中国一项纳入 18 816 例患者的随机试验显示，虽然使用 AFP 和超声筛查的依从性较低（58.2%），但可降低 37% 的 HCC 死亡率（美国没有类似研究）[4]。NCCN 指南建议每 6 个月进行一次 AFP 和超声筛查 [5]。

临床表现：多无症状，最明显的症状是与潜在慢性肝病相关的症状。患者可能会有轻至中度腹痛、体重减轻、早饱、腹泻、发热和疲劳。肝硬化失代偿期的体征和症状包括腹水、肝性脑病、黄疸和静脉曲张出血。患者可能出现副肿瘤综合征，包括红细胞增多症、高钙血症、低血糖症和水样腹泻。除红细胞增多症外，副肿瘤症状与预后不良有关。HCC 可伴有皮肤特征，包括皮肌炎、落叶型天疱疮、Leser-Trelat 征、正圆形秕糠疹和迟发性皮肤卟啉症，但并非 HCC 特异性症状。

检查：详细的病史采集和体格检查，包括评估既往肝病和治疗史。

1. 实验室：HBV 和 HCV 血清学、甲胎蛋白、生化全项、全血细胞计数和国际标准化比值（PT/INR）。

2. 影像学：诊断性四期 CT 或 MRI，以评估超声上直径 ≥ 1 cm 的病变，无论有无 AFP 升高。影像学检查必须包括肝动脉期、门静脉期、延迟期，也可以包括增强前期。对于肝硬化（或其他高危）患者，美国肝病学会（AASLD）、器官获取和移植网络（OPTN）、欧洲肝病学会（EASL）、肝脏影像报告及数据系统（LI-RADS）对直径 ≥ 1 cm 病变提出了多种标准（直径 < 1 cm 的病变不确定）[6-9]。特征包括动脉期强化增加、假包膜、静脉期强化减弱和生长。标准不适用于无 HCC 危险因素的患者。侵犯血管的病变可能具有不同的特征。系统分期包括胸部、腹部、盆腔 CT，如有症状，可进行骨扫描。但不推荐 PET/CT。

3. 活检：可用于根据影像学标准无法确诊的病变。活检可能会有较小的针道种植风险，不确定的病灶如果可切除，最好切除病灶，以便同时进行诊断和治疗。

预后因素：肿瘤分期、功能状态、Child-Pugh 评分（表 34.1）和是否存在转移都是影响生存预后因素，在某些情况下，生存预后更多是由肝硬化而非 HCC 决定。

分期：虽然肝癌有 AJCC TNM 分期系统，但通常根据 BCLC 进行分期（表 34.2 和表 34.3），其中包括 PS 评分、肝功能以及肿瘤特征，并附有推荐的治疗策略 [10]。

表 34.1　慢性肝病的 Child-Pugh 功能状况

指标	1 分	2 分	3 分
总胆红素（mg/dl）	< 2	2~3	> 3
血清白蛋白（g/dl）	> 3.5	2.8~3.5	< 2.8
凝血酶原时间 或 INR	< 4.0　 < 1.7	4.0~6.0　 1.7~2.3	> 6.0　 > 2.3
腹水	无	中度	重度
肝性脑病	无	1~2 级或药物可控制	3~4 级或难治性

注：所有分数的总和为 5~6（A 级），7~9（B 级），10~15（C 级）。Child-Pugh 分级 A、B 和 C 的 2 年 OS 分别为 85%、57% 和 35%。

表 34.2　BCLC 肝癌分期系统

分期	分期特征	治疗推荐
极早期（0）	ECOG PS 0，Child-Pugh A，单个肿瘤直径 < 2 cm	手术切除
早期（A）	ECOG PS 0，Child-Pugh A-B，1~3 个肿瘤的直径均 < 3 cm	肝移植、射频消融术
中期（B）	ECOG PS 0，Child-Pugh A-B，多发性肿瘤未达到 A 期	肝动脉化疗栓塞
晚期（C）	ECOG PS 0-2、Child-Pugh A-B、门静脉侵犯、淋巴结或远处转移	索拉非尼或仑伐替尼
终末期（D）	ECOG PS > 2 或 Child-Pugh C	支持治疗

表 34.3　肝细胞癌 AJCC 第八版分期系统

T/M		N — cN_0	cN_1
T_1	a. 单发肿瘤直径 ≤ 2 cm	I A	IV A
	b. 单发肿瘤直径 > 2 cm，无血管侵犯	I B	
T_2	• 单发肿瘤直径 > 2 cm，有血管侵犯 • 多个肿瘤直径 < 5 cm	II	
T_3	• 多个肿瘤，至少 1 个肿瘤的直径 > 5 cm	III A	
T_4	• 门静脉或肝静脉主要分支受累 • 直接侵犯邻近器官（胆囊除外） • 穿透腹层腹膜	III B	
M_1	• 远处转移	IV B	

注：cN_1，区域淋巴结。

治疗方案：根据 BCLC 分期系统，治疗方法取决于肿瘤特征、患者状态和肝功能。手术切除或移植是早期患者的首选治愈方案，而非手术治疗方案包括射频消融、钇 -90（^{90}Y）、肝动脉化疗栓塞术和放疗，可用于根治性治疗、降期或作为肝移植的过渡[11-14]。全身治疗用于晚期病变。

1. 预防：为婴儿接种疫苗可降低 HBV 感染率，减少 HCC 发病率。研究显示台湾从 1984 年开始普遍接种疫苗，儿童肝癌的发病率下降了 50%[15]。同样，已感染的患者应接受抗 HBV 和 HCV 治疗，并采取预防措施避免传播[5]。

2. 手术治疗：对于早期患者，手术切除是治愈的主要手段。对于早期很小的病灶，肝部分切除术的治愈率很高[16]。然而，许多患者因肿瘤特征或肝功能不适合进行肝部分切除术。在这种情况下，原位肝移植可能是另一种手术方法。对于无肝硬化的患者，肝部分切除术的治愈率与肝移植相当[17]。由于肝移植适应证也包括良性病变，因此要根据米兰标准仔细选择移植患者，米兰标准的定义是单个肿瘤直径 ≤ 5 cm 或 ≤ 3 个肿瘤直径均 ≤ 3 cm，且无肝外扩散或大血管受累。米兰标准的 5 年生存率为 70%，复发率 < 15%[18]。加州大学旧金山分校扩大并验证了 HCC 移植标准为单个病灶直径 ≤ 6.5 cm，或两个病灶的直径 ≤ 4.5 cm，肿瘤总直径 ≤ 8 cm，该标准也显示出较低的复发[19]。根据终末期肝病（MELD）评分系统的死亡风险对移植患者进行分层，MELD 评分系统是一个使用肌酐、胆红素和 INR 的等式的总和，其作用与较早的 Child-Pugh 评分类似[20]。此外，可以根据例外点将 HCC 患者列入列表，反映出其肿瘤可能进展并使其不适合移植的风险。为了平衡癌症和非癌症移植候选者获得器官的机会，给予的分数随着时间的推移而改变。

3. 化疗：HCC 患者的肝功能通常较差，因此化疗难以实施。目前已对多种药物进行了研究，但疗效甚微，且毒性较大，新型药物展现出有利的前景。Child-Pugh A 型肝硬化无法切除的 HCC 患者一线药物包括仑伐替尼、阿替利珠单抗 / 贝伐珠单抗、纳武利尤单抗，Child-Pugh A-B7 型患者可选择索拉非尼[5]。阿替利珠单抗 / 贝伐珠单抗、纳武利尤单抗在不同的 III 期随机对照试验中，与索拉非尼相比均可改善 OS，但阿替利珠单抗 / 贝伐珠单抗的证据级别优于单药纳武利尤单抗[21,22]。后线治疗包括瑞戈非尼、卡博替尼、雷莫芦单抗、纳武利尤单抗 / 伊匹单抗和帕博利珠单抗[5]。

4. 放疗

（1）**适应证**：既往由于肝脏的固有敏感性，放疗在治疗中起辅助作用。然而，随着 SBRT 和质子治疗在内的技术改进，对肝脏的保护增加，放疗现在是一种有利的局部控制方式，在某些患者的治疗中可能优于其他消融技术。虽然两者对比的数据还在不断更新，但对于血管侵犯、瘤栓形成、难以触及的病变或有血管分流者，放疗可能比介入技术更适合。对于 Child-Pugh B 和 C 级的患者必须谨慎，因为放疗后失代偿可能会带来巨大风险。

（2）**剂量**：剂量因技术而异。3 fx 和 5 fx 方案的剂量最高可达 54~60 Gy/3 fx 或 50 Gy/5 fx，剂量可根据正常肝脏的剂量限制而减少。需要姑息治疗的患者，对受累肝脏进行 8 Gy/1 fx 放疗，可改善 50% 患者的症状[23]。

（3）**不良反应**：放射性肝损伤是最严重的并发症，发生在放疗后 1~2 个月（范围 0.5~8 个月）。有两种类型：经典型（疲劳、疼痛、肝肿大、无黄疸腹水、碱性磷酸酶升高而谷丙转氨酶 / 谷草转氨酶不升高）和非经典型（黄疸、谷丙转氨酶/谷草转氨酶升高）。放射性肝损伤目前尚无有效的治疗方法[24]。

（4）流程：见《放射肿瘤学治疗计划手册》，第七章[25]。

5. 射频消融（RFA）：经皮或腹腔镜技术，对病灶进行热消融。可使用一个或多个探头以达到最佳消融效果。病灶较大、位置不佳（如肝圆顶、尾状叶、中央胆管、大血管近端、包膜下位置、毗邻胆囊、小肠、肾和胃等）都可能影响RFA。其优点是单日完成治疗且控制率较高，尤其对小肿瘤而言[26,27]。

6. 肝动脉化疗栓塞（TACE）：将栓塞肿瘤动脉和输注化疗药物相结合，增加化疗药物的作用时间，从而增加凋亡和坏死。一般考虑用于无血管侵犯及肝外扩散且肝功能正常的患者。TACE治疗门静脉癌栓的安全性和有效性数据有限。一项涉及112例患者的随机对照研究比较了TACE与普通栓塞和保守治疗，结果显示TACE在OS方面更具优势（*HR*：0.47，*P*=0.025），TACE的2年OS为63%，普通栓塞为50%[28]。但关于TACE的生存获益仍存在争议，因为其他TACE随机研究并未显示比保守治疗更有生存获益[28]。TACE既可以与碘油混合给药，也可以在药物洗脱球囊上给药。研究表明，传统TACE和药物洗脱球囊TACE之间没有明显差异。采用的化疗药物包括顺铂、多柔比星和丝裂霉素。80%的患者会出现栓塞后综合征，包括右上腹疼痛、恶心、肠梗阻、乏力、发热和转氨酶升高，一般持续3~4天，因此许多患者在治疗后需要住院观察24小时。多达15%的患者可能会出现不可逆的肝毒性。

7. 放射性栓塞：^{90}Y微球：^{90}Y是纯β放射源，平均能量约为1 MeV，经肝动脉输送。放射栓塞前患者通常要接受经过预处理的^{99m}Tc大聚合白蛋白扫描，这有助于预测放射性微球的分布。如果预计肺暴露剂量≥30 Gy、肺分流分数超过20%或观察到消化道剂量明显增加，则需要重新定位分布导管。如果不能将靶器官隔离（无明显分流），则禁用此手术。肝性脑病、Child-Pugh C级和胆道梗阻也是禁忌证。一项对接受526次治疗的291例患者进行的^{90}Y纵向队列研究显示，总体病情进展时间为7.9个月，Child-Pugh A患者的中位生存期为17.2个月，Child-Pugh B患者为7.7个月，Child-Pugh B患者伴有门静脉癌栓的中位生存期为5.6个月[29]。^{90}Y在门静脉癌栓的治疗中有一定的应用价值，对30例患者进行的前瞻性研究发现中位生存期为13个月[30]。此外，^{131}I标记的碘油也被用于放射栓塞。

基于循证的问与答

◆ **哪些重要研究确定了SBRT目前在HCC中的作用？**

前瞻性和回顾性研究表明，即使之前接受过肝定向治疗的患者中，接受SBRT治疗的患者仍可以达到较高的局部控制率和良好的OS。

Bujold, PMH Phase I and II (JCO 2013, PMID 23547075)：试验对加拿大接受肝脏SBRT的前瞻性I期和II期研究进行了综合分析。其中，102例不适合TACE、RFA和手术的HCC患者，接受24~50 Gy/6 fx剂量的放疗。52%的患者之前接受过肝脏定向治疗，55%的患者有肿瘤血管癌栓。1年局控率87%，中位生存期17个月；30%的患者出现3级不良反应，7例患者可能出现5级不良反应。肿瘤血管癌栓患者的1年（44% *vs.* 67%）和2年（27% *vs.* 42%）OS明显降低。

Sanuki, Japan (Acta Oncol 2014, PMID 23962244)：回顾性分析185例不宜手术或经皮消融治疗的HCC患者。研究显示，共有277个病灶，接受SBRT 35 Gy/5 fx（Child-Pugh B）或40 Gy/5 fx（Child-Pugh A）治疗。中位随访时间24个月，3年局控率和OS分别为91%和70%。13%的患者出现3级不良反应，

10% 的患者 Child-Pugh 评分升高 ≥ 2 分。

Yoon, Korea (PLoS One 2013, PMID 24255719)： 93 例 HCC 直径 < 6 cm 患者接受 SBRT 治疗的注册研究，这些患者不适合手术或其他经皮治疗，Child-Pugh A 或 B，距离危及器官 > 2 cm。剂量为 30~60 Gy/3~4 fx。排除血管侵犯或肝外转移患者。中位随访时间 25.6 个月，3 年局控率和 OS 分别为 92% 和 54%；7% 的患者出现肝不良反应。

◆ **SBRT 对 Child-Pugh B 和 C 患者安全吗？**

早期对 Child-Pugh B-C 患者进行 SBRT 治疗的报告显示毒性发生率较高，但最近的系列研究表明，经过严格筛选的 Child-Pugh B-C 患者可以行 SBRT 治疗。

Culleton, PMH (Radiother Oncol 2014, PMID 24906626)： 29 例 Child-Pugh B（$n = 28$）和 C（$n = 1$）患者的回顾性研究，接受 30 Gy/6 fx 治疗。中位生存期为 7.9 个月，接受治疗后肝功能检测的 16 例患者中，63% 的患者在 3 个月时 Child-Pugh 评分下降 ≥ 2 分。

Lee, UMass (Adv Radiat Oncol 2020, PMID 33083650)： 这一试验中 23 例接受 SBRT 治疗的 Child-Pugh B 和 C 级患者的前瞻性注册研究，其中 20 例患者为 B_8-C_{10}。78% 的患者曾接受过 TACE 治疗。中位随访时间为 14.5 个月，1 年的 LC 和 OS 分别为 92% 和 57%。中位生存期为 14.5 个月，未接受移植的患者为 7.3 个月。9 例移植患者的 pCR 率为 64%。没有典型的放射性肝损伤（RILD），但有 4 例患者在 6 个月后 Child-Pugh 评分增加 ≥ 2 分。7 例肝相关死亡中，只有 1 例归因于 SBRT。

◆ **SBRT 可以作为肝脏移植的过渡性治疗吗？**

在小规模回顾性分析中，SBRT 作为移植的过渡性治疗似乎有良好的治疗效果。

Andolino, Indiana University (IJROBP 2011, PMID 21645977)： 对 60 例接受 SBRT 治疗的局限于肝脏的 HCC 患者进行回顾性研究，放疗剂量为 40~44 Gy/3~5 fx。中位随访时间为 27 天；2 年局控率和 OS 分别为 90% 和 67%；23 例患者（38.3%）进行了肝移植。

Facciuto, Mount Sinai (J Surg Oncol 2012, PMID 21960321)： 对 27 例列入肝移植名单的患者进行回顾性研究，共 39 个病灶接受 SBRT 治疗，24~36 Gy/2~5 fx，大多数患者接受 28 Gy/4 fx；17 例患者（63%）进行了肝移植，37% 的肿瘤达到 CR 或 PR。

◆ **有哪些数据可用于比较 HCC 消融治疗的疗效？**

比较肝脏定向治疗疗效的数据有限，但在大多数研究中，SBRT 显示出非常良好的局部控制率。

Wahl, Michigan (JCO 2016, PMID 26628466)： 224 例接受射频消融（161 例患者，250 个病灶）或 SBRT（63 例患者，83 个病灶）治疗患者的回顾性研究。接受 SBRT 治疗的患者 Child-Pugh 评分较低，治疗前 AFP 较高，且之前接受过更多其他治疗。SBRT 的 1 年无局部进展率提高了 97%，而 RFA 为 84%。肿瘤增大与射频消融的控制率降低有关，但与 SBRT 无关。对于直径 > 2 cm 的肿瘤，SBRT 的无局部进展率明显更高（*HR*：3.35，$P = 0.025$）。1 年或 2 年 OS 无差异。结论：对于直径 **> 2 cm** 的肿瘤，**SBRT 优于 RFA。**

Bush, Loma Linda (IJROBP 2016, PMID 27084661)： 对符合米兰或加州大学旧金山分校移植标准的 69 例新诊断为 HCC 的患者进行前瞻性随机对照研究，随机进行 TACE 治疗与质子治疗 70.2 Gy/15 fx。

中位肿瘤大小为 3.2 cm。在中位随访时间 28 个月时，质子治疗组的 2 年局控率较高 88% *vs.* 45%（$P=$ 0.06），2 年 OS 无显著差异。TACE 治疗后 30 d 内的总住院天数明显较高（166 d *vs.* 24 d，$P < 0.001$），且质子治疗在进行肝移植的患者中 CR 率较高（25% *vs.* 10%，$P=0.38$）。**结论：质子治疗作为移植的过渡治疗可能比 TACE 疗效更好且毒性更低。**

Su, China (Front Oncol 2020, PMID 32266136)： 研究涉及 95 对 BCLC A 期 HCC 患者的多中心倾向评分匹配分析，比较了 SBRT 与 TACE 的疗效。SBRT 的局控率、肝内控制率和 PFS 方面均优于 TACE，OS 相当。SBRT 与 TACE 相比，1 年 PFS 分别为 63% 和 54%（$P=0.049$）。多因素分析显示 SBRT 可改善局控率（*HR*：1.59，$P=0.04$）和肝内控制率（*HR*：1.61，$P=0.009$）。**结论：SBRT 是 TACE 的有效替代方案，可改善局部控制率。**

◆ **SBRT 联合 TACE 能否改善患者预后？**

SBRT 与 TACE 联合应用或作为挽救性治疗是安全有效的。

Jacob, UAB [HPB (Oxford) 2015, PMID 25186290]： 回顾性分析了 HCC 直径 > 3 cm 接受 TACE（124 例）与 TACE+SBRT（37 例）45 Gy/3 fx 治疗的患者。患者持续治疗 7 天。接受 TACE+SBRT 治疗的患者局部复发率明显降低，分别为 11% 和 26%（$P=0.04$）。在排除肝移植因素后，TACE+SBRT 的 OS 高于单纯 TACE。

Su, China (BMC Cancer 2016, PMID 27809890)： 研究回顾性分析了 127 例不可切除 HCC 患者。患者分为 SBRT 后行经动脉栓塞或 TACE（77 例）与单纯 SBRT（50 例）。SBRT 为 30~50 Gy/3~5 fx。入组标准包括肿瘤直径 > 5 cm（中位直径 8.5 cm）和 Child-Pugh A/B。两组的 PFS 和 LRFS 无明显差异。在整个队列中，$BED_{10} \geqslant 100$ Gy 和 $EQD_2 \geqslant 74$ Gy 是 OS、PFS、LRFS 和 DMFS 的重要预后因素。**结论：SBRT 联合经动脉栓塞/TACE 可能是 HCC 直径 > 5 cm 有效的补充治疗方法，应尝试 $BED_{10} \geqslant 100$ Gy。**

◆ **大分割放疗或 SBRT 能否改善门静脉癌栓的治疗效果，与其他治疗方法联合使用是否安全？**

亚洲以外的病例系列表明，SBRT（联合或不联合其他治疗）可改善门静脉癌栓患者的预后。SBRT 也优于常规分割放疗，是首选的放疗方式[31]。

Kang, Beijing (Mol Clin Oncol 2014, PMID 24649306)： 101 例 HCC 合并门静脉癌栓患者的前瞻性随机对照研究，随机分为 SBRT 后 TACE、TACE 后 SBRT 或单纯 SBRT。SBRT 的剂量范围为 21~60 Gy/6 fx，中位剂量为 40 Gy。SBRT 后 TACE（56%）与 TACE 后 SBRT（49%）和单纯 SBRT（43%）相比，1 年生存率呈改善趋势。18% 的患者在接受 SBRT 治疗后肿瘤癌栓达到 CR，53% 的患者达到 PR。TACE 后进行 SBRT 的 Child-Pugh 评分升高率为 41%，略高于其他治疗方案的 30%。**结论：SBRT 可改善 HCC 合并门静脉癌栓患者的预后，并且与 TACE 联合使用是安全的。先进行 SBRT，再进行 TACE，可能对保护肝功能最有利。**

Yoon, Korea (JAMA Oncol 2018, PMID 29543938)： 对 90 例有大血管侵犯、未接受治疗的 Child-Pugh A 型 HCC 患者进行前瞻性随机对照研究，比较了 TACE+ 放疗与索拉非尼的疗效。TACE 每 6 周 1 次，放疗为 45 Gy/15~18 fx，索拉非尼为 400 mg，bid。12 周时，TACE+RT 的 PFS 明显高于索拉非

尼（86.7% *vs.* 34.3%，*P* < 0.001）。TACE+RT 与索拉非尼相比，OS 明显改善（55 周 *vs.* 43 周，*P*=0.04）。11.1% 的 TACE+RT 患者由于分期降低而接受了根治性手术切除。**结论：与单用索拉非尼相比，TACE+RT 能明显改善有血管侵犯的 HCC 患者的 PFS 和 OS。**

Shen, China (Cancers 2018, PMID 30558224)： 研究回顾性分析接受 TACE+SBRT（*n*=26）对比 TACE+ 索拉非尼（*n*=51）治疗的大血管侵犯 HCC 患者。倾向评分匹配后，TACE+SBRT 组患者的治疗反应优于 TACE+ 索拉非尼组，OS 显著获益（*HR*: 0.36，*P*=0.007），PFS 显著获益（*HR*: 0.35，*P* < 0.001）。**结论：对于有血管侵犯的 HCC 患者，与 TACE+ 索拉非尼相比，TACE+SBRT 可改善 OS 和 PFS。**

◆ **在下腔静脉和（或）右心房受累的情况下，放疗是否安全有效？**

数据有限，不过最近发表的一项多中心试验表明，放疗是安全有效的。

Rim, KROG 17-10 (IJROBP 2020, PMID 31977276)： 2009—2016 年，49 例患有下腔静脉或右心房受累的 HCC 患者接受放疗，中位剂量为 46.7 Gy（35.4~71.5 Gy）。中位随访时间 9.3 个月。中位生存期 10.1 个月。1 年和 2 年就局控率分别为 89% 和 75%。1 年和 2 年的 OS 分别为 43.5% 和 30.1%。影响 OS 的因素包括 AFP ≥ 300 ng/ml、肿瘤多发性和医疗机构的患者体量（所有因素的 P 均 < 0.05）。患者中 1 例可能存在放射相关性肝损伤。**结论：对于有广泛血管受累的 HCC，放疗可获得良好的局部控制率。**

◆ **是否有数据支持对伴有门静脉癌栓的可切除 HCC 进行术前或术后 RT 治疗？**

最近发表的中国随机对照研究显示，放疗联合手术可改善复发率和生存率，但这主要在手术更为常见的 HBV 患者中。一项研究评估了肝切除术前的新辅助 3D-CRT（18 Gy/6 fx），结果显示 OS 显著改善，多因素分析显示放疗降低了 HCC 相关死亡率和复发率[32]。同样，在一项随机对照试验中，肝切除术 ± 取栓术后加用 IMRT（50 Gy/25 次）可改善 DFS 和 OS[33]。

◆ **质子治疗 HCC 是否有优势？**

考虑到质子的剂量学特性，其优势可能在于可保留正常肝脏并降低放射相关性肝损伤风险。然而，前瞻性研究仅限于单臂研究[34,35]。

Fukumitsu, Japan (IJROBP 2009, PMID 19304408)： 51 例肿瘤直径 > 2 cm 的肝门部肝癌患者的前瞻性研究，接受 66 Gy/10 fx 治疗。3 年 OS 为 49%，局部控制率为 95%。只有 3 例患者出现 2 级不良反应。

Bush, Loma Linda (Cancer 2011, PMID 21264826)： 67 例 Child-Pugh A-C HCC 患者质子治疗得 II 期研究，接受 63 Gy/15 fx 治疗。Child-Pugh A、B 和 C 型患者的中位生存期分别为 34 个月、13 个月、12 个月。全组患者的中位 PFS 为 36 个月，19 例患者接受了肝移植，其中 33% 获得了 pCR。移植患者的 3 年 OS 为 70%，从放疗到移植的平均时间为 13.2 个月。治疗后 6 个月内肝功能无明显变化。**结论：质子治疗是无法手术 HCC 的一种安全有效的方法。**

Hong, Proton Phase II (JCO 2016, PMID 26668346)： 针对无法切除的 HCC 或肝胆管细胞癌的前瞻性 II 期研究。距离肝门 ≤ 2 cm 的肿瘤接受 58 Gy/15 fx，而周边的肿瘤则接受 67.5 Gy/15 fx。42 例 HCC 患者的 2 年 OS 为 63%，只有 2 例患者出现了肝功能衰竭。

第三十五章　胰腺癌

James R. Broughman, Ehsan H. Balagamwala　著

王　祎、王清玉　译

杨从容、周志国　校

概述：胰腺癌占美国癌症死亡的第四位。虽然胰腺癌易出现广泛转移，但高达 1/3 的患者最终死于局部进展所致的并发症。初诊时可行手术切除的患者占 15%，手术 ± 新辅助化疗是标准的治疗方案，也是目前唯一的治愈手段。辅助治疗包括 CHT ± RT。20% 的患者初诊时病变处于临界可切除状态，其中仅有 60% 的患者能够进行根治性切除手术。临界可切除的患者可以通过 CHT ± RT 进行降期治疗，以提高 R0 切除率（表 35.1）。对于身体状况良好的患者，推荐使用 FOLFIRINOX 等多药联合化疗方案，而非单药方案。由于胰腺癌本身对放射治疗的抵抗性，因此利用 SBRT（立体定向放射治疗）来提升局部控制率的方案越来越受到关注，但由于肿瘤靠近十二指肠、空肠和胃，在技术上颇具挑战性。

表 35.1　胰腺癌的一般治疗模式

类型	首选治疗	辅助治疗
可切除病变	新辅助 CHT	术后辅助 CHT ± RT
	手术	仅 CHT[1] • 5-FU • 吉西他滨 ± 卡培他滨 • 以 5-FU 为基础的多药方案（如 FOLFIRINOX）
		切缘阳性和（或）LN+ 患者，CHT 后行 CRT，RT 45~54 Gy+CHT 5-FU/ 吉西他滨
临界可切除	新辅助 CHT 后行 CRT（45~54 Gy），随后进行再评估，然后手术	
	新辅助 CHT 后进行手术。阳性切缘和（或）LN+ 患者行辅助 CRT	
局部晚期 / 不可切除	初始 CHT	SBRT（首选）或在特定情况下行 CRT
	SBRT（如果有症状）	CHT
	仅 CHT	
转移性	单药或多药系统治疗 ± 姑息手术 / 胆道支架术 /RT	

流行病学：2020 年美国新增胰腺癌病例约 57 600 例，死亡 47 050 例；是癌症死亡的第四大原因 [2]。男性患病率高于女性（1.3∶1）；黑人比白人患病率更高，且在发达国家更为常见 [3-6]。40 岁以下罕见，平均确诊年龄为 60 岁 [7]。胰腺癌高发年龄在 60~70 岁之间，为积极治疗增加难度。

风险因素：慢性胰腺炎（相对风险 RR 16~69）、吸烟（RR 1~3）、高 BMI（RR 1~2）、慢性糖尿病（RR 1~3）、大量饮酒（RR 2~4）、食用红肉（RR 1~1.5）以及接触碳氢化合物/杀虫剂/重金属 [8-10]。初期证据显示感染幽门螺杆菌、乙型肝炎病毒（HBV）和丙型肝炎病毒（HCV）增加患病的风险 [8,11]。遗传性因素包括家族遗传倾向、遗传性胰腺炎（$PRSS1/SPINK1$，RR 50~67）、Peutz–Jeghers 综合征（$STK11/LKB1$，RR 132）、FAMMM 综合征（$CDKN2A/TP16$，RR 48）、$BRCA1/BRCA2$ 基因突变（RR 2~7）、林奇综合征（$MLH1/MSH2/MSH6/PMS2$）或共济失调毛细血管扩张症 [8,12-17]。5%~10% 患者存在遗传因素，如果有 1 个一级亲属患病，RR 为 1.5~13；如果有 2 个亲属患病，RR 为 18；如果有 3 个亲属患病，RR 为 57 [18-21]。其他风险因素包括非 O 型血（RR 1~2），部分胃切除术/胆囊切除术/阑尾切除术，以及摄入过多咖啡或茶 [8,22-24]。

解剖学：胰腺位于腹膜后方，L_1/L_2 椎体前方。胰腺由头部（包括钩突）、颈部、体部和尾部 4 部分组成。胰头紧邻十二指肠屈曲处，右侧靠近上腔静脉，胰尾向脾脏方向延伸。胰体、尾部肿瘤中腹膜受累更为常见。静脉引流通过门静脉系统。肿瘤向后方侵犯可通过下腔静脉引起肺部或胸膜转移。主胰管、副胰管与胆总管汇合，在 Vater 壶腹处通过 Oddi 括约肌进入十二指肠。胰腺毗邻或靠近胃、十二指肠、空肠、肾脏、脾脏、多条血管（腹腔干、肠系膜上动脉（SMA）、脾动脉及其伴随静脉以及门静脉）和胆总管。腹腔干位于 $T_{11/12}$，SMA 位于 L_1。

淋巴引流/扩散模式：区域性淋巴引流通常指在胰腺周围、腹腔干、肠系膜上动脉、门静脉肝区以及腹主动脉周围的淋巴结。肿瘤常通过门脉转移到肝脏。胰头及胰颈部肿瘤沿胆总管、肝总动脉、门静脉、胰十二指肠动脉、上腔静脉（SMV）和 SMA 右侧壁引流。胰体、尾部肿瘤则沿肝总动脉、腹腔干、脾动脉和脾门引流。

病理学：超过 80% 的胰腺癌为导管腺癌 [25]。60% 起源于胰头，15% 发生在胰体或胰尾，20% 的病例中胰腺呈弥漫性受累 [25]。壶腹周围肿瘤可起源于胰头、远端胆总管、Vater 壶腹或邻近的十二指肠。腺泡细胞瘤与脂肪坏死、脂酶升高、皮疹、嗜酸细胞增多症、多关节痛和预后不良相关。其他类型包括黏液性囊腺瘤和腺鳞癌 [26]。其他组织学类型包括印戒细胞癌、髓质癌、腺鳞癌、浆液性癌以及混合腺泡、导管、神经内分泌癌。5% 的胰腺肿瘤为惰性内分泌肿瘤，可分泌多肽，具有较长的自然病程 [27]。

遗传学：$KRAS$ 和 $P53$ 肿瘤基因突变占 90% 以上 [25,28]。MMP 或 EGFR 的过表达占 60%~70%。$TP53$ 基因突变占 60%。肿瘤抑制因子 $SMAD4$ 是一种预后不良的标志物，与更高的转移率和更短的生存期有关，发生突变/缺失占 30% [25,28]。

筛查：CAPS 联盟建议对以下高危人群进行内镜超声（EUS）或磁共振成像/磁共振胰胆管造影（MRI/MRCP）筛查。患有 Peutz-Jeghers 综合征的患者；患有遗传性胰腺炎患者；有胰腺癌一级亲属且有 3 个或更多一、二、三级亲属患有胰腺癌的患者；$BRCA1/2$、$P16$ 和 $HNPCC$ 基因突变患者且有 1 个或 1 个以上一级亲属患有胰腺癌患者[29,30]。关于开始或终止筛查/监测的年龄、病变的处理以及筛查间隔时间，目前尚无共识。与 MR 或 CT 检查相比，使用 EUS 筛查的检出率更高[31]。

临床表现：疼痛（40%~60%），特别是上腹部疼痛放射至背部，呈间歇性，可因进食加重或因特定体位如前倾、左侧卧或胎儿姿势而减轻；体重减轻（80%~85%）；乏力（85%）；恶心（25%）；腹泻或脂肪泻；黄疸（55%），通常伴无胆汁便或尿液颜色加深；肝肿大[32-34]。一般来说，可切除的无痛性黄疸合并胰头肿物的预后比有症状性黄疸的预后好。患者可能在发病前 2~3 年出现糖尿病。

医学术语：无痛性胆囊肿大（Courvoisier 征）、游走性血栓性静脉炎（Trousseau 征）、左锁骨上淋巴结（Virchow 淋巴结）、左腋窝淋巴结（Irish 淋巴结）、脐周淋巴结（Sister Mary Joseph 淋巴结）、布卢默肿块（Blumer's shelf）、脐周瘀斑（Cullen 征）或侧腹瘀斑（Grey Turner 征）。

检查过程：病史和体检。

1. 实验室检查：全血细胞计数（CBC）、综合代谢功能检测组合（CMP，包括 LFTs）、CA 19-9（Lewis 抗原阴性患者可能检测不到）。

2. 影像学检查：胰腺 CT（动脉早期、动脉晚期和静脉期）或 MRI（腹部和盆腔）。使用 CT 进行疾病分期（PET/CT 存在争议，但 33% 患者可通过 PET/CT 检测到 CT 扫描难以检测到的病变）[35]。

3. 活检：通过 EUS、内镜逆行胰胆管造影（endoscopic retrograde cholangiopancreatography，ERCP）或 CT 引导进行。肿瘤可切除的患者，手术前不一定需要活检，但在行新辅助治疗、不可切除或已发生转移的患者（转移部位的活检可能更为合适）、临床试验的入组前，活检是必要的。EUS 可提供最佳的 T/N 分期，其诊断率更高、更安全、腹膜播种的潜在风险更低，因此成为首选的活检方法[31,36,37]。ERCP（包括刷检/活检）对需要置入支架的症状性梗阻性黄疸更适用。磁共振胰胆管造影（MRCP）在寻找隐匿性原发病灶时作用更强（优点是无须造影剂，且不会增加 ERCP 术后胰腺炎的风险）[38]。可考虑行腹腔镜检查以评估腹膜病变情况明确分期。但不同机构术前成像质量也不尽相同[39-41]。

预后因素：年龄、肿瘤分期（表 35.2）、病理分级、KPS 评分、组织学类型、部位（胰头部病变症状出现更早，预后更好）、内脏动脉受累大血管受累情况、切除范围、对新辅助治疗的反应、周围神经侵犯、淋巴结状态/比率，以及术前和术后血清 CA 19-9 水平[42-46]。

分期：见表 35.2。

表 35.2　AJCC 第 8 版（2017 年）外分泌性胰腺癌分期

T/M		N	cN_0	cN_1	cN_2
T_1	a. 肿瘤直径 ≤ 0.5 cm		ⅠA	ⅡB	Ⅲ
	b. 肿瘤直径 > 0.5 cm 和肿瘤直径 < 1 cm				
	c. 1~2 cm				
T_2	1~4 cm		ⅠB		
T_3	肿瘤直径 > 4 cm		ⅡA		

续表

T/M		N	cN₀	cN₁	cN₂
T₄	累及部位 1				
M₁	远处转移			Ⅳ	

注：累及部位 1，腹腔干、SMA 和（或）肝总动脉；cN₁1~3 个 LNs；cN₂，≥ 4 个 LNs。

治疗模式

1. 手术治疗： 手术是目前唯一可能治愈胰腺癌的方法（表 35.3）。20% 的患者初诊时为可切除病变，但被认为可切除的患者中 20% 在手术时发现不可切除（如腹膜受累等）。50% 患者会出现广泛转移（常见转移部位为肝脏、腹膜和肺）。其余患者为临界可切除病变（即肿瘤既非明确可切除也非明确不可切除）或局部晚期不可切除病变。最终，15% 的新诊断胰腺癌患者为可切除的早期病变。Whipple 手术（胰十二指肠切除术）是标准的治疗术式，包括胰头 / 体、远端胃、十二指肠、近端空肠、胆囊和胆总管远端整体切除。4 项 PRT 显示，不同的胰十二指肠切除术（包括保留幽门、胃次全切除和微创技术）在生存率方面无差异 [47-50]。此外，更广泛的手术，包括扩大淋巴结切除术和动脉整体切除术，并不能改善预后 [50,51]。大型医疗中心的手术死亡率低于 5%[52]。Whipple 术后，残余器官被连接到空肠（胰肠吻合术、胃空肠吻合术和胆总管空肠吻合术），并伴有迷走神经切除术。最常见的阳性切缘部位是腹膜后缘。尾部病变可考虑根据疾病侵犯情况进行远端胰切除术。如果有腹腔动脉受累的胰腺体 / 尾部病变患者，可以谨慎选择 Appleby 手术（包括脾切除术、远端胰腺切除术和腹腔动脉切除术），术后肝脏的动脉血供由 SMA 反向至 GDA（胃十二指肠动脉）供应。术后并发症包括吻合口瘘，可导致腹膜炎、脓肿、自消化、出血和胃排空延迟。

表 35.3　NCCN 可切除性胰腺癌治疗标准 [53]

明确可切除	1. 肿瘤与腹腔干、SMA 和肝总动脉无接触 2. 没有 SMV 或门静脉接触的影像学证据，或接触面 ≤ 180°且无静脉轮廓异常
临界可切除	1. SMV/ 门静脉受累 > 180°或 ≤ 180°但伴有静脉轮廓异常 2. SMV/ 门静脉阻塞（扭曲 / 狭窄 / 闭塞 / 血栓形成），但可以切除 / 重建 3. 胰头 / 钩突肿瘤 　　a. 累及肝总动脉，但无腹腔干或肝分叉受累 　　b. SMA 接触 ≤ 180° 　　c. 接触解剖上变异动脉（如替代动脉或附属动脉） 4. 胰体 / 尾肿瘤：累及腹腔干 ≤ 180°或 > 180°但未累及主动脉和胃十二指肠动脉 5. 下腔静脉（IVC）受累程度有限
无法切除	1. 远处转移，包括切除范围以外的淋巴结 2. 胰头 / 钩突病变与第一空肠 SMA 分支接触，或胰体 / 尾部病变接触腹腔干和主动脉 3. 腹腔干受累 > 180° 4. 因肿瘤累及或闭塞（即使是无症状血栓）导致无法重建的 SMV/ 门静脉闭塞 5. 主动脉侵犯或包绕 6. 胰头 / 钩突肿瘤接触引流入 SMV 的空肠近端分支

2. 化疗：用于新辅助治疗和辅助治疗，以及局部晚期无法切除病变或转移性病变。既往使用单药 5-FU 或吉西他滨，现在身体状况良好的患者更推荐多药联合方案化疗。在辅助治疗和转移性患者治疗中，FOLFIRINOX 较单药吉西他滨提高了生存率，但毒性更高 [54]。基于吉西他滨的联合疗法（如吉西他滨 / 白蛋白紫杉醇）也显示出生存优势 [55-56]。在日本人群中，术后口服氟嘧啶 S-1 与吉西他滨相比，生存率更高，毒性更低。但这一结果未在美国得到验证 [57]。

3. 放射治疗

（1）**适应证**：放疗可用于新辅助治疗、术后治疗、根治性治疗或姑息性治疗。新辅助放疗用于临界可切除患者，可以获得降期目的，并在无法切除的情况下改善局部控制，但在联合药物新辅助化疗的情况下仍存在争议。对于切缘阳性或淋巴结阳性的患者，应考虑术后放疗 [58]。对于无法切除或局部晚期病例，根治性放疗可改善局部控制并减轻疼痛，但近期研究并未显示其生存获益（见下文）。对于局部晚期肿瘤，多数学者倾向在局部进展或疾病稳定的情况下先行化疗，然后进行 SBRT 或放化疗，以避免肿瘤进展而采用二线或三线化疗（见 ASCO 指南）[59]。

（2）**剂量**：常规 RT，50.4 Gy/25 fx。SBRT，25~50 Gy/5 fx，隔日一次。

（3）**不良反应**：急性表现为疲劳、皮炎、恶心呕吐、腹泻、食欲减退、体重减轻、胃溃疡。晚期表现为疲劳、皮肤变色、肝肾功能障碍、肠梗阻、胃肠溃疡、皮肤干燥或色素沉着。

（4）**步骤**：见《放射肿瘤学治疗计划手册》，第七章 [60] 或 RTOG 靶区勾画指南 [61]。

4. 姑息治疗：姑息性放疗可缓解 50%~65% 患者的疼痛症状 [62]。SBRT 已被证实有助于缓解 85% 以上患者的疼痛，条件允许情况下可作为首选的姑息治疗方式 [63]。Whipple 手术可缓解十二指肠梗阻和黄疸。其他手术包括肝空肠吻合术和胃空肠吻合术。内镜支架置入术（可切除疾病常用塑料支架，不可切除疾病常用可扩张金属支架）与经皮支架相比是首选方法。腹腔神经丛和胸膜内神经阻滞、神经松解术可以为特定患者提供有效的疼痛缓解。然而，对于那些疼痛缓解的患者，缓解时间可能较短，而其他患者在术后的缓解程度则微乎其微 [64-66]。

基于循证的问与答

可切除的胰腺癌

◆ **胰腺癌的治疗是否需要手术？**

手术治疗可显著提高生存率。腹膜后淋巴结切除术非必要，其未给患者带来生存获益；而保留幽门则会有更高的切缘阳性风险（21% *vs.* 5%）[51]。

Doi, Japan (Surg Today 2008, PMID 18958561)：日本多家医院对可切除的胰腺癌患者（未累及 SMA/ 肝总动脉，无主动脉旁 LN+）进行随机对照试验（RCT），随机分为手术组（胰十二指肠切除术或远端胰腺切除术 + 区域 LN 切除术）与放化疗组（PVI 5-FU，200 mg/m² · d，50.4 Gy/28 fx，四野照射技术，肿瘤 +1~3 cm 边缘覆盖区域 LN）。由于手术组生存获益明显而提前关闭试验（招募 42/150 例患者）。中位生存期（MS）为 12.1 个月 *vs.* 8.9 个月，3 年总生存率（OS）为 20% *vs.* 0（$P < 0.03$）；5 年 OS 为 10% *vs.* 0（NS）。局部控制（LC）未报告。结论：手术显著改善了可切除胰腺癌的 OS。

◆ 与单纯手术相比，辅助放化疗是否获益？

鉴于以下两项试验的结果，与单纯手术相比，辅助放化疗的获益尚存争议。最新的 ASCO 指南建议对切缘阳性或 LNs 阳性的患者推荐行辅助放化疗[58]。

Kalser, GITSG 91-73 (Arch Surg 1985, PMID 4015380; Confirmation Arm, Cancer 1987, PMID 3567862)：一项涉及 43 例术后切缘阴性、无腹膜转移的患者的前瞻性随机试验（PRT），随机将患者分为术后放化疗组或观察组。治疗方法是 40 Gy 分两程放疗，中间休息 2 周，每 20 Gy 疗程 d1~3 使用 5-FU 500 mg/m²，然后每周 1 次 5-FU，持续 2 年或直到复发。放疗覆盖胰腺、胰床和区域淋巴结。68% 的患者接受了次全 Whipple 治疗，32% 的患者接受了全 Whipple 治疗；25% 的患者在术后 10 周内未开始辅助治疗。放化疗增加了 MS（20 个月 *vs.* 11 个月）和 2 年 OS（42% *vs.* 15%）（表35.4）。结论：根治性切除后联合放化疗辅助治疗效果优于无辅助治疗。评论：由于招募不足和 1985 年公布的放化疗早期获益，该研究在 8 年后提前终止。在试验关闭后额外招募的 30 例患者接受辅助放化的结果在 1987 年公布，以证实结果的重复性（"确认组"）。

表 35.4 GITSG 91-73 胰腺辅助治疗试验结果

GITSG	MS（月）	2 年 OS（%）	5 年 OS（%）
单纯手术组	11	15	5
辅助放化疗组	20	42	15
确认组	18	46	17

Klinkenbijl, EORTC 40891 (Ann Surg 1999, PMID 10615932; Reanalysis Garofalo, Ann Surg 2006, PMID 16858208; Update Smeenk, Ann Surg 2007, PMID 17968163)：对 218 例术后病理分期 $T_{1-2}N_{0-1a}$ 胰头 ACA（$n=114$）或 $T_{1-3}N_{0-1a}$ 胰周 ACA（$n=104$）患者进行 PRT。N_{1a} 定义为切除标本内的 LNs，包括切缘阳性患者。随机分为辅助放化疗组（40 Gy 分程治疗，PVI 5-FU 25 mg/kg d1~5 和 d29~34）和无辅助治疗组。化疗与 GITSG 9173 相似，无维持性化疗。辅助治疗组比观察组胰头肿瘤的患者更多，而胰腺周围肿瘤较少。总体而言，OS 没有差异，但研究证据不足（表 35.5）。胰头肿瘤（不包括壶腹周围肿瘤）辅助放化疗存在获益趋势。结论：不推荐术后常规放化疗；12 年的随访更新证实患者并未从中获益。评论：研究局限性包括：切缘阳性患者、无维持性化疗、分程放疗、低放疗剂量、无放射治疗质量保证（放疗 QA），以及纳入了壶腹周围和 N_{1a} 患者。20% 随机分配接受放化疗的患者未治疗。

表 35.5 EORTC 40891 胰腺癌辅助放化疗的结果

EORTC 40891（12 年更新）	MS（年）	5 年 OS（%）	10 年 OS（%）	中位 PFS（年）	5 年 PFS（%）	10 年 PFS（%）	胰头 MS（年）
单纯手术组	1.6	22	18	1.2	20	17	1
辅助放化疗组	1.8	25	17	1.5	21	16	1.3
P	NS	NS	NS	NS	NS	NS	NS

◆ 术后放化疗与术后化疗相比是否获益?

基于 ESPAC-1 的结果，术后放化疗相比术后化疗无获益，反而可能有害[67]。然而，ESPAC-1 和 EORTC 40891 都存在一些缺陷。因此，基于 GITSG 91-73 结果，并不排除在辅助治疗中将放化疗作为一种可接受的选择。自这些试验开展以来，系统治疗有了很大进步，目前进行的Ⅲ期试验 RTOG 0848 正在研究在现代系统治疗背景下放射治疗的作用。目前的指南支持在切缘阳性和（或）淋巴结阳性的情况下考虑辅助放化疗。

Neoptolemos, ESPAC-1 (Lancet 2001, PMID 11716884; Update NEJM 2004, PMID 15028824)：541 例完整切除的胰腺癌患者参与的 PRT，采用 2×2 设计，随机分为术后观察组、化疗组、放化疗组和放化疗＋巩固化疗组。为提高招募率，修改为随机分配主要治疗方式（放化疗与无放化疗和 CHT 与无 CHT）。CHT 为 5-FU 425 mg/m² d1~5+LCV 20 mg/m² q28d×6 个周期。放化疗方案为 40 Gy 分程放疗（20 Gy/10 fx+5-FU 500 mg/m²，休息 2 周，继续 20 Gy/10 fx+5-FU 500 mg/m²）。285 例患者随机接受 2×2 设计：68 例接受 ± 放化疗（CRT）方案，188 例接受 ± 化疗（CHT）方案。中位随访时间（MFU）47 个月。81% 的患者进行了 R0 切除，19% 的患者切缘阳性。从切除到治疗的中位时间，CHT 组为 46 天，CRT 组为 61 天。预后因素为高肿瘤级别、LN+、肿瘤直径＞2 cm。两组的 QOL 参数相当。根据预后因素进行调整后，辅助 CRT 无获益（MS 16.1 个月 *vs.* 15.5 个月，*P*=0.24）。而 CHT 辅助治疗对生存有利（MS 14 个月 *vs.* 19.7 个月，*HR*：0.66，*P*=0.0005）（表 35.6）。结论：与观察组相比，单用放疗可提高生存率。以 **5-FU** 为基础的辅助放化疗并不能提高生存率，且可能有害。评论：研究局限性包括无中期质控、选择偏倚（允许医生选择随机分配）、临床医生可选择治疗方法（化疗或放化疗）、近 1/3 的观察组和 1/3 的化疗组接受了放疗、放疗剂量不一致——设计为 **40 Gy**，但允许选择高达 **60 Gy** 的剂量。

表 35.6　ESPAC 1 胰腺癌治疗的结果

ESPAC 1: 2×2 亚组（2004 年）	MS（月）	TTF（月）	5 年 OS（%）
CRT	15.9	10.7	10
无 CRT	17.9	15.2	20
P（±CRT）	0.05	0.04	—
CHT	20.1	15.3	21
无 CHT	15.5	10.5	8
P（±CHT）	0.009	0.02	—

Stocken, Pancreatic Cancer Meta-Analysis Group (Br J Cancer 2005, PMID 15812554)：对 5 项 RCT（GITSG、挪威、EORTC、日本、ESPAC-1）进行系统回顾和荟萃分析，涉及 1136 例接受辅助 CHT 和 CRT 的患者。结果显示，CHT 组死亡风险降低 25%（*HR*：0.75，*CI*：0.64~0.90，*P*=0.001），MS 延长至 19 个月，而无 CHT 组则为 13.5 个月。放化疗的死亡风险无显著差异（*HR*：1.09，*CI*：0.89~1.32，*P*=0.43）

（表35.7）。亚组分析显示，切缘阳性的 CRT 更有效，而单纯 CHT 的效果较差。结论：化疗是有效的辅助治疗方法，而放化疗适用于切缘阳性患者。

表 35.7　Stocken 荟萃分析结果

Stocken 荟萃分析	MS（月）	2 年 OS（%）	5 年 OS（%）
仅 CHT	19.0	38	19
观察组（CHT）	13.5	28	12
CRT	15.8	30	12
观察组（CRT）	15.2	34	17

Abrams, RTOG 0848 (Am J Clin Oncol 2020, PMID 31985516)： 这是一项两步法Ⅲ期试验，评估厄洛替尼（第一部分）和放化疗（第二部分）作为胰头癌切除术后的辅助治疗。第一部分为患者随机接受辅助化疗 ± 厄洛替尼共 6 个周期。第二部分为在第 5 周期结束时无进展的患者随机分为同步化疗组和无额外治疗组。最初的化疗方案仅为吉西他滨单药，后来改为 mFOLFIRINOX 或吉西他滨 - 卡培他滨。从第一步的结果来看，厄洛替尼并未改善 OS（中位 29.9 个月 *vs.* 28.1 个月，*P*＝0.62），但增加了 3 级腹泻的风险（2% *vs.* 10%，*P*＝0.002）。**结论：在吉西他滨基础上加用厄洛替尼并未改善疗效，但增加了毒性。第二部分研究辅助放化疗的作用尚未完成。**

◆ **辅助化疗的最佳治疗方案是什么？**

ESPAC-1[68] 和德国的 CONKO-001[69,70] 分别证明，与单纯手术、使用 5-FU 和吉西他滨单药治疗相比，辅助 CHT 有生存获益。现代，mFOLFIRI- NOX 和吉西他滨 / 卡培他滨是首选方案，分别是基于 PRODIGE-24[71] 和 ESPAC-4[72] 的研究结果，这两项研究均显示，与吉西他滨单药相比，多药 CHT 具有 OS 获益。吉西他滨 / 白蛋白 - 紫杉醇以及吉西他滨和 5-FU/LCV 也是可以接受的替代方案。

◆ **辅助放化疗的最佳方案是什么？**

Regine, RTOG 97-04 (JAMA 2008, PMID 18319412; Update Ann Surg Oncol 2011, PMID 21499862)： 这是一项 451 例患者参与的 PRT。患者均为 $T_{1-4}N_{0-1}M_0$ 胰腺腺癌（排除壶腹周围癌）。GTR 后，KPS 评分＞60，患者随机接受 5-FU×3 周→放化疗→5-FU×2 个月或每周吉西他滨 ×3 →放化疗→吉西他滨 ×2 个月。放化疗为 50.4 Gy/28 fx（45 Gy 后缩野），同时 5-FU。主要研究终点为 OS。中位随访时间 1.5 年，患者最长生存期为 7 年；67% 为 N_1，75% 为 T_{3-4}（吉西他滨组更多），34% 为切缘阳性（25% 边缘状态不明），86% 为胰头肿瘤。总体而言，OS 和 DFS 无差异。多变量分析（MVA）显示，吉西他滨与 5-FU 相比无获益，MS 分别为 20.5 个月与 17.1 个月，5 年 OS 分别为 22% 与 18%（*HR*：0.84，*P*＝0.12）（表 35.8）。**结论：放化疗前 / 后使用吉西他滨或 5-FU 的患者的 OS 无差异。吉西他滨与较大的血液毒性相关。评论：第二次分析证实了放疗 QA 和患者依从性对 OS 的影响**[73]。此外，据报道，**术后 CA199 ＞ 90 U/ml 的患者 OS 明显降低（*HR*：3.1，*P* ＜ 0.0001）**[74]。

表 35.8　RTOG 97-04 的结果

RTOG 97-04（所有患者）	LR（%）	MS（mos）	3 年 OS（%）	4 级血液学毒性（%）
5-FU 组	28	16.9	22	1
吉西他滨组	23	20.5	31	14
P	NS	0.09		< 0.001

临界可切除的胰腺癌

◆ 新辅助放化疗的依据是什么？

新辅助放化疗有利于患者降低分期、减少淋巴结负荷、降低切缘阳性率并改善临界患者的可切除率。化疗方案包括同时使用 5-FU 或吉西他滨。最近，人们开始关注新辅助治疗中纳入更积极的化疗方案，不论是否联合放疗，如 FOLFIRINOX、mFOLFIRINOX、吉西他滨 / 多西他赛 / 卡培他滨，或吉西他滨 / 卡培他滨，并在试验中持续评估[75-77]。新的数据（ALLIANCE A021501）表明，在新辅助 mFOLFIRINOX 的背景下，术前立体定向放射治疗（SBRT）对未经筛选的患者群体可能无获益。

Versteijne, PREOPANC-1 (JCO 2020, PMID 32105518)：Ⅲ期 RCT。246 例可切除或临界可切除胰腺癌患者随机分为直接手术（A 组）与术前放化疗组（B 组，吉西他滨 3 个周期，在第 2 周期联合放疗 36 Gy/15 fx）。两组均接受吉西他滨辅助化疗（A 组 6 个周期；B 组 4 个周期）。主要研究终点 OS 无差异（A 组：14.3 个月，B 组：16 个月；$P=0.096$）。但在对临界可切除患者亚组分析中，术前放化疗可改善 OS（13.2 个月 *vs.* 17.6 个月，$P=0.029$）。术前放化疗提高了 R0 切除率（40% *vs.* 71%，$P<0.001$）。严重不良事件无差异。**结论：放化疗可改善临界可切除胰腺癌患者的 OS。**

Laurence, Australian Meta-Analysis (J Gastrointest Surg 2011, PMID 21913045)：对 19 项研究进行了系统回顾和荟萃分析，以评估新辅助放化疗在可切除和最初不可切除胰腺癌患者中的获益及并发症。不可切除的胰腺癌患者的 OS 与可切除患者的相似。只有 40% 的患者在接受新辅助治疗后最终切除了胰腺癌。新辅助放化疗与降低切缘阳性率相关。围手术期死亡风险增加，但胰瘘形成或总并发症无显著增加。**结论：现有研究的 OS 数据较差，无法得出明确结论。不过，新辅助治疗可能会降低切缘阳性的风险，但会增加围手术期并发症和死亡的风险。**

Jang, Korea (Ann Surg 2018, PMID 29462005)：研究对 50 例临界可切除胰腺癌患者进行 PRT，随机分为术前放化疗组或术后放化疗组。放化疗方案为 54 Gy/30 fx，同时联用吉西他滨。中期分析显示，术前放化疗组的 R0 切除率（26% *vs.* 52%，$P=0.004$）和 OS（12 个月 *vs.* 21 个月，$P=0.03$）显著提高，因此研究提前终止。**结论：与辅助放化疗相比，新辅助放化疗可提高 OS 和 R0 切除率。**

Gillen, Munich Meta-Analysis (PLoS Med 2010, PMID 20422030)：本文对前瞻性和回顾性研究进行的系统回顾和荟萃分析，评估了新辅助放化疗、放疗或化疗后重新分期和探查 / 切除术。共纳入 111 项研究（4934 例患者），根据最初可切除还是不可切除 / 临界的肿瘤进行了分组。最初可切除患者术后 MS 为 23.3 个月，不可切除患者术后 MS 为 20.5 个月。最初可切除患者的 CR 率为 3.6%，PR 率为 30.6%，而最初不可切除肿瘤的 CR 率为 4.8%，PR 率为 30.2%。**结论：对于最初认为不可切除的患者，**

应考虑进行新辅助治疗和重新评估，1/3 的患者治疗后最终接受了手术治疗，其 OS 与最初可切除组相似。

局部晚期 / 不可切除的胰腺癌

◆ **缓解晚期胰腺癌症状的最佳化疗方案是什么？**

Burris（JCO 1997, PMID 9196156）：对 126 例有症状的不可切除或转移性胰腺癌患者进行多中心 PRT。随机将患者分为吉西他滨或 5-FU 治疗。评估了"临床获益反应"，即疼痛（镇痛剂用量和疼痛强度）、KPS 评分和体重的综合测量。临床获益要求 ≥ 1 个参数持续改善（定义为 ≥ 4 周），其他参数不下降。吉西他滨临床获益的中位时间为 7 周，5-FU 为 3 周，平均持续时间分别为 18 周和 13 周。吉西他滨显示出更多与治疗相关的不良反应。**结论：吉西他滨增加了临床疗效，增加了晚期、有症状患者的临床获益，同时也改善了 OS。且治疗耐受性良好。**

◆ **对局部晚期不可切除的胰腺癌进行根治性放化疗的理由是什么？**

与可切除的胰腺癌一样，因为随机研究的结果存在分歧。选择放化疗作为局部晚期或不可切除胰腺癌的标准治疗仍存在争议[58]。一般来说，首先可以实施胆道支架（如果有黄疸），随后进行诱导化疗并再分期，然后行放疗后或继续单独化疗（见 ASCO 指南）。以下试验（表 35.9）支持放化疗，而后来的试验（Chauffert、Krishnan 和 Hammel）则不支持放化疗。

表 35.9　支持放化疗用于局部晚期 / 不可切除胰腺癌的试验

试验	年份	分组	结果	备注
Mayo Clinic[78]	1969	RT CRT（35-40 Gy ± 5-FU）	MS 10.4 个月（CRT）*vs.* 6.3 个月（RT）	
GITSG 9273[79]	1981	RT（60 Gy） CRT（40 Gy） CRT（60 Gy）	1 年 OS 40% *vs.* 10%	RT 每 20 Gy 后休息 2 周，同时使用 5-FU 维持治疗
GITSG 9283[80]	1988	CHT CRT	1 年 OS 41% *vs.* 19%	CHT：SMF、MMC 和 5-FU CRT：54 Gy +5-FU
ECOG E4201[81]	2008	CHT（吉西他滨）CRT（吉西他滨 +50.4 Gy/28 fx）	MS 9.2 个月 *vs.* 11.1 个月（*P*=0.017）	因招募不足提前关闭

Chauffert, French FFCD-SFRO（Ann Oncol 2008, PMID 18467316）：对 119 例局部晚期胰腺癌且 WHOPS-0 患者进行 PRT，随机分为诱导放化疗组（60 Gy/30 fx，PVI 5-FU，300 mg/m²，d1~5×6 周，顺铂 20 mg/m²，d1~5，在第 1 周和第 5 周）或单纯诱导吉西他滨组（1000 mg/m²，每周 ×7 周）。两组患者均给予吉西他滨维持治疗（每周 1000 mg/m²，3/4 周），直至疾病进展或出现不良反应。由于放化疗组的 MS 较低（8.6 个月 *vs.* 13 个月，*P*=0.03），且不良反应较高（诱导期间 3~4 级毒性为 36% *vs.* 22%，维持期间为 32% *vs.* 18%），试验提前终止。**结论：与吉西他滨单药相比，诱导放化疗的不良反应增加，疗效降低。评论：该试验中的化疗方案不规范且不良反应较大。**

Hammel, LAP07 (JAMA 2016, PMID 27139057)：442 例患者参与 PRT，经过两次随机分组。首先是吉西他滨（每周 1000 mg/m²×3 周）或吉西他滨联合厄洛替尼（100 mg/d，持续 4 个月）。4 个月后病情无进展的患者再次随机接受 CHT ± RT[54 Gy 和卡培他滨 1600 mg/（m²·d）] 治疗。接受厄洛替尼治疗的患者在治疗结束后继续接受厄洛替尼维持治疗。MFU 为 36.7 个月。269 名患者 4 个月后病情无进展。MS 在 CHT 组为 16.5 个月，CHT+RT 组为 15.2 个月（P=0.83）。接受吉西他滨治疗的患者 MS 为 13.6 个月，吉西他滨 + 厄洛替尼为 11.9 个月（P=0.09）。放化疗组的局部复发（LR）值降低（32% vs. 46%，P=0.03）。除恶心外，3~4 级毒性未见增加。**结论：放化疗与化疗或吉西他滨与厄洛替尼作为维持性化疗的情况下，OS 无显著差异。评论：经过正式的 RT QA，放化疗组只有 32% 的患者接受了原方案治疗，而 50% 的患者有轻微偏差，18% 的患者有重大偏差。**

◆ **SBRT 在局部晚期胰腺癌中的作用是什么？**

尽管目前还没有将 SBRT 与放化疗进行比较的随机试验，但人们对 SBRT 的兴趣与日俱增。因为它可以在改善局部控制的同时，最大限度地减少系统治疗的中断。目前进行的 PanCRS 试验正在观察 SBRT 在接受 mFOLFIRINOX 诱导治疗后病情无进展患者中的作用。

Chang, Stanford (Cancer 2009, PMID 19117351)：77 例不可切除胰腺癌患者的回顾性研究（58% 局部晚期；14% 因医学原因不能手术；8% 局部复发；19% 转移）接受 25 Gy/1 fx 的 CyberKnife® 治疗。21% 的患者还接受了 45~54 Gy 的分次 EBRT 治疗。96% 的患者接受了基于吉西他滨的各种治疗方案。6 个月和 12 个月孤立的局部失败率为 5%。6 个月和 12 个月的 PFS 分别为 26% 和 9%。6 个月和 12 个月的 OS 分别为 56% 和 21%。急性不良反应 ≥ 2 级为 5%。晚期不良反应 ≥ 3 级为 9%。**结论：25 Gy/1 fx 可提供有效的局部控制（LC），但后期不良反应（最常见的是溃疡）令人担忧。对十二指肠毒性的剂量 - 体积分析（n=73）显示，12 个月十二指肠毒性的风险为 29%**[82]。

Pollom, Stanford (IJROBP 2014, PMID 25585785)：对 167 例接受 SBRT 治疗的患者进行 RR 研究，分别采用单次分割（45.5%）或 5 次分割（54.5%）方案。MFU 为 7.9 个月。不同分割方案的复发率无差异，单次分割方案的 6/12 个月 LR 率为 5.3%/9.5%，5 次分割方案为 3.4%/11.7%。不同分割方案的 OS 无差异，单次分割方案的 6/12 个月 OS 率为 67%/30.8%，而 5 次分割方案为 75.7%/34.9%。5 次分割方案 ≥ 2 级毒性明显降低。在单次分割治疗组中，6/12 个月的消化道（GI）毒性 ≥ 3 级的发生率分别为 8.1%/12.3%，而在 5 次分割治疗组中，两者均为 5.6%（NS）。**结论：多次分割 SBRT 降低了 GI 毒性，同时不损害 LC。**

Moningi, Johns Hopkins (Ann Surg Oncol 2015, PMID 25564157)：2010—2014 年，88 例接受 SBRT（25~33 Gy/5 fx）胰腺 ACA 患者的 RR 研究。74 例为局部晚期，14 例为临界可切除。局部晚期组 MFU 为 14.5 个月，临界可切除组为 10.3 个月。大多数患者在 SBRT 前接受了 CHT。MS 为 18.4 个月，中位 PFS 为 9.8 个月。只有 3 例患者出现 ≥ 3 级毒性，5 例患者出现 ≥ 2 级晚期 GI 毒性；19 例患者行切除术，其中 15 例（79%）为局部晚期疾病，16 例（84%）为 R0 切除。**结论：对局部晚期或临界可切除的胰腺癌化疗后行 SBRT 治疗的急性和晚期不良反应较低。大多数患者在完成切除手术后没有明显的影像学缓解。**

第三十六章 直肠癌

Ian W. Winter, Ehsan H. Balagamwala, Sudha R. Amarnath 著

王 祎、王清玉 译

杨从容、周志国 校

> **概述**：结直肠癌（colorectal cancer，CRC）是美国第三大常见癌症。家族性腺瘤性息肉病（familial adenomatous polyposis，FAP）或遗传性非息肉性结肠癌（hereditary nonpolyposis colorectal cancer，HNPCC）的患者在年轻时罹患 CRC 的风险更高。手术切除是标准方案，包括通过骶前切除术（LAR，保留括约肌）或经腹会阴切除术（APR，不保留括约肌）完成全直肠系膜切除术（total mesorectal excision，TME）。对于高风险患者，即淋巴结阳性或 cT_{3-4}，新辅助放化疗是标准治疗方式，可降低局部复发率（LRR）。经典的放疗剂量为 50.4 Gy/28 fx，同时持续输注 5-FU 或口服卡培他滨，7~8 周后再进行手术。短程放疗（25 Gy/5 fx）后 7~10 天手术也是公认的标准治疗方式。术前放化疗 / 短程放疗 + 术前化疗然后手术的全程新辅助治疗（TNT）模式是一种新兴的治疗模式（表 36.1）。

表 36.1 直肠癌的一般治疗模式

	治疗方案
Ⅰ期	cT_1N_0：对于低风险病灶（pT_1 病灶直径 < 3 cm，周长 < 30%，距离肛缘 ≤ 8 cm，肿瘤分级 1~2 级，切缘 > 3 mm，无 LVSI 淋巴血管间隙浸润）[1]，考虑仅进行经肛门局部切除，然后密切观察 如果 pT_1 伴有高危因素（阳性切缘、LVSI、低分化肿瘤）或 pT_2，则进行 APR/LAR 的 TME，然后根据需要进行辅助治疗 cT_2N_0：APR/LAR 的 TME。如果是 $pT_{1-2}N_0$，则无需辅助治疗。如果 pT_3N_0 或 $pT_{1-3}N_{1-2}$，需行辅助 CHT ± 辅助 CRT
Ⅱ/Ⅲ期	术前 CRT/ 短程 RT，然后 LAR/APR 的 TME，随后辅助 CHT 或术前 CRT/ 术前 CHT 之前或之后的短程 RT，然后行 LAR/APR 的 TME 对于 T_4 或临床多发 LNs 阳性的患者，不推荐短程 RT 后立即手术。在这种情况下，短程放疗后延迟手术作为 TNT 的一部分可能更适用。如果梗阻，可能需要在诱导治疗前进行结肠造口术
IVA 期（可切除转移瘤）	根据多学科讨论和症状，制定个性化治疗方案。一般包括以下选择： 短程 RT 后联合 CHT，然后分期或同步切除（原发灶和转移灶）并辅助 CHT 或联合 CHT 后进行 RT（短程或长程），然后分期或同步切除（原发灶和转移灶）并辅助 CHT 或放化疗后进行分期或同步切除（原发灶和转移灶）并辅助 CHT

续表

治疗方案	
孤立性盆腔 或吻合口复 发	可切除：术前 CRT →切除术 ± 术中放疗
	不可切除：CHT ± RT
	如果既往接受过盆腔 RT，可考虑每日两次（BID）再放疗，在不可切除的情况下也可考虑 SBRT

流行病学：在美国，CRC 是第三大常见癌症，也是导致男性和女性癌症相关死亡的第三大原因。2020 年，CRC 发病患者为 147 950 例，其中 43 340 例为直肠癌 [2]。相比女性和白种人，男性和黑人的 CRC 发病率更高。虽然男女发病率都在下降，但在年轻患者中发病率急剧上升 [3]。在美国，一生中患 CRC 的平均风险为 4%~5%[2]。

危险因素：年龄、男性、炎症性肠病（尤其是溃疡性结肠炎 [4]）、高脂饮食、低纤维摄入、饮酒、吸烟、家族史、遗传综合征（表 36.2）、糖尿病、红肉摄入、胆囊切除术。保护因素：非甾体抗炎药（non-steroidal anti-inflammatory drugs，NSAIDs）、纤维素、维生素 B_6。

表 36.2 家族性结直肠癌综合征

FAP	位于 5 号染色体上的 *APC* 基因发生常染色体显性种系突变。与普通人群相比，CRC 的发病年龄更小，通常不是从腺瘤发展而来 变异包括 Gardener's 瘤（肉瘤、骨瘤、硬纤维瘤）和 Turcot's 瘤（胶质母细胞瘤、髓母细胞瘤）
HNPCC （Lynch综合征）	由于错配修复基因（最常见的是 *hMLH1*、*hMSH2*、*hMSH6* 或 *PMS2*）突变导致微卫星不稳定。可能出现同步和异时性肿瘤。HNPCC 患者罹患子宫内膜癌、卵巢癌、胃癌、小肠癌、肝胆系统肿瘤、脑瘤、肾盂癌和输尿管癌的风险也会增加

解剖学：直肠癌的定义为横跨或低于腹膜反折（标志是距离肛缘约 11 cm 的中横折叠）的病变。如果病变完全超过这个水平，则视为结肠癌（注意，临床试验使用的距肛缘的上限达到 16 cm）。直肠分层：黏膜、黏膜肌层、黏膜下层、固有肌层、浆膜、脂肪。直肠长 12~15 cm，自直肠乙状结肠连接处（约 S_3）开始，向下延伸至肛直肠环，紧邻齿状线的近端。近端 1/3 直肠前侧和外侧被腹膜覆盖，由直肠动脉（来自 IMA）供血。中 1/3 直肠前侧被腹膜覆盖，由内髂动脉的直肠中动脉供血。直肠下段未被腹膜覆盖，由阴部内动脉的直肠下动脉供应。肛门直肠环由内外括约肌和提肛肌组成。直肠系膜非真正的系膜，而是较厚的后方松散结缔组织。它包含 IMA 的末端分支，在进行适当的手术时需要切除（见下文中的 TME）。肛门直肠环分为，①代表肛门内括约肌，决定肛门控制功能；②代表功能性括约肌保留手术的下限；③定义直肠癌淋巴结扩散的分水岭。淋巴结引流：直肠上半部沿直肠上动脉引流至直肠旁、骶前、乙状结肠和肠系膜下淋巴结。直肠下半部沿直肠中动脉引流至髂内淋巴结。肿瘤延伸至肛管（齿状线以下）可引流至腹股沟浅淋巴结。肿瘤向前侵袭（侵及盆腔器官）可引流至髂外淋巴结。转移模式：肝脏是结肠癌和直肠癌最常见的转移部位。然而，与结肠癌相比，直肠癌更容易转移到肺部。直肠上部肿瘤沿着直肠上静脉扩散至门静脉系统并进入肝脏。直肠中段和下段肿瘤沿直肠中静脉和下静脉扩散，

进入髂内淋巴结，从而进入全身循环，转移至肺部。

病理学：90% 以上的直肠癌为腺癌。15%~20% 的腺癌含有黏液（细胞外黏蛋白），但对预后无影响。带有印戒细胞（细胞内黏蛋白）的肿瘤占腺癌的 1%~2%，预后较差。其他组织形态包括小细胞癌、类癌、平滑肌肉瘤和淋巴瘤。

筛查 [5,6]：对于普通风险患者，NCCN 建议在 50 岁时进行结肠镜检查，如果结果呈阴性，则每 10 年检查一次。如果发现息肉，根据息肉的风险，每 3 年或 5 年复查结肠镜。其他检查包括粪便检测、CT 结肠镜成像或结合柔性乙状结肠镜和便潜血试验。粪便检测包括便潜血试验、FIT 或粪便 DNA。如果呈阳性，则行结肠镜检查。对于高危患者，在 40 岁或比患病一级亲属首次确诊年轻 10 岁时开始筛查，然后每 5 年复查结肠镜。如果患有 IBD，应在症状出现后 8~10 年开始每年进行 1 次结肠镜检查。如果是 FAP，在息肉病发病后进行选择性结肠切除术或结直肠切除术。如果是 HNPCC，从 20~25 岁开始每 1~2 年进行一次结肠镜检查。

临床表现：便血是直肠癌和乙状结肠下段癌最常见的症状。腹痛在结肠癌中更为常见。其他症状包括便秘、腹泻、大便变细，局部晚期患者还会出现里急后重、直肠坠胀、排便不畅、泌尿系统症状、臀部和会阴部疼痛。

检查：病史和体格检查，包括直肠指诊（DRE 包括，大小、位置、活动度与括约肌功能）和女性盆腔检查。

1. 实验室检查：全血细胞计数（CBC）、肝功能测试（LFTs）和癌胚抗原（CEA）。

2. 镜检：结肠镜检查或活检

3. 影像学：胸部、腹部和盆腔 CT。直肠强化 MRI 是临床分期的标准。如果没有 MRI，也可以使用直肠超声。PET/CT 不是常规检查，但在许多临床实践中被应用。

预后因素：分期（T 和 N 分期，见表 36.3）、环周切缘（CRM）和淋巴血管侵犯（LVSI）是最重要的因素。运动状态、AJCC 分期、分级（G3 较差）、手术、化疗以及治疗前和放疗期间血红蛋白水平（< 12 g/dl *vs.* ≥ 12 g/dl）均可改善 OS[7]。术前 CEA > 5 ng/ml 与较差的 RFS 和 OS 相关。

分期

表 36.3　AJCC 第 8 版（2017 年）：直肠癌分期

T/M		N	cN_0	cN_{1a}	cN_{1b}	cN_{1c}	cN_{2a}	cN_{2b}
T_1	侵入黏膜下层		I		ⅢA			
T_2	侵入固有肌层							
T_3	侵入直肠周围软组织		ⅡA		ⅢB			
T_4	a. 侵入内脏腹膜[1]		ⅡB					
	b. 侵入或粘附到邻近器官 / 结构		ⅡC		ⅢC			

续表

T/M		N cN₀	cN₁ₐ	cN₁ᵦ	cN₁ᵨ	cN₂ₐ	cN₂ᵦ
M_{1a}	1 个器官的远处转移，无腹膜转移	ⅣA					
M_{1b}	2 个器官的远处转移，但无腹膜转移	ⅣB					
M_{1c}	腹膜表面转移，伴有或不伴有其他器官或部位的转移	ⅣC					

注：腹膜 [1]，包括肿瘤导致的肠道严重穿孔，以及肿瘤通过炎症区域持续侵入内脏腹膜表面。
　　cN_{1a}，1 个区域淋巴结；cN_{1b}，2~3 个区域淋巴结；cN_{1c}，无阳性区域淋巴结，但有浆膜下、肠系膜、无腹膜覆盖结肠周围或直肠周围肿瘤种植；cN_{2a}，4~6 个区域淋巴结；cN_{2b}，≥ 7 个区域淋巴结。

治疗模式

1. 手术： 手术是治疗的主要方法。T_1 肿瘤可采用经肛门切除术。其他肿瘤都应进行经腹切除术（LAR 或 APR），并切除至少 12 个淋巴结进行分期。

（1）**局部切除术（经肛门切除术或经肛门内镜微创手术）：** T_1 肿瘤最大直径< 3 cm，<直肠周长 30%，在齿状线 8 cm 以内或直肠瓣下方，组织学分级低且无 LVSI，可进行局部切除术 [1]。

（2）**LAR：** 结肠肛管吻合术（或选择性结肠 J 型袋或结肠成形术）的保留括约肌手术。随着现代手术技术的发展，2 cm 甚至更少的远端切缘已经足够，关键切缘是 CRM。

（3）**APR：** 用于距离肛缘< 5 cm 的肿瘤，认为这种情况下无法保留括约肌。通过腹部切口切除直肠乙状结肠，并通过会阴切口将肿瘤与肛管一起拉出。需要永久性结肠造口术。NSABP R-04 并未显示 APR 与保留括约肌手术相比 1 年后的生活质量（QOL）更差，但 QOL 的情况有所不同 [8]。

（4）**全直肠系膜切除术：** 无论是 APR 还是 LAR，都是标准治疗。全直肠系膜切除术通过锐性解剖，整体切除直肠系膜（包括相关血管和淋巴结构、脂肪组织和直肠系膜筋膜），旨在保护自主神经。与传统手术的标准钝性剥离相比，TME 改善了 LC，减少了自主神经损伤（阳痿、逆行射精和尿失禁），但吻合口漏的发生率较高。

2. 化疗： 使用化疗可改善 LC 和 OS，并降低 DM 的发生风险 [9]。

（1）**适应证：** 用于 $T_{3/4}$、$N_{1/2}$ 病变、切缘阳性或局部复发风险较高（高级别阳性或切缘较近）的术前 / 术后治疗。

（2）**同步化疗**

① PVI 5-FU：与放疗同时进行可改善 LC、DFS 和 OS（根据 Mayo Clinic/NCCTG 研究，见下文）；与单独使用 5-FU 相比，PVI 5-FU 联合放疗的复发率和 DM 更低，4 年 OS 从 60% 提高到 70% [10]。PVI 5-FU 的剂量为 225 mg/m²，贯穿在整个放疗期间（7 d/ 周）。

② 卡培他滨：几项试验显示其相对于 PVI 5-FU 无劣效性 [11]。德国Ⅲ期试验（包括术前和术后放化疗）显示 DM 显著降低，并有 OS 和 DFS 获益的趋势 [12]。与 5-FU 相比，卡培他滨会引起更多的手足综合征、疲劳、直肠炎，但白细胞降低较少。与放疗同步剂量为 825 mg/m² bid，5 d/ 周。无放疗时剂量为 1000~1250 mg/m² bid，d1~14，q3w。

③奥沙利铂：不推荐使用，因为在多项试验中未观察到生存获益，但治疗相关毒性增加[11,13-15]。

④伊立替康和贝伐单抗：多项Ⅱ期试验显示，与卡培他滨联用作为长程放化疗的一部分具有良好的耐受性；但仍处于研究阶段[16-18]。

（3）辅助化疗：辅助化疗的作用目前尚存争议，但鉴于德国直肠试验（见 Sauer 等），辅助化疗常被应用于临床治疗。常用方案包括 FOLFOX、CAPOX、5-FU 或 5-FU+LCV。ADORE 试验显示，辅助 FOLFOX 后 3 年 DFS 改善（72% *vs.* 63%）[19]。同样，CAO/ARO/AIO-04 试验比较了术前化疗与 5-FU ± 奥沙利铂，然后手术，术后辅助 5-FU+LCV ± 奥沙利铂化疗，结果显示增加奥沙利铂可改善 DFS[20]。与此相反，最近患者层面的荟萃分析显示，接受了术前放化疗后手术的患者中，辅助化疗与不进行辅助化疗相比无获益[21,22]。RAPIDO 试验显示，与辅助化疗相比，术前化疗减少了 DM 风险，支持 TNT 的新治疗模式[23]。

3. 放射治疗：放疗可改善 LC，降低直肠癌导致的相关死亡，并可能改善 OS[24]。

（1）术前放疗：适应证包括 cT_{3-4} 或 cN_{1-2}。可选择短程（25 Gy/5 fx，7~10 天内手术，如果淋巴结阳性则行辅助化疗）或长程（50.4 Gy/28 fx，同步化疗，7~8 周后手术）。短程放疗后，术后并发症在 5 天后增加，10 天后（手术与放疗之间）大幅增加。尽管在短程放疗后等待 4~5 周可改善疾病分期（44% *vs.* 13%），但对行保留括约肌手术无改善[25]。

（2）术后放疗：适应证包括 pT_{3-4}、pN_{1-2}（Ⅱ~Ⅲ期）、切缘阳性、分化差[26]。对于残存病变，放疗剂量可考虑提高至 55~60 Gy。在放疗前考虑对部分患者（包括严重肠梗阻患者）进行结肠造口术。

（3）操作步骤：见《放射肿瘤学治疗计划手册》，第七章[27]。

4. 其他治疗方式：治疗 T_1 小肿瘤的其他选择包括热电凝、腔内放疗或高剂量率（HDR）近距离放疗。

基于循证的问与答

长程放疗

◆ 为什么在直肠癌手术的基础上增加放化疗？

GITSG 7175 (NEJM 1985, PMID 2859523; Update Thomas, Radiother Oncol 1988, PMID 3064191)：对 227 例患有 Dukes B_2 和 C 期（T_{3-4} 或 N+）的直肠 ACA 患者进行 PRT，R0 切除、无转移、肿瘤远端切缘距肛缘 < 12 cm，随机分为：①单纯手术；②术后 CHT（静脉注射 5-FU/Me-CNU）；③术后 40 或 48 Gy 标准分割 RT；④术后 CRT：40 或 44 Gy 标准分割 +5-FU 500 mg/m²，然后辅助 5-FU/Me-CCNU。由于放化疗组显著获益，试验提前终止。总体而言，CHT 降低了 DM（20% *vs.* 30%），RT 降低了 LR（16% *vs.* 25%）（表 36.4）。结论：辅助放化疗可改善直肠癌的 **LR** 和 **OS**。

表 36.4　GITSG 7175 直肠癌研究结果

组别	7 年 LR（%）	7 年 OS（%）
单纯手术	24	36
手术 +RT	27	46
手术 +CHT	20	46
手术＋ CRT ＋辅助 CHT	11	56

Fisher, NSABP R-01 (JNCI 1988, PMID 3276900)：555 例 Dukes B 型（T_3N_0）和 C 型（淋巴结阳性）的直肠癌患者进行 PRT。在接受根治性切除术后，随机分为：①单纯手术；②术后 CHT，应用 Me-CCNU、长春新碱和 5-FU（MOF）；③术后单独 RT（46~47 Gy）。CHT 改善了 5 年 OS（53% *vs.* 43%，$P=0.05$）和 5 年 DFS（42% *vs.* 30%，$P=0.006$），而 RT 改善了 5 年 LR（16% *vs.* 25%，$P=0.06$），但没有改善 OS。**结论：辅助化疗改善 OS，而放疗降低 LR。**

Krook, NCCTG 794751 (NEJM 1991, PMID 1997835)：204 例 T_{3-4} 或 N+、距肛缘 < 12 cm 患者进行 PRT。随机分为：①术后 RT 45 Gy/25 fx+5.4 Gy 肿瘤和邻近 LN 加量；②术后放疗，5-FU+Me-CCNU×1 个月，然后在 RT 同时给予 5-FU 500 mg/m²，再给予 2 个月的 5-FU/Me-CNU 巩固化疗。与单纯 RT 相比，放化疗改善了 OS、DFS、LR 和 DM。**结论：辅助放化疗优于单纯放疗。**

◆ 在辅助治疗中，化疗基础上加用放疗的价值是什么？

Wolmark, NSABP R-02 (JNCI 2000, PMID 106990969)：对 694 例术后 Dukes B（T_3N_0）和 C 期（淋巴结阳性）的直肠癌患者进行 PRT。随机分为术后单纯 CHT（$n=348$）或术后 CRT（$n=346$）。所有女性患者（$n=287$）接受 5-FU+LCV；男性患者接受 MOF（$n=207$）或 5-FU+LCV（$n=200$）。增加 RT 显著改善 LC（表 36.5）。**结论：在化疗基础上加用放疗改善了 LC，但不改善 OS。**

表 36.5 NSABP R-02 直肠癌研究结果

组别	5 年 OS（%）	5 年 DFS（%）	5 年 LR（%）
术后 CHT	60	54	13
术后 CRT	62	56	8
P	0.38	0.90	0.02

◆ 术前放化疗对比术后放化疗有什么好处？

Sauer, German Rectal Study (NEJM 2004, PMID 15496622, Update JCO 2012, PMID 22529255)：823 例年龄 ≤ 75 岁、肿瘤下缘距肛缘 ≤ 16 cm 的 cT_{3-4} 或 cN+ 的直肠 ACA 患者进行 PRT。随机接受以下治疗：①术前 CRT，放疗 50.4 Gy/28 fx，同时持续输注 5-FU，并在 6 周内进行 TME；②术后 RT，术后 4 周行放疗 50.4 Gy/28 fx，并在瘤床给予 5.4 Gy 局部加量。所有患者都进行了 TME，术后 4 周或术后 CRT 结束开始辅助 CHT，包括 4 个周期的 5-FU 500 mg/m² 静脉注射。主要研究终点为 OS。术前治疗组的依从性高于术后治疗组（90% *vs.* 50%）。总体而言，术前治疗组进行保留括约肌手术的比例并不高，尽管术前治疗通过降期提高了保留括约肌手术的可能性（39% *vs.* 19%，$P=0.004$）。术前 CRT 降低了急性和晚期不良反应以及 10 年 LR。pCR 为 8%，淋巴结受累减少（40% *vs.* 25%）。未改善 DR、OS 或 DFS（表 36.6）；术后 CRT 组中 18% 的患者临床分期较高。**结论：术前放化疗可改善 LC 和使肿瘤降期，减少晚期不良反应，优于术后放化疗。**

表 36.6　德国直肠癌研究的长期结果

组别	10 年 LR（%）	10 年 DM（%）	10 年 OS（%）	10 年 DFS（%）	急性 3~4 级毒性（%）	晚期 3~4 级毒性（%）
术前 CRT	7	29.8	59.6	68.1	27	14
术后 CRT	10	29.6	59.9	67.8	40	24
P	0.048	0.9	0.85	0.65	0.001	0.01

Roh, NSABP R-03 (JCO 2009, PMID 19770376)：267 例（计划 900 例）$cT_{3~4}$ 或 N+，病变距肛缘 < 15 cm，M_0 的直肠 ACA 患者进行 PRT。随机分为：①术前 5-FU 500 mg/m² 和 LCV 500 mg/m²×6 周期，术后放化疗 50.4 Gy/28 fx 联合 5-FU+LCV；②术后放化疗（与术前相同），主要研究终点为 DFS 和 OS。试验结果显示，术前放化疗组的 DFS 有所改善（64.7% vs. 53.4%，P=0.01），但 OS 没有差异；pCR 率为 15%。结论：虽然试验有效性不足，但支持将术前放化疗作为首选治疗方案。

◆ 与单纯长程放疗相比，同步使用化疗是否能改善疗效？

Gérard, FFCD 9203/France (JCO 2006, PMID 17008704)：$T_{3~4}NxM_0$ 通过 DRE 检测的直肠 ACA 进行 PRT。随机分为术前 RT，45 Gy/25 fx 或术前 CRT，第 1 周和第 5 周注射 5-FU+LCV。两组患者中均有 50% 接受了 5-FU 辅助治疗，主要研究终点为 OS。放化疗降低了 LR，改善了 pCR，但增加了 3~4 级不良反应（表 36.7）。对保留括约肌无差异。

表 36.7　FF9203 研究结果

组别	5 年 OS（%）	5 年 DFS（%）	5 年 LR（%）	pCR 率（%）	3~4 级不良反应（%）
术前 RT	67.9	55.5	16.5	3.6	3
术前 CRT	67.4	59.4	8.1	11.4	15
P	NS	NS	0.004	< 0.0001	0.05

Bosset, EORTC 22921 (NEJM 2006, PMID 16971718, Update JCO 2007, PMID 17906203)：对 1011 例（年龄 ≤ 80 岁）距离肛缘 < 15 cm，患有 T_3 或可切除的 T_4 直肠 ACA 患者进行 PRT。随机接受术前 RT、术前 CHT、术前 RT 和术后 CHT、术前 CRT 和术后 CHT。盆腔接受 45 Gy/25 fx 的 RT，5-FU 为 350 mg/（m²·d）。未常规进行 TME。主要研究终点为 OS；每组研究的 5 年 LR 分别为 17.1%、8.7%、9.6% 和 7.6%。对 OS 无影响。结论：与单纯长程放疗相比，术前放化疗在局部控制方面更优越。

◆ 增加术前放化疗与手术之间的时间间隔会影响 pCR 率吗？

Lefevre, GRECCAR-6 (JCO 2016, PMID 27432930; Update Ann Surg 2019, PMID 31634178)：对来自 24 个中心的 265 例直肠中下段 $cT_{3/4}$ 或 cN+ 患者进行 PRT。所有患者都接受了 45~50 Gy 放疗，同步应用 5-FU 或卡培他滨化疗，然后随机在 7 周或 11 周接受手术治疗。主要研究终点为 pCR 率。82% 患者为 cT_3，3.4% 的患者因出现转移性疾病或其他原因未进行手术。总体而言，有 47 例患者（18.6%）实现了 pCR，7 周和 11 周之间无统计学差异（15% *vs.* 17.4%，*P*＝0.598）。然而，11 周组的并发症明显增加（44.5% *vs.* 32%，*P*＝0.04），TME 的质量也较差（完整系膜 78.7% *vs.* 90%，*P*＝0.02）。平均随访 32 个月，3 年 OS 为 89%，组间无差异。DFS、远处或局部复发无差异。**结论：化疗后等待 11 周并未增加 pCR 率或 3 年 OS。较长的等待时间可能增加术后并发症和手术切除难度。**

◆ **pCR 与改善预后相关，术前长程放化疗后追加化疗是否能提高 pCR 率？**

Garcia-Aguilar (Lancet Oncol 2015, PMID 26187751)： Ⅱ 期非随机研究，共分四组：第 1 组接受放化疗，6~8 周后手术；第 2、3、4 组在长程放化疗后分别接受 2、4 或 6 个周期的 mFOLFOX6 治疗，然后手术。主要研究终点 pCR（意向性治疗）；注册患者 292 例，可分析 259 例。pCR 率：第 1 组 18%、第 2 组 25%、第 3 组 30%、第 4 组 38%，*P*＝0.0036。研究组与 pCR 独立相关（*P*＝0.011）。TNT 中增加的 3 级和 4 级不良反应：第 2 组 3%、第 3 组 18%、第 4 组 28%。**结论：手术前使用 mFOLFOX6 可被评估用于直肠癌的非手术管理。**

◆ **与 5-FU 相比，放化疗中应用 mFOLFOX6 是否更有效？**

Deng, FOWARC (JCO 2019, PMID 31557064)： 这是一项在中国进行的 Ⅲ 期多中心 PRT，495 例 Ⅱ/Ⅲ 期直肠癌患者随机接受 5 个周期的 5-FU+RT（46~50.4 Gy/23~28 fx）后手术和 7 个周期 5-FU 辅助治疗与相同治疗配合新辅助和辅助 mFOLFOX6 与仅单纯新辅助 mFOLFOX6 后手术和辅助 mFOLFOX6 治疗。主要研究终点是 3 年 DFS。3 组分别为 72.9%、77.2% 和 73.5%（*P*＝0.709）。3 年 OS 无差异，3 组分别为 91.3%、89.1% 和 90.7%（*P*＝0.971）。pCR 率 mFOLFOX6+RT 组（27.5%）高于 5-FU+RT 组（14.0%）和 mFOLFOX6 组（6.5%）。**结论：与 5-FU 新辅助放化疗相比，mFOLFOX6 加或不加放疗对 Ⅱ/Ⅲ 期直肠癌患者的 OS 无影响。**

◆ **对于经过术前治疗后达到 cCR 的患者可否不手术？**

这是一个正在研究的热点，但非试验协议下并非标准治疗方案。

Habr-Gama, Brazil (Semin Radiat Oncol 2011, PMID 21645869)： 对 1991—2009 年接受新辅助放化疗 50.4~54 Gy 联合 5-FU 治疗的 173 例患者进行回顾性研究和 RR 分析，63% 为 cT_3/T_4，21% 为 $cTxN_{1-2}$。MFU65 个月。67 例患者（39%）达到 cCR。在这 67 例患者中，13% 进行了直肠活检，87% 未进行手术治疗。15 例患者（21%）复发，其中 8 例患者仅出现局部复发，7 例患者出现 DM。中位复发时间为 38 个月。在局部复发的 8 例患者中，7 例成功接受了挽救性手术；5 年 OS 为 96%，5 年 DFS 为 72%。**结论：早期回顾性数据表明，在放化疗后 cCR 患者保留手术作为挽救治疗是可行的。**

Renehan, OnCoRe (Lancet Oncol 2016, PMID 26705854)： 来自英国的倾向匹配队列研究，评估了术前放化疗后达到 cCR 患者采取"观察和等待"（WW）策略。共纳入 259 例患者，其中 228 例接受了手术，31 例 cCR 患者（12%）进行观察和等待。另通过国家登记处额外纳入 98 例达到 cCR 的患者，共计 129 例患者接受了观察和等待治疗。MFU 为 33 个月。在 129 例患者中，44 例（34%）出现 LR，41 例非转移性 LR 患者中有 36 例行挽救性手术。在匹配分析中，观察和等待与放化疗后立即手术的非局部再生长 DFS 无差异（88% 和 78%，*P*＝0.04）。3 年 OS 无差异（96% *vs.* 87%，*P*＝0.02）。WW 队列的 3 年无结肠造口生存率提高（74% *vs.* 47%）。**结论：cCR 患者可以考虑观察和等待，不影响 3 年的 OS。**

Smith, MSKCC (JAMA Oncol 2019, PMID 30629084)： 回顾性病例研究：113 例 II/III 期直肠癌患者，均接受新辅助治疗（多种方案，最常见的是 RT 45~54 Gy/25~28 fx，同步 5-FU 或卡培他滨），获得 cCR 后进行了观察和等待，与接受新辅助治疗后行 TME 证实为 pCR 的患者进行了比较。WW 组出现 22 例局部再生长，其中 20 例（91%）通过挽救性手术得到控制；WW 组 5 年 OS 为 73%，手术组为 94%，DFS 为 75%，手术组为 92%。有局部再生长的 WW 患者的 DM 发生率为 36%，而没有局部失败的 WW 患者的 DM 发生率为 1%（$P < 0.001$）。**结论：对于新辅助治疗后达到 cCR 的患者，WW 能很好地保留直肠和控制盆腔肿瘤，但局部肿瘤再生者的 OS 较差，且发生 DM 的风险较高。**

◆ **是否有数据评估全程新辅助治疗的效用和疗效？**

这种新的治疗模式在术前先进行所有化疗，无论是在放化疗/短程放疗之前还是之后，但必须在手术前，也被称为全程辅助治疗。目前正在对长程和短程放疗方案进行研究，目的是获得更高的 pCR 率和更好的化疗依从性，同时降低毒性。有几项研究以初步或摘要形式展示了积极的结果，但尚未有成熟的结果发表[23,28-30]。

Fernandez-Martos, GCR-3 (Ann Oncol 2015, PMID 25957330)： II 期 PRT。108 例经 MRI 检查为 T_{3-4} 和（或）N+ 中下段直肠 ACA 的患者，随机分为 A 组（52 例），行术前放化疗，随后手术和 4 个周期的卡培他滨和奥沙利铂（CAPOX）辅助治疗。B 组（56 例），行 4 个周期 CAPOX，术前放化疗和手术。MFU 69.5 个月。A 组和 B 组的 5 年 DFS（64% vs. 62%），OS（78% vs. 75%）无统计学差异；5 年 LR 分别为 2% 和 5%（$P=0.61$），5 年 DM 分别为 21% 和 3%（$P=0.79$）。**结论：两种治疗方法的疗效相似。与辅助化疗相比，诱导化疗的急性不良反应更低，依从性更好，因此在化疗前和手术前整合有效的系统治疗是一种有前景的策略，应在 III 期试验中加以研究。**

Bahadoer, RAPIDO (Lancet Oncol 2020, PMID 33301740)： III 期 PRT。对来自欧洲和美国的 912 例 MRI 显示为高危特征（$cT_{4a/b}$、血管侵犯、cN_2、直肠系膜筋膜受累或侧方 LNs 增大）的原发性局部晚期直肠癌患者，随机分为 TNT 组与标准治疗组。TNT 组采用短程 RT（25 Gy/5 fx）治疗，随后进行 6 个周期的 CAPOX 或 9 个周期的 FOLFOX4 治疗，然后进行 TME 手术。标准治疗组采用 CRT，50~50.4 Gy/25~28 fx，同步卡培他滨，然后进行 TME 和辅助 CHT（如果医院政策规定），选择 8 个周期的 CAPOX 或 12 个周期的 FOLFOX4。主要研究终点为 3 年疾病相关治疗失败。MFU 4.6 年，3 年疾病相关治疗失败率为 23.7% vs. 30.4%，TNT 组更有利（HR：0.75，95%CI：0.60~0.95）。DM 的发生率也更倾向于 TNT 组（HR：0.69，95%CI：0.54~0.90）。TNT 组达到 pCR 的比例为 28%，而标准治疗组为 14%（OR：2.37，95%CI：1.67~3.37）。局部治疗失败或 OS 无差异。严重不良事件发生率相似，TNT 治疗组为 38%，标准治疗组为 34%，两组各有 4 例治疗相关死亡。**结论：短程放疗后的 TNT 配合化疗和延迟手术与标准治疗相比，可减少疾病相关的治疗失败。评论：标准治疗组中有 52% 的患者没有接受辅助性化疗；但在亚组分析中，标准治疗组中接受和不接受辅助化疗的 DM 或局部区域治疗失败无差异。**

◆ **cT_3N_0 直肠癌患者可以省略放疗吗？**

这部分患者被认为具有局部复发的"临界"风险，可能并不是所有病例都能从放疗中获益。然而，考虑到术前分期的准确性和术后放疗的不等效性，大多数临床医生仍然推荐 cT_3N_0 患者行术前放疗[31]。

◆ **术前放化疗后的肿瘤反应能否预测预后？**

Patel, Mercury Study（JCO 2011, PMID 21876084）： 前瞻性队列研究。111 例接受单纯术前长程 RT 或长程 CRT 的患者在治疗后 4~6 周接受了术前 MRI 检查。所有患者的初始肿瘤必须至少超出固有肌层 5 mm。MRI 上的肿瘤退缩可显著预测 OS（*HR*：4.4）和 DFS（*HR*：3.3）。如果根据治疗后的 MRI 检查发现 CRM 受累，则 LR 风险显著增加（28% *vs.* 12%，*P* < 0.05）；pCRM 受累患者的 5 年 OS 为 30% *vs.* 63%（*P*=0.001），DFS 为 34% *vs.* 63%（*P* < 0.001），LR 为 26.4% *vs.* 6.5%（*P* < 0.001）。**结论：MRI 评估的肿瘤消退可预测 DFS 和 OS，MRI 预测的 CRM 受累与增加 LR 风险相关。**

Fokas, German Rectal Trial Posthoc Analysis（JCO 2014, PMID 24752056）： 参见前文试验详情。作者基于存活肿瘤与纤维化——肿瘤退缩分级（TRG）对病理反应进行评估：0 级，无退缩；1 级，轻度退缩（显著纤维化的肿瘤占原肿瘤的比率 ≤ 25%）；2 级，中等退缩（显著纤维化的肿瘤占原肿瘤的比率 26%~50%）；3 级，良好退缩（显著纤维化的超过残存肿瘤，即肿瘤消退 > 50%）；4 级，完全退缩（无存活肿瘤细胞；仅有纤维化）。MFU 132 个月。多变量分析显示，ypN+ 和 TRG 是 DM 和 DFS 的独立预测因子，而 ypN+ 和 LVSI 可预测 LR。Cienfuegos 等的研究也显示，在有 PNI/LVSI 的患者中，TRG 对 OS 无影响。然而，在无 PNI/LVSI 患者中，TRG 预测了 OS 和 DFS[32]。最后，病理反应与 DFS、LR 和 DM 相关（表 36.8）。

表 36.8　德国直肠试验对肿瘤消退分级的二次分析

10 年结果	DM	DFS
TRG 4	10.5%	89.5%
TRG 2/3	29.3%	73.6%
TRG 0/1	39.6%	63%
P	0.005	0.008

短程放疗

◆ **与单纯手术相比，术前短程放疗是否有效？**

Folkesson, Swedish Rectal Cancer Trial（NEJM 1997, PMID 9091798; Update JCO 2005, PMID 16110023）： 对 1168 例年龄 < 80 岁、计划行腹部手术且无转移灶的可切除直肠癌患者进行 PRT。随机分为（a）25 Gy/5 fx，随后 1 周内进行手术；或（b）单纯手术。主要研究终点为 LR 和术后死亡率。结果见表 36.9。**结论：与单纯手术相比，术前放疗显著改善 LC 和 OS。** 评论：由于不清楚纳入了多少 T_1 患者，未使用 TME 手术，而且放疗组晚期小肠梗阻的风险增加，该研究备受争议。

表 36.9　瑞典短程直肠癌试验结果

	13 年 LR	13 年 OS	13 年 CSS
术前 25 Gy/5 fx	9%	38%	72%
单纯手术	26%	30%	62%
P	< 0.001	0.004	< 0.001

◆ **如果进行 TME，短程放疗是否仍有获益？**

Kapiteijn, Dutch CKVO 9504 (NEJM 2001, PMID 11547717; Updates Ann Surg 2007 PMID 17968156, Lancet Oncol 2011, PMID 21596621)：对 1861 例临床可切除、无转移、肿瘤下缘距肛缘 < 15 cm 的直肠 ACA 患者进行 PRT。随机分为 25 Gy/5 fx 后 TME，或单用 TME。主要研究终点 LR；10 年 LR 从 11% 降至 5%（$P < 0.0001$），OS 或 DM 无变化。值得注意的是，CRM 阴性的Ⅲ期患者的 OS 获益具有统计学意义（50% vs. 40%，$P=0.03$）。结论：**术前使用 25 Gy/5 fx 的放疗能显著改善 LC**，即使在良好的手术（TME）下，也并不改善 OS。

◆ **术前短程放化疗是否优于术后放化疗？**

Sebag-Montefiore, MRC CR 07 (Lancet 2009, PMID 19269519)：对 1350 例可切除的无转移直肠 ACA 患者（肿瘤下缘距肛缘 < 15 cm）进行 PRT。随机分为 25 Gy/5 fx 后手术，或手术后对 CRM 阳性患者进行 CRT（45 Gy/25 fx 同期联合 5-FU）。主要研究终点 LR。大多数淋巴结阳性患者接受辅助 CHT。术前短程 RT 与 LR（4.4% vs. 10.6%，$P < 0.0001$）和 DFS（77.5% vs. 71.5%，$P=0.013$）的改善相关，但 OS（70.3% vs. 67.9%，$P=0.40$）无相关。结论：**术前短程放疗优于选择性术后放化疗。**

◆ **术前长程放化疗与术前短疗程放疗相比有何不同？**

Bujko, Polish Study (Br J Surg 2006, PMID 16983741)：对 312 例 cT_{3-4} 且无括约肌受累证据的患者进行 PRT。随机分为：① 25 Gy/5 fx，随后 7 d 内进行 TME；② 50.4 Gy/28 fx，同期联合 5-FU+LCV，4~6 周后行 TME。主要研究终点为括约肌保留。研究显示括约肌保留、LR、OS 或 DFS 无差异（表 36.10）。结论：**与短程放疗相比，长程放化疗并未改善 OS、LC 或晚期不良反应。**评论：本研究的局限性包括临床分期（无 US 或 MRI）、无标准术后化疗、未全部行 TME 以及无 RT QA。

表 36.10　波兰直肠癌短程试验

组别	4 年 LR（%）	4 年 DFS（%）	5 年 OS（%）	3~4 级早期不良反应（%）	3~4 级晚期不良反应（%）	阳性 CRM（%）
术前 CRT	15.5	55.6	66	18	7	4.4
术前短程 RT	10.6	58.4	67	3	10	12.9
P	0.2	NS	NS	< 0.001	0.36	0.017

Ngan, TROG Intergroup Trial (JCO 2012, PMID 23008301)：326 例 $cT_3N_{0-2}M_0$、距肛缘 < 12 cm（US 或 MRI 分期）直肠 ACA 患者的 PRT。随机分为：① 25 Gy/5 fx，3~7 d 手术，6 个周期 5-FU+ 亚叶酸；② 50.4 Gy/28 fx+ 持续输注 5-FU（225 mg/m²），4~6 周内手术，4 个周期 5-FU+ 亚叶酸。主要研究终点 LR。MFU 5.9 年。LR、DR、OS 或晚期 3-4 级毒性无差异（表 36.11）。对于远端肿瘤，第 2 组的 LR 为 12.5%，而第 1 组为 3%（NS）。结论：**术前短程放疗与术前放化疗疗效相当，且不会增加晚期不良反应。尚不清楚对于远端肿瘤而言，短疗程的疗效是否等同于长疗程。**

表 36.11　TROG 短疗程与长疗程直肠癌试验的结果

TROG 01.04	3 年 LR（%）	5 年 DR（%）	5 年 OS（%）	3~4 级晚期不良反应（%）
长疗程	4.4	30	70	8.2
短疗程	7.5	27	74	5.8
P	0.24	0.92	0.62	NS

Bujko, Polish II Trial (Ann Oncol 2016, PMID 26884592; Update Cisel, Ann Oncol 2019, PMID 31192355)： III 期 PRT。515 例 cT$_3$ 或 cT$_4$ 直肠癌患者，随机分为（A 组，*n*=261）25 Gy/5 fx，然后进行 3 个周期的 FOLFOX4，或（B 组，*n*=254）50.4 Gy/28 fx，在 RT 的第 1 周和第 5 周联合应用两周期 5 天的 5-FU 325 mg/（m²·d）和 LCV 20 mg/（m²·d），同时输注 5 次奥沙利铂 50 mg/m²，每周 1 次。2012 年对方案进行了修订，两组均可选择奥沙利铂。MFU 35 个月，A 组术前治疗急性不良反应低于 B 组，*P*=0.006；两组毒性分别为 75% *vs.* 83%；3~4 级 23% *vs.* 21%，毒性相关死亡 1% *vs.* 3%。A 组和 B 组的 R0 切除率（主要研究终点）和 pCR 率分别为 77% *vs.* 71%，*P*=0.07 和 16% *vs.* 12%，*P*=0.17；A 组和 B 组的 3 年 OS 和 DFS 分别为 73% *vs.* 65%（*P*=0.046）和 53% *vs.* 52%（*P*=0.85），LF 和 DM 的累积发生率分别为 22% *vs.* 21%（*P*=0.82）和 30% *vs.* 27%（*P*=0.26）。随着随访时间的延长，这些差异逐渐消失，两组的 8 年 OS 均为 49%，DFS（43% *vs.* 41%）、LF、DM 的累积发生率也无差异。术后并发症（29% *vs.* 25%，*P*=0.18）或 ≥ 3 级晚期并发症（11% *vs.* 9%，*P*=0.66）也无差异。**结论：在长期随访中，25 Gy/5 fx 短程放疗联合巩固化疗的疗效并不优于长程放化疗。**

◆ **短程放疗后应多长时间进行手术？**

Pach, Polish (Langenbecks Arch Surg 2012, PMID 22170083)： 波兰对 154 例患者进行的一项研究，随机分为短程 RT 后接受早期手术（7~10 d）和延迟手术（4~5 周）。接受延迟手术的患者降期率明显更高（44% *vs.* 13%）。在括约肌保留术、LC 或 OS 方面未见差异。**结论：在规模有限的前瞻性试验中，短程放疗术后延迟手术是可行的，并且与更高的降期率相关。**

Erlandsson, Stockholm III Trial (Lancet Oncol 2017, PMID 28190762)： 840 例可切除、M$_0$ 直肠 ACA 患者的 PRT（非劣效性）。患者随机接受：①短程 RT（25 Gy/5 fx），然后手术（1 周内）；②短程 RT，然后手术（RT 后 4~8 周）；③单纯长程 RT（50 Gy/25 fx），然后手术（RT 后 4~8 周）。3 组的 LR 分别为 2.2%、2.8% 和 5.5%（*P*=NS）。术后并发症相似，但如果只评估短程患者，第 2 组术后并发症风险低于第 1 组（41% *vs.* 53%，*P*=0.001）。**结论：短程放疗术后立即手术和延迟手术的肿瘤学结果相似，长程放疗与两种短程方案相似。短程放疗后接受延迟手术的患者术后并发症较低。评论：长程治疗组未使用化疗，方案修订后仅允许试验中心入组短程治疗组；未报告新辅助化疗的使用情况；接受辅助化疗的患者极少（< 20%）。由于这些缺陷，这项试验的结果难以解读。**

◆ **IMRT 治疗直肠癌是否安全有效？**

Hong, RTOG 0822 (IJROBP 2015, PMID 26163334)： cT$_{3~4}$、N$_{0~2}$ 中低位直肠癌的 II 期研究，采用 IMRT 45 Gy/25 fx 治疗，然后 3D-CRT 局部加量 5.4 Gy/3 fx，同时使用卡培他滨和奥沙利铂。主要研究

终点是改善 RTOG 0247 的 II 级消化道毒性。纳入 79 例患者，68 例可分析，51% 的患者出现了 II 级或更高的消化道毒性，与历史对照组相比没有明显改善；15% 的患者达到了 pCR，4 年 LRF 为 7.4%。**结论：IMRT 是可行的，但与历史对照组相比未显示出显著的毒性改善。**

Arbea, Spain (IJROBP 2012, PMID 22079731)：$T_{3/4}$ 或 N+ 直肠癌的 II 期研究，术前给予 IMRT 47.5 Gy/19 次，同时使用卡培他滨和奥沙利铂治疗。研究共招募 100 例患者，13% 患者达到 pCR，78% 患者肿瘤降期。**结论：术前 IMRT 同时联合卡培他滨和奥沙利铂治疗是可行的。**

复发性直肠癌

◆ **对复发性直肠癌进行再次放射治疗是否可行？**

Valentini, STORM (IJROBP 2006, PMID 16414206)：对之前接受过 RT < 55 Gy 且 KPS ⩾ 60 的直肠癌盆腔复发患者的 II 期非随机试验。术前 RT 为 PTV_2（GTV+4 cm）30 Gy/25 fx，1.2 Gy/fx bid，后给予 PTV_1（GTV+2 cm）10.8 Gy/9 fx，1.2 Gy/fx bid 加量，同期 PVI 5-FU。可切除患者在 6~8 周后接受手术。59 例患者入组。接受再放疗的中位时间为 27 个月（最短 9 个月）。大多数患者（86.4%）完成了治疗；8.5% 的患者达到 pCR。III 级消化道毒性为 5.1%。总体反应率为 44.1%。

Guren, Norway (Radiother Oncol 2014, PMID 25613395)：对再放疗的系统性综述，回顾了 7 项前瞻性和回顾性研究。中位初始剂量为 50.4 Gy。大多数研究使用 1.2 Gy bid 或 1.8 Gy 每日分次治疗，并同步 5-FU。GTV+2~4 cm 范围的中位总剂量为 30~40 Gy。可以切除的患者中 MS 为 39~60 个月，不可切除的患者中 MS 为 12~16 个月。82%~100% 的患者症状缓解良好。9%~20% 的患者出现急性腹泻，但晚期不良反应报道不足。

第三十七章　肛管癌

Kristine Bauer-Nilsen, Aditya Juloori, Sudha R. Amarnath　著

王　祎、王清玉　译

杨从容、周志国　校

> **概述：** 肛管鳞状细胞癌是一种相对罕见但通常可以治愈的癌症（表 37.1）。标准治疗方案是使用氟尿嘧啶（5-FU）和丝裂霉素 C（MMC）同步放化疗。T_1N_0 分化良好的肛周癌患者可选择切缘 1 cm 的宽切缘局部切除术（WLE）治疗。急性治疗相关不良反应通常较严重，但应避免治疗中断，因为治疗时间延长与失败率增加有关。IMRT 可以减少血液学、胃肠道和皮肤毒性，但这种方法需要专业技术。

表 37.1　肛管癌的一般治疗模式

分期	治疗建议 *
T_1N_0（肛门周围，分化良好）	WLE ± CRT（如果切缘不足）
$T_{1\sim2}N_0$（肛管）	原发灶 50.4 Gy/ 28 fx，LN 42 Gy/28 fx 根据 NCCN，如果肿瘤符合"浅表性 SCC"标准，即侵入基底膜 < 3 mm，水平扩散 < 7 mm，则可考虑只进行切除术
$T_{3/4}N_0$	原发灶 54 Gy/30 fx，LN 45 Gy/30 fx
淋巴结阳性	原发灶 54 Gy/30 fx 淋巴结：≤ 3 cm：50.4 Gy/28 fx > 3 cm：54 Gy/30 fx

注：* 表示 RTOG0529[1] 规定的 IMRT 剂量。

流行病学： 2020 年，美国约有 8600 例新发肛管癌患者，1400 例肛管癌相关死亡[2]。一生中被诊断出患肛管癌的风险为 1/500[3]。占消化道恶性肿瘤的 2.6%[2]（直肠癌的发病率是其 5 倍）。过去 30 年中，男性和女性的发病率均有所上升。平均诊断年龄在 60 岁出头[3]。女性肛管癌发病率是男性的两倍[2]。在高效抗逆转录病毒治疗（HAART）时代，发病率并未下降[4]。

危险因素： 人乳头瘤病毒（HPV，最常见 HPV-16，还有 18，31，33，45）[3]。在大规模肛管癌研究中，高达 84% 的标本中检测到了高危 HPV DNA[5]。其他危险因素包括 HIV 感染、宫颈癌、外阴或阴道癌病史（与 HPV 相关）、器官移植后的免疫抑制、吸烟和肛交史。

解剖学： 肛管长 4 cm，从肛缘（可触及的无毛和有毛鳞状上皮的交界处）开始向上延伸到齿状线（近端单层柱状上皮与远端复层鳞状上皮的分界线）。肛缘是距肛门边缘 5 cm 内的皮肤。肛管被肛门内外括约肌包围。

1. 组织学： 包括 3 个区域，皮肤区为肛缘。过渡区位于肛管内，止于齿状线，包含无毛的鳞状上皮。真黏膜从齿状线开始，包含 Morgagni 柱，并在直肠真黏膜开始前约有 2 cm 的移行上皮。

2. 淋巴系统： 对于起源于齿状线以下的肿瘤，引流模式为髂外腹股沟淋巴结。齿状线以上肿瘤淋巴结引流模式与直肠癌类似，为直肠周围和髂内淋巴结。

病理学： 75%~80% 为鳞状细胞癌。其他较罕见的肛管癌包括腺癌（治疗方法与直肠癌相同）、黑色素瘤、神经内分泌癌、类癌、卡波西肉瘤、平滑肌肉瘤和淋巴瘤。肛周皮肤肿瘤（SCC、BCC、黑色素瘤、Bowen's 病和 Paget's 病）应按皮肤癌治疗。

临床表现： 45% 的患者会出现直肠出血；30% 的患者会感觉到直肠肿块或疼痛[6]。位置靠近近端的患者也可能出现排便习惯的改变。初诊时，50% 的患者为局部病变，30% 的患者有区域淋巴结转移，10% 的患者会出现远处转移（最常见的是肝和肺）[7]。肿瘤累及括约肌或分化差的患者，淋巴结受累的风险较高。

检查： 病史采集和体格检查（强调注意腹股沟淋巴结检查和直肠指诊，以确定肿瘤范围和括约肌功能）。女性要进行妇科检查 / 宫颈筛查（表 37.2）。

1. 实验室检查： 全血细胞计数（CBC）、基础代谢功能检测组合（BMP）、肝功能（LFTs）、癌胚抗原（CEA）、HIV（如果存在危险因素）、CD4（如果 HIV+）。原发肿瘤行肠镜下活检，疑似腹股沟淋巴结行切除活检或细针穿刺（FNA），以及 HPV 状态。通常也会进行乙状结肠镜 / 结肠镜检查。

2. 影像学检查： 胸部、腹部和盆腔 CT，盆腔强化 MRI，PET/CT。

预后因素： RTOG 98-11 分析表明，男性、淋巴结阳性和肿瘤大小 > 5 cm 是导致 OS 较差的独立预后因素。

分期

表 37.2　AJCC 第 8 版（2017 年）：肛管癌分期

T/M		cN_0	cN_{1a}	cN_{1b}	cN_{1c}
T_1	• ≤ 2 cm	I		ⅢA	
T_2	• 2.1~5 cm	ⅡA			
T_3	• > 5 cm	ⅡB		ⅢC	
T_4	• 侵及邻近器官[1]	ⅢB			
M_1	• 远处转移			Ⅳ	

注：器官[1]，侵犯阴道、尿道和膀胱。侵犯直肠壁、直肠周围皮肤、皮下组织或括约肌不一定都是 T_4。cN_{1a}，腹股沟、直肠系膜或髂内淋巴结转移；cN_{1b}，髂外淋巴结转移；cN_{1c}，髂外淋巴结转移以及腹股沟、直肠系膜或髂内淋巴结受累。

治疗模式

1. 手术治疗：20 世纪 70 年代以前，肛管癌采用肛门直肠切除术（APR）和永久性结肠造口术治疗，$T_{1/2}$ 的 5 年生存率为 60%，T_3 为 40%，LN+ 为 20%。20 世纪 70 年代，Nigro 方案在新辅助放化疗高 CR 率的基础上得以确立。同步放化疗是目前的标准治疗方案，但未与手术进行过前瞻性研究对比。根据 NCCN，对于肛周 T_1N_0 分化良好的肿瘤患者可选择局部切除术[8]。术后切缘充分（> 1 cm）的患者可以观察，切缘阳性的患者需要再次切除、辅助放疗或放化疗。

2. 化疗：Nigro 方案确立的根治性放化疗适用于 T_2+ 或任何 N+ 患者。标准治疗方案是在 RT 同期行两个周期的 5-FU/MMC 化疗；5-FU 剂量为 1000 mg/m² d1~4 和 d29~32（第 5 周开始）。MMC 通常与 5-FU 同时给药，10 mg/m² 静脉注射，在 d1 和 d29 给药两个周期。目前一些机构正在使用单剂量 MMC（第 1 周 12 mg/m²），第 1 周和第 5 周使用 5-FU，类似于 ACT I 试验，或者在放疗期间每日用 Xeloda 替代 5-FU，这与直肠癌的化疗方案相似，但增加了 MMC。MMC 的主要限制性毒性是中性粒细胞减少。

一些机构使用顺铂，因为 ACT Ⅱ 试验显示用顺铂替代 MMC 可产生相同的缓解率。但迄今为止还没有任何试验证明使用顺铂对肿瘤有获益。

3. 放疗

（1）**适应证**：除了肛周 T_1N_0 肿瘤经 WLE 治疗外，所有病例均需要行放疗，但 T_1N_0 可能更适合单纯 RT 治疗（存在争议）。对于其他病例（cT_{2-4} 或 N+），同步放化疗是器官保留的标准治疗方式。

（2）**剂量**：目前尚无前瞻性数据来指导放疗剂量的策略。一个通用的标准是 RTOG 0529 所规定的剂量（剂量见表 37.1）。IMRT 是标准治疗方法。

（3）**不良反应**：急性：皮肤脱屑、疲劳、恶心、呕吐、腹泻、尿道炎、膀胱炎、疼痛和中性粒细胞减少。

（4）**晚期**：膀胱炎、直肠炎、性功能障碍（女性）、不孕症、骶骨不全骨折、第二恶性肿瘤、肠道狭窄、瘘管、色素沉着与大便失禁。

基于循证的问与答

◆ 肛管癌非手术治疗的基础是什么？

一直以来，肛管癌主要治疗方法是 APR。韦恩州立大学的研究表明，术前放化疗显示出良好的 CR 率，证实了单纯放化疗是足够的。尽管目前还没有与手术直接比较的Ⅲ期试验，但在回顾性研究中，根治性放化疗与手术相比具有保留括约肌的优势。最初的 Nigro 研究并未纳入 T_1 期患者。

Leichman, Wayne State "Nigro Regimen"（Am J Med 1985, PMID 3918441）：对 45 例患者（T_2 或以上）进行回顾性研究（RR），持续输注 5-FU（1000 mg/m²）96 小时 ×2 个周期（d1~4 和 d29~32），并在 d1 输注 1 周期 MMC（15 mg/m²）。采用 AP/PA 技术对盆腔和腹股沟淋巴结进行 30 Gy/15 次 /3 周的放疗。放化疗结束后 4~6 周取活检。最初要求所有患者都需接受 APR，但前 6 例患者中有 5 例出现 pCR。因此，在剩余的研究中，仅对放化疗后活检阳性的患者要求行 APR。84% 患者放化疗后活检为阴性，这部分患者未观察到复发，50 个月 OS 为 89%。总体而言，5 年 OS 为 67%，5 年 CFS 为 59%。**结论**：根治性单纯放化疗治疗肛管癌是有效的。

◆ **同步放化疗是否优于单纯放疗？**

为了回答这个问题，已经进行了两项主要的随机试验。这两项试验都纳入了更多的局部晚期患者，结果表明，在放疗的基础上加用化疗可以提高 pCR、LC、CFS 和 DSS，但 OS 没有明显改善。化疗的增加并未明显增加晚期不良反应。ACT I 的更新显示，辅助放化疗提供的获益在 13 年后依然存在。

UK ACT I (Lancet 1996, PMID 8874455; Update Northover, Br J Cancer 2010, PMID 20354531): 对 577 例 II~IV 期肛管鳞状细胞癌患者进行前瞻性随机试验（PRT），随机分为单纯放疗（RT）组和放化疗（CRT）组。根据机构偏好，RT 方案为 45 Gy/20 fx 或 45 Gy/25 fx。在 CRT 组，治疗方案是在 RT 的第一周和最后一周输注 2 个周期的 5-FU（1000 mg/m²，d1~4 或 750 mg/m²，d1~5）。d1 给与 1 周期 MMC（12 mg/m²）。6 周后评估临床反应，有反应者接受额外 15 Gy 的 EBRT 或 25 Gy 的 ^{192}Ir 近距离放疗局部加量。无反应者进行挽救性手术。主要研究终点为 LF（表 37.3）。同步放化疗显著改善 LC 和 CSS。CHT 组的急性不良反应增加，但未观察到晚期不良反应的增加；13 年的更新显示，每 100 例接受放化疗的患者中，局部区域复发减少 25 例，肛管癌死亡减少 12.5 例，晚期不良反应无差异。尽管在接受放化疗的患者中，最初 5 年内非肛管癌相关死亡有所增加，但在长期随访中并未观察到此现象。结论：同步放化疗改善 LC 和 CSS，且不会增加晚期不良反应。

表 37.3　肛管癌 ACT I 同步放化疗的初步结果

组别	3 年 LF	3 年 OS	3 年 CSS	急性不良反应	晚期不良反应
RT	61%	58%	61%	39%	38%
RT+5-FU/MMC	39%	65%	72%	48%	42%
P	< 0.0001	0.25	0.02	0.03	0.39

Bartelink, EORTC 22861 (JCO 1997, PMID 9164216): 对 103 例患有 T_3/T_4 或 N+ 疾病的患者进行 PRT，随机分为 RT 组与 CRT 组。RT 为 45 Gy/25 fx，6 周后进行评估，PR 患者加量 20 Gy，CR 患者加量 15 Gy。对无反应患者行 APR。CHT 为 d1~5 和 d29~33 持续输注 5-FU 750 mg/m²，第 1 天单剂量 MMC 15 mg/m²（表 37.4）。同步放化疗可提高 LC、CFS 和 CR，但不能改善 OS。严重不良反应无明显差异。结论：与单纯根治性放疗相比，放化疗可改善肿瘤患者预后。

表 37.4　EORTC 放化疗治疗肛管癌的结果

组别	5 年 CR	5 年 LC	5 年 CFS	5 年 OS
RT（n=52）	54%	50%	40%	56%
RT+5-FU/MMC（n=51）	80%	68%	72%	56%
P	0.02	0.02	0.002	0.17

◆ **与 5-FU/MMC 相比，同时单独使用 5-FU 是否足够？**

多项研究表明，在基于 5-FU 的放化疗中增加 MMC 可改善预后，包括 LC、CFS 和 OS，尽管毒性增加。

最有利的研究是 RTOG 87-04 试验。Princess Margaret 研究也证实了联用 MMC 的重要性[9]。

Flam, ECOG 1289/RTOG 8704 (JCO 1996, PMID 8823332)：对 291 例任何 T/N 分期的肛管癌患者进行了 PRT，这些患者均接受了根治性放化疗，并随机分为 5-FU+MMC 组或单独使用 5-FU 组。治疗方案为 5-FU 1000mg/m² 持续输注 d1~4 和 d28~33，MMC 10 mg/m² d1 和 d28。盆腔接受 45 Gy/25 fx 的放疗，如果在最初的放疗结束时仍有可触及的病灶，则增加 5.4 Gy 剂量。放化疗后 4~6 周进行活检。如果活检结果呈阳性，则再加量 9 Gy，并同时使用 5-FU 和顺铂。肿瘤残留的患者接受 APR。同时使用 MMC 时，结肠造口术比率较低（9% *vs.* 22%，$P=0.002$），CFS 较高（71% *vs.* 59%，$P=0.014$），4 年后的 DFS 较高（73% *vs.* 51%，$P=0.003$）。OS 无明显差异。联合 MMC 的 4 级和 5 级不良反应更高（23% *vs.* 7%，$P=0.001$）。24 例患者在初始放化疗后接受了挽救性放化疗，其中 50% 的患者被治愈。**结论：尽管 MMC 会带来更大的不良反应，但它能改善 DFS 和 CFS。与挽救性 APR 相比，对有残留病变的患者进行挽救性放化疗是可行的。**

◆ 顺铂能否替代 MMC？

RTOG 98-11 表明，用顺铂替代 MMC 并增加诱导化疗可显著降低血液学毒性，但也增加了结肠造口率，降低了 DFS 和 OS。然而，ACT II 试验证实用顺铂替代 MMC 并不影响完全缓解率。ACT II 显示化疗方案在反应率方面是相同的，因此有人认为 98-11 的结果显示诱导化疗可能是有害的。

Ajani, RTOG 98-11 (JAMA 2008, PMID 18430910; Update Gunderson JCO 2012, PMID 23150707)：对 649 例 $T_{2\sim4}$、$N_{0\sim3}$ 的肛管癌患者行 PRT。随机分为（A）RT+ 同步 5-FU/MMC，或（B）RT+ 诱导/同步 5-FU/ 顺铂。对于 $T_{3\sim4}$、N+ 或 45 Gy 后仍有残留病变的 T_2 患者，放疗剂量为 45 Gy/25 fx，原发肿瘤和受累淋巴结加量至 55~59 Gy。选择性淋巴引流区剂量为 30.6~36 Gy/17~20 fx。A 组，化疗为 5-FU 1000 mg/m² 持续输注 d1~4 和 d29~32，MMC 10 mg/m² d1 和 d29。B 组，给予 2 个周期诱导 5-FU，从第 57 天开始给予第 3 个周期的 5-FU，持续到第 4 个周期结束。顺铂也分 4 次给药：75 mg/m²，d1、d29、d57、d85，在开始放疗治疗前 2 个周期（表 37.5）。A 组的 OS 和 DFS 优于对照组。**结论：在不使用诱导化疗的情况下，放疗联合 5-FU/MMC 仍应是标准治疗。**

James, UK ACT II (Lancet Oncol 2013, PMID 23578724)：对 940 例 $T_{1\sim4}$ 患者行 PRT，以 2×2 的方式随机分为同步 5-FU/ 顺铂或同步 5-FU/MMC；然后在完成放化疗后第二次随机分配到 5-FU×2 周期维持治疗组或观察组。放疗剂量为 50.4 Gy/28 fx。MFU 为 5.1 年。两种联合化疗方案的 CR 率均为 90%；3 年 PFS 化疗维持组为 74%，观察组为 73%（$P=NS$）。**结论：MMC/5-FU+RT 仍为标准疗法。在完成标准治疗后，增加化疗维持治疗无获益。**

表 37.5 RTOG 98-11 的结果

	5 年 OS	5 年 CFS	5 年 DFS	3~4 级血液学毒性	3~4 级非血液学毒性
RT+ 同步 5-FU/MMC	78.3%	71.9%	67.8%	61%	74%
RT+ 诱导 / 同步 5-FU/ 顺铂	70.7%	65%	57.8%	42%	74%
P	0.026	0.05	0.006	0.0013	NS

◆ 放疗剂量递增有获益吗？

RTOG 9208[10]表明，放疗剂量递增无获益，但由于研究中断结果受限。患者接受 59.4 Gy 的治疗，同期联合 5-FU/MMC 化疗，中间休息 2 周（后改为连续治疗，不中断）。该研究中较高的剂量与结肠造口术率增加相关，而与历史标准（RTOG 8704）相比，OS 或 LC 无显著差异。这些发现得到了 ACCORD 03 试验的支持，该试验也显示剂量提升对肿瘤预后没有改善（见下文）。

◆ 我们应该增加诱导化疗还是增加放疗剂量？

ACCORD 03 的结果与 RTOG 98-11 的结果一致，即诱导化疗无获益。一项回顾性研究表明，在 T₄患者中使用诱导化疗可能会提高无结肠造口生存率，但这一观点尚未得到前瞻性试验验证[11]。目前还没有增加放疗剂量获益的相关研究结果。

Peiffert, ACCORD 03 (JCO 2012, PMID 22529257)： 对 307 例肛管鳞状细胞癌（肿瘤直径 ≥ 4 cm 或 N+）患者进行 PRT，以 2×2 的方式随机分组：± 诱导化疗和标准 / 提高放疗剂量，同时进行放化疗（45 Gy/25 fx，同步 5-FU/ 顺铂）。标准放疗剂量为 15 Gy。CR 或缩小率超过 80% 的患者，提高放疗剂量为 20 Gy；PR（缩小率＜80%）患者，提高放疗剂量为 25 Gy（表 37.6）。MFU 50 个月。4 组之间的差异无统计学意义。CFS 是主要研究终点，诱导化疗（P=0.37）或增加放疗剂量（P=0.067）均无优势。**结论：诱导化疗或增加放疗剂量均无获益。鉴于增加放疗剂量有改善 CFS 趋势，应该进一步评估增加放疗剂量的效果。**

表 37.6 ACCORD 03 肛管癌治疗的结果

分组	5 年 CFS	5 年 LC	5 年 DSS
诱导 +CRT+ 标准剂量	69.6%	72.0%	76.6%
诱导 +CRT+ 高剂量	82.4%	87.9%	88.8%
CRT+ 标准剂量	77.1%	83.7%	80.6%
CRT+ 高剂量	72.7%	78.0%	75.9%

◆ IMRT 能否获益？

RTOG 0529[1]是一项评估使用 IMRT 治疗肛管癌的 Ⅱ 期试验，结果显示，与以往的标准 3D-CRT 相比，IMRT 在血液学、消化道和皮肤方面的毒性显著降低。NCCN 共识指出，IMRT 优于 3D-CRT；但是，IMRT 的应用需要专业知识，因为研究中 81% 的患者在中心复查时需要重新制定计划。RTOG 0529 是肛管癌使用 IMRT 治疗的合适指南。

◆ 根治性放化疗后的复发有哪些挽救方案？

APR 用于根治性放化疗后复发的挽救治疗。由于患者数量少和选择偏倚，挽救手术的结果在文献中差异很大。荷兰的一项研究对 47 例接受 APR 挽救手术的患者进行了分析，结果显示 81% 的患者切缘阴性，5 年 OS 率为 42%。然而，该队列中 45% 的患者最终复发[12]。

◆ 对于治疗后反应不完全的患者，何时应进行组织活检？

最初指南建议在治疗后 6~12 周进行疗效评估。然而，对 ACT Ⅱ 的事后分析表明，临床反应可延迟至 26 周，而不会对生存产生负面影响。

Glynne-Jones (Lancet 2017, PMID 28209296)： 对 ACT Ⅱ进行事后分析，以确定最佳疗效评估时间点。在化疗开始后的 3 个时间点，11 周、18 周和 26 周评估 cCR。cCR 定义为临床检查证实无残留肿瘤或淋巴结。11 周、18 周和 26 周时，cCR 率分别为 52%、71% 和 78%。在各时间点出现 cCR 的 5 年生存率分别为 83%、84% 和 87%，而在各时间点未出现 cCR 的 5 年生存率分别为 72%、59% 和 46%。结论：许多在 **11 周**时没有达到 **cCR** 的患者到 **26 周**时会出现反应，任何挽救性干预措施都应推迟到这一时间点之后，以避免不必要的手术。

◆ 对 T_1N_0 患者推荐什么治疗方案？

最初的 Nigro 研究未包括这一患者亚群，RTOG 9811、ACT Ⅰ、ACT Ⅱ和 EORTC 22861 研究也将该类患者排除在外。NCCN 建议对肛管癌行有足够边缘（定义为 1 cm）的局部切除，对肛管病变行放化疗。对于切缘不足的可选择再次切除（首选）或局部放疗，联合或不联合化疗。回顾性系列研究表明，对这部分患者行根治性放疗效果良好。

◆ 非区域淋巴结转移（PA 淋巴结）根治性放化疗的结果如何？

可能有一小部分患者在接受扩大野放疗联合化疗的根治性治疗后，延长 DFS 方面有良好的疗效。

Holliday (IJROPB 2018, PMID 29907489)： 对 30 例肛管鳞状细胞癌转移至 PA 淋巴结的患者进行 RR 研究，采用扩大野放化疗（中位剂量 51 Gy）联合顺铂/5-FU/Xeloda、5-FU/MMC 或每日 Xeloda 治疗；3 年 OS 和 DFS 分别为 67% 和 42%；3 年远处转移率为 50%。结论：对于肛管鳞状细胞癌且转移局限于 **PA 淋巴结**的患者，扩大野放化疗是一种可行的治疗方案。

第三十八章　胆管癌

Christopher W. Fleming, Shauna R. Campbell, Kevin L. Stephans　著

杨从容、程云杰　译

樊晓妹、王清玉　校

概述： 胆管癌（cholanglocarcinoma，CC）是一种罕见的致死率极高的癌症，易发生局部复发和远处转移。尽管大多数患者发现时都已到了晚期，不能手术根除，但仍需要手术治疗。CC 根据起源部位分 3 类：肝内 CC、肝门周围 CC 和肝外远端 CC。可切除 CC 的一般治疗模式包括手术以及辅助化疗，切缘阳性或淋巴结阳性者需术后放疗。无法切除的患者接受化疗，并可考虑局部大分割放疗。对于无法切除或原发性硬化性胆管炎引起的肝门周围 CC 患者，新辅助放化疗、近距离放疗和原位肝移植治疗（orthotopic liver transplantation，OLT）都是很好的选择。

流行病学： 在美国，CC 的发病率为每年 2/10 万，而且由于肝内 CC 的增加，发病率在逐年增加[1]。在世界范围内，泰国和东南亚的发病率最高，比西方国家高出近 20 倍[2]。发病年龄多为 50~70 岁，但原发性硬化性胆管炎患者的发病年龄往往更小。

风险因素： 原发性硬化性胆管炎是最强的风险因素，估计终身风险为 5%~20%[3]。已确定的风险因素包括肝胆管结石、先天性胆管囊肿（见于卡洛里病）、感染肝吸虫（泰国肝吸虫和华支睾吸虫，多见于泰国和东南亚）以及接触 20 世纪 60 年代禁用的放射造影剂 Thorotrast（钍造影剂）。其他风险因素包括林奇综合征和囊性纤维化等遗传疾病、吸烟、糖尿病、肥胖、亚硝胺摄入、肠炎、肝硬化，以及乙型和丙型肝炎[4]。

解剖学： CC 起源于胆管上皮，根据起源部位分为肝内、肝门周围和肝外远端 CC。肝门周围肿瘤根据胆管受累的程度采用铋 - 科莱特（Bismuth-Corlette）系统进行进一步分类。累及肝总管分叉的肿瘤被称为克拉特金（Klatskin）肿瘤。1/3 的患者在确诊时会出现区域淋巴结转移[5-7]。

病理学： CC 绝大多数为腺癌。肿瘤通常会出现明显的瘤周脱落，从而降低活检和细胞学检查的诊断率。肝门周围肿瘤尤其具有挑战性，因为只有一半的患者能进行活检确诊。组织诊断的必要性已受到质疑，因为仅使用临床标准诊断的患者（见"诊断检查"部分）在肝脏切除后发现恶性肿瘤的符合率很

高[8]。CC 通常是多灶性的，并且有很强的神经侵袭倾向[9]。免疫组化 CK7 通常呈阳性表达，但对胆管癌没有特异性。当细胞学检查不能确定是否为恶性时，染色体异常 FISH 检测可帮助诊断，提高诊断率。合并肝细胞胆管癌，又称肝胆管癌或双型分化的原发性肝癌，被认为是肝内 CC 的一种亚型。

筛查：一般建议原发性硬化性胆管炎患者至少每年接受一次 CA 19-9 和 US、CT 或 MRI 监测。

临床表现：肝门周围和肝外远端 CC 通常表现为黄疸、瘙痒、吸收不良和尿黄等梗阻症状。肝内 CC 除非已到晚期，否则不太可能引起梗阻，一般表现为肝区疼痛、体重减轻和发热。

诊断检查：结合以上提到的症状询问病史采集和体格检查。超声内镜引导下细针穿刺活检术（EUS-FNA，针对远端病变）或逆行胰胆管造影（ERCP）结合细胞学刷检可进行病理确认。ERCP 和经皮经肝胆管造影（PTHC）可观察胆管系统并进行治疗性引流。手术前应进行分期腹腔镜检查，以评估疾病的可切除性和腹膜转移情况。

1. 实验室检查：包括 CBC、CMP、CA 19-9、CEA、AFP（在肝细胞癌和混合型肝胆管癌中升高）。胆管炎患者应在感染和梗阻缓解后重新提取肿瘤标志物，因为感染和梗阻会使标志物水平假性升高。

2. 影像学检查：患者在诊断检查中通常会接受肝脏 CT 和超声检查，但核磁共振成像（MRI）或磁共振胰胆管成像（MRCP）检查也是必要的，可以评估局部肿瘤范围和可切除性。如果因梗阻需要放置支架，最好先进行 MRI，以避免伪影。胸部 CT 或 PET/CT 评估远处转移，最常见的是肝脏、腹膜、骨骼和肺部转移。

肝门周围 CC 的诊断标准：经皮或内镜胆管造影检查发现有恶性狭窄，并符合以下条件之一：经皮刷取或活检检查发现恶性细胞学或组织学病变，FISH 检查发现多发性肌瘤，CA 19-9 > 100 U/ml，或横断面成像检查发现恶性狭窄部位有肿块[8]。

预后因素：包括年龄、分期、分级、切缘状态、肿瘤标志物[10]。总体而言，5 年生存率估计为 2%~30%[11]。

分期：AJCC 第 8 版对每个原发部位进行了单独的 TNM 和分组分期（表 38.1）。

表 38.1　AJCC 第 8 版：胆管癌分期

分期	肝内	肝门周围	远端
T_1	a. 直径 < 5 cm，无血管侵犯 b. 直径 > 5 cm，无血管侵犯	局限于胆管，延伸至肌肉层或纤维组织	侵犯胆管壁，深度 < 5 mm
T_2	有血管侵犯的单发肿瘤或多发肿瘤	a. 侵犯周围脂肪 b. 侵犯邻近肝脏	侵入胆管壁，深度 5~12 mm
T_3	内脏腹膜穿孔	侵犯门静脉或肝动脉的单侧分支	侵犯胆管壁，深度 > 12 mm
T_4	侵犯[1]	侵犯[2]	侵犯[3]
N_0	无区域淋巴结转移		
N_1	区域淋巴结转移	1~3 个区域淋巴结转移	

续表

	肝内	肝门周围	远端
N_2	不适用	4+ 区域淋巴结转移	
M_0	无远处转移		
M_1	出现远处转移		

注：侵犯[1]，侵犯局部肝外结构。侵犯[2]，侵犯门静脉主干或其双侧分支、肝总动脉或单侧二阶胆管根部，对侧门静脉或肝动脉受累。侵犯[3]，侵犯腹腔轴、SMA 或肝总动脉。分期也因地而异，见 AJCC 分期手册[12]。

治疗模式

1. 手术：所有可切除的患者都要进行手术。没有远处转移、术后切缘阴性并可在术后保持足够肝功能的为可切除患者。遗憾的是，这些患者只占少数。根据各中心的经验，不同程度的血管、胆管和膈肌受累也被认为是可切除的。门静脉栓塞术（portal vein embolization，PVE）可用于诱导未来残余肝脏增生，以便进行更广泛的切除。肝内 CC 通过肝部分切除术切除，至少 1 cm 的切缘是优选的，因为更小的切缘与更高的复发风险相关[13]。肝外远端 CC 通过胰十二指肠切除术（Whipple 手术）切除，在确诊时可切除的可能性较大[14]。由于胆管受累，肝门周围 CC 通常是不可切除的。尽管局部切除后的复发率很高[15]，围手术期死亡率也很高[16]，但有些患者可能适合进行胆管切除术和肝部分切除术。这些因素导致越来越多的早期肝门周围 CC 和原发硬化性胆管炎引起的 CC 采用 OLT 治疗（见移植方案）。

2. 化疗

（1）**辅助治疗**：CC 容易在局部复发和远处转移，因此需要辅助化疗。辅助化疗适用于所有切缘或区域淋巴结阳性的患者。对 R0 切除术后淋巴结阴性患者的处理存在争议。2020 年 NCCN 指南建议观察，而 2019 年 ASCO 临床实践指南则根据Ⅲ期 BILCAP 试验的结果，建议所有切除胆道癌患者接受 6 个月的卡培他滨辅助治疗[11]。ACTICCA-1 试验是一项正在进行的Ⅲ期试验，该试验比较了吉西他滨 / 顺铂联合疗法与卡培他滨在辅助治疗中的效果[17]。

（2）**无法切除或转移**：在 ABC-02 试验中，与单药顺铂相比，吉西他滨 / 顺铂联合用药是优选的，因为有 OS 获益[18]。患者先接受顺铂 25 mg/m² 治疗，然后在第 1 天和第 8 天各接受吉西他滨 1000 mg/m²，每 3 周 1 次，共 8 个周期。SWOG 0809 试验中，吉西他滨 / 卡培他滨可作为另一种选择（见辅助放疗部分）。

3. 放疗

（1）**辅助治疗**：传统适应证包括术后切缘阳性和淋巴结阳性患者。放疗剂量、体积和区域淋巴结照射没有标准化。对于 R1 切除的肝外远端 CC，根据 SWOG 0809 试验的结果[11]，ASCO 指南建议考虑使用吉西他滨辅助同步放化疗（CRT）。患者接受 4 个周期的吉西他滨（1000 mg/m²，d1，d8）+ 卡培他滨（1500 mg/m²，d1~14）治疗，每 21 天 1 周期，然后接受放疗同步卡培他滨（1330 mg/m²，qd）化疗，其中区域淋巴结 45 Gy，瘤床 54~59.4 Gy。由于难以确定阳性切缘区域，肝内 CC 不在此建议之列。同时 5-FU（225 mg/m²，qd）或卡培他滨（825 mg/m²，bid）为合适的替代方案。

（2）**无法切除**：无法切除的患者通常开始只接受化疗，对于远处转移不明显的患者则考虑局部治疗。

一项单中心研究显示，剂量增量的大分割放疗，伴有或不伴有同步化疗，在不可切除肝内 CC 中均显示出良好的结果 [19,20]。NRG GI-001 正在研究在吉西他滨 / 顺铂治疗 3 个周期后进行放疗的获益，剂量最高可达 67.5 Gy/15 fx，而肝脏平均剂量和肝门周围剂量偏低 [19]。SBRT 也被用于这种情况。常见的处方剂量包括 40~60 Gy/5 fx 和 30~45 Gy/3 fx[21]。小部分在放疗后会转变为可切除的疾病。

4. 梅奥诊所治疗肝门周围 CC 的移植方案：梅奥诊所率先使用 OLT 治疗肝门周围 CC 和原发性硬化性胆管炎引起的 CC。该方案包括新辅助 CRT、近距离放疗、维持化疗，然后进行 OLT。移植前需要进行分期腹腔镜检查 [22]。

（1）纳入标准

◆ 根据病理或临床标准诊断出 CC，如前所述。

◆ 原发性硬化性胆管炎引起的或解剖学上无法切除的肝门周围 CC。

◆ 肿瘤直径 ≤ 3 cm。

◆ 无肝内外转移灶，包括区域淋巴结。

◆ OLT 候选者。

（2）放化疗：45 Gy/30 fx BID，同时使用 5-FU 或卡培他滨。

（3）近距离放疗：15 Gy/3 fx 高剂量率放疗（HDR）或 20~30 Gy/3 fx 低剂量率放疗（LDR）。对于不适合进行近距离放疗的患者（如无法放置胆管引流管），SBRT 可用于替代近距离放疗 [23] 和相应的外照射放疗 [24]。

（4）维持化疗：5-FU 或卡培他滨，直至移植。

基于循证的问与答

◆ **辅助化疗有什么好处？**

辅助化疗适用于所有切缘阳性或区域淋巴结阳性的患者。对于 R0 切除术后 N_0 患者是否使用化疗还存在争议（见化疗部分）。

Primrose, BILCAP (Lancet Oncol 2017, PMID 30922733)：多中心 Ⅲ 期试验。研究将 447 例 CC 或胆囊癌患者大体上完全切除后随机分为卡培他滨辅助治疗组与观察组；62% 为 R0 切除，53% 为 pN_0。根据患者意向治疗，卡培他滨辅助治疗的中位 OS 为 51 个月 *vs.* 36 个月，$P=0.097$。完成治疗分析显示，OS 为 53 个月 *vs.* 36 个月，$P=0.028$。结论：**卡培他滨辅助治疗可改善可切除胆道癌的 OS**。

◆ **辅助放疗的适应证有哪些？**

考虑辅助放疗的一般指征包括阳性切缘和淋巴结。对于肝内 CC 使用辅助放疗存在争议（见放疗部分）。SWOG 0809 对肝外远端 CC 进行了研究，结果显示与既往研究相比，肝外 CC 的治疗效果良好，为临床医生提供了循证辅助治疗方案。

Ben-Josef, SWOG 0809 (JCO 2015, PMID 25964250)：前瞻性单臂 Ⅱ 期试验。纳入 79 例肝外 CC 或胆囊癌患者，手术切除后 pT_{2-4}、淋巴结阳性或切缘阳性。患者接受 4 个周期的吉西他滨 / 卡培他滨辅助治疗，然后接受放疗（区域淋巴结 45 Gy；瘤床 54~59.4 Gy），同时服用卡培他滨。86% 的患者按方案完成了治疗；2 年 OS 65%，2 年局部复发率 11%，其中 R0/R1 患者之间无差异，表明该治疗方案具有潜在疗效。结论：该联合疗法疗效和耐受性良好，可作为临床应用的辅助治疗方案。

◆ **无法切除的 CC 应如何进行放疗？**

对于在初始化疗后仍无切除的患者，可加用放疗以延长局部控制率，并可能延长 OS。目前，NRG GI-001 正在对剂量增量的大分割放疗进行研究，将肝内 CC 患者随机分为观察组和初始吉西他滨 / 顺铂后大分割放疗组。SBRT 的疗效也有报道[21]。

Tao, MD Anderson (JCO 2016, PMID 26503201)： 对 2002—2014 年接受根治性放疗的 79 例无法手术的肝内 CC 患者进行了分析。剂量从 35~100 Gy 不等，分 3~30 次进行，中位 BED 为 80.5 Gy。89% 的患者在放疗前接受了化疗。中位 OS 为 30 个月，3 年 OS 为 44%。接受 BED > 80.5 Gy 治疗的患者，3 年生存率为 73% *vs.* 38%，*P* = 0.017；3 年存活率为 78% *vs.* 45%，*P* = 0.04。无明显的放疗相关不良反应。**结论：较高的 BED 与局部控制率和 OS 的改善相关。**

Hong, Multi-institutional (JCO 2016, PMID: 26668346)： 对 92 例无法切除的 HCC 或肝内 CC 患者（*n* = 41）进行高剂量大分割质子束治疗的 Ⅱ 期研究。中位放疗剂量为 58 GyE（范围为 15.1~67.5），共 15 次。HCC 和肝内 CC 的 2 年局部控制率均为 94%。HCC 和肝内 CC 的 2 年 OS 分别为 63.2% *vs.* 46.5%。3 级不良反应发生率为 5%。**结论：高剂量大分割质子治疗显示了较高的生存率和较低的不良反应。**

◆ **哪些研究促使我们采用 OLT 治疗不可切除的肝门周围 CC？**

早期仅进行移植的结果令人失望，5 年 OS < 30%[25]。内布拉斯加大学（University of Nebraska）随后开创了一种新辅助治疗方案，即先进行 CRT，再进行 OLT，结果显示 45% 的患者长期生存[26]。梅奥诊所后来也采用了这种方法，并公布了极佳的初期疗效，完成该方案的患者 5 年 OS 为 82%[27]。由于这种模式成功，一些人建议对可切除的肝门周围和肝内 CC 实施 OLT[28-30]。

Rosen, Mayo Clinic (HPB 2008, PMID 18773052)： 对 148 例按照专业机构方案入组的患者进行了复查，61% 患者接受了 OLT 治疗；所有患者的 5 年 OS 为 55%，进行移植的患者为 71%。**结论：与手术、单纯 OLT 或药物治疗相比，移植方案能明显降低肝门周围 CC 的局部复发率，提高长期生存率。**

Darwish Murad, Multi-Institutional (Gastroenterology 2012, PMID 22504095)： 对来自美国 12 个移植中心（67% 来自梅奥诊所）的 287 例参加 OLT 方案的患者进行了研究。75% 的患者接受了 OLT，这些患者的 5 年 RFS 为 65%；所有患者的 5 年 OS 为 53%。不同中心的治疗效果无差异。**结论：移植方案在多个移植中心之间具有可重复性。**

Ethun, Multi-Institutional (Ann Surg 2018, PMID 29064885)： 对在美国 10 所机构接受治疗的 304 例肝门周围 CC 患者进行了研究；其中 234 例接受了尝试性切除术，70 例加入了移植方案。与切除术相比，接受移植的患者的 OS 有所改善（3 年 72% *vs.* 33%；5 年 64% *vs.* 18%；*P* < 0.001）。在淋巴结阴性，肿瘤 < 3 cm 且接受切除术的患者中，不包括原发性硬化性胆管炎患者，移植仍与 OS 的改善相关（3 年 54% *vs.* 44%；5 年 54% *vs.* 29%；*P* = 0.03）。即使考虑了肿瘤大小、淋巴结状态和原发性硬化性胆管炎等因素，意向治疗分析显示移植仍与 OS 的改善相关（*P* = 0.049）。**结论：与不可切除性疾病的移植相比，符合移植标准（< 3 cm、淋巴结阴性）的肝门周围 CC 切除术与 OS 大幅下降有关。**

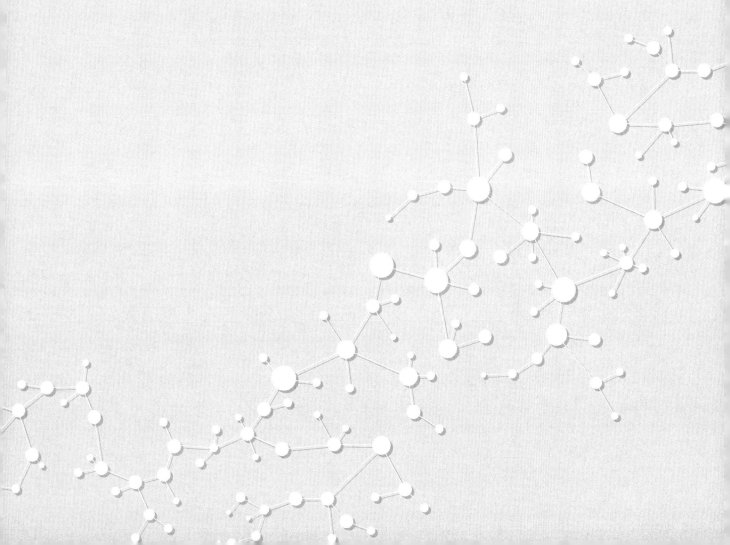

第七部分　泌尿系统肿瘤

第三十九章　低危前列腺癌

Timothy D. Smile, Rahul D. Tendulkar　著

杨从容、程云杰　译

樊晓妹、王清玉　校

　　概述： 低危前列腺癌包括局限性前列腺癌（PSA < 10 ng/ml，GS ≤ 6），通常通过 PSA 筛查或经直肠指诊检查（DRE，T$_{1\sim2a}$）发现。标准治疗方案包括主动监测、前列腺切除术、外照射放疗（EBRT）或近距离放疗（表 39.1）。每种方法的前列腺癌特异性生存率都 > 95%。因此，治疗方案的选择取决于不良反应和患者的偏好。大多数指南建议，只有在预期寿命 > 10 年的情况下才进行治疗。与"常规"剂量相比，剂量增量的放疗可改善生化控制。低危前列腺癌患者不宜同时使用雄激素剥夺疗法（androgen deprivation therapy，ADT）。PROST-QA 和 ProtecT 试验包括了患者自我报告研究结局，有助于为患者决策提供参考。

表 39.1　低风险前列腺癌治疗方案概览

治疗方案	概览 / 示例	优点	缺点	患者选择
观察等待	无须进一步检测；仅在出现症状时进行治疗	避免过度治疗，降低成本	进展情况可能不经通知而发生	并发症严重和（或）寿命有限的患者
主动监测（AS）	通过 PSA 检测和重复活检进行定期随访；考虑基因检测和 MRI 引导下的活检	避免直接的不良反应和治疗费用	患者焦虑；疾病恶化的风险；成本随时间增加	患有低风险或有利的中风险疾病的依从性患者倾向于推迟治疗
根治性前列腺切除术	机器人或开放式手术，通常进行盆腔淋巴结清扫术	切除所有肿瘤 / 前列腺；缓解梗阻症状；获得病理分期；避免放疗	手术风险；与非手术方案相比，勃起功能障碍（ED）和尿失禁的风险较高	更年轻、更健康不愿接受放疗的患者，或有明显的梗阻症状，或担心放疗对泌尿系统或肠道的影响
IMRT（常规分割）	74~80 Gy，7~9 周	长期随访的"历史金标准"放疗疗法	疗程长给患者带来不便；潜在的晚期影响包括膀胱炎、直肠炎、ED、二次恶性肿瘤	

续表

治疗方案	概览 / 示例	优点	缺点	患者选择
IMRT（中度大分割治疗）	60~70 Gy，4~5.5 周	缩短治疗时间，有支持该治疗的大型随机试验；较传统 IMRT 治疗方法降低了成本	治疗时间仍然较长；潜在的后期影响包括膀胱炎、直肠炎、ED、二次恶性肿瘤	患者不愿接受手术或顾虑根治性前列腺切除术（RP）导致的勃起功能障碍或尿失禁
SBRT（超大分割治疗）	35~40 Gy/5 fx qod	大大缩短整体治疗时间；后期效果良好	没有长期随访数据；潜在的后期影响包括膀胱炎、直肠炎、ED、二次恶性肿瘤	
近距离放疗	带有 $^{125}I/^{103}P$ 的 LDR 或使用 ^{192}Ir 的 HDR	单日手术（LDR）；微创；可长期随访	明显的急性尿失禁；潜在的后期影响包括尿潴留和膀胱炎、ED，第二次恶性肿瘤	

流行病学：预计 2021 年新增 248 530 例，死亡 34 130 例[1]。前列腺癌是美国男性最常见的非皮肤恶性肿瘤（终身患病风险为 1/7），也是男性第二大癌症死因（仅次于肺癌）。由于筛查的普及，确诊的中位年龄为 60 岁。斯堪的纳维亚半岛的发病率最高，亚洲最低。

风险因素：年龄和家族史是已知的最强因素[2]。黑人男性的预后比白人男性差，尽管生物学和非生物学因素的影响正在调查中[2-6]。负责 DNA 修复的基因突变（如种系 *BRCA2* 基因突变）可能与较高的 GS 评分和较差的预后有关[7,8]。与前列腺癌风险增加有关的其他综合征包括林奇综合征、BRCA2、范可尼贫血症和 HOXB[9-11]。

解剖学：前列腺由 2/3 的腺体和 1/3 的纤维肌基质组成。腺体部分分为 3 个区域：边缘区（占前列腺体积的 70%，大多数前列腺癌都发生在这一区域）、中央区（占前列腺体积的 25%，5% 的前列腺癌发生在这一区域）和过渡区（占前列腺体积的 50%，5% 的前列腺癌发生在这一区域）。神经血管束位于后方。纤维肌基质（或前区）从膀胱颈平滑肌向上延伸，向下延伸至尿道、前列腺顶和外棘突。精囊（SV）与腺体同轴，紧邻前列腺后外侧，连接输精管和射精管，并在膀胱口进入前列腺尿道。随着直肠和膀胱的充盈，前列腺和前列腺液小管的位置会发生变化。典型的前列腺变化如下（标准偏差）：A-P-2.4 mm，Inf-Sup-2.1 mm，Med-Lat-0.4 mm；SV 位移：A-P-3.5 mm，Inf-Sup-2.1 mm，Med-Lat-0.8 mm[12]。前列腺的淋巴引流包括髂内、髂外、闭孔和骶前淋巴结，偶尔也会直接引流到髂总淋巴结。SV 的淋巴管通常引流至髂外淋巴结。

病理学：95% 的前列腺癌是腺癌。其他组织形态有小细胞（神经内分泌）癌、导管腺癌、移行细胞癌、肉瘤，肉瘤的预后较差[13-16]。GS 评分是基于恶性细胞的结构，目前对针芯活检的建议：GS 评分＝主要成分分级＋最高级别分级，因为任何数量的高级别肿瘤都可能表明前列腺内有更多数量的肿瘤。只有在 RP 标本中存在比两种主要模式更高级别肿瘤的成分（< 5%）时，才会给出三级分级（表 39.2）[17]。包膜外受侵（ECE）可见于 45% 的临床局限性疾病患者，96% 的病例中 ECE 位于 2.5 mm 以

内[18]。SV 受侵随风险组的增加而增加：低风险 1%，中风险 15%，高风险 30%，中位受侵长度为 1 cm，SV 受侵超过 2 cm 的风险为 1%[19]。国际泌尿病理学会根据 GS 评分制定了一个分级分组系统，该系统表明随着分级分组的增加，生化复发的风险也会增加（表 39.2）[20]。

表 39.2　ISUP 共识分组[20]

分级	Gleason 评分	生化复发的 HR
1	≤ 6	参考资料
2	3+4＝7	1.9
3	4+3＝7	5.4
4	8	8.0
5	9 或 10	11.7

基因：目前已有几种基于组织的检测方法来确定预后，其中包括 *Oncotype DX* 基因组前列腺评分（Genomic Health, Redwood City, California），这是一种 17 个基因表达谱，用于极低、低和"改良中度"风险的患者，可预测 RP 后复发、前列腺癌死亡和病理侵袭性特征（Gleason 4+3 或 pT_3）的风险[21]。该测试以及其他测试可用于预期寿命至少为 10 年的患者，这些患者可能是 AS 或最终治疗的候选者[22]。另一种新型基因组分类器检测可结合 NCCN 风险组预测 10 年远处转移（DM）率[23]。

筛查：AUA 建议 55~69 岁、预期寿命 > 10 年的男性每 1~2 年进行一次 PSA 筛查。针对 40~54 岁有其他风险因素的男性应进行个体化筛查[24]。游离 PSA（游离 PSA 与总 PSA 之比，游离 PSA 越低，预示患癌风险越高）和 PSA 速率（> 0.75 ng/ml 每年）可提高筛查的阳性预测值[25]。诊断前 1 年 PSA 速率 > 2 ng/ml 与前列腺癌死亡风险增加有关[26]。PSA 的半衰期约为 2.2 d。前列腺炎、尿潴留、DRE、射精、直肠超声（TRUS）活检、经尿道前列腺切除术（TURP）和前列腺增生症均可导致 PSA 水平升高。使用 5α- 还原酶抑制剂（如非那雄胺）治疗前列腺增生症时，6 个月内可将 PSA 降低约 50%，因此在前 2 年需要将 PSA×2，在长期使用时将 PSA×2.3 倍[27,28]。国家筛查指南不建议单独使用 DRE 进行筛查（不良 PPV 为 4%~11%）[29]。DRE 和 PSA 联合筛查由医生自行决定，建议对任何 PSA 可疑患者进行 DRE[24]。DRE 只触诊前列腺的后部和侧面，这从本质上限制了其筛查的实用性，但 85% 的前列腺癌发生在这些部位[30]。一项多中心筛查研究表明，PSA 检测前列腺癌的灵敏度明显高于 DRE（82% *vs.* 55%，*P*＝0.001）[31]。前列腺抗原 3（PCA3）是一种由肿瘤细胞过表达的 RNA 生物标志物，可在 DRE（"从外侧到内侧至少在前列腺上按压 6 次"）后在尿液中发现。该检测可能是替代重复活检检测癌症的有效方法，具有较高的阴性预测值（88%），但并非常规使用[32]。4K 评分是一种测量前列腺特异性激肽释放酶的血液测试，用于确定患者在活检中发现 GS ≥ 7 的特定概率[33]。将血清水平与包括患者年龄、DRE 中是否存在可触及的结节以及之前的阴性活检在内的算法相结合，得出活检中发现侵袭性癌症的百分比风险分值（1%~95%）。

临床表现：前列腺癌通常没有症状，大多数是通过 PSA 值或 TURP 意外发现而确诊的。可疑的 DRE 发现包括结节、不对称或凹陷区域。一些局部晚期患者可能会出现排尿梗阻症状（尿流微弱或中断）、多尿，较少见的是排尿困难和血尿。不明原因的骨痛可能提示转移性疾病，但这种情况在其他低危前列腺癌患者中很少见。

诊断检查：病史采集和体格检查，包括 DRE 以及泌尿、肠道和性功能基线评估。AUA 评分（又称"国际前列腺症状评分"或"IPSS"）可用于评估排尿功能（7 个问题的评分范围为 0~5 分；总分 35 分，分数越高意味着症状越严重），其依据是排空不完全、尿频、间歇性、尿急、尿流细弱、排尿费力和排尿困难。SHIM 评分通常用于评估基线勃起功能（5 个问题，0/1~5 分不等；总分 25 分，分数越高勃起功能越好）。

1. 化验室检查：PSA 与术前检查（如有手术指征）。

2. 活检：TRUS 引导下的随机活检是最常见的诊断方法，需要取出 8~12 个组织核心。一项系统性综述表明，与传统的前列腺活检技术相比，磁共振成像靶向活检可以用较少的核心样本检测出有临床意义的癌症 [34]。

3. 影像学检查：对低危前列腺癌不需要进行常规分期扫描。多参数磁共振成像可用于考虑 AS 的患者，因为它可能会检测出 GS ≥ 7 或 ECE 的病灶。

预后因素：前列腺癌的风险分层主要基于通过 DRE 进行的临床分期、治疗前 PSA、活检的 GS/分级组别以及涉及癌症的活检芯数量。目前存在几种风险分类，包括 NCCN、D'Amico 和 AJCC 风险分类（表 39.3 和表 39.4）。有关有利和不利中度风险分类的进一步讨论可参见第四十章。还存在其他预后因素，包括癌体积（体积 > 4 cm³ 表明 PSA 失败时间较短）[35]、活检时的神经周围侵犯（PNI，与较高的切缘阳性率相关，但尚未证明是 PSA 复发的独立预测因素）[36] 和播散癌细胞的存在（在 3 项随机试验中，> 5 个播散性癌细胞 /7.5 ml 与更短的 OS 相关）[37]。UCSF-CAPRA 列线图包括年龄（50 岁 *vs.* < 50 岁）、PSA、GS、临床分期（$T_{1/2}$ *vs.* T_{3a}）、活检芯受累百分比（< 34% *vs.* 34%）用于预测疾病复发或进展的可能性 [38]。

病史：早期低危患者的死亡风险在 10 年内为 1%（根据 ProtecT 试验的主动监测组）。许多肿瘤在诊断后的前 10~15 年内遵循惰性过程，但超过 15 年后，前列腺癌特异性死亡（PCSM）发病率翻了 3 倍（每年 15/1000 人至 44/1000 人）[39]。根据对前列腺切除术后生化失败的患者进行的 Pound 研究，转移发生在生化失败后的中位 8 年，死亡发生在 DM 发生后的中位 5 年 [40]。

分期：见表 39.3。

表 39.3（a） AJCC 第 8 版（2017 年）：前列腺癌分期

cT		pT		N		M	
T_1	a. 偶发肿瘤，体积≤所切除组织体积的 5%			N_0	无区域性淋巴结转移	M_{1a}	有区域淋巴结以外的淋巴结转移
	b. 偶发肿瘤，体积＞所切除组织体积的 5%						
	c. 不可扪及，仅穿刺活检发现的肿瘤（如由于 PSA 升高）						
T_2	a. 肿瘤限于单叶的 1/2	T_2	局限于前列腺	N_1	区域淋巴结转移	M_{1b}	骨转移
	b. 肿瘤超过单叶的 1/2 但限于该单叶						
	c. 肿瘤侵犯两叶						
T_3	a.EPE	T_3	a.EPE 或镜下膀胱颈受侵			M_{1c}	其他脏器转移，伴或不伴骨转移
	b.SV 受侵		b.SV 受侵				
T_4	侵犯其他临近组织[1]	T_4	侵犯其他临近组织[1]				

表 39.3（b） AJCC 第 8 版（2017 年）：预后分期组别

I	$cT_{1a\sim c}$，cT_{2a} 或 pT_2+PSA ＜ 10 ng/ml+Gleason 分级分组 1 级
ⅡA	$cT_{1a\sim c}$ 或 cT_{2a}+PSA ≥ 10 且＜ 20 ng/ml+Gleason 分级分组 1 级 $cT_{2b\sim c}$+PSA ＜ 20 ng/ml+Gleason 分级分组 1 级
ⅡB	$T_{1\sim 2}$，PSA ＜ 20 ng/ml，Gleason 分级分组 2 级
ⅡC	$T_{1\sim 2}$，PSA ＜ 20 ng/ml，Gleason 分级分组 3 级 $T_{1\sim 2}$，PSA ＜ 20 ng/ml，Gleason 分级分组 4 级
ⅢA	$T_{1\sim 2}$，PSA ≥ 20 ng/ml，Gleason 分级分组 1~4 级
ⅢB	$T_{3\sim 4}$，任何 PSA，Gleason 分级分组 1~4 级
ⅢC	任何 T，任何 PSA，Gleason 分级分组 5 级
ⅣA	任何 T，N_1，任何 PSA，任何等级
ⅣB	任何 T，M_1，任何 PSA，任何等级

注：侵犯其他临近组织[1]，侵犯膀胱、外括约肌、直肠、肛提肌和盆壁。

表 39.4　前列腺癌的风险分层（AJCC 分期除外）

NCCN 风险分类 [41]		D'Amico 风险类别 [42]
极低危	具有以下所有特征： T₁ GS ≤ 6 PSA < 10 ng/ml 活检阳性碎片 < 3 个 每个碎片 / 每针组织中的肿瘤比例 < 50% PSA 密度 < 0.15 ng/ml/g	低风险 具有以下所有特征： T₁₋₂ₐ GS ≤ 6 PSA < 10 ng/ ml
低危	具有以下所有特征： T₁₋₂ₐ GS ≤ 6/ 分级分组 1 PSA < 10 ng/ml	
有利的中危	T₂ᵦ₋₂c 或 GS 3+4＝7/ 分级分组 2， 或 PSA 10~20 ng/ ml，并且活检阳性针数 < 50%	中等风险 至少具有一项以下特征： T₂ᵦ GS 7 PSA 10~20 ng/ml
不利的中危	2 或 3 个中级风险因素（上述）， 分级分组 3 或 活检阳性针数 ≥ 50%	
高危	T₃ₐ 或 GS 8/ 分级分组 4， 或 GS 9~10/ 分级分组 5，或 PSA > 20 ng/ml	高风险 至少具有一项以下特征： ≤ T₂c GS 8-10 PSA > 20 ng/ml
极高危	T₃ᵦ₋₄ 或原发灶 Gleason 5 模型 / 分级分组 5， 或 > 4 针的 GS 8~10/ 分级分组 4 或 5	

治疗模式

1. AS 和观察等待（WW）： AS 包括通过 PSA、DRE 和活检对患者进行定期监测，有证据表明病情恶化时，将及时转为潜在的根治性治疗。这与 WW 不同，WW 继续进行监测，但通常在出现症状时才开始治疗。关于 AS 标准的建议各不相同，但可以包括大多数低危患者（GS ≤ 6）并且预期寿命"合理"[43]，而 NCCN 则建议风险极低的患者和预期寿命 ≤ 20 年的患者[41]。基因组图谱分析可帮助确定适合 AS 的患者。WW 的建议也不尽相同，低危和预期寿命有限（< 10 年）的患者可考虑 WW[41,43]。

2. 预防： 5-α 还原酶抑制剂在 AS 情况下预防癌症进展的作用在共识指南中尚存争议，但 REDEEM 试验显示，与安慰剂相比，使用度他雄胺的 3 年前列腺癌进展率较低（38% vs. 48%，P＝0.009）[44]。非那雄胺目前未被 FDA 批准用于预防癌症。

3. 手术： RP 方法包括耻骨后或腹腔镜 / 机器人方法。一项单中心随机对照试验（RCT）对机器人手术和开放手术进行了比较，该研究报告了 6 周和 12 周的早期结果，显示两种技术的手术切缘阳性率、术后并发症、术中不良事件发生率相似，患者报告的泌尿和性功能评分相似[45]。会阴入路省略了淋巴结清扫术和 SV 切除术，已被证明与更高的生化失败率、阳性切缘、包膜切口和直肠损伤有关[46]。据估计，开腹、腹腔镜和机器人技术的阳性切缘率分别为 23%、15% 和 14%[47]。围手术期并发症很少见，包括死亡率（< 1%）、直肠损伤（< 1%）、血栓栓塞（1%~3%）、心肌梗死（1%~8%）、伤口感染（< 1%）、

失血量 < 1 L 和盆腔疼痛[48,49]。双侧神经保留手术的阳痿发生率为 50%，单侧神经保留手术的阳痿发生率为 75%。在一项研究中，估计有 32% 的患者报告完全控制了排尿，40% 的患者报告偶尔漏尿，7% 的患者报告经常有漏尿，1%~2% 的患者报告没有控制排尿[50]。标准的淋巴结清扫包括对闭孔淋巴结和髂外淋巴结的清扫。目前还不确定扩大淋巴结清扫范围是否能改善治疗效果。

4. 放疗

（1）**适应证**：对于既往无盆腔放疗史或肠炎等禁忌证的低危前列腺癌患者，可选择进行根治性放疗。

（2）**剂量**：在几项随机试验中，传统 EBRT 的剂量增量已被证明可改善生化结果，但并不能改善 OS。在实践中，剂量和分割差异很大。常见的传统分割治疗方案有：78 Gy/39 fx 或 79.2 Gy/44 fx。在大型前瞻性试验中，70 Gy/28 fx 或 60 Gy/20 fx 等中度大分割方案已通过测试。对于 SBRT，36.25~40 Gy 5 fx QOD 给药是常用的治疗方案，但尚未在随机试验中将 SBRT 与 IMRT 进行对比。近距离放疗常用于低危前列腺癌，其疗效与手术和 EBRT 相当，但还没有随机试验将这些治疗方法进行对比以评估临床疗效。低剂量率（LDR）近距离放疗的剂量为 ^{125}I 144~145 Gy 或 ^{103}Pd 125 Gy。对于低危和良好的中危前列腺癌，EBRT 与近距离放疗或 ADT 没有联合应用的必要；单一疗法就足够了。最近的证据表明，分两次进行的高剂量率（HDR）近距离放疗耐受性良好，5 年疗效良好，优于单次分割 HDR 近距离放疗[51]。根据 RTOG-ASTROPhoenix 共识，生化治疗失败的定义是 PSA 比治疗后的最低值升高 2 ng/ml[52]。一些患者可能会出现 PSA "反弹" 现象，尤其是近距离放疗后，但这与较差的预后无关。

（3）**不良反应**：①急性：疲劳、排尿困难、尿急、尿频、尿潴留、直肠急迫感、腹泻。②晚期：狭窄、膀胱炎、直肠炎、性功能障碍、二次恶性肿瘤。已对这些疗法的生活质量（QOL）问卷结果进行了比较，每种方法都与泌尿、肠道和性功能方面不同的变化模式有关（参见 ProtecT 和 PROST-QA 试验）。

（4）**治疗**：见《放射肿瘤学治疗计划手册》，第八章[53,54]。

5. 其他：HIFU 和冷冻疗法等其他治疗方法是新兴技术。但根据 NCCN 指南，不建议将其作为一线治疗方案。

基于循证的问与答

筛查和预防

◆ **PSA 筛查的价值是什么？为什么美国预防服务工作组（USPSTF）之前建议不要进行 PSA 筛查？**

尽管在 PSA 时代，疾病向早期局限性疾病的阶段迁移，转移率下降，但 USPSTF 建议 2018 年不对 70 岁以上男性进行 PSA 常规筛查，但建议 55~69 岁男性的筛查决定是 "个人决定"[55]。有 3 项主要的筛查试验，其方法表明筛查的幅度可能大于所代表的幅度。ERSPC 和瑞典试验显示 PCSM 对 PSA 筛查有益，而 PLCO 则没有。值得注意的是，很难让 "观察" 组的人不接受筛查，这也是 PLCO 试验受到的批评之一。

Schröder, ERSPC (NEJM 2009, PMID 19297566; Update Lancet 2014, PMID 25108889)：

共有 162 388 例男性（55~69 岁）随机接受 PSA 筛查（平均每 4 年一次）或不筛查。在大多数中心，PSA 3 ng/ml 是活检的指征；1°终点 PCM。筛查组的前列腺癌发病率为每年 9.55/1000 人，对照组为每年 6.23/1000 人；筛查组中有 355 例男性死于前列腺癌，对照组中有 545 例男性死于前列腺癌，PCM 比率在 13 年后为 0.79（$P=0.001$），对应的 NNS＝781，防止一例死亡的 NNT＝27，ACM 无差异。结论：在随机接受 **PSA** 筛查的人群中观察到了 **PCM** 的减少。评论：未报告治疗类型，假定两组是平衡的，也未报告对照组的总体筛查率；欧洲各中心在招募、使用 **DRE**、**TRUS** 和筛查间隔方面存在差异。该研究提高了患者的生存率，减少了病情进展，但代价是过度检测和过度治疗。

Hugosson, Swedish Trial (Lancet Oncol 2010, PMID 20598634)： 瑞典哥德堡共有 20 000 例 50~64 岁的男性通过计算机随机选择是否每隔一年接受 PSA 筛查（无知情同意书）。PSA > 3 ng/ml 是进行 DRE 和活检的指征。1°终点为 PCM。78% 的患者接受了最长 14 年的随访，76% 的患者接受了筛查。筛查降低了发病率和转移率。筛查组的前列腺癌发病率为 12.7%，对照组为 8.2%（HR：1.64；$95\%CI$：1.50%~1.80%；$P < 0.0001$）。筛查组与对照组的 PCM 比率为 0.56（$95\%CI$：0.39%~0.82，$P=0.002$）；46 例筛查组男性与 87 例对照组男性被确诊为转移性疾病（$P=0.003$）。NNS＝293，预防 1 例前列腺癌死亡的 NNT＝12。如果首次 PSA 值＜1，则患前列腺癌的风险仅为 2.6%。结论：**PSA 筛查是有价值的，可将死亡风险降低近一半。且这是一项最"纯粹"的试验，因为它采用了随机化方法，没有知情同意书，但随访情况良好，而且 NNS 最低。**

Andriole, PLCO Cancer Screening Trial (NEJM 2009, PMID 19297565; Update J Natl Cancer Inst 2012, PMID 22228146; Update Shoag, NEJM 2016, PMID 27144870)： 76 693 例 55~74 岁的男性随机接受 PSA+DRE 年度筛查或常规检查。PSA > 4 ng/ml 或 DRE 异常是活检的指征。92% 的参与者接受了 10 年随访。筛查组与对照组的前列腺癌发病率分别为每年 108 例 /10 000 人与 97 例 /10 000 人，发病率相对增加了 12%（RR：1.12），但筛查组与对照组的前列腺癌死亡率没有统计学差异，分别为每年 3.7 例 /10 000 人与 3.4 例 /10 000 人。结论：**没有证据表明 PCM 受益于年度筛查。** 评论：**45%** 的男性在随机化前 3 年中进行了 PSA 检测，排除了随机化前的前列腺癌；对照组中 **52%** 的男性（更新时为 **85%**）进行了 PSA 检测。由于交叉污染和筛查前的 PSA，许多人认为这些数据不足以得出 **PSA 筛查无用的结论。**

◆ **5-α 还原酶抑制剂可以预防前列腺癌吗？**

是的。尽管 5-α 还原酶抑制剂主要降低低级别癌症的风险。

Thompson, PCPT Trial (NEJM 2003, PMID 12824459; Update NEJM 2013, PMID 23944298)： 18 880 例男性随机接受非那雄胺（5 mg/d）或安慰剂治疗。PSA 临界值 3 ng/ml；非那雄胺组与安慰剂组分别有 10.5% 和 14.9% 的患者被诊断为前列腺癌（RR：0.7，$95\%CI$：0.65~0.76；$P < 0.001$）。与安慰剂相比，非那雄胺组显著降低了低级别癌症（GS 2-6）的相对风险（RR：0.57，$95\%CI$：0.52~0.63；$P < 0.001$）。与安慰剂相比，非那雄胺组的高级别癌症（GS 7~10；3.5% *vs.* 3.0%，RR：1.17，$P=0.05$）患者更多，但这部分患者的组间生存率没有差异；非那雄胺组和安慰剂组的 15 年 OS 率也没有差异（78% *vs.* 78.2%）。结论：**非那雄胺可将罹患前列腺癌的风险降低约 1/3，这"完全是由于低级别癌症风险相对降低了 43%"。**

Andriole, REDUCE Trial (NEJM 2010, PMID 20357281)： 6729 例男性随机接受 0.5 mg/d 度他雄胺或安慰剂治疗。研究对象包括 PSA 为 2.5~10 3 ng/ml（50~60 岁）或 3~10 ng/ml（60 岁以上）的男性。

在为期 4 年的研究中，19.9% 的度他雄胺患者与 25.1% 的安慰剂患者确诊为前列腺癌，度他雄胺可使前列腺癌的相对风险降低 22.8%，绝对风险降低 5.1%。与安慰剂组相比，度他雄胺组的 GS 5~6 癌症发生率较低（13.2% *vs.* 18.1%，$P < 0.001$），占癌症发生率的 70%。GS 7~10 肿瘤在各组之间没有差异。在第 3 年和第 4 年，与安慰剂相比，度他雄胺组的 GS 8~10 肿瘤数量更多（$P = 0.003$）。各组的 OS 无差异。**结论：度他雄胺能降低前列腺癌风险，主要是因为 GS 5~6 肿瘤的减少。**评论：高 GS 肿瘤的增加可能是由于腺体缩小和活检率提高。

主动监测

◆ **AS 的长期结果如何？**

Klotz (JCO 2010, PMID 19917860; Update JCO 2015, PMID 25512465)： 1995—1999 年，对 993 例 AS 患者进行了单臂队列随访，包括所有 GS ≤ 6 和 PSA ≤ 10 ng/ml 的患者。如果年龄 > 70 岁，PSA ≤ 15 ng/ml 或 GS ≤ 3+4。自 2000 年起，仅限于 GS ≤ 6 和 PSA ≤ 10 ng/ml 或患有中危疾病 [PSA 10~20 ng/ml 和（或）GS 3+4] 且有明显并发症且预期寿命 < 10 年的患者。10 年和 15 年前列腺癌精算生存率分别为 98.1% 和 94.3%。933 例患者中只有 15 例（1.5%）死于前列腺癌，2.8% 死于转移性疾病。10 年和 15 年的 OS 率分别为 80% 和 62%。在 5 年、10 年和 15 年时，75.7%、63.5% 和 55.0% 的患者仍未接受治疗，仍在 AS 中。患者死于前列腺癌以外原因的概率是正常人的 9.2 倍。**结论：对低危和选择性良好的中危患者进行 AS 似乎是安全的。**

◆ **还原酶抑制剂能否帮助接受 AS 的患者？**

Fleshner, REDEEM Trial (Lancet 2012, PMID 22277570)： 302 例 GS 5~6、PSA ≤ 11 接受 AS 的男性患者随机接受 0.5 mg/d 的度他雄胺或安慰剂治疗。每 3 个月对患者进行一次随访，为期 1 年，然后每 6 个月随访一次，每 18 个月进行一次 PSA 和 DRE 检查。所有患者均在 18 个月和 3 年后或 PSA/DRE 出现问题时重复活检。进展的定义是：≥ 4 针、≥ 50% 活检阳性针数或 GS 4。使用度他雄胺 3 年后，前列腺癌进展率从 48% 降至 38%（*HR*：0.62，95%*CI*：0.43~0.89；$P = 0.009$）。**结论：度他雄胺可能有利于减少接受 AS 患者的病情恶化。**

◆ **早期治疗比 AS 或 WW 更好吗？**

Bill-Axelson, SPCG-4 (NEJM 2011, PMID 21542742; QOL Lancet Onc 2011, PMID 21821474; NEJM 2018, PMID 30575473)： 695 例早期前列腺癌患者随机分为 RP 组和 WW 组。WW 组的进展定义为可触及的 ECE 或需要干预的排尿障碍症状。T_2 为 76%，T_{1c} 为 12%（并非后 PSA 时代的现有人群）。符合条件：年龄 < 75 岁，T_{1-2}，PS < 50 ng/ml，预期寿命 > 10 年；6.6% 的患者在 RP 时为转移淋巴结阳性。RP 患者每天至少漏尿一次（41% *vs.* 11%）和报告 ED（84% *vs.* 80%）的比例较高，但尿路梗阻的比例较低（29% *vs.* 40%）。排便功能障碍、焦虑、抑郁、幸福感和主观 QOL 的发生率相似。研究结果表明，与无 ECE 和 GS 6 相比，ECE 和 GS 7 分别与更高的前列腺癌死亡风险相关（表 39.5）。**结论：前列腺癌根治术可在统计学上显著降低所有终点。但由于分期迁移，这些结果可能不适用于现代低危人群。**

表 39.5　SPCG-4 前列腺切除术试验结果

组别	18 年 DSM	18 年 DM	18 年 OM
WW	28.7%	38.3%	68.9%
RP	17.7%	26.1%	56.1%
P	0.001	< 0.001	< 0.001

Wilt, PIVOT Trial (NEJM 2012, PMID 22808955; Update NEJM 2017, PMID 28700844)：

731 例男性患者随机接受 AS 或 RP 治疗。包括 $T_{1～2}$、任何等级、PSA < 50、年龄 < 75 岁、预期寿命 > 10 年；40% 低危，34% 中危，21% 高危。AS 组为 PSA 倍增 < 3 年、GS 进展到 > 4+3 或临床进展的患者提供根治性治疗。MFU 12.7 年（更新）。RP 组有 7.4% 的患者死于前列腺癌或治疗，而 AS 组为 4%（$P=0.06$）。RP 与 AS 的 ACM 无差异（61.3% *vs.* 66.8%，$P=0.06$），但 RP 可减少中危患者的 ACM，但不能减少低危患者的 ACM。**结论：与 AS 相比，RP 并未明显减少 ACM 或 PCM。此研究中，效应大小是合理的（ACM 的绝对风险降低 5.5%），更多的力量可能会导致显著的差异。**

Hamdy, UK ProtecT (NEJM 2016, PMID 27626136; QOL Donovan NEJM 2016, PMID 27626365; Update Eur Urol 2020, PMID 31771797)： 1643 例 50~69 岁的局限性前列腺癌患者随机接受 "主动监测"（AM，仅 PSA 监测）、手术（RP）或放疗 +ADT 治疗。中位年龄为 62 岁，中位 PSA 为 4.6 ng/ml（范围为 3~19.9），77% 为 GS 6，76% 为 T_{1c}。AM 组在第一年每 3 个月检测一次 PSA，之后每 6~12 个月检测一次；前 12 个月 PSA 增加 50% 时，需要进行复查，以确定是继续监测还是继续治疗。放疗组在进行 3~6 个月的 ADT 治疗之前，同时进行 3D-CRT 治疗，治疗剂量为 74 Gy/37 fx。RP 治疗组在第一年内每 3 个月检测一次术后 PSA，然后每 6~12 个月检测一次。1°结果：PCSS。MFU 10 年。AM、RP 和放疗组的 PCSM 发生率分别为 1.85%、0.67% 和 0.73%，各组间无显著差异（$P=0.08$）。AM 组的 DM 和疾病进展情况多于 RP 或放疗组。在 AM 组（$n=545$）中：54.8% 的患者在 10 年后接受了根治性治疗。RP 组（$n=391$）：2% 的患者术后 PSA > 0.2 ng/ml，5 例接受了挽救性放疗，9 例在术后一年内因 pT_3（29%）或阳性切缘（24%）接受了辅助性放疗。RP NNT=27，放疗 NNT=33，以避免一名患者出现转移性疾病。使用 RP 或放疗可避免一名患者出现临床进展的 NNT=9（表 39.6）。**结论：无论采用哪种治疗方法，PCM 的发生率仍然很低，约为 1%。与 AM 相比，RP 或放疗的疾病进展率和转移率明显较低。ProtecT 试验中的 ACM 和 PCSM 远低于 SPCG-4 或 PIVOT 试验。**

表 39.6　ProtecT 随机试验的结果

组别	5 年 PCSS	10 年 PCSS	10 年临床进展	10 年转移率	全因死亡
AM	99.4%	98.8%	20.4%	5.6%	10.9
手术	100%	99%	5.9%	2.4%	10.1
放疗	100%	99.6%	6.6%	2.7%	10.3
P	0.48	0.48	< 0.001	0.004	0.87

EBRT

◆ **对于传统的 EBRT，剂量增量能否改善疗效？**

至少有 5 项主要的随机试验对"剂量增量"进行了研究，每项试验都显示，与"常规"低剂量（约 70 Gy，1.8~2.0 Gy/fx）相比，高剂量对生化控制有益（但对 OS 无差异），但直肠出血率也较高。目前的标准剂量为 78~80 Gy，采用常规分割法（表 39.7）。

表 39.7　前列腺癌Ⅲ期剂量增量试验摘要

	Pasalic, MDACC[56]	Zietman, MGH[57]	Heemsbergen, Dutch[58]	Dearnaley, MRC[59]	Michalski, RTOG 0126[60]
剂量	70 Gy *vs.* 78 Gy	70.2 Gy *vs.* 79.2 Gy	68 Gy *vs.* 78 Gy	64 Gy *vs.* 74 Gy	70.2 Gy *vs.* 79.2 Gy
N	301	393	669	843	1499
技术	四野箱式照射技术和 3D-CRT	四野箱式照射技术和质子刀	3D	3D	3D 或 IMRT
MFU（年）	14.3	8.9	9.1	10	7
生化控制	81% *vs.* 88%、$P=0.042$	67.6% *vs.* 83.3%、$P<0.0001$	49% *vs.* 43%、$P=0.046$	43% *vs.* 55%、$P=0.0003$	55% *vs.* 70%、$P<0.0001$

◆ **中度大分割是否安全有效？**

有几项随机试验对中度大分割治疗（2.4~4 Gy/fx 至 60~70 Gy）与传统分割治疗进行了比较（表 39.8）。其潜在优势包括：患者更方便、费用更低，以及可能改善疗效（由于假设的低 α/β 比值）。随访时间适中，MFU 为 5~10 年，但更长时间的随访将有助于确定临床疗效和毒性方面的非劣效性。

表 39.8　前列腺癌中度大分割治疗试验摘要

作者/机构	MFU	风险等级	大分割组	常规分割组	结果
Hoffman, MDACC[61]	8.4 年	LR-IR	72 Gy at 2.4 Gy/fx	75.6Gy at 1.8 Gy/fx	8 年 bRFS 89.3% *vs.* 84.6%、10 年 89.3% *vs.* 76.3%，$P=0.036$，大分割组更有利。OS 或晚期消化道（GI）或泌尿生殖道（GU）毒性无差异（但大剂量分割组治疗后直肠出血明显增多）。5 年后出现更好的控制效果
Avkshtol, Fox Chase[62]	10.2 年	IR-HR	70.2 Gy at 2.7 Gy/fx	76 Gy at 2 Gy/fx	10 年生化/临床疾病失败率：30.6% *vs.* 25.9%（$P=$NS）：30.6% *vs.* 25.9%（$P=$NS）。晚期不良反应无差异（但泌尿系统功能较差 IPSS > 12 的患者在大分割组毒性较高）。bF、PCSM 或 OS 无差异，但大分割组的 DM 有增高趋势
Lee, RTOG 0415[63]	5.8 年	LR	70 Gy at 2.5 Gy/fx	73.8Gy at 1.8 Gy/fx	DFS（*HR*：0.85；*CI*：0.64~1.14）或 DFS（*HR*：0.85；*CI*：0.64~1.14）无 SS 差异，或 bF（*HR*：0.77；*CI*：0.51~1.17）。大分割组效果不劣于常规分割组。大分割组晚期 2 级 GI 毒性（18.3% *vs.* 11.4%，$P=0.002$）和 GU 毒性（26.2% *vs.* 20.5%，$P=0.06$）更高，但这在患者报告的结果中没有临床意义（ASTRO 2016）

续表

作者 / 机构	MFU	风险等级	大分割组	常规分割组	结果
Dearnaley, CHHiP[64]	5.2 年	全部（大部分 IR）	60 或 57 Gy at 3 Gy/fx	74 Gy at 2 Gy/fx	5 年 bRFS：88.3%（74 Gy）vs. 90.6%（60 Gy）vs. 85.9%（57 Gy）。60 Gy 的疗效不逊于 74 Gy，但 57 Gy 与 74 Gy 的疗效不具劣势。两组间 GI/GU 毒性无差异
Incrocci, HYPRO/ Dutch[65]	5 年	IR-HR	64.6 Gy at 3.4 Gy/fx	78 Gy at 2 Gy/fx	治疗失败率：大分割组 20% vs. 常规分割组 22%。5 年 RFS：大分割组 80.5% vs. 常规分割组 77.1%（P=0.36）。大分割组 3 级晚期 GU 毒性明显高于常规分割组（19.0% vs. 12.9%，P=0.021）
Arcangeli, Italian[66,67]	9 岁	人力资源	62 Gy at 3.1 Gy/fx	80 at 2 Gy/fx	10 年 FFBF 大分割组 72% vs. 常规分割组 65%（P=0.148）。后期效果无差异
Catton, PROFIT[68]	6 年	IR	60 Gy at 3 Gy/fx	78 at 2 Gy/fx	两组的 5 年 bF 均为 15%（HR: 0.96; 90%CI: 0.77~1.2）。大分割组不比常规分割组差。晚期 3+ 级 GI 和 GU 毒性无 SS 差异

注：HR，高危；IR，中危；LR，低危。

◆ **使用 SBRT 进行超大分割治疗（＞4~10 Gy/fx）是否安全有效？**

　　SBRT 的生化控制和毒性结果与剂量增量 3D/IMRT 的历史结果相当，但需要更长时间的随访（表 39.9）。患者应了解 SBRT 的随访时间较短，且缺乏随机数据。

　　Widmark, HYPO-RT-PC (Lancet 2019, PMID 31227373)：将 1180 例因中危（89%）或高危（11%）接受放疗的男性前列腺癌患者随机分到常规分割组（78 Gy/39 fx）或超大分割组（42.7 Gy/7 fx QOD）。不允许使用 ADT，主要终点是生化或临床失败的时间。MFU 5 年后，两组的估计无失败生存率均为 84%，调整后 HR 为 1.002（P=0.99）。超大分割组出现＞G2 急性泌尿系统毒性的发生率呈上升趋势（28% vs. 23%，P=0.057），超大分割组 1 年后的泌尿系统毒性更高（6% vs. 2%，P=0.0037）。**结论：就无失败生存期而言，超大分割法并不比常规分割放疗差，但急性不良反应略微明显。**

　　Jackson, Meta-Analysis (IJROBP 2020, PMID 30959121)：在 38 项前瞻性试验中，6116 例男性患者接受了原发灶 SBRT 治疗，其中 92% 为低危患者，78% 为中危患者，38% 为高危患者。总体而言，5 年和 7 年 bRFS 率分别为 95.3% 和 93.7%。晚期 GU 和消化道 GI 毒性＞3 级的比例分别为 2.0% 和 1.1%。SBRT 剂量的增加与生化控制的改善有关（P=0.018），但晚期 GU 毒性＞3 级的情况较差（P=0.014）。**结论：前列腺 SBRT 可实现良好的生化控制和毒性结果。**

表 39.9　前列腺癌 SBRT 选择系列摘要

研究	n	剂量（Gy/fx）	Fx	总剂量	MFU（年）	生化控制
Meier 等[69]	309	7.25~8	5	PTV 36.25 Gy，前列腺 40 Gy（SIB）	5.1	97.1%
Parsai 等[70]	35	7.25~10	5	PTV 36.25 Gy，前列腺 50 Gy（SIB）（保留尿道、膀胱和直肠）	3.8	3 年：88.0%

续表

研究	n	剂量（Gy/fx）	Fx	总剂量	MFU（年）	生化控制
Katz 等[71]	515	7~7.25	5	35~36.25 Gy	7	8 年 低危：93.6%、 中危：84.3% 高危：65%
Chen 等[72]	100	7~7.25	5	35~36.25 Gy	2.3	99%
King 等[73]	67	7.25	5	36.25 Gy	2.7	94%
Boike 等[74]	45	9~10	5	45~50 Gy	2.5	100%
Freeman 等[75]	41	7.25	5	35~36.25 Gy	5	93%
Madsen 等[76]	40	6.7	5	33.5 Gy	3.4	90%

◆ 关于 SBRT 的不良反应有哪些数据？

许多研究在短期随访中公布的晚期消化道 / 胃肠道毒性发生率较低，但需要更长时间的随访才能观察到晚期效应（表 39.10）[77]，发现 90% 的毒性事件发生在治疗后 3 年内。斯坦福大学的早期经验发现，与每日 1 次的 SBRT 相比，QOD 的毒性更小，因此大多数人都采用了 QOD 方案[73]。在Ⅲ期前瞻性 PACE B 试验中，男性早期前列腺癌患者随机接受 EBRT（78 Gy/39 fx 或 62 Gy/20 fx）与 SBRT（36.25 Gy/5 fx，1~2 周）治疗，该试验的初步毒性报告显示，SBRT 和 EBRT 组别中 ≥ 2 级的急性 GI（10% vs. 12%）和 GU（23% vs. 27%）毒性比例相似，均无统计学意义[78]。

表 39.10 部分前列腺 SBRT 系列的不良反应结果摘要

研究	剂量	MFU（年）	晚期 GI 毒性	晚期 GU 毒性
Zelefsky 等[79]	四种剂量增量 Rx：32.5、35、37.5 和 40 Gy/5 fx	3.5~5.9	0% > G_2	剂量 1：23%（G_2） 剂量 2：26% 剂量 3：28% 剂量 4：31%
Meier 等[69]	36.25 Gy（SIB 至 40 Gy）/5 fx	5.1	2% G_2	12% G_2
Parsai 等[70]	36.25 Gy（SIB 至 50 Gy）/5 fx	3.8	5.7% ≥ G_3	2.9% ≥ G_3
Katz 等[77]	35~36.25 Gy/5 fx	6	4% G_2	9% G_2 2% G_3
King 等[73]	36.25 Gy/5 fx	2.7	16% $G_{1~2}$	23% G_1 5% G_2 3% G_3
Katz 等[75]	36.25 Gy/5 fx	5	15.5% $G_{1~2}$	32% $G_{1~2}$ 2.5% G_3

◆ **SBRT 的分次方案是否会影响毒性结果？**

前瞻性的 PATRIOT 试验报告显示，在接受 40 Gy/5 fx 的男性患者中，每周 1 次的分次治疗与每天 1 次的分次治疗相比，患者报告的急性肠道 QOL 下降率有所下降[80]。然而，长期随访显示，无论采用哪种分级方案，晚期 GI 和 GU 毒性的发生率都同样较低[81]。

◆ **RP、EBRT 和近距离放疗的不良反应如何比较？**

一般来说，RP 会加重尿失禁和阳痿，EBRT 会加重对肠道、直肠刺激（不使用直肠垫片），近距离放疗会加重尿道刺激或梗阻。放置直肠垫片可显著减少放疗的直肠剂量和不良反应[70]。

Sanda, PROST-QA (NEJM 2008, PMID 18354103)： 首次记录患者和伴侣报告 QOL 结果的一项大型前瞻性研究（非随机）。该研究对 1201 例患者和 625 名配偶进行了前瞻性问卷调查，对局部 T_{1-2} 癌症患者进行了根治性 RP、近距离放疗或 EBRT 治疗前后（长达 24 个月）的调查。接受 EBRT 治疗的患者基线并发症最多，其次是近距离放疗和 RP。尽管 RP 的基线功能较高，但其性功能和尿失禁评分却较低。保留神经的手术治疗对性生活质量的恢复更好。EBRT 与更多刺激性和梗阻性不良反应以及肠道毒性有关。大体积前列腺患者接受近距离放疗后，尿路刺激症状会加重，而接受前列腺电切术后症状会减轻。使用 ADT 会降低活力评分。在 MVA 中，与患者总体满意度相关的最重要因素依次是性功能、活力和排尿功能。降低健康相关 QOL 的患者相关因素包括肥胖、前列腺体积大、初始 PSA 升高、年龄偏大和非裔美国人种。

Donovan, ProtecT Trial QOL (NEJM 2016, PMID 27626365)： 与之前提到的试验相同（Hamdy 等）。通过在诊断前、6 个月和 12 个月进行问卷调查，患者报告结果，然后每年报告一次，直至 6 年。RP 对尿失禁和性功能的负面影响最大（6 个月后，阴茎坚硬程度足以进行性交：52% AM、22% 放疗、12% 手术）。放疗对性功能的负面影响在 6 个月时达到峰值，但随后恢复并趋于稳定（注：所有患者均接受了短期 ADT）。放疗对排尿几乎没有影响，但排尿和夜尿问题在 6 个月时达到高峰，然后在 12 个月时恢复到与其他组相似。与其他组相比，放疗在 6 个月时肠道功能较差，但随后得到恢复（除了大便带血的频率仍为 5%），而其他组的肠道功能稳定。AM 组的性功能逐渐下降（勃起坚硬到足以性交：第 3 年为 41%，第 6 年为 30%），泌尿功能也是如此。各组在焦虑、抑郁、一般健康相关或癌症相关 QOL 方面无差异。

◆ **有必要每天进行图像引导吗？**

有许多数据报告了前列腺在分次治疗期间和分次治疗过程中的移动，这表明了图像引导在治疗过程中的重要性。

De Crevoisier (IJROBP 2018, PMID 30071296)： 对仅用 IMRT 治疗前列腺（平均剂量 78 Gy）的 N_0 局限期前列腺癌患者进行每天或每周（第 1、2 和 3 天，然后每周）IGRT。470 例男性入组，主要终点为 5 年 RFS，次要终点为 OS 和毒性。RFS 无差异。与每周组相比，每日 IGRT 组的 OS 更差（$P=0.042$），二次肛门癌事件更多（11 vs. 24）。每日 IGRT 组急性直肠出血和晚期直肠毒性较低（6% vs. 11%，$P=0.014$）。每日 IGRT 可改善无生化进展期和无临床进展期，每日 IGRT 可将生化和临床复发风险降低 2 倍。结论：与每周 1 次的 IGRT 相比，每日 IGRT 可改善生化控制并降低毒性，但可能会增加二次恶性肿瘤的发生率，但由于发生率太低，尚无法得出结论。

第四十章　中危和高危前列腺癌

Rahul D. Tendulkar, Bindu V. Manyam, Omar Y. Mian　著

杨从容、程云杰　译

樊晓妹、王清玉　校

> **概述**：前列腺癌的临床表现各不相同。大多数中危患者和几乎所有高危患者都要接受局部治疗（而不是主动监测）。通常需要进行多模式治疗，包括前列腺切除术 ± 术后放疗取决于病理结果和 PSA 动力学）或最终放疗联合 ADT（中危 4~6 个月，高危 18~36 个月）或近距离放疗（表 40.1）。

表 40.1　中危和高危前列腺癌的一般治疗范例[1]

定义（NCCN）	治疗方案
中危（IR） 一个或多个中危风险因素（IRF），但无高危特征： $T_{2b\sim2c}$ 或分级分组 2 或 3，或 PSA 10~20 ng/ml **预后良好的中危（FIR）** 1 个 IRF 和分级分组 1 或 2，以及活检阳性针 < 50% **预后较差的中危（UIR）** 2 或 3 个 IRF，分级分组 3 或活检阳性针 ≥ 50%	• 主动监测（如果预期寿命 < 10 年） • EBRT ± 短期 ADT（4~6 个月） • 单纯近距离放疗（FIR） • EBRT+ 近距离放疗（UIR） • RP：对于不良病理特征（切缘阳性、精囊腺受侵、突破前列腺包膜）和可检测到的术后 PSA，考虑早期挽救性放疗
高危（HR） cT_{3a}，GS 8~10 或 PSA > 20 ng/ml **极高危（VHR）** $T_{3b\sim4}$，初检 GS 5 或 > 4 针的 GS 8~10	• EBRT+ 长期 ADT（18~36 个月） • EBRT+ 近距离放疗 +ADT（12~36 个月） • RP：对于不良病理特征（切缘阳性、精囊腺受侵、突破前列腺包膜）和可检测到的术后 PSA，考虑早期挽救性放疗。如果淋巴结阳性，考虑 ADT+ 盆腔 EBRT • 仅 ADT 适用于部分不适合接受局部治疗的患者（例如，预期寿命有限的患者）
临床淋巴结阳性	• 放疗 + 长期 ADT（24~36 个月） • ADT ± 抗雄激素（如果预期寿命有限）

注：资料来源：Adapted from Mohler JL, Antonarakis ES, Armstrong AJ, et al. Prostate Cancer, Version 2.2019, NCCN Clinical Practice Guidelines in Oncology. J Natl Compr Canc Netw: JNCCN. 2019;17(5):479–505. doi:10.6004/jnccn.2019.0023.

流行病学：见第三十九章。在新确诊的前列腺癌患者中，有 15% 为 HR 患者[2]。

风险因素：参见第三十九章。家族史，特别是父亲因前列腺癌死亡的存活时间少于 24 个月，与高危病例相关[3]。5% 的局限性病例会出现 DNA 修复基因的种系突变，特别是种系 *BRCA2* 突变与较高的 GS 和较差的预后相关[4-6]。NCCN 指南建议对有前列腺癌家族史、导管内癌 / 合并筛孔结构改变、高危局限性疾病、淋巴结阳性或转移性前列腺癌患者进行种系基因检测，以评估包括 *BRCA1*、*BRCA2*、*ATM*、*PALB2*、*MLH1*、*MSH2*、*MSH6* 和 *PMS2* 等基因突变[5]以及与家族性前列腺癌相关的其他种系基因改变[7]。与前列腺癌风险增加有关的综合征有林奇综合征、范可尼贫血症和 HOXB13[8-10]。

解剖学、病理学、检查、临床表现：参见第三十九章。盆腔淋巴结受累的风险可通过 Partin 表格和 Roach 公式 [2/3×PSA+（Gleason-6）×10，该公式在现代往往会高估风险] 进行评估[11,12]。

病情检查：病史采集和体格检查，包括 DRE，以及泌尿、肠道和性功能基线评估。

1. 实验室检查：PSA 和术前检查（如有指示）。Decipher、Oncotype 或 Prolaris 等分子生物标志物的预后价值超过了传统因素。NCCN 指南建议，对于患有 UIR 和 HR 前列腺癌且预期寿命＞10 年的男性，应考虑进行此类分子检测[13,14]。

2. 影像学检查：骨扫描适用于转移风险较高的患者 NCCN 指南中的适应证包括以下任何一项：UIR（如果 T_2 和 PSA＞10）、HR 或 VHR。根据 NCCN，CT 或 MRI 骨盆扫描适用于 IR 或 HR 且列线图显示淋巴结受累概率＞10% 的患者[1]。PET-CT 使用前列腺特异性放射性核素示踪剂（如氟昔洛韦或 PSMA）在检测转移性疾病方面具有更高的灵敏度和特异性，但目前尚未获准用于前期治疗[15]。

病史：康涅狄格州肿瘤登记显示，GS 8-10 级前列腺癌患者在 15 年内死于未经治疗的前列腺癌的概率为 60%~87%[16]。大多数接受 HR 前列腺癌治疗的男性癌症寿命超过 10 年，但仍有死于其他原因的风险[17]。

预后因素，分期：预后因素、AJCC 第 8 版分期和风险分类见第三十九章。

治疗模式

1. 主动监测：主动监测不是 UIR 和 HR 型前列腺癌男性患者的标准治疗方案，但可能适用于部分低体积、FIR 型前列腺癌患者或预期寿命有限且患有多种并发症的患者[18]。

2. 手术治疗：根治性前列腺切除术是 IR 和 HR 前列腺癌的一种选择，但有些患者需要术后放疗。目前还没有前瞻性随机试验比较前列腺癌根治术和 EBRT 对 HR 前列腺癌的治疗效果，回顾性比较也因明显的选择偏差而难以解释。因此，可以考虑手术或非手术方法。有关手术方案的详情，请参阅第三十九章。

3. ADT：使用 ADT 的决定、时机和顺序取决于疾病特征和患者因素（表 40.2）[1]。最常用的是单独使用 GnRH 促效剂（如亮丙瑞林）或口服抗雄激素（联合雄激素阻断）。GnRH 激动剂治疗后，睾酮的恢复可能会延迟数月至数年[19,20]。瑞乐高是一种口服 GnRH 拮抗剂，在长期去势方面与亮丙瑞林一样有效，但心血管事件较少，而且具有快速可逆性的优点[21]。单纯全身治疗用于转移性前列腺癌症的治疗，或用于选择不适合局部治疗的患者。不良反应包括阳痿、性欲减退、疲劳、体重增加、潮热、认知改变、抑郁、骨质疏松、肌肉疏松以及潜在的心血管疾病。

4. 放疗

（**1**）**适应证**：除非有禁忌证（如曾接受盆腔放疗或患有肠炎），EBRT 适合是所有 IR 和 HR 前列腺癌患者，通常采用 IMRT 或 SBRT。对于部分 UIR 和 HR 患者，可以考虑 EBRT 加近距离放疗。HR 患者应考虑盆腔选择性淋巴结照射（ENI）[24,25]。更新的 NRG 肿瘤学指南建议淋巴结照射包括髂总（$L_{4~5}$）、髂外、髂内、骶前（$S_{1~3}$）和闭孔淋巴结[26]。应同时 / 辅助 ADT 和 EBRT。

表 40.2　雄激素剥夺疗法

方法	机制	实例
手术去势	清除 90%~95% 的循环睾酮，导致睾酮迅速下降	双侧睾丸切除术
促肾上腺皮质激素激动剂（又称 LHRHa）	诱发促甲状腺激素（LH）刺激和最初的睾酮激增，然后在 3~4 周内逐渐降至去势水平。睾酮激增会加剧转移性疾病患者的疼痛。在开始使用 LHRHa 时，通常会同时使用抗雄激素，以避免出现这种爆发反应	亮丙瑞林（7.5 mg/ 月）、醋酸戈舍瑞林（3.6 mg/ 月）、布舍瑞林、曲普瑞林
促肾上腺皮质激素拮抗剂	抑制睾酮，同时避免爆发反应	地加瑞克、瑞舒瑞克
类固醇抗雄激素	抑制睾酮和二氢氢睾酮与前列腺细胞核中的雄激素受体结合	醋酸甲地孕酮、醋酸环丙孕酮
非甾体抗雄激素	雄激素与雄激素受体结合的竞争性抑制剂。新一代抗雄激素可阻止雄激素受体的核转运以及雄激素受体与 DNA 反应元件的结合 与妇科炎症有关	比卡鲁胺（50 mg）、氟他胺（肝毒性）、恩扎鲁胺、阿帕鲁胺、达鲁胺
肾上腺抑制	抑制多种肾上腺类固醇的合成	酮康唑（降低睾酮的最快速药物）
还原酶抑制剂	抑制催化睾酮转化为 DHT 的酶	非那雄胺、度他雄胺
CYP17A1 抑制剂	抑制睾酮前体 DHEA 和雄烯二酮的形成。获准用于对去势有抵抗力的转移性前列腺癌和对去势敏感的前列腺癌[22,23]	阿比特龙（必须与泼尼松同时使用）

（**2**）**剂量**：在常规分割治疗的情况下，将剂量提升至 74~81 Gy 可改善生化 PFS，但无法改善 OS（详见第三十九章）[27-30]。适度大分割治疗方案包括 70 Gy/28 fx、70.2 Gy/26 fx 或 60 Gy/20 fx。2020 年 NCCN 指南赞同将 SBRT 作为所有风险组（包括 HR 和 VHR）的适当选择，剂量为 36.25~40 Gy/5 fx。如果计划联合 EBRT 和近距离放疗，EBRT 剂量为 45~50 Gy，然后是 LDR（^{125}I 为 110~115 Gy 或 ^{103}Pd 为 90~100 Gy）或 HDR（15 Gy x 1 fx 或 10.75 Gy x 2 fx）[31]。

由于 SVI 的风险升高，IR 和 HR 患者的 CTV 中通常包括近端 1~2 cm 的精囊[32]。在对前列腺切除术标本的分析中，90% 的病例前列腺包膜突破达 4 mm，这对 CTV 边缘（通常为 5 mm）产生了影响[33]。

（**3**）**不良反应**：EBRT 常见的急性反应包括疲劳、排尿困难、尿频、尿急和里急后重感。如果进行盆腔淋巴结放疗，则腹泻和痉挛更为常见。晚期反应较少见，包括放射性膀胱炎、尿道狭窄、放射性直肠炎、肠梗阻、瘘管和继发性恶性肿瘤。

（4）治疗方案：见《放射肿瘤学治疗计划手册》，第八章 [34]。

基于循证的问与答

◆ 对于 IR 型前列腺癌患者，ADT 联合 EBRT 是否比单纯 EBRT 更有效？在 EBRT 剂量增量的情况下，ADT 的益处是否仍然存在？

RTOG 9408 由大多数 IR 患者组成，该试验表明，在 66.6 Gy EBRT 的基础上增加 4 个月 ADT 可改善所有疗效。加拿大的一项试验表明，与单独使用 76 Gy 相比，使用 70 Gy 或 76 Gy 的 EBRT 联合 6 个月的 ADT 治疗可获得更好的生化控制和 PCSM。RTOG 0815 研究了 ADT 在现代剂量增量放疗中的作用，结果尚未公布。另外，近距离放疗的剂量增量也是 UIR 患者的一种选择，但在这种情况下是否可以豁免 ADT 还存在争议 [35]。

Jones, RTOG 9408 (NEJM 2011, PMID 21751904)： 1979 例 $T_{1b~2b}$ 且 PSA ≤ 20 ng/ml 的前列腺癌患者接受了 EBRT，随机分为单纯 EBRT 组（全盆腔放疗量 46.8 Gy，前列腺加量 19.8 Gy，总计达到 66.6 Gy）或新辅助和同期 ADT 组（戈舍瑞林或亮丙瑞林 ×4 个月，放疗前 2 个月开始）；LR 占35%，IR 占 54%，HR 占 11%。结论：**在 EBRT 时应用短期新辅助和同期 ADT 可显著降低 BF、DM 和 PCSM，改善 OS**（表 40.3）。事后风险分析表明，获益者仅限于 IR 患者，而非 LR 患者。评论：**以现代标准衡量，66.6 Gy 的剂量偏低。**

表 40.3　RTOG 9408 结果

10 年数据	BF	DM	PCSM	OS
EBRT	41%	8%	8%	57%
EBRT+ADT（4 个月）	26%	6%	4%	62%

注：所有结果均具有统计意义。

Nabid, Canadian PCS Ⅲ (Eur J Cancer 2021, PMID 33279855)： 将 600 例 IR 型前列腺癌患者（23%为 FIR，77% 为 UIR）随机分为短期 ADT（比卡鲁胺和戈舍瑞林 6 个月，其中 4 个月为新辅助治疗）+常规剂量 EBRT 组（70 Gy，第 1 组），短期 ADT+ 剂量增量 EBRT 组（76 Gy，第 2 组），和单独剂量增量 EBRT 组（76 Gy，第 3 组）。第 3 组的主要终点 bF（10 年时 30%）高于第 1 组（16%）或第 2 组（13%），$P < 0.001$。与采用 ADT 的任何一组相比，单纯剂量增量放疗的前列腺癌进展率（4.5% *vs.* 3.3% *vs.* 12%，1 组 *vs.* 2 组 *vs.* 3 组；$P=0.001$）和 PCSM（3.0% *vs.* 1.5% *vs.* 6.0%，$P=0.03$）都要差。3 种治疗方案的 OS 无明显差异。76 Gy 的 ≥ 2 级消化道不良反应高于 70 Gy（16% *vs.* 5%，$P < 0.001$）。结论：**对于 IR 型前列腺癌患者（其中 77% 为 UIR），短期 ADT 和 EBRT 联合治疗，即使放疗剂量较低，也能获得更好的生化控制和 PCSM 效果，优于单独使用剂量增量型 EBRT。**

Bolla, EORTC 22991 (JCO 2016, PMID 26976418)： 819 例 IR（75%）或 HR（25%）前列腺癌患者（$T_{1b~c}$ 和 PSA > 10 ng/ml、GS ≥ 7 或 $cT_{2a}N_0$ 和 PSA ≤ 50 ng/ml）随机接受同期辅助 ADT（GnRH

促效剂 ×6 个月）+ EBRT（70、74 或 78 Gy，根据机构偏好）或单独 EBRT。放疗采用 3D-CRT（83%）或 IMRT（17%）；25% 接受 70 Gy，50% 接受 74 Gy，25% 接受 78 Gy（超过 50% 的 78 Gy 患者采用 IMRT）。添加 ADT 可改善 5 年 bDFS（*HR*：0.52，*P* < 0.001）和 5 年 cDFS（*HR*：0.63，*P*=0.001），3 组剂量的效果相似（表 40.4）。结论：**6 个月的 ADT 可改善 bDFS 和 cDFS，即使是剂量增量的放疗也是如此。**

表 40.4　EORTC 22991 结果

5 年数据	bDFS	cDFS	DM	OS
EBRT	70%	81%	8%	88%
EBRT+ADT	83%	89%	4%	91%
P	< 0.001	0.001	0.05	NA

◆ **对于 IR 型前列腺癌，长期 ADT 是否能改善预后？**

对于接受 ADT 的 IR 前列腺癌患者，短期 ADT（4 个月）与长期治疗方案（RTOG 9910 为 9 个月、DART 为 28 个月）的效果相似。

Pisansky, RTOG 9910（JCO 2015, PMID 25534388）：将 1579 例 IR 前列腺癌患者在 EBRT（70.2 Gy/39 fx）前随机进行 8 周或 28 周的新辅助 ADT 治疗，然后同时进行 8 周的 ADT 治疗（共 4 个月 *vs.* 9 个月）。两组的 bF、CSS 和 OS 的发生率相似（表 40.5）。结论：**延长 ADT 持续时间并不能改善 IR 前列腺癌患者的预后。**

表 40.5　RTOG 9910 结果

10 年数据	bF	CSS	OS
4 个月 ADT+EBRT	27%	95%	66%
9 个月 ADT+EBRT	27%	96%	67%
P	0.77	0.45	0.62

◆ **短期 ADT 和放疗的最佳顺序是什么？**

既往 ADT 通常在开始放疗之前 2 个月内进行新辅助治疗。最近的证据表明，在使用短期 ADT 时，应在开始放疗同时辅助使用 ADT[36,37]。

Malone, Canadian（JCO 2019, PMID 31829912）：将 432 例 IR 前列腺癌（GS 6-7、$T_{1b\sim3a}$、PSA < 30）的患者随机分到 6 个月的新辅助/同步 ADT（放疗前 4 个月开始）+放疗组或同步/辅助 ADT+放疗组（共 6 个月）。主要终点是 bRFS，但也评估了 OS 和晚期 3+ 级不良反应。10 年 bRFS、OS 或 3+ 级毒性无 SS 差异。结论：**短期 ADT 与放疗的时间关系不会影响生物化学控制、OS 或不良反应。新辅助 ADT 没有必要：放疗和 ADT 可同时开始。**

◆ **仅靠 LDR 近距离放疗是否足以治疗 FIR 前列腺癌？**

Prestige, RTOG 0232 (ASTRO 2016, abstract 7)： 对 579 例 FIR 前列腺癌（$T_{1c~2b}$；GS 2-6，PSA 10~19 ng/ml 或 GS 7，PSA < 10 ng/ml）患者随机进行 EBRT（前列腺和 SV 45 Gy/25 fx；淋巴结照射可选），然后使用 ^{103}Pd（100 Gy）或 ^{125}I（110 Gy）进行 LDR 近距离放疗，或进行单独 ^{103}Pd（125 Gy）或 ^{125}I（145 Gy）近距离放疗。加用 EBRT 后，患者 5 年无病生存率并没有提高。急性不良反应 ≥ 2 级和 ≥ 3 级相似，但 ≥ 2 级（53% *vs.* 37%，*P*=0.0001）和 ≥ 3 级（12% *vs.* 7%，*P*=0.039）的晚期不良反应在 EBRT+ 近距离放疗组较高。结论：在近距离放疗的基础上加用 EBRT 并不能显著提高 FIR 前列腺癌患者的 **5 年无病生存率**，但会增加晚期不良反应。因此，单独使用近距离放疗是合适的。

◆ **对于 HR 或局部晚期前列腺癌，联合应用 ADT 与 EBRT 较单独应用 EBRT 有什么好处？**

多项试验表明，在 EBRT 的基础上加用 ADT 可提高生存率。这些试验大多没有使用剂量增量的 EBRT，而且都包括盆腔 ENI（表 40.6）。这些试验采用了不同的纳入标准以及 ADT 的排序和持续时间。

表 40.6　主要放疗 ± ADT 试验摘要

试验	*n*	分期	组别	结果
EORTC 22863 Bolla	415	$T_{1~2}$ Grade 3 或 $T_{3~4}$	70 Gy ± LHRHa 36 个月	ADT 改善了包括 OS 在内的所有终点
RTOG 8531 Pilepich	977	$T_3N_{0~1}$	65~70 Gy ± 睾丸切除术或终身 LHRHa	ADT 改善了包括 OS 在内的所有终点
RTOG 8610 Pilepich	456	$T_{2~4}N_{0~1}$	65~70 Gy ± 4 个月 LHRHa+ 氟他胺	ADT 可改善所有终点，但 OS（4 个月可能不够）除外

Bolla, EORTC 22863 (Lancet Oncol 2010, PMID 20933466)： 对 415 例 3 级 $T_{1~2}N_0$（17%）或 $T_{3~4}N_{0~1}$（93%）的前列腺癌患者随机进行 EBRT（全盆腔 50 Gy/25 fx，锥体下至前列腺，SV 加量 20 Gy/10 fx）+ADT（EBRT 第 1 天使用戈舍瑞林 ×3 年，同时使用醋酸环丙孕酮 ×1 个月）治疗或进行单纯 EBRT 治疗。结论：使用 GnRH 前体抑制剂抑制雄激素 3 年并进行 EBRT 可改善 HR 或局部晚期前列腺癌患者的 **bPFS、DFS 和 OS**（表 40.7）。

表 40.7　EORTC 22863 结果

10 年数据	bPFS	DFS	OS
EBRT	18%	23%	40%
EBRT+ADT（3 年）	38%	48%	58%

注：所有结果均具有统计意义

Pilepich, RTOG 8531 (IJROBP 2005, PMID 15817329)： 对 945 例 T_3 或 N_1 前列腺癌患者随机进行 EBRT（全盆腔 44~46 Gy，前列腺加量 20~25 Gy）+ADT（放疗最后一天使用戈舍瑞林，然后无限期每月使用）治疗或进行单纯 EBRT 治疗。MFU 7.6 年；GS ≤ 6（57% *vs.* 51%，*P*=0.26）的 10 年 bF 无显

著差异，但 GS ≥ 7（52% *vs.* 42%，*P*=0.026）的 10 年 bF 显著高于单纯 EBRT。两组的心血管死亡率无明显差异（8% ADT *vs.* 11%，无 ADT）。**结论：在 EBRT 的基础上增加 ADT 可改善预后，尤其是 GS ≥ 7 的患者**（表 40.8）。

表 40.8　RTOG 8531 结果

10 年数据	LF	DM	bNED	OS
EBRT	38%	39%	9%	39%
EBRT+ADT（终身）	23%	24%	31%	49%

注：所有结果均具有统计意义。

Roach, RTOG 8610 (JCO 2008, PMID 18172188)：对 456 例 $T_{2\sim4}N_{0\sim1}$ 前列腺癌患者随机进行 EBRT（全盆腔 44~46 Gy，前列腺加量 20~25 Gy 后共 65~70 Gy）+新辅助和同步 ADT（EBRT 前 2 个月开始的戈舍瑞林 ×4 个月 + 氟他胺 ×4 个月）治疗或单纯 EBRT 治疗。**结论：增加 4 个月的新辅助和同步 ADT 可改善 DFS 和 PCSM，但对 OS 没有益处，也不会增加心血管死亡率**（表 40.9）。**评论：GS 2-6 患者的 OS 有所改善，但 GS 7-10 患者的 OS 却没有改善，这表明对于 HR 患者来说，4 个月的 ADT 可能是不够的。**

表 40.9　RTOG 8610 结果

10 年数据	LF	DM	PCSM	OS	心血管疾病死亡率
EBRT	42%	47%	3%	34%	9%
EBRT+ADT（4 个月）	30%	35%	11%	43%	12.5%
除 OS 外，所有结果均具有统计学意义	—	—	—	—	*P*=0.32

D'Amico, Dana Farber 95-096 (JAMA 2004, PMID 15315996; Update D'Amico JAMA 2008, PMID 18212313; Update D'Amico JAMA 2015, PMID 26393854)：研究对 206 例 IR 和 HR 前列腺癌患者随机进行 70 Gy 放疗（无淋巴结放疗），同时给予或不给予 6 个月的 ADT。前两份报告显示，ADT 可改善 OS 和 CSS。最终结果表明，总体上没有长期差异，但无或伴有轻度并发症的男性可从 ADT 中获益；而有中度至重度并发症的男性，ADT 会使其 OM 更差。**结论：ADT 对并发症较轻的男性有益；对并发症较重的患者慎用。**

Denham, TROG 9601 (Lancet Oncol 2011, PMID 21440505)：对 802 例 $cT_{2b\sim4}N_0$ 患者随机进行新辅助和同步 ADT（戈舍瑞林和氟他胺 ×3 个月）+EBRT（前列腺和 SV 部位 66 Gy）或新辅助和同步 ADT（6 个月）+EBRT 或单纯 EBRT 治疗。HR 为 85%。与单纯 EBRT 相比，3 个月的 ADT 可降低 PSA 进展（*HR*：0.72，*P*=0.003）并改善 EFS（*HR*：0.63，*P* < 0.0001）；与单纯 EBRT 相比，6 个月的 ADT 可进一步降低 PSA 进展（*HR*：0.57，*P*=0.0001），EFS 的改善幅度更大（*HR*：0.51，*P* < 0.0001）。虽然 3 个月 ADT 对远处转移、PCSM 或 ACM 没有影响，但与单纯 EBRT 相比，6 个月 ADT 显著降低了远处转

移率（*HR*: 0.49，*P*=0.001）、PCSM（*HR*: 0.49，*P*=0.0008）和 ACM（*HR*: 0.63，*P*=0.0008）。结论：对 **HR** 前列腺癌患者来说，**6 个月的 ADT** 与不使用 **ADT** 相比，总体疗效更优，而 **3 个月的 ADT** 则无明显效果。

◆ **HR 前列腺癌激素治疗的最佳持续时间是多长?**

对于 HR 前列腺癌患者，长期 ADT（28~36 个月）与短期治疗方案（4~6 个月）相比，即使在剂量增量时代（DART 试验），也已证明在 OS 方面具有优势。一项试验（PCS IV）发现，ADT 治疗 18 个月和 36 个月的肿瘤治疗效果相似，但该试验并未证明非劣效性。而 RADAR 试验发现，对于 HR 前列腺癌，18 个月的 ADT 优于 6 个月的 ADT。

Hanks, RTOG 9202 (JCO 2003, PMID 14581419; Update Horwitz JCO 2008, PMID 18413638)：1554 例 $cT_{2c~4}$ 且 PSA < 150 ng/ml 的前列腺癌患者被随机分配接受新辅助和同步短期 ADT（戈舍瑞林和氟他胺 ×4 个月）+EBRT（全盆腔 45 Gy，前列腺 65~70 Gy）治疗或长期 ADT×28 个月 +EBRT 治疗。结论：长期 **ADT** 可使所有患者的 **DFS** 获益，但不能使 **OS** 获益（表 40.10）。长期 **ADT** 对患有 **GS 8-10** 疾病的亚组患者有明显的 **OS** 益处。

表 40.10　RTOG 9202 结果

10 年数据	DFS	BF	LF	DM	DAA	OS（所有 GS）	OS（GS 8-10）
4 个月 ADT+EBRT	13%	68%	22%	26%	84%	52%	32%
28 个月 ADT+EBRT	22%	52%	12%	18%	89%	54%	45%
P	0.0001	< 0.0001	0.0002	0.0002	0.0001	0.25	0.006

Bolla, EORTC 22961 (NEJM 2009, PMID 19516032)：970 例 $cT_{2c~4}$ 或 N_1 且 PSA < 150 ng/ml 的前列腺癌患者随机分配接受短期 ADT（曲普瑞林 ×6 个月）+ EBRT（全盆腔 50 Gy，前列腺和 SV 加量至 70 Gy）治疗或长期 ADT（36 个月）+EBRT 治疗（表 40.11）。结论：与短期 **ADT**（6 个月）相比，长期 **ADT**（3 年）显示出显著的 **OS** 获益，生活质量相当，致命心脏事件（**4%** *vs.* **3%**）无差异。

表 40.11　EORTC 22961 结果

5 年数据	bPFS	CSS	OS	妇科肿瘤	尿失禁
6 个月 ADT+EBRT	59%	95%	81%	7%	10%
36 个月 ADT+EBRT	78%	97%	85%	18%	18%

注：所有结果均具有统计意义。

Zapatero, DART 01/05 GICOR (Lancet Oncol 2015, PMID 25702876; Update IJROBP 2016, PMID 27598804)：355 例 IR（47%）和 HR（53%）前列腺癌患者（$cT_{1c~3a}N_0M_0$ 并且 PSA < 100 ng/ml）随机接受新辅助和同步短期 ADT（戈舍瑞林 ×4 个月）+ 剂量增量 EBRT（76~82 Gy）治疗或长期 ADT（戈舍瑞林 ×28 个月）+EBRT 治疗。盆腔 ENI 为可选项，占 15%（大部分为 HR）。在 MVA 中，长期 ADT（*HR*：

2.09，95%*CI*：1.17~3.72，*P*=0.012）和心肌梗死病史（*HR*：2.08，95%*CI*：1.13~3.81，*P*=0.018）是与发生心血管事件风险升高的相关的因素。直肠或泌尿系统毒性发生率无差异。**结论：与短期 ADT 相比，即使使用剂量增量的 EBRT，长期 ADT 也能明显改善预后，包括 OS（表 40.12）。OS 获益在 HR 前列腺癌患者中很明显**（*P*=**0.01**），但在 **IR** 疾病亚组中并不明显。

表 40.12　DART 01/05 GICOR 结果

5 年数据	bDFS	MFS	OS
4 个月 ADT+EBRT	81%	83%	86%
28 个月 ADT+EBRT	89%	94%	95%
P	0.019	0.009	0.009

Nabid, PCS IV (Eur Urol 2018, PMID 29980331)： 630 例 HR 前列腺癌患者（cT$_{3-4}$、Gl 8-10、PSA > 20）接受盆腔（44 Gy）和前列腺放疗（70 Gy/35 fx），并随机接受 ADT 治疗 36 或 18 个月（比卡鲁胺 50 mg，1 个月；戈舍瑞林 10.8 mg，每 3 个月）；ADT 治疗 36 个月的 10 年 OS 为 62.4%，ADT 治疗 18 个月的 10 年 OS 为 62%（*HR*：1.02，*P*=0.8）。在潮热和性生活愉快方面，ADT 36 个月者 QOL 明显优于使用 ADT 18 个月者（*P* < 0.001）。只有 53% 的 36 个月组患者接受了全程 ADT，而 88% 的 18 个月组患者接受了全程 ADT。从随机化到睾酮恢复的中位时间，18 个月 ADT 为 3.6 年，36 个月 ADT 为 6.6 年（*P* < 0.001）。**结论：对于接受放疗的 HR 前列腺癌患者，36 个月 ADT 并不比 18 个月 ADT 更优**（该研究并未设计用于评估 18 个月 ADT 是否具有非劣效性）。

Denham, TROG 03.04 RADAR (Lancet Oncol 2019, PMID 30579763)： 在局部进展期前列腺癌男性患者中，比较短期 ADT（6 个月）+ 放疗与中期 ADT（18 个月）+ 放疗，联合或不联合唑来膦酸治疗的疗效。所有患者均从 ADT 第 5 个月末开始接受前列腺和 SV 的放疗。剂量选择：66 Gy、70 Gy 和 74 Gy，2 Gy/fx，或 46 Gy，2 Gy/fx，然后进行 HDR 近距离放疗，局部加量 19.5 Gy，6.5 Gy/fx。主要终点 PCSM。添加唑来膦酸不会影响 PCSM。在 ADT 方面，PCSM 为 13.3% *vs.* 9.7%，18 个月的 ADT 治疗更有利。**结论：与 6 个月的 ADT+ 放疗相比，18 个月的 ADT+ 放疗是治疗局部晚期前列腺癌更有效的选择。添加唑来膦酸无获益。**

◆ **ADT 是否会产生严重的心血管毒性？**

针对这一问题，已进行了多项汇总分析，但结果不一。一些研究表明，使用 ADT 对心血管死亡率无明显影响；而另一些研究则表明，心血管死亡率增加，致死性心肌梗死发生的时间缩短，尤其是 65 岁以上的男性。但研究一致表明，ADT 的持续时间似乎对心血管风险没有显著影响[38-40]。

Nguyen, Meta-Analysis (JAMA 2011, PMID 22147380)： 对 8 项随机试验中的 4141 例患者进行了系统回顾。结果表明，接受 ADT 和未接受 ADT 的患者之间的心血管死亡并无明显差异，但 PCSM 和 OM 在 ADT 治疗后有所改善。长期 ADT（3 年以上）与短期 ADT（6 个月）相比，心血管死亡的风险并没有增加。**结论：在 IR 和 HR 前列腺癌患者中，使用 ADT 与心血管死亡风险的增加无关。**但是，

ADT 确实降低了 PCSM 和 OM。

◆ **前列腺切除术前的 ADT 有作用吗？**

一项荟萃分析表明，在前列腺切除术前加用新辅助 ADT 可改善手术切缘状态，但 PFS 或 OS 无差异[41]。更多的研究正在进行，以评估与单独前列腺切除术相比，新的药物或 CHT 是否能改善疗效。

◆ **选择性盆腔淋巴结照射（ENI）是否有益？**

关于 ENI 的益处，相关数据相互矛盾。RTOG 9413 是一项难以解释的试验，但它表明，在淋巴结转移风险 ≥ 15% 的患者中，ENI 对患者的 PFS 有微小的益处。大多数开创性的高风险试验都使用了整个盆腔野照射，因此几乎所有的 HR 患者都可被视为 ENI 的候选者。POP-RT 试验的初步结果表明，采用大分割 IMRT 并同时进行盆腔淋巴结照射可获得良好的疗效[25]。

Roach, RTOG 9413 (JCO 2003, PMID 12743142; Update Roach IJROBP 2006, PMID 17011443; Update Lawton IJROBP 2007, PMID 17531401; Update Roach Lancet Oncol 2018, PMID 30507486)： 对 1275 例 PSA ≤ 100 ng/ml 且根据罗奇公式计算的 LN 阳性风险预计 ≥ 15% 的局限性前列腺癌患者随机采用 2×2 设计，测试 NHT 与 AHT 和 PORT 与 WPRT。主要终点为 PFS。在 NHT 组中，EBRT 前 2 个月和 EBRT 期间 2 个月的 ADT 分别为戈舍瑞林或亮丙瑞林联合氟他胺。AHT 也是 4 个月，但在 EBRT 结束时开始。WPRT 治疗组的 EBRT 剂量为全盆腔 50.4 Gy，四野箱式照射，前列腺加量 19.8 Gy；PORT 治疗组的 EBRT 剂量为 70.2 Gy。最初发表的研究结果显示，WPRT（两组）与 PORT（两组）相比，PFS 均有所改善。在 2018 年的更新中，与 NHT+PORT（24%）和 AHT+WPRT（19%）相比，NHT+WPRT 治疗组的 10 年 PFS（28%）有所改善，但与 AHT+PORT（30%）相比则没有改善，$P=$ 0.0002。在 OS（$P=0.07$）或 DM（$P=0.32$）方面，两组间没有差异。NHT+WPRT 治疗组的晚期 3 级不良反应也更高。**结论：对于淋巴结转移风险 ≥ 15% 的患者，与 NHT+PORT 和 AHT+WPRT 组相比，NHT+WPRT 似乎可改善 PFS，但与 AHT+PORT 相比则没有改善。评论：由于该试验采用 2×2 设计，ADT 持续时间短，原发肿瘤剂量低，可能会限制检测 ENI 潜在效应的能力，该试验存在争议。**

Murthy, POP-RT, Tata Memorial (JCO 2021, PMID 33497252)： 224 例 HR 前列腺癌患者随机分配到 PORT 组或 WPRT 组。治疗方法是通过 SIB 对前列腺进行 68 Gy/25 fx 治疗，对盆腔淋巴结（包括髂总）进行 +/-50 Gy 治疗，并至少应用 ADT 2 年。80% 的患者为 cT$_{3-4}$（仅 1% 为 T$_1$）。80% 的患者接受了 PSMA PET-CT 分期检查，以排除 cN$_1$ 或 M$_1$。**结论：WPRT 的晚期 2 级 GU 毒性较高，但比单纯 PORT 改善了 BFFS、DFS 和 MFS（但未改善 OS）。评论：这项单臂的小型试验可能并不代表美国人群（未筛查出，但 80% 已 PET 分期）。**

◆ **大分割放疗对 IR 和 HR 前列腺癌是否安全有效？**

已发表的大分割放疗试验纳入了各种不同的风险组别，总体结果与常规分割放疗相似（但在 HYPRO 试验中，64.6 Gy/19 fx 毒性较高）。PROFIT 试验（全部为 IR）、CHHiP 试验（73% IR，12% HR）、HYPRO 试验（26% IR，74% HR）和 Arcangeli 试验（全部为 HR）均纳入了 IR 和 HR 患者[42-45]。所有风险组的大分割方案均为 NCCN 指南所认可的。更多详情请参见第三十九章。

◆ 对于 HR 或局部晚期前列腺癌，联合使用 EBRT 和 ADT 是否比单独使用 ADT 更有效？

两项试验表明，EBRT 联合 ADT 比单独 ADT 在 OS 方面更有优势。一项较早的 MRC 试验并未证明在 ADT 的基础上加用 EBRT 有优势，但这项试验的研究对象不足[46]。

Widmark, SPCG-7/SFU0-3 (Lancet 2009, PMID 19091394)： 来自 47 个中心的 875 例 $T_{1b~2}$ 并且 G_2~G_3 的前列腺癌患者或 T_3、PSA < 70 ng/ml、N_0、M_0 的患者随机接受 ADT（3 个月雄激素完全阻断，然后持续服用氟他胺 250 mg）治疗或 ADT+EBRT 前列腺 /SV（70 Gy）治疗。**结论：在氟他胺基础上加用 EBRT 可改善 HR 前列腺癌患者的 bPFS、CSS 和 OS（表 40.13）。**

表 40.13　SPCG-7 试验结果

10 年数据	bPFS	CSS	OS	勃起功能障碍	尿道狭窄	紧急事件	尿失禁
ADT	25%	76%	61%	81%	0%	8%	3%
ADT+EBRT	74%	88%	70%	89%	2%	14%	7%

注：所有结果均具有统计意义。

Warde, NCIC CTG PR.3/MRC UK PR 07 (Lancet 2011, PMID 22056152; Update Mason JCO 2015, PMID 25691677)： 1205 例 $T_{3~4}N_0$ 或 $T_{1~2}$ 且 PSA > 40 ng/ml，或 PSA > 20 ng/ml 且 GS > 8 的前列腺癌患者随机接受终身 ADT（双侧睾丸切除术或 GnRH 激动剂）治疗或 ADT+EBRT（前列腺、SV 64~69 Gy，盆腔淋巴结 45 Gy）治疗。在 ADT 的基础上增加 EBRT 可提高 7 年的生存率（74% vs. 66%，$P=0.033$）。在 ADT 的基础上增加放疗可显著降低前列腺癌的死亡率（HR：0.46，$P < 0.001$）。**结论：在终身 ADT 的基础上增加 EBRT 可改善 HR 前列腺癌患者的生存期。**

◆ 在 EBRT 的基础上进行近距离放疗能否提高疗效？

近距离放疗可改善生化控制，但毒性增加。对于等级较高的患者，联合使用 EBRT 和近距离放疗可能会有好处[47]。

Morris, ASCENDE-RT (IJROBP 2016, PMID 28262473; Rodda IJROBP 2016, PMID 28433432)： 398 例 IR（31%）和 HR（69%）前列腺癌患者进行了为期 8 个月的新辅助和同步 ADT 治疗 +EBRT 治疗（全盆腔 46 Gy/23 fx），然后随机接受前列腺增量适形 EBRT（32 Gy/16 fx）治疗或 ^{125}I LDR 近距离放疗增量治疗（规定最小外周剂量为 115 Gy）。与 EBRT 增量治疗组相比，近距离放疗增量治疗组的 9 年 RFS（定义为 nadir+2 ng/ml）更高（83% vs. 62%，$P < 0.001$），但发生 GU 毒性的风险也更高（5 年内近距离放疗增量治疗的 3 级率为 18%，EBRT 增量治疗的 3 级率为 5%）。**结论：在 IR 和 HR 前列腺癌患者中，LDR 近距离放疗增量疗法比 EBRT 增量疗法能显著提高生化控制率，但也有更高的泌尿系统毒性风险。**

Kishan, Multi-Institutional (JAMA 2018, PMID 29509865)： 对 1809 例 GS 9-10 的前列腺癌男性进行的回顾性队列研究。3 个队列：前列腺切除术（$n=639$；35%）、EBRT（$n=734$；41%）、EBRT+BT（$n=436$；24%）。接受 RP 治疗的患者明显更年轻、PSA 更低、GS 10 的可能性更低、$cT_{1~2}$ 的可能性更高（所有 $P < 0.001$）。约 90% 接受 EBRT 和 EBRT+BT 治疗的患者使用 ADT，但 EBRT+BT 的持续时间较短

（12 个月 *vs.* 21.9 个月；$P < 0.001$）。24% 的 RP 患者、12% 的 EBRT 患者和 6% 的 EBRT+BT 患者接受了全身抢救。在最初的 7.5 年中，EBRT+BT 可显著降低 ACM（与 RP 相比，特异性病因 HR 为 0.66，95%*CI*：0.46~0.96；与 EBRT 相比，特异性病因 HR 为 0.61，95%*CI*：0.45~0.84）。接受 EBRT 或 RP 治疗的男性在 PCSM、DM 或 ACM 方面无明显差异。结论：尽管基线不良因素较多（表 **40.14**），但与 **RP 或 EBRT** 相比，接受 EBRT+BT 治疗的 GS 9-10 患者的 PCSM 和 DM 较低。RP 和 EBRT 似乎相似。有必要进行前瞻性研究。

表 40.14　多机构 Gleason 9-10 结果

	5 年 PCSM	5 年 DM	7.5 年 ACM
RP	12%	24%	17%
EBRT	13%	24%	18%
EBRT+BT	3%	8%	10%

◆ **在 HR 前列腺癌中使用化疗（CHT）有何作用？**

对于 HR 前列腺癌患者而言，在长期 ADT 和剂量增量 EBRT 的基础上增加 CHT 对其 OS 的益处尚不清楚。目前，PRT 的随访时间有限，但生化控制明显改善。NCCN 指南目前建议考虑对 VHR 前列腺癌患者进行 CHT 治疗。使用 CHT 的决定应根据患者和疾病特征进行个体化[48]。

Rosenthal, RTOG 9902 (IJROBP 2015, PMID 26209502)：397 例 HR 前列腺癌患者随机接受 EBRT+ 长期 ADT（GnRH 激动剂 ×24 个月）+ 紫杉醇、雌莫司汀、口服依托泊苷 CHT 辅助治疗或接受单纯 EBRT+ADT 治疗组。结论：在标准 **EBRT+ 长期 ADT** 治疗的基础上增加 **CHT** 并不能改善 **HR 前列腺癌患者的预后（表 40.15）**。

表 40.15　RTOG 9902 结果

10 年成果	BF	LF	DM	DFS	OS
EBRT+ADT+CHT	54%	7%	14%	26%	63%
EBRT+ADT	58%	11%	16%	22%	65%
P	0.82	0.09	0.42	0.61	0.81

Rosenthal, RTOG 0521 (JCO 2019, PMID 30860948)：612 例 HR 前列腺癌患者随机接受 EBRT（75.6 Gy）+ 长期 ADT（24 个月），然后进行 CHT（多西他赛 ×6 个周期）治疗或仅接受 EBRT+ 长期 ADT 治疗。与单纯 EBRT+ADT 治疗相比，EBRT+ADT+CHT 治疗的 4 年 OS（93% *vs.* 89%，单侧 $P = 0.04$）和 6 年 DFS（65% *vs.* 55%，双侧 $P = 0.04$）明显更高。结论：除 **EBRT 和长期 ADT** 外，多西他赛辅助治疗可为 **HR 前列腺癌患者带来益处**。

Fizazi, GETUG 12 (Lancet Oncol 2015, PMID 26028518)：207 例 HR 或 N_1 前列腺癌患者随机接受

长期 ADT（GnRH 激动剂 ×3 年）+CHT（多西他赛和雌莫司汀 ×4 个周期）治疗或单独 ADT 治疗。RP 或 EBRT 局部治疗在全身治疗后 3 个月进行；加用 CHT 后，8 年 RFS 显著提高（62% *vs.* 50%，$P = 0.017$）。结论：多西他赛和雌莫司汀 CHT 联合长期 ADT 和局部治疗（RP 或 EBRT）可明显改善 HR 前列腺癌患者的 RFS。

淋巴结阳性前列腺癌

◆ 如何治疗临床淋巴结阳性患者？

目前的 NCCN 指南认可对淋巴结阳性前列腺癌进行联合模式治疗。RTOG 8531 发现，在一小部分淋巴结阳性患者中，联合 ADT+ 放疗比单独放疗的疗效更好[49]。STAMPEDE 试验表明，在 ADT 的基础上加用放疗可改善 $N+M_0$ 疾病的 FFS（*HR*：0.48，95%*CI*：0.29~0.79）[50]。

放疗后局部复发的前列腺癌

◆ 既往接受过放疗后，前列腺癌局部复发的治疗方案有哪些？

既往接受过 EBRT 治疗后，有几种挽救方法可供选择。包括 RP、冷冻治疗、近距离放疗或 SBRT。MASTER 荟萃分析表明，各种局部挽救疗法的 5 年 bRFS 荟萃回归估计率相似，RP、冷冻治疗、SBRT 或近距离放疗的 5 年 bRFS 估计率从 50%~60% 不等，任何方式与 RP 之间均无显著差异。与 RP 相比，所有 3 种放疗挽救疗法的严重 GU 毒性都较低（RP 为 21%，冷冻疗法为 15%，SBRT 为 5.6%，HDR 近距离放疗为 9.6%，LDR 近距离放疗为 9.1%；$P < 0.001$）。抢救性 HDR 近距离放疗的消化道毒性低于 RP，但在所有模式中均 < 2%[51]。

Crook, RTOG 0526 (IJROBP 2019, PMID 30312717)：Ⅱ 期临床试验。试验中 92 例最初接受 EBRT 治疗的 LR 或 IR 前列腺癌患者，EBRT 治疗后活检证实局部复发时间 > 30 个月，且 PSA < 10，接受挽救性 LDR 近距离放疗。EBRT 的中位剂量为 74 Gy，中位间隔为 85 个月。近距离放疗剂量为 ^{125}I 140 Gy 或 ^{103}Pd 120 Gy。14% 的患者出现了 3 级胃肠道不良反应这一主要终点，没有出现 4 级或 5 级不良反应。

第四十一章　前列腺切除术后放射治疗

James R. Broughman, Camille A. Berriochoa, Rahul D. Tendulkar　著

白文文、张　瑞　译

周志国、王　军　校

概述： 在根治性前列腺切除术（radical prostatectomy，RP）后，约 25%~30% 的患者会出现 PSA 进展（在 pT$_3$ 期或切缘阳性的男性中，PSA 进展率超过 50%）。3 项随机试验（SWOG 8794、德国 ARO 9602 和 EORTC 22911）显示，在切缘阳性、ECE（pT$_{3a}$）或 SVI（pT$_{3b}$）患者中，即刻放疗（RT）可将 bRFS 提高 20%~25%。其中，只有 SWOG 研究发现 DMFS 和 OS 有所改善。ARTISTIC meta 分析总结了 3 项最新试验（RAVES、RADICALS-RT 和 GETUG-AFU 17）的结果，认为与辅助 RT 相比，早期挽救性 RT 可减少不良反应，避免不必要的治疗，同时不影响 EFS。尽管对患者进行强化治疗的选择仍存在争议，但是在 RTOG 9601 和 GETUG-AFU 16 的研究显示在 RT 基础上加用雄激素剥夺治疗（ADT）可改善疗效（表 41.1）。挽救性 RT 通常建议给予前列腺区单次 1.8~2 Gy，总剂量 64~72 Gy 的分次照射。RTOG 0534 研究支持对 PSA 较高的患者进行淋巴结照射。新出现的基因组分类器和 PET 成像可帮助指导前列腺切除术后 RT 的决策。

表 41.1　前列腺癌术后的一般治疗方案

初始治疗	病理结果	后续治疗方案
根治性前列腺切除术	无不良特征或 LN 转移	密切监测和早期挽救性 RT*
	不良特征（切缘阳性、SVI、ECE）	如果存在多种风险因素（如 SVI、高分级、基因组分类器评分、LN+），则需要辅助 RT
		密切监测和早期挽救性 RT*
	LN 转移阳性	ADT ± RT
		密切监测和早期挽救性 RT*
	术后可检测到 PSA 且无远处转移迹象	挽救性 RT ± ADT
		密切监测*（如果是低级别患者，且 PSA 倍增时间较慢和（或）预期寿命有限）

注：* 密切监测，PSA 每 6~12 个月一次 + 每年一次直肠指检（DRE）。如果 PSA 升至 0.2 ng/ml，或连续 2 次升高超过 0.1 ng/ml，则应行早期挽救性 RT。

流行病学：美国每年约有 230 000 例患者诊断为前列腺癌，30 000 例患者死于前列腺癌[1]。90% 以上的患者为局部病变，半数以上的患者初始治疗选择根治性前列腺切除术。根治性前列腺切除术后，前列腺特异性抗原（PSA）高度敏感，生化失败的情况并不罕见：对于中危前列腺癌患者，5 年生化失败率为 80%，10 年生化失败率约为 65%[2]。腹腔镜 / 机器人手术已变得越来越普遍，85% 的患者会采用这种方法，而不是开放式技术[3]。总体而言，RP 术后 25%~30% 的患者会出现 PSA 进展（pT_3 或切缘阳性则 > 50%）。

风险因素、解剖学、病理学、检查、临床表现：更多详情参见第三十九章。

基因：多基因检测在改进辅助 RT 选择方面的作用正在不断发展。

检查：进行病史采集和体格检查以排除远处转移性疾病。DRE 触及结节提示吻合口复发。

1. 实验室：术后 PSA 一般检测不到。术后如果能检测到 PSA 或 PSA 上升，则需要检查是否存在局部或远处转移性疾病。美国泌尿外科协会（AUA）对生化失败的定义是 PSA $\geq$ 0.2 ng/ml 后再次检测 PSA $\geq$ 0.2 ng/ml 可确诊[4]。

2. 成像

（1）**骨扫描（^{99m}Tc）**：PSA 过高、PSADT 时间过短、存在症状或之前接受过 ADT 治疗，可考虑进行骨扫描。PSA 水平 < 10 ng/ml 时灵敏度较低[5]。如果结果为阴性，但仍强烈怀疑骨转移，则可能需要进行新一代核显像检查。

（2）**腹部 / 盆腔 CT**：$T_{3~4}$ 期疾病或 $T_{1~2}$ 期疾病合并图像序列显示淋巴结转移风险超过 10% 的患者应考虑进行检查。术后，如果 PSA 仍可检测到，则应考虑进行检查。

（3）**核显像**：有 4 种经 FDA 批准用于前列腺癌男性患者的 PET 示踪剂：^{18}F 氟氯芬（Axumin）、^{18}F 氟化钠、^{11}C 胆碱和 ^{68}Ga PSMA-11（前列腺特异性膜抗原）。当常规显像不明确时，通常会使用这些方法。虽然 ^{18}F 氟化钠在检测骨转移方面比骨扫描更敏感，但它的特异性不高，而且在关节炎等良性疾病中会出现假阳性[6]。前瞻性数据显示，在 PSA $\leq$ 2.0 ng/ml 的情况下，与 Axumin 相比，^{68}Ga PSMA 的检出率更高（OR：4.8；SS）[6]。

（4）**核磁共振成像**：可帮助观察手术后的复发情况[7,8]。也可帮助制定治疗计划[9]。请注意，前列腺磁共振成像最好使用 3T 磁体以获得足够的分辨率。

（5）**手术**：除非在检查或成像中发现可疑病变，否则一般不进行活检。应进行前列腺切除术的样本病理分析。

预后因素：根据：PerStephenson 和 Tendulkar 预测模型列线图：手术切缘（阳性切缘有利于挽救性 RT）、Gleason 评分、PSA 水平、PSADT、PSA 反应（ADT 前后上升率与下降率的比值，比值 < 1 时 OS > 3×）、手术到 bF 的间隔时间、无 SV 受累[10,11]。前列腺切除术标本中出现 4 或 5 的三级评分应考虑为高危病变。

自然史：RP 术后最常见的局部复发部位：膀胱尿道吻合部位（占 LR 的 2/3），膀胱颈，膀胱后三角[12]。bF 后的存活率在不同情况下差异很大，从 4 年至 15 年以上不等[13]，前列腺切除术后 bF 在不治疗的情况下到影像学转移的中位时间为 8 年，而发生明显转移性疾病后到死亡的中位时间为 5 年[14]。

分期：请参见第三十九章有关 AJCC 第 8 版的分期和风险分级[15]。

治疗模式

1. 手术：参见第三十九章。

2. 化疗：在早期挽救治疗中，辅助细胞毒性 CHT 目前没有作用。STAMPEDE 试验发现，在对激素敏感的转移性前列腺癌患者进行一线 ADT 时使用多西他赛对 OS 有益，但尚不清楚其是否适用于非转移性复发的患者[16]。

3. 雄激素去势：有两项研究表明，PSA > 0.2 ng/ml 的患者在挽救性 RT 的基础上加用 ADT 可获益[17,18]。然而，RTOG 9601 的二次分析表明，只有 PSA > 0.6 ng/ml 的患者才可获益[19]。

4. 放疗

（1）**适应证**

①辅助治疗：在未发现病灶的情况下对高危患者进行应用，一般在术后 3~4 个月内进行，以便为尿失禁或其他术后并发症留有恢复时间。因为在肿瘤负荷很小的情况下，防止高危患者复发。经典适应证包括切缘阳性、ECE（pT_{3a}）、SVI（pT_{3b}）。

②挽救治疗：在可检测到疾病（PSA 升高或可触及结节）的情况下进行治疗。因为 RT 可根除局部复发/残留的前列腺癌。临床适应证包括可触及的局部复发、术后 PSA 持续升高或 PSA 上升。

③盆腔淋巴结 RT：适用于 pN+ 的情况（讨论见下文）。对于 pN_0 患者，根据 RTOG 0534 的初步结果，PSA ≥ 0.34 ng/ml 的男性患者可从淋巴结 RT 获得生化控制的益处[20]。

（2）**剂量**：通常为 64~72 Gy，1.8~2 Gy/fx。在多项回顾性研究中，至少 66 Gy 的剂量似乎与改善疗效有关[21]。

（3）**程序**：见《放射肿瘤学治疗计划手册》，第九章[22]。

基于循证的问与答

◆ **前列腺切除术后即时 RT 能否改善具有高风险特征的患者预后?**

pT_3 病变、切缘阳性、Gleason 评分高的前列腺切除术后 bF 发生率 > 50%[23,24]。因此，3 项主要试验评估了前列腺区即时（"辅助"）RT 与观察的作用。在所有 3 项试验中，即时 RT 可将 bRFS 提高 20%~30%，但只有 SWOG 研究发现 DMFS 和 OS 有所改善。此外，还进行了两项荟萃分析（Ontario 和 Cochrane），结果不尽相同[25,26]。但是，这些试验都没有明确规定为观察失败的患者提供挽救治疗的时间或类型，而是由主治医生决定，最终采取了多种治疗方法，包括一些患者没有进行挽救治疗[18]。

Swanson, SWOG 8794 (JCO 2007, PMID 17105795; Update J Urology 2009, PMID 19167731)：425 例 pT_3N_0 和（或）切缘阳性的前列腺癌术后患者随机分为即时 RT（60~64 Gy）组与观察组，无并发 ADT。PSA 1 年内每 3 个月检测一次，2 年内每 6 个月检测 1 次，之后每年检测 1 次。主要终点：无转移生存期。次要终点：bRFS（bF 的定义为 PSA ≥ 0.4 ng/ml）。中位随访 12.7 年；33% 的观察患者最终接受了 RT，50% 的观察患者最终需要 ADT。辅助 RT 可改善所有终点：bF（从 64% 降至 34%，$P <$ 0.005）、MFS（中位 14.7 年 *vs.* 12.9 年，*HR*: 0.71，$P = 0.016$，防止 12.6 年死亡 1 例的 NNT = 12）和

OS（中位 15.2 年 *vs.* 13.3 年，*HR*：0.72，*P*=0.023，防止 12.6 年死亡 1 例的 NNT=9.1）。在 6 个月和 2 年时，RT 的 QOL 较差，但在 5 年时相当。所有 3 个风险组均可从 RT 中获益。结论：对于 pT₃ 或切缘阳性前列腺癌患者，即时 **RT** 可改善其 **OS**，降低 **DM** 和 **bF**。评论：**30%** 的患者在接受"辅助"**RT** 治疗前检测到的 **PSA > 0.2 ng/ml**，因此并非真正意义上的辅助 **RT** 试验。

Bolla, EORTC 22911 (Lancet 2005, PMID 16099293; Update Lancet 2012, PMID 23084481)：1005 例 pT₃N₀ 和（或）阳性切缘的前列腺癌术后患者随机分为立即接受 60 Gy 的 RT 组与 W&S 组。RT 在 RP 后 16 周内开始。前列腺区的 RT 剂量为 50 Gy/25 fx+10 Gy。bF 定义为每隔 2 周在 3 次不同的情况下比最低点升高 0.2 ng/ml。中位随访 10.6 年。在 W&S 组中，56% 接受了挽救性 RT，23% 接受了 ADT。结果见表 41.2。结论：对于 pT₃ 或切缘阳性前列腺癌患者，即时 **RT** 可改善患者的 **bF**。评论：与 SWOG 研究一样，约 **30%** 的患者检测到 PSA 在"辅助" RT 之前 **> 0.2 ng/ml**。

表 41.2　EORTC 22911 前列腺癌辅助 RT 的结果

分组	10 年 bRFS（1° 终点）	5 年临床 PFS	10 年 LRF	3 级急性不良反应	10 年毒性	10 年 OS	10 年 DM
辅助 RT	62%	70%	7%	5.3%	70.8%	77%	10.1%
等待观察	39%	65%	16%	2.5%	59.7%	80%	11%
P	< 0.0001	0.054	< 0.0001	0.052	0.001	NS	NS

Wiegel, German ARO 96-02 (JCO 2009, PMID 19433689; Update Eur Urol 2014, PMID 24680359)：385 例 pT₃N₀（任何切缘状态）且 PSA < 0.1 ng/ml 的患者的 PRT 随机分为辅助 RT 组与 W&S 组。主要终点为 bRFS。术后 8~12 周开始 RT（60 Gy/30 fx），采用 3D-CRT 放疗技术，靶区包及前列腺床 +sv，外扩 1 cm 为 PTV。78 例未达到"无法检测到 PSA"的患者中有 70 例接受了 66.6 Gy 的放疗，并被排除在随机分组之外。bF 定义为从检测不到到检测到，以及 3 个月后再次升高。19% 随机接受 RT 的患者没有接受治疗。辅助 RT 对 DMFS 和 OS 均无明显改善。仅报告了 1 例 3 级膀胱毒性和 5 例 2 级泌尿和（或）直肠毒性。结果如下（表 41.3）。结论：**辅助 RT 可降低生化进展的风险，风险比为 0.51，并且是安全的。** 评论：**ARO** 采用了最先进的 **RT** 技术和最灵敏的 **PSA** 检测方法，要求在随机化前检测不到 **PSA**，并且只纳入了 **pT₃** 患者。

表 41.3　德国 ARO 9602 治疗前列腺癌辅助 RT 的结果

组别	5 年 bRFS（检测不到 PSA）	1 级毒性	10 年 bRFS
辅助 RT	72%	22%	56%
观察	54%	4%	35%
P	0.0015	< 0.001	< 0.0001

◆ **早期挽救 RT 是否优于辅助 RT？**

RTISTIC 荟萃分析综合了 RAVES、RADICALS-RT 和 GETUG-AFU17 的结果（表 41.4），结果表明，与辅助 RT 相比，早期挽救 RT 可减少毒性，避免不必要的治疗，而不影响 EFS[17,27-29]。加州大学洛杉矶分校的数据显示，每增加 0.1 ng/ml，治愈的可能性降低 3%，这表明早期干预可能导致更好的结果[18]。

Vale, ARTISTIC Meta-Analysis (Lancet 2020, PMID 33002431)： ARTISTIC 协作是计划对 RAVES[28]、RADICALS-RT[29] 和 GETUG-AFU17[17] 进行的一系列回顾和荟萃分析。第一个系统分析并定义：①放疗后 PSA ≥ 0.4；②任何 PSA ≥ 2.0；③临床或影像学进展；④非试验治疗；⑤前列腺癌死亡的 EFS。超过 70% 的患者至少有一项切缘阳性、ECE 或 SVI。在进行分析时，39% 被分配接受早期挽救治疗的男性患者已经接受了 RT。与挽救性 RT 相比，辅助 RT 并未改善 EFS（89% vs. 88%）。所有 3 项纳入试验和不同亚组患者的结果一致。只有 8%~17% 的患者出现了 GS8-10，19%~21% 的患者出现了 SVI，这表明大多数入组患者的病理结果都是良好的。**结论：与早期挽救性 RT 相比，辅助 RT 并不能改善局部晚期或晚期前列腺癌男性患者的 EFS。**

表 41.4　辅助与早期挽救性 RT 的随机试验

试验	术后 PSA（ng/ml）	挽救性 RT 临界值	RT 剂量	5 年 bPFS（辅助治疗与挽救治疗）
RAVES[28]	< 0.1	0.2 ng/ml	64 Gy/32 fx	86% vs. 87%
RADICALS-RT[29]	< 0.2	0.1 ng/ml 连续 3 次升高	66 Gy/33 fx 或 52.5 Gy/20 fx	85% vs. 88%
GETUG-AFU17[17]	< 0.1	0.2 ng/ml	66 Gy/33 fx	92% vs. 90%

◆ **是否有一种预测模型列线图来确定哪些患者适合接受挽救性 RT？**

斯蒂芬森列线图一直被用来预测挽救性 RT 的疗效，Tendulkar 对其进行了更新，以帮助阐明超敏感 PSA 时代挽救性治疗的疗效。

Tendulkar, Multi-Institution Nomogram (JCO 2016, PMID 27528718)： 多机构对 2460 例 RP 术后 PSA 可检测到的 LN 阴性患者进行 RP 术后挽救性 RT（含或不含 ADT）治疗的 RR 研究，包括术后 PSA < 0.2 ng/ml 的患者。在 PSA 水平较低时，甚至在达到 AUAbF ≥ 0.2 ng/ml 标准之前进行挽救性 RT，bRFS 和 DM 率均有所降低（表 41.5）。在多变量分析中，RT 前 PSA、GS、EPE、SVI、手术切缘、ADT 使用和 RT 剂量与 FFBF 相关。

表 41.5　Tendulkar 列线图结果

挽救性 RT 的 PSA	0.01~0.20 ng/ml	0.21~0.5 ng/ml	0.51~1.0 ng/ml	1.01~2 ng/ml	> 2.0 ngml	P
5 年 bRFS	71%	63%	54%	43%	37%	< 0.001
10 年 DM	9%	15%	19%	20%	37%	< 0.001

◆ **先进的影像技术对术后放疗有何影响?**

Jani, EMPIRE-1 (Lancet 2021, PMID 33971152)：Ⅱ～Ⅲ期试验。165 例前列腺切除术后检测到 PSA 且常规影像学检查呈阴性的患者随机接受 ^{18}F- 氟脱氧葡萄糖 PET-CT 进行放疗决策。与单纯常规影像相比，氟西葡肽 PET-CT 提高了 3 年 EFS（76% *vs.* 63%，$P=0.0028$）。

◆ **基因组分类器能否帮助对患者进行风险分级?**

越来越多的证据表明，Decipher 等基因组分类器可以改进前列腺切除术后 RT 和（或）ADT 的选择。

Feng (JAMA Oncol 2021, PMID 33570548)：来自 RTOG 9601 亚组的 760 例患者，Decipher GC 评分与 DM、PCSM 和 OS 独立相关。在早期挽救性 RT（PSA < 0.7 ng/ml）中添加比卡鲁胺与 GC 评分较高而非较低患者的更好预后相关。

Dalela (JCO 2017, PMID 28350520)：512 例 ≥ pT$_{3a}$、pN$_1$ 或切缘阳性的 RP 术后患者的队列研究。22% 的患者接受了辅助 RT。基因组分类器（Decipher）评分 > 0.6 是临床复发的独立预测因子。在具有 ≥ 2 个风险因素（pT$_{3b}$/T$_4$、Gleason 8-10、N+ 或 Decipher 评分 > 0.6）的患者中，辅助 RT 可降低 10 年临床复发率（10% *vs.* 42%；SS）。**结论：Decipher 评分可帮助患者选择辅助 RT。**

◆ **使用 ADT 对挽救 RT 有什么好处?**

两项随机试验比较了挽救 RT 和 ADT，结果均显示加用 ADT 有 bRFS 益处，RTOG 9601 发现 12 年的 OS 益处为 5%。RTOG9601 使用了 2 年的比卡鲁胺，而 GETUG 试验使用了 6 个月的戈舍瑞林。一些临床医生以 GETUG 试验为由，将 ADT 的疗程限制在 6 个月，但术后 ADT 的最佳疗程和方法尚不清楚。RADICALS-RT 还有一项激素治疗研究，测试无 ADT、6 个月 ADT 和 2 年 ADT，这可能有助于阐明 ADT 的最佳持续时间。GU006 正在评估阿帕鲁胺在这种情况下的作用。

Shipley, RTOG 9601 (NEJM 2017, PMID 28146658)：761 例生化失败（术后 PSA 0.2~4.0 ng/ml）且 pT$_2$/切缘阳性或 pT$_3$、N$_0$ 的患者接受了挽救性 RT（64.8 Gy/36 fx），然后随机接受 24 个月每日 150 mg 比卡鲁胺与安慰剂的治疗。入选时 PSA 中位数为 0.6 ng/ml。中位随访 12.6 年。**结论：挽救性 RT 联合 ADT 可改善 OS，降低 bF、DM、PCM，且不良反应可耐受。评论：入组时 PSA 相对较高，以现代标准衡量，RT 剂量较低。**

表 41.6　RTOG9601 临床结果

组别	12 年 bF	12 年 DM	12 年 PCM	12 年 OS	晚期 3/4 级膀胱毒性	晚期 3/4 级肠道毒性	男性乳腺发育
RT+ 安慰剂	68%	23%	13%	71%	6.7%	1.6%	11%
RT+ 比卡鲁胺	44%	14%	6%	76%	7%	2.7%	70%
P	< 0.001	< 0.001	< 0.001	0.04	NS	NS	< 0.001

Spratt, Secondary Analysis of RTOG 9601 (JAMA Oncol 2020, PMID 32215583)：参见表 41.6 中的试验详情。该分析表明，比卡鲁胺对 PSA > 1.5ng/ml 的男性具有明显的 OS 益处（*HR*：0.45；0.25~0.81），但对 PSA 为 0.2~1.5 ng/ml 的男性无明显益处（*HR*：0.87；0.66~1.16）。在对 PSA 为 0.61~1.5 ng/ml 的

男性进行的亚组分析中，比卡鲁胺与 OS 改善相关（*HR*：0.61；0.39~0.94）。PSA ≤ 0.6 ng/ml 的男性接受比卡鲁胺治疗后，其他原因死亡率（*HR*：1.94；1.17~3.20）和 3~5 级心脏事件（OR：3.57；1.09~15.97）增加。**结论：长期 ADT 并不能改善接受早期挽救性 RT（PSA ≤ 0.6 ng/ml）患者的 OS，而且可能会增加其他原因死亡的风险。**

Carrie, GETUG-AFU 16 (Lancet 2019, PMID 31629656)： 对 743 例 RP 术后 PSA 在 0.2~2.0 ng/ml 之间的男性进行 PRT。随机将患者分为单纯 RT 与 RT+6 个月戈舍瑞林。通过 3D-CRT 或 IMRT 进行的 RT 为 66 Gy/33 fx。中位随访 112 个月。RT+ADT 降低了 5 年 bRFS（49% *vs.* 64%；SS）和 10 年 DMFS（69% *vs.* 75%；SS）。**结论：挽救性 RT+ 短期 ADT 可降低 DMFS。评论：PSA > 0.5 ng/ml 与 PSA < 0.5 ng/ml 的男性相比，bRFS 获益更大。**

◆ **在进行挽救性 RT 时，是否可以考虑采用大分割治疗方案？**

威斯康星大学的一项研究（Kruser 等）对 108 例接受 65 Gy/26 fx 2.5 Gy/fx 挽救 RT 治疗的患者进行了评估。4 年的 bRFS 为 67%，作者得出结论："大分割治疗可提供一种方便、节省资源且耐受性良好的挽救方法"[30]。此外，德国 PRIAMOS 试验对前列腺床使用了 54 Gy/18 fx；RT 后 10 周的不良反应结果良好[31]。Gladwish 等（多伦多）公布了采用 51 Gy/17 fx 的 I / II 期不良反应结果[32]。这两项试验各纳入了 40 例或更少的患者，肿瘤学结果尚未公布。NRG GU003 是最近结束的一项试验，该试验将患者随机分为 66.6 Gy/37 fx（1.8/fx）与 62.5 Gy/25 fx（2.5/fx）。

◆ **前列腺切除术后淋巴结阳性患者该如何治疗？**

Messing 试验将 ADT 确立为治疗 pN_1 疾病的标准方法[33]。RT 的作用尚存争议，但回顾性数据显示，RT 尤其对以下患者有益：（a）+LNs ≤ 2 个、GS 7~10、pT_{3b}/pT_4 疾病或切缘阳性；或（b）+LNs 3~4 个[25,34]。

Messing (NEJM 1999, PMID 10588962; Update Lancet Oncol 2006, PMID 16750497)： 对来自多个机构的 98 例 pT_{1b-2} 前列腺癌术后患者进行随机分组，发现 LN+ 后进行 RP，随机分为即时 ADT（每月使用戈舍瑞林或双侧睾丸切除术）与延迟 ADT（疾病进展时开始）。中位随访为 11.9 年。立即 ADT 可改善 OS（*HR*：1.84，*P*=0.04）、PCSS（*HR*：4.09，*P*=0.0004）和 PFS（*HR*：3.42，*P* < 0.0001）。在延迟 ADT 治疗组中，79% 的患者在 5 年后接受了积极治疗。**结论：术后立即 ADT 可改善 LN+ 前列腺癌的 OS。评论：该研究是在前 PSA 时代进行的，PSA 不用于指导决策（即只有临床可触及的结节才被视为局部失败）。延迟 ADT 治疗组在开始 ADT 治疗时的平均治疗前 PSA 为 14 ng/ml。36 家机构中有 14 家未提供 Gleason 评分信息；可能存在导致生存率差异的偏倚。**

Briganti (Eur Urol 2011, PMID 21354694)： 对 pT_{2-4}、LN+ 前列腺癌进行回顾性配对分析，比较 ADT+RT 与单用 ADT。703 例患者的年龄、T 分期、GS、切缘状态、淋巴结数目、随访时间均匹配。中位随访 100 个月。两组 10 年 OS 55% *vs.* 74%（*P* < 0.001）和 10 年 CSS 70% *vs.* 86%（*P*=0.004），ADT+RT 更有优势。**结论：在 ADT 的基础上加用 RT 可改善 LN+ 前列腺癌患者的 CSS 和 OS。评论：回顾性研究缺乏标准化的 RT 剂量和 ADT 时间，无法获得 RT 时的 PSA 数据。**

Abdollah (JCO 2014, PMID 25245445)： 研究人员对 1988—2010 年接受 RP 和 PLND 治疗的 1100 例 pN_1 前列腺癌患者进行了 RR 研究，这些患者均接受了 ADT 加或不加 RT。研究人员发现有 4 个变量可用于根据 PCM 风险对患者进行分层：受累 LN 的数量、病理 GS、肿瘤分期和切缘状态。①≤ 2+LNs、GS 7~10、pT_{3b}/pT_4 病变或切缘阳性（HR：0.30，$P=0.002$）；② 3~4+LNs（HR：0.21，$P=0.02$）的男性似乎可从 ADT+RT 联合治疗中获益。这些结果在将 OS 作为终点进行研究时得到了证实。**结论：术后 RT 似乎能使经过严格筛选的病理淋巴结阳性前列腺癌患者获益。**

第四十二章　膀胱癌

Winston Vuong, Omar Y. Mian, Rahul D. Tendulkar　著

白文文、张　瑞　译

周志国、王　军　校

概述： 膀胱癌是第二大常见的生殖系统恶性肿瘤，90% 以上为尿路上皮癌。70% 的膀胱癌病变较浅，采用经尿道膀胱肿瘤电切术（transurethral resection of bladder tumor，TURBT）和膀胱内灌注治疗（表 42.1）。肌层浸润性膀胱癌（muscle-invasive bladder cancer，MIBC）患者多采用根治性膀胱切除术和围手术期 CHT 治疗。某些患者可能需要接受膀胱切除术（SBP）治疗。多达 80% 的患者在诱导化疗后达到 CR，70%~80% 的患者不会出现局部复发并保留原生膀胱。

表 42.1　膀胱癌的一般治疗模式

膀胱癌	治疗方案
浅表肿瘤（T_a、Tis、T_1）	TURBT 之后进行监控或膀胱内灌注治疗（卡介苗与丝裂霉素）或膀胱切除术（针对高危人群）
$T_{2\sim4a}$（膀胱切除术候选者）	根治性膀胱切除术 ± 基于顺铂的新辅助 CHT 或 SBP：最大 TURBT，然后化放疗 40~45 Gy，然后膀胱镜检查，如果 CR* 加量至 64 Gy，然后观察；大分割治疗 55 Gy/20 次是可接受的替代方法
$T_{2\sim4}$（无法操作）	ChemoRT（首选，如果适合 CHT）或单独 RT（如果不适合 CHT）
转移性	CHT（如顺铂/吉西他滨）+ 根据需要行姑息性 RT；如果不符合顺铂治疗条件，则一线使用 PD-1 抑制剂（atezolizumab 或 pembrolizumab）免疫疗法

注：*CR=T_0/Tis/T_a；如果诱导化疗后膀胱镜检查结果为 ≥ T_1，则进行挽救性膀胱切除术。
　　选择性保留膀胱的最佳候选者：完全 TURBT 后单灶肿瘤 < 5 cm、c$T_{2\sim3}$（及部分 T_{4a}）、cN_0、膀胱功能正常、符合监控方案、无肾积水、无相关 CIS、无 IBD、未接受过 RT。

流行病学： 2020 年，新增病例约 81 400 例（76% 为男性），死亡约 18 000 例[1]。中位年龄 70 岁[2]，北美/西欧比率最高[3]。

风险因素： 大多数病例与环境接触有关。吸烟是最重要的因素，与不吸烟者相比，其 RR 为 2~5，

50% 的病例与吸烟有关。其他因素包括接触化学物质（工业芳香胺、多环芳香烃、染发剂、氯化水和砷）、药物（含苯乙酸的镇痛药或环磷酰胺）、血吸虫病（与鳞状细胞癌有关）、慢性炎症（慢性尿道炎、溶血性滴虫病和结石）、辐射[3]。

解剖学：膀胱可分为膀胱体（输尿管口上方）、膀胱三角区（输尿管口和尿道口之间的区域）和膀胱颈。从内到外的分层为尿路上皮（由移形细胞组成的上皮，由薄基底膜包围）、固有层（厚的纤维弹性结缔组织层）和逼尿肌（平滑肌排列在内纵层、中圆层和外纵层）。膀胱通过尿道固定在前腹壁上。膀胱上部以腹膜为界，前部、下部、侧部以腹膜周围脂肪为界。主要淋巴结引流包括髂外、髂内、闭孔、脐周和骶前淋巴结。髂总淋巴结是次要引流部位[4]。

病理学：尿路上皮癌（在美国占 90% 以上的病例）、鳞状细胞癌（占 3%）、腺癌（占 2%）、小细胞癌（占 1%），其他病例 < 1%（肉瘤、淋巴瘤、黑色素瘤或转移瘤）。侵袭性更强的尿路上皮变异包括微乳头状、浆细胞状、巢状和肉瘤状组织学，可能需要更积极的治疗。在血吸虫流行地区，鳞状细胞癌占大多数。尿道肿瘤通常为腺癌，其预后优于非尿道腺癌。

临床表现：最常见的症状是肉眼血尿或镜下血尿。如果出现肉眼血尿，发生膀胱肿瘤的风险为 10%~20%。较少见的是，患者可能会出现膀胱梗阻、刺激症状或疼痛。

检查：病史采集和体格检查。

1. 实验室：尿液细胞学检查。细胞学检查的灵敏度较低（34%），但特异性较高（> 98%）[5]。CBL，CMP，碱性磷酸酶。

2. 手术：膀胱镜检查。如果发现膀胱内有可疑病变，则进行 TURBT。TURBT 可诊断 T_1 病变，通常也可治疗 T_1 病变。对肿瘤邻近部位进行随机或有针对性的活检，以评估视野缺损 /CIS，并对前列腺进行活检。活检标本应包括肌肉，以评估是否有侵犯。

3. 影像学检查：如果膀胱镜检查显示肿瘤为实性、高级别或 MIBC，则应考虑在进行 TURBT 之前对腹部和盆腔进行 CT 或 MRI 检查。整个泌尿道都应成像（例如，CT 尿路造影，包括延迟图像或核磁共振尿路造影）。如果有肌肉侵犯，应进行胸部成像。如果碱性磷酸酶升高或出现骨痛，应进行骨扫描。PET/CT 并没有明显的优势。神经影像学检查仅适用于有症状或高危患者，如小细胞组织学患者。

预后因素：分期（表 42.2）、分级、多中心性、大小、复发、是否存在 CIS、LVI、生长模式、组织学。

分期

表 42.2　AJCC 第 8 版（2017 年）：膀胱癌分期

T/M	N		cN_0	cN_1	cN_2	cN_3
T_1	侵及固有层（上皮下结缔组织）		I	ⅢA		ⅢB
T_2	a. 侵及固有肌层（内侧 1/2）		Ⅱ			
	b. 侵及固有肌层（外侧 1/2）					
T_3	a. 侵及膀胱周围组织（显微镜下）					
	b. 侵及膀胱周围组织（肉眼可见）					
T_4	a. 侵及前列腺基质、精囊、子宫和阴道					
	b. 侵犯盆腔壁或腹壁			ⅣA		
M_{1a}	非区域性 LN					
M_{1b}	远处转移			ⅣB		

注：cN_1，单个盆腔淋巴结（真骨盆、脐周、闭孔、髂内、髂外或骶前）；cN_2，真骨盆中的多个 LN；cN_3，髂总 LN。

治疗模式

1. 外科手术

（1）**TURBT**：诊断的第一步，是治疗 T_a/Tis/T_1 非肌层浸润性疾病的方法。对于 T_a 或低级别 T_1 疾病且无危险因素的特定患者，TURBT 后可考虑观察。建议对 Tis、高级别 T_a 或 T_1、细胞学阳性、复发性疾病或多发病变进行膀胱内辅助治疗。对于考虑进行 SBP 治疗的 MIBC 患者，建议首先进行 TURBT，以最大限度地清除病灶。

（2）**膀胱切除术**：根治性膀胱切除术和尿路改道是治疗多发性复发性浅表肿瘤、伴有 CIS 的高级别 T_1 肿瘤、MIBC 以及变异组织学的标准方法。该技术包括膀胱、腹膜覆盖物、尿道、肾周脂肪、下输尿管、双侧盆腔淋巴结、近端尿道（男性）、整个尿道（所有女性，以及患有 CIS/ 多中心肿瘤 / 膀胱颈或前列腺尿道受累的男性）、前列腺和精囊、盆腔输精管（男性）、子宫、输卵管、卵巢、宫颈、阴道套（女性）的整体切除。根据 NCCN 指南，应进行双侧盆腔淋巴结清扫术，范围至少包括闭孔淋巴结、髂外淋巴结、髂内淋巴结和髂总淋巴结[6]。SWOG 8710 显示，当清扫 ≥ 10 个 LNs 时，生存有所提高[7]。2016 年 ASCO 指南指出，cT_{2-4a} 膀胱癌的标准治疗方法是以顺铂为基础的新辅助化疗，然后进行根治性膀胱切除术，对于经过适当选择的患者以及无法选择膀胱切除术的患者，化放疗可作为替代治疗方法[8]。

（3）**尿液分流**：分流方式可以是不可控的，也可以是可控的。既往不可控分流是标准的（如回肠导尿管）。随着技术的进步，现代大多数患者都可采用可控的尿路分流术。从广义上讲，这些技术可分为需要自行导尿的可控的分流术（如 Kock 袋、Indiana 袋、Miami 袋）或（更常见的）利用外括约肌直接连接原生尿道以保持可控的原位膀胱。

2. 膀胱内治疗：可在局部注射高浓度药物，以根除存活的肿瘤并防止复发。卡介苗是一种活的减毒分枝杆菌，通过抗肿瘤免疫刺激机制发挥作用，被认为是 TURBT 术后高级别 T_a、Tis 或 T_1 肿瘤的首选辅助治疗药物。卡介苗在切除术后 3~4 周开始注射，每周 1 次，连续注射 6 周 [9,10]。卡介苗的常见毒性包括尿频（71%）、膀胱炎（67%）、发热（25%）和血尿（23%）[10]。需要注意的是，卡介苗治疗引起的尿频和排尿困难可能很严重，许多患者由于急性不良反应而无法完成整个 6 周疗程。

3. 化疗：可在膀胱切除术前或术后的围手术期使用，也可作为膀胱保留治疗的一部分与 RT 同时使用，或在转移性病例中使用。新辅助化疗比辅助化疗的证据更充分。一项荟萃分析显示，与单纯手术相比，新辅助铂类化疗的生存率提高了 5%[11]。目前和未来的试验正在评估在非转移情况下增加免疫治疗的可能性。

（1）**围手术期**：以顺铂为基础的方案，包括剂量密集型甲氨蝶呤、长春新碱、多柔比星和顺铂（DD-MVAC），吉西他滨 / 顺铂，以及甲氨蝶呤、顺铂和长春新碱（MCV）。不同的治疗方案尚未在随机试验中进行直接比较。

（2）**与 RT 同时进行**：NCCN 推荐的同期 CHT 方案包括：顺铂 15 mg/m^2，d1~3、d8~10、d15~17 和紫杉醇 50 mg/m^2，d1、d8 和 d15；顺铂 15 mg/m^2，d1~3、d8~10、d15~17 和 5-FU 400 mg/m^2，d1~3、d8~10、d15~17；或 5-FU 500 mg/m^2，d1~5 和 d16~20，丝裂霉素 C 12 mg/m^2，d1。

（3）**转移性**：吉西他滨 / 顺铂或 DD-MVAC，然后进行阿维鲁单抗维持治疗。免疫疗法是可耐受顺铂患者的二线治疗方案。对于顺铂不耐受的患者，可选择吉西他滨 / 卡铂，然后接受阿维鲁单抗维持治疗；对于 PDL-1 表达的肿瘤患者或无论 PDL-1 表达情况如何都不耐受铂类为基础治疗的患者，可选择阿替利珠单抗或帕博利珠单抗。

4. 放疗

（1）**适应证**：RT 可作为膀胱切除术（SBP）的一种替代方案用于保留器官，也可作为不适合手术者或拒绝膀胱切除术者的根治治疗或姑息治疗方法。膀胱切除术后辅助 RT 的作用正在演变，但对于 pT_{3-4}、切缘阳性或 ECE 的特定病例，可考虑进行辅助 RT（阳性切缘 54~60 Gy，瘤床和盆腔淋巴结 45~50.4 Gy；参见辅助指南）[12]。

（2）**选择性保留膀胱**：理想的患者包括：单灶肿瘤直径 < 5 cm 通过 TURBT 完整切除、cT_{2-3}（和选定的 T_{4a}）、cN_0、膀胱功能正常、符合监测方案、无肾积水、无相关的 CIS、无 IBD、之前未进行过盆腔 RT。对于单侧肾积水患者，通常在输尿管支架置入术后，可考虑使用 SBP。

（3）**方案**：最大限度 TURBT 化疗 + 放疗 40~45 Gy 膀胱镜检查 if CR（T_0/Tis/T_a）加量至 64 Gy 监测。如果诱导化疗后膀胱镜检查，则进行挽救性膀胱切除术。不适合手术的患者可避免进行中期膀胱镜检查。

（4）**剂量**：采用了多种治疗方案，通常盆腔给予 40~45 Gy 的剂量，然后病变区以 1.8~2.0 Gy/ 次的单次分割剂量提升至 64 Gy。根据 BC2001，另一种分割剂量是 55 Gy/20 fx[13]。RTOG 试验通常使用 ENI，但 BC2001 试验未使用 ENI。ENI 适用于高危患者，如 T_3/T_4、微乳头状瘤、浆细胞瘤、小细胞组织学或临床 N_1 患者。对于临床淋巴结阳性疾病，如果安全可行，可考虑将受累淋巴结的剂量提升至 64 Gy。

（5）**不良反应**：急性表现为疲劳、恶心、腹泻、尿急和尿频。晚期可见膀胱炎、纤维化、直肠炎和肠炎。

（6）**程序**：见《放射肿瘤学治疗计划手册》，第八章 [14]。

基于循证的问与答

◆ **制定 SBP 的理由是什么？**

保留原生膀胱并避免根治性膀胱切除术和尿流改道术潜在并发症的策略很有吸引力，尤其是对于老年人或有严重并发症的患者。20 世纪 80 年代和 90 年代，RTOG 开展了一系列 II 期试验 [15-21]。这些试验的汇总分析表明，对于临床分期的患者，毒性发生率低，生存结果与既往的膀胱切除术相似 [22,23]。目前还没有直接比较 SBP 与根治性膀胱切除术的随机试验。值得注意的是，低估临床分期很常见，而且 SBP 患者一般年龄较大，并发症较多。因此，在比较 SBP 与膀胱切除术的回顾性系列研究时必须谨慎。

Mak，RTOG 汇总分析（JCO2014，PMID25366678）：5 项 RTOG 前瞻性 II 期试验的汇总分析；计入 468 例患者，临床分期为 T_2（61%）、T_3（35%）、T_4（4%）。化疗后 69% 的患者出现 CR；5 年 OS 与 T 分期相关：T_2 为 62%，T_{3-4} 为 49%（$P=0.002$）；总体结果见表 42.3。**结论：DSS** 的长期疗效与膀胱切除术的疗效相当，可作为手术的替代方案。

表 42.3　RTOG 保留膀胱试验汇总分析

年限	OS	DSS	肌肉损伤性 LF	非肌肉损伤性 LF	DM
5 年	57%	71%	13%	31%	31%
10 年	36%	65%	14%	36%	35%

◆ **SBP 后的毒性比率是否过高？**

虽然存活率与膀胱切除术相当，但晚期影响令人担忧 [24]。此外，下文讨论的 BC2001 试验中患者报告的 QOL 结果显示，各组患者在治疗后的 QOL 下降幅度相似，但在 6 个月后均改善至治疗前的基线，没有证据表明加用 CHT 会损害长期的 QOL [25]。

Efstathiou, RTOG pooled analysis (JCO 2009, PMID 19636019)：共有来自 4 项 RTOG 试验的 285 例患者。中位随访 5.4 年。晚期 ≥ 3 级毒性率分别为 5.7% 泌尿系统和 1.9% 消化系统。没有发生晚期 4 级事件，也没有患者因治疗相关毒性而需要进行膀胱切除术。**结论：SBP** 治疗后的晚期反应似乎并不严重。

◆ **在 SBP 之前进行新辅助 / 诱导 CHT 是否有好处？**

在根治性膀胱切除术前进行新辅助 CHT 治疗可提高生存率 [11]。RTOG 8903 在 SBP 情况下对这一概念进行了测试，但该试验和其他回顾性系列研究均显示，在根治性化放疗前，新辅助 CHT 并无益处 [26]。

Shipley, RTOG 8903 (JCO 1998, PMID 9817278)：PRT 用于评估在 SBP 基础上增加新辅助 CHT 的效果。123 例 cT_{2-4a} MIBC 患者接受了 TURBT，然后随机接受了 ±2 个周期的新辅助 MCV（甲氨蝶呤、顺铂和长春新碱）治疗。所有患者均接受了顺铂化疗，盆腔均接受 39.6 Gy、1.8 Gy/fx 的放疗，然后在 4 周时接受膀胱镜检查。如果未达 CR，患者将接受膀胱切除术。如果达 CR，患者在接受顺铂治疗后肿瘤区放疗剂量增加 25.2Gy。CR 率（61% vs. 55%）、5 年 OS（48% vs. 49%）、DM（33% vs. 39%）或膀胱完整的存活率（36% *vs.* 40%）无差异。结论：**SBP 前的新辅助 CHT 会增加毒性，但不会改善预后。**

◆ **在 RT 的基础上加用 CHT 是否能改善最终（非手术）治疗的效果？**

单纯 RT 的 LR 率很高，早期数据显示同时进行 CHT 有好处[27]。这导致了英国膀胱癌 2001（BC2001）试验[13]。

James, BC2001 (NEJM 2012, PMID 22512481)： 对 360 例 T_{2-4a} 膀胱癌患者进行 PRT（包括腺癌、TCC 和 SCC）。允许但不要求新辅助 CHT。随机进行单纯 RT 与 RT 同时 CHT（5-FU 500 mg/m²，d1~5 和 d16~20，丝裂霉素 C 12 mg/m²，d1）。RT 剂量为 55 Gy/20 fx 或 64 Gy/32 fx，盆腔淋巴结未特定选择。值得注意的是，该方案不进行治疗中期膀胱镜检查；因此，所有患者均接受了根治治疗。主要终点是 LRFS。结论：**与单纯 RT 相比，RT 联合 5-FU/MMC 可改善 LRFS（表 42.4），但在 OS 方面无显著差异（OS 信服度不足）。**

表 42.4 英国 BC2001 膀胱癌确定性 RT 试验

BC2001	2 年 LRFS	侵入性 LR	无创 LR	2 年膀胱切除术	5 年 OS
RT	54%	19%	17%	17%	35%
ChemoRT	67%	11%	14%	11%	48%
P	0.03	0.01		0.03	0.16

◆ **现代治疗 SBP 的 CHT 方案有哪些？**

在北美，以顺铂为基础的 CHT 方案占主导地位，因为 RTOG 已经对这些方案进行了评估。对于因听力受损、肾功能不全或表现不佳而不适合使用铂类 CHT 的患者，最近一直在努力建立无铂化疗方案。根据 BC2001，5-FU/MMC 是一种选择。最近，RTOG 0712 试验采用 5-FU/cisplatin 加 BIDRT 与低剂量吉西他滨加每日 RT 进行比较[28]。RTOG 0233 研究了以紫杉醇或 5-FU 为基础的顺铂诱导，同时采用 BID RT，然后进行反应驱动的巩固治疗，最后辅助顺铂/吉西他滨/紫杉醇，结果发现治疗完成率和毒性率相似[29]。

Coen, NRG/RTOG 0712 (JCO 2019, PMID 30433852)： Ⅱ期 PRT 治疗 MIBC，66 例患者随机接受 FCT（5-FU/顺铂）同时 RT 每日 2 次与 GD（吉西他滨）同时 RT 每日 1 次。患者接受 TURBT 和 40 Gy 的诱导化疗。获得 CR 的患者接受 64 Gy 的巩固化放疗。非 CR 患者接受膀胱切除术。两组患者均接受吉西他滨＋顺铂（GC）辅助治疗。主要终点为 3 年内无远处转移率（DMF3）。FCT 和 GD 的 DMF3 分别为 78% 和 84%。诱导后 CR 率分别为 88% 和 78%。在 FCT 治疗组中，64% 的患者出现了与治疗相关的 3/4 级急性不良反应，其中大部分为血液学反应。在 GD 治疗组，3/4 级急性不良反应为 55%，大部分为血液学毒性。结论：**两种治疗方案的 DMF3 均超过 75%，超过了主要终点。该试验并不具备比较两种方案的能力。GD 治疗组的不良反应较少。在未来的试验中，两种方案均可作为基础。**

◆ **放疗靶区是否需要包括整个膀胱？ ENI 有好处吗？**

鉴于肿瘤定位困难以及膀胱癌的多灶性倾向，标准 RT 技术将整个膀胱纳入靶区，即使是局部疾病也不例外。然而，保留未受累的膀胱可能会降低毒性，因此部分保留膀胱的技术受到关注，BC2001 试验对此进行了评估。大多数 RTOG 试验都使用"迷你盆腔"野进行 ENI，上缘位于 S_2~S_3，以便在将来可能发生尿流改道的情况下保留肠管。BC2001 并未刻意针对选择性淋巴结，但考虑到整个膀胱 +1.5 cm 边缘的术区设计，它却是包括了低盆腔 / 闭孔淋巴，76 例局部复发中只有 10 例发生在盆腔淋巴结。

Huddart, BC2001 (IJROBP 2013, PMID 23958147)：共有 219 例患者（BC2001 亚组）接受了标准全膀胱 RT（PTV 包括膀胱外壁和膀胱外肿瘤范围 +1.5 cm）与减少高剂量区体积 RT（定义了 2 个 PTV：PTV_1 与对照组相同，治疗剂量为规定剂量的 80%，PTV_2 定义为 GTV+1.5 cm）。模拟患者膀胱排空。结果显示，2 年 LRFS（61% *vs.* 64%）、3~4 级急性不良反应（23% *vs.* 23%）、2 年 3~4 级晚期不良反应（2.4% *vs.* 5.4%）或膀胱容量减少（减少 76 ml，减少 RT 剂量组的差异无统计学意义）均无差异。**结论：减少高剂量区 RT 体积对 2 年 LRFS 或晚期不良反应无影响。**

◆ **低分导术有好处吗？**

64 Gy/32 fx 和 55 Gy/20 fx 这两种最常见的分割方案尚未在一项研究中直接进行头对头比较；不过，对 BC2001 和 BCON 试验的荟萃分析支持使用低分割计划 [30]。

Choudury, BC2001/BCON Meta-Analysis (Lancet Oncol 2021, PMID 33539743)：对 BC2001 试验（456 例患者）和 BCON 试验（326 例患者）中的 782 例患者的个体数据进行了荟萃分析，这些患者接受了 64 Gy/32 fx 或 55 Gy/20 fx 的 SBP 治疗（分别占患者总数的 48% 和 52%）。中位随访时间为 10 年，在浸润性局部复发和肠道或膀胱毒性方面，55 Gy/20 fx 不劣于 64 Gy/32 fx（调整后 RD -3.37%，95%*CI*：-11.85~5.10）。值得注意的是，55 Gy/20 fx 的局部复发风险显著低于 64 Gy/32 fx（调整后 *HR*：0.71，95%*CI*：0.52~0.96）。**结论：55 Gy/20 fx 低分割 SBP 具有更好的侵袭性局部控制效果，其毒性与 64 Gy/32 fx 相当。**

◆ **超分割有好处吗？**

有关超分割的证据不一。两项较早的 PRT 显示超分割比标准分割的疗效更好，而一项较新的 PRT 则显示超分割无益且毒性增加 [25]。这些试验都不包括同时进行的 CHT，因此超分割在这种情况下的作用尚不明确。不过，在已完成的 RTOG 0712 Ⅱ 期随机试验中，超分割放疗联合化疗是其中一种治疗方法，可考虑用于部分患者。

◆ **膀胱切除术后辅助 RT 是否有益？**

膀胱切除术后很少使用辅助 RT[7]。1992 年发表的一项随机试验显示，T_{3-4} 疾病患者的 LC 和 DFS 均有获益；然而，该研究中 80% 的患者患有鳞状细胞癌 [31]。一项失败模式分析显示，在边缘阴性且疾病 ＞ PT_3 的患者中，76% 的 LF 位点将被覆盖在仅覆盖骶 / 关节的小 CTV 内 / 闭孔节点，这将限制肠道和新膀胱的剂量。在边缘阳性的患者中，膀胱切除床和骶前淋巴结的失败率会大幅增加，这就需要更大的 CTV 并随之增加潜在毒性，从而导致了一致的靶区指引 [12,32]。一项 NCDB 分析发现 PORT 与 OS 改善有关，尽管这必须在前瞻性试验中得到证实 [33]。

Baumann, NCDB (Cancer Med 2019, PMID 31119885)：NCDB 对 2004—2014 年确诊的 ≥ $pT_3pN_{0-3}M_0$ LABC 患者进行了 RC ± PORT 分析。在 15 124 例患者中，有 512 例（3%）接受了 PORT 治疗。总体而

言，PORT 的 MS 为 20.0 个月，而无 PORT 的 MS 为 20.8 个月（NS）。经过倾向匹配后，PORT 患者的平均生存期为 19.8 个月，而无 PORT 患者的平均生存期为 16.9 个月（$P=0.03$）。对于有记录的尿路上皮癌患者子集（$n=1460$），PORT 与 pT$_4$、pN+ 和边缘阳性的 OS 改善相关（所有情况下，$P < 0.01$）。**结论：在这个观察性队列中，经过倾向匹配后，PORT 与 LABCOS 的改善相关。**

◆ **在 T$_1$ 非肌肉浸润性疾病的特定病例中，RT 是否有作用？**

对于大多数高级别浅表性肿瘤患者来说，TURBT 后进行膀胱内治疗是标准的治疗方法。然而，许多患者在采用这种方法后仍会在局部复发。对于复发疾病，标准疗法是膀胱切除术。对于一些高级别 T$_1$ 或复发性 T$_1$ 期癌症患者，RT 可能是一种保留膀胱的选择。支持这种方法的证据不一，RTOG 0926 正在研究这一问题。

◆ **姑息放射治疗有作用吗？**

Duchesne, MRC BA09 (IJROBP 2000, PMID 10802363)： 对 500 例（272 例可评估）有症状的 MIBC 患者进行 PRT 治疗。由于分期（T$_{4b}$、N$_1$ 或 M$_1$）或并发症，这些患者被认为不适合接受根治性治疗。将其随机分为 21 Gy/3 fx QOD 与 35 Gy/10 fx QD。主要终点为 3 个月后症状改善情况。结果：3 个月后，两组患者的症状改善情况无明显统计学差异（35 Gy 为 71%，21 Gy 为 64%）。**结论：21 Gy/3 fx QOD 是缓解 MIBC 的合理选择。**

第四十三章　睾丸癌

Zachary Mayo, Ehsan H. Balagamwala, Rahul D. Tendulkar　著

白文文、张　瑞　译

周志国、王　军　校

> **概述：** 睾丸癌是一种比较少见的泌尿生殖系统恶性肿瘤，预后良好。大多数睾丸恶性肿瘤是生殖细胞肿瘤 GCT（95%），其中 50%~60% 为精原细胞瘤，40%~50% 为非精原细胞瘤。85% 的精原细胞瘤表现为临床Ⅰ期疾病。最初的治疗方法是腹股沟睾丸切除术和精索高位结扎术（不是经阴囊活检）。睾丸精原细胞瘤的治疗方案较多（表 43.1）。根据分期的不同，腹股沟睾丸切除术后，NSGCT 的辅助治疗包括监测、nsRPLND 或 CHT。

表 43.1　睾丸精原细胞瘤的一般治疗方案

精原细胞瘤	初始治疗	辅助治疗方案
Ⅰ期	精索高位结扎腹股沟睾丸根治术	主动监测：15%~20% 复发 卡铂（AUC 7x1-2C）：复发率 < 5%（TE19 试验） RT（主动脉旁条带，20 Gy/10 fx）：< 5% 复发（TE10/TE18 试验）
Ⅱ期		ⅡA 阶段：改良狗腿式 RT，20 Gy/10 fx，提升至 30 Gy
		ⅡB 期：首选 CHT（NCCN）：EP×4C 或 BEP×3C 选择非大块性疾病（淋巴结直径 ≤ 3 cm）的 RT[1]。改良狗腿式 RT，20 Gy/10 fx，提升至 36 Gy
		ⅡC 期：EP×4C 或 BEP×3C RT/挽救手术
Ⅲ期		EP×4C 或 BEP×3C RT/挽救手术

流行病学： 每年约有 9600 例睾丸癌确诊病例，约 440 例死亡 [2]，占男性癌症总数的 1%，但却是 15~34 岁男性最常见的实体瘤。NSGCT 通常出现在 20~30 岁之间，而精原细胞瘤则出现在 30~40 岁之间。高达 5% 的精原细胞瘤为双侧（同时或异时），预后良好，10 年生存率 > 95%。在过去 40 年中，全球发病率增加了一倍多。淋巴瘤是 60 岁以上男性最常见的睾丸肿瘤 [2,3]。

风险因素：腹腔隐睾患癌症的风险为 1/20（5%），必须切除。腹股沟隐睾患癌症的风险为 1/80（1.3%），应在青春期前接受睾丸括约肌切除术。癌症风险随着隐睾症被发现 / 逆转的年龄而增加。在有隐睾症病史的患者中，20% 的 GCT 发生在对侧正常下降的睾丸中 [4]。其他风险因素包括尿道下裂、雄激素不敏感综合征、性腺发育不良、曾患对侧睾丸癌 [5]、性腺 GCT、家族史、白种人、HIV、吸食大麻和 Peutz-Jeghers 综合征。

解剖学：从外部到内部分层为皮肤、睾丸筋膜、精索外筋膜、精索内筋膜、鞘膜顶层、鞘膜内脏层和白膜。曲细精管合并形成前睾丸。睾丸动脉直接来自腹主动脉。右侧睾丸静脉与右肾静脉下端的 IVC 相连；左侧睾丸静脉与左肾静脉相连。淋巴引流从睾丸经精索沿睾丸静脉到 T_{11}~L_4 椎骨水平的腹膜后 / 主动脉旁 LN，然后乳糜池和胸导管到后纵隔、左 SCV 和腋窝。除非阴囊被手术破坏（通常是通过经阴囊活检、疝气修复、输精管切除术等），否则腹股沟淋巴结与睾丸癌无关。

病理学 [6]：大部分（95%）睾丸癌是 GCTs（表 43.2）：精原细胞瘤（50%~60%）和 NSGCTs（40%~50%）。少数（5%）为 NSGCTs，包括 Leydig 细胞、Sertoli 细胞、横纹肌肉瘤或淋巴瘤。精母细胞瘤包括典型的（85%）、无细胞的（10%）或精原细胞的（5%），它们的治疗方法相同。无性型有丝分裂活性高，但没有较差的预后。精原细胞型多见于老年男性（年龄 > 50 岁），预后良好。带有合胞滋养细胞的纯精原细胞瘤（仍被认为是纯精原细胞瘤）中，10%~15% 的患者可能会出现 hCG 升高。NSGCT 包括胚胎瘤、畸胎瘤、绒毛膜癌、卵黄囊（内胚窦瘤）和混合瘤。CIS 比浸润性 GCT 早 3~5 年，几乎 100%（精原细胞性精母细胞瘤和婴儿肿瘤除外）与浸润性肿瘤相邻。纯精原细胞瘤的 AFP 从未升高。肝细胞癌和肝病患者的甲胎蛋白也可升高。hCG 在绒毛膜癌中非常高，在黄体生成素高、消化道癌、胃癌、肺癌和乳腺癌中也会升高。LDH 是非特异性的，约有一半的生殖细胞肿瘤会出现 LDH 升高。

表 43.2　睾丸组织学特征

GCT 组织学	年龄（岁）	特点	AFP 升高（%）	hCG 升高（%）
精原细胞瘤（50%~60%）	30~40	对放射线敏感；发病时 80% 在局部；淋巴扩散；稍后复发	0	9
NSGCT（40%~50%）	20~30	放疗抗拒；发病时 70% 为远处转移；通常为血源性扩散；复发发生较早	50	60
• 胚胎	25~35	最常见的纯种 NSGCT；更具侵袭性，发病时 DM（肺、肝）> 60%	70	60
• 畸胎瘤	25~35	第二常见的 NSGCT；多胚层；成熟与不成熟；> 75% 的 NSGCT 具有畸胎瘤成分	38	25
• 绒毛膜癌	20~30	罕见；hCG 非常高（妇科肿瘤），AFP 始终正常；最具侵袭性；血源性扩散；可能出血	0	100
• 卵黄囊	< 10	最常见的小儿 GCT，80% < 2 岁 /o；在成人中，表现为纵隔，化疗耐药；Schiller–Duval 体	75	25

临床表现：通常表现为无痛性睾丸肿块或无痛性睾丸肿胀。其他表现包括钝痛、下腹部或肛周沉重感或阴囊饱满。少数患者（10%）会出现急性疼痛。10% 的患者会出现远处转移的相关症状。50% 的患者会出现不育症。男性乳腺增生（5%）继发于 hCG 的雌激素效应。肿瘤大小和附睾受侵与发病时出现转移风险较高有关 [7]。

鉴别诊断：睾丸癌、睾丸扭转、附睾炎、鞘膜积液、精索静脉曲张、疝气、血肿或精囊炎。

检查：病史采集和体格检查，手工检查阴囊内容物。坚实或固定的肿块即为癌症，除非另有证明。触诊腹部是否有淋巴结或内脏受累。检查胸部有无男性乳腺增生，触诊有无 SCV 淋巴结。

1. 实验室检查：CBC、CMP 和血清肿瘤标志物（AFP、hCG、LDH）。

2. 影像：双侧阴囊彩色多普勒超声显示为低回声肿块。精原细胞瘤界限清楚，无囊性区，而非精原细胞瘤则不均匀，有钙化、囊性区和边缘不清。由于超声分期不够准确（精原细胞瘤的准确率为 44%，NSGCT 的准确率为 8%）[8]，因此需要手术分期。PET 对检查的作用有限；对精原细胞瘤的作用可能大于 NSGCT，可改变 10% 的分期 [9]。如果有症状、明显的肺转移或 hCG 偏高，则需进行脑部影像检查。

3. 其他：经阴囊活检或睾丸切除术是绝对禁忌证，因为存在肿瘤播种到阴囊、淋巴中断或肿瘤转移扩散到腹股沟淋巴结的风险。对部分 NSGCT 患者进行 RPLND。重复检测血清肿瘤标志物（AFP、hCG 和 LDH），因为 AJCC 系统中的 S 分期是基于睾丸切除术后的数值。hCG 的半衰期为 24~36 h，AFP 的半衰期为 5~7 天 [10]。在治疗前提供精液分析 / 精子库服务。

预后因素

1. 精原细胞瘤（表 43.3）：分期，NPVM。

2. NSGCT：LVI、NPVM、S3、纵隔原发、胚胎为主 [11]。

自然史：睾丸切除术后复发的风险，I 期精索瘤大小 < 3 cm 者为 12%，≥ 3 cm 者为 20%。然而，对于前两年未复发的患者，其后 5 年的复发风险分别为 3.9% 和 5.6% [12]；90% 的淋巴结复发发生在主动脉旁淋巴结（"着床区"），10% 的患者盆腔 LN 也呈阳性 [13]。淋巴结交叉可能发生在右侧到左侧（15%），但很少发生在左侧到右侧。晚期远处复发是可能的。

分期：见表 43.3。

表 43.3　AJCC 第 8 版（2017 年）：睾丸癌分期 [14]

分期	Pt		cN		pN		M	
Tis	· 原位生殖细胞瘤	N_1	· 区域 LN ≤ 2 cm（单个或多个）	N_1	· 区域 LN ≤ 2 cm · ≤ 5 LN 阳性	M_{1a}	· 非腹膜后 LN · 肺转移
T_1	a. 局限于睾丸（包括前睾丸侵犯），无 LVSI，< 3 cm	N_2	· 区域 LN > 2 cm 和 ≤ 5 cm	N_2	· 区域 LN > 2 cm 且 ≤ 5 cm · > 5 个区域性 LN，≤ 5 cm 且无 ECE	M_{1b}	· 非肺内脏转移
	b. 局限于睾丸（包括前睾丸侵犯），无 LVSI，≥ 3 cm							

续表

分期	Pt	cN	pN	M
T_2	• 仅限于睾丸，伴有 LVSI 或累及腹股沟软组织或累及附睾或覆盖白膜外表面的穿透性内脏间皮层	N_3 • 区域 LN > 5 cm	N_3 • 区域 LN > 5 cm	
T_3	• 侵犯精索*			
T_4	• 侵犯阴囊			

S 分期（血清肿瘤标志物）

	甲胎蛋白（ng/ml）	LDH	b-hCG（mIU/ml）
S_0	WNL	WNL	WNL
S_1	< 1000 和	< 5 000 和	< 1.5 倍正常值
S_2	1000~10 000 或	5000~50 000 或	1.5~10 倍正常值
S_3	> 10 000 或	> 50 000 或	> 正常值 10 倍

注：* 精索连续受累被视为 M_1。

表 43.4 阶段分组

分期	T	N	M	S
I A	T_1	N_0	M_0	S_0
I B	$T_{2\sim4}$	N_0	M_0	S_0
I S	任何 T	N_0	M_0	$S_{1\sim3}$
II A	任何 T	N_1	M_0	$S_{0\sim1}$
II B	任何 T	N_2	M_0	$S_{0\sim1}$
II C	任何 T	N_3	M_0	$S_{0\sim1}$
III A	任何 T	任何 N	M_{1a}	$S_{0\sim1}$
III B	任何 T	$N_{1\sim3}$	M_0	S_2
	任何 T	任何 N	M_{1a}	S_2
III C	任何 T	$N_{1\sim3}$	M_0	S_3
	任何 T	任何 N	M_{1a}	S_3
	任何 T	任何 N	M_{1b}	任何 S

精原细胞瘤治疗模式：混合精原细胞瘤 /NSGCT 的治疗以 NSGCT 部分为主。对于 NSGCT，RT 仅用于挽救 / 缓解。精原细胞瘤可能有接受 RT 治疗的适应证，因此本文将重点讨论精原细胞瘤的治疗。

1. 手术：标准手术是腹股沟睾丸根治术和精索高位结扎术。RPLND 适用于部分 NSGCT，但不适用于精索瘤。

2. 主动监测：睾丸切除术后 I 期患者的推荐选择。必须遵守随访规定。NCCN 建议第 1 年每 3~6 个月进行 1 次病史采集和体格检查，第 2 年每 6 个月进行 1 次，第 3 年每 6~12 个月进行 1 次，然后每年进行 1 次。可选择血清肿瘤标记物，如果检查结果不明确，建议进行超声检查。建议在第 1 年的 3、6 和 12 个月进行腹部 / 骨盆 CT 检查，第 2 年每 6 个月 1 次，第 3 年每 6~12 个月 1 次，第 4~5 年每 12~24 个月 1 次。第 1~5 年，根据临床指征进行胸部 X 线检查。如有症状，考虑进行胸部 CT 检查[1]。

3. 化疗：辅助化疗以分期为基础。Ⅰ期患者可选择单药卡铂（AUC7）×1~2 个周期。Ⅱ~Ⅲ期患者可选择 BEP（博来霉素、依托泊苷、顺铂）×3 个周期或 EP（依托泊苷、顺铂）×4 个周期。ⅡB、ⅡC 和Ⅲ期患者首选 CHT。

4. 放射治疗：对于Ⅰ期患者，可对 PAS 进行 20 Gy/10 fx 的治疗。对于ⅡA 期患者，可对主动脉旁和同侧髂内淋巴结区进行 20 Gy/10 fx 的改良 DL 野放射治疗，并对大体病变进行 30 Gy 的治疗。对于ⅡB 期患者，修改后的 DL 野为 20 Gy/10 fx，然后对大体病变提高至 36 Gy[6]。大多数人建议包及左肾门（见下文 TE10）。RT 的禁忌证包括马蹄肾、炎症性肠病、曾接受过放射治疗，以及会增加进一步恶性肿瘤风险的遗传综合征。不良反应包括恶心、呕吐、腹泻、疲劳和第二恶性肿瘤。

操作步骤：详见《放射肿瘤学治疗计划手册》，第八章。

基于循证的问与答

精原细胞瘤Ⅰ期

◆ 哪些数据支持将主动监测作为Ⅰ期精原细胞瘤患者的一种选择？

Ⅰ期精原细胞瘤复发和死亡的风险很小。虽然没有前瞻性试验直接支持这种方法，但一项系统性文献综述（14 项研究，2060 例男性）显示，由于采用了有效的挽救疗法，17% 的患者复发（9% 复发 > 2 年），精索瘤死亡率为 0.3%[15]。

另一项研究表明，如果肿瘤大小 < 4 cm 且未发生肾外浸润，复发的风险可低至 6%[16]。丹麦一项对 1954 例男性进行的回顾性队列研究表明，复发的中位时间是 13.7 个月，73.4% 的患者在两年内复发，22.2% 在第 3 年至第 5 年复发，4.3% 在第 5 年后复发。15 年的 DSS 和 OS 分别为 99.3% 和 91.6%[17]。尽管对这些患者加强了监控，但仍有 40% 的患者继续接受辅助治疗[18,19]。

◆ 接受辅助 RT 治疗的Ⅰ期患者是否需要全 DL 野，还是 PA 就足够了？

对于Ⅰ期患者，盆腔复发是罕见的。MRC TE10 显示，PAS 是标准的 RT 野，DL 野应保留给因淋巴引流异常而曾接受过腹股沟或阴囊手术的患者。

Fossa, MRC TE10 (JCO 1999, PMID 10561173)：对 478 例Ⅰ期（T_{1-3}）精原细胞瘤患者进行的等效性研究（表 43.5），患者被随机分配到 DL（PAS 加同侧髂淋巴结）与 PAS（T_{11-5}）区域。所有患者均接受了 30 Gy/15 fx 治疗。中位随访时间 4.5 年。3 年 RFS 或 OS 无差异。每组均有 9 例复发，但 PAS 组有 4 例盆腔复发，而 DL 组无复发。与 DL 组相比，PAS 组的急性不良反应（N/V、腹泻、白细胞减少）较少，精子计数较高。主动脉旁组有 1 例患者死于精原细胞瘤。**结论：PAS 照射被认为是治疗Ⅰ期（T_{1-3}）精原细胞瘤的最佳方法，而 DL 野则适用于曾接受过腹股沟或阴囊手术的患者。**

表 43.5　MRC TE10 的结果

MRC TE10	3 年 RFS	3 年 OS	盆腔复发次数	无精子症
PAS	96.0%	99.3%	4（2%）	11%
DL	96.6%	100%	0（0%）	35%
P	NS	NS	—	< 0.001

◆ 精原细胞瘤 I 期患者的最佳 RT 剂量是多少？

根据 MRC TE18，I 期精索瘤的标准剂量为 20 Gy，10 fx。

Jones, MRC TE18 (JCO 2005, PMID 15718317): 对 625 例 I 期精原细胞瘤（$pT_{1\sim3}N_0$）患者进行了非劣效性试验，患者随机接受 20 Gy/10 fx 与 30 Gy/15 fx 的治疗，所有患者均接受 PAS（$T_{11\sim5}$）治疗。旨在评估非劣效性，并排除 2 年复发率 4% 的差异。中位随访 61 个月。OS 或 RFS 无差异；30 Gy 治疗组有 10 例复发，而 20 Gy 治疗组有 11 例复发（P=NS）；20 Gy 治疗组在 4 周时急性不良反应较小（中度 - 重度疲劳和无法正常工作），但到 12 周时差异恢复到基线（表 43.6）。确诊的 6 例新原发性癌症均发生在 30 Gy 治疗组。**结论：20 Gy/10 fx 与 30 Gy/15 fx 同样有效，但急性 SE 较少。**

表 43.6　MRC TE18 的结果

MRC TE18	2 年 RFS	中度 - 重度倦怠	4 周后无法工作
20 Gy	97.0%	5%	28%
30 Gy	97.7%	20%	46%
P	NS	< 0.001	< 0.001

◆ CHT 在精原细胞瘤 I 期患者中的作用是什么？

根据 MRC TE19，卡铂的效果并不逊于 RT，而且不良反应较小。单药卡铂的疗程为 1~2 个周期[20]。

Oliver, MRC TE19 (Lancet 2005, PMID 16039331; Oliver JCO 2011, PMID 21282539):

1477 例 I 期精原细胞瘤接受睾丸切除术患者的 PRT 随机分配到辅助卡铂（1 个周期，AUC 7）与辅助 RT[20 Gy/10 fx（36%）或 30 Gy/15 fx（54%）或中等剂量（10%）；DL（13%）或 PAS（87%）]。排除 2 年复发率绝对差异 > 3% 的情况。中位随访 6.5 年。与 RT 相比，卡铂治疗组仅主动脉旁淋巴结复发率更高，但盆腔、纵隔或 SCV 复发率更低。卡铂治疗组的第二次 GCT 发生率较低（卡铂：n=2，RT：n=15，HR：0.22，P=0.03），急性消化不良（8% $vs.$ 17%）、中重度嗜睡（7% $vs.$ 24%）和无法正常工作（19% $vs.$ 38%）的发生率明显较低，但血小板减少率较高（12% $vs.$ 2%）。只有 1 例精原细胞瘤死亡，发生在 RT 治疗组。获得更多处方 CHT（> 99%AUC 7）的患者的 RFS（96.1% $vs.$ 92.6%）比接受较少 CHT 的患者有所改善（表 43.7）。**结论：卡铂辅助治疗 I 期精原细胞瘤的效果并不亚于 RT，而且急性 SE 较少。**

表 43.7　MRC TE19 的结果

MRC TE19	2 年 RFS	3 年 RFS	5 年 RFS（非 SS）	新 GCT
RT	96.7%	95.9%	96%	15（1.7%）
卡铂	97.7%	94.8%	94.7%	2（0.3%）

◆ 精原细胞瘤 I 期患者复发后的治疗效果如何？

Choo, Toronto (IJROBP 2005, PMID 15708251)：对 88 例 I 期精原细胞瘤患者进行的前瞻性单臂观察研究。中位随访时间为 12.1 年；15 年 RFS 率为 80%。17 例患者复发，其中 88% 的复发部位在膈肌以下。挽救治疗如下。14 例接受 RT 治疗（25~35 Gy），3 例接受 CHT 治疗（3~4 个周期的 BEP）。所有 17 例患者最终都挽救成功。**结论**：对于 I 期睾丸精原细胞瘤，保留 **RT** 或 **CHT** 进行挽救性治疗的监视疗法是一种安全的替代前期辅助治疗的方法。

Mead, UK TE Pooled Analysis (JNCI 2011, PMID 21212385)：TE10、TE18 和 TE19 试验的汇总分析。这 3 项非劣效性研究共纳入了 3049 例患者。3 项试验的中位随访时间为 6.4~12 年；总 CSS 为 99.8%；98 例复发，但只有 4 例（0.2%）在 3 年后复发。4 例死于转移性失败。在接受 DL 治疗后复发的患者中，11/16（65%）在纵隔或颈部失败。在接受 PAS 治疗后复发的患者中，20/54（37%）在盆腔失败，14/54（26%）在纵隔或颈部失败。在接受卡铂治疗后复发的患者中，18/27（67%）在腹膜后失败。**结论**：复发模式取决于所接受的辅助治疗。

精原细胞瘤 II 期

◆ 对于 II A/B 期精原细胞瘤患者，**RT** 相比 **CHT** 有哪些潜在优势？

根据 2020 年 NCCN 指南，建议对 II 期精原细胞瘤在主动脉旁和同侧盆腔 LN 进行辅助 RT 或化疗。II A 期的 RT 剂量为 30 Gy，II B 期为 36 Gy。化疗为 BEP×3C 或 EP×4C。根据 NCCN，II B 期或更高级别患者首选化疗（II C 期或 III 期推荐 1 类化疗）。值得注意的是，由于失败率较高，放射治疗不被认为是大体积淋巴结疾病的首选方案。

Krege, German Testicular Cancer Study Group (Ann Oncol 2006, PMID 16254023)：II 期试验。单药卡铂（AUC 7）q4 周 ×3C 治疗 II A 期（$n=51$）或 ×4C 治疗 II B 期（$n=57$）。81% 的患者达到 CR，16% 达到 PR，2% 无变化；13% 最初达到 CR 的患者复发，需要挽救治疗。总体失败率为 18%。OS 99%，DSS 100%。**结论**：单药卡铂不能有效根除 II A/B 期精原细胞瘤的 **RP** 转移。

不良反应和继发性恶性肿瘤风险

◆ 睾丸癌辅助治疗后发生继发性恶性肿瘤的风险有多大？

睾丸癌患者在接受辅助治疗（CHT 或 RT）后，发生第二原发恶性肿瘤的风险较高。鉴于继发性恶性肿瘤的死亡风险增加，适当选择患者进行辅助治疗非常重要。

Travis, NIH (JNCI 2005, PMID 16174857)：对超过 40 000 例睾丸癌幸存者进行了基于人口的登记，用于计算罹患第二种实体癌的相对风险和绝对风险。在 35 岁确诊的 10 年幸存者中，第二次罹患实体瘤的相对风险为 1.9，并且在 35 年中一直显著增高。肺癌（RR=1.5）、结肠癌（RR=2）、膀胱癌（RR

=2.7）、胰腺癌（RR=3.6）和胃癌（RR=4）占超额恶性肿瘤的 60%。胸膜癌（恶性间皮瘤，RR=3.4）和食管癌（RR=1.7）的风险也有所增加。总体而言，仅接受 RT 治疗的患者发生第二种实体恶性肿瘤的 RR 为 2，仅接受 CHT 治疗的患者为 1.9，同时接受两种治疗的患者为 2.9。对于在 35 岁时被诊断为精原细胞瘤或 NSGCT 的患者，其在未来 40 年内罹患实体癌的累积风险分别为 36% 或 31%（普通人群罹患实体癌的相应风险为 23%）。作者估计有 16% 的受评估患者接受了胸部 RT。**结论：接受过 RT 或 CHT 治疗的睾丸癌幸存者至少在 35 年内罹患实体瘤的风险会增加。**

Kier, Danish Nationwide Cohort (JAMA Oncology 2016, PMID 27711914)： 丹麦全国队列，共 5190 例患者（2804 例精原细胞瘤患者，2386 例非精原细胞瘤患者）接受了辅助治疗。患者接受了监测、腹膜后 RT、BEP、CHT 或 MTOL（多线）CHT。中位随访 14.4 年。20 年的二次恶性肿瘤累积发病率（死亡作为竞争风险）分别为：监测组 7.8%、BEP 组 7.6%（*HR*：1.7）、RT 组 13.5%（*HR*：1.8）、MTOL 组 9.2%（*HR*：3.7）和对照组 7.0%。BEP（*HR*：1.6）、RT（*HR*：2.1）和 MTOL（*HR*：5.8）导致的第二恶性肿瘤死亡率较高。**结论：辅助治疗导致的第二恶性肿瘤死亡率过高表明，需要采取一些方法来确定辅助治疗的最佳候选者。**

第四十四章　阴茎癌

Rahul D. Tendulkar, Rupesh Kotecha, Omar Y. Mian　著
张　瑞、高光斌　译
王　军、周志国　校

　　概述： 阴茎癌很少见。主要淋巴引流至腹股沟淋巴结——有 50% 临床肿大的淋巴结是病理性的（其余为反应性淋巴结）。手术治疗可包括阴茎部分或全部切除术，根据临床危险因素和分期结果进行腹股沟或盆腔淋巴结清扫术（LND）。治疗方法有多种（表 44.1）。对于部分早期肿瘤患者，可通过外照射放疗（EBRT）或近距离放射治疗进行器官保留（适用于 $T_{1\sim2}$ 肿瘤 < 4 cm 且海绵体侵犯 < 1 cm）。局部晚期患者应进行新辅助化疗（TIP×4 个周期）后评估，然后进行手术或根治性放化疗。

表 44.1　阴茎癌的一般治疗方案

分期	治疗方案
Tis 或 T_a	局部治疗、局部广泛切除、激光治疗、龟头切除、莫氏手术
T_1	1~2 级：局部广泛切除、龟头切除、莫氏手术、激光治疗、放疗 3 级：局部广泛切除、阴茎部分切除术、阴茎全切除术、放疗、放化疗
$T_{2\sim4}$	阴茎部分切除术、阴茎全切除术、放疗、放化疗、新辅助化疗和手术

　　流行病学： 美国罕见的癌症，占所有实体瘤的 0.1%，每年约有 2200 例新发病例和 440 例死亡病例[1]。在欠发达国家更常见。平均年龄 60 岁。有相当一部分男性因诊断错误或社会耻辱感而延误治疗。

　　风险因素： 流行病学因素包括单身、未婚、未行包皮环切术。医疗因素包括 HPV 感染、生殖器疣、尿路感染、阴茎损伤、尿道狭窄、包茎（包皮环状纤维化，导致龟头上的包皮不能回缩）、HIV、烟草暴露、补骨脂素和紫外线 A 光化学疗法。30%~50% 的阴茎癌与 HPV 感染相关（最常见的是 16 型和 18 型），有迹象表明预后更好。

　　解剖学： 一般分为阴茎根、阴茎体和阴茎头。阴茎固定在耻骨支上。两个阴茎海绵体中间有一个带孔隙的中线隔膜，终止于阴茎头。尿道被尿道海绵体包绕。阴茎有 2 层筋膜覆盖：浅筋膜与阴囊肉膜

相连，深筋膜（Buck's）环绕着勃起体（作为海绵体的屏障）。阴茎动脉的血液供应来自阴部内动脉，该动脉是髂内动脉的分支。淋巴引流在双侧循序进行，从腹股沟浅层到股深部淋巴结，然后进入盆腔。区域淋巴结包括腹股沟浅淋巴结、腹股沟深淋巴结和髂淋巴结。前哨淋巴结（Cloquet）位于腹壁浅血管和隐血管的前内侧。

病理学： 95% 为鳞状细胞癌，其他较罕见的亚型包括黑色素瘤、移行细胞癌、基底细胞癌、卡波西肉瘤、淋巴瘤、乳房外佩吉特病（Paget 病）和转移瘤。阴茎鳞状细胞癌根据镜下组织学特征可以分为：普通型（最常见）、乳头状、湿疣样、基底细胞样、疣状和肉瘤样。80% 的病例为低级别癌（1~2 级）。低分化癌（3 级）、基底细胞样和肉瘤样亚组的预后较差。而疣状癌和低级别肿瘤多为局部疾病，很少发生转移。

临床表现： 常表现为阴茎肿块或皮肤异常，多发生在龟头、冠状沟或包皮区域（很少累及阴茎体，< 10%）。症状多见皮疹、溃疡、出血或继发感染。这些症状可能会被误认为是阴茎癌前病变或相关病变，如鲍温样丘疹病（阴茎体上的丘疹）、阴茎鲍温病（阴茎体毛囊上皮的斑块）、Queyrat 增生性红斑（龟头或包皮黏膜上皮的红色病变）、硬化性苔藓、尖锐湿疣、布 - 洛瘤（巨大尖锐湿疣）和卡波西肉瘤。鲍温样丘疹病、阴茎鲍温病和 Queyrat 增生性红斑与 HPV 感染有关，被视为原位病变。局部晚期病变一般先转移至腹股沟淋巴结，然后再转移至盆腔或腹膜后淋巴结。临床明确肿大的腹股沟淋巴结只有 50% 是转移所致（另外 50% 是感染造成的反应性增大）。< 10% 患者在发病时伴有远处转移。

检查： 病史采集和体格检查，仔细检查阴茎病变和腹股沟淋巴结。如果怀疑感染，可考虑使用 4~6 周的抗生素。

1. 实验室检查： 全血细胞计数、生化全项和碱性磷酸酶。

2. 影像学检查： 腹 / 盆腔 CT 和胸部 X 线是常规检查。MRI 和超声可明确病变浸润深度。如果怀疑累及海绵体，则应进行 MRI 检查。如果怀疑晚期，应进行骨扫描。高危患者，尤其是淋巴结细针穿刺（fine needle aspiration，FNA）或淋巴结切除活检（LND）为阳性的患者，应考虑行 PET/CT 检查。

3. 活检： 可行阴茎病变穿刺或切取活检，如果初次活检不能确诊，可进行切除活检。建议评估 HPV 状态。建议进行膀胱镜检查以观察下尿路情况。

预后因素： 淋巴结转移和淋巴结包膜外侵犯（ENE）是重要的预后因素 [其中淋巴结转移的预测指标与 T 分期和分级、p53（+）、淋巴血管间隙浸润（lymph-vascular space invasion，LVSI）、神经周围浸润（PNI）、静脉 / 淋巴管癌栓相关]。一些证据表明，HPV 感染可能有更好的预后（但在不同研究中存在分歧）。

分期： 见表 44.2。

表 44.2　AJCC 第 8 版（2017 年）：阴茎癌分期 [2]

T/M	N		cN_0	cN_1	cN_2	cN_3
T_1^1	a. 无 LVSI、PNI，非高级别（3 级 / 肉瘤样）		I	ⅢA	ⅢB	Ⅳ
	b. 伴有 LVSI、PNI 或高级别（3 级 / 肉瘤样）		ⅡA			
T_2	• 侵犯尿道海绵体，有或无尿道侵犯					
T_3	• 侵犯阴茎海绵体，有或无尿道侵犯		ⅡB			
T_4	• 侵犯邻近结构（阴囊、前列腺、耻骨）		Ⅳ			
M_1	• 远处转移					

注：T_1^1，龟头侵犯固有层；包皮侵犯真皮、固有层或肉膜；阴茎体浸润表皮和海绵体直接之间的结缔组织。
　　cN_1，可触及活动的单侧腹股沟淋巴结；cN_2，可触及活动的多个单侧腹股沟淋巴结或双侧腹股沟淋巴结；cN_3，可触及固定的腹股沟淋巴结肿块或盆腔淋巴结病变。

治疗模式：欧洲泌尿外科协会发布的指南如下 [3]。

1. 手术治疗：一般来说，低风险可手术（Tis、T_a、T_{1a}）患者应接受器官保留治疗（表 44.3）。T_1 G_3 或 $T_{2~4}$ 的高危患者应根据病变范围和肿瘤位置，进行阴茎全切除术或阴茎部分切除术（切除龟头 ± 海绵体）。对于未累及龟头或海绵体的 T_1 G_3，可考虑包皮环切。远端 T_{2-3} 肿瘤且可获得阴性切缘（站立时需要保留 > 2 cm 阴茎残端），则可进行阴茎部分切除术。一项大型回顾性研究中，大多数患者能够接受阴茎部分切除术（全阴茎切除术占 23%）[4]。大多数研究显示术后局部复发率小于 10%。术后常见的不良反应是尿道口狭窄（4%~9%）。心理问题也较常见，阴茎切除术后的部分患者存在自杀倾向或出现自杀死亡。因此建议向男性提供有关阴茎再造方式的咨询。对于拒绝手术的患者，可以考虑组织间近距离放射治疗。对于无法切除的原发肿瘤或巨大的淋巴结患者应接受新辅助化疗 ± 放疗后再考虑手术。

表 44.3　早期阴茎癌的治疗方案

原发肿瘤	治疗	说明
Tis、T_a 或 T_{1a}	局部切除	目的是保留阴茎长度和性功能
Tis	局部治疗	5- 氟尿嘧啶或咪喹莫特乳膏，疗程 4~6 周
Tis	激光消融	CO_2、氩、钕：钇铝石榴石（Nd:YAG）和磷酸氧钛钾激光消融；保留性功能和高满意度
Tis	龟头表面重建术	切除龟头上皮和上皮下层直至海绵体，然后植皮
Tis 或 T_1	莫氏手术	逐层切除，最大限度地保留器官
Tis 或 T_1	放疗	近距离放射治疗或外照射放疗

淋巴结评估：除了评估原发肿瘤外，还应评估淋巴结，注意临床检查中较高的假阳性率和假阴性率（表 44.4 和表 44.5）[5]。T 分期、分级和 LVSI 等因素可预测淋巴结受累情况并确定风险类别，从而指导腹股沟淋巴结的处理。如果临床未触及或影像学未发现淋巴结，可考虑行动态前哨淋巴结活检（SLNB，灵敏度高，但具有技术条件要求）[6]。没有动态 SLNB 经验的临床医生也可进行腹股沟浅组淋巴结清扫术（LND）或改良腹股沟 LND，但并发症发生率高于 SLNB。对于可触及腹股沟肿大淋巴结或影像学显示淋巴结肿大的患者，应首先进行细针穿刺活检。如果淋巴结病理为阳性，则进行同侧根治性（浅组和深组）腹股沟 LND。所有病理淋巴结阳性患者还应接受对侧腹股沟浅组 LND 和影像学检查进行分期。淋巴结清扫后，如果只有单个淋巴结转移且无包膜外侵犯，则无需进行盆腔 LND。如果出现多个淋巴结转移或包膜外侵犯，则需要进行盆腔 LND。对于 N_2 疾病，可考虑新辅助化疗（TIP×4 个周期）± 放疗，然后进行手术。对于不符合新辅助化疗条件的患者，建议进行 LND 或放疗或放化疗。

表 44.4 临床 LN- 患者腹股沟淋巴结的处理

风险类别	原发肿瘤因素（均为 cN_0）	cN_0 腹股沟淋巴结的处理
低风险	pTis、T_a 或 $T_1 G_1$，且无 LVSI	监测（考虑 SLNB，或依从性差的患者进行浅组或改良腹股沟 LND）
中风险	$pT_{1a} G_2$，无 LVSI	SLNB（浅组或改良腹股沟 LND；对知情和依从性好的患者进行监测） • 如果 LN- →监测 • 如果 1 个 LN+，且无 ENE →根治性腹股沟 LND • 如果有 2 个 LN+ 或 ENE →根治性腹股沟和盆腔 LND
高风险	pT_{1b} 或更高（G_3 或 LVSI）	SLNB 或浅组 / 改良腹股沟 LND • 如果 LN- →监测 • 如果 1 个 LN+，且无 ENE →根治性腹股沟 LND • 如果有 2 个 LN+ 或 ENE →根治性腹股沟和盆腔 LND

表 44.5 临床 LN+ 患者首次 FNA 后腹股沟淋巴结的处理

临床因素（均为 cN+）	cN+ 腹股沟淋巴结的处理
单个肿大淋巴结直径 < 4 cm，低风险原发肿瘤（pTis、pT_a、$pT_1 G_1$）	如果 FNA- →对肿大的淋巴结进行切除活检 如果 FNA+ →根治性腹股沟 LND • 如果 1 个 LN+，且 ENE →监测 • 如果 2 个 LN+ 或 ENE →盆腔 LND
单个肿大淋巴结直径 < 4 cm，高风险原发肿瘤（pT_1 或更高，伴有 G_3 或 LVSI）	如果 FNA- →浅组或改良腹股沟 LND 如果 FNA+ →根治性腹股沟 LND • 如果 1 个 LN+，且 ENE →监测 • 如果 2 个 LN+ 或 ENE →盆腔 LND
多个或双侧肿大的淋巴结	如果 FNA- →腹股沟浅组 LND，术中冷冻评估 如果 FNA+ →根治性腹股沟 LND（如果 2 个 LN+ 或 ENE 需同时进行盆腔 LND）或新辅助化疗（TIP×4 个周期）后手术

2. 化疗：化疗方案较多（总结见表 44.6）。在一项针对晚期阴茎癌患者的 Ⅱ 期研究中，39/60 患者对 TIP 方案有应答，其中 10 例患者达 ypN_0[7]。对新辅助化疗有应答的患者 5 年总生存率（OS）为 50%，而在化疗期间病情进展的患者 5 年 OS 仅为 8%。TPF 方案的应答率和耐受性相对较差。辅助化疗主要是参考新辅助治疗和转移性治疗，可能更适用于具有高风险特征的男性患者。

表 44.6　阴茎癌的化疗方案

类型	适应证	化疗方案
新辅助	无法切除的原发肿瘤 巨大的腹股沟 LN+ 双侧腹股沟 LN+	• TIP[紫杉醇（175 mg/m² d1）、异环磷酰胺（1200 mg/m²，d1~3）、顺铂 [（25 mg/m²，d1~3）q3-4w×4 个周期] • TPF（多西他赛、顺铂和 5- 氟尿嘧啶）
辅助	盆腔 LN+ 包膜外侵犯 双侧腹股沟 LN+ ＞ 3 个 LN+	• TIP
转移性	KPS ≥ 80	• TIP • 顺铂（100 mg/m²，d1）+5- 氟尿嘧啶 [1000 mg/（m²·d），d1~5]，q3-4w • 顺铂（80 mg/m²，d1）+ 伊立替康（60 mg/m²，d1/8/15），q28d • 考虑帕尼单抗、西妥昔单抗单独使用或与化疗联合使用

3. 放射治疗：适用于保留器官的根治性放疗（单独放疗或同步放化疗，参考宫颈癌和肛门癌）、局部晚期不可切除疾病的新辅助治疗或转移性疾病的症状缓解（表 44.7）。放疗前应行包皮环切术，使龟头充分暴露，预防放射性龟头炎和包茎。早期病变保留器官的根治性放疗包括外照射放疗（EBRT）（局控率 44%~65%，阴茎保留率 58%~86%）或近距离放射治疗（局控率 70%~86%，阴茎保留率 74%~88%）。对于肿瘤直径＜ 4 cm 且海绵体侵犯＜ 1 cm 的低风险（$T_{1~2}$）患者，可考虑单独近距离放射治疗。对于晚期患者，可考虑单独使用 EBRT 或使用 EBRT 联合化疗 / 近距离放射治疗。

表 44.7　阴茎癌放射治疗的一般原则

组别	放射治疗方案
早期（$T_{1~2}$，N_0）＜ 4cm	单纯近距离放射治疗或 EBRT 或放化疗（原发病灶 ±LN）
早期（$T_{1~2}$，N_0）＞ 4cm	根治性放化疗（原发病灶 +LN）
局部晚期（$T_{3~4}$ 或 N+）	根治性放化疗（原发病灶 +LN）
术后切缘阳性	如果淋巴结清扫不彻底，则对原发部位和手术疤痕 ±LN 进行辅助 EBRT
术后 LN+	对原发病灶和区域 LN（包括盆腔 LN）进行辅助放化疗（参考外阴癌试验）

4. EBRT：详见《放射肿瘤学治疗计划手册》，第八章 [8]。可嘱患者采取俯卧位或仰卧位，用辅助工具固定阴茎（蜡模、有机玻璃、塑料圆桶、水浴等）。如果计划采用前后 - 后前（AP/PA）野进行腹股沟淋巴结照射（宽 AP 野并辅以电子线补充照射），则设置为蛙腿式体位固定。射野应覆盖整个阴茎

长度，如果临床淋巴结受累或有风险还应包括淋巴结。

剂量：既往推荐放疗剂量为 50~55 Gy[9,10]，但在现代，建议整个阴茎放疗剂量为 45~50 Gy，局部病变加量到 65~70 Gy。也可考虑采用 52.5 Gy/16 次大分割放疗方式[11]。在选择性治疗淋巴结时，未受累的淋巴引流区应接受 45~50 Gy，而肿大或未切除的腹股沟淋巴结应加量至 65~70 Gy。

5. 近距离治疗：Crook 等总结 ABS-GEC-ESTRO 指南[12]。近距离放射治疗最好仅限于病变直径 < 4 cm 且海绵体侵犯 < 1 cm 的病变（通常为 T_{1-2} 和部分 T_3 病变）。病变越大，局部反应越大，增加晚期风险。可制作表面模具，以容纳放射源或组织间植入物。患者全身麻醉或在全身镇静下进行阴茎阻滞。置入 Foley 导尿管以帮助尿道识别。在阴茎两侧放置模板，以保持稳定。最多可插入 6 根针，针头与阴茎垂直，在同一平面内间隔 1 cm。对于小病变，靶区包括肿瘤和外加 1.5~2 cm 的边缘；对于大病变，靶区包括龟头和阴茎体。水肿消退后再装针。低剂量率（LDR）剂量为 60~65 Gy，6~7 天，尿道限制在 50 Gy。使用脉冲剂量率（PDR）技术的剂量率通常为 50~60 cGy/h。如果使用高剂量率（HDR）近距离放射治疗，目前还没有统一的标准剂量。常见的 HDR 剂量为 54 Gy，2 次 / 天，每次 3 Gy，共 9 天和 38.4 Gy，2 次 / 天，每次 3.2 Gy，共 6 d，耐受性良好。分次间隔应 ≥ 6 h。为降低阴茎坏死的风险，限制 $V_{125} < 40\%$，$V_{150} < 20\%$。为降低尿道狭窄的风险，限制尿道 $V_{115} < 10\%$，$V_{90} < 95\%$。尽量减少125% 的汇合区域。

不良反应：皮炎、排尿困难、皮肤毛细血管扩张、尿道狭窄（10%~40%）、尿道瘘、阳痿、阴茎纤维化、阴茎坏死（3%~15%，使用组织间插植技术时更高）、肠梗阻。

基于循证的问与答

◆ **阴茎癌的一般治疗效果如何？手术和放射治疗哪个效果更好？**

手术和放射治疗都是合适的治疗模式。一些回顾性系列研究表明，手术切除的局控率效果更好。但是，阴茎切除术的性心理疾病发病率更高。

Sarin (IJROBP 1997, PMID: 9240637)：对 101 例接受 EBRT（59 例）、近距离放射治疗（13 例）或阴茎切除术（29 例）治疗的 I~IV 期阴茎癌患者进行了回顾性分析。在 36 例失败的患者中，23 例接受了阴茎部分切除术，3 例接受了阴茎全切除术，2 例接受了放疗，6 例接受了化疗。5 年和 10 年的总生存率（OS）分别为 57% 和 39%。5 年和 10 年的肿瘤特异性生存率（CSS）分别为 66% 和 57%。5 年和 10 年的局控率分别为 60% 和 55%。在挽救治疗后的局控率方面，手术和放疗没有差异。在 EBRT 患者中，5 例出现中度狭窄，2 例出现重度狭窄，2 例进行了阴茎切除术（1 例因阴茎坏死，1 例因尿道损伤）。在手术患者中，有 2 例在阴茎切除术后曾试图自杀。

Ozsahin (IJROBP 2006, PMID: 16949770)：对 60 例男性阴茎鳞状细胞癌患者进行了回顾性分析，接受手术 27 例，放疗 29 例；70% 为 cN_0。22 例患者因术后切缘阳性或 LN+ 接受了术后放疗。29 例患者接受了放疗以保留器官，4 例患者拒绝接受放疗。中位 EBRT 剂量为 52 Gy（26~74.5 Gy），近距离放射治疗加照 7 次（15~25 Gy）。1 例患者仅接受近距离放射治疗。29 例患者中有 19 例接受了淋巴结放疗（36~66 Gy）。手术组的局部失败率为 13%，器官保留组为 56%。9/11 例淋巴结切除术患者和 5/7 例单纯放疗患者的临床阳性淋巴结得到控制。73% 的局部失败通过手术得到挽救；5 年 OS 为 43%，10

年 OS 为 25%。

◆ **局部切除后的预期效果如何？**

局部切除用于局部复发风险较低的早期疾病患者（Tis、T_a 或 T_{1a}）。近期的研究显示，局部切除的局部复发率较低。需要特别指出的是，既往阴性切缘标准是 ≥ 2 cm，但如今，认为 5 mm 的阴性切缘是合适的。

Philippou（J Urol 2012, PMID: 22818137）：英国的一项研究评估了 2002—2010 年 179 例接受了器官保留手术治疗的浸润性阴茎癌患者。包括包皮环切术、局部广泛切除加一期闭合、龟头切除术、龟头及远端海绵体切除术。切缘的中位距离为 5 mm。术后出现局部复发占 9%，区域复发占 11%，远处转移占 5%，总的 5 年疾病特异性生存率（DSS）为 55%。孤立局部复发患者的 5 年 DSS 为 92%，而区域复发患者为 38%；5 年无局部复发生存率为 86%。在多变量分析中，肿瘤分级、分期和 LVSI 是局部复发的独立预测因素。切缘距离并不是复发的重要预测因素。**结论：保留阴茎的手术是安全的，5 mm 切缘局部复发风险低。且局部复发对生存没有影响。**

◆ **对于早期病变，单纯放疗是否可行？**

单纯放疗是器官保留的一种选择。但由于淋巴结转移预后较差，经常复发，因此需要密切随访。

McLean（IJROBP 1993, PMID: 8454480）：1970—1985 年，对 26 例 Ⅰ~Ⅱ 期浸润性鳞癌患者和 11 例原位癌患者进行回顾性研究。原发肿瘤接受放疗剂量 35~60 Gy。区域淋巴结接受放疗剂量 38~51 Gy。结果显示所有患者的 5 年 OS 为 62%，淋巴结阴性患者的 5 年 OS 为 79%，淋巴结阳性患者的 5 年 OS 为 12%。26 例患者中有 21 例获得初始完全缓解，但其中 11/21 例患者后期出现进展（单纯阴茎复发 3 例，阴茎＋局部区域淋巴结复发 2 例，单纯局部区域淋巴结复发 4 例，远处转移 2 例）。7 例患者出现尿道外口狭窄 / 包茎，7 例患者出现其他晚期并发症（严重毛细血管扩张、纤维化、尿道狭窄、溃疡），8 例患者后来接受了阴茎切除术（6 例因复发，2 例因放疗并发症）。

◆ **早期阴茎癌近距离放射治疗的疗效如何？**

对于早期肿瘤近距离放射治疗效果显著，局控率高。

Crook（World J Urol 2009, PMID: 18636264）：回顾性分析了 67 例患者，5 年 OS 为 59%，10 年 CSS 为 84%；5 年和 10 年阴茎保留率分别为 88% 和 67%。软组织坏死率 12%，尿道狭窄率 9%。11 例区域性复发患者中，有 6 例通过 LND ± EBRT 得到挽救。

de Crevoisier（IJROBP 2009, PMID: 19395183）：144 例龟头鳞状细胞癌患者接受近距离放射治疗，中位剂量为 65 Gy；10 年阴茎复发率为 20%，腹股沟淋巴结复发率为 11%，腹股沟淋巴结转移率为 6%。10 年 CSS 为 92%；10 年避免阴茎手术的概率为 72%。23% 的患者出现阴茎狭窄，22% 的患者出现疼痛或坏死。

◆ **是否有数据支持对 LN+ 阴茎癌患者进行辅助放疗？**

鉴于阴茎癌的罕见性，有关 LN+ 患者辅助放疗获益是参考外阴癌试验推断出来的，这些试验显示盆腔放疗对局控率和总生存率有获益。荷兰的一项系列研究与较早的系列研究相比提供了支持，同时也强调了对 ENE 和盆腔 LN+ 患者进行放射治疗的不足之处。

Graafland (J Urol 2010, PMID: 20723934)： 对 156 例 LN+ 阴茎癌患者进行分析研究，患者均接受区域性 LND。如果 pLN+ ＞ 1 个，则给予腹股沟 ± 盆腔淋巴结术后放疗（50 Gy/25 fx），45% 的患者接受此种方式放疗；5 年 CSS 为 61%。患有 ENE 患者的 5 年 CSS 明显降低（42% *vs.* 80%）。在多变量分析中，ENE 和盆腔 LN+ 与 CSS 降低相关。**结论：尽管接受术后放疗，ENE 和盆腔 LN+ 仍与不良预后相关。**

Robinson (Eur Urol 2018, PMID: 29703686)： 对 7 项回顾性研究进行系统评价，共包括 1605 例腹股沟淋巴结阳性患者。由于数据差异较大，没有足够证据评估腹股沟淋巴结术后辅助放疗能否改善预后。区域复发率较高，毒性评估有限。

第四十五章　尿道癌

Rahul D. Tendulkar, Rupesh Kotecha, Omar Y. Mian　著
张　瑞、高光斌　译
王　军、周志国　校

> **概述：** 罕见的肿瘤通常表现为局部晚期疾病。尤其是近端肿瘤，预后较差。最常见的组织学类型是尿路上皮癌，其次是鳞状细胞癌。治疗方法包括早期疾病的手术治疗（如果可能，可保留器官）和晚期疾病的综合治疗。遗憾的是，目前还没有前瞻性随机试验来指导治疗。

流行病学： 非常罕见的肿瘤（占泌尿生殖系统恶性肿瘤不到 1%）。在 1973—2002 年的 SEER 数据库登记系统中，男性尿道癌患者 1075 例，女性 540 例[1]。每年的新发病例约为 500 例。高达 50% 的患者死于该病[2]。

风险因素： 慢性炎症，包括既往性病史、尿道炎、尿道狭窄（可能继发于外伤）、尿道憩室、尿潴留、反复感染。人乳头瘤病毒、曾患尿路上皮癌或曾接受放射治疗也属于风险因素[3]。

解剖学

1. 男性： 男性尿道从近端膀胱颈延伸至远端尿道口（长 20~21 cm），分为前列腺部尿道（占 10% 的尿道肿瘤病例；由移行上皮组成）、球膜部尿道（占 60% 的尿道肿瘤病例；由移行上皮组成）和阴茎部尿道（占 30% 的尿道肿瘤病例；由假复层柱状上皮组成），尿道口处为鳞状上皮。

2. 女性： 女性尿道比男性短（长 3~4 cm），分为后段（近端 1/3，由移行上皮组成）和前段（远端 2/3，由鳞状上皮组成）。

病理学： 一般来说，大多数尿道癌是尿路上皮癌，其次是鳞状细胞癌。腺癌比较少见，通常原发于尿道旁腺（Skene's 腺体）。也可见到混合性肿瘤。

临床表现： 可表现为尿道狭窄症状（尿潴留、尿不尽和排尿困难）、血尿、尿道分泌物、疼痛、肿胀、阴茎异常勃起、尿路刺激征或性交困难。由于上述症状可归因于良性病因（如尿路感染或狭窄），因此通常发现较晚。肿瘤可直接扩散至阴茎，通过淋巴引流转移至盆腔淋巴结（尿道近端 1/3 的主要引流）或腹股沟淋巴结（尿道远端 2/3 的主要引流），出现可触及的肿大淋巴结。尿道癌中临床可疑的淋巴结通常为转移所致（与阴茎癌不同，阴茎癌只有 50% 的临床可疑淋巴结为病理性淋巴结转移）。10% 的

患者在确诊时伴有远处转移（肺、肝和骨）。

检查：病史采集和体格检查，包括全面的尿道生殖器检查（女性还需进行妇科检查）、必要时麻醉下检查（触诊生殖器、尿道、直肠与会阴）和膀胱尿道镜检查，以评估疾病的程度。可考虑逆行尿道造影。

1. 实验室检查：全血细胞计数、生化全项和尿细胞学检查（对悬垂部尿道的尿路上皮癌更敏感）[4]。

2. 影像学检查：推荐腹部和盆腔 CT 或 MRI、胸部 CT ± 骨扫描进行分期检查。PET/CT 不作为常规检查。

3. 活检：经尿道活检。

预后因素：预后不良与高龄、肿瘤位置（近端比远端更差）、肿瘤大小（直径 > 2 cm）、临床淋巴结分期更高、组织学分级更高，以及远处转移有关 [5-8]。

分期：见表 45.1。

表 45.1（a）　AJCC 第 8 版（2017 年）：男性阴茎部尿道和女性尿道分期

T/M	N	cN_0	cN_1	cN_2
T_1	• 侵犯上皮下结缔组织	I	III	IV
T_2	• 侵犯尿道海绵体或尿道周围肌肉	II		
T_3	• 侵犯阴茎海绵体或阴道前部			
T_4	• 侵犯邻近器官			
M_1	• 远处转移			

注：区域淋巴结包括腹股沟（浅或深）、膀胱周围、闭孔、髂内和髂外；cN_1，单个区域淋巴结转移；cN_2，多个区域淋巴结转移。

表 45.1（b）　AJCC 第 8 版（2017 年）：前列腺部尿道分期

Tis	原位癌，累及前列腺尿道或尿道周围或前列腺导管原位癌，无间质浸润
T_1	侵犯上皮下结缔组织
T_2	从尿路上皮表面或前列腺导管直接延伸，侵犯导管周围的前列腺间质
T_3	侵犯前列腺周围脂肪
T_4	侵犯其他邻近器官（如膀胱壁、直肠壁）

治疗模式：由于目前只有回顾性系列研究，没有前瞻性试验指导治疗，因此结合性别、部位、病变范围和组织学进行治疗（表 45.2）。

1. 一般原则

（1）**局部疾病：**手术治疗，对小病灶进行经尿道切除术，对较大病灶进行节段切除术（部分或全部尿道切除术）。可考虑放疗以保留器官。

（2）**局部晚期疾病**：新辅助化疗 ± 放疗后进行手术。

（3）**转移性疾病**：化疗 ± 免疫治疗 ± 姑息性局部治疗。

2. 手术：无论男性还是女性，对于临床或影像学检查考虑淋巴结转移的患者，一般建议进行腹股沟淋巴结清扫术。虽然一些中心已开展前哨淋巴结活检，但尚无明确数据。

（1）**男性**：对于小的 $Tis \sim T_1$ 肿瘤，适合采用内镜下切除术。远端肿瘤可进行远端尿道切除术。对于较大的肿瘤或无法在内镜下获得阴性切缘时，可进行节段切除并吻合。T_2 肿瘤（累及尿道海绵体但未累及阴茎海绵体）可进行尿道次全切除术和会阴尿道造口术。$T_{3\sim4}$ 肿瘤通常需要进行全阴茎切除术、膀胱前列腺切除术和会阴重建术。

表 45.2　尿道癌的一般治疗模式

男性（T_a、Tis、T_1 低级别）	经尿道（内镜）切除术或电灼；远端病变行远端尿道切除术
男性（T_1 高级别）	节段切除一期吻合
男性（T_2）	尿道次全切除术和会阴尿道造口术
女性（T_a、T_1 和 T_2）	局部切除与根治性放疗
$T_{3/4}$ 或 LN（+）	新辅助化疗 ± 放疗后进行手术（可能是切除术），或根治性放化疗（手术作为挽救治疗）；LN+ 患者行腹股沟淋巴结清扫术

（2）**女性**：T_1 肿瘤可通过内镜切除术治疗（必须保留尿道括约肌以保持控尿能力）。更晚期肿瘤可通过全尿道切除术、膀胱颈闭合术和尿改道术进行治疗。广泛的局部病变可能需要进行盆腔清扫和阴道切除术。

3. 化疗：新辅助化疗 ± 放疗适用于局部晚期疾病，并根据组织学在手术前进行。鳞状细胞癌通常采用 5- 氟尿嘧啶（5-FU）+ 顺铂或 5-FU+ 丝裂霉素。尿路上皮癌通常采用以顺铂为基础的治疗方案，如吉西他滨 + 顺铂或 ddMVAC（剂量密集型甲氨蝶呤、长春新碱、多柔比星和顺铂）。

4. 放射治疗：在接受放疗之前，男性患者应进行包皮环切术，以预防龟头炎和包茎。

（1）**辅助治疗**：对局部晚期（$pT_{3\sim4}$）原发疾病患者，根据手术范围或切缘阳性情况考虑术后放疗。

（2）**新辅助治疗**：考虑术前放疗或放化疗，以降低肿瘤负荷或缩小手术范围。

（3）**根治治疗**：男性远端肿瘤和女性近端肿瘤应考虑保留器官。$T_{1\sim2}$ 肿瘤可单独进行放疗，但对于更晚期患者，应考虑序贯或同步化放疗。

（4）**姑息治疗**：适用于无法接受根治性治疗的有症状的局部晚期患者。

（5）**剂量**：原发部位和腹股沟、髂外、髂内淋巴结外照射放疗（EBRT）剂量为 45~50.4 Gy。对于病变直径 < 2~3 cm 且淋巴结阴性，可考虑近距离放射治疗。肿瘤较大或存在淋巴结转移，则可在 EBRT 之前进行近距离放射治疗。联合 EBRT 的近距离放射治疗剂量一般为 20~25 Gy。

（6）**不良反应**：急性表现为放射性皮炎、局部疼痛、纤维化、放射性膀胱炎和尿道炎。晚期可表现为慢性阴茎水肿、瘘和尿道狭窄（需考虑活检以排除疾病复发）。

（7）程序：见《放射肿瘤学治疗计划手册》，第八章[9]。

基于循证的问与答

◆ **早期尿道癌患者能否采用器官保留方法？**

部分系列研究表明，根治性放疗（近距离放射治疗 ±EBRT）作为手术治疗的替代方案效果很好。

Sharma, All India Institute (J Contemp Brachytherapy 2016, PMID 26985196)： 对 10 例接受高剂量率近距离放射治疗（2~3 个平面徒手植入塑料导管至肿瘤外加 5 mm 边缘）±EBRT（靶区包括原发病变、腹股沟淋巴结、髂外和髂内淋巴结）的女性尿道周围癌患者（5 例为复发，5 例为原发）进行了回顾性分析。对于病灶直径 < 3 cm 的患者，行单纯近距离放射治疗 42 Gy/14 次，BID，7 天；对于病灶直径 > 3 cm 的患者，行近距离放疗，18~21 Gy/6~7 次，BID，联合 EBRT 45~50 Gy，1.8 Gy/ 次（既往放疗 50.4 Gy 后复发病例选择 36 Gy）。近距离放射治疗在 EBRT 之前进行，因为此时肿瘤界限清楚，更容易植入；而且近距离放射治疗不会因脱皮而延误治疗，能在短时间内提供更高的剂量。结果显示，6 例患者无病生存，4 例患者发生复发。所有仅接受近距离放射治疗的 5 例患者均出现了湿性脱皮。2 级不良反应为 30%。结论：虽然样本量小，但近距离放射治疗可提供良好的局部区域控制，毒性在可接受范围内。鉴于淋巴结失败率较高，**建议对肿瘤 > 2 cm 的患者进行区域淋巴结放疗。**

◆ **局部晚期尿道癌患者能否采用器官保留的方法？**

部分系列研究表明，对于拒绝手术或不适合手术的患者，采用根治性放化疗（作为手术的替代方案）治疗效果很好。然而，对治疗无应答的患者（尽管进行了挽救性手术）疗效却令人沮丧。

Kent, Lahey Clinic (J Urol 2015, PMID 25088950)： 回顾性分析 26 例男性尿道癌患者，他们均接受 2 个周期 5-FU 1000 mg/m² + 丝裂霉素 10 mg/m² 化疗，同时对生殖器、会阴、腹股沟和髂外淋巴结进行 EBRT，放疗剂量 45~55 Gy/25 次。除 1 例腺癌外，其余患者均为鳞状细胞癌；88% 患者至少为 T_3 或 LN（＋）；79% 患者获得完全缓解，21% 患者对治疗无应答（无论是否进行挽救手术，最终均死于该病）。在完全缓解患者中，42% 患者出现疾病复发，中位复发时间为 12.5 个月。5 年肿瘤特异性生存率为 68%，无病生存率为 43%，总生存率（OS）为 52%。结论：**放化疗可以使部分特定患者获益，达到器官保留。**

◆ **是否有数据支持对局部晚期尿道癌患者进行新辅助化疗或放化疗？**

对于局部晚期疾病，新辅助治疗可以降低肿瘤负荷，缩小手术范围。

Gakis, Multi-Institutional (Ann Oncol 2015, PMID 25969370)： 回顾性分析 1993—2012 年在 10 个中心治疗的 124 例尿道癌患者（男性 86 例，女性 38 例）。31% 患者接受了新辅助化疗，15% 患者接受了新辅助放化疗 + 辅助化疗，54% 患者接受了辅助化疗。新辅助治疗可能更适用于淋巴结转移的患者，缩小其手术范围（避免膀胱切除术）。在 26 例分期 ≥ cT_3 或 cN（＋）疾病的患者中，接受新辅助化疗的客观缓解率为 25%，接受新辅助放化疗的客观缓解率为 33%。接受新辅助化疗或新辅助放化疗的患者 3 年 OS 为 100%，而接受手术治疗的患者 3 年 OS 为 50%，接受手术 + 辅助化疗的患者 3 年 OS 仅为 20%。新辅助治疗可改善 3 年无复发生存率和 OS。结论：**对于 T_3 或 LN（＋）患者，与直接手术或手术**

＋辅助化疗相比，接受新辅助化疗或放化疗可改善其预后。

◆ **辅助放疗在局部晚期尿道癌患者中的作用是什么？**

Son, Multi-Institutional (IJROBP 2018, PMID 29908944)：对 2614 例尿道癌患者进行回顾性分析，5 年 OS 为 54%。在 501 例局部晚期尿道癌患者中，与单纯手术相比，手术＋放疗可改善患者的 OS（尤其是腺癌 $HR=0.20$，移行细胞癌 $HR=0.45$）。而在 1705 例早期患者中，术后辅助放疗并未改善患者的 OS。

第四十六章　肾细胞癌

Sarah M.C. Sittenfeld, Rahul D. Tendulkar　著
张　瑞、高光斌　译
王　军、周志国　校

> **概述**：肾细胞癌（RCC）是一种比较常见的肾脏原发肿瘤，属于局限性疾病，建议单纯手术切除。由于局部治疗失败和远处治疗失败的发生率较低，放疗在辅助治疗中的作用历来微乎其微。基于既往的随机数据，在应用血管内皮生长因子（VEGF）之前的时代，即使本病出现远处转移，但进行根治性肾切除术仍有生存获益。随着 VEGF 靶向治疗的出现，本病患者生存期显著延长，在出现转移的情况下进行手术切除可能不是必须的。对于医学上无法手术的患者，射频消融术或冷冻消融术通常用于治疗小肿瘤。越来越多的证据表明立体定向放射治疗（SBRT）也能发挥根治的作用。

流行病学：2020 年预期新发病例为 73 750 例，死亡病例为 14 830 例[1]。本病年发病率为 16.6/10 万，并持续上升，主要与影像学上偶然发现早期局限性病变有关[2]。本病诊断时患者的中位年龄为 65 岁，男性略多于女性。

风险因素：吸烟（与不吸烟者相比，男性患病风险增加 50%，女性增加 20%）、肥胖、应用含有非那西丁的止痛药（长期大量使用后导致肾乳头坏死）以及水果 / 蔬菜摄入量少[3-5]。

解剖学：肾脏和肾盂是包裹在肾周脂肪和肾周筋膜（Gerota 筋膜）中的腹膜后结构。它们以 L_1（第一腰椎）或 L_2（第二腰椎）为中心，位于 T_{12}（第十二胸椎）和 L_3（第三腰椎）之间，右肾因肝脏而略低。位于肾脏中央的小肾盏和大肾盏将尿液排入肾盂，然后将尿液输送到输尿管。右肾的淋巴管通向肾门、腔静脉旁淋巴结和主动脉间淋巴结。左肾的淋巴管通向肾门和主动脉旁淋巴结。

病理学：肾细胞癌（RCC）发生在肾皮质内，占原发性肾脏肿瘤的 80%~85%。RCC 有多种亚型，包括透明细胞型（75%~85%）、乳头状型（10%~15%）、嫌色细胞型（5%~10%）、嗜酸细胞型（3%~5%）和集合管型（Bellini 管，< 1%）。独特的肉瘤样亚型占肾脏肿瘤不足 10%，但比其他亚型生存率低。50%~70% 的肉瘤样 RCC 患者伴有骨转移。虽然 < 3 cm 的肿瘤历来被定性为肾腺瘤，但有数据显示小肿瘤也可能是恶性的，通常需要进行根治性治疗[6,7]。

遗传学：遗传性疾病如下。①希佩尔 - 林道病（von Hippel-Lindau）：位于 3 号染色体短臂（3p25）上的 *VHL* 基因突变 / 缺失，易导致特征性红色胎记、肾癌、血管母细胞瘤、视网膜血管瘤病、嗜铬细胞瘤、附睾囊腺瘤和胰腺肿瘤的发生；30%~45% 的患者会发展为透明细胞型 RCC。在常氧条件下，*VHL* 基因蛋白负责泛素化低氧诱导因子 -1α（HIF-1α），使其被蛋白酶体降解。功能性 *VHL* 的缺失会模拟缺氧，导致 *VEGF*、*PDGF*、*EGFR*、*GLUT-1*、*TGF-β* 和 *EPO* 等缺氧反应基因上调。② HCRC：是与 *VHL* 基因突变有关的罕见常染色体显性遗传疾病。③遗传性乳头状肾癌（HPRC）：是与 MET 原癌基因种系异常有关的罕见常染色体显性遗传疾病[8]。

临床表现：常见症状为无痛性肉眼血尿或镜下血尿。不常见的症状有疼痛、侧腹包块和副肿瘤综合征。只有 10% 的患者会出现典型的三联征，即肉眼血尿、侧腹包块和疼痛，这通常预示着疾病已到晚期。高达 25%~40% 的患者无症状，是偶然发现的。副肿瘤综合征可导致贫血、红细胞增多症、发热、淀粉样变性、肝功能异常、高血压或高钙血症。突然出现的左侧精索静脉曲张应考虑肾脏肿瘤阻塞睾丸静脉进入左肾静脉的可能性（2% 的男性患者会出现这种情况）。

检查：包括病史采集和体格检查。体格检查包括实验室检查、影像学检查等。

1. 实验室检查：全血细胞计数、生化全项。

2. 影像学检查：根据症状进行超声或腹部 CT 检查。如果超声或 CT 不能确定肿瘤，或患者不能接受 CT 静脉造影剂时，进行磁共振成像检查是必要的。胸部 CT 可用于分期。骨扫描仅适用于有症状或碱性磷酸酶升高的患者。

活检：CT 引导下的活检可用于影像学检查中无法确定的肿瘤。肾切除术前通常无需进行组织活检，因为影像学检查诊断率很高。如果考虑对患者行肾部分切除术，应进行选择性肾动脉造影术。

预后因素：肾细胞癌分期是最重要的预后因素。卡诺夫斯凯计分（KPS）< 80、从诊断到开始靶向治疗的时间 < 1 年、低血红蛋白水平、高血钙水平、高中性粒细胞计数和高血小板计数均与 RCC 较低的生存率相关。

分期：AJCC 第 8 版（表 46.1）。

表 46.1　AJCC 第 8 版：肾细胞癌分期

T/M		N	cN$_0$	cN$_1$
T$_1$	肿瘤最大直径 ≤ 4 cm，局限于肾内		I	
	4 cm <肿瘤最大直径 ≤ 7 cm，局限于肾内			III
T$_2$	7 cm <肿瘤最大直径 ≤ 10 cm，局限于肾内		II	
	肿瘤最大直径 > 10 cm，局限于肾内			
T$_3$	肿瘤侵及肾静脉或其分支的肾段静脉，或侵犯肾盂系统，或侵犯肾周脂肪和（或）肾窦脂肪，但未超过 Gerota 筋膜		III	
	肿瘤侵及膈下的腔静脉			
	肿瘤侵及膈上的腔静脉或侵及腔静脉壁			

续表

T/M		N	cN_0	cN_1
T_4	肿瘤侵透 Gerota 筋膜（包括侵及邻近肿瘤的同侧肾上腺）			
M_1	远处转移		Ⅳ	

治疗模式

1. 外科手术：为非转移性疾病的主要治疗手段。手术选择取决于肿瘤和患者因素。

（1）**根治性肾切除术**（**radical nephrectomy，RN**）：指整体切除肾脏、Gerota 筋膜及其内容物（包括肾上腺、肾脏和肾周脂肪，通常还包括肾门淋巴结）的手术。目前还没有对 RN 与单纯肾切除术进行比较的随机试验，但 RN 可以在肿瘤周围形成更可靠的边缘。手术方式取决于患者的体能状态和肿瘤位置。位于下腔静脉内的肿瘤并不排除根治性切除可能。

（2）**肾部分切除术**（**partial nephrectomy，PN**）：适用于早期（Ⅰ A/ Ⅰ B）肾脏疾病、肾功能储备差、对侧肾功能不全以及双侧肾癌（在受累较轻的肾脏进行 PN）患者。对于小肿瘤（＜4 cm）以及有希佩尔-林道病、肾动脉狭窄、肾积水、膀胱输尿管反流和肾硬化症的患者，可考虑选择 PN。PN 比 RN 更复杂，发生出血等并发症的风险更高。如果局部手术失败（＜10% 的病例），患者可以进行手术挽救。

（3）**姑息性肾切除术**：适用于顽固性出血和疼痛患者。两项随机试验 [9,10] 表明，与单用干扰素 -α（IFN-α）相比，转移性疾病患者在接受全身治疗前进行减瘤性肾切除术可提高生存率。然而，随着更有效的全身治疗方案的出现，这种方法在当代的作用似乎更加有限 [11]。淋巴结清扫术目前仍有争议，虽然它确实能提供有用的分期信息，但已被证明对患者生存率没有影响。

2. 冷冻消融 / 射频消融术：适用于局部疾病的微创选择，尤其是单肾或并发症患者。禁忌证包括肿瘤＞5 cm、远处转移以及肾门或中央肿瘤。

3. 全身治疗：多项试验研究了辅助治疗在非转移性疾病中的作用，结果显示缓解率较低，未见明显疗效。舒尼替尼已被批准用于术后高危患者的辅助治疗，其依据是无病生存率较安慰剂有所改善（59.3% vs. 51.3%），尽管总生存期（OS）未达到且治疗毒性明显 [12]。目前有学者正在研究各种免疫治疗在辅助治疗中的作用。免疫治疗在转移性疾病的治疗中取得了重大进展，即有多种治疗方案可用于转移性疾病的一线治疗，包括纳武利尤单抗联合伊匹木单抗、帕博利珠单抗联合阿昔替尼或阿维鲁单抗联合阿昔替尼 [13-15]。

4. 放疗

（1）**辅助放疗**：根治性肾切除术后，患者发生局部复发的风险低于 5%，因此一般不建议进行辅助治疗。关于术后放疗组（50~55 Gy）与观察组对比的两项早期随机试验显示，加用放疗对肿瘤局部控制率或 OS 均无益处，且毒性和并发症显著增加 [16,17]。一些回顾性系列研究表明，对于 T_{3-4} 病变、切缘阳性或淋巴结阳性的患者，辅助放疗有可能对肿瘤局部控制率有益；但是，鉴于不进行放疗的患者的局部复发率较低，故一般不采用辅助治疗。

（2）**根治性 SBRT**：一些机构的 SBRT 系列研究报道了在无法手术或无法切除的 RCC 患者中具有良好的肿瘤局部控制率，且不良反应低。目前已采用了多种剂量和分割方案，还需要进一步研究来完善剂量和分割模式建议。

基于循证的问与答

◆ **有哪些数据支持应用 SBRT 治疗无法手术的 RCC 患者？**

多个单中心回顾性和小型前瞻性单臂系列研究报告了 SBRT 治疗无法手术的肾细胞癌患者的疗效和毒性，迄今为止总体结果良好。最近的汇总数据证实了之前应用 SBRT 治疗 RCC 患者的有利结果，即使在较大的肿瘤体积中应用也是如此。目前正在进行更大规模的 II 期研究，以提供更多证据支持在医学上无法手术的患者中应用 SBRT。

Siva, IROCK (Cancer 2017, PMID: 29266183)：对来自 9 家机构的 223 例无法手术的 RCC 患者进行了汇总分析。RCC 患者平均年龄 72 岁，肿瘤平均大小为 4.36 cm。其中 118 例患者接受了单次分割 SBRT（14~26 Gy，中位 25 Gy），105 例患者接受多次分割（24~70 Gy/2~10 次；中位 40 Gy/5 次）。中位随访时间为 2.6 年，2 年的肿瘤局部控制率、无进展生存率（PFS）和 OS 分别为 98%、77% 和 82%。肿瘤体积较大和多次分割 SBRT 显著预示着较差的预后。多次分割 SBRT 与远处治疗失败的可能性增加相关。3 级毒性发生率为 3.8%。**结论：SBRT 治疗无法手术的 RCC 患者具有良好的肿瘤局部控制率和耐受性，需要进一步前瞻性研究验证。**

Siva, IROCK (IJROBP 2020, PMID 32562838)：汇总并分析来自 9 所机构肿瘤直径＞4 cm 的不适合手术接受 SBRT 治疗的 95 例 RCC 患者。2 年的肿瘤特异性生存率（CSS）、OS 和 PFS 分别为 96%、84% 和 81%，4 年的 CSS、OS 和 PFS 分别为 91%、69% 和 65%。无 3~5 级不良反应。在多变量分析中，肿瘤大小的增加与 CSS 的降低相关（每增加 1 cm 的风险比为 1.3；$P < 0.001$）。**结论：SBRT 治疗肿瘤直径＞4 cm 的无法手术的肾细胞癌患者似乎是安全有效的，肿瘤越大，生存率越低。**

第八部分　妇科肿瘤

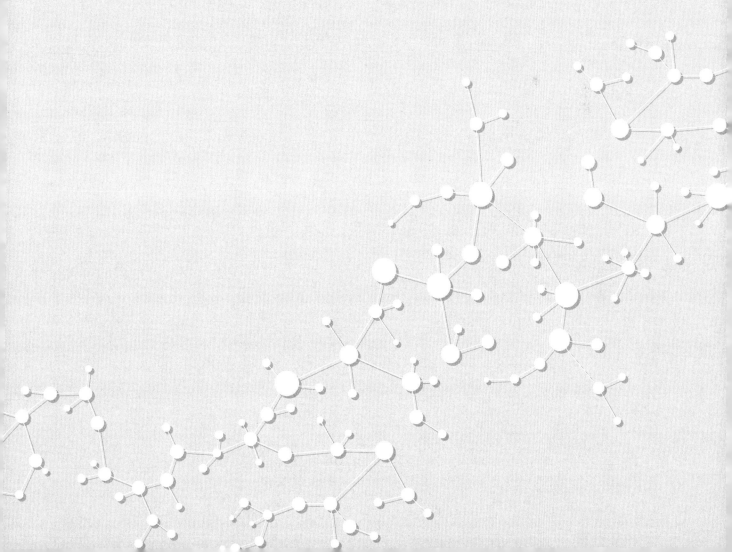

第四十七章　宫颈癌

Sudha R. Amarnath, Monica E. Shukla, Sheen Cherian　著

樊晓妹、白文文　译

王　军、武亚晶　校

> **概述:** 绝大多数宫颈癌病例都是由人乳头瘤病毒（HPV）导致的。随着巴氏涂片等筛查方法的推行，宫颈癌的发病率和死亡率明显下降。目前，美国食品药品监督管理局（FDA）批准了 3 种预防宫颈癌的疫苗。早期宫颈癌患者治疗通常采用手术，晚期则采用放疗 ± 化疗。在治疗效果明确时，外放射治疗（EBRT）后期会进行腔内或近距离组织间放疗提量（表47.1）。RT ± CHT 也会用于术后病理存在危险因素的患者。

表 47.1　宫颈癌的一般治疗模式 [1,2]

阶段	治疗方案
早期阶段	
ⅠA1（不保留生育功能）	筋膜外子宫切除术（或改良广泛性子宫切除术）+ 盆腔淋巴结切除术或单纯近距离放射治疗 ± EBRT
ⅠA1（保留生育功能）	无淋巴脉管间隙浸润（LVSI）：宫颈锥切术，至少 3 mm 阴性切缘 有 LVSI：宫颈锥切术 + 至少 3 mm 阴性切缘 + 盆腔淋巴结切除术（± 腹主动脉旁淋巴结切除术）或广泛性宫颈切除术 + 盆腔淋巴结切除术（± 腹主动脉旁淋巴结切除术）
ⅠA2（不保留生育功能）	改良广泛性子宫切除术 + 盆腔淋巴结切除术（± 腹主动脉旁淋巴结切除术）或盆腔 EBRT+ 近距离放射治疗 ± 同步化疗（针对高危因素）
ⅠA2（保留生育功能）	宫颈锥切术 + 至少 3 mm 阴性切缘 + 盆腔淋巴结切除术（± 腹主动脉旁淋巴结切除术）或广泛性宫颈切除术 + 盆腔淋巴结切除术（± 腹主动脉旁淋巴结切除术）
ⅠB1、ⅠB2 或ⅡA1（不保留生育功能）	广泛性子宫切除术 + 盆腔淋巴结切除术（± 腹主动脉旁淋巴结切除术）或根治性 EBRT+ 近距离放射治疗 ± 同步化疗
ⅠB1 和选择性ⅠB2（保留生育功能）	广泛性宫颈切除术 + 盆腔淋巴结切除术（± 腹主动脉旁淋巴结切除术）
局部晚期	
ⅠB3、ⅡA2~ⅣA	根治性 EBRT+ 近距离放射治疗 + 同步化疗

流行病学：2020 年，在美国大约有 1.38 万新发病例和 4290 例患者死于浸润性宫颈癌[3]。欠发达国家的疾病负荷要高得多（约占新发病例的 85%）。通过筛查，癌前病变的诊断率提高，远远高于浸润性病变的诊断率。由于筛查发现了早期病变，故几十年来宫颈癌的发病率和死亡率稳步下降。确诊病例的中位年龄为 49 岁。

风险因素：90% 以上的宫颈癌病例与 HPV 感染有关。HPV 16 和 HPV 18 病毒株的致癌风险最高，占病例的 65%~70%（其他致癌病毒株为 HPV 31、HPV 33、HPV 45、HPV 52、HPV 58）[4]。其他危险因素包括吸烟、免疫功能受损（器官移植、艾滋病）、性传播病史、首次性交年龄较小、多名性伴侣、多胎、子宫内己烯雌酚（DES）暴露（与宫颈 / 阴道透明细胞癌有关）等。

解剖学：子宫颈，简称"宫颈"，位于子宫下段，呈圆柱形。其由柱状上皮覆盖的子宫颈管（简称"宫颈管"）贯穿其中，连接宫腔和阴道。宫颈远端向阴道延伸（称为宫颈外口），覆盖鳞状上皮。鳞状上皮与柱状上皮交界处位于宫颈外口，是最常见的癌变部位。子宫阔韧带和子宫主韧带分别将子宫和宫颈固定在骨盆侧壁上。子宫骶韧带将子宫下段与骶骨相连。宫颈的淋巴引流通过这些韧带进入淋巴引流区：骶前淋巴结、闭孔淋巴结、髂内淋巴结、髂外淋巴结、髂总淋巴结和腹主动脉旁淋巴结。最常见的远处扩散部位是肺、锁骨上淋巴结（通过胸导管）、骨骼和肝脏。

病理学：宫颈癌的病理类型主要分为鳞状细胞癌（70%~75%）、腺癌（20%~25%）、腺鳞癌（5%）3 种。年轻患者中腺癌组织学发生率较高。腺癌通常肿瘤较大（"桶状宫颈"），局部治疗失败的风险较高。因腺癌的发病率越来越高，故巴氏涂片检查对腺癌的敏感性较低。HPV 检测可提高对腺癌的敏感性。较少见的组织学类型包括：透明细胞癌、小细胞癌、神经内分泌癌、肉瘤（青少年横纹肌肉瘤）、黑色素瘤、腺样囊性癌。

筛查：宫颈癌的筛查内容在美国癌症学会（ACS）、美国预防服务工作组（USPSTF）和美国妇产科学会（ACOG）筛查指南之间有所不同。目前的 ACOG 筛查指南建议（2017 年）[5]如下。21~29 岁：每 3 年单独进行一次巴氏试验，不建议进行 HPV 检测。30~65 岁：首选每 5 年进行一次宫颈涂片细胞学检查和 HPV 检测（联合检测），或每 3 年进行一次宫颈涂片细胞学检查。≥ 65 岁：如果没有中 / 重度异型增生病史，且 10 年内连续 3 次巴氏试验阴性或连续 2 次联合检测阴性，最近一次在 5 年内，则无需再做筛查。接种 HPV 疫苗不会改变筛查建议。

临床表现：无症状，筛查时可发现阴道异常分泌物、性交后出血、性生活障碍、盆腔疼痛。

诊断检查：询问病史与体格检查，重点是妇科病史和仔细的腹部 / 盆腔检查，注意前方延伸至阴道、侧方延伸至宫旁、后方延伸至子宫骶韧带或直肠，并检查锁骨上和腹股沟淋巴结。还可询问有无吸烟。

1. 实验室检查：测定全血细胞计数 / 全血细胞比容、妊娠试验，必要时考虑进行 HIV 检测。

2. 镜检：包括阴道镜检查及宫颈活检。如果宫颈活检无法确定间质浸润深度，或阴道镜检查无法清楚观察到病变部位，则进行宫颈冷刀锥切术；对于某些希望保留生育能力的早期病例，可将宫颈冷刀锥切术作为最终治疗方法。还可进行膀胱镜检查 / 直肠乙状结肠镜检查（针对晚期病变或怀疑膀胱 / 直肠受侵），必要时放置输尿管支架。

3. 影像学检查：包括 PET/CT（淋巴结分期）[6] 和盆腔 MRI（明确病变范围，并指导保留生育功能与不保留生育功能的决策）。

预后因素：分期、年龄、肿瘤大小（直径 ≥ 4 cm 预后更差）、淋巴结受累、LVSI、治疗后 PET/CT 显示病灶仍持续代谢[7]、治疗时间延长（> 56 天）、低血红蛋白（< 10 g/dl）。

分期：宫颈癌的分期见表 47.2。

表 47.2　AJCC 第 9 版（2021 年）和 FIGO 2018：宫颈癌分期

分期	AJCC	FIGO
T_1	局限于宫颈，显微镜下病变 1a1 间质浸润深度 ≤ 3 mm 1a2 间质浸润深度 3~5 mm	I
	局限于宫颈，间质浸润深度 > 5 mm 1b1 < 2 cm 1b2 ≥ 2 和 < 4 cm 1b3 ≥ 4 cm	
T_2	病灶超越子宫，但未达骨盆壁或阴道下 1/3 2a1 ≤ 4 cm，无宫旁侵犯 2a2 > 4 cm，无宫旁侵犯 2b 宫旁侵犯	II
T_3	3a 累及下 1/3 阴道，累及至骨盆侧壁 3b 累及骨盆壁和（或）导致肾积水或肾无功能	III
T_4	侵犯膀胱、直肠和（或）超出真骨盆	IVA
N_0	无区域淋巴结转移	
N_0（i+）	孤立的肿瘤细胞直径 ≤ 0.2 mm	
N_{1a}	仅盆腔淋巴结转移	IIIC1
N_2	伴或不伴盆腔淋巴结阳性腹主动脉旁淋巴结转移	IIIC2
M_0	无远处转移	
M_1	远处转移	IVB

注：如有疑问，应定义为较低的分期。
　　FIGO 2018 分期更新：ⅠA 不再包括水平扩散；ⅠB 不需要可见；以前的分期只有ⅠB1（< 4 cm）和ⅠB2（> 4 cm）；现在有了ⅠB1-ⅠB3，增加了ⅢC；影像学参与分期，并附加注释（"r"表示成像，"p"表示病理）。AJCC 第 9 版于 2021 年更新，以反映 FIGO 2018 年的分期变化。

治疗模式

1. 观察：参考现行的 ACOG 筛查指南中关于不典型鳞状上皮细胞（ASCUS）、低级别鳞状上皮内病变（LSIL）、高级别鳞状上皮内病变（HSIL）、不能排除高级别鳞状上皮内病变的不典型鳞状细胞（ASC-H）和不典型腺细胞（AGC）的管理指南。

2. 预防：ACS、疾病控制中心（CDC）和 ACOG 筛查指南中建议为 11~12 岁的男童和女童常规接种 9 价 HPV 疫苗（HPV 型号包括 6、11、16、18、31、33、45、52、58），并在 26 岁之前进行"补种"。27~45 岁的成年人可根据临床指征接种疫苗。HPV 6 和 HPV 11 是约 90% 的肛门生殖器尖锐湿疣病例的病原体。

3. 手术：主要用于 Ⅰ A1~Ⅰ B2 期和 Ⅱ A 期的宫颈癌患者。BSO 是可选的，但如果患者希望保留生育能力，则可以不做 BSO。早期手术的目的是选择需要辅助 RT（放疗）的低风险患者，因为双模式疗法会增加复发率。

（1）**宫颈锥切术**：手术整体切除包含宫颈和宫颈管的锥形组织，以避免超声手术刀带来的周围组织坏死，影响手术切缘。这有助于准确评估切口边缘状态。

（2）**广泛性宫颈切除术（保留生育功能手术）**：切除子宫颈、阴道上段和宫旁组织，但保留子宫体。在子宫体远端进行宫颈环扎或"荷包缝合"。

第一类为简单或筋膜外子宫切除术：切除子宫体和子宫颈，保留宫旁组织。

第二类为改良广泛性子宫切除术：切除子宫体、子宫颈、1~2 cm 的阴道和宫旁组织。

第三类为根治性子宫切除术：切除子宫体、子宫颈、1/4~1/3 的阴道，在骨盆壁或骶骨原位切除宫旁组织。

（3）**辅助性子宫切除术**：一般不使用，在 DFS 和 OS 方面未见获益[8]。注意事项：前期 RT 或放化疗后病灶若存在持续性代谢，且未发生转移，可进行挽救性手术治疗，以期能改善预后。

4. 化疗

（1）**根治性**：对于局部晚期疾病患者，同时使用 CHT 和 RT 比单独使用 RT 更能改善 DFS 和 OS（见下文）。每周应用 40 mg/m² 顺铂已成为标准治疗方案。常见的替代药物是 5- 氟尿嘧啶（5-FU）。其他同步治疗方案：每周顺铂＋吉西他滨 [与单独使用顺铂相比，每周顺铂＋吉西他滨提高聚合酶链式反应（PCR）率、无进展生存率（PFS）、OS，但是急性不良反应的发生率也较高[9]]。另外，对每周顺铂＋贝伐珠单抗在 RTOG 0417 中进行了评估，结果令人鼓舞，OS 为 81%[10]。

（2）**辅助治疗**：对于手术切缘阳性、宫旁组织受累和淋巴结阳性的患者，术后 RT 同步 CHT 可改善 OS（见下文）。关于新辅助化疗和序贯化疗的治疗方案是热门研究领域之一（OUTBACK 试验 -GOG 274/RTOG 1174/ANZGOG0902，这是明确顺铂加 RT 随机 ± 辅助卡铂 / 紫杉醇 ×4 个疗程的Ⅲ期试验），初步结果显示额外辅助 CHT 对 OS 无益。

（3）**转移性**：双药联合化疗比单药化疗显示出更好的结果[11]。GOG 240 显示，在顺铂 / 紫杉醇或拓扑替康 / 紫杉醇基础上加用贝伐珠单抗，PFS（2 个月）和 OS（3.7 个月）明显改善[12]。

5. 放疗

（1）**根治性 EBRT**

适应证：EBRT 适用于所有 ≥Ⅰ A2 期（和Ⅰ A1 期伴有 LVSI）的非手术治疗病例。放疗范围确保覆盖子宫体、子宫颈、宫旁组织、子宫骶韧带、经影像和（或）手术分期确定的高危淋巴结。留出距离大体肿瘤足够的阴道范围（下界为大体肿瘤边界下 2~3 cm）。对于淋巴结（LN）阴性病例，放疗范围包括髂外、髂内、闭孔和骶前淋巴结引流区（L$_{4-5}$上缘，有些病例常规包括髂总 LN）。对于盆腔 LN 阳性病例，放疗范围需包括髂总淋巴结引流区。对于盆腔高位 LN 阳性病例，可将放疗范围扩大至肾血管或更高位置。对于阴道下 1/3 受侵者，照射范围需要包括双侧腹股沟区域。

剂量：45 Gy/25 fx。对于宫旁组织受累或严重受累的淋巴结阳性患者，可考虑将放疗剂量提高到 50~54 Gy。对于理论剂量上需要 ≥ 65 Gy 才能控制的巨大淋巴结，可考虑切除后再进行辅助性放疗。中心原发肿瘤可通过近距离放射治疗（见下文）提量至 80 Gy（小体积）或 85~90 Gy（大体积）。在初治宫颈癌患者中，调强放射治疗（IMRT）放疗技术已被逐渐推广，ASTRO 推荐有条件地区使用 IMRT[2]，但更多的用于延伸野放疗和淋巴结提量。如果考虑在确诊情况下使用 IMRT，必须进行全面的影像检查以了解病灶的全部范围，勾画必须完整、准确，而且必须考虑到每天由于肠道 / 膀胱充盈而导致的盆腔器官运动，并每日使用图像引导[13]。

（2）术后 EBRT

适应证：建议用于子宫切除术后复发风险较高的患者。术后单纯 RT 适应证为 Sedlis 标准的 3 个危险因素（简化版）中的任意两个：LVSI（+）、中间或深 1/3 间质侵犯、肿瘤直径 ≥ 4 cm。Rotman 更新版显示，RT 也能改善腺癌或腺鳞癌组织学的预后（见下文）。针对淋巴结阳性、手术切缘阳性和宫旁组织受累等 3 个高危因素，可同步 CHT（见后面的 Peters）。如果接近阴道切缘或阳性阴道切缘，或深 1/3 间质受侵，则考虑通过阴道近距离放射治疗进行提量。

剂量：45~50.4 Gy/25~28 fx。IMRT 可减少小肠和骨髓的剂量，尤其是在治疗范围扩大至包括腹主动脉旁淋巴结和（或）提量受侵淋巴结时[14]。鉴于 IMRT 可以减少急性和晚期不良反应，现在 IMRT 被推荐用于术后治疗[2,15]。有关详细信息，请参阅 RTOG 0418 及相关详细文章。

（3）近距离放射治疗：对于早期病例（ⅠA1）可作为单一疗法，但更常用于盆腔 EBRT 术后，以将大体残留肿瘤区域总剂量提高到治疗目的的剂量。在近阴道切缘或阳性阴道切缘的病例中，阴道近距离放射治疗可考虑在 EBRT 后进行阴道残端提量。即使在同步化疗的情况下，EBRT+ 近距离放射治疗也比单纯 EBRT 更能改善 OS[16]。正确的施源器放置和剂量是获得最佳疗效的关键[17]。在第一次选择和使用施源器之前，需再次行临床检查和影像学检查。一般情况下，采用腔内治疗，但在某些情况下（例如，狭窄的解剖结构无法容纳腔内施源器、偏心大肿瘤、阴道远端受累、无法进入宫颈口）可能需要采用组织间插植技术。混合装置可以兼顾腔内和组织间。为了让患者感觉舒适并实现高质量的插植，通常需要进行麻醉。ABS 2012 年指南推荐使用三维成像进行靶区勾画和制定[18]。与传统计划相比，基于 MRI 的计划更能覆盖肿瘤，同时可能限制膀胱、乙状结肠和直肠的剂量[19]。GEC-ESTRO 指南[20] 为三维计划定义了高危临床靶区（HR-CTV）和中危临床靶区（IR-CTV）。

剂量：目标剂量应覆盖 ≥ 90% 的 HR-CTV（D90）。ABS 推荐残留病灶 < 4 cm 的等效生物剂量（EQD2）≥ 80 Gy（约 5.5 Gy×5 fx），无反应者或残留病灶 ≥ 4 cm 的 EQD2 为 85~90 Gy（约 6 Gy×5 fx）[21]。IR-CTV 应接受 ≥ 60 Gy 的剂量。仍需报告 A 点的剂量。

不良反应：急性期表现为疲劳、腹泻、直肠下坠感、腹胀 / 痉挛、膀胱 / 尿道刺激、皮肤红斑，如果覆盖范围包括腹股沟淋巴结或阴道远端 / 外阴照射部位，则可能出现皮肤反应。晚期表现为直肠出血、肠梗阻、血尿、瘘管（消化道或泌尿道）、阴道溃疡/坏死（1年内发生率为5%~10%，一般在局部护理下6个月内愈合）、阴道狭窄（使用扩张器）和性功能障碍、不孕（约2 Gy）、卵巢功能丧失（5~10 Gy）、骨质疏松导致髋部和骶骨营养不全性骨折。

（4）步骤：见《放射肿瘤学治疗计划手册》，第九章 [22]。

基于循证的问与答

手术治疗

◆ **哪些因素预示着盆腔 LN 受累风险较高或预后不佳？**

Delgado, GOG 49 (Gynecol Oncol 1989, PMID 2599466; Gynecol Oncol 1990, PMID 2227547)：对645例浸润深度≥3 mm的Ⅰ期腹主动脉旁淋巴结阴性的鳞癌患者进行前瞻性研究，采用广泛性子宫切除术和腹主动脉旁淋巴结切除术。淋巴结阳性的相关因素包括间质浸润深度、宫旁组织侵犯程度、肿瘤分级，以及肉眼肿瘤与隐匿性肿瘤区分。阳性淋巴结的3年生存率为74%，阴性淋巴结的3年生存率为86%。与3年生存率较低相关的因素有浸润深度（深1/3＜中1/3＜浅1/3侵犯）、肿瘤大小（隐匿 *vs.* 小于3 cm *vs.* 3 cm及以上）、宫旁组织侵犯程度和LVSI有无。最终发展了GOG 92（见下文）。

◆ **子宫切除术后辅助 RT 的适应证有哪些？**

适应证为Sedlis通过试验定义的3个危险因素的任意两个。虽然纳入标准很难记忆，但这3个危险因素中的任意两个是简化标准的好方法，而且通常是正确的。这3个危险因素为：LVSI（＋）、中层或深层1/3间质侵犯、肿瘤直径≥4 cm。

Sedlis, GOG 92 (Gynecol Oncol 1999, PMID 10329031; Update Rotman IJROBP 2006, PMID 16427212)：对277例FIGO ⅠB期宫颈癌患者进行了PRT Ⅲ期研究，患者随机接受广泛性子宫切除术、盆腔淋巴结切除术或辅助RT治疗。术后，患者淋巴结阴性，有以下4种情况：LVSI（＋），深1/3间质侵犯；LVSI（＋），中1/3间质侵犯，肿瘤≥2 cm；LVSI（＋），浅1/3间质侵犯，肿瘤≥5 cm；无LVSI，深或中1/3，肿瘤≥4 cm。术后4~6周进行盆腔RT，控制剂量为46~50.4 Gy/23~28 fx，发现RT降低了LR（从28%降至15%，$P=0.019$），改善了RFS（从79%降至88%，$P=0.008$）。在长期随访中，LR的益处依然存在。术后RT也降低了腺癌/腺鳞癌患者的复发风险（44.9%）。

◆ **术后哪些因素是辅助放化疗而非单纯 RT 的适应证？**

Peters标准包括3个因素：手术切缘阳性、宫旁组织受累和淋巴结阳性。满足这3个因素中的任何1个因素是辅助放化疗的适应证。

Peters, GOG 109 (JCO 2000, PMID 10764420; Monk Gynecol Oncol 2005, PMID 15721417)：对243例手术切缘阳性、盆腔淋巴结阳性或显微镜下宫旁组织受侵的FIGO ⅠA2~ⅡA期宫颈癌患者进行PRT Ⅲ期临床研究，将患者随机分为两组，给予辅助RT（49.3 Gy/29 fx），同时给予或不给予顺铂（70 mg/m²）和5-FU[1000 mg/（m²·d）]，持续96小时，进行了4个周期的化疗，前两个周期与RT同时进行。95%为FIGO ⅠB。结论：**CHT 改善了 OS（71%~81%，$P=0.007$）和 PFS（63%~80%，$P=0.003$）**。**Monk** 随后进行的回顾性分析质疑了化疗对较小肿瘤（≤ **2 cm**）和仅有一个 **LN** 阳性的患者所带来的益处。

◆ **FIGO ⅠB~ⅡA 期宫颈癌患者应该接受手术还是 RT？**

ⅠA 期宫颈癌患者适合通过筋膜外子宫切除术进行治疗，而ⅡB~ⅣA 期患者通常更适合化疗。然而，ⅠB~ⅡA 期宫颈癌患者的治疗具有挑战性且因患者而异。与 RT 相比，手术的主要优势在于保留性功能和卵巢功能，并消除继发性恶性肿瘤的风险。

Landoni, Italian Trial (Lancet 1997, PMID 9284774)： 对 343 例 FIGO ⅠB 期或ⅡA 期宫颈癌患者进行 PRT Ⅲ期治疗，这些患者随机接受广泛性子宫切除术或根治性 RT。69% 的ⅠB 期患者肿瘤直径 ≤ 4 cm。EBRT 剂量为 40~53 Gy 后，再将低剂量率 ^{137}Cs 植入 A 点，总剂量为 70~90 Gy。当淋巴管造影显示髂总淋巴结或腹主动脉旁淋巴结阳性时，阳性淋巴结引流区给予 45 Gy；受累淋巴结再给予 5~10 Gy 提量。在手术组，如果病灶 > pT_{2a}、"安全"宫颈间质 < 3 mm、肿瘤侵透肌层或淋巴结阳性，则建议进行辅助 RT。全盆腔的辅助 RT 剂量为 50.4 Gy（根据病理受累情况，PALN 为 ±45 Gy）。MFU 为 87 个月。两组患者的 5 年 OS 和 DFS 相同，分别为 83% 和 74%。手术组复发率为 25%，RT 组为 26%。手术组和 RT 组分别有 28% 和 12% 的患者出现严重不良反应（$P=0.0004$）。与手术相比，腺癌患者的 RT 治疗效果较差（DFS 66% *vs.* 47%，$P=0.05$；OS 70% *vs.* 59%，$P=0.02$）。**结论：手术和 RT 都是ⅠB、ⅡA 期宫颈癌患者的选择。虽然 RT 的耐受性可能更好，但手术治疗腺癌的疗效可能更好。联合治疗的不良反应比单独 RT 更严重。注：在手术组中，64% 的患者需要辅助 RT（肿瘤 > 4 cm 者为 84%）。**

◆ **RT 后的辅助性子宫切除术能提高总生存率吗？**

Keys, GOG 71 (Gynecol Oncol 2003, PMID 12798694)： 对 256 例肿瘤次大块或大块的 FIGO ⅠB 期（目前为ⅠB2 期）宫颈癌患者进行 PRT Ⅲ期研究，将患者随机分为两组，分别接受 RT 和单纯筋膜外子宫切除术。接受 RT 组全盆腔 RT 剂量为 40 Gy，筋膜外子宫切除术治疗组照射剂量为 45 Gy。之后两组均在 A 点进行腔内后装治疗，提量至 40 Gy（仅 RT 组）或 30 Gy（筋膜外子宫切除术治疗组）。术后 2~6 周行筋膜外子宫切除术。两组 OS（58% *vs.* 56%）或 PFS（62% *vs.* 53%，$P=0.09$）无差异；两组均有 10% 的 3~4 级毒性。肿瘤大小为 4 cm、5 cm 和 6 cm 的患者可能从手术中获益。**结论：辅助性子宫切除术并不能提高生存率。**

精细分析

◆ **与单纯 RT（EFRT）相比，在 RT 的基础上同时进行 CHT 是否有益？**

是。根据越来越多的证据，NCI 于 1999 年发布了临床建议，建议浸润性宫颈癌患者在进行 RT 的同时应用顺铂。除以下经典试验外，还有多项随机试验和荟萃分析表明，在治疗浸润性宫颈癌患者过程中，同步放化疗比单独 RT 更有益于改善 DFS 和 OS[23,24]。

Morris, RTOG 9001 (NEJM 1999, PMID 10202164; Update Eifel JCO 2004, PMID 14990643)： 对 389 例临床分期为ⅡB~Ⅳ期或ⅠB/ⅡA 期，肿瘤直径 ≥ 5 cm 或经活检证实有盆腔淋巴结转移的宫颈癌患者进行 PRT Ⅲ期研究，将这部分患者随机分为接受 EFRT 组或全盆腔 RT 组，以及同时接受顺铂（75 mg/m²）和 5-FU（4000 mg/m²，96 h）治疗组，化疗每 3 周一次，共治疗 3 个周期。全盆腔 RT 组患者覆盖范围为 $L_{4/5}$ 椎间隙至耻骨中段或肿瘤远端边缘下 4 cm 处。接受 EFRT 组患者覆盖范围为 $L_{1/2}$

椎间隙。以上两组患者均接受了 RT（45 Gy/25 fx）的治疗。MFU 6.6 年的最新结果显示，CHT 的 8 年 OS 从 41% 提高到 67%，晚期不良反应相似；5 年 LR 和 DM 也有所改善。结论：**同时使用顺铂 /5-FU 可改善 OS，且晚期不良反应无明显增强。**

Keys, GOG 123 (NEJM 1999, PMID 10202166)： 对 369 例肿瘤大块的 FIGO ⅠB 期（目前为ⅠB3 期）宫颈癌患者进行了 PRT Ⅲ期研究，根据有 / 无淋巴结放疗将患者分为两组，在接受 RT[45 Gy+LDR boost（低剂量提量）] 的同时进行化疗（每周顺铂 40 mg/m²，最多 6 个周期），然后进行筋膜外子宫切除术。CHT 组的 PFS 和 OS 均有所改善（PFS *HR*：0.51，OS *HR*：0.54，均 *P* < 0.01）。结论：**同步顺铂可改善 OS。**

Shrivastava, Tata Memorial (JAMA Onc 2018, PMID 29423520)： 对 850 例 FIGO ⅢB 期宫颈癌患者进行了 PRT Ⅲ期研究，随机接受 RT ± 每周顺铂治疗。与单纯 RT 相比，RT+ 顺铂可显著改善 5 年 DFS（分别为 52.3% *vs.* 43.8%，*HR*：0.81，*P*=0.03）和 5 年 OS（54% *vs.* 46%，*HR*：0.82，*P*=0.04）。结论：**对于 FIGO ⅢB 期宫颈癌患者，在 RT 基础上加用顺铂可改善 DFS 和 OS。**

◆ **哪些人应该同步化疗？**

NCCN 建议对肿瘤体积大的 FIGO ⅠB3 期、ⅡA2 期及以上宫颈癌患者同时使用以铂类为基础的化疗药物。对于 FIGO ⅠB1~2 期和ⅡA1 期宫颈癌患者，化疗是可选的。对于 FIGO ⅠA1 期伴有 LVSI 或ⅠA2 期宫颈癌患者，手术是不错的选择，但如果采用非手术治疗，则可省略化疗。

◆ **什么是标准同步 CHT 方案？**

根据对多种单药和多药方案进行了研究，发现目前最常用的化疗药物是顺铂（每周一次）。应用顺铂 /5-FU 是常见的替代方案。

Rose, GOG 120 (NEJM 1999, PMID 10202165; Update JCO 2007, PMID 17502627)： 对 526 例无腹主动脉旁淋巴结受累的 FIGO ⅡB~ⅣA 期宫颈癌患者进行 PRT 研究，将患者随机分为同步顺铂（每周 40 mg/m²，持续 6 周）、同步羟基脲或顺铂、5-FU 和羟基脲联合化疗。EBRT 剂量为 40.8 Gy/24 fx（或 FIGO ⅡB、ⅢB~ⅣA 期为 51 Gy/30 fx），然后进行近距离放射治疗。覆盖范围为盆腔上缘（L$_{4/5}$ 椎间隙）。MFU 35 个月。单纯羟基脲治疗组的 PFS 和 OS 较低，但顺铂治疗组和多药联合治疗组的疗效相似。三药联合治疗组的急性不良反应更严重。结论：**以顺铂为基础的联合放化疗可改善 PFS 和 OS。长期随访未发现晚期不良反应增强。**

◆ **总体治疗时间（OTT）对明确接受治疗患者的治疗效果有何影响？**

EBRT+ 近距离放射治疗的 OTT 应 ≤ 56 天[25]。已确定的其他 OTT 限制为 ≤ 49 天[26] 或 ≤ 63 天[27]。如果需要改善肿瘤体积较大的患者，近距离放射治疗应在 EBRT 后不超过 7 天开始。另外，对于解剖结构良好或原发肿瘤较小的患者，医生可在 EBRT 的最后几周进行组织间近距离放射治疗。一般建议避免在近距离放射治疗日进行 CHT 和 EBRT。

◆ **术后进行 IMRT 是否有益？**

早期的Ⅲ期数据报告证实了 IMRT 对子宫切除术后妇科恶性肿瘤的益处、安全性和有效性[28,29]，并被 ASTRO 指南所推荐[2]，详见第四十八章。

◆ 高剂量率（HDR）近距离放射治疗和低剂量率（LDR）近距离放射治疗有哪些区别？

LDR 通常要进行 1~2 次治疗，每次治疗要持续 1~3 天，在此期间，患者要严格卧床休息，施源器和放射源要固定好。尽管医生已经尽了最大努力，但仍很难让患者长时间保持舒适和固定。改变施源器的位置会导致剂量分布发生变化。医护人员暴露于 RT 环境中也是一个主要问题。与 HDR 相比，LDR 的主要理论优势在于剂量率低得多，可以加强亚致死性损伤的修复。多年来，人们对 HDR 导致毒性增强的担忧并未在研究中得到证实[30]。在接受调查的美国医疗机构中[31]，85% 的医疗机构使用 HDR，因其需要更频繁地植入性操作，但治疗时间很短（约 10 分钟）。远程后装基本上消除了医护人员的暴露风险。多种不同的驻留点和时间可以调整剂量以治疗靶病灶并避免 OAR。一些机构使用的 PDR 结合了 LDR 和 HDR 的优点。LDR：剂量率 0.6~0.8 Gy/h，一般使用 Cs-137 源，$t_{1/2}=30$ 年，衰变，能量 662 keV。HDR：剂量率 > 12 Gy/h，使用 ^{192}Ir 源，$t_{1/2}=74$ 天，衰变，能量约 380 keV。

◆ HR-CTV 与 A 点的近距离放射治疗剂量处方有何不同？

在 CT/MRI 尚未普及之前，施源器的位置是通过 AP 和侧位片来确认的。剂量预设为二维点 A（在串联平面上，宫颈外口上 2 cm 旁开 2 cm 处），大致相当于子宫阔韧带内侧（子宫动脉和输尿管交叉处）。剂量被估算到 B 点（A 点水平中线外侧 5 cm 处），该点代表骨盆侧壁 / 闭孔淋巴结。根据 ICRU 第 38 号报告，膀胱和直肠的最大剂量记录在以下几点：膀胱，侧位片上 Foley 球囊最后方点；直肠，宫腔源末端与阴道源中点的交点垂直于阴道直肠壁后 0.5 cm。研究表明，A 点剂量充足并不总能说明 HR-CTV 覆盖良好[32]，ICRU 膀胱和直肠点也不总能准确评估 OAR 的最大剂量[33,34]。在三维计划时代，靶病灶（HR-CTV、IR-CTV）和 OAR（膀胱、直肠、乙状结肠、小肠）可以被精确地进行三维勾画，并使用 DVH（剂量体积直方图）对这些结构的剂量进行体积和定量评估。在制订三维治疗计划期间，可以调整剂量分布，以充分覆盖目标，同时避免 OAR。这是目前首选的规划 / 报告方法。

第四十八章　子宫癌：子宫内膜癌和子宫肉瘤

Shireen Parsai, Sarah M. C. Sittenfeld, Michael Weller, Sudha R. Amarnath　著

樊晓妹、白文文　译

王　军、武亚晶　校

> **概述：** 子宫内膜癌是美国最常见的妇科恶性肿瘤之一。可接受药物治疗的患者还应接受经腹子宫全切术/输卵管卵巢切除术（TAH/BSO）（如果宫颈间质受累则行广泛性子宫切除术），并进行腹膜细胞学检查。是否需要进行盆腔和腹主动脉旁淋巴结切除术以进行分期尚存争议，但对于大肿瘤、深部浸润性肿瘤或高级别肿瘤等危险因素，可以考虑进行盆腔和腹主动脉旁淋巴结切除术。术后处理取决于病理特征。GOG 33、GOG 99 和 PORTEC 研究将早期患者分为低危、中危和高危组。局部晚期子宫内膜癌的治疗模式在不断演变，但通常包括手术及术后化疗或联合放化疗（表 48.1）。

表 48.1　子宫内膜癌的一般治疗模式（详见 ASCO/ASTRO 指南） [1,2]

分期	辅助治疗方案（TAH/BSO 后）
Ⅰ A 期，1~2 级	观察 *
Ⅰ A 期，3 级或 Ⅰ B 期，1~2 级	支持阴道近距离放疗
Ⅰ B 期，3 级	支持盆腔外照射放疗
Ⅱ 期	盆腔外照射放疗 + 阴道近距离放疗提量 ± 化疗
Ⅲ~Ⅳ 期	联合放化疗 VSCHT ± SBRT
无法手术	对子宫体、宫颈、阴道上段、盆腔 LN 及其他受累区域进行肿瘤定向 EBRT（45~50.4 Gy）+ 腔内提量治疗 ± CHT

注：* 如果风险特征较高（年龄＞ 60 岁、LVSI），可考虑经阴道近距离放疗。

如果存在其他高危因素（年龄＞ 60 岁、LVSI）且手术分期不足，可考虑盆腔 RT。

流行病学： 子宫体恶性肿瘤是美国最常见的妇科恶性肿瘤之一，预计 2020 年新增病例超过 65 000 例，死亡病例超过 12 000 例（仅次于卵巢癌，是妇科癌症死亡的第二大原因）[3]。子宫体恶性肿瘤病例占美国所有新发癌症病例的 3.6%[4]。确诊时的中位年龄为 63 岁，约 6% 的病例发生在＜ 45 岁的患者中[4]。

风险因素：主要风险因素是内源性 / 外源性雌激素过多，但没有拮抗的孕激素。①生理因素：肥胖、未育、月经初潮早和绝经晚[5-7]；②病理因素：糖尿病、多囊卵巢综合征[5,7]；③暴露因素：无拮抗性雌激素治疗、应用他莫昔芬[8]；④保护因素：联合使用口服避孕药、孕激素及运动[5,9]；⑤家族史 / 遗传学因素：林奇综合征、遗传性非息肉病性结直肠癌（HNPCC）的亚分型与子宫内膜癌风险增加有关。遗传性非息肉病性结直肠癌是由 DNA MMR 错配修复基因突变导致的一种常染色体显性遗传病，可使罹患子宫内膜癌的风险增加 27%~71%，而普通人群的罹患风险仅为 3%[10,11]。在被诊断为子宫内膜癌的患者中，年龄 < 50 岁，考虑筛查 HNPCC[12]。HNPCC 患者可考虑预防性经腹子宫全切术 / 输卵管卵巢切除术[13]。

解剖学：子宫体是指宫颈内口以上子宫的上 2/3（由宫底和宫体组成）。子宫颈和子宫下段构成子宫的下 1/3。输卵管和子宫圆韧带从子宫外角上方进入子宫。子宫底和子宫体由连接输卵管口的线分隔。子宫体壁由最内层到最外层的子宫内膜、子宫肌层和子宫浆膜层组成。由子宫上皮内膜引发的癌症被称为子宫内膜癌。子宫内膜癌局部扩展的第一个部位是子宫肌层。起源于子宫肌层间质和肌肉组织的癌症称为子宫肉瘤[14]。支撑子宫的主要韧带有 4 条：子宫阔韧带、子宫骶韧带、子宫圆韧带和子宫主韧带（又称麦肯罗特韧带或子宫颈横主韧带）。

淋巴管：区域淋巴管包括双侧宫旁、闭孔、髂内、髂外、髂总、腹主动脉旁、骶前和骶尾部淋巴结[15]。基质病变可直接累及至腹主动脉旁淋巴结，但并不常见，而宫颈病变侧方累及至宫旁、闭孔和盆腔淋巴结[14]。

病理学：有两种不同的病理类型如下。

Ⅰ 型（约 80%）：病程较好，早期发病。1~2 级。子宫内膜样组织学。对雌激素有依赖性（因此，如前所述，主要风险因素与无孕激素拮抗的雌激素持续刺激直接相关）。二倍体 Ⅰ 型恶性肿瘤被认为是一个多步骤的致癌过程：单纯性子宫内膜增生进展为复杂的非典型增生，成为前驱病变，随后发展为子宫内膜上皮内瘤变，最终成为子宫内膜癌[16]。

Ⅱ 型（10%~20%）：病程呈侵袭性，3 级。非子宫内膜样组织学，包括浆液性和透明细胞性。与雌激素或子宫内膜增生无关，由萎缩性内膜发展而来。非整倍体。*TP53* 基因早期突变（81% 的病例），可能是这两种亚型进展速度不同的原因[5,14,17]。

除了合适的分期外，还必须报告肿瘤的分级。分级系统报告腺体分化程度（描述为非鳞状或非腺样生长的百分比），并与肿瘤的侵袭性相对应。1 级、2 级和 3 级肿瘤的腺体分化程度分别为 ≤ 5%、6%~50%，以及 > 50% 的非鳞状或非腺样生长形态。此外，乳头状浆液性和透明细胞性组织学被视为 3 级肿瘤。注：核异型性与组织结构不成比例使 1 级和 2 级肿瘤的级别提高了 1 级[14]。"MELF"生长模式（微囊型、细长型和碎片型）与更晚期的病理特征相关，可能需要参与分期，但其对生存结果的影响尚不明确[18,19]。

基因：已发现有许多基因突变，最常见的是 *PIK3CA* 基因突变，更具体地说是 *PTEN* 基因突变，这被认为是癌变的早期事件。*TP53* 基因突变仅见于 3 级子宫内膜癌（可能是癌变的晚期阶段，但其发生途径尚未完全阐明）；在散发病例和遗传性林奇综合征（HNPCC）中，30%~40% 的病例因 MLH1 启动子高甲基化缺失而导致 DNA 错配修复机制缺失 [5,14,20,21]。

筛查：癌症遗传学联盟建议对 HNPCC 患者进行筛查，从 30~35 岁开始每年进行子宫内膜取样和阴道超声（TVUS）[22]。

临床表现：最常见的症状是绝经后阴道出血（约占 90%）。其他症状包括腹痛 / 盆腔痛、腹胀、尿道 / 直肠出血和便秘，这些都可能是晚期疾病的症状 [5,12,15]。

系统检查

1. 体格检查：仔细检查外生殖器、阴道和宫颈，通过直肠检查和双合诊检查。注意子宫是否增大，肿瘤是否扩展到宫颈、阴道或宫旁组织。

2. 化验室检查：全血细胞计数；对于高风险亚型，可选肝功能检查和 CA125[12] 测定。

3. 影像学检查：目的是根据肌瘤试验 / 宫颈侵犯和淋巴结转移评估的复发风险以指导手术方法。应使用 TVUS 评估子宫内膜。如果子宫内膜异常增厚，则应通过活检进一步评估。还可进行胸部 X 线检查。磁共振成像是评估术前局部病变范围的首选方式。然而，磁共振成像对检测 LN 或腹膜受累并无特别帮助，只有在怀疑局部晚期疾病或无法手术的情况下才进行磁共振成像检查。PET/CT 仍是检测 LN 转移的最佳选择方式，但不作为常规检查方式。对于高级别肿瘤，可考虑进行胸部 / 腹部 / 盆腔 CT 检查 [5,12]。

4. 手术：宫腔镜下进行活检是诊断的金标准。通过子宫内膜活检以获得组织学信息，可作为术前评估。如果子宫内膜活检无法确诊，且仍存在恶性肿瘤的可能，则应进行分段诊刮 [5,12]。

预后因素：预后不良的因素包括年龄、分级、肿瘤大小、有无 LVSI、浸润深度、透明细胞 / 乳头状浆液性组织学、淋巴结受累以及子宫下段肿瘤受累与否 [23,24]。自 20 世纪 70 年代中期以来，除子宫体恶性肿瘤和宫颈癌外，所有最常见癌症的生存率都有所提高，这可能是由于在疾病复发或出现转移性疾病时缺乏重大的治疗进展 [3]。

自然史：可能源于增生背景。单纯性增生癌变的风险约为 1%，复杂性增生约为 3%，单纯性非典型性约为 10%，复杂非典型性为 30%~40%。一般来说，复杂性指腺体结构，而不典型性指细胞形态。确诊时，67% 的患者病变局限于局部或器官，21% 的患者扩散到区域淋巴结和器官，8% 的患者发生转移 [5]。最常见的转移部位是阴道，其次是卵巢和肺 [14]。局部复发最常见的部位是阴道 [25]。

分期：AJCC 分期系统包括临床和病理两部分，而 FIGO 分期系统则根据手术和病理资料（表48.2）。如果 CHT 或 RT 是初始治疗方式，则临床分期系统将在这两种治疗方式之前指定 [3]。

表 48.2　AJCC 第 8 版（2017 年）：子宫体癌和癌肉瘤的分期

分期	AJCC	FIGO
T₁	T₁ₐ 肿瘤局限于子宫内膜或侵犯子宫肌层 < 50%	I A
	T₁ᵦ 肿瘤侵犯 ≥ 50% 的子宫肌层	I B
T₂	• 侵入宫颈基质，但不超出子宫范围	II

续表

分期	AJCC	FIGO
T_3	T_{3a} 通过直接扩散或转移侵入浆膜和（或）附件 *	ⅢA
	T_{3b} 通过直接扩展或转移或宫旁受累侵入阴道 *	ⅢB
N_0（I+）	· ≤ 0.2 mm 的孤立肿瘤细胞群	
N_1mi	· 阳性盆腔 LN（0.2~2.0 mm）	ⅢC1
N_{1a}	· 盆腔 LN 阳性（> 2.0 mm）	
N_2mi	· 阳性 PALN（有或没有盆腔 LN）（0.2~2.0 mm）	ⅢC2
N_{2a}	· 阳性 PALN（有或没有盆腔 LN）（> 2.0 mm）	
T_4	· 膀胱和（或）肠黏膜受侵（不包括泡性水肿）	ⅣA
M_1	· 远处转移	ⅣB

注：* 应报告细胞学检查呈阳性，但不会改变分期。

治疗模式

1. 手术：TAH/BSO（又称单纯或 I 型子宫切除术）是治疗早期疾病的标准方法。腹腔镜的应用越来越广泛。广泛性子宫切除术适用于肉眼侵犯宫颈的病例。手术分期需要评估腹膜表面[5]。盆腔和腹主动脉旁淋巴结切除术仍存在争议（见下文的 ASTEC 试验）。如果要进行手术治疗，从前哨淋巴结示踪活检到盆腔和腹主动脉旁淋巴结清扫术，目前无法明确最合适的手术方式。为避免过度治疗，外科医生应考虑淋巴结转移风险较低的患者，包括浸润肌层深度 < 1/2；肿块 < 2 cm；组织学高分化或中分化[26,27]。根据 FIGO 分期，应切除任何可疑的 LN。对于高危患者，应进行完整的盆腔淋巴结切除术，并切除肿大的腹主动脉旁结节[14]。

并发症：淋巴水肿（风险为 8%~50%，取决于切除的 LN 数目、辅助 CHT/RT、术前使用非甾体抗炎药）[28]。

2. 化疗：辅助化疗是Ⅲ/Ⅳ期患者的标准治疗方法，但一般不适用于低危或中危患者。应鼓励高风险患者参加正在进行的临床试验。应用卡铂 / 紫杉醇是最常见的化疗方案。顺铂是 RT 过程最常见的化疗药物（参见以下试验）。

3. 放疗

（1）适应证：RT 可作为 TAH/BSO 术后的辅助治疗，或作为不适合手术患者的主要治疗手段。阴道近距离放疗的适应证包括高危因素病例，一般定义为 G1~2，侵犯肌层深度 ≥ 50% 的 G3，浸润肌层深度 < 50%（见以下试验和 ABS 指南）[1,29]或盆腔 EBRT 后的提量治疗（一般不需要，除非有宫颈间质浸润或切缘阳性等危险因素）。盆腔 EBRT 适用于高风险的早期患者（侵犯肌层深度 ≥ 50% 的 G3）。

（2）剂量：通过 EBRT 和 IMRT 对整个盆腔进行辅助治疗时，剂量为 45~50 Gy[12]。对于阴道近距离放疗，PORTEC 2（见下文）使用 21 Gy/3 fx，深度为黏膜下 0.5 cm，每周 1 次，但其他方案也很常见（见 ABS 指南）。对于 EBRT 后的阴道近距离放射治疗，在其他治疗方案中，对阴道黏膜进行治疗（18 Gy/3 fx）是可以接受的。对于医学上无法手术的患者，请参阅美国近距离放射治疗学会（ABS）发布的共识声明中的指导原则[30]。

（3）不良反应：急性反应包括乏力、腹泻、恶心、骨髓抑制、排尿困难、尿频。慢性反应包括阴道狭窄、阴道干涩、罕见的放射性膀胱炎、直肠炎、骶骨功能不全骨折、肠梗阻、肠瘘。

（4）治疗：见《放射肿瘤学治疗计划手册》，第九章[31]。

基于循证的问与答

早期子宫内膜癌

◆ **患子宫内膜癌的女性如何分类？**

子宫内膜癌历来分为低危、中危和高危组。Aalders 试验（见下文）是最早证明风险组别差异的试验之一。GOG 33（见下文）是一项外科研究，该研究表明非浸润性（FIGO Ⅰ A 期）肿瘤为低风险，浸润性癌症（FIGO Ⅰ B 期、Ⅰ C 期和隐匿性Ⅱ A~B 期）为中风险，而任何Ⅲ期或Ⅳ期的浸润性透明细胞 / 乳头状癌为高风险。该研究又将中风险进一步细分为低度和高度中风险（见 GOG 99）。如 GOG 99 和 PORTEC 1/2 所示，HIR 组从辅助治疗中获益。

◆ **哪些病理结果与淋巴结受累的风险相关？**

GOG 的早期研究表明，浸润深度和分级与淋巴结受累高度相关（表 48.3）。

Creasman, GOG 33 Staging (Cancer 1987, PMID 3652025)： 前瞻性观察研究：1977—1983 年，对 681 例妇女进行了 TAH/BSO、盆腔和腹主动脉旁淋巴结活检，并进行了腹膜细胞学检查。在 MVA 中，分级、浸润深度和腹膜病变可预测 LN 转移（表 48.3）。

表 48.3 GOG 33 关于子宫内膜癌的结果

浸润深度	腹主动脉旁和盆腔 LN 受累百分比					
	1 级		**2 级**		**3 级**	
	PA	**盆腔**	**PA**	**盆腔**	**PA**	**盆腔**
仅子宫内膜	0	0	3%	3%	0	0
浅肌层受侵	1%	3%	4%	5%	4%	9%
中肌层受侵	5%	0	0	9%	0%	4%
深肌层受侵	6%	11%	14%	19%	23%	34%

注：PALN 受累的风险是盆腔 LN 受累风险的 2/3；30%~55% 的阳性盆腔 LN 有阳性 PALN。

Morrow, GOG 33 (Gynecol Oncol 1991, PMID 1989916)： 与前一项研究相同，但前瞻性地将 895 例 FIGO Ⅰ期和Ⅱ期（隐匿性）子宫内膜癌患者手术病理结果与复发模式联系起来。在盆腔 LN 阴性的情况下，孤立的 PALN 阳性并不常见（2.2%）。只有 5.4%（n=48）的 PALN 呈阳性。其中，47 例有超过 1 个盆腔淋巴结转移、附件转移或侵透肌层（占 PALN 阳性病例的 98%，可用于选择患者进行淋巴结分期）。结论：在无转移的患者中，LVSI 有无、浸润深度和分级与无复发间期率相关。无复发间期率（**32.4%** *vs.* **48.4%**）显示肌层浸润深度＞1/3 和分级为 2~3 级的肿瘤患者更适合进行辅助放疗。

Katsoulakis, SEER (Int J Gynaecol Obstet 2014, PMID 25194213)：SEER 分析了 1998—2003 年 4052 例患者。盆腔淋巴结转移模式见表 48.4。

表 48.4　SEER 结节扩散模式

分期	1 级		2 级		3 级	
	盆腔	腹主动脉	盆腔	腹主动脉	盆腔	腹主动脉
ⅠA	1%	0	2%	0	1%	1%
ⅠB	2%	0	3%	1%	3%	2%
ⅠC	3%	3%	8%	5%	12%	8%
ⅡA	7%	3%	10%	4%	10%	5%
ⅡB	8%	4%	13%	8%	19%	12%

◆ **早期疾病是否有必要进行盆腔淋巴结清扫术？**

如果术中没有可疑淋巴结，选择性盆腔和腹股沟淋巴结清扫术可能不会改变肿瘤预后，但可能有助于指导少数病例升级患者的治疗方案。两项试验未显示 DFS 或 OS 方面的差异。

Kitchener, ASTEC Trial (Lancet 2009, PMID 19070889)：1408 例女性接受了 TAH/BSO 的前瞻性临床试验，然后随机接受了淋巴结切除术；80% 患者为 FIGO Ⅰ/ⅡA 期；40% 患者在两组中均接受了 EBRT。MFU 37 个月。两组的 OS 相似（*HR*：1.04，*P*=0.83）。无淋巴结切除组的 RFS 略高（*HR*：1.25，*P*=0.14）。结论：**早期子宫内膜癌患者行淋巴结清扫术对 OS 或 RFS 无明显益处。**

Bendetti, Italian Trial (JNCI 2008, PMID 19033573)：514 例临床分期为Ⅰ期的妇女随机接受 TAH/BSO ± 淋巴清扫术。结果显示，如果Ⅰ级浸润深度＜50%，则排除在外；约 80% 患者为 FIGO Ⅰ/ⅡA 期。MFU 49 个月；发现结节受累的患者比例为 13% *vs.* 3%（*P* ＜ 0.001）。LND 对 5 年 DFS（82% *vs.* 81%）或 5 年 OS（90% *vs.* 86%）均无改善。结论：**LND 可改善分期，但不会改善 DFS 或 OS。**

◆ **哪些患者可从 TAH/BSO 术后辅助 RT 中获益？**

具有不良病理特征的早期患者面临宫外转移和复发的风险。高危因素各不相同，但总体上包括子宫肌层深部浸润、肿瘤分级、宫颈受累、年龄较大、LVSI 和肿瘤大小（摘自 GOG 33）。

Keys, GOG 99 (Gynecol Oncol 2004, PMID 14984936)：对 392 例"中危"子宫内膜癌患者进行 RT，评估 TAH/BSO 后盆腔和腹主动脉旁淋巴结转移情况，根据细胞学随机分为无辅助治疗组或 WPRT 组。纳入标准：旧的 FIGO ⅠB 期、隐匿性Ⅱ期（2009 年 FIGO ⅠA、ⅠB 期和隐匿性Ⅱ期）疾病。纳入标准在试验期间进行了修订，仅包括 HIR 亚组（基于 GOG 33）：①年龄＞ 70 岁，有一个危险因素（2 级或 3 级、LVSI、外 1/3 的子宫肌层受侵的任意一个）；②年龄＞ 50 岁，有 2 个危险因素；③任何年龄，有 3 个危险因素。其他均为 LIR。RT 的剂量为 50.4 Gy/28 fx。主要终点为累积复发率（CIR），研究未对 OS 进行预测。MFU 69 个月。59% 的患者为 FIGO ⅠA 期疾病，82% 的患者为 1 级或 2 级肿瘤。

HIR 患者的 LR 获益最大，分别为 26% 和 6%（表 48.5）；LIR 患者的 LR 获益最大（6% *vs.* 2%）。在 RT 治疗组的 3 例盆腔和阴道复发患者中，有 2 例实际上拒绝接受 RT。RT 对血液系统、消化系统和皮肤的不良反应较差。结论：辅助 **RT** 对早期中危子宫内膜癌的治疗可降低 **HIR** 患者的复发风险。评论：尽管 **2** 级与 **1** 级肿瘤患者的表现更为相似，但 **2** 级还是与 **3** 级归为一类。

表 48.5　GOG99 的结果

GOG 99	2 年内复发率（所有患者）	HIR 患者 2 年复发率	4 年 OS
手术	12%	26%	86%
手术 +RT	3%	6%	92%
P	0.007	0.007	0.557

Scholten, PORTEC 1 (IJROBP 2005, PMID 15927414; Update Creutzberg IJROBP 2011, PMID 21640520)：对 714 例 FIGO Ⅰ 期患者进行 PRT，评估 TAH/BSO+ 细胞学 ± 盆腔 RT（无 PLND）。符合条件者：< 1/2 MI 和 G2~3 或 ≥ 1/2 MI 和 G1~2（当时为 FIGO Ⅰ B/IC 期）。99 例 FIGO IC 期、G3 患者未被随机分配，但接受了术后 RT。术后 8 周内接受 2~4 个放射野 46 Gy/23 fx 的 RT。MFU 97 个月。在 MVA 中，RT 和年龄 < 60 岁是 LRR 的有利预后因素。3 个危险因素中有超过 2 个（年龄 ≥ 60 岁、> 50%MI 和 3 级）的患者从 RT 中获益最多。在单独阴道复发的患者中，31/35 例患者（89%）获得了 CR，24 例患者（77%）在进一步治疗后仍有 CR；阴道复发后的 3 年 OS 为 73%。根据 15 年数据（MFU13.3 年）的 MVA，3 级、年龄 > 60 岁和浸润是 LRR 和子宫内膜癌死亡的预后因素（表 48.6）。结论：**FIGO Ⅰ B、G1~2 期或 FIGO Ⅰ A、G2~3 期子宫内膜癌患者术后辅助 RT 可降低 LRR，但对 OS 无影响**。注：约 75% 的 LRR 位于阴道穹隆。中央病理复查显示，G2 期向 G1 期转变明显。术后辅助 RT 不适用于 FIGO Ⅰ A 期、G2 期疾病患者，也不适用于年龄 < 60 岁的 FIGO Ⅰ B 期、G1~2 期或 FIGO Ⅰ A 期、G2~3 期疾病患者。未接受过 RT 的患者复发后，OS 明显改善。阴道复发治疗有效。FIGO Ⅰ B、G3 期患者发生早期 DM 和子宫内膜癌相关死亡的风险较高。低危或中危复发患者应避免接受全盆腔淋巴结放疗（WPRT）辅助治疗。

表 48.6　PORTEC 1 的结果

15 年数据	LRR	OS	DM	(−) 身体功能	尿道、直肠反应	第二种恶性肿瘤
北约	16%	60%	7%	61.60%	23.6%/14.1%	13%
WPRT	6%	52%	9%	50.50%	28.1%/19.5%	19%
P	< 0.0001	0.14	0.26	0.004	< 0.001	0.12

◆ 在阴道近距离放疗的基础上进行盆腔 RT 是否有益？

Aalders, Norway (Obstet Gynecol 1980, PMID 6999399)：对 540 例 FIGO Ⅰ 期患者进行 RT，评估 TAH/BSO（无 LND/ 取样或腹膜细胞学检查），然后进行 VBT，再随机分为不再治疗组或盆腔 EBRT 组。

总体而言，盆腔 EBRT 组的 9 年 LRR 有所下降（6.9% *vs.* 1.9%），但 DM 增加（5.4% *vs.* 9.9%），5 年 OS 总体上没有差异（表 48.7）。在亚组分析中，盆腔 EBRT 组改善了 G3 和＞ 50% MI 或 LVSI 患者的 9 年 OS（72% *vs.* 82%）。结论：**只有 G3 肿瘤且＞ 50%MI 或 LVSI 的患者才可能从盆腔 RT 中获益。所有其他 FIGO Ⅰ期患者都应只接受 VBT。**

表 48.7　Aalders（挪威）盆腔 RT 治疗子宫内膜癌试验的结果

	5 年 OS	9 年 OS	LRR	DM	DM 导致的死亡
无盆腔 RT	91%	90%	6.9%	5.4%	4.6%
盆腔 RT	89%	87%	1.9%	9.9%	9.5%
P	NS	NS	＜ 0.01	NS	0.05 ＜ *P* ＜ 0.10

Blake, MRC ASTEC-NCIC EN.5 Pooled Results (Lancet 2009, PMID 19070891)： 对 905 例接受 TAH/BSO 和辅助 EBRT 的高危子宫内膜癌患者进行了 PRT 研究。分为淋巴结切除术组（29% 的患者接受了淋巴结切除术，其中 4% 的患者发现淋巴结阳性）和腔内治疗组，但必须事先说明治疗机构是否提供腔内治疗，如果提供，则必须同时提供给两组患者（51% *vs.* 52%）。高风险因素包括：3 级肿瘤、FIGO Ⅰ B 期、宫颈内膜腺体受累、乳头状浆液性或透明细胞性组织学；腹主动脉旁淋巴结阳性除外。RT 的剂量为 40~46 Gy/20~25 次。患者中位年龄为 65 岁。EBRT 有较高的急性期不良反应（60% *vs.* 26%）和晚期不良反应（7% *vs.* 3%）；5 年 OS 84%，DSS 89%，RFS 78%。两组间无差异。孤立的阴道 / 骨盆复发（3.2% *vs.* 6.1%，EBRT 更优，*P*=0.038）。结论：**EBRT 不应该被常规推荐给中危或高危患者，虽然 EBRT 可降低局部复发率，但并非没有毒性。**

Kong (J Natl Cancer Inst 2012, PMID 22962693)： 对 7 项比较 EBRT 与无 EBRT（包括 VBT）的随机对照研究和 1 项比较 VBT 与无额外治疗的试验进行了 Meta 分析发现，EBRT 能明显降低 LRR（*HR*：0.36，*P* ＜ 0.001），但不能改善 OS（*HR*：0.99，*P*=0.95）、CSS 或 DM。EBRT 与严重的急性期不良反应和晚期不良反应增加有关。结论：**EBRT 可降低 LRR，但对生存率没有影响，而且会导致显著的发病率和生活质量下降。**

Sorbe, Swedish Low Risk (Int J Gyn Cancer 2009, PMID 19574776)： 527 例 PRT 患者随机接受 TAH/BSO+VBT ± WPRT 治疗。符合条件：子宫内膜样组织学 Ⅰ期，有一个危险因素（G3 期、Ⅰ B 期或 DNA 非整倍体），46 Gy+VBT 或单独 VBT（3 Gy×6、5.9 Gy×3 或 20 Gy×1 黏膜下 5 mm）；单独 VBT 组有 15 例盆腔复发，WPRT+VBT 组有 1 例（5 年时 LR 5% *vs.* 1.5%）；5 年 OS 为 89% 和 90%（*P*= 0.548）。深度 MI 是预后因素，但分级和 DNA 倍体与预后无关。WPRT 的毒性较低（＜ 2%），但单独使用 VBT 的疗效更佳。结论：**即使 WPRT+VBT 对 LRR 有益处，但考虑到毒性和无 OS 益处，故联合 RT 应被推荐给有 2 个或 2 个以上高危因素的高危病例。对于单纯中危病例，应选择单独 VBT 进行辅助治疗。**

◆ **VBT 是否能降低低风险女性的复发率？**

Sorbe, Swedish Low Risk (Int J Gyn Cancer 2009, PMID 19574776)： 645 例 PRT 患者随机接受 TAH/BSO ± VBT（HDR 或 LDR）治疗。符合条件：FIGO Ⅰ A/B 期和 G1~2 期。进行 RT 时使用阴道模型或卵圆器，Rx 剂量为 3~8 Gy/3~6 次，黏膜下 5 mm。使用 VBT 时阴道复发率为 1.2%，未使用时为 3.1%（$P=0.114$）。VBT 的不良反应少，对 G1~2 期患者有不良反应（2.8%），不使用的为 0.6%。**结论：VBT 并非显著降低复发率，对这一亚组患者应进行观察。评论：低危或中危患者中的某些其他亚组（仅FIGO Ⅰ B 期、G1~2 期或有 LVSI 的肿瘤，或年龄较大的患者）可能会从 VBT 中获益。**

◆ **如何在辅助 VBT 和辅助 EBRT 之间做出选择？**

对患者做出合理选择是关键。在 GOG 99 和 PORTEC 中，大多数复发部位位于阴道穹隆处，但也有 28% 位于非中央（宫腔侧壁）。此外，GOG 99 的患者都进行了手术分期。然而，在 PORTEC-2 中，经过病理中心复查后，研究发现许多患者为低风险。

Nout, PORTEC-2 (Lancet 2010, PMID 20206777)： 427 例 HIR 患者在接受 TAH/BSO（无 PLND）治疗后，接受 EBRT（46 Gy/23 次）与 VBT（21 Gy/3 次 HDR 或 30 Gy LDR）的治疗。符合条件：年龄 ≥ 60 岁，Ⅰ B G1~2 期或 Ⅰ A G3 期；或宫颈内膜腺体受累 1~3 级，任何年龄，但子宫肌层浸润深度 > 50%，G3 期除外。MFU 45 个月。VBT 的 QOL 更佳（社会功能、腹泻、大便失禁、ADL 限制）。病理中心复查：G2 期肿瘤的再现性较差，重新复查时，许多患者被认为是 1 级肿瘤（表 48.8）。在 MVA 中，高危因素和 LVSI 是 OS 和 RFS 的唯一风险因素。**结论：VBT 组与 EBRT 组患者在阴道复发率、OS 和 DFS 方面没有差异。从提高生活质量角度考虑，VBT 应作为 HIR 子宫内膜癌的治疗方法。晚期 3 级肿瘤的消化道不良反应为 2%，而 EBRT 为 0（表 48.8）。**

表 48.8　子宫内膜癌的 PORTEC-2 结果

5 年结果	VR	LRR	仅盆腔复发	DFS	OS	1~2 级 GI 毒性	路径分布	G1	G2	G3
EBRT	1.6%	2.1%	1.5%	82.7%	84.8%	53.8%	原始	48%	45%	7%
VBT	1.8%	5.1%	0.5%	78.1%	79.6%	12.6%	复查	79%	9%	12%
P	0.74	0.17	0.30	0.74	0.57	24 个月后 NS				

Randall, GOG 249 (JCO 2019, PMID 30995174)： 有 601 例符合 GOG 99 的 HIR 标准的 FIGO Ⅰ 期子宫内膜癌患者、所有 FIGO Ⅱ 期子宫内膜癌患者或 FIGO Ⅰ/Ⅱ 期浆液性 / 透明细胞癌患者，接受全盆腔 EBRT（45~50.4 Gy/25~28 次）与 VCB（VCB/C），序贯卡铂 / 紫杉醇化疗（3 个周期，每 3 周 1 次）。EBRT 组中，FIGO Ⅱ 期患者或乳头状浆液性 / 透明细胞癌患者可选择进行阴道提量；74% 的患者为 FIGO Ⅰ 期，71% 为子宫内膜癌，20% 为浆液性 / 透明细胞癌。89% 的患者接受了淋巴结切除术。MFU 为 53 个月。两组患者的 60 个月 RFS 均为 76%。EBRT 和 VBT 的五年 OS 无统计学差异（分别为 87% 和 85%），阴道或远处复发率没有差异。但是，盆腔或 PA 淋巴结复发在 VCB/C 组中明显更常见（9% *vs.* 4%，$P=0.472$）。VCB/C 组的 ≥ 3 级急性期不良反应明显增加。两组 ≥ 3 级晚期不良反应相似。任

何一种疗法都没有明显的受益人群。**结论：就 RFS 或 OS 而言，VCB/C 并不优于盆腔 RT，且急性期不良反应更高（但晚期不良反应相似）。与 EBRT 相比，VCB/C 的盆腔和 PA 淋巴结复发率更高，而两种方法的阴道和远处复发率相似。盆腔 RT 仍是所有组织学类型的高危早期子宫内膜癌患者的有效辅助治疗方式。**

◆ **LVSI 的风险有多大？**

相关研究一致表明，LVSI 是局部和远处复发的一个重要风险因素。

Bosse, Pooled PORTEC 1 & 2 (Eur J Cancer 2015, PMID 26049688)： PORTEC-1 和 PORTEC-2 的汇总分析显示，实质性 LVSI（弥漫性或多灶性 LVSI，而非局灶性或无 LVSI）是盆腔区域复发率（*HR*：6.2）、DM（*HR*：3.6）和 OS（*HR*：2.0）的最强独立预后因素；无 LVSI、局灶性 LVSI 和实质性 LVSI 的 5 年盆腔复发率分别为 1.7%、2.5% 和 15.3%。在有明显 LVSI 的患者中，EBRT 治疗后的 5 年骨盆复发率为 4.3%，而单纯 VBT 治疗后的复发率为 27.1%，无额外治疗后的复发率为 30.7%。

◆ **术后 IMRT 是否能在保持控制率的同时减少治疗相关毒性？**

与传统的四野放疗相比，IMRT 可降低肠道、膀胱和直肠毒性的风险。

Klopp, RTOG 1203/TIME-C (JCO 2018, PMID 2998957)： 对 278 例随机接受术后 IMRT 与传统四野 RT 的宫颈癌或子宫内膜癌患者进行Ⅲ期 PRT 研究，放疗期间患者报告的不良反应和生活质量。从放疗开始到放疗结束，标准放疗组平均 EPIC 肠道评分下降了，为 23.6 分，IMRT 组为 18.6 分（P=0.048）。标准放疗组 EPIC 尿路平均评分下降了 10.4，为 5.6 分，IMRT 组为 5.6 分（P=0.03）。在 RT 结束时，51.9% 的标准放疗组患者和 33.7% 的 IMRT 组患者报告经常或几乎持续腹泻（P=0.01）。**结论：IMRT 组可改善急性反应和生活质量。**

Klopp, RTOG 0418 (IJROBP 2013, PMID 23582248)： 有 83 例患者（包括宫颈癌和子宫内膜癌患者）接受了术后盆腔 IMRT 与传统四野放疗。子宫内膜癌患者单纯接受 IMRT，宫颈癌患者接受每周 IMRT+顺铂治疗。放射治疗：对盆腔淋巴管和阴道进行 50.4 Gy/28 次的 IMRT。**结论：在接受每周顺铂治疗的患者中，骨髓 V40 > 37% 与骨髓 V40 < 37%（分别为 75% 和 40%）相比，与 2 级或更高的血液毒性相关。**

Viswanathan, RTOG 0921 (Cancer 2015, PMID 25847373)： 对 34 例高危子宫内膜癌患者进行术后 IMRT 联合顺铂/贝伐珠单抗、序贯卡铂/紫杉醇的Ⅱ期研究。符合条件的患者包括 3 级肿瘤、乳头状浆液性/透明细胞癌、FIGO IC 或ⅡA 期；2/3 级肿瘤和 FIGO ⅡB 期；或 FIGO Ⅲ~ⅣA 期、任何级别。客观目标是改善 AEs、OS、盆腔复发率、局部复发率、远处复发率和 DFS；30 例可评估患者；23.3% 在 90 d 内出现 > 3 级治疗相关的非血液学毒性，另有 20% 在治疗后一年内出现；2 年 OS 为 96.7%，DFS 为 79.1%。26 个月的 MFU 治疗后，无复发，FIGO Ⅰ~ⅢA 期患者无复发。**结论：IMRT 联合贝伐珠单抗安全有效。**

晚期子宫内膜癌

◆ **晚期子宫内膜癌的定义是什么？**

晚期子宫内膜癌最明确的定义是任何 FIGO Ⅲ~ⅣA 期患者，尽管多项试验也包括 GOG 99 和

PORTEC 1；通常定义为 FIGO ⅠB 期、3 级肿瘤、FIGO Ⅱ期或侵袭性组织学（乳头浆液性或透明细胞性）的高危早期患者。

◆ **对于局部晚期疾病，单纯 CHT 辅助治疗是否优于单纯 RT 辅助治疗？**

Randall, GOG 122 (JCO 2006, PMID 16330675)：对 422 例（396 例可评估）接受 WART 与多柔比星 + 顺铂（AP）的 FIGO Ⅲ~Ⅳ期子宫内膜癌患者进行 PRT 对比。符合条件：肿瘤侵及子宫以外部位（TAH/BSO 除外），手术分期 / 残留肿瘤 < 2 cm（允许 PALN）。盆腔和 PALN 的 RT 30 Gy/20 次 AP/PA+15 Gy 提量。AP 每 3 周注射 1 次，进行 7 个周期序贯疗法，然后再注射 1 个周期的顺铂。患者中位年龄为 63 岁。中位生存期为 74 个月。50% 的患者为子宫内膜样组织学；大多数（> 75%）为ⅢC~ⅣA/B 期；84% 完成了放疗，只有 63% 完成了化疗。AP 有更多 3~4 级血液学不良反应（88% vs. 14%）、胃肠道不良反应、心脏不良反应和神经不良反应。然而，与 WART 相比，AP 改善了 5 年的 PFS（50% vs. 38%，P < 0.01）和 OS（55% vs. 42%，P < 0.01），并降低了腹腔外复发率（10% vs. 19%）。WART 治疗组和 AP 治疗组的盆腔治疗复发率分别为 13% 和 18%，腹腔内复发率分别为 16% 和 14%。结论：**FIGO Ⅲ期或Ⅳ期患者接受 AP 治疗后，OS 和 PFS 均有所改善，但不良反应也有所增加**。评论：该研究结果受到了质疑，因为尽管这是一项随机试验，但在未报告 **PRT** 终点（未调整）的情况下进行事后分期调整会削弱结果。此外，对于未切除病灶不超过 **2 cm** 的患者，如果接受 **RT** 治疗，其剂量将被视为不足，从而限制了研究结果。

Maggi, Italy (Br J Ca 2006, PMID 16868539)：对 345 例高危子宫内膜癌患者进行 PRT 研究，比较 CHT 与 RT 的辅助治疗效果。所有患者均接受 TAH/BSO 和选择性盆腔及 PALN 取样。符合条件：FIGO IC 期 G3、Ⅱ期 G3（子宫肌层浸润深度 > 50%）和Ⅲ期（224 例）（仅限于盆腔）。接受 45~50 Gy 的盆腔 EBRT 治疗；LN+ 病例也接受 45 Gy 的腹主动脉 RT 治疗。CHT 为环磷酰胺 600 mg/m²、多柔比星 45 mg/m² 和顺铂 50 mg/m²，q28d×5 个周期。MFU 为 95.5 个月。RT 组和 CHT 组的 7 年 OS 均为 62%，7 年 PFS 分别为 56%、60%（NS）。局部复发和远处复发的累积发生率曲线虽然不显著，但对 LRC 而言，RT 更受青睐；对 DM 而言，CHT 更受青睐。结论：**两种方案在改善 PFS 和 OS 方面无差异，毒性均可接受。盆腔 RT 联合细胞毒性辅助治疗与单纯 RT 相比的随机试验值得期待。**

Susumu, JGOG 2033 (Gynecol Oncol 2008, PMID 17996926)：385 例中、高危子宫内膜样腺癌（MI > 50%）患者的Ⅲ期 PRT 研究中，符合条件的患者随机接受至少 40 Gy 的盆腔辅助 RT（n=193）与环磷酰胺 + 多柔比星 + 顺铂（CAP；n=192）。符合条件者：MI > 50% 的患者，包括 FIGO IC~ⅢC 期（仅 11.9% 为ⅢC 期）、接受 TAH/BSO 和手术分期的患者。RT 45~50Gy AP/PA。CHT 为 > 3 个周期。盆腔 RT 组和 CAP 组的 5 年 PFS 分别为 83.5% 和 81.8%（NS），5 年 OS 分别为 85.3% 和 86.7%（NS）。对高危亚组如年龄 > 70 岁的 FIGO IC 期或 G3 子宫内膜样腺癌，或Ⅱ期或ⅢA 期（细胞学阳性）患者进行的计划外亚组分析显示，CAP 组的 PFS（83.8% vs. 66.2%，P=0.024）和 OS（89.7% vs. 73.6%，P=0.006）更高。结论：**CHT 辅助治疗可替代 RT 治疗 HIR 子宫内膜癌患者**。评论：该研究未进行分层亚组分析；也没有计划进行分层亚组分析，因此限制了这一观察结果的实用性。只有 **11.9%** 的患者处于ⅢC 期。随机分组未按疾病分期进行分层。

Johnson (Gynecol Oncol 2010, PMID 21975736)：对有 2000 多例妇女参加的 5 项 PRT 进行了荟萃分析，比较了 CHT 辅助治疗与任何其他辅助治疗或无其他辅助治疗。其中 4 项试验比较了铂类 CHT 与 RT。无论是否加用 RT，加用铂类 CHT 与盆腔外首次复发 5% 的 ARR 和 4% 的死亡相对风险 ARR 相关。**结论：术后铂类 CHT 与 PFS 和 OS 的小幅获益相关，与 RT 无关。评论：由于盆腔复发率的分析不足，无法与 RT 进行直接比较，因此无法据此确定是否更有效。对于某些患者来说，这可能是 RT 的替代疗法，如果与 RT 配合使用，还能增加疗效。**

Galaal (Cochrane Database Syst Rev 2014, PMID 24832785)：对 1269 例接受 CHT 与 RT 或 ChemoRT 辅助治疗的 FIGO Ⅲ 期和Ⅳ期子宫内膜癌患者进行汇总计划荟萃分析。符合条件：包括 JGOG 2033、Maggi 等人的意大利试验和 GOG 122。其中只有两项试验（Maggi 等人和 GOG 122）提供了生存数据，因此只合并了这两项试验，留下 620 例可评估患者。值得注意的是，第四项试验是 GOG 184，该试验比较了辅助 RT 后的顺铂 / 多柔比星 / 紫杉醇与顺铂 / 多柔比星。在 OS 和 PFS 获益方面，辅助 CHT 优于 RT（OS：*HR*：0.75，95%*CI*：0.57~0.99；PFS：*HR*：0.74，95%*CI*：0.59~0.92）。对调整后 / 未调整的 OS 数据进行的敏感性分析和分组分析表明，OS 结果在 FIGO Ⅲ 期或Ⅲ期和Ⅳ期患者之间没有差异。CHT 的不良反应高于 RT，与治疗相关的死亡没有差异。**结论：报告显示，在 FIGO Ⅲ/Ⅳ 期子宫内膜癌患者中，辅助 CHT 与 RT 相比，生存时间延长了约 25%。目前正在进行的一项大型试验（见下文），将进一步探讨 CHT 与联合放化疗的对比。**

◆ **在进行 CHT 的同时进行 RT 是否安全有效?**

多项研究表明，各种形式的 CHT 与 RT 同时进行是安全的，与以前的结果相比，这些方案可能更有效。

Greven, RTOG 9708 (2 Years: IJROBP 2004, PMID 15093913; 4 Years: Gynecol Oncol 2006, PMID 16545437)：对 44 例符合条件的高危子宫内膜癌患者进行了Ⅱ期研究，评估了 CHT 与盆腔 RT 联合应用时的安全性和毒性。所有患者均接受 TAH/BSO 治疗。符合条件：FIGO ⅠB 期 G2~3、Ⅱ 或Ⅲ期疾病。盆腔 RT 的剂量为 45 Gy/25 fx。第 1 天和第 28 天给予顺铂剂量为 50 mg/m²。盆腔 RT 结束后，给予阴道黏膜表面单剂量 LDR 20 Gy 或 3 次 HDR 共 18 Gy 的腔内 RT，再进行 4 个疗程的顺铂 50 mg/m² 和紫杉醇 175 mg/m² 治疗，间隔时间为 28 天。方案完成率为 98%。中位随访 4.3 年，最大耐受晚期不良反应为 1 级的占 16%，2 级的占 41%，3 级的占 16%，4 级的占 5%；4 年盆腔、区域和远处复发率分别为 2%、2% 和 19%；4 年 OS 和 DFS 分别为 85% 和 81%；FIGO Ⅲ 期患者的 4 年 OS 和 DFS 分别为 77% 和 72%。其余各期无复发。**结论：所有患者在接受联合模式治疗后，LRC 效果都很好，这表明 CHT 和 RT 具有相辅相成的作用。**

Homesley, GOG 184 (Gynecol Oncol 2009, PMID 19108877)：对 552 例 FIGO Ⅲ/Ⅳ 期（除 PA 以外的腹部疾病）子宫切除术 /BSO 术后患者进行 PRT 研究。不需要 LN 取样，盆腔 /EFRT（盆腔 50.4 Gy，+PA 或 LND 不足时 PAs 43.5 Gy）随机分为顺铂 + 多柔比星（CD）± 紫杉醇（P）。3 年的 RFS：CD 组为 62%，CDP 组为 64%。在亚组分析中，对于肉眼残留病灶的患者，CDP 可使复发率或死亡风险降低 50%（95%*CI*：0.26~0.92）。**结论：手术和 RT 后在顺铂、多柔比星基础上加用紫杉醇与 RFS 的显著改善无关，但与毒性的增加有关。评论：很难与 GOG 122 进行比较，因为 FIGO Ⅳ 期患者在 GOG 184**

早期就不符合条件。

◆ 联合化疗是否优于单独化疗？

前面的试验似乎支持 RT 可减少局部复发率，而 CHT 可减少远处转移率。因此，联合放化疗可能是更好的方案，尽管这一点尚未得到明确证实。

De Boer, PORTEC-3 (Lancet Oncol 2018, PMID 29449189; Update: Lancet Oncol 2019, PMID 31345626)： 对 660 例高危子宫内膜癌 [FIGO Ⅰ 期 3 级子宫内膜癌伴深部 MI 和（或）LVSI，FIGO Ⅱ/Ⅲ期子宫内膜癌，或 Ⅰ~Ⅲ期浆液性或透明细胞癌] 妇女进行 3 期试验，随机接受 RT（48.6 Gy/27 fx）和 CTRT（RT/ 顺铂→卡铂 / 紫杉醇 ×4 周期）。MFU 为 72.6 个月。主要终点为 OS 和 FFS。CTRT 与 RT 相比，5 年 OS 明显更高（81.4% *vs.* 76.1%，*P*=0.034）。同样，CTRT 的 5 年 FFS 为 75%，RT 为 68%（*P*=0.01）。与 FIGO Ⅰ~Ⅱ 期患者相比，FIGO Ⅲ 期患者的 5 年 FFS 和 OS 较低（FFS 为 64% *vs.* 79%，OS 为 74% *vs.* 83%，*P* < 0.0001）。FIGO Ⅲ 期患者从 CTRT 中获益最大：CTRT 的 5 年 FFS 为 69.3%，RT 为 58%（*P*=0.031）；5 年 OS 为 78.7%，RT 为 69.8%（*P*=0.11，Cox 调整后 *P*=0.074）。浆液性组织学也有类似的改善。与单纯 RT 相比，CTRT 的 5 年 FFS 和 OS 分别为 59.7% 和 71.4%，而单纯 RT 则分别为 52.8% 和 47.9%（*P*=037 和 0.008）。有趣的是，年龄 > 70 岁的患者接受 CTRT 的 OS 和 FFS 明显更高。**结论：与单纯 RT 相比，在盆腔 RT 期间和之后给予 CHT 能明显改善高危子宫内膜癌患者的 5 年 OS 和 FFS。亚组分析显示，FIGO Ⅲ 期患者和子宫内膜浆液性癌患者获益最大。亚组分析显示，FIGO Ⅰ~Ⅱ 期患者并未获益，但这可能是由于患者人数较少。需要进一步随访以评估结果。**

De Boer, PORTEC-3 QOL (Lancet Oncol 2016, PMID 27397040)： Ⅲ期 PRT 与前述试验相同。次要终点为健康相关生活质量，由 EORTCQLC-C30 和 CX24 和 OV28 的症状量表评估。治疗期间，化疗组分别有 94% 和 61% 的患者出现≥ 2 级和≥ 3 级毒性，而单用 RT 组分别有 44% 和 13% 的患者（SS）。在 12 个月和 24 个月时，≥ 3 级毒性的差异无统计学意义；只有≥ 2 级神经毒性在 10% 的化疗 RT 组和单独 RT 组中持续存在（SS）。**结论：在 RT 刚结束和 6 个月时，联合放化疗组的 QOL 更差。但在 12 个月和 24 个月时，两组的 QOL 相近，只是联合放化疗组的身体功能评分略低。**

Matei, GOG 258 (NEJM 2019, PMID 31189035)： 对 707 例 FIGO Ⅲ期和 IVA 期，残留灶＜ 2 cm，或细胞学阳性，组织学为浆液性 / 透明细胞患者进行了 3 期试验，这些患者随机接受单纯 CHT（carbo/tax×6 周期）与联合放化疗（EBRT+Cis，然后 carbo/tax×4 周期）。MFU 47 个月。75% 的患者完成联合放化疗，85% 完成 CHT；联合放化疗的 5 年 RFS 为 59%，CHT 为 58%（NS）。化疗明显降低了 5 年阴道复发率（2%，对比 CHT 治疗组的 7%），并将 5 年盆腔 /PA 淋巴结复发率降至 11%（对比 CHT 治疗组的 20%）。联合放化疗（27%）与 CHT [21%；*HR*: 1.36（1.00-1.86）] 相比，远处复发率更为常见；联合放化疗组的 5 年 OS 为 70%，CHT 治疗组为 73%。**结论：与 CHT 相比，虽然联合放化疗降低了阴道复发率和结节复发率，但联合治疗方案并没有提高 FIGO Ⅲ/ⅣA 期子宫内膜癌患者的 RFS。**

Kuoppala (Gynecol Oncol 2008, PMID 18534669)： 将 156 例接受过 TAH/BSO（80% 接受过 PLND）治疗的患者随机分为两组，一组接受分疗程盆腔放射治疗（28 Gy/14 次，间歇 3 周），另一组接受联合

放化疗（28 Gy → CHT → 28 Gy → CHT，其中 CHT 为顺铂 / 表柔比星 / 环磷酰胺）。符合条件：FIGO Ⅰ A 期至 Ⅰ B 期 3 级或 IC 期至 Ⅲ A 期 1~3 级的患者。两组 5 年 DFS、LRR、DM 或 OS 无差异。**结论：对于接受手术和放射治疗的高危子宫内膜癌患者，CHT 辅助治疗不能改善 OS 或降低 LRR。CHT 的急性期不良反应较低，但似乎会增加肠道并发症的风险。**

Hogberg, Pooled Results of MaNGO ILIADE-III and EORTC 55991 (Eur J Cancer 2010, PMID 20619634)： 来自两个序贯辅助 CHT 和 RT 的 PRT 的数据。第一组为 RT 辅助治疗，第二组为 CHT 和 RT 联合辅助治疗。无论风险因素如何，浆液性癌、透明细胞癌或未分化癌患者均符合条件；然而，ILIADE-III 排除了浆液性癌 / 透明细胞癌。RT 的剂量为 45 Gy/25 fx。如果宫颈间质受累，则允许进行 VBT。化疗药物采用多柔比星（60 mg/m² ）和顺铂（50 mg/m² q3 周 ×3 个周期）；第一和第二组的 5 年 PFS 分别为 69% 和 78%，5 年 OS 分别为 75% 和 82%（*P*=0.07）。联合放化疗的 CSS 为 SS。子集分析表明，CHT 对浆液性 / 透明细胞癌没有益处。**结论：添加辅助 CHT 可改善 PFS，并有改善 OS 的趋势。评论：未计划进行子集分析，也没有足够的信服力来解释子宫内膜样组织学与浆液性 / 透明细胞组织学的问题。**

◆ **用 RT 进行 CHT 的理想排序是什么？**

CHT 的最佳排序尚不清楚，但 Geller 和 Secord 证明了"三明治"（CHT+RT+CHT）的益处；然而，这些都是小型的回顾性评估，治疗组之间组织学亚型的不平衡需要复杂的建模。

Geller (Gynecol Oncol 2011, PMID 21239048)： 用卡铂和多西他赛治疗 FIGO Ⅲ 期、Ⅳ 期和复发性子宫内膜癌患者，然后进行 RT，再以"三明治"方法进行巩固性近距离放射治疗；42 例经手术分期为 Ⅲ~Ⅳ 期（不包括仅细胞学检查发现的 Ⅲ A 期）或经活检证实为复发性疾病的患者符合条件；接受 3 个周期的多西他赛和卡铂治疗，然后进行 IFRT（45Gy）± 近距离放射治疗，再接受 3 个周期的多西他赛和卡铂；有 7 例患者在 28 个月的 MFU 期满后死亡。KM 估计量显示 1、3 和 5 年的 OS 分别为 95%、90% 和 71%，1、3 和 5 年的 PFS 分别为 87%、71% 和 64%。**结论：对于晚期或复发性子宫内膜癌，应在 PRT 中进一步研究在 CHT 之间"夹心"RT 的方法。**

Secord (Gynecol Oncol 2007, PMID 17688923)： 1975—2006 年，杜克大学 / 南卡罗来纳大学对 356 例手术分期为 Ⅲ/Ⅳ 期患者进行了 RR 研究，这些患者均接受了 TAH/BSO ± 盆腔 /PALND 治疗，随后接受了 CHT ± RT 治疗。与接受 CHT+RT 治疗的 9 例患者（47% 和 19%）或接受 RT+CHT 治疗的 15 例患者（分别为 65% 和 60%）相比，接受"三明治"疗法（CHT+RT+CHT）治疗的 51 例患者的 3 年 OS（91%）和 PFS（69%）最高。**结论：结果令人鼓舞，治疗顺序值得进一步研究。评论：回顾性研究、患者人数少、组织学不平衡、研究建模复杂是该研究的重大局限。**

Secord (Gynecol Oncol 2009, PMID 19560193)： 对 1993—2007 年术后接受辅助治疗的 109 例手术分期为 Ⅲ 期和 Ⅳ 期子宫内膜癌患者进行了多中心 RR 研究。其中 44 例患者（41%）接受了"三明治"疗法；17% 的患者接受了先 RT 后 CHT 的疗法，42% 患者接受了先 CHT 后 RT 的疗法。**结论："三明治"疗法（CHT+RT+CHT）与 CHT+RT 或 RT+CHT 相比，SS 的 3 年 PFS（69% *vs.* 52% *vs.* 47%，*P*=0.025）和 3 年 OS（88% *vs.* 57% *vs.* 54%）更佳。**

◆ **基因或分子特征能否指导 CHT 治疗计划？**

Leon-Castillo, PORTEC-3 Molecular Classification (JCO 2020, PMID 32749941)： 对来自 PORTEC-3 的 410 份可评估组织样本进行分子分析，以发现辅助化疗与单纯辅助 RT 后的 RFS 与 TCGA 预后分子分型所定义的分子特征的关系。肿瘤的分子特征被分为 $p53$ 基因（人体抑癌基因）异常（p53abn，23%）、POLE 基因突变（POLEmut，12%）、MMR 基因缺陷（MMRd，33%）或无特定分子特征（NSMP，32%）。主要终点为 RFS。对于 p53abn 患者，联合放化疗的 5 年 RFS 为 59%，而单纯 RT 为 36%（$P=0.019$）。其他分子特征的患者进行联合放化疗的 RFS 与 RT 相比无明显差异。此外，无论采用哪种治疗方式，分子特征都是 RFS 的预后因素：5 年后，p53abn 的 RFS 为 48%，POLEmut 为 98%，MMRd 为 72%，NSMP 为 74%。**结论：在高危子宫内膜癌中，分子特征对 RFS 有很强的预后作用。在 p53abn 患者中，辅助联合放化疗比单纯辅助 RT 能提高 RFS。**

癌肉瘤

◆ **什么是癌肉瘤，其治疗方法与其他子宫内膜癌有何不同？**

癌肉瘤是一种混有间质成分的高级别癌。它在历史上被命名为"恶性混合苗勒瘤"，曾被认为是子宫肉瘤的一种（见子宫肉瘤研究），但现在通常被当作高级别癌来治疗，并作为子宫内膜癌进行分期。癌肉瘤的一般处理方法与其他高级别子宫内膜癌相似：彻底检查后进行手术，包括网膜切除术、腹膜冲洗术、盆腔和 PA 淋巴结清扫术。

这类肿瘤比较罕见，而且通常发现时已处于晚期，因此辅助治疗的证据主要是回顾性的。癌肉瘤被纳入 EORTC 55874 研究，该研究显示，盆腔 RT 辅助治疗的 LC 受益率为 47% $vs.$ 24%。同样，法国的 SARCGYN 研究也纳入了癌肉瘤，结果显示联合放化疗改善 DFS 优于单纯盆腔 RT。其他人则更倾向于根据 GOG150 中的以下内容单独使用多药 CHT。然而，包括 NCDB、SEER 和其他大型经验在内的多个回顾性系列研究都表明，除 CHT 外，盆腔 RT 或 VBT 也可获益，因此最佳辅助治疗方法仍不明确[32-38]。

Wolfson, GOG 150 (Gynecol Oncol 2007, PMID 17822748)： 对 FIGO Ⅰ~Ⅳ期子宫癌肉瘤、残留病灶 ＜1 cm 的患者进行 PRT 研究，这些患者随机接受 WART 或顺铂/异环磷酰胺/美斯纳（CIM）×3 个周期。WART 组采用 AP/PA，30 Gy/30 fx BID，后因进展缓慢改为 30 Gy/20 fx QD。WART 后，全盆腔提量至 20 Gy/20 fx BID，但随后又改为 19.8 Gy/11 fx QD 增强（总计 49.8 Gy）；232 例患者中，有 44% 为 Ⅰ/Ⅱ期，57% 为 Ⅲ/Ⅳ期。MFU 5 年。对年龄和分期进行调整后，CIM 组的复发率比 WART 组低 21%，CIM 组的死亡率比 WART 组低 29%（相对危险度 0.712，$P=0.085$）。**结论：结果倾向于对癌肉瘤进行多药联合化疗。评论：该试验使用的是过时的老式 RT 技术，并没有回答现代人关于联合 CHT 和盆腔 RT 的问题。**

子宫肉瘤

子宫肉瘤是一种罕见肿瘤，约占所有子宫恶性肿瘤的 3%。它是由子宫肌层和结缔组织成分组成的间质肿瘤（与上皮性子宫内膜癌不同），通常表现得更具侵袭性。它大致分为非上皮性肿瘤 [包括子宫内膜间质肉瘤（ESS，低级别）、平滑肌肉瘤（LMS，高级别）和未分化子宫内膜肉瘤（UES）] 以及上皮 - 非上皮混合性肿瘤（包括腺肉瘤）。采用单独的分期系统（表 48.9）。一般来说，患者应接受全子宫切除术和 BSO，然后根据危险因素进行辅助治疗（表 48.10）。

表 48.9　AJCC 第 8 版（2017 年）和 FIGO 子宫肉瘤分期[39]

AJCC	子宫平滑肌肉瘤和子宫内膜间质肉瘤	腺肉瘤	FIGO
T₁	a. 肿瘤最大径 ≤ 5 cm	局限于子宫内膜 / 宫颈内膜	ⅠA
	b. 肿瘤最大径 > 5 cm	浸润 < 1/2 子宫肌层	ⅠB
	c. 不适用	浸润 > 1/2 子宫肌层	ⅠC
T₂	a. 侵及附件	侵及附件	ⅡA
	b. 侵及其他盆腔组织	侵及其他盆腔组织	ⅡB
T₃	a. 肿瘤浸润腹部组织（1 个部位）	肿瘤浸润腹部组织（1 处）	ⅢA
	b. 肿瘤浸润腹部组织（> 1 个部位）	肿瘤浸润腹部组织（> 1 个部位）	ⅢB
N₁	· 区域 LN	· 区域 LN	ⅢC
T₄	· 侵及膀胱或直肠	· 侵及膀胱或直肠	ⅣA
M₁	· 远处转移	· 远处转移	ⅣB

表 48.10　子宫切除术后子宫肉瘤的一般辅助治疗指南

分期	LMS/UES	ESS/ 腺肉瘤
Ⅰ期	观察（CHT 正在调查中）	观察与内分泌治疗
Ⅱ期	观察（CHT 正在调查中）	内分泌治疗 ± –RT
Ⅲ~ⅣA 期	CHT ± RT	内分泌治疗 ± RT
ⅣB 期	CHT ± 姑息性 RT	内分泌治疗 ± 姑息性 RT

◆ 是否应将 RT 作为子宫肉瘤患者的辅助治疗手段？

支持对子宫肉瘤患者进行 RT 的证据很少，一般仅限于回顾性研究。这些回顾性研究通常显示 LC 的获益较小，而生存率则无差异，尽管大部分获益都来自这些试验中的癌肉瘤患者。

Sampath, UC Davis（IJROBP 2010, PMID 19700247）： 从 NODB（专有数据集）中识别出的 3650 例子宫肉瘤患者的 RR，确定了肉瘤、肌瘤和复合 / 混合瘤患者。在纳入的患者中，51% 为癌肉瘤，25% 为 LMS，15% 为 ESS，4% 为 AS，5% 为其他；30% 为Ⅰ期，37% 为未知期；7%、12% 和 13% 分别为Ⅱ期至Ⅳ期（表 48.11）。辅助 RT 可改善整个队列以及所有亚组的 LC。OS 无差异（5 年 OS 为 37%）。在 MVA 中，年龄、分期、分级、组织学和淋巴结状态对 OS 有显著影响。结论：**RT 可改善子宫肉瘤患者的 LRFFS。**

表 48.11　Sampath 研究的结果：子宫肉瘤的 RT 治疗

组别	5 年 LRFFS（%）		对数秩 *P* 值
	无 RT	RT	
癌肉瘤	80	90	< 0.001
LMS	84	98	< 0.01
ESS	93	97	< 0.05
总体情况	85	93	< 0.01

Reed, EORTC 55874 (Eur J Cancer 2008, PMID 18378136)： 对 224 例Ⅰ~Ⅱ期子宫肉瘤患者（99 例 LMS、92 例 CS、30 例 ESS、3 例其他）进行Ⅲ期 PRT 研究，这些患者经 TAHBSO 治疗后随机接受辅助盆腔 RT（50.4 Gy/28 次）与观察。累计时间长达 13 年。在所有患者中，追加 RT 降低了局部复发率（40% *vs.* 24%），但对 DFS 或 OS 没有影响。在亚组分析中，CS（47% *vs.* 24%）改善了局部复发率，而 LMS 患者（24% *vs.* 20%）的局部复发率则没有改善。**结论：辅助 RT 可改善Ⅰ~Ⅱ期子宫肉瘤患者的 LC，但对 LMS 没有改善。RT 不会影响生存率。**

◆ **放化疗是否比单纯 RT 更有效？**

Pautier, SARCGYN French Study (Ann Oncol 2013, PMID 23139262)： 对 81 例患者进行 PRT Ⅲ期研究。符合Ⅰ~Ⅲ期 CS（19 例）、LMS（53 例）、UDES（9 例）的患者随机接受 CHT 辅助治疗（4 个周期，第 1 天使用多柔比星 50 mg/m²，第 1 天至第 2 天使用异环磷酰胺 3 g/m²，第 3 天使用顺铂 75 mg/m²），然后进行盆腔 RT（45 Gy/25 次）与单纯 RT 治疗。主要终点为 DFS。50 例患者同时接受近距离放射治疗。由于应征人数较少（计划 256 例患者），该研究提前结束。加用 CHT 可改善 3 年 DFS（55% *vs.* 41%，*P* = 0.048）。OS 有所改善，但无统计学意义（81% *vs.* 69%，*P* = 0.41）。CHT 组有 2 例发生中毒性死亡，76% 为 3~4 级血小板减少。**结论：辅助化疗可改善子宫肉瘤的 DFS。评论：约 1/4 为癌肉瘤。**

第四十九章 外阴癌

Ahmed Halima, Sudha R. Amarnath 著

樊晓妹、白文文 译

王 军、武亚晶 校

> **概述**：外阴癌是一种罕见的癌症，最常见的是鳞癌，多发于有 HPV 感染或硬化萎缩性苔藓史的老年妇女。外阴癌的主要治疗方法是手术治疗，并根据危险因素进行对应辅助 RT 治疗（表 49.1）。术后进行 IMRT 的治疗手段正变得越来越常规，但在技术上有一定难度。除新辅助治疗外，缺乏指导并使用 CHT 的前瞻性数据。

表 49.1 外阴癌的综合治疗模式 [1]

分期	初始治疗	后续治疗
VIN	局部切除术、外阴皮肤切除术、咪喹莫特、外用 5-FU、激光消融术	不适用
Ⅰ A 期	局部广泛切除	如果最终病理结果显示浸润深度 < 1 mm、切缘阴性且无其他危险因素，则适合单独进行切除术
Ⅰ B~Ⅱ 期	根治性局部切除术或改良根治性外阴切除术，并行腹股沟 SLNB（对于距中线 > 2 cm 的单侧良好的原发灶，可进行单侧 SLNB）	外阴 RT：边缘 < 8 mm（也可考虑 LVSI、浸润深度 > 5 mm、肿瘤大小、散在型或弥漫组织学） 腹股沟和盆腔淋巴结 RT：≥ 2 个阳性淋巴结，ECE。考虑对 1 个阳性淋巴结进行治疗，尤其是在未进行 SLNB 而切除的淋巴结 < 12 个的情况下。根据危险因素考虑同时进行 CHT（无明确适应证描述）
Ⅲ/ⅣA 期	如果可行，最好进行手术切除 如果疾病无法切除，则进行新辅助放化疗，同时每周使用顺铂	如上例所示，根据危险因素对原发灶和（或）淋巴结进行针对性 RT：进行活组织检查，从病理学角度确认是否为完全缓解，也可考虑进行腹股沟切开术来确认。如果是部分缓解，尽可能进行保全器官手术

流行病学：2020 年，大约有 6120 例病例发病和 1350 例病例死亡 [2,3]。白人妇女的患病风险略高于黑人或西班牙裔妇女 [4]。发病高峰在 70 岁。

风险因素：外阴癌的两个主要病因是 HPV 感染和外阴营养不良 [4]。与人乳头状瘤病毒有关的风险因素包括：初次性交年龄较小、性伴侣数量多、患有尖锐湿疣。外阴鳞状上皮内病变（VIN）与 HPV 有关。

最常见的高危 HPV 亚型是 HPV 16、18 和 33。阴道营养不良（如硬化萎缩性苔藓）是慢性炎症性病变，与老年患者的外阴癌有关。硬化萎缩性苔藓恶变的风险约为 5%[4]。外阴高级别鳞状上皮内病变（VIN3）恶性转化的风险为 80%[5]。

解剖学： 外阴由阴阜、阴蒂、大阴唇和小阴唇组成。小阴唇后方与大阴唇合并。外阴后部以会阴体为界。神经由阴部神经（脊髓 S_{2-4} 节段）支配。前庭大腺位于大阴唇后部；斯基恩氏腺位于尿道周围。一般淋巴引流至腹股沟浅淋巴结，但也可直接到达腹股沟深淋巴结。除腹股沟淋巴结外，阴蒂病变还可直接引流至盆腔淋巴结（闭孔淋巴结、髂内淋巴结或髂外淋巴结）[4]。Cloquet 结节 /Rosenmüller 结节在腹股沟深结节的最上端，通常与其他盆腔转移有关[6]。根据 AJCC 定义的分期，盆腔淋巴结距离较远（FIGO Ⅳ B 期），这一结论与 GOG 37（下文中的 Homesley）的不良结果相符，但在现代受到质疑[7]。

病理学： 约 90% 为鳞状细胞癌，5%~10% 为黑色素瘤，其余为罕见类型，如来自前庭大腺的腺癌。基底细胞癌与人乳头状瘤病毒有关；角化型与外阴营养不良有关。疣状癌是鳞状细胞癌的变种，肿瘤外观呈疣状，很少发生转移。在鳞状细胞癌中，有两种生长模式被 NCCN 确定为术后风险因素：散在型和弥漫型。散在型与肿瘤的"手指"有关，它比主肿瘤延伸得更深，并进入真皮层。弥漫型是指肿瘤大小超过 1 mm，通常是深层浸润性的，并伴有基质脱落[4]。约 80% 的乳房外 Paget 病（佩吉特病）可能与浸润性癌有关[8]。腹股沟淋巴结转移的风险与肿瘤浸润深度有关（根据 GOG 36 测量，与基质浸润深度相似，但不完全相同），如肿瘤浸润深度 ≤ 1 mm 的风险为 2.6%；2~5 mm 的风险分别为 8.9%、18.6%、30.9%、33.3%；> 5 mm 的风险为 47.9%[9]。对于单侧病变，GOG 36 中对侧腹股沟淋巴结受累的风险为 8%。腹股沟淋巴结比率 > 20% 与 53% 的对侧淋巴结转移风险相关[10]。

临床表现： 红斑、溃疡性病变，可能伴有出血、瘙痒或疼痛。腹股沟淋巴结可被触及和（或）溃疡性。深色褪色应注意黑色素瘤。约 20% 的患者可能同时患有宫颈癌。肺是最常见的远处转移部位。需鉴别的疾病包括表皮包涵囊肿、扁平苔藓、尖锐湿疣、脂溢性角化病、皮脂腺瘤、硬皮病等。

辅助检查： 包括盆腔和直肠检查。

1. 实验室检查： 全血细胞计数，低密度脂蛋白、胆固醇的测定。必要时进行妊娠试验。

2. 病理学检查： 活检并进行 HPV 检测。如果有问题，考虑进行直肠镜或乙状结肠镜检查。

3. 影像学检查： 除非出现转移性疾病症状，否则只需进行胸片检查即可。为了有助于手术或 RT 计划，可进行有增强或无增强的骨盆 MRI。MRI 对肿瘤分期和淋巴结转移的准确率均约为 85%[11]。临床晚期或评估淋巴结阳性病灶时可考虑 PET/CT[1]。

预后因素： 非转移性患者的最重要因素是淋巴结受累、边缘状态、肿瘤浸润深度、包膜外侵犯、肿瘤分级、LVSI、肿瘤大小、神经周围侵犯和 p16 状态[12]。

分期： 外阴癌的分期见表 49.2。

表 49.2　AJCC 第 8 版（2017 年）和 FIGO2019 外阴癌的分期 [13]

分期	AJCC	FIGO
T$_1$	a. 局限于外阴、会阴，病灶 ≤ 2 cm，间质浸润 ≤ 1 mm	I A
	b. 局限于外阴、会阴，病灶 > 2 cm，间质浸润 > 1 mm	I B
T$_2$	邻近扩散至尿道远端 1/3 和（或）阴道或肛门远端 1/3	II
T$_3$	延伸至尿道近端 2/3 和（或）阴道近端 2/3、膀胱 / 直肠黏膜，或与侵犯盆骨	IV A
N$_0$（I+）	分离的肿瘤细胞 < 0.2 mm	
N$_1$	a. 1-2LN，< 5 mm	III A
	b. 1LN，> 5 mm	
N$_2$	a. > 3LN，均 < 5 mm	III B
	b. > 2LN，> 55 mm	
	c. 淋巴结外侵犯	III C
N$_3$	区域淋巴结转移伴粘连或溃疡形成	IV A
M$_1$	远处转移	IV B

注：外阴黑色素瘤单独分期。

治疗模式

1. 手术治疗：放射治疗前的手术切除是标准术式，取决于病灶的大小和位置。对于较小的 T$_1$ 病变，适合进行广泛局部切除术。对于 T$_2$ 或更高的病灶，可采用改良根治性外阴切除术（也称为"根治性局部切除术"，术中保留外阴未受累的部分；而根治性外阴切除术则切除整个外阴）。对于选择性局部切除的病灶，可采用半外阴切除术。对于不能耐受手术的 T$_3$ 期大病灶，宜采用非手术治疗。对于原发性肿瘤，应将肿瘤大体切除至深筋膜和骨膜，临床切缘至少 1 cm，病理切缘至少 8 mm（见 Heaps）[14]。对于接近或阳性切缘，应该考虑重新切除。对于淋巴结阴性、肿瘤浸润深度 ≤ 1 mm（FIGO I A 期）的患者，可能无需进行淋巴结清扫术。对于临床淋巴结阴性的 FIGO I B~II 期患者，通常适合进行前哨淋巴结活检术（SLNB）。如果同时使用 ^{99m}Tc 和蓝色染料，其敏感度为 91%，阴性预测值为 96%[15]。对于单侧局限的病灶（肿瘤距中线 > 2 cm），可通过 SLNB 进行单侧淋巴结分期。如果前哨淋巴结阳性，美国国立综合癌症网络（NCCN）建议进行 RT、放化疗或术后再根据危险因素进行对应 RT（适应证见下文）。对于临床淋巴结阳性的患者，建议至少进行 SLNB，因为即使是 MRI 也有约 15% 的误诊率（在 MRI 时代之前，GOG 36 的临床检查假阴性率为 23.9%）[9,11]。如果活检发现淋巴结阳性，淋巴结不固定或溃疡，建议清扫腹股沟淋巴结（通常包括腹股沟浅层和深层淋巴结）。如果有固定的结节转移，建议进行明确的 RT，手术治疗则根据外科医生的偏好而有所不同。历史上，根治性外阴切除术和双侧腹股沟淋巴结切除术很常见，但伤口并发症发生率很高（50%）。如今，对于需要行腹股沟淋巴结切除术的患者，切除原发肿瘤通常与腹股沟淋巴结分开处理，切开 2~3 个单独切口，从而改善了患者的恢复情况。原发肿瘤和腹股沟淋巴结切口之间的肿瘤复发是可能的，但很少见。

2. 化疗：目前尚无前瞻性数据证实同时进行 CHT 和 RT 对外阴癌患者有益处。NCDB 的数据表明，淋巴结阳性患者通过辅助治疗的存活率有所提高 [16]。虽然治疗方案各不相同，但最常见的方案是每周同时使用顺铂（通常为 40 mg/m²）[17]。对于局部晚期患者，新辅助化疗是一种选择，已对包括顺铂 /5-FU 或 5-FU/MMC 在内的各种方案进行了专门评估 [17]。NCCN 允许显微镜下淋巴结阳性的 T_{1b}、T_2 期患者接受辅助化疗，并建议肿瘤 > 4 cm 或需要切除内脏器官的患者接受新辅助化疗 [1]。

3. 放疗

（1）**适应证**：对于肿瘤直径 ≥ 2 的淋巴结阳性（以下为 GOG 37）或接近（< 8 mm），或者阳性切缘患者，有数据明确地支持进行辅助 RT[18]。对于单个淋巴结阳性患者，相关数据不太明确，但当行腹股沟淋巴结清扫术切除 ≤ 12 个淋巴结时，RT 可能有益（可能不适用于前哨时代）[19]。NCCN 认为原发肿瘤治疗的风险因素包括 LVSI、边缘 < 8 mm、肿瘤大小、肿瘤浸润深度（临界值不明确，有些使用 > 5 mm）、弥漫或散在型组织学。腹股沟淋巴结切除术适用于 ≥ 2 个淋巴结阳性、ECE 或临床腹股沟淋巴结阳性。

（2）**剂量（根据 NCCN 和 Gaffney 共识指南）**[1,20]：对于阴性边缘的术后治疗，建议外阴剂量为 45~50.4 Gy，但 LVSI 或切缘阳性可能需要更高的剂量。根据美国国家癌症数据库（NCDB），阳性边缘的最佳剂量为 54~59.9 Gy[21]。对于肿瘤范围大的患者，建议剂量 60~70 Gy（决定剂量时应考虑部位、大小、反应、CHT 和不良反应）。对于未受累的淋巴结，建议使用 45~50 Gy。对于不能切除的巨大淋巴结病变，根据大小和安全性，推荐 60~70 Gy[1]。对于合并 CHT 的新辅助 RT，区域淋巴结的剂量通常为 45 Gy，锥体向下提升至总剂量 57.6 Gy/32 fx（如下文 GOG 205 所示），但开放试验 GOG 279 将大体肿瘤剂量提升至 64 Gy/34 fx（高危腹股沟淋巴结 60 Gy，低危腹股沟淋巴结 45 Gy）。对于 ECE，可考虑使用 54~64 Gy。急性不良反应包括伤口破裂、皮肤湿性脱皮、膀胱炎、直肠炎。晚期不良反应包括骨盆骨折、阴道和皮肤纤维化、淋巴水肿、放射性直肠炎、膀胱炎、肠梗阻。

（3）**治疗**：见《放射肿瘤学治疗计划手册》，第九章 [22]。

4. 其他方法：激光消融、外用 5-FU 和咪喹莫特（免疫反应调节剂）都是 VIN 的选择。

基于循证的问与答

辅助治疗

◆ **哪些患者可从外阴切除术辅助 RT 中获益?**

最有力的数据显示，获益方为肿瘤接近切缘（< 8 mm）或阳性切缘的患者 [23]。根据 NCCN，LVSI、肿瘤大小、浸润深度、弥漫或散在型组织学也是需要考虑的因素 [1]。注意，有危险因素的淋巴结阴性患者通常只接受外阴治疗，而不是全面治疗。

Heaps, UCLA (Gynecol Oncol 1990, PMID 2227541)：对 1957—1985 年接受手术治疗的 135 例外阴鳞癌患者进行了回顾性研究。有 91 例患者的肿瘤距切缘 ≥ 8 mm，无局部复发。44 例患者的肿瘤距切缘 < 8 mm，其中 21 例局部复发。与局部复发率较高相关的其他因素包括 LVSI、浸润深度（> 9.1 mm）和散在型组织学模式。结论：**肿瘤距离边缘 < 8 mm 与 50% 的复发率相关。**

Faul, Pittsburgh (IJROBP 1997, PMID 9226327)：对 62 例距切缘＜8 mm 的外阴癌患者进行了回顾性研究，其中 31 例接受了 RT 治疗，31 例进行了观察。局部复发率为 58%，而 RT 的复发率为 16%。RT 可改善近切缘和阳性切缘病例的局部复发率（两者的 *P* 值均＜0.01）。结论：**辅助 RT 适用于这一高风险人群。**

Bedell, Minnesota (Gynecol Oncol, 2019, PMID 31171409)：对 1995—2017 年接受切除术治疗的 150 例 FIGO Ⅰ 期外阴鳞癌患者进行回顾性研究。有 47 例（31.3%）患者的肿瘤距切缘＜8 mm 或为阳性切缘。其中 21 例（44.6%）接受了再次切除或外阴 RT 治疗。不再治疗组与再次切除/RT 组的两年复发率相似（11.5% *vs.* 4.8%，*P*=0.62），RFS 或 OS 无差异。结论：**近切缘/切缘阳性的 FIGO Ⅰ 期外阴癌患者在不进一步切除或辅助 RT 的情况下，局部复发率较高，但差异无统计学意义。**

◆ **对于腹股沟淋巴结有结节的患者，盆腔淋巴结应采用手术还是 RT 治疗？**

Homesley, GOG 37 (Obstet Gynecol 1986, PMID 3785783; Kunos Obstet Gyencol 2009, PMID 19701032)：1977—1984 年对外阴 SCC 和根治性外阴切除术及双侧腹股沟淋巴结切除术中显示的一个或多个病理阳性腹股沟淋巴结（51% 临床淋巴结结节）进行的第三阶段 PRT。（GOG 36 是针对腹股沟淋巴结转移的总体研究[9]。如果呈阳性，患者有资格参加 GOG 37，见表 49.3）患者在术中随机选择盆腔淋巴结清扫术或在 5~6.5 周内对腹股沟和盆腔进行 45~50 Gy 的 RT 治疗。腹股沟剂量处方为 2~3 cm 深。照射范围从 L_5/S_1 到闭孔顶部。原发外阴部位被省略。由于存活率差异显著，该试验在第 114 例患者时提前结束。手术组有 28% 的患者盆腔淋巴结呈阳性（N_0、N_1 患者为 14%，N_2、N_3 患者为 45%）。初步报告显示，接受 RT 治疗的患者 2 年生存率从 54% 提高到 68%（*P*=0.03）。对于≥2 个阳性淋巴结的患者，RT 的疗效尤为显著。在 6 年更新中，所有患者的 OS 差异不明显，但腹股沟淋巴结固定或腹股沟淋巴结结节≥2 个，差异仍然存在。RT 治疗组（不针对外阴）有 9% 的患者外阴单独复发，而手术治疗组有 7%。盆腔淋巴结阳性者的两年 OS 为 23%，因此盆腔淋巴结被分期为 FIGO IVB 期。晚期效果相似。结论：**对于腹股沟淋巴结结节≥2 个的患者，RT 可改善其 OS。盆腔淋巴结清扫术并非常规指征。**

表 49.3　外阴癌 GOG 37 的结果

组别	2 年 OS	6 年 OS	MS（$N_{2/3}$）	腹股沟复发 2 年
RT	68%	51%	40 个月	5%
盆腔 LND	54%	41%	12 个月	24%
P	0.03	0.18	0.01	0.02

◆ **哪些已切除腹股沟和盆腔淋巴结的患者可从辅助 RT 中获益？**

Homesley/GOG 37 提供了最有力的数据，支持对≥2 个阳性淋巴结的患者进行腹股沟和盆腔淋巴结的全面 RT 治疗。NCCN 建议对任何阳性淋巴结（包括前哨淋巴结）患者进行 RT 治疗，尤其是结节＞2 mm[1] 的情况。SEER 数据也支持这一建议。

Parthasarathy, SEER Analysis (Gynecol Oncol 2006, PMID 16889821)：1988—2001 年的 SEER 数据

确定了 208 例中有 1 例阳性淋巴结的外阴鳞癌患者。92% 的患者接受根治性外阴切除术加单侧或双侧腹股沟淋巴结清扫术。切除淋巴结的中位数为 13 个。102 例患者接受了辅助 RT，106 例患者未接受；两组 5 年 DSS 分别为 77% 和 61%（$P=0.02$），证明 RT 获益。RT 对切除 < 12 个淋巴结的患者尤其有益（DSS 77% *vs.* 55%，$P=0.035$），但对切除 ≥ 12 个淋巴结的患者，差异未达到显著性（77% 接受 RT *vs.* 67% 未接受 RT，$P=0.23$）。结论：**辅助 RT 可改善阳性淋巴结患者的 DSS，尤其是切除 ≤ 12 个淋巴结的患者。**

◆ **治疗腹股沟仅靠 RT 是否足够，还是必须进行腹股沟切开术？**

Stehman, GOG 88 (IJROBP 1992, PMID 1526880)： 对 52 例临床阴性 / 无可疑淋巴结、接受了根治性外阴切除术的外阴鳞癌患者进行了 PRT Ⅲ 期研究，将这些患者随机分为腹股沟淋巴结清扫组或 RT 治疗组。符合条件者：$T_{1\sim3}$ 肿瘤包括在内，但 T_1 肿瘤需要有 LVSI 或浸润深度 > 5 mm。RT 剂量为 50 Gy，深度为 3 cm，允许使用光子照射，但推荐使用电子照射。只对腹股沟淋巴结进行治疗；盆腔淋巴结和原发部位则忽略。淋巴结阳性的手术组患者在术后接受腹股沟和半骨盆的 RT 治疗（基于前述的 GOG 37）。由于 RT 组复发率过高，试验提前结束。71% 患者的肿瘤直径为 2.1~4.0 cm。腹股沟淋巴结清扫术组的 25 例患者中，有 5 例患者的淋巴结呈阳性。RT 治疗组的 PFS 和 OS 均较低（表 49.4）。淋巴水肿（28% *vs.* 0%）和急性期 3~4 级毒性（22% *vs.* 10%）在腹股沟清扫术组均较严重。结论：**本研究中的放射治疗效果不如腹股沟淋巴结清扫术。评论：Koh 等人 [24] 对 50 例病例进行的回顾显示，股静脉的中位深度为 6.1 cm（范围为 2.0~18.5 cm）；因此，RT 对患者的治疗效果可能不足，因为剂量规定为 3 cm。**

表 49.4　全球监测报告的结果

组别	2 年 OS	2 年 PFS
外阴根治术 + 腹股沟 RT	60%	65%
外阴根治切除术 +LND（如 LN+，则进行 PORT 术）	85%	90%
P	0.035	0.033

◆ **哪些患者可从辅助化疗中获益？**

由于缺乏前瞻性数据，其益处尚不明确。如果采用顺铂治疗，建议同时采用 CHT 方案 [20]。

Gill, NCDB Analysis (Gynecol Oncol 2015, PMID 25868965)： NCDB 对 1998—2011 年接受手术且腹股沟淋巴结阳性的鳞癌患者进行了分析。26% 的患者进行了 CHT（2006 年为 41%）。在患者淋巴结数量较多、疾病处于 IVA 期和切缘阳性的情况下，治疗方式以 CHT 更为常见。在倾向性模型中，CHT 与 OS 的改善相关。结论：**辅助放化疗可使淋巴结阳性患者获益。**

◆ **SLNB 适合哪些人？**

根据 NCCN 指南，对于体格检查阴性、影像学检查阴性、单灶外阴肿瘤直径 < 4 cm、既往未接受过可能会改变淋巴引流的外阴手术的患者，SLNB 是腹股沟淋巴结清扫术的替代标准疗法 [1]。GROINNS-Ⅶ 研究的初步数据表明，如果省略对腹股沟清扫，RT 可能对单个阳性淋巴结（≤ 2 mm 且无

ENE）有益，但对于大转移灶（＞2 mm 或 ENE），仍建议进行腹股沟淋巴结清扫术。

Levenback, GOG 173 (JCO 2012, PMID 22753905)：对 452 例外阴鳞癌女性患者进行单臂试验。符合条件者：肿瘤浸润深度 ≥ 1 mm，肿瘤大小为 2~6 cm，腹股沟淋巴结临床阴性。患者接受 SLNB 后进行腹股沟淋巴结清扫术；452 例患者中有 418 例（92%）发现了前哨淋巴结。淋巴结转移率为 32%。假阴性率为 8.3%。灵敏度为 91.7%，假阴性预测值（1- 阴性预测值）在所有肿瘤中为 3.7%，在＜ 4 cm 的肿瘤中为 2.0%。**结论：SLNB 是腹股沟淋巴结清扫术的合理替代方案。**

Van der Zee, GROINSS-V (JCO 2008, PMID 18281661)：2000—2006 年，对 403 例单灶外阴鳞癌患者进行了治疗，患者分期为 T_{1-2}，肿瘤大小＜ 4 cm，浸润深度＞ 1 mm，临床淋巴结阴性。患者在接受根治性外阴切除术的同时进行 SLNB。如果 SLNB 阴性，则省略腹股沟淋巴结清扫术。如果有 ≥ 2 个淋巴结呈阳性或 ECE，建议术后进行 50 Gy 的 RT 治疗。623 例腹股沟接受了 SLNB。如果 SLNB 阴性，腹股沟复发率为 2.3%，3 年 OS 为 97%。**结论：SLNB 阴性与腹股沟复发率低有关，故 SLNB 应作为标准术式。**

晚期疾病的新辅助 / 根治疗法

◆ **对于需要进行根治性手术的患者来说，新辅助治疗是否可行？**

多项前瞻性试验和回顾性数据[25]都证明了这种方法对于无法切除的外阴原发肿瘤和无法切除的腺癌患者具有安全性和可行性。

Moore, GOG 101 Unresectable Primary Cohort (IJROBP 1998, PMID 9747823)：对 73 例需要进行根治性外阴切除术的Ⅲ~Ⅳ期外阴鳞癌患者（T_{3-4}，不考虑结节状态）进行多部分Ⅱ期研究。这一部分要求无法切除的原发肿瘤；随后的蒙大拿州报告要求无法切除的腹股沟结节。患者（两部分）均通过 AP/PA 野接受分疗程 RT 治疗，对原发和腹股沟 / 盆腔淋巴结进行 47.6 Gy 的 N_2 治疗（3 例患者）；CHT（顺铂 50 mg/m² 和 5-FU 100mg/m² 4 d 输注）期间前 4 天为 23.8 Gy，1.7 Gy/fx BID，此后为 QD，每个疗程共 12 个治疗日。每个疗程间隔 1.5~2.5 周。手术在 4~8 周后进行。对无法切除的残留病灶给予 20 Gy 的提量，或对显微镜下阳性切缘给予 10~15 Gy 的提量。46.5% 的患者观察到完全临床缓解，53.5% 的患者有肿瘤大块残留。只有 2 例患者（2.8%）有无法切除的残留病灶，其中 3 例患者的术后肠道 / 膀胱缺乏连续性。**结论：术前化疗是可行的，可降低盆腔开腹率。**

Montana, GOG 101 Unresectable Lymph Node Cohort (IJROBP 2000, PMID 11072157)：Ⅱ期研究的第二部分，包括 46 例患者。治疗范围除腹股沟和盆腔淋巴结外，他们接受了与摩尔相同的治疗方案，38/40 例患者的残留病灶可以切除，pCR 率为 40.5%。36/37 例患者（97%）的淋巴疾病得到控制。**结论：术前放化疗是可行的，而且控制率很高。**

Moore, GOG 205 (Gynecol Oncol 2012, PMID 22079361)：对局部晚期原发肿瘤患者进行单臂Ⅱ期试验，采用剂量为 57.6 Gy/32 fx 的联合放化疗，每周使用顺铂 40 mg/m²，然后切除残留病灶。在 58 例可评估患者中，69% 完成了治疗。37 例患者（64%）获得了临床完全缓解，其中 29 例患者（64% 中的 78%）获得了病理完全缓解。值得注意的是，GOG 205 和 GOG 101 的病理反应率分别为 50% 和 31%。**结论：顺铂和 RT 诱导产生了较高的反应率和可接受的不良反应。**

◆ **外阴鳞癌患者中 *p16*（抑瘤基因）和 *p53*（抑瘤基因）的表达有何意义？**

最近的荟萃分析发现，*p16* 过表达与 5 年 OS 改善有关，这可能是一个独立的预后因素。与 *p53* 阴性的患者相比，*p53* 阳性的外阴鳞癌女性患者的 OS 较低，但 *p53* 的重要性仍无定论。

Sand, Meta-Analysis (Gynecol Oncol 2018, PMID 30415992)： 18 项研究的系统回顾和荟萃分析分析了 *p16* 和 *p53* 表达的意义；475 例病例用于对 *p16* 分析，38% 为 *p16* 阳性。*p16* 表达与 5 年 OS 改善相关（汇总 *HR*：0.40，95%*CI*：0.29~0.55），调整分析后仍有意义。对 *p53* 的分析包括 310 例病例，54% 为 *p53* 阳性。5 年 OS 汇总 HR 为 1.81（95%*CI*：1.22~2.68），与 *p53* 阴性相比，*p53* 阳性患者的 OS 较低。与 *p16* 不同的是，*p53* 在调整后的分析中并不显著，因此其价值仍不确定。

第五十章　阴道癌

Camille A. Berriochoa, Sudha R. Amarnath　著

樊晓妹、白文文　译

王　军、武亚晶　校

概述： 阴道癌是一种罕见的恶性肿瘤，原发于阴道而不累及宫颈或外阴。大多数阴道癌病理类型为鳞状细胞癌（＞80%），发生在阴道上 1/3 的后壁（60%~80%）[1,2]，由于靠近尿道、膀胱和直肠，为保全器官不适合进行手术切除。因此，典型的治疗方法是进行根治性 RT 治疗加或不加化疗（表 50.1）。近距离放射治疗通常被推荐使用，选择阴道柱状施源器还是组织间插植放疗取决于肿瘤的浸润深度（≤0.5 cm 选择前者，＞0.5 cm 选择后者）。

表 50.1　阴道癌的一般治疗方式 [3,4]

分期	治疗
VAIN 1~2	由于约 80% 的病变会自发消退，因此通常需要密切监测 [5]
CIS（VAIN 3）	手术（局部切除术、阴道部分或阴道全部切除术）、外用 5-FU 或 RT。通常腔内近距离放射治疗对整个阴道进行 60 Gy* 的放射治疗，并对受累的阴道黏膜进行 70 Gy 的提量治疗*
I 期	手术或放疗。如果病变位于阴道上 1/3，可进行根治性子宫切除术＋盆腔淋巴结清扫术＋阴道部分切除术。如果病变位于阴道的下 2/3，可进行全阴道切除术（或外阴阴道切除术），以及腹股沟淋巴结清扫和重建术（如分层植皮）。如果手术不可行，则采用 RT 治疗。如果病灶深度 ≤0.5 cm，可单独使用腔内近距离放射治疗，使阴道表面剂量达到 60~65 Gy*（HDR 21~25 Gy、5~7 Gy/ 周），并使用阴道圆筒施源器对肿瘤外 2 cm 边缘进行额外 20~30 Gy*（HDR＝14~18 Gy）治疗。如果病灶深度 ＞0.5 cm，则使用 EBRT 对整个盆腔进行 45 Gy 的治疗，然后进行组织间插植放疗，推量 25~35 Gy*，剂量参考点：黏膜下 0.5 cm
II 期（仅阴道浸润深度 ≤0.5 cm）	对整个盆腔进行 45 Gy 的治疗，然后用腔内近距离治疗增量 25~35 Gy 治疗*
II~IVA 期	阴道旁 / 宫旁受累：对整个盆腔进行 45 Gy 的治疗，然后用组织间插植放疗提量 25~35 Gy*，以达到 75~80 Gy 的总剂量。手术方案是全阴道切除加双侧腹股沟淋巴清扫术（但是手术死亡率很高）。对于累及阴道下 1/3 的肿瘤，腹股沟淋巴结应接受 45~50.4 Gy 的治疗。将阳性淋巴结增量 20~25 Gy。需要足够剂量以充分包括腹股沟淋巴结

注：这些剂量是指假设 α/β 为 10，每部分 2 Gy EBRT 的近距离放射治疗当量。使用 LDR 时，现有数据表明，2 Gy EBRT 当量的总剂量应达到 70~85 Gy，首选剂量率为 35~70 cGy/h。[3]HDR 方法的可变性更大；常见的治疗方案是 7 Gy×5 fx[6]。有关近距离放射治疗剂量的更多详细信息，请参阅以下内容。

流行病学：阴道癌很罕见，占所有妇科癌症的比例不到 3%，美国每年约有 6000 例病例 [7]。最常见的组织学类型是鳞状细胞癌（＞80%），其次是腺癌（约 10%），其他几种不常见的组织学类型包括黑色素瘤、小细胞癌、淋巴瘤和包含其余亚型的类癌 [8]。阴道鳞状细胞癌患者的中位年龄为 65 岁。

解剖学：阴道是一条纤维肌性管道，最内层为黏膜层，从子宫延伸至阴道前庭。尿道和膀胱位于阴道正前方。在阴道后方，阴道上壁通过被称为"直肠子宫陷凹"（又称"道格拉斯陷凹"）的腹膜皱褶与直肠隔开。阴道向后延伸，与直肠和会阴相邻，在最下端将两者分开。骨盆筋膜、输尿管和提肛肌位于阴道外侧。阴道后壁（约 9 cm）比前壁（约 7 cm）长，因为阴道与子宫成角约 90°。子宫颈伸入阴道腔内，从而形成前、后和侧穹隆。阴道的分层如下：内层为黏膜（非角化、复层鳞状上皮，无腺体）→固有层（结缔组织）→肌层（内环层和外纵层）→外膜（薄的外层结缔组织）。阴道有两个胚胎起源：上 1/3 来自子宫管，下 2/3 来自泌尿生殖窦（对淋巴引流有影响）。阴道上 1/3 的引流模式与宫颈相似（汇入宫旁、闭孔和盆腔淋巴结）。阴道下 1/3 的淋巴引流主要汇入腹股沟淋巴结，然后引流至髂外淋巴结。阴道中 1/3 处的病变可向任一方向转移。远处转移可见于腹主动脉旁淋巴结、肺、肝和骨。

病理学 [9]：详见表 50.2。

表 50.2 阴道癌病理类型概述

发病率	阴道癌亚型	注释
罕见	CIS 又名 VAIN3	大多数是多灶性的，可累及所有阴道表面
75%~95%	鳞状细胞癌	大多数是非角质化和中度分化
5%~10%	腺癌（非透明细胞）	可能伴有其他原发肿瘤（卵巢癌、子宫内膜癌、肾癌等）。否则，阴道非透明细胞腺癌的预后很差 [10]
	腺癌（透明细胞）	与子宫内暴露于 DES 有关；如果暴露于 DES，风险为 1/1000。年龄较小。高达 95% 的病例先出现阴道腺病
＜5%	黑色素瘤	向管腔内突出，倾向于累及阴道表面，而不是侵入阴道壁。黑色素可将其与肉瘤区分开来。种族：白人多于黑人。OS＜20%
罕见	葡萄状肉瘤（胚胎性横纹肌肉瘤）	婴幼儿和儿童中最常见的阴道肿瘤。特征性"葡萄状"外生肿块。具有侵袭性。采用手术、多药化疗和 RT 治疗（OS 90%）
罕见	疣状病毒癌（鳞癌的变种）、浆液性乳头状 ACA、小细胞、梭形细胞上皮瘤、其他肉瘤和淋巴瘤	疣状细胞癌表现为大的疣状真菌肿块。具有局部侵袭性，但很少转移，因此总体预后良好

危险因素：危险因素与宫颈癌类似：吸烟、一生中有多个性伴侣、初次性交年龄过早 [11,12]。后两者与 HPV 暴露相关。多项研究表明，至少 75% 的 VAIN 期 / 浸润性阴道癌患者可以发现 HPV DNA，特别是 HPV 16 和 18 亚型 [13,14]。此外，既往有妇科恶性肿瘤、子宫内的己烯雌酚（DES）暴露（透明细胞腺癌）和饮酒都与阴道癌有关，而关于既往的盆腔放疗则存在一些争议 [11,15,16]。

临床表现：阴道出血（通常是性交后出血）是最常见的症状（占患者的 50%~60%），但多达 20%

的患者可能没有症状[1]。其他症状还包括阴道分泌物异常和排尿困难。阴道和（或）盆腔疼痛通常是晚期症状，提示周围组织受侵[1,2]。既往患过妇科恶性肿瘤后 5 年以内，首次诊断为本病应归类为复发。鉴别诊断包括宫颈癌、外阴癌，以及卵巢癌、肾细胞癌或其他原发癌的转移。

体格检查： 体格检查包括彻底的盆腔检查。阴道窥器检查很容易遗漏前后方的病灶，故为避免这种情况，在阴道窥器离开阴道穹隆时应旋转阴道窥器。盆腔检查应包括双合诊、三合诊、阴道和宫颈活组织检查及阴道镜检查（先用醋酸涂抹，病变呈白色；可用席勒试验确认；卢戈溶液可使正常黏膜细胞染色，但不能使恶性细胞染色）。更晚期的患者宜进行膀胱镜检查和直肠乙状结肠镜检查。

1. 实验室检查： 全血细胞计数、全血细胞比容（特别注意肌酐和低密度脂蛋白）。

2. 影像学检查： 包括胸部 / 腹部 / 盆腔 CT、胸部 X 线检查。对于更晚期的患者，建议进行磁共振成像（MRI）和正电子发射体层成像（PET）检查。MRI 具有极高的灵敏度（95%）和特异性（90%）[17]。

预后因素： 详见表 50.3。

表 50.3　阴道癌症的预后因素

较好	HPV+，鳞癌，累及阴道长度 < 1/3（5 年 DFS 61% *vs.* 25%）[18]，位置在阴道上 1/3，总剂量 > 75 Gy（2 年 PFS 76% *vs.* 40%）[19]。肿瘤尺寸较小（< 4~5 cm）[10,20,21]。放疗前的子宫切除术似乎也具有保护作用，这可能是由于肿瘤扩散的解剖结构所致[10,17,22]
较差	临床分期较晚、肿瘤较大（≥ 4~5 cm）、有症状、LN 受累、腺癌、非上皮性肿瘤、后壁、鳞癌中 HER-2/neu 过度表达、*p53* 突变、治疗时间较长、与 DES 暴露无关[19] 及 HIV 感染[23]

分期： 表 50.4 列出了 AJCC 第 8 版和 FIGO 分期系统。

表 50.4　AJCC 第 8 版（2017 年）和 FIGO 阴道癌分期 [8,20,24-26]

分期	AJCC	FIGO	淋巴结转移风险
T_1	a. 局限于阴道，≤ 2 cm	I	6%~14%
	b. 局限于阴道，> 2 cm		
T_2	a. 侵犯阴道旁组织，但未侵犯骨盆，≤ 2 cm*	II	23%~32%
	b. 侵犯阴道旁组织，但未侵犯骨盆壁，> 2 cm*		
T_3	侵及骨盆侧壁 侵及阴道下 1/3 肾积水或肾功能丧失 *	III	78%
N_1	盆腔或腹股沟淋巴结		
T_4	侵入膀胱、直肠和（或）扩展到骨盆以外**	IVA	83%
M_1	远处转移	IVB	

续表

AJCC 分组分期	
I A	$T_{1a}N_0M_0$
I B	$T_{1b}N_0M_0$
II A	$T_{2a}N_0M_0$
II B	$T_{2b}N_0M_0$
III	$T_3N_0M_0$，$T_{1-3}N_1M_0$
IV A	$T_4N_{0-1}M_0$
IV B	M_1

注：* 骨盆壁是指肌肉、筋膜、神经血管结构或骨盆的骨骼部分。

　　** 泡性水肿已将肿瘤归类为 T_4。

治疗模式 [3,4,9]

1. 手术治疗：VAIN 3/ 阴道癌患者（CIS）可进行局部广泛切除术。阴道上段病变的患者可行子宫切除术和阴道部分切除术。对于阴道下 1/3 的病灶，可以进行切除并重建，但通常需要进行脏器切除术（全切除或前切除，仅包括阴道和膀胱，但保留直肠）。关于手术治疗的多项研究表明，I 期病变的淋巴结受累率约为 10%，II 期病变的淋巴结受累率约为 30%[24,25]。因此，通常要进行盆腔淋巴结清扫术，如果病变位于阴道远端，还要进行腹股沟淋巴结清扫术。由于这些病例通常需要较大的手术范围，因此进行保全器官的放射治疗可改善患者的生活质量。

2. 化疗：可考虑每周使用顺铂 40 mg/m²，也可使用多种药联合治疗，如顺铂联合 5-FU。这是从宫颈癌数据中推断出来的（见下一节中的回顾性数据）。

3. 放疗

（1）**适应证**：放疗通常用于 II~IV A 期患者。

（2）**剂量**：对整个盆腔进行外照射，剂量为 45 Gy/25 fx（50.4 Gy/28 fx 也很常见）。在术后或子宫切除术后，或在治疗腹股沟淋巴结时，IMRT 可能优于四野箱式疗法。HDR（高剂量率）近距离放射治疗作为增量治疗方法，根据浸润深度的不同，可采用腔内或组织间插植放疗方式。组织间插植近距离放射治疗的常见剂量是 25 Gy/5 fx；详情请参见 ABS 指南 [3]。如果近距离放射治疗提量不可行，可使用 EBRT 对原发灶提量至 64~70 Gy，对受累淋巴结进行 55~66 Gy 的放射治疗。

（3）**急性不良反应**：阴道刺激、疼痛、排尿困难、直肠炎。慢性不良反应：阴道狭窄、直肠炎、瘘管、出血、肠梗阻、尿失禁、出血性膀胱炎、尿道狭窄、性功能障碍。危险因素包括肿瘤部位、分期和吸烟[19]。RT 的晚期不良反应在肠道和膀胱的发生率各占 5%。阴道狭窄的发病率为 64%[27]。

（4）**治疗**：见《放射肿瘤学治疗计划手册》，第九章 [28]。

基于循证的问与答

◆ 有哪些证据支持目前的治疗方法和结果？

大多数阴道癌治疗数据都是回顾性的，最常引用的两个系列数据如下。

Frank, MDACC (IJROBP 2005, PMID 15850914)： 对 193 例阴道鳞癌患者进行了随机对照分析，这些患者之前未患妇科癌症。患者分期包括 FIGO Ⅰ 期（26%）、Ⅱ 期（50%）、Ⅲ 期（20%）和 ⅣA 期（4%），治疗时间为 1970—2000 年。119 例（62%）患者接受 EBRT+ 近距离放射治疗（阴道表面剂量中位数为 85 Gy，深度剂量中位数为 81 Gy），63 例（32%）患者仅接受 EBRT 治疗（中位数为 66 Gy），11 例（6%）患者仅接受了近距离放射治疗（中位数为 65 Gy）；18 例患者接受了肿瘤大体切除术。对于晚期病变、肿瘤体积较大或有并发症的患者，更倾向于选择单纯 EBRT；22% 的晚期患者接受了化疗。近年来，即使是 Ⅰ 期阴道癌患者，也会在近距离放射治疗的基础上给予 EBRT（表 50.5）。在仅接受近距离放射治疗的 9 例 Ⅰ 期患者中，有 3 例患者的区域淋巴结复发。4 例患者接受了新辅助 CHT 治疗，但均因疾病进展而死亡。相反，在 9 例同时接受近距离放射治疗和 CHT 治疗的患者中，有 4 例已康复。结论：病灶大小与 DSS 显著相关（病灶 < 4 cm 或 > 4 cm 时，DSS 为 82% *vs.* 60%，*P* = 0.027）。分期可预测生存率和毒性。复发的主要模式是局部复发（Ⅰ~Ⅱ 期为 68%；Ⅲ~ⅣA 期为 83%）。对于晚期患者，同步放化疗是合理的选择[29]。

表 50.5　关于阴道癌的 MDACC 系列摘要

FIGO 分期	5 年 DSS	5 年阴道局控率	5 年盆腔局控率	严重不良反应
Ⅰ	85%	91%	86%	4%
Ⅱ	78%		84%	9%
Ⅲ	58%	83%	71%	21%（ss）
ⅣA				

Tran, Stanford (Gynecol Oncol 2007, PMID 17363046)： 对 1959—2005 年接受 RT 治疗的 78 例阴道鳞癌患者进行了 RR 研究，患者中位年龄为 65 岁，分期包括 FIGO Ⅰ 期（42%）、Ⅱ 期（29%）、Ⅲ 期（17%）、Ⅳ A/B 期（11%）。62% 的患者接受过 EBRT 和近距离放射治疗，22% 的患者仅接受过 EBRT，13% 的患者仅接受过近距离放射治疗。腔内 RT（46%）的平均剂量为 41 Gy；组织间插植放疗（31%）的平均剂量为 33 Gy。62% 的患者采用 EBRT 和近距离放射治疗覆盖整个阴道。在 MVA 中，分期、血红蛋白（< 12.5 mg/dl）和既往子宫切除术是 DSS 的预后因素（*P* < 0.02）。这三个因素和肿瘤大小（< 4 cm）都是 LRC（表 50.6）的预后因素（*P* = 0.01）。26 例患者治疗失败，其中 13 例为局部失败，9 例为区域失败，10 例为远处转移；16 例（62%）仅盆腔治疗失败。局部失败后的 MS 为 14 个月。在 35 例接受了选择性腹股沟淋巴引流区放疗阴道下 1/3 受累的患者中，有 22 例患者没有治疗失败。在 13 例未接受选择性腹股沟淋巴引流区放疗的阴道下 1/3 受累患者中，有 1 例患者治疗失败。不良反应：14% 出现 3、4 级并发症。肿瘤大小（≥ 4 cm）和肿瘤剂量（70 Gy）是独立的预测因素（*P* < 0.05）。

结论：RT 是治疗 I / II 期阴道癌患者的有效方法。晚期阴道癌患者需要改进治疗方法。大多数失败是局部失败。大多数癌症相关死亡是由于局部失败而非远处转移。治疗时的血红蛋白水平似乎具有临床意义。

评论：作者建议对贫血纠正情况进行评估研究；然而，根据宫颈癌文献推断，输血可能与贫血患者预后的改善无关[29]。

表 50.6　斯坦福阴道癌系列

FIGO 阶段	5 年 LRC	5 年 DMFS	5 年 DSS
I	83%	100%	92%
II	76%	95%	68%
III	62%	65%	44%
IVA	30%	18%	13%

◆ 是否应同步放化疗？

目前尚无前瞻性试验。不过，许多人认为，阴道癌与宫颈癌在流行病学、危险因素、组织学和解剖学方面存在相似之处，因此可以从宫颈癌的多项随机试验中推断出，如果进行同步放化疗，PFS 和 OS 都会得到改善。在缺乏随机对照数据的情况下，以下回顾性研究为同时使用 CHT 提供了一些支持。

Rajagopalan, UPMC (Gynecol Oncol 2014, PMID 25281493)： NCDB 对近 14 000 例患者进行了分析，回顾了 1998—2011 年接受治疗的阴道癌患者的治疗方法和结果。60% 的患者接受了 RT 治疗。其中，48% 的患者接受了同步放化疗。从 1998—2011 年，CHT 的使用率越来越高。同时，同步放化疗使中位生存期更长，从 41 个月提高到 56 个月（$P < 0.0005$）。在 MVA 中，以下因素是改善 OS 的独立预后因素：年龄较小、放疗范围广、鳞状细胞癌、同步 CHT、使用近距离治疗和分期较低。

Miyamoto, Harvard (PLoS One 2013, PMID 23762284)： 对 71 例接受明确 RT（$n = 51$ 例）或 CRT（$n = 20$ 例）治疗的原发性阴道癌患者进行单机构 RR 研究。MFU 3 年。3 年 OS 从单纯 RT 的 56% 提高到 CRT 的 79%，$P = 0.037$。CHT 也改善了 3 年 DFS，从单独 RT 的 43% 提高到 CRT 的 73%，$P = 0.011$。在 MVA 中，同时使用 CHT 仍然是 DFS 的重要预测因素（HR: 0.31，$P = 0.04$）。**结论：同步放化疗可改善阴道癌患者的预后。**

Samant, Ottawa (IJROBP 2007, PMID 17512130)： 对 12 例原发性阴道癌患者进行单机构 RR 研究，这些患者均接受了以顺铂为基础的 CRT 治疗。中位生存期为 4 年。10 例患者为鳞癌，2 例患者为腺癌。分期包括：6 例 II 期，4 例 III 期，2 例 IVA 期。所有患者均接受了盆腔 EBRT 治疗，中位剂量为 45 Gy/25 fx，随后接受了组织间插植近距离放射治疗（10 例）或腔内近距离放射治疗（2 例），剂量为 30 Gy；5 年生存率分别为 92% 和 66%。有 2 例患者因晚期不良反应而需要进行手术。**结论：根治性 CRT 治疗阴道癌患者可获得极佳的局部控制率和可接受的不良反应。**

第九部分　血液系统肿瘤

第五十一章 成人霍奇金淋巴瘤

Matthew C. Ward, Sheen Cherian **著**

杨振东 **译**

康 敏 **校**

概述： 在美国，霍奇金淋巴瘤（hodgkin lymphoma，HL）占全部淋巴瘤的 10%，大致可分为经典型和结节性淋巴细胞为主型 HL。经典型 HL 的按风险分层可分为早期预后良好、早期预后不良和晚期（Ⅲ~Ⅳ期）组，不同组别采取不同的治疗策略（表 51.1）。各研究小组（如 EORTC，德国 HSG，英国 RAPID，斯坦福大学）对风险分层的定义不同。近期的大多数试验使用 Deauville 评分标准判断的 PET 反应来指导治疗。对于早期预后良好组，单就 PFS 而言，多个大型试验证明单独化疗并不优于联合放化疗。尽管如此，由于有良好的自体造血干细胞移植挽救率和同等的 OS，许多学者仍然倾向于单独化疗。由于早期预后良好组患者的预后良好，放疗的远期不良反应尤其值得关注。虽然大多数试验采用累及野放射治疗（IFRT），但累及部位放射治疗（ISRT）在国际上被广泛接受，并且可以降低毒性。结节性淋巴细胞为主型 HL（NLPHL）患者的治疗方法与早期低级别非 HL 相似。儿童患者的治疗模式有别于成人（年龄＜21 岁；详见六十四章）。

表 51.1　成人霍奇金淋巴瘤的常规治疗模式

成人霍奇金淋巴瘤	分期 / 状态	治疗方案示例（具体参见试验）[1]	确立模式的近期试验
经典型霍奇金淋巴瘤	ⅠA/ⅡA 期 预后良好	放化疗联合：ABVD×2~4 周期 + 累及部位照射 20~30 Gy 或 单独化疗：ABVD×3~4 周期（如果 2~3 个周期化疗后 PET 阴性，如 Deauville1-2） 或 Stanford V×8 周 + 累及部位照射 30 Gy	德国 HSG HD10，HD16 英国 RAPID EORTC H10F 斯坦福 G4
	Ⅰ/Ⅱ 期 预后不良	放化疗联合：ABVD×4 周期 + 累及部位照射 30 Gy 或 ABVDx6 周期 或 Stanford V×12 周 + 累及部位照射 30~36 Gy	德国 HSG HD11，HD14，HD17 EORTC H10U
	Ⅲ~Ⅳ 期	ABVD×6 周期（考虑对初始大肿块或 PET 阳性部位进行照射） 或 剂量递增的 BEACOPP×6 周期	RATHL 德国 HSG HD15 ECOG 2496

续表

成人霍奇金淋巴瘤	分期 / 状态	治疗方案示例（具体参见试验）[1]	确立模式的近期试验
结节性淋巴细胞为主型霍奇金淋巴瘤	Ⅰ A/Ⅱ A 期 Ⅰ A/Ⅱ A 期伴大肿块或Ⅰ B/Ⅱ B 期 Ⅲ~Ⅳ期	单独累及部位照射 30 Gy（考虑对大肿块推量 6 Gy） 化疗 + 利妥昔单抗 + 受累部位照射 化疗 + 利妥昔单抗 ± 受累部位照射或局部姑息放疗	—

流行病学：HL 相对少见，在 2020 年占新发癌症的 0.6%，估计有 8480 例新发病例和 970 例死亡病例[2]。HL 占美国全部淋巴瘤的 10%。男性略多，10 岁以下罕见。年龄呈双峰分布，峰值在 25 岁和 60~70 岁。

危险因素：HL 与 EB 病毒（EBV）之间存在关联，因在 RS 细胞中分离出 EBV DNA，有传染性单核细胞增多症病史的患者发展为 HL 的风险更高。在发展中国家，EBV 与混合细胞亚型和小儿 HL 的关系最为密切。

解剖学：HL 主要是可预测播散规律的淋巴结病变，罕见淋巴结外播散。80% 的患者有颈部淋巴结播散，50% 以上有纵隔淋巴结播散。淋巴结外病变最常见的部位是脾脏。1965 年发现的 13 个独立的淋巴区定义了目前的 Ann Arbor 分期，这 13 个独立的淋巴区包括韦氏环、颈部 / 锁骨上 / 枕部 / 耳前、锁骨下、腋窝 / 胸肌、纵隔、肺门、主动脉旁、脾脏、肠系膜、髂动脉、腹股沟、腘窝、滑车上等。左、右肺门和颈部被列为单独的分区。韦氏环和脾脏被列为淋巴结区，但在分期时则属于结外区。EORTC 和德国组的计算则不同于经典的 Ann Arbor 系统：EORTC 将腋窝和锁骨下区作为一个整体。德国 HSG 则将颈部和锁骨下区作为一个整体。EORTC 和德国 HSG 均将纵隔和肺门区作为一个整体。这些定义对风险分层产生了影响（见下文）。

病理学：HL 典型的诊断细胞是 RS 细胞，尽管 RS 细胞仅占肿瘤体积的 1%~2%；其余的则是淋巴细胞、嗜酸性粒细胞和浆细胞的浸润。RS 细胞是典型的双核细胞，有两个突出的核仁、界限分明的核膜，以及具有核周晕的嗜酸性胞质。RS 细胞可能源自前体 B 细胞，在经典型 HL 患者的 RS 细胞中发现了 EBV 单克隆 DNA。几种亚型 HL 的病理和细胞学标志物略有不同（表 51.2）。

临床表现：以无痛性的淋巴结肿大最为常见。B 症状：盗汗，发热＞ 38.0 ℃，6 个月内体重减轻＞ 10%（1/3 的患者在诊断时出现 B 症状；同时合并体重减轻和发热患者预后较差）。其他症状还有全身性瘙痒 / 饮酒后出现受侵组织疼痛。90% 患者的病灶相邻（锁骨上淋巴结经胸导管与上腹部 / 脾门淋巴结相连）。脏器受累最常发生在脾脏，脾脏的肿瘤负荷与血液传播的可能性之间存在相关性。骨髓和肝脏受累几乎只发生在脾脏受侵的情况下。HL 在 HIV 阳性患者中并不常见，但可能具有更强的侵袭性。

表 51.2　霍奇金病的组织学特征

组织学		频率	临床病理特征	标志物
经典型	NS	≥ 70%	双折射胶原蛋白宽带围绕淋巴细胞结节，嗜酸性粒细胞，浆细胞和组织细胞，混合型 / 非典型单核细胞和 RS 细胞。没有性别偏好。中位年龄 26 岁。常累及纵隔。1/3 的患者有 B 症状	CD15+，CD30+ 偶尔 CD20+
	MC	20%	预后不如结节性硬化型。淋巴结构被淋巴细胞、嗜酸性粒细胞、浆细胞以及相对丰富的非典型单核细胞和 RS 细胞弥漫性消除。男性和老年患者多见。常有腹部受累或晚期 dz。1/3 的患者有 B 症状	
	LR	5%	预后最好。偶见 RS 细胞，但多为弥漫性消失，可见正常淋巴细胞。男性更为常见，中位年龄 30 岁。通常 Ⅰ~Ⅱ 期，小于 10% 的患者有 B 症状。少见纵隔 / 腹部受累	
	LD	< 5%	预后最差。缺乏外观正常的细胞，而异常的单个核细胞、RS 细胞和变异细胞较多。难以与间变性大细胞淋巴瘤相鉴别。男性和老年患者多见。通常是晚期疾病。2/3 的患者有 B 症状	CD15+，CD30+ Occasional 偶尔 CD20+
NLP		5%	可能与其他 HD 不同，其自然病史与低级别 NHL 相似。缺乏 RS 细胞，显著的向 DLBCL 转化率和频繁的晚期复发。部分对利妥昔单抗有反应。EBV 阴性	CD19+，CD20+，CD45+，CD15-，CD30-

检查： 在病史采集和体格检查时，应该尤其注意淋巴结区、B 症状和胸腹（脾 / 肝）的检查。

1. 实验室： 妊娠试验，HIV、红细胞沉降率（ESR）、白蛋白、乳酸脱氢酶（LDH）等的测定，包括 DLCO 在内的 PFT。

2. 影像： 胸部 X 线检查（CXR），PET/CT（灵敏度 ≥ 90%，改变 14%~25% 患者的治疗策略），超声心动图 /MUGA 扫描（如果考虑采用阿霉素化疗）。

3. 活检： 推荐切除活检与粗针穿刺活检（适合 HL 的诊断），不宜采用细针穿刺活检（FNA）。如果 PET 阳性或存在血细胞减少应行骨髓活检（骨髓受累的总频率为 5% 或更少）[1]。

预后因素： 已经确定的预后因素包括分期、年龄、ESR、受累淋巴结数量、结外受累和淋巴结体积。在 Ann Arbor 分期的基础上，根据这些因素进行风险分层，患者分为早期预后良好组和早期预后不良组，并制订不同的治疗方案。对于早期经典型 HL（Ⅰ~Ⅱ 期），不良的预后因素因共识声明而异，包括如下。

CHSG： ESR > 50 且无 B 症状，或 > 30 且有 B 症状，纵隔内肿块直径 > 0.33，> 2 个淋巴结区，任何结外病变。

EORTC： ESR > 50 且无 B 症状，或 > 30 且有 B 症状，$T_{5~6}$ 处肿块宽度 > 0.35，> 3 个淋巴结区，年龄 ≥ 50 岁。

NCCN： ESR > 50，或 B 症状，纵隔内肿块直径 > 0.33，> 3 个淋巴结区，肿块 > 10 cm。

IPS： 晚期 HL 的预后评分系统由 7 个因素组成：白蛋白 < 4 g/dl，血红蛋白 < 10.5 g/dl，男性，年龄 ≥ 4 岁，Ann Arbor Ⅳ 期，白细胞 ≥ 15 000，淋巴细胞 < 600/mm^3 或 < 白细胞计数的 8%。最初公

布时，将 0~7 分组的 PFS 从 84% 分层至 42%[3]。2012 年重新分析该评分系统，仍然有效，PFS 范围在 88%~69%[4]。

分期：见表 51.3。

表 51.3　Ann Arbor（Lugano 更新）淋巴瘤分期系统 +[5]

I	单个或一组相邻淋巴结受侵，或单个结外病变但无淋巴结受侵（IE）	A：无全身症状 B：诊断前 6 个月内不明原因体重下降＞10%。不明原因发热，体温高于 38 ℃。夜间盗汗 E*：结外侵犯 X*：大肿块（≥ 10 cm 或＞胸径的 1/3）
II	侵犯横膈同侧≥ 2 个淋巴结区，或按淋巴结侵犯范围分为 I 期、II 期伴局限的连续结外侵犯	
III	横膈两侧均有淋巴结受侵；横膈上方淋巴受侵伴脾脏受侵	
IV	额外的非连续的结外器官受侵	

注：* 值得注意的是，2014 年 Lugano 更新建议，关于"X"和"A/B"的修改仅用于 HL，而"E"的修改对于 III ~IV 期疾病是不必要的[5]。+ 涉及的区域数目可以用下标（即 II3）表示。

治疗模式

1. 手术：在 HL 的治疗中，手术通常不起作用。在儿童 NLPHL 中，已经开展了切除术后观察，对进展时化疗的研究进行探索[6]。

2. 化疗：在 HL 的历史中，已经使用过数种化疗方案。历史方案中的 MOPP（氮芥＋长春新碱＋丙卡嗪＋泼尼松）可导致不育（80% 的男性，年龄相关的女性）和继发性急性非淋巴细胞白血病。现代治疗方案导致不孕症和继发性恶性肿瘤的风险相对较低，包括如下。

（1）**ABVD**（阿霉素＋博来霉素＋长春碱＋达卡巴嗪）：不良反应包括恶心、呕吐、脱发和骨髓抑制。长期不良反应包括心脏和肺毒性。德国 HD13 研究检查了早期 HL 是否可以免除博来霉素、达卡巴嗪或两者（ABV、AVD 和 AV 组）。与 ABVD 相比，所有替代方案的效果都较差[7]。每个周期一般为 1 个月，每个周期注射两次。

（2）**StanfordV**（氮芥＋阿霉素＋长春碱＋长春新碱＋博来霉素＋依托泊苷＋泼尼松）：是一种更快捷的治疗方法（8~12 周 *vs.* 16~24 周的 ABVD 方案 4~6 周期），包括较低的阿霉素和博来霉素累积剂量。该治疗方案需联合放疗，而非免除放疗。研究表明，如果给予放疗，结果与 ABVD 相似[8-10]。

（3）**BEACOPP**（博来霉素＋依托泊苷＋阿霉素＋环磷酰胺＋长春新碱＋丙卡嗪＋泼尼松）：在疗效差或患者预后不良的情况下，进行了治疗强化的研究，研究结果提示该方案与更高的缓解率相关，但也伴随更高的骨髓抑制和脱发的发生率[11]。

（4）**本妥昔单抗：**针对 CD30 的抗体 - 药物偶联物。最常见于复发和晚期疾病。

（5）**纳武单抗：**程序性死亡受体 1（PD-1）抑制剂已证实对复发 / 难治性疾病有效[12,13]，进一步的研究正在进行中。

（6）**周期数：**各试验的化疗周期数因研究组而异。通常，应该选择危险组，治疗应按照评估该危险组每一项试验的反应和结果进行。总的来说，在 PET 时代，表 51.1 概述了常用方法和定义每种方法的最新试验。

（7）反应评价：对化疗的良好（快速 / 早期）反应已成为预后的重要预测指标，并越来越多地用于决定治疗模式 [14-17]。Deauville 评分（以法国 Deauville 会议命名）是评价 PET 反应的标准方法（表51.4）。

表 51.4　Deauville 评分（5 分）[18,19]

分数	定义
1	无摄取（背景）
2	摄取≤纵隔
3	摄取＞纵隔，但≤肝脏
4	中等摄取＞肝脏
5	明显摄取＞肝脏和（或）新病灶
X	非淋巴瘤所致

通常，一些试验认为 Deauville 1~2 分为良好的早期反应（CR），3~4 分为启动适应性治疗（PR），而 5 分则被定义为难治性疾病。值得注意的是，在一些试验中，Deauville 3 分被认为是良好的反应。

3. 放疗：放疗曾经是 HL 唯一的根治方法，在与化疗联合治疗 HL 中继续发挥着重要作用。迄今为止，没有随机试验能够确定早期 HL 人群免除放疗不会导致复发率显著提高。1998—2011 年的 NCDB 研究，采用放疗治疗 Ⅰ / Ⅱ 期 HL 患者，结果显示放疗的使用率从 55% 下降到 44%。放疗的使用率与 5 年 OS 的显著改善相关（94.5% *vs.* 88.9%）[20]。

（1）适应证：放疗用于早期患者的联合治疗和部分晚期患者的巩固治疗。联合治疗的基本原理是降低治疗所需的化疗强度。对于早期患者，放疗的使用由临床试验确定的化疗模式定义。放疗在化疗后进行，通常照射化疗前的病灶部位。历史上，大的放疗野，如斗篷野、倒 Y 野或全淋巴结照射野（斗篷＋倒 Y 野）常被单独使用，剂量＞ 40 Gy。最近的试验大多使用 IFRT，但现在 ISRT 已被广泛接受。ILROG 指南可指导 ISRT 或受累淋巴结放疗（INRT，在美国不太常见）[21]。研究表明，适当使用这些技术会产生相同的结果 [22]。对于晚期（Ⅲ、Ⅳ 期）患者，尽管存在争议，但可以考虑在化疗后对最初的大肿块或 PET 阳性的部位进行放疗 [1]。如果有机会，在化疗完成后 3~6 周内进行放疗。

（2）剂量：放疗剂量应遵循基于 PET 反应和化疗周期数的临床试验范例。通常，对于化疗后PET 达到 CR 的早期预后良好的患者，20~30 Gy/10~15 fx 就足够了。对于早期预后不良的患者，推荐30 Gy。而对于大肿块患者，则推荐 30~36 Gy/15~20 fx。对于 PET/CT 残留的晚期患者或最初合并大肿块的患者，可考虑 30~36 Gy/15~20 fx。

（3）不良反应：急性期不良反应为乏力、放射性皮炎、食管炎、吞咽困难、咳嗽、口干、恶心、黏膜炎；晚期不良反应与部位 / 年龄有关，可能包括甲状腺功能减退、肺炎、心脏病、口干燥症、不孕症。同时，恶性肿瘤尤其值得关注中，可能包括白血病（化疗相关）、乳腺癌、肺癌。历史资料显示，25

岁时 HL 患者的死亡原因最常见的是 HL（累计发病率 24%），其次是恶性肿瘤（13.5%）和心血管疾病（6.9%）[23]。值得注意的是，晚期效应数据通常基于过时的放射治疗技术和剂量，而联合模式 /ISRT 时代的剂量 - 晚期效应数据正在发展。

（4）操作步骤：见《放射肿瘤学治疗计划手册》，第十章[24]。

基于循证的问与答

早期预后良好的 HL 患者

◆ **哪些试验确定了目前早期预后良好的 HL 患者的标准治疗方案？**

经过多年的努力，HL 的治疗方法已经从 20 世纪 50 年代的标准大野放疗转变为现代 PET 适应的联合治疗[25-32]。最近的试验确立了当前的"标准"治疗方案，并聚焦在 PET 的作用和从化疗中免除 IFRT。大多数医生倾向于选择以下试验所确定的方法来指导治疗。

尽管将放疗从 ABVD 中免除仍然存在争议，但由于有良好的自体造血干细胞移植挽救率和良好的 OS 结果，许多学者认为对所有患者放疗属于过度治疗，可能会增加晚期不良反应，然而这尚未得到现代放疗技术、体积和剂量的验证。

Engert, German HD10 (NEJM 2010, PMID 20818855; Update Sasse JCO 2017, PMID 28418763)： 共有 1370 例早期预后良好的患者（按照德国标准）按照 2×2 的设计被随机分为 ABVD×4 个周期、ABVD×2 个周期组。两组接受 IFRT 的剂量分别为 20 Gy、30 Gy。主要终点为 FFTF，未采用 PET 评估反应，MFU 更新为 98 个月。两个随机分组之间的初始和随访数据均无显著差异。研究证实两种方案的疗效相似（ABVD×4 个周期组对比 ABVD×2 个周期组的 10 年 PFS 分别为 87.4%、87.2%）。**结论：根据德国范例，2 个周期的 ABVD 联合 30 Gy 的 IFRT 是标准方案。**

Fuchs, German HD16 (JCO 2019, PMID 31498753)： 这是一项针对早期预后良好的 HL 患者的随机 Ⅲ 期试验。患者被分为 ABVD×2 个周期 +20 Gy 巩固放疗（CMT）组和 PET 引导下的免除放疗（SMT）组（Deauville 评分＜ 3）；结果显示 CMT 组对比 SMT 患者的 5 年 PFS 分别为 93.4%、86.1%，*HR* 为 1.78（95%*CI*：1.02~3.12）。**结论：在早期预后良好的 HL 患者中，免除放疗会导致肿瘤控制率下降。**

Raemaekers, EORTC H10 (JCO 2014, PMID 24637998; Update André JCO 2017, PMID 28291393)： 该项 PRT 研究采用 PET 适应放疗治疗早期 HL 患者，包括早前 EORTC 标准定义的预后良好（H10F）和预后不良（H10U）组。试验评估了在 PET 快速反应的患者中免除 INRT 的能力，以及在早期 PET 无反应的患者中升级到 BEACOPP 的效用。在 H10F 研究中，患者被随机分为 PET 适应治疗组和标准治疗组，均接受 2 个周期的 ABVD 治疗后再接受 PET 评估。在标准治疗组中，患者额外接受 1 个周期的 ABVD 化疗，以及 30 Gy 的 INRT（允许对残留灶增加 6 Gy）。在 PET 适应治疗组中，如果 PET 阴性，患者额外接受 2 个周期的 ABVD 化疗（共 4 个周期）（Deauville 1-2）。如果 PET 阳性，患者接受升级的 BEACOPP×2 个周期，以及 INRT 30 Gy（允许对残留灶增加 6 Gy）。以下是 H10U 的描述 / 结果：主要终点为 PFS，设计为非劣效性，5 年 PFS 从 95%（H10F）下降到 85%。由于非劣效性不太可能实现，早期便停止了 PET 适应治疗组的随机化。在最终报告中，共招募了 1950 例患者，发现 18.5% 的 PE 扫描呈阳性。单独 ABVD 的非劣效性无法确定（H10F 5 年 PFS 99% *vs.* 87.1%，*HR*：15.8；95%*CI*：3.8~66.1，非劣效性边际为 3.2）。接受 BEACOPP 化疗的患者的 5 年 PFS 从 77.4%（ABVD+INRT）提高到 90.6%（BEACOPP+INRT，$P=0.002$）。结论：**即使在 PET 反应良好的患者中，免除 INRT 也与进展风险增加相关（但 OS 无差异）。**

Radford, UK RAPID (NEJM 2015, PMID 25901426)： 这是一项非劣效性试验，纳入分期为 Ⅰ A～Ⅱ A 期（未进行基线 PET）且无大肿块（在 T_{5-6} 水平 ≥ 胸径 33%）的经典型 HL 患者。患者接受 3 个周期的 ABVD，然后进行 PET 检查，如果 PET 阴性（Deauville 1~2 分），患者接受 30 Gy 的 IFRT 或无进一步治疗。如果 PET 阳性，则接受总共 4 个周期的 ABVD 和 30 Gy 的 IFRT。主要终点为 PFS，非劣效性边际最初为下降 10%，然后修改为 7%。总体而言，32% 的患者不符合德国标准，31% 的患者有 ≥ 3 个淋巴结。MFU 60 个月，放疗组 3 年 PFS 为 94.6%，无附加治疗组为 90.8%，差异为 −3.8%（95%*CI*：−8.8%~1.3%）。结论：**尽管患者预后良好，但单独 ABVD 并不优于 ABVD+IFRT。**

◆ **什么是 StanfordV？它与其他疗法有何不同？**

StanfordV 是标准化疗方案，与 ABVD 方案相比，缩短了化疗时间，并减少了蒽环类药物和博来霉素的剂量。它被设计为一种联合治疗方案，但不建议免除放疗。

Advani, Stanford G4 (Ann Oncol 2013, PMID 23136225)： 一项采用 Stanford V 方案治疗早期 HL 患者的单臂前瞻性试验，所用化疗药物包括了氮芥、阿霉素、长春碱、长春新碱、博来霉素和依托泊苷。在该项试验中，治疗时间从 12 周缩短到 8 周（12 周仍然是早期预后不良的患者的标准选择）；化疗后 1~3 周给予 30~30.6 Gy/17~20 fx 的改良 IFRT；共纳入 87 例患者，结果发现 MFU 为 10 年，FFP、DSS 和 OS 分别为 94%、99% 和 94%。结论：**Stanford V 具有良好的耐受性和良好的效果，可与其他标准方案相媲美。**

早期预后不良的 HL 患者

以下试验是确立早期预后不良的 HL 患者"标准"治疗方案的最新试验。需要注意的是，许多试验将具有其他高风险特征（如大肿块、B 症状或结外病变）的早期患者亚群定义为晚期而非早期预后不良，因此在决定治疗方案前确定每种模式的纳入标准是很重要的。

◆ **哪些试验确立了目前早期预后不良的 HL 患者的标准治疗方案？**

Eich, German HD11 (JCO 2010, PMID 20713848; Update Sasse JCO 2017, PMID 28418763)： 该研究是 HD14 试验的前驱试验，试验对象是早期预后不良（德国标准）的 HL 患者，并以 2×2 的方式随机分配到 ABVD×4 个周期组或 BEACOPP×4 个周期组，再分别接受 20 Gy IFRT、30 Gy IFRT；共纳入 1395 例患者，FFTF 为主要终点，更新后的 MFU 为 106 个月。最初，BEACOPP+20 Gy 的 IFRT 的治疗效果比 ABVD+20 Gy 的 IFRT 更有效，但在长期随访中未得到证实。BEACOPP+30 Gy 与 ABVD+30 Gy 之间，终点 FFTF 无差异。同样，在 BEACOPP 治疗后，接受 20 Gy 的 IFRT 的治疗效果不劣于 30 Gy，但在 ABVD 治疗后，20 Gy 劣于 30 Gy（10 年 PFS 差 −8.3%，95%*CI*：−15.2% 至 −1.3%）。结论：**ABVD×4 个周期 +30 Gy 的 IFRT 是早期预后不良的 HL 患者的标准治疗方案。**

von Tresckow, German HD14 (JCO 2012, PMID 22271480)： 该研究是上述 HD 试验的延续。该项前瞻性优势试验将年龄 < 60 岁的早期预后不良（按德国标准）的 HL 患者随机分为 ABVD×4 个周期组和

BEACOPP×2 个周期 + 序贯 ABVD×2 个周期（"2+2" 方案）组。该试验未行 PET 评估，化疗后两组患者均接受 30 Gy 的 IFRT。主要终点为 FFTF，共纳入 1528 例患者，MFU 43 个月。"2+2" 方案改善 FFTF（*HR*: 0.44，*P* < 0.001）；5 年 PFS 差异为 6.2%（89.1%~95.4%，*P* < 0.001），OS 无差异。**结论：对于 < 60 岁的患者，升级的 "2+2" 方案 +30 Gy 的 IFRT 是早期预后不良 HL 患者的标准德国 HSG 治疗方案。**

Borchmann, German HD17 (Lancet Oncol 2021, PMID 33539742)： 1100 例早期预后不良 HL 患者被随机分为 BEACOPP×2 个周期 +ABVD×2 个周期 +30 Gy 组（标准组）和采用相同化疗方案但仅对 4 个周期化疗后 PET 阳性患者给予 30 Gy 的放疗组（PET4 组）（阴性定义为 Deauville 1~2 分，阳性定义为 Deauville 3~5 分）。主要终点为 5 年 PFS，被设计为非劣效性，边际为 8%。结果：PET4 组有 68% 的患者在 4 个周期化疗后 PFS 为阴性，并免除放疗。标准组的 5 年 PFS 为 97.3%，对比 95.1%（PET4 组），符合非劣效性标准。**结论：PET 阴性患者允许免除放疗，基本上在大约 2/3 的患者中以升级的 BEACOPP 方案来代替放疗。**

Raemaekers, EORTC H10 (JCO 2014, PMID 24637998; Update André JCO 2017, PMID 28291393)： 标准组的早期预后不良的患者共接受 4 个周期的 ABVD+INRT，PET 阴性患者（Deauville 1~2 分）接受 6 个周期的 ABVD，PET 阳性患者接受 2 个周期的 ABVD+2 个周期的 BEACOPP+INRT。

H10U 组的 PFS 从 90% 下降到 80%，与预后良好组相似，如果 PET 为阴性，ABVD 单独组的 5 年 PFS 更差（ABVD+INRT 92.1% *vs.* 单独 ABVD 89.6%，*HR*: 1.45，95%*CI*: 0.8~2.5，非劣效性边际为 2.1）。如前所述，如果 PET 阳性，升级到 BEACOPP 方案可将 5 年 PFS 从 77.4%（ABVD+INRT）提高到 90.6%（BEACOPP+INRT，*P*=0.002）。**结论：在早期预后良好和不良的 HL 患者中，免除 INRT 会增加复发的风险，即使 PET 反应良好（但 OS 无差异）。**

晚期 HL 患者

◆ **哪些试验确定了目前晚期 HL 患者的标准治疗方案？**

以下试验通常被用来确立治疗方案。值得注意的是，一些预后不良的 Ⅰ~Ⅱ 期患者也被纳入这些试验中。

Engert, German HD15 (Lancet 2012, PMID 22480758)： 这是一项以降低治疗强度为目标的晚期 HL 患者的前瞻性随机非劣效性试验。"晚期" 定义为 Ⅲ~Ⅳ 期患者，或 ⅡB 期伴有结外病变或纵隔肿块的 > 33% 最大胸径的患者。患者被随机分为三组：BEACOPP×8 个周期组、BEACOPP×6 个周期组和 BEACOPP-14（14 d）×8 个周期组。残余肿块 ≥ 2.5 cm 或 PET 阳性患者接受 30 Gy；共纳入 2126 例患者，MFU 48 个月。BEACOPP×8 个周期组的 5 年 FFTF 为 84.4%，BEACOPP×6 个周期组的为 89.3%，BEACOPP-14×8 个周期组的为 85.4%。BEACOPP×8 个周期组的死亡率较高；11% 的患者接受了放疗。**结论：对于晚期 HL 患者，BEACOPP×6 个周期序贯 PET 引导下的放疗应是标准方案。化疗后 PET 可以指导是否需要额外的放疗。**

Johnson, UK RATHL (NEJM 2016, PMID 27332902)： 这是一项关于晚期经典型 HL 患者的前瞻性随机非劣效性研究。"晚期" 的定义是指 ⅡB~Ⅳ 期或 ⅡA 期且累及部位 ≥ 3 个，或合并大肿块（>最大胸径 33% 或其他部位肿块＞10 cm）的患者。该研究的目的是在 PET 反应良好的患者中免除博来霉素。所有患者均接受 ABVD×2 个周期治疗，然后行 PET/CT 评估。如果 Deauville 评分为 1~3 分，则随机分为 ABVD 组或 AVD 组（不含博来霉素），均为 4 个额外的周期（共 6 个周期）。Deauville 4~5 分的患者则接受 BEACOPP 方案治疗。3 年 PFS 的非劣效性边界为 5%；共纳入 1214 例患者，MFU 为 41 个月；83.7% 的患者中期 PET 扫描为阴性（Deauville 评分为 1~3 分）；3 年 PFS（主要终点）为 85.7%（ABVD 组）对比 84.4%（AVD 组），绝对差值为 1.6；32 例患者接受了巩固性放疗。AVD 组肺部事件发生率较低（3% *vs.* 1%，$P < 0.05$）。结论：**AVD 方案并不占优，但结果仍然很好，故免除博来霉素可能是合理的**（正如 NCCN2021 所接受的一样）。

Gordon, ECOG E2496 (JCO 2013, PMID 23182987)：该研究采用 PRT 评估 Stanford V 方案对比 ABVD 方案的优势。该试验纳入Ⅲ~Ⅳ期或Ⅰ~Ⅱ期伴有大肿块（＞最大胸径的 33%）的典型 HL 患者，随机分为 ABVD×6~8 个周期组或 Stanford V×12 个周期组。主要终点为 FFS，所有的纵隔大肿块患者均行放射治疗，纵隔、双侧肺门和锁骨上区域给予 36 Gy 的照射。在 Stanford V×12 个周期组组患者中，任何病灶＞5 cm 的部位及肉眼可见的脾脏病灶也给予 36 Gy 的照射。该试验共纳入了 794 例患者，MFU 为 6.4 年。ABVD 方案与 StanfordV 方案的 5 年 FFS 无差异：74% *vs.* 71%（$P=0.32$）。亚组分析显示，IPS 评分为 3~7 分的患者 FFS 获得改善，总体毒性无差异。结论：**在北美地区，ABVD 联合原大肿块部位的巩固性放疗，仍然是晚期和局部广泛期 HL 患者的标准治疗方案**。

◆ **有什么证据特别说明了巩固性放疗在现代的作用？**

已经有多次试验直接探究了这个问题，例如，较早的荟萃分析和 MOPP 时代的试验表明了巩固性放疗没有益处[33-35]。而在 ABVD/BEACOPP 时代，近期进行的一些试验表明这一情况有所改善[36,37]。总的来说，似乎对 PET/CT 无反应的部位进行巩固性放疗，或对最初的大肿块进行放疗可能是有价值的，尽管这仍存在争议，并且不同的机构间存在差异。

Borchmann, German HD12 (JCO 2011, PMID 21990399)：这是一项 2×2 PRT 研究。研究对象为晚期 HL 患者，包括Ⅲ~Ⅳ期或ⅡB 期且伴有大肿块（≥最大胸径的 33%）或结外病变的患者。这些患者随机接受剂量递增的 BEACOPP×8 个周期或 BEACOPP×4 个周期，或序贯剂量减低的 BEACOPP×4 个周期（"2+2"）联合巩固性放疗，或无进一步治疗。对于最初大肿块部位或残余肿瘤≥1.5 cm 的部位，给予 30 Gy 的放疗。该研究未用 PET 评估，共纳入 1670 例患者，MFU 为 78 个月。放疗组有 66%~72% 的患者接受了放射治疗，而无放疗组的患者只有 11% 接受了放射治疗。放疗改善了 5 年 FFTF（差异为 –3.4，$95\%CI$：–6.6%~–0.2%）和 PFS（$95\%CI$：–6.6%~–0.2%）。结论：**BEACOPP×8 个周期仍然是标准方案，研究结果还支持使用巩固性放疗**。评论：**这项试验是在 PET 时代之前进行的，这可能会对治疗的选择造成影响**。

Gallamini, Italian HD0607 Analysis (JCO 2020, PMID 32946355)：该研究是一项 PRT 亚研究，共纳入 296 例晚期（ⅡB~ⅣB）、淋巴结肿块≥5 cm 且 PET 阴性（在第 2 和第 6 个周期评估）的 HL 患者，在 6 个周期 ABVD 后随机分为序贯巩固放疗或不治疗两组。中位剂量为 30.6 Gy，结果显示，无论淋巴结大小，PFS 均无变化。结论：**在第 2 和第 6 个周期，PET 阴性的患者，可能不需要巩固性放疗**。

◆ 本妥昔单抗在晚期 HL 患者的初始治疗中有用吗？

Connors, ECHELON1 (NEJM 2018, PMID 29224502)：该项 PRT 研究纳入了 1334 例晚期 HL 患者，随机分为 ABVD 组和本妥昔单抗联合阿霉素、长春花碱和达卡巴嗪组；2 年 PFS 为 82% 对比 77%，证明本妥昔单抗组更优；本妥昔单抗组的肺部不良反应较轻，但神经病变加重；ABVD 组成本更低。**结论**：本妥昔单抗联合 **AVD** 化疗是 **FDA** 批准用于晚期 **HL** 患者的治疗方案，但成本和毒性限制了其适用性。

复发 / 难治性 HL 患者

◆ 辅助放疗在接受自体造血干细胞移植的难治性 HL 患者中是否有作用？

这是有争议的，并且缺乏重要的现代数据。一些学者建议，如果经 PET 评估未获 CR，则应在接受自体造血干细胞移植之前进行巩固性放疗以诱导免疫应答；或者对于大肿块患者则在自体造血干细胞移植后进行巩固性放疗，但这是基于小型回顾性研究得出的结论 [38,39]。详见 ILROG 指南 [40]。

第五十二章　侵袭性非霍奇金淋巴瘤

James R. Broughman, Matthew C. Ward, Chirag Shah　著

姜　力　译

康　敏　校

概述： 非霍奇金淋巴瘤（NHL）是一类异质性很大的疾病。侵袭性非霍奇金淋巴瘤是一组定义宽泛、未经治疗、生存期短的 B 细胞或 T 细胞异常增殖性疾病。T 细胞淋巴瘤的侵袭性强，但相对少见。几乎全部侵袭性非霍奇金淋巴瘤都有多药联合化疗的指征。弥漫大 B 细胞淋巴瘤（diffuse large B-cell lymphoma, DLBCL）是最常见的侵袭性非霍奇金淋巴瘤，占全部患者的大多数。局限期 DLBCL 通常采用 R-CHOP 方案治疗 3 个周期后序贯受累野照射（ISRT）30~36 Gy，或 R-CHOP 方案治疗 6~8 个周期（表 52.1）。对于接受 6~8 个周期 R-CHOP 方案治疗后达到 CR 的患者，巩固性放疗的作用仍然具有争议。而对于进展期 DLBCL 患者，可以考虑 6~8 个周期的 R-CHOP 治疗后辅以巩固性放疗。由于没有明确的指征，对于存在如大肿块（≥ 7.5 cm）、骨骼受累、不能耐受全程化疗、PET/CT 提示化疗后残留病灶和遗传因素等危险因素的患者可以考虑巩固性放疗。复发 / 难治性 DLBCL 通常采用挽救性免疫化疗加自体干细胞移植的方案，进一步复发可以通过嵌合抗原受体 T 细胞（CAR-T）细胞免疫治疗或异基因干细胞移植来控制。

表 52.1　DLBCL 治疗模式概述

局限期（Ⅰ~Ⅱ期）	R-CHOP 方案治疗 3 个周期后序贯放疗（化疗后 CR：30~36 Gy。化疗后 PR：40~50 Gy）或 R-CHOP 方案治疗 6~8 个周期
进展期（Ⅲ~Ⅳ期）	R-CHOP 方案治疗 6~8 周期 ± 受累野照射 30~36 Gy
复发 / 难治性	高剂量免疫化疗 + 自体干细胞移植 ± 放疗（移植前或移植后）

流行病学： 美国在 2020 年估计有 77 240 例新诊断的 NHL 病例，其中 19 940 例死亡，发病率约为 1/50[1]。NHL 是第七大最常见的非皮肤癌症，也是第九大最常见的死亡原因。NHL 在男性中较女性多见（终生风险比为 1.26∶1）。50%~60% 的 NHL 为侵袭性 NHL。最常见的 NHL 依次是弥漫大 B 细胞淋巴瘤（29%）、滤泡性淋巴瘤（26%）、小淋巴细胞淋巴瘤 / 慢性淋巴细胞白血病（7%）、边缘区 /

黏膜相关淋巴组织淋巴瘤（9%）、套细胞淋巴瘤（8%）、结内边缘区淋巴瘤（3%）、原发性纵隔大 B 细胞淋巴瘤（2%）等 [2,3]。侵袭性 NHL 在中低收入国家更为常见。

危险因素： NHL 是一种具有多个危险因素的异质性疾病。NHL 的危险因素如下 [4]：高龄、种族、家族史 [5]、地理区域 [3]、病毒感染 [EBV，如结外 NK/T 细胞淋巴瘤和伯基特（Burkitt）淋巴瘤；人类嗜 T 淋巴细胞病毒（HTLV）-1、人类疱疹病毒（HHV）-8，如 HIV+ 中的卡波西肉瘤和各种淋巴瘤；丙型肝炎病毒，如 DLBCL 和脾边缘区淋巴瘤]、细菌感染（幽门螺杆菌，如胃黏膜相关淋巴组织淋巴瘤；鹦鹉热衣原体，如眼眶黏膜相关淋巴样组织淋巴瘤；伯氏疏螺旋体，如蜱叮咬、套细胞淋巴瘤 [6]；空肠弯曲杆菌，如结直肠黏膜相关淋巴组织淋巴瘤）、自身免疫病（类风湿关节炎、干燥综合征、红斑狼疮）、免疫抑制（艾滋病、器官移植）、药物（免疫抑制剂、烷化剂）、化学品（染发剂、杀虫剂）、既往慢性淋巴细胞白血病 / 毛细胞白血病 [5%~10% 的患者通过里克特（Richter）综合征转化为 DLBCL]。

解剖学： 1965 年确定了 13 个独立的用于定义和分期的淋巴结组，包括韦氏环、颈 / 锁骨上 / 枕 / 耳前、锁骨下、腋 / 胸、纵隔、肺门、主动脉旁、脾、肠系膜、髂、腹股沟 / 股骨、腘窝和滑车上 / 肱骨。出于分期目的，韦氏环和脾被认为是淋巴结外区域。

病理学： 无论源自骨髓还是外周淋巴结组织，NHL 是起源于 T 细胞或 B 细胞的恶性肿瘤。85%~90% 的 NHL 来源于 B 细胞 [4]。相反，白血病源自分化为红细胞、单核细胞或粒细胞的细胞。最初，人们认为白血病源自骨髓，而淋巴瘤源自实体病灶。如今，研究者综合细胞谱系、形态学、遗传学和免疫表型对白血病和淋巴瘤进行了分类。2016 年版 WHO 淋巴瘤分类标准中确定了超过 60 种 NHL 分型，由于临床行为各异，该分类并未再去区分侵袭性和惰性 [7]。病理分级 3B 级滤泡性淋巴瘤的许多治疗手段与 DLBCL 类似。

遗传学： 见表 52.2

表 52.2　部分侵袭性非霍奇金淋巴瘤的常见基因易位、免疫分型和临床要点

	组织学	经典基因分型	经典免疫分型	Pearls
B 淋巴细胞	DLBCL	t（14:18）、BCL-2、BLC-6、ALK 等	CD19+、CD20+、CD45+	最常见的 NHL。WHO2016 亚型：EBV 型、生发中心型、激活型、皮肤型、ALK 型、HHV8 型、"双重打击型"（MYC 和 BCL2 或 BCL6 的重排）
	原发性纵隔（胸腺）DLBCL	无	CD19+、CD20+、CD5–	前纵隔（胸腺）病灶最常见于年轻女性，治疗方法与 DLBCL 不同
	套细胞淋巴瘤	t（11:14），细胞周期蛋白 D1	CD19+、CD20+、CD5+	高龄和进展期期更为常见，放射敏感
	Burkitt 淋巴瘤	t（8:14）→ C-MYC（转录因子）	CD19+、CD20+、CD5–、CD10+	经典的"星空"外观。儿童中最常见的 NHL，非洲流行型（下颌，EBV+）。还有非流行型（腹部、内脏器官）和免疫缺陷型
	滤泡细胞淋巴瘤，3B 级	3B 级在遗传上与 1-3A 级不同	CD19+、CD20+	高级别 FL（尤其是 3B 级）通常按照 DLBCL 规范治疗（1-3A 级按照低级别 NHL 规范治疗）

续表

	组织学	经典基因分型	经典免疫分型	Pearls
T 细胞	外周 T 细胞淋巴瘤非特异型	t（7:14）、t（11:14）或 t（14:14）	可变 T 细胞（±CD2、3、4、5、7）	最常见的外周 T 细胞淋巴瘤，老年人常见
	间变大细胞淋巴瘤	t（2:5）→ ALK	CD30+、EMA+	多见于儿童，ALK+ 预后良好。T 细胞肿瘤
	血管免疫母细胞淋巴瘤	无	CD4+	老年人
	结外 NK-T 细胞，鼻型	LOH6q	CD2+、CD56+	多见于亚洲男性。EBV+（FISH 检测 EBER）
T 细胞或者 B 细胞	淋巴母细胞淋巴瘤 / 白血病	t（1:19）、t（9:22）	TdT+	ALL 的淋巴结表现与治疗类似。可以是 T 细胞或 B 细胞呈现

临床表现：最常见的是无痛性肿大淋巴结。根据肿瘤部位和进展程度，可能会出现 B 组症状（发烧＞38℃、盗汗、6 个月内体重减轻＞10%）或许多其他症状（疲劳、贫血、疼痛、脊髓受压等）。

检查：注意全身症状（B 症状），淋巴结肿大或肝、脾肿大。

1. 实验室检查：CBC，CMP，β_2 微球蛋白、乳酸脱氢酶（LDH）、尿酸、乙型肝炎病毒的检测（用利妥昔单抗重新激活），妊娠试验。如果有 B 症状、睾丸淋巴瘤、双重打击、HIV 相关淋巴瘤或硬膜外淋巴瘤，则进行腰椎穿刺并使用流式细胞术（有关危险因素请参阅中枢神经系统淋巴瘤预后模型）[8]。

2. 影像学检查：除了某些低级别组织学（结外 MZL 和小细胞淋巴瘤）外，PET/CT 几乎是所有淋巴瘤的标准影像学检查[9-11]。惰性淋巴瘤的摄取（SUV＞10）提示转化[12,13]。还建议做增强 CT 检查。根据化疗方案决定是否行超声心动图或 MUGA。EBV 检查用于结外 NK/T 细胞淋巴瘤。

3. 活检：至少应进行空心针活检，但最好进行切除活检，以进行充分的病理学评估，包括形态学、淋巴结结构、基因组分析和免疫分析。FNA 不够充分。PET 阴性结果通常足以排除 DLBCL 的骨髓受累[14,15]。骨髓活检仍然是大多数其他 NHL 的标准病理检查（侵袭性 NHL 的骨髓受累风险约为 20%，而惰性 NHL 的骨髓受累风险为 50%~80%）。

预后因素：包括年龄、肿块（通常定义为直径≥10 cm 或＞最大胸径的 1/3，但最近定义为≥7.5 cm）和分期（表 52.5）。根据组织微阵列（CD10、BCL6 和 MUM1 的组合）[16]定义，生发中心亚型比非生发中心亚型预后更好。接受化疗的侵袭性 NHL 患者存在多种预后模型（表 52.3 和 52.4）。国际预后指数（IPI）[17]是经典的预后指数（LDH、结外部位、年龄、一般状态和分期）。虽然初始 IPI 仍然是标准的，但修改后的指数（例如年龄校正 IPI、阶段校正 IPI 和 NCCN-IPI）可能会提高预后效用。套细胞淋巴瘤可能最好使用 MIPI 进行分类[18]。Deauville（五分）评分用于解释 PET 扫描并具有预后意义，尤其是在治疗结束时，由 5 个级别组成：1 级，没有高于背景的摄取；2 级，小于或等于纵隔血池的摄取；3 级，高于纵隔血池，但小于或等于肝脏的摄取；4 级，稍高于肝脏的摄取；5 级，明显高于肝脏的摄取或新病变[19]。

自然史： 侵袭性淋巴瘤的定义较为宽松，如果不接受治疗则生存期仅有数月，而相比之下惰性淋巴瘤的生存期为数年。与霍奇金病相比，侵袭性非霍奇金淋巴瘤传播模式更难以预测，并且可以越过淋巴结水平/部位呈现为跳跃转移。

表 52.3　侵袭性 NHL 的经典 IPI 预后指数（1993[17]）和 NCCN-IPI（2014[20]）

侵袭性 NHL	IPI		年龄校正 IPI		NCCN-IPI	
	因素	分值	因素	分值	因素	分值
年龄	＞60	1	N/A	1	＞40 且≤ 60 ＞60 且＜ 75 ≥ 75	1 2 3
LDH	高	1	高	1	＞1 倍正常值上限但≤ 3 倍正常值上限 ＞3 倍正常值上限	1 2
结外部位	≥2	1	N/A	1	骨髓、中枢神经系统、肝脏/胃肠道、肺	1
一般状态	≥2	1	≥2	1	≥2	1
分期	Ⅲ~Ⅳ	1	Ⅲ~Ⅳ	1	Ⅰ~Ⅱ *vs.* Ⅲ~Ⅳ	1

表 52.4　侵袭性 NHLIPI 预后指数的临床结局预测

风险组	初始 IPI(利妥昔单抗前)[17]			年龄校正 IPI[17]				IPI(利妥昔单抗时代)[21]			NCCN-IPI[20]		
	分值	5年OS	5年RFS	分值	5年OS（≤60岁）	5年OS（＞60岁）	5年RFS	分值	3年OS	3年RFS	分值	5年OS	5年RFS
低风险	0~1	73%	70%	0	83%	56%	86%	0~1	91%	87%	0~1	96%	91%
低至中风险	2	51%	50%	1	69%	44%	66%	2	81%	75%	2~3	82%	74%
中至高风险	3	43%	49%	2	46%	37%	53%	3	65%	59%	4~5	64%	51%
高风险	4~5	26%	40%	3	32%	21%	58%	4~5	59%	56%	≥ 6	33%	30%

分期： 见表 52.5。

表 52.5　淋巴瘤的 Ann-Arbor 分期系统 **

Ⅰ期	一个淋巴结；或一个淋巴结区域；或无淋巴结受累的一个结外器官或部位受累（ⅠE）	A：无全身症状
Ⅱ期	横膈同侧有≥ 2 个淋巴结区域，或者单一结外部位局限连续受累伴横膈同侧淋巴结转移	B：诊断前 6 个月不明原因体重下降＞10%；不明原因发热，体温＞38 ℃，夜间盗汗； E*：结外侵犯
Ⅲ期	横膈两侧淋巴结区受侵，或伴有脾受侵	X：大肿块（霍奇金病：＞10 cm 或纵隔肿块超过胸片上第 5~6 胸椎水平处最大胸径的 1/3）
Ⅳ期	同时伴有一个或多个结外器官广泛受侵	

注：*2014 年 Lugano 更新后建议 NHL 分期不再需要标注 X 和 A/B，并且Ⅲ~Ⅳ期不需要标注 E。** 累及区域的数量可以用下标表示（例如Ⅱ ₃）。

治疗规范

1. 观察： 与惰性淋巴瘤不同，侵袭性淋巴瘤的观察通常没有意义，其中例外的可能是肿瘤负荷低的套细胞淋巴瘤[23]。

2. 手术： 通常手术的作用仅限于切除活检。

3. 化疗： 化疗是 NHL 治疗的支柱（表 52.6）。治疗方案见表 52.6。利妥昔单抗是一种抗 CD20 抗体，在 2000 年初被证明可将 DLBCL 的 5 年 OS 提高约 10%，且毒性增加很小[24-26]。R-CHOP 方案：利妥昔单抗、环磷酰胺、阿霉素、长春新碱和泼尼松，通常每 21 天给药 1 次，重复 6 个周期。R-EPOCH 是在与 R-CHOP 相同的药物组成基础上加入依托泊苷。总体而言，在 DLBCL 亚型中，与 CALGB/Alliance 50303 试验中的 R-CHOP 相比，R-EPOCH 并未显示出益处（尽管它仍然是其他亚型的一种选择），如原发性纵隔 DLBCL 或"双重打击"型 DLBCL。除了考虑用于"双重打击"型 DLBCL，对于大部分 DLBCL 不常规推荐自体干细胞移植作为巩固性治疗[27]。对高危患者可通过全身甲氨蝶呤、鞘内注射甲氨蝶呤或阿糖胞苷进行中枢神经系统的预防性化疗[8,9]。

表 52.6　侵袭性 NHL 的化疗方案

诊断	化疗方案	注释
DLBCL，生发中心型	R-CHOP×6 周期 ± 放疗	标准 R-CHOP 方案效果良好
	R-CHOP×3 周期 + 放疗	
DLBCL，B 细胞激活型	R-CHOP×6~8 周期 ± 放疗	临床研究表明该类患者标准方案 R-CHOP 效果较差，需强化化疗
	R-ACVBP+ 甲氨蝶呤 / 亚叶酸[28]	
	R-CHOP+ 来那度胺[29]	
DLBCL，"双重打击"型（MYC 和 BCL2 或 BCL6）或"三重打击"型（MYC、BCL2 和 BCL6）	R-EPOCH	标准方案 R-CHOP 效果较差，可以考虑中枢神经系统预防治疗或自体干细胞移植
	R-Hyper-CVAD	
DLBCL，滤泡转化	R-CHOP×6 周期 ± 放疗	诊断：活检区域 PET 摄取 SUV > 10[13]
3B 级滤泡淋巴瘤	R-CHOP ± 放疗	按照 DLBCL 治疗原则
原发性纵隔 DLBCL	R-EPOCH×6 周期 ± 放疗[30]	—
	R-CHOP×6 周期 + 放疗	
套细胞淋巴瘤	R-CHOP+ 自体干细胞移植[31]	
	R-Hyper-CVAD/ 阿糖胞苷 / 甲氨蝶呤[32]	
	R-CHOP+ 放疗	选择性Ⅰ~Ⅱ期患者
	R-CHOP	姑息方案
	苯达莫司汀 + 利妥昔单抗	—
	其他方案	—

续表

诊断	化疗方案	注释
Burkitt 淋巴瘤	CODOX-M[33]	—
	CALGB 方案[34]	—
	R-EPOCH[35]	—
	Hyper-CVAD[36]	—
结外 NK/T 细胞淋巴瘤	SMILE+ 放疗[37]	—
	DeVIC+ 同步放疗[38]	—
	GELOX+ 放疗（化疗 - 放疗 - 化疗的三明治方案）[39]	—

4. 放疗

（1）**适应证**：放疗在侵袭性 NHL 中的作用是巩固性或姑息性治疗。对于无法接受化疗或早期套细胞淋巴瘤的特定患者，根治性放疗可能是合适的。放疗决策应基于选择的化疗方案和肿瘤对化疗的反应。受累野照射是传统的放疗技术；当前技术是受累部位照射（用于化疗后）。ILROG 指南描述了受累部位照射的技术。

（2）**剂量**：有关 RT 剂量，请参阅表 52.7。

表 52.7　侵袭性淋巴瘤的 NCCN 放疗剂量指南[9,10]

I ~ II 期套细胞淋巴瘤	单纯放疗	30~36 Gy
DLBCL*	化疗达 CR 后巩固性放疗	30~36 Gy
	化疗达 PR 后巩固性放疗	40~50 Gy
	根治性放疗（无化疗）	40~55 Gy
	自体干细胞移植联合放疗	20~36 Gy
	化疗后阴囊部位放疗	25~30 Gy
外周 T 细胞淋巴瘤	巩固性放疗	30~40 Gy
结外 NK/T 细胞淋巴瘤，鼻型	放疗联合同步 DeVIC 化疗	50 Gy
	SMILE 化疗序贯放疗	45~50.4 Gy
	GELOX 化疗序贯放疗	56 Gy
	单纯放疗	≥ 50 Gy

注：*3B 级别的滤泡淋巴瘤的治疗模式通常参照 DLBCL。
　　资料来源：国家综合癌症网络，NCCN 临床肿瘤学实践指南：B 细胞淋巴瘤，2020，https://www.nccn.org；国家综合癌症网络，NCCN 临床肿瘤学实践指南：T 细胞淋巴瘤，2020，https://www.nccn.org。

（3）不良反应：急性不良反应如疲劳、皮肤红斑、其他不良反应（取决于部位）；晚期不良反应取决于部位，但包括第二恶性肿瘤相关症状、口干、心脏不良反应等。

（4）步骤：见《放射肿瘤学治疗计划手册》，第十章[41]。

基于循证的问与答

◆ 关于放疗在 DLBCL 中的作用在既往研究中有哪些数据？

3 个合作小组（SWOG、ECOG、法国 GELA）研究了化疗后巩固性受累野照射的作用，但在利妥昔单抗时代前这些研究结果各异。放疗可有效减少受累野内复发率，但在一项试验（SWOG）的初步结果中提示放疗仅改善了 OS，尽管这些研究采用了更高的放疗剂量，但放疗技术仍较旧。总体而言，低强度的化疗联合放疗似乎与单纯的强化化疗在治疗效果上相当。强化化疗时毒性显著，因此，联合治疗对于某些患者来说可能是理想的选择。

Miller, SWOG 8736 (NEJM 1998, PMID 9647875, Update Stephens JCO 2016, PMID 27382104)： 对 401 例局部中或高级别、Ⅰ 期或ⅠE 期 NHL 患者（包括大肿块，即定义为直径 ≥ 10 cm 或大于最大胸径的 1/3，非大肿块）进行 PRT 研究，患者随机接受 CHOP×8 个周期与 CHOP×3 个周期，然后进行 40~55 Gy 的受累野照射。受累野照射范围包括化疗前肿瘤累及范围。中位随访为 4.4 年。与单独使用化疗相比，放疗改善了 5 年 PFS（77% *vs.* 64%，*P*=0.03）和 OS（82% *vs.* 72%，*P*=0.02），且危及生命的严重毒性较弱。对初始队列人群亚组（中位随访为 17.7 年）的长期随访表明，尽管对进行限制性化疗的患者加入了放疗，仍然出现了治疗失败。结论：联合治疗优于单独使用 CHOP 且毒性较弱，但经过长期随访后，这种情况并未持续存在。

Horning, ECOG 1484 (JCO 2004, PMID 15210738)： 一项关于 352 例早期弥漫性侵袭性淋巴瘤患者的 PRT 研究，纳入了 Ⅰ 期伴纵隔或腹膜后受累、肿块直径 > 10 cm、ⅠE 期、Ⅱ 期或ⅡE 期的患者。治疗方法为 CHOP×8 个周期，然后通过 CT 检查重新分期。化疗后达 PR 的患者接受了 40 Gy 受累野照射。化疗后达 CR 患者随机接受观察组与 30 Gy 的受累野照射。中位随访为 12 年；61% 患者达到 CR；31% 的达到 PR 的患者在受累野照射后达到 CR。参见表 52.8。结论：受累野照射改善了 **DFS**，但没有改善 **OS**。

表 52.8　非霍奇金淋巴瘤临床研究 ECOG 1484 结果

ECOG 1484	6 年 DFS	6 年 OS
CHOP×8 周期 → PR →放疗	63%	69%
CHOP×8 周期 → CR →观察	53%	67%
CHOP×8 周期 → CR →放疗	69%	79%
P	0.05	0.23

Reyes, GELA LNH 93-1 (NEJM 2005, PMID 15788496)： 对 647 例年龄 < 61 岁、局部 Ⅰ~ⅡE 期侵袭性淋巴瘤且无 IPI 危险因素的患者进行 PRT 研究。患者随机接受 CHOP×3 个周期 + 受累野照射与单纯 ACVBP（阿霉素、环磷酰胺、长春地辛、博来霉素、泼尼松）及 MTX（依托泊苷、异环磷酰胺和阿

糖胞苷）的巩固性治疗。受累野照射剂量为 40 Gy/22 fx。中位随访为 7.7 年。ACVBP 改善了 5 年 PFS（82% *vs.* 74%，*P* < 0.001）和 OS（90% *vs.* 81%，*P*=0.001）。但 ACVBP 组的 3~4 级毒性更严重（12% *vs.* 1%）。初始部位复发在 ACVBP 组中更常见（41% *vs.* 23%），但野外复发在 CHOP 组中更常见（72% *vs.* 38%）。**结论：在年轻患者中，单纯强化化疗优于 CHOP+ 受累野照射。ACVBP 在美国不是标准治疗方案。**

Bonnet, GELA LNH 93-4 (JCO 2007, PMID 17228021)： 对 576 例年龄＞ 60 岁、局部 I~ⅡE 期侵袭性 NHL 且无 IPI 危险因素的患者进行 PRT 研究。患者随机接受 CHOP×4 个周期 ± 受累野照射至 40 Gy。中位随访为 7 年。加入放疗后，CR（89% *vs.* 91%）、5 年 PFS（61% *vs.* 64%）、5 年 OS（72% *vs.* 68%，*P*=0.5）与单纯化疗组没有差异。**结论：对于具有有利因素的老年患者，单独 CHOP 方案化疗可能已经足够。**

◆ **利妥昔单抗对单独化疗的结果有何影响？**

既往临床研究是在利妥昔单抗时代之前进行的。2000 年初引入利妥昔单抗后，临床结果显著改善，优于单独使用 CHOP，5 年 OS 改善约 10%[24-26,42]。因此，许多人认为引入利妥昔单抗后没有必要与 RT 合并治疗，尽管目前尚无 I 级证据支持这一结论。

◆ **DLBCL 需要多少个周期的 R-CHOP ？**

RICOVER-60 试验探索 6 或 8 个周期 R-CHOP 方案治疗 DLBCL 疗效，直接解答了这个问题。

Pfreundschuh, RICOVER-60 (Lancet Oncol 2008, PMID 18226581)： 对 1222 例 61~80 岁侵袭性 B 细胞淋巴瘤患者进行 PRT 研究。患者接受 2×2 随机化：6 或 8 个周期的 CHOP 与 6 或 8 个周期的 R-CHOP（均为间隔 14 天，而不是传统的 21 天）。无论反应如何，均建议对最初 ≥ 7.5 cm（大肿块）的部位或结外部位进行 36 Gy 的受累野照射。结果表明，R-CHOP 改善了 DFS 和 OS，但 6 个周期与 8 个周期之间没有差异。**结论：6 个周期的 R-CHOP 是老年患者的首选方案。**

◆ **在利妥昔单抗时代，早期 DLBCL 是否需要巩固性放疗？**

这是一个有争议的问题，放疗的使用率一直在下降[43]。可能有一些患者受益于放疗，但没有高质量的数据来指导决策。以下回顾性和非随机临床数据支持放疗的作用，其中包括至少 3 个大型数据库（NCDB、SEER、NCCN）和多项回顾性综述[43-50]。值得注意的是，德国 UNFOLDER 试验将大肿块或 ENE 患者随机分配接受放疗或不接受放疗，但由于 EFS 较差而关闭了早期未放疗的两个组[51,52]。部分 DLBCL 患者可能会从放疗中获益，尽管这部分人尚未明确定义。有危险因素的 DLBCL 患者可以考虑加放疗，例如大肿块、骨骼受累、无法耐受全程化疗、化疗后 PET/CT 残留病灶以及遗传因素[52]。

Held, RICOVER-60 NoRTh (JCO 2014, PMID 24493716)： RICOVER-60 临床试验完成后，研究对方案进行了修订，将另外 166 例患者纳入 RICOVER-60 试验的最佳组（R-CHOP×6 个周期，间隔 14 天）但不接受放疗，再将初始试验组（放疗组）与非放疗组进行比较。中位随访为 39 个月。符合方案人群的 MVA 表明，未接受 RT 的患者中，有大肿块这一危险因素的 EFS、PFS 和 OS 较差。**结论：在 PET 指导的研究完成之前，所有伴有大肿块的患者都应进行放疗。更多的结论需要进一步的随机试验去验证。**

Held, German Pooled Analysis (JCO 2013, PMID 24062391)： 对来自 9 项随机试验（包括 3840 例侵

袭性 B 细胞淋巴瘤患者）的数据进行汇总分析，发现 7.6% 有骨骼受累。骨骼受累与 R-CHOP 治疗后较差的 EFS 相关（EFS HR：1.5，$P=0.048$）。未发现利妥昔单抗可以改善骨骼受累患者的预后。放疗确实改善了骨骼受累患者的 EFS（EFS HR：0.3，$P=0.001$；OS HR：0.5，$P=0.111$）。结论：放疗可能有益于骨骼受累的患者。

Lamy, 02-03 Lysa/Goelams Group (Blood 2018, PMID: 29061568)：非大肿块（直径 < 7 cm）Ⅰ~Ⅱ期 DLBCL 患者接受 R-CHOP 治疗，治疗 4 个周期（IPI 为 0）或 6 个周期（IPI > 0），然后随机接受 40 Gy 受累野照射或观察。4 个周期后达到 PR（经 PET 评估）的患者追加到 6 周期治疗并放疗。在中位随访 64 个月时，ITT 分析显示主要终点 5 年 EFS 没有差异（89% 未接受放疗，92% 接受放疗；$P=0.18$）。**结论：在 R-CHOP×4 或 6 个周期后达到 PR 的非大肿块、Ⅰ~Ⅱ期 DLBCL 患者中，接受观察的预后并不差于巩固性放疗。**

◆ **巩固性放疗对于进展期 DLBCL 有作用吗？**

这也是一个有争议的问题，可用的数据较少。NCCN 建议对患者进行 R-CHOP×6 个周期，如果 PET 确认 CR，则考虑对最初大肿块部位或骨骼受累区域进行放疗。RICOVER-60 可能为此提供了最好的数据，因为它包括所有阶段（无 RT 队列中 60% 为Ⅲ~Ⅳ期）。MDAnderson[53]、Duke[46] 的回顾性数据和 NCCN 数据库的观察数据也表明了其益处[50]。

◆ **放疗的最佳剂量是多少？**

经典的临床试验通常使用 > 40 Gy 的剂量，但如今剂量逐渐降低。

Lowry, UK (Radiother Oncol 2011, PMID 21664710)：对任何需要放疗进行局部控制的 NHL 组织学亚型进行 PRT；640 个部位被随机分为接受 40~45 Gy/20~23 fx 的高剂量组与低剂量组（对于侵袭性组织学为 30 Gy/15 fx，对于惰性组织学为 24 Gy/12 fx）。中位随访为 5.6 年。结果显示，两组的缓解率、野内进展、PFS 或 OS 没有差异。低剂量组的毒性降低（但 SS 没有降低）。**结论：24 Gy 和 30 Gy 均足以治疗惰性和侵袭性 NHL。**

◆ **应如何评估 NHL 患者的治疗反应？中期 PET 能否预测结果？**

更新后的卢加诺分类[22]（以会议召开地瑞士卢加诺命名）定义了分期和反应评估标准。详细信息请参阅手稿，但简而言之，CR 应被定义为 Deauville 1~3 分，无新病灶，无异常骨髓摄取，淋巴结大小消退至最长直径 < 1.5 cm，且无器官肿大。Deauville 3 分一般是正常的，但如果使用降强度的化疗，则也可能被认为是异常的。值得注意的是，治疗中期 PET 不能清楚地预测结果（与霍奇金病相反），并且不建议因治疗中期 PET 而改变治疗方案[54]。

◆ **原发性纵隔大 B 细胞淋巴瘤如何治疗？**

原发性纵隔大 B 细胞淋巴瘤与其他类型的 DLBCL 不同，其自然史介于 NHL 和霍奇金病之间。应使用 R-EPOCH×6~8 个周期的治疗方案，或使用 R-CHOP×6 个周期治疗加放疗的方案[9,30]。关于这类患者是否可以去放疗的数据很少。与霍奇金病一样，治疗中期 PET/CT 可预测预后[55]。

◆ **如何治疗腿型原发性皮肤弥漫大 B 细胞淋巴瘤？**

该病是一种罕见且高度侵袭性的皮肤淋巴瘤，通常在一条腿或双腿上出现结节，10%~15% 可能出现在下肢以外。局限期疾病的典型治疗方案包括 R-CHOP×3~6 个周期，序贯放疗 30~36 Gy（CR）或 40~45 Gy（PR）。

◆ **如何治疗睾丸 DLBCL？**

原发性睾丸 DLBCL 是一种罕见疾病，仅占 NHL 病例的 1%~2%。尽管大多数患者都处于早期疾病阶段，但预后通常很差。包括中枢神经系统（CNS）和对侧睾丸在内的结外部位复发仍然是一个临床挑战。当前的治疗范式模式是由一个 II 期临床试验 IELSG-10 确定的，方案包括睾丸切除术、R-CHOP、CNS 预防性治疗和对侧睾丸的预防性放疗[56]。试验中未观察到睾丸复发。放疗通常包括对整个阴囊进行 30 Gy 的照射。

◆ **原发性骨 DLBCL 如何治疗？**

原发性骨 DLBCL 占成人淋巴瘤的 < 2%，绝大多数为生发中心亚型的 DLBCL。传统的治疗方法是多药联合化疗序贯放疗，但放疗在利妥昔单抗时代的作用尚不清楚。局限期疾病的经典方案是 R-CHOP×3~6 个周期，序贯 30~36 Gy（CR）或 40~45 Gy（PR）。

第五十三章　惰性非霍奇金淋巴瘤

Christopher W. Fleming, Aryavarta M. S. Kumar, Matthew C. Ward　著

黄耀仪　译

康　敏　校

> **概述**：惰性非霍奇金淋巴瘤（NHL）是一组多样化的疾病。惰性 NHL 患者的生存期可长达数年至数十年。最常见的组织学类型是 1~2 级滤泡性淋巴瘤和黏膜相关淋巴组织（MALT）淋巴瘤。局限期（Ⅰ~Ⅱ期）通常仅采用放射治疗（RT）进行治疗。晚期（Ⅲ~Ⅳ期）则通常先进行观察，对有症状的行化学治疗（CHT），也可使用放疗做姑息性治疗。参考 ILROG 指南对于疾病的治疗方式及方案的选择起很大作用（表 53.1）。

表 53.1　惰性非霍奇金淋巴瘤的治疗模式

分期	治疗方案	常见放疗方案
Ⅰ~Ⅱ期	放射治疗	滤泡性淋巴瘤 / 其他组织学类型：24 Gy/12 fx
		胃 MALT 淋巴瘤：30 Gy/15 fx
Ⅲ~Ⅳ期	观察、化疗和（或）姑息性放疗	24~30 Gy/12~15 fx
		4 Gy/2 fx（即 "boomboom"）

流行病学：每年报告的非霍奇金淋巴瘤（NHL）病例总数为 77 240 例，其中有 19 940 例死亡，这使得 NHL 成为第九大死因[1]。惰性 NHL 通常发生在老年人中，中位年龄为 65 岁，而发病高峰则在 70 岁以上。该疾病在北美洲、欧洲和澳大利亚等地更为常见[2]。其中，滤泡性淋巴瘤是除了弥漫大 B 细胞淋巴瘤（DLBCL）之外最常见的 NHL 亚型，大约占所有 NHL 病例的 22%；小淋巴细胞淋巴瘤（SLL）/ 慢性淋巴细胞白血病（CLL）约占 6%；而 MALT 淋巴瘤 / 边缘区淋巴瘤约占 5%[3]；其他亚型相对较为罕见。

危险因素：有四大危险因素，包括免疫抑制、自身免疫病、感染和环境暴露。详细内容请参阅第五十二章。

解剖学：惰性 NHL 可表现为淋巴结或淋巴结结外部位受累。其中结内 NHL 的解剖结构在第

五十二章中有详细描述，而结外淋巴瘤的表现在惰性NHL中较为常见。常见的淋巴结结外部位包括胸腺、脾脏、扁桃体和腺样体（Waldeyer环），此外还有一些淋巴结外的部位包括骨髓、皮肤、中枢神经系统、卵巢、睾丸、眼附属物、肝脏、胃、肠道、乳房和肺部等。

病理学/遗传学：惰性B细胞NHL比T细胞型更为常见。2016年世界卫生组织对其亚型进行了分类[4]，该体系较为复杂，但以下几个关键点值得注意：滤泡性NHL根据每个高倍视野（HPF）中中心母细胞的数量进行分级。一级：0~5个/HPF；二级：6~15个/HPF；三级：>15个/HPF，并可细分为3A和3B，其中3B表现为中心母细胞成片，且通常被视为弥漫大B细胞淋巴瘤（DLBCL）。t（14:18）是经典易位，导致BCL-2过度表达，从而阻断细胞凋亡。边缘区NHL包括结内型和结外型（即MALT）。更多详细信息请参阅表53.2。

临床表现：通常表现为缓慢生长的淋巴结肿大，肝、脾肿大，细胞减少或非特异性全身症状，如疲劳、不适或低热。最常见的淋巴结肿大部位为颈部、腹股沟、腋窝和腹部，少数情况下会累及皮肤，表现为皮疹或瘙痒，骨髓累及较为常见。滤泡性NHL多为Ⅲ~Ⅳ期，而边缘区NHL更多为局限期疾病。B症状通常与侵袭性组织学类型或广泛病变相关。

检查：详细询问患者病史并对淋巴系统、肝脏、脾脏和（或）皮肤进行详细检查，对外周淋巴结行活检。胃MALT淋巴瘤的检查可以通过内镜行活检。细针穿刺（FNA）虽不足以得出最终诊断，但可通过流式细胞术区分良性淋巴结肿大和B细胞克隆增殖。对大多数患者来说需要进行骨髓活检（通常为单侧），但结外边缘区淋巴瘤则不需[7]。对于睾丸、椎旁、鞍旁、骨髓穿刺结果阳性和HIV阳性患者，可以行腰椎穿刺活检。

表53.2　常见惰性非霍奇金淋巴瘤的病理、免疫表型和遗传学

疾病	常见免疫表型基因		常见遗传学检测	说明
滤泡性NHL	CD19+，CD20+	CD10+，CD21+，CD22+，CD79a+，CD5-，CD43-	t（14:18）	BCL-2发生t（14:18）的表达结果骨髓累及常见，10年转化风险为28%[5]
边缘区淋巴瘤（MZL）		CD22+，CD3-，5-，10-，23-	3号染色体，t（11:18）	不如结外常见
黏膜相关淋巴样组织淋巴瘤（MALT）				通常局限于特定部位，t（11:18）与胃MALT淋巴瘤使用三联抗生素治疗失败有关[6]
小淋巴细胞淋巴瘤（SLL）/慢性淋巴细胞白血病（CLL）		CD5+，23+，HLA-DR，CD22-	t（14:19），12号染色体核型畸变，但并不能诊断	SLL在形态上与CLL相似，但循环白血病细胞计数更低

1.实验室检查：包括血常规（CBC），血生化（CMP），外周血涂片检查，红细胞沉降率（ESR）、乳酸脱氢酶（LDH）、人类免疫缺陷病毒（HIV）、乙型肝炎病毒（HBV）、丙型肝炎病毒（HCV）、β_2微球蛋白（详见下文FLIPI2预后模型）的检测，尿素呼气试验（胃MALT淋巴瘤），此外还需进行

妊娠试验。

2. 影像学检查：对于外周淋巴结肿大，应进行胸部、腹部和盆腔增强 CT 检查，所有淋巴结瘤患者，不包括慢性淋巴细胞白血病（CLL）/ 小淋巴细胞淋巴瘤（SLL）或胃 MALT 淋巴瘤，均应进行 PET-CT 检查。对于惰性 NHL 患者，PET 的标准摄取值（SUV）> 10 提示可能转变为更高级别组织学类型（例如，从 CLL/ 毛细胞白血病转变为 DLBCL），可指导活检[8]。若出现相应症状的患者，应进行脑 / 脊髓 MRI 检查。如果计划使用蒽环类化疗药物，需进行心脏超声或心脏放射性核素扫描检查（MUGA）。

预后因素：FLIPI 和更新的 FLIPI2 对评估滤泡性 NHL 患者的预后具有一定的价值。虽然 FLIPI 是在利妥昔单抗问世之前设计的，但在利妥昔单抗问世后仍然具有预测作用[9]（表 53.3），其他预后因素包括 *IRF4* 基因重排（滤泡性 3B 级别）和高 Ki67 值（> 30%，表示快速增殖）。

表 53.3　FLIPI 和 FLIPI2 危险因素

FLIPI 原危险因素 [9,10]			FLIPI2 危险因素 [11]		
血红蛋白 < 12 ng/dl			血红蛋白 < 12 ng/dl		
年龄 > 60			年龄 > 60		
Ⅲ~Ⅳ期			血清 β_2 微球蛋白升高		
累及淋巴结部位 > 4			累及骨髓		
LDH 升高			淋巴结最大直径 > 6 cm		
FLIPI 利妥昔单抗问世前 [10]			FLIPI2 [11]		
评分	风险分级	5 年 OS（总生存期）	10 年 OS	评分	风险分级	5 年 OS
0~1	低	91%	71%	0	低	80%
2	中	78%	51%	1~2	中	51%
≥ 3	高	52%	36%	3~5	高	19%

分期：参阅第五十二章的 AnnArbor 分期。

治疗

1. 观察：对于年长或无症状的 Ⅲ~Ⅳ 期惰性 NHL 患者，可以考虑进行观察。有关观察与治疗比较的相关讨论，请参阅下文中的化疗部分。

2. 药物：对于幽门螺杆菌阳性的胃 MALT 淋巴瘤患者，通常首选三联疗法作为一线治疗，包括质子泵抑制剂、克拉霉素，以及阿莫西林或甲硝唑。建议在 3 个月后进行内镜活检，如果幽门螺杆菌阴性且淋巴瘤阴性，可选择继续观察；若幽门螺杆菌阳性且淋巴瘤阴性，给予二线抗生素治疗；若幽门螺杆菌阴性且淋巴瘤阳性，可选择继续观察并进行再次活检，或对有症状的进行放疗；若两者均呈阳性，则使用二线抗生素治疗，并根据需要进行即刻或延迟放疗。多西环素对眼部和皮肤边缘区淋巴瘤（MZL）有疗效（65%）[12]。

3. 手术：对于 NHL，手术的作用较小，主要进行活检，且可用于小肠淋巴瘤的治疗。

4. 化疗：通常用于晚期（一般是Ⅲ~Ⅳ期）。值得注意的是，3B 级滤泡性 NHL 通常按照 DLBCL 的治疗方案进行治疗（见第五十二章）。在考虑对惰性Ⅲ~Ⅳ期 NHL 患者进行治疗时，疾病进展速度、症状、终末器官功能、细胞减少和肿块等因素会被纳入考虑范围，如果没有上述因素，NCCN 指南建议进行观察[13]。如果存在适应证，则可以开始治疗，治疗方案可以包括苯达莫司汀 + 利妥昔单抗、R-CHOP、R-CVP（利妥昔单抗、环磷酰胺、长春新碱、泼尼松）或仅使用利妥昔单抗。利妥昔单抗是一种针对 CD20 的嵌合型单克隆抗体，其经典的不良反应包括输注反应、乙型肝炎复发和进行性多灶性白质脑病。阿来珠单抗是一种可替代的抗 CD20 单克隆抗体，与利妥昔单抗具有类似的效果，但其结合的 CD20 表位略有不同。

5. 放疗

（1）**适应证**：对于早期（Ⅰ~Ⅱ期）惰性 NHL，放射治疗是可治愈的首选疗法，且通常对整个器官进行治疗，尤其是胃、甲状腺、眼眶（但不包括结膜）、乳腺和唾液腺等淋巴结外部位。而在晚期 NHL 中，放射疗法通常用于缓解局部症状，当不需要治疗整个器官时，受累部位放疗（ISRT）通常是合适的选择。ILROG 指南适用于结内和结外型 NHL[14,15]。

（2）**剂量**：参考表 53.4 中的 NCCN 剂量指南，通常剂量为 1.8~2 Gy/fx，也有建议对于较大的肿瘤可以使用高达 36 Gy 的剂量，通过"boomboom"方案（4 Gy/2 fx）治疗，可以达到有效的缓解效果（详情参考表 53.4）。

表 53.4　惰性非霍奇金淋巴瘤的 NCCN 剂量指南

滤泡性	24~30 Gy
胃 MALT	30 Gy
其他结外部位（眼眶、皮肤、甲状腺等）	24~30 Gy
淋巴结边缘区淋巴瘤	24~30 Gy
惰性淋巴瘤姑息治疗	4 Gy（即"boomboom"方案）

（3）**不良反应**：通常情况下，由于总剂量较低，不良反应较轻。疲劳是常见的不良反应。其他不良反应与治疗部位相关。

（4）**步骤**：参阅《放射肿瘤治疗计划手册》，第十章[16]。

6. 非密封放射源：^{90}Y 替伊莫单抗（Zevalin®）和 ^{131}I 托西莫单抗（Bexxar®，目前已停产）是针对 CD20 的放射性标记抗体，适用于先前未接受治疗、复发或难治性惰性 NHL（主要是滤泡性 NHL）患者，并且通常对利妥昔单抗难治性患者有疗效。

基于循证的问与答

◆ 有哪些数据表明滤泡性 NHL（1~2 级）可通过单纯放射治疗实现治愈？

有多种相关的研究结果可供参考，以下是其中一例。

Campbell, British Columbia (Cancer 2010, PMID 20564082)：该研究针对 237 例接受单纯放射治疗的 Ⅰ~Ⅱ 期、1~3A 级滤泡性 NHL 患者进行研究。患者接受受累区域（包括淋巴结和 ≥ 1 个相邻未受侵犯淋巴结）放疗或受累淋巴结放射治疗（INRT）（40%）。平均随访时间为 7.3 年。研究结果显示，10 年 PFS 达到 49%，OS 为 66%，研究还发现，远处复发是最常见的失败原因，受累区域放疗组中占 38%，INRT 组中占 32%。**结论：通过放射治疗可以实现滤泡性 NHL 的治愈，缩小治疗范围不会影响治疗效果。**

◆ 对于早期滤泡性 NHL，与初始放疗相比，初始观察是否会造成不良影响？

惰性淋巴瘤是一种进展缓慢的疾病，初期可以不进行治疗。但对于早期疾病，观察的数据并不支持这一观点。因此，初始放疗仍然是标准的治疗方法。

Pugh, SEER (Cancer 2010, PMID 20564102)：根据对 1973—2004 年诊断的 6568 例 Ⅰ~Ⅱ 期、1~2 级滤泡性 NHL 患者的基于 SEER 数据库的分析，结果显示其中 34% 的患者接受了初始放射治疗。进行观察治疗的患者通常为年龄较小、Ⅰ 期且没有结外病变的患者。与不接受放射治疗相比，放疗与 20 年疾病特异性生存期（DSS）（63% *vs.* 51%，*HR*：0.61，*P* < 0.0001）和 OS（35% *vs.* 23%，*HR*：0.68，*P* < 0.0001）的改善有明显的相关性。**结论：对于早期滤泡性 NHL，初始放射治疗是标准疗法，而延迟治疗直到需要挽救时再治疗会导致更糟糕的结果，但对放疗的使用仍严重缺乏相关资料验证。**

Vargo, NCDB (Cancer 2015, PMID 26042364)：根据对 NCDB 数据库 35 961 例 Ⅰ~Ⅱ 期、1~2 级滤泡性 NHL 患者的分析，结果显示在 1999—2012 年，接受放射治疗的患者比例从 37% 下降至 24%；接受放射治疗的患者的 10 年生存率为 68%，而未接受放射治疗的患者为 54%（*P* < 0.0001）。**结论：放射治疗的使用数量明显不足，并且与早期滤泡性淋巴瘤的患者的生存率改善相关。因此，放射治疗应继续作为标准治疗方法。**

◆ 对于惰性 NHL，最优放射治疗剂量是多少？

对于早期滤泡性 NHL 患者的根治性放射治疗，通常使用 24~30 Gy 的剂量即可，少数情况下，针对较大的肿瘤可能会提倡使用 36 Gy 的剂量；而对于姑息性治疗，4 Gy/2 fx 或者 24 Gy/12 fx 的放射治疗方案都是合适的选择。需要注意的是，在 FoRT 临床研究中，针对早期患者的根治性治疗，使用 "boomboom" 方案的 4 Gy/2 fx 的疗法效果较差，不适用于侵袭性 NHL 患者。

Lowry, British National Lymphoma Investigation (Radiother Oncol 2011, PMID 21664710)：研究纳入需要放疗的、局部控制的各种亚型和分期的 NHL 患者，将 361 个惰性 NHL 部位随机分为标准剂量组（40~45 Gy/20~23 fx）和低剂量组（24 Gy/12 fx）。这些惰性 NHL 患者中，1~2 级滤泡性 NHL 占 59%，MZL/MALT 占 19%，69% 为 Ⅰ~Ⅱ 期。平均随访时间为 5.6 年。两组 ORR 分别为 93% 和 92%，没有明显差异，PFS 和 OS 也没有显著差异。**结论：对于惰性淋巴瘤来说，24 Gy 的放射剂量已经足够。**

Hoskin, FoRT Trial (Lancet Oncol 2014, PMID 24572077; Update Lancet Oncol 2021, PMID 33539729)：这是一项针对需要进行根治性或姑息性放射治疗的滤泡性 NHL 或 MZL 患者进行的非劣效试验。该试验将患者随机分为两组，分别接受 4 Gy/2 fx（也被称为 "boomboom" 治疗）和 24 Gy/12 fx 的放射治疗，主要终点是局部控制（LC）。该试验提前终止，共纳入了 548 例患者，涉及 614 个病灶，平均随访时间为 74 个月，其中 60% 的患者为 I～Ⅱ 期。结果显示，相对于 4 Gy 组，24 Gy 组在反应率方面表现更好，分别为 81% 和 74%。而在 5 年局部 PFS 方面，24 Gy 组为 89.9%，4 Gy 组为 70.4%（HR: 3.46，$P < 0.0001$），但两组在 OS 方面并无显著差异。总结：**如果追求持久的局部控制时，24 Gy 的放射治疗更为有效**，但是"boomboom"治疗在姑息性治疗方面也是有帮助的，并且常有疗效。

◆ **早期惰性 NHL 在根治性放疗之后接受辅助化疗是否有益处？**

根据 5 个在利妥昔单抗问世前进行的随机临床试验（丹麦、米兰、英国、EORTC、MSKCC）[17-21] 以及下文所述的最新 TROG 研究结果，辅助化疗似乎并不能改善 OS。

MacManus, TROG 99.03 (JCO 2018, PMID 29975623)： 多中心 PRT 招募了 150 例经过 CT 和骨髓穿刺检查诊断为 I、Ⅱ 期早期滤泡性 NHL 的患者，PET 检查不是强制性的。患者被随机被分为两组，一组接受 30 Gy 累及野放射治疗（IFRT 组），另一组接受 IFRT 加上 6 个周期的 CVP 方案化疗（CVP 组）。2006 年后，CVP 方案中加入了利妥昔单抗（R-CVP 组的利妥昔单抗占比为 41%）；其中 75% 的患者为 I 期。平均随访时间为 9.6 年，CVP 组的 10 年 PFS 优于 IFRT 组（59% $vs.$ 41%，HR: 0.57，$P=0.033$），而加入利妥昔单抗的 R-CVP 组疗效显著改善（HR: 0.26，$P=0.045$），然而，10 年总生存率（OS）在 CVP 组、IFRT 组间没有明显差异（87% $vs.$ 95%，$P=0.40$）。**结论：IFRT 后采用 R-CVP 的全身治疗显著改善了 PFS，但对 OS 没有益处。**

◆ **胃 MALT 淋巴瘤治疗的支持数据有什么？**

除了之前总结的内容，表 53.5 中列出了一些值得关注的研究。此外，Wündisch 的研究也为幽门螺杆菌阳性的胃 MALT 淋巴瘤患者的治疗提供了指导，支持在幽门螺杆菌被根除后进行观察。

表 53.5　胃部 MALT 淋巴瘤研究成果小结

机构	时间	样本数	放疗剂量	局部控制
DanaFarber[22]	2007	21	30 Gy	21/21
PMH[23]	2010	25	25~30 Gy	15/15
日本[24]	2010	8	30 Gy	8/8
MSKCC[25]	1998	17	30 Gy	17/17

Wirth, Multi-Center IELSG Study (Ann Oncol 2013, PMID 23293112)： 在对 102 例胃 MALT 淋巴瘤患者进行放射治疗，中位剂量为 40 Gy 的多中心研究中，中位随访时间为 7.9 年，10 年和 15 年的 PFS 均为 88%，10 年 OS 为 70%。大细胞成分和外生性生长模式是失败的危险因素。

Wündisch, Germany (JCO 2005, PMID 16204012)： 一项前瞻性试验追踪了 120 例幽门螺杆菌阳性的 I E 期胃 MALT 淋巴瘤患者的治疗结果，这些患者接受抗生素治疗并在幽门螺杆菌根除后进行观察。平均随访时间为 75 个月。80% 的患者实现了完全病理缓解（pCR），其中更有 80% 的患者能够保持长期 pCR 状态；另外 3% 的患者出现复发，需接受进一步治疗；剩余 17% 的患者需进行观察；所有患者均为完全缓解状态。有 15% 的患者存在 t（11:18）染色体易位，这与治疗失败和单克隆性持续存在有关。

结论：根除幽门螺杆菌能够使大多数患者实现持续性完全缓解，如果能够保证密切随访，那么观察治疗是大多数患者的最优选择。

◆ 有哪些数据可以支持其他类型 MALT 淋巴瘤的治疗决策？

Tran, Australian Orbital MALT Series (Leuk Lymphoma 2013, PMID 23020137)： 在一项眼眶 MALT 淋巴瘤的研究中，纳入了 24 例患者的 27 个眼眶部位，接受了 24~25 Gy 的放疗。中位随访时间为 41 个月。组织学类型：59% 的患者为结膜型，26% 为泪腺型，4% 为眼睑型，11% 为其他类型。100% 完全缓解（CR），3 例患者复发，其中 1 例为局部复发，1 例为对侧复发，1 例为远处复发。

Teckie, MSKCC (IJROBP 2015, PMID 25863760)： 共有 244 例 I E 期或 II E 期的 MZL 患者只接受了放疗，其中 92% 的患者为 I E 期。中位随访时间为 5.2 年。病变部位主要为胃（50%）、眼眶（18%）、非甲状腺头颈部（8%）、皮肤（8%）和乳房（5%）。中位放疗剂量为 30 Gy，5 年 OS 为 92%，RFS 为 74%，最常见的复发部位是远处。5 年疾病特异性死亡率为 1.1%。除头颈部位外，所有其他部位的 RFS 都较胃部位差，转变为侵袭性组织学的情况很少，仅为 1.6%。**总结：早期结外 MZL 患者的 OS 和疾病特异性生存期较高，与其他部位相比，胃 MALT 淋巴瘤的预后更好。**

第五十四章　多发性骨髓瘤和浆细胞瘤

Kailin Yang, Sheen Cherian　著

陈中华、滕欣丽　译

周晓红　校

> **概述**：基于目前的治疗手段，多发性骨髓瘤是无法治愈的。多发性骨髓瘤通常对多种细胞毒性药物敏感。由于有多种新药问世如沙利度胺、来那度胺和硼替佐米，其治疗方法已经迅速发展。多发性骨髓瘤的主要治疗方法是诱导化疗和自体干细胞移植（SCT）。放疗只用于有症状的骨转移、预防病理性骨折和脊髓受压等并发症。孤立性浆细胞瘤是一种罕见的浆细胞异常的恶性肿瘤，可发生在局部骨（骨孤立性浆细胞瘤）或软组织（孤立性髓外浆细胞瘤），需要进行全身检查与骨转移癌鉴别，放疗总剂量为 35~50 Gy，每日剂量为 1.8~2 Gy，放疗是骨孤立性浆细胞瘤和孤立性髓外浆细胞瘤的主要治疗方法（表 54.1）。

表 54.1　多发性骨髓瘤、骨孤立性浆细胞瘤和单发性孤立性髓外浆细胞瘤的概述

特征	多发性骨髓瘤	骨孤立性浆细胞瘤	孤立性髓外浆细胞瘤
好发部位	中轴骨	椎体和髋骨	头部和颈部区域
进展为多发性骨髓瘤	NA	> 75%	10%~30%
局部控制	不可治愈	80%~100%	90%~100%
放疗	姑息性放疗（25~30 Gy/10 fx，17~20 Gy/5 fx，8 Gy/1 fx） 初始治疗：诱导化疗和是否适合移植	35~40 Gy（< 5 cm） 40~50 Gy（≥ 5 cm）	40~50 Gy

流行病学：多发性骨髓瘤占全部恶性肿瘤的 1%。在美国，每年大约有 32 000 例患者确诊为多发性骨髓瘤和浆细胞瘤，其中 13 000 例患者的死亡与骨髓瘤相关[1]。黑种人的发病率是白种人的 2~3 倍。男性对女性的发病率为 1.4∶1。诊断时的中位年龄大约为 70 岁。

危险因素：已确诊该疾病的一级亲属患多发性骨髓瘤的风险是普通患者的 3.7 倍。其他危险因素包括高龄，免疫抑制和接触辐射、苯或除草剂[2]。

病理学：骨髓瘤是由单克隆性浆细胞异常增殖引起的恶性肿瘤，是一种高成熟的 B 淋巴细胞肿瘤，具有合成和分泌免疫球蛋白的功能。骨髓瘤细胞呈卵圆形，胞浆丰富，细胞核偏心，染色质粗糙。浆细胞可以产生大量的单克隆性免疫球蛋白（M 蛋白）。

遗传学：染色体异常在多发性骨髓瘤中很常见[3]，与预后不良相关的异常包括 17p 缺失、t（14:16）t（14:20）异位、1p 缺失，t（4:14）异位和 1q 扩增[4]。

临床表现：一般症状包括贫血、骨痛、血清肌酐升高、疲劳、高钙血症和体重减轻。这些症状通常与骨髓瘤细胞浸润到骨或其他器官中，或过量的轻链的影响（如肾损伤）有关。

检查：

1. 实验室检查：CBC，外周血涂片，血 BUN/肌酐、白蛋白、钙、LDH 和 β_2 微球蛋白和免疫球蛋白的测定，血清定量，血清蛋白电泳（SPEP）和游离轻链比的测定；24 小时尿总蛋白、尿蛋白电泳（UPEP）的检测；骨髓活检与细胞遗传学检查和荧光原位杂交（FISH）。

2. 影像学：出现骨痛或脊髓压迫引起的神经症状应进行骨骼检查包括 PET/CT、MRI 和（或）CT。疑似为冒烟性骨髓瘤（存在 M 蛋白但没有骨髓瘤定义事件）或孤立性浆细胞瘤的患者，应进行 PET/CT 和 MRI 检查，发现只能有一个可确定的局灶性溶骨性病变。

预后因素：年龄、一般状况、基础疾病、白蛋白浓度和高危细胞遗传学异常 [17p 缺失、t（4:14）17p13-、1q+] 与预后相关[5,6]。

分期：多发性骨髓瘤、骨孤立性或髓外浆细胞瘤的诊断需要骨髓中克隆性浆细胞 ≥ 10% 和活检证实，以及至少一个骨髓瘤定义事件：终末器官损伤的证据如骨髓中克隆性浆细胞 ≥ 60%（S），血清游离轻链比值 ≥ 100：1（Li），且受累游离轻链 ≥ 100mg/L；MRI 显示 1 处以上局灶性病变（M）；高钙血症（C），血钙超过正常值上限 0.25 mmo/L 或 10 mg/L，或者血钙＞ 2.75 mmol/L 或 110 mg/L；肾功能不全（R），肌酐清除率＜ 40 ml/min，或血肌酐＞ 177 mol/L 或 20 mg/L；贫血（A），血红蛋白低于正常值下限 20 g/L 或者＜ 100 g/L；骨病（B），通过 X 线、CT 或 PET/CT 发现一处或多处溶骨性病变。国际分期体系（ISS）和修订的国际分期体系（R-ISS）已被用于多发性骨髓瘤的分期（表54.2）[6,7]。R-ISS Ⅰ、Ⅱ和Ⅲ期在 5 年的 OS 分别为 82%、62% 和 40%。

表 54.2 多发性骨髓瘤的分期

分期	ISS	R-ISS
Ⅰ期	血清 β_2 微球蛋白＜ 3.5mg/L 和白蛋白 ≥ 3.5 g/dL	ISS Ⅰ期和标准风险细胞遗传学无 17p 缺失、t（14:16）t（14:20）
Ⅱ期	不符合 ISS 的 I 和Ⅲ期标准	不符合 R-ISS 的 I 和Ⅲ期标准
Ⅲ期	血清 β_2 微球蛋白 ≥ 5.5 mg/L	ISS Ⅲ期和血清 LDH 高于正常水平或伴有高危细胞遗传学异常者

治疗方法

1. 手术： 有发生骨折风险的负重长骨病变可进行预防性内固定手术。椎体成形术和后凸成形术也可以缓解因椎体溶解性病变而引起的压缩性骨折患者的疼痛，改善功能。详见第六十七章。

2. 化疗： 自体造血干细胞移植与 OS 正相关，因此造血干细胞移植的可行性评估非常重要[8]。适合进行造血干细胞移植的患者需要进行 4 个周期的 CHT 方案诱导化疗，高危患者在诱导化疗之后首选早期进行 1~2 次自体造血干细胞移植。化疗药物包括硼替佐米（蛋白酶体抑制剂，不良反应为带状疱疹、神经病变、胃肠道反应）、沙利度胺和来那度胺（免疫调节剂）。VRd（硼替佐米、来那度胺和地塞米松）是一种常用的诱导治疗方案。Rd 方案是体弱患者可接受的替代方案[9]。不适合行自体造血干细胞移植的患者进行 8~12 个周期三药联合化疗后，维持治疗。

3. 放射治疗： 对于多发性骨髓瘤患者，放射治疗适用于以下情况的姑息性治疗：预防病理性骨折（特别是承重骨），或缓解脊髓受压。推荐的姑息性剂量为：30 Gy/10 fx、20 Gy/5 fx 或 8 Gy/1 fx。大剂量或再程放疗剂量推荐 20~30 Gy/10~15 fx，以避免脊髓和其他重要结构的放射损伤[10]。

放疗是骨孤立性浆细胞瘤和孤立性髓外浆细胞瘤的主要最终治疗方法。对于骨孤立性浆细胞瘤，放疗通常针对受累骨和软组织受累区域，边缘为 40~50 Gy，每次 1.8~2 Gy/fx。ILROG 的共识建议 SBP < 5 cm 推荐剂量为 35~40 Gy，SBP ≥ 5 cm 推荐剂量为 40~50 Gy[10]。孤立性髓外浆细胞瘤的放疗剂量为 40~50 Gy（ILROG 共识推荐），通常放疗区域取决于受累部位[10]，但是对于头颈部区域的孤立性髓外浆细胞瘤，虽然疗效证据有限，但仍然可以考虑区域淋巴结预防照射。放疗靶区通常包括基于肿瘤位置的 GTV 到 CTV 外扩：软组织受累外扩 0.5~1 cm，长骨病变近端和远端外扩为 2~3 cm。当不确定受累程度和最小的放疗毒性时，可以考虑全骨放疗。骨孤立性浆细胞瘤进展为多发性骨髓瘤的风险很高：10 年为 65%~85%，15 年为 100%。孤立性髓外浆细胞瘤进展为多发性骨髓瘤的风险 10 年为 10%~30%。局部未控发生率为 20%[11]。

基于循证的问与答

◆ **RT 联合 CHT 对孤立性浆细胞瘤的作用是什么？**

CHT 在骨孤立性浆细胞瘤中的作用一般存在争议，但考虑到进展为多发性骨髓瘤的高风险，可以考虑 CHT 用于骨孤立性浆细胞瘤。一项对 53 例患者进行的既往前瞻性研究表明，在放疗中联合加入美法仑和泼尼松可使 DFS 和 OS 得到改善[12]。使用新药物的多项回顾性研究显示了不同的结果[13-15]。正在进行的Ⅲ期随机临床试验正在研究放疗后系统治疗骨孤立性浆细胞瘤的疗效。

第十部分　肉　瘤

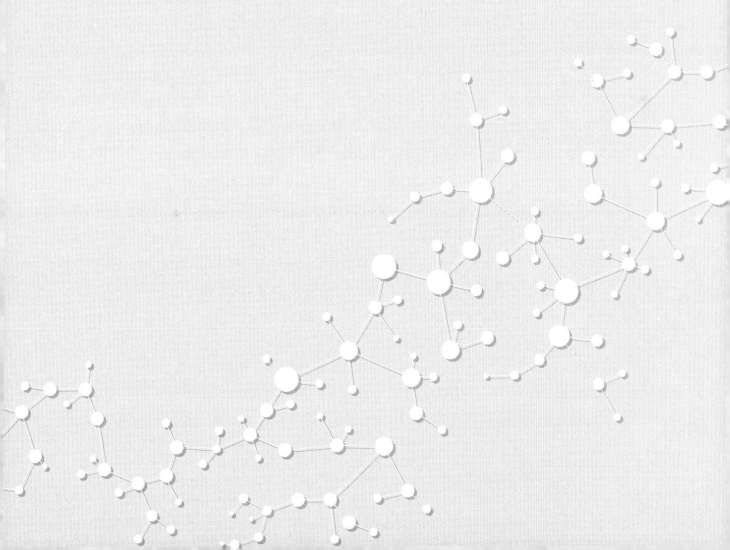

第五十五章 软组织肉瘤

Shauna R. Campbell, Jonathan M. Sharrett, Jacob G. Scott, Chirag Shah　著

陈中华、滕欣丽　译

周晓红　校

概述： 软组织肉瘤（STS）是一组异质性强的恶性肿瘤，是最常见的肉瘤，已经确定了有100多种组织学亚型，其中大多数起源于四肢。确诊主要是靠外科、骨科肿瘤科医生进行肿瘤及病变区域穿刺活检。在靶向治疗时代，化疗仍然必不可少并不断发展。然而，术后切缘阳性或病理级别较高肉瘤患者只进行单纯手术治疗是导致软组织肉瘤局部控制差的最主要原因。放疗的作用是改善局部疾病的预后。一般的治疗模式见表55.1。四肢STS中的低级别 I 期肿瘤，如能保证＞1 cm 阴性切缘，可以选择单纯手术治疗。四肢STS中的 II～III 期保肢术后患者推荐术前或术后放疗，可以改善局部控制率，提高 OS。腹膜后肉瘤（RPS）占 STS 的10%～15%，最常见的病理类型是脂肪肉瘤。治疗首选手术切除，但复发率高，行术前新辅助放疗可以改善局部控制率，同时可以考虑进行术中放疗（IORT）/近距离放疗。

表 55.1　软组织和腹膜后肉瘤的一般治疗方法 [1]

	四肢 / 浅表干	腹膜后的
I 期	肿瘤完全切除：如果切除范围（＜1 cm），切缘阳性或高级别，则考虑术后放疗。术后放疗剂量为低危区域 PTV 50 Gy/2.0 Gy，高危区域同步推量照射，（近切缘 60~66 Gy，镜下切缘阳性 R1 加至 66~70 Gy，肉眼残留 R2 加至 70~76 Gy）	单纯手术 或 术前放疗至 45~50.4 Gy/25~28 fx，考虑 ± 术中放疗，提升（10~12 Gy）RPS 不推荐行术后放疗
II～III 期	术前放疗（50 Gy/25 fx），术后阳性切缘或近切缘调强放疗增加 16 Gy 是有争议的 或术后放疗（50 Gy/25 fx 需要同步推量 16 Gy）或单独辅助近距离放射治疗（BID 30~50 Gy）	RT 可作为不可切除患者的姑息治疗选择
不可切除的	考虑新辅助放化疗，以争取手术切除或单独放疗总量＞70 Gy	考虑放化疗，以争取手术机会。对于不可切除者，可行姑息治疗
韧带性纤维瘤病	可以观察。主要的治疗方法是外科治疗或内科治疗。在不能手术的情况下 RT 可达到 56 Gy。切缘阳性放疗是有争议的；大多数复发或者无法切除的肿瘤可行放疗。对于不可切除的患者或成纤维细胞激活蛋白（FAP）高表达的患者，可以考虑索拉非尼、他莫昔芬、舒林酸和伊马替尼	

注：*36Gy/18f 可考虑治疗黏液性脂肪肉瘤 [2]。

流行病学：肉瘤很少见，占成人恶性肿瘤的 1%，其中 80% 是软组织肉瘤（STS），20% 起源于骨。良性软组织肿块比 STS 更常见。到 2020 年，美国估计有 13 130 例 STS 确诊病例，估计有 5350 例死亡[3]，中位确诊年龄为 45~55 岁，其中 20% 在 40 岁之前确诊，30% 在 40~60 岁确诊，50% 在超过 60 岁确诊。不同病理类型肉瘤确诊年龄：纤维肉瘤（FS）在 30~39 岁，腹膜后平滑肌肉瘤（LMS）在 50~59 岁，未分化多形性肉瘤（UPS）在 60~69 岁，恶性纤维组织细胞瘤（MFH）和脂肪肉瘤（LS）在 60~69 岁。

高危因素：男性、遗传易感性、既往接受过放疗或化疗、接触过化学致癌物、慢性炎症刺激，以及感染 HIV/HHV-8 病毒的卡波西肉瘤。在 MSKCC 的系列报道中，RT 诱导的肉瘤分别为骨肉瘤（21%）、UPS（16%）和血管肉瘤（15%）。这些患者最常见于乳腺癌（26%）、淋巴瘤（25%）和宫颈癌（14%）的治疗后，中位潜伏期为 10.3 年[4]。成纤维细胞激活蛋白（FAP）高表达或加德纳综合征是韧带样型纤维瘤病的高危因素。

解剖学：STS 起源于间叶细胞，可发生在身体的任何部位：大约 2/3 发生在四肢，最常见的是在下肢膝盖以上，其余 1/3 发生在腹膜后和躯干或头颈部，腹膜后的病例更多见。在诊断时，90% 的四肢 STS 局限于起源的肌间隔。按部位划分最常见的 STS：四肢脂肪肉瘤（LS）、未分化多形性肉瘤（UPS）、滑膜肉瘤和纤维肉瘤（FS）；腹膜后肉瘤（高分化程度和去分化的脂肪肉瘤和平滑肌肉瘤）；胃肠道间质瘤（GIST）。肿瘤周围通常有假包膜（受压反应组织区域）和反应区（MRI T_2 高信号），可以掩盖微小病变，这对切除评估很重要。67% 的患者中发现距假包膜 4 cm 处发现浸润性肿瘤细胞，除一例外，其余均出现在水肿区域[5]。

病理学：已报道的组织学亚型超过 100 种。最常见的亚型依次为 LS、LMS、高级别 UPS、GIST、滑膜肉瘤、黏液纤维肉瘤和恶性外周神经鞘瘤（MPNST）。某些亚型有转移倾向，如 LMS。组织学分级由分化、有丝分裂计数和坏死决定[6]。值得注意的是，多形性肉瘤的肌源性分化增加了远处转移的风险，并是许多亚型预后的不良因素。组织学分级对于 MPNST、血管肉瘤、黏液样软骨肉瘤和透明细胞肉瘤的预后影响较小。

遗传学：简单核型和相互异位包括腺泡型横纹肌肉瘤 t（2;13）、透明细胞肉瘤 t（12;22）、黏液样脂肪肉瘤 t（12;16）、滑膜肉瘤 t（x;18）、隆突性皮肤纤维肉瘤 ring（17;22）、孤立性纤维性肿瘤（NAB2-STAT6 融合）。特征性扩增：分化良好至未分化 LS（12q 扩增，含 MDM2）。特异性驱动突变：韧带样型纤维瘤病（CTNNB1）、GIST（c-kit 或 PDGFRA）或横纹肌肉瘤（INI1 缺失）。在一些高级别肿瘤中可能发现复杂的核型。表 55.2 描述了一些典型的遗传综合征及其增加 STS 风险的特定突变。

表 55.2　通常与软组织肉瘤相关的遗传综合征

综合征	临床发现	基因	染色体
1 型神经纤维瘤病（NF1）	MPNST（5%）、视神经胶质瘤、星形细胞瘤、神经纤维瘤、咖啡斑、Lisch 结节、腋窝斑	*NF-1*	17q11
家族性视网膜母细胞瘤（Rb）	STS、骨肉瘤、视网膜母细胞瘤	*Rb-1*	13q14

续表

综合征	临床发现	基因	染色体
Li-Fraument	STS、骨肉瘤、白血病、BC、中枢神经系统肿瘤、肾上腺肿瘤	*TP53*	17p13
成人早衰症	STS、骨肉瘤、脑膜瘤	*WRN*	8p12
Gardner's（subset of FAP）	FS、腹内硬纤维瘤、结肠癌	*APC*	5q21
Gorlin's（nevoid BCC）	FS、横纹肌肉瘤、BCC、中枢神经系统肿瘤	*PTC*	9q22
卡尼三联征	胃肠道间质瘤、肾上腺外副神经节瘤、肺软骨瘤	*C-KIT*	未知的

临床表现：症状通常与部位有关。典型表现为无痛性肿块，同时伴有肿物压迫引起的水肿和神经症状，发热和体重减轻等伴随症状比较少见。在首次确诊时同时发现转移性疾病占 6%~10%，在深部和高级别肿瘤中转移风险增加 [4]。

检查：由于良性软组织疾病更为常见，无痛性肿物的检查应包括详细询问病史和全面体格检查（包括肿物和淋巴引流区的检查），以排除良性疾病引起的淋巴结肿大。

1. 实验：CBC 和 CMP。

2. 影像学：对于病变涉及部位应进行强化 CT 和 MRI 检查。MRI 的肿瘤典型表现为 T_1 低信号和 T_2 高信号。胸部 CT 可以明确是否有肺转移，确诊 STS 后应进行全身检查。PET-CT 在肉瘤中的作用逐渐凸显，有助于分期和判断新辅助 CHT 的疗效 [1]，有助于区分恶性外周神经鞘瘤（MPNST）和神经纤维瘤。脊柱的 PET-MR 或 MRI 对于原发性脊柱肉瘤以及黏液样 LS 和圆细胞肉瘤的脊柱转移评估是有用的。

3. 操作方法：空心针穿刺活检是以最小创伤性获得足够组织取材的方式，以确定组织病理学。穿刺路径上的肉瘤细胞种植极少发生。相当一部分患者可能需要切取或切除活检，切口为肿物中央表浅部位、相应解剖部位的纵向切口。一般情况下进行活检的外科医生应该是进行切除的外科医生，特别是在复杂的解剖部位，应该是有经验的外科、骨科或肿瘤科专家，对于 < 3 cm 的浅表病变，可以切除活检。对于腹膜后肿瘤（RPS），进行 CT 引导下经腹膜外入路活检可避免腹膜播种。细针穿刺可以用于检测复发或转移性疾病。

预后因素：包括肿瘤分级、大小和转移性疾病。局部失败的风险因素包括年龄 > 50 岁、复发性疾病、边缘 < 1 cm 和组织学低分化。导致远处转移风险增加的因素通常包括较高的分级（G1：5%~10%，G2：25%~30%，G3：50%~60%）、大小（> 5 cm）、深部肿瘤、复发和组织学类型。

自然病程：软组织肉瘤最常见的转移途径是血行转移。肺是最常见的转移部位，约占 75%，特别是肢体 / 躯干区域的 STS，其他少见转移部位还包括骨、其他软组织（骨髓）、肝脏（例如临近内脏肉瘤、腹膜后肉瘤），很少有脑转移（更常见于腹膜后平滑肌肉瘤、血管肉瘤和腺泡型软组织肉瘤）。如果有 < 4 个肺转移瘤和长无病间期（DFI）并无支气管内侵犯，大约 25% 的患者可以通过切除治愈（3

年 OS 为 30%~50%）[7]。淋巴结转移少见（＜ 5%），但是在 CARE 分型中常见：透明细胞肉瘤（27.7%）、血管肉瘤（24.1%）、横纹肌肉瘤（32.1%）和上皮样肉瘤（31.8%）[5,9]。一些组织学类型有特殊的病程：浅表恶性纤维组织细胞瘤（MFH）的皮肤浸润；上皮样肉瘤的真皮结节或皮肤的跳跃性转移。容易局部复发的特定亚型包括硬纤维瘤、恶性外周神经鞘瘤（MPNST）、非典型脂肪瘤或分化好的脂肪肉瘤（LS）和隆突性皮肤纤维肉瘤（DMFSP）。局部复发和转移中度风险的分型包括黏液样脂肪肉瘤、黏液样纤维肉瘤、骨外黏液样软骨肉瘤和血管外皮细胞瘤。局部复发和转移高度风险的类型包括大多数其他肉瘤，特别是高级别肿瘤。STS 的大小可沿组织平面直接蔓延，并不总是按长轴生长，可能离心生长。黏液样脂肪肉瘤通常对放疗敏感。腹膜后区域分化好的脂肪肉瘤，自然病程较长，通常不需要积极治疗[10]。

分期：第 8 版的重点是 STS 的原发部位。因此，除躯干 / 四肢以外还定义了多个单独的分期系统，包括头颈、腹部 / 胸部内脏器官间质瘤（GIST）和腹膜后 STS 的分期[6]。表 55.3 包括躯干和四肢 STS 的分期。

表 55.3　AJCC 第 8 版（2017 年）：躯干和四肢软组织肉瘤的分期（头颈、腹部和胸部、腹膜后和 GIST 不包括在这里）

肿瘤		结点		远处转移		等级	
T_1	·≤ 5 cm	N_0	无区域 LNs	M_0	无远处转移	G1	总分化，有丝分裂计数和坏死评分为 2~3 分
T_2	·5.1~10 cm	N_1	区域 LNs	M_1	远处转移	G2	总分化，有丝分裂计数，坏死评分为 4~5 分
T_3	·10.1~15 cm			—		G3	总分化，有丝分裂计数，坏死评分为 6~8 分
T_4	·＞ 15 cm						

TNM	等级	小组阶段
$T_1N_0M_0$	G1	Ⅰ A
$T_{2-4}N_0M_0$	G1	Ⅰ B
$T_1N_0M_0$	G2~3	Ⅱ
$T_2N_0M_0$	G2~3	Ⅲ A
$T_{3-4}N_0M_0$	G2~3	Ⅲ B
任何 T、N_1、M_0	任何	Ⅳ
任意 T，任意 N，M_1	任何	Ⅳ

治疗方法

1. 手术：保留功能并达到阴性切缘的手术切除是局部疾病治疗的目标。整块切除包括活检部位、瘢痕和肿瘤，理想情况下切缘＞ 1 cm。手术切除的范围（最初由 Enneking 描述[11]）：①病变内；②边缘，通过肉瘤周围反应性组织切除的平面；③简单，切缘狭窄（LR 60%~90%）；④宽，通过正常组织（2~3 cm 边缘）的切除平面，在 STS 的起源区域内（LR 30%~60%）；⑤根治性 / 分区，解剖分区的整体切除，包括截肢术（LR 10%~20%）。切缘状态是局部控率最重要的变量。肿瘤侵犯与较高的复发率有关。通常不需要切除邻近骨。大约 75% 的保肢术后和放疗后复发患者可以通过后续的截肢术来挽救治疗。对于需要术后放疗的大伤口可以考虑自由或旋转皮瓣闭合。

截肢指征（约 5% 的病例）：①累及主要神经血管结构或多个隔室，无法实现肢体功能；②放疗剂量和体积的限制；③复发患者不适合进一步手术或放疗；④正常组织严重受损（由于年龄、外周血管疾病或其他并发症）。对于远端肢体病变，膝下截肢加假体可能优于肢体保留。对于 RPS，可能需要整块切除附近的器官（肾、肝、脾）。

2. 化疗：化疗敏感性是四肢软组织肉瘤是否选择化疗的重要依据，在腹膜后软组织肉瘤中化疗不常规使用。原发性四肢 STS 使用多柔比星与异环磷酰胺联合方案化疗时，LC、RFS 和 OS 获益最大。基于 SMAC 的最新荟萃分析，单用阿霉素有改善 OS 的趋势。美国肉瘤协作数据库的分析发现，四肢和躯干 > 10 cm 的 STS 肿瘤可从新辅助化疗中获益，该分析中超过一半的患者接受了放疗[12]。进一步的试验正在进行中。帕唑帕尼（Pazopanib）是一种口服多靶点酪氨酸激酶抑制剂（TKI），在 PALETTE 试验中改善了经治疗后转移患者的 PFS（中位 PFS 1.6 *vs.* 4.6，$P < 0.0001$），可以考虑使用[13]。其他靶向药物正在研究中。

3. 放疗：EBRT 用于四肢 STS：放疗可能在术前、术后辅助进行。术中放疗（IORT）对有临床适应证的患者作为 EBRT 的补充技术的研究仍在开展。术前放疗：四肢肉瘤剂量为 50 Gy/25 fx。新的数据显示，躯干和四肢的黏液样脂肪肉瘤放疗剂量推荐 36 Gy/18 fx，不影响局部控制率[2]。对于已行术前放疗的患者术后近切缘或切缘阳性可行外照射补量 10~16 Gy（总剂量 60~66 Gy），这种放疗剂量是有争议的，但大多数试验的剂量选择仍然如此。近切缘的其他放疗方案包括术中放疗（10~16 Gy）或近距离放疗（12~20 Gy）。

（1）**术后放疗：**术后放疗的常规剂量推荐预防区域为 50 Gy/25 fx，阴性切缘瘤床加至 60~66 Gy，显微镜下阳性切缘加至 66~68 Gy，肉眼残留加至 70~76 Gy。

（2）**RPS 的放疗：**术前放疗推荐剂量为 45~50.4 Gy/25~28 fx，但是术前放疗的适应证存在争议。一般不推荐术后放疗，除非术后复发和不可切除的姑息性放疗。分化良好的脂肪肉瘤自然病程较长，一般不需要放疗或积极手术。RPS 的靶区勾画和治疗选择已有共识推荐[10]。

（3）**近距离放疗：**优点包括适合瘤床照射，总治疗时间短，对周围正常组织的损伤小（对正常组织器官功能有更好的保护），区域氧合良好。中高级别肢体肉瘤或躯干浅表阴性切缘的术后辅助治疗推荐单独近距离放疗，并有证据表明可以改善局部控制率[14]。ABS 指南可以指导放疗剂量和技术[15]。初次近距离放疗应在切口愈合后第 5 天，以减少切口并发症的风险，但当使用负压伤口治疗作为临时闭合时，可以立即开始近距离放疗。最常见的是与外照射联合，使用铱 -192 进行 HDR 近距离放疗，将剂量增加至 12~20 Gy，每天 2 次（BID），持续 2~3 天。近距离放疗也可以单独用作辅助治疗（30~40 Gy，给予 BID 超过 5 天），通常为既往接受过放疗的患者切除后局部复发的首要推荐[15,16]。

（4）**步骤：**见《放射肿瘤学治疗计划手册》，第十一章[17]。

基于循证的问与答

初诊肢体 STS

◆ 在保肢术（LSS）后加入术后放疗（PORT）可以避免截肢吗？

从历史上看，仅局部切除术后的高复发率就会导致采用根治性切除术或截肢术，这就产生了Rosenbrg NCI 试验的想法。

Rosenberg, NCI (Ann Surg 1982, PMID 7114936)： 这是一项前瞻性研究（PRT），在 1975—1981 年共纳入 43 例高级别四肢 STS 患者。患者被随机分为截肢组（$n=16$）、保肢术（LSS）+术后放疗（PORT）组（$n=27$），由 50 Gy 和 10~20 Gy 的瘤床同步加量组成。所有患者术后均接受阿霉素、环磷酰胺和甲氨蝶呤联合的 CHT 治疗。LSS+PORT 组的 LRR 为 15%，截肢组为 0%（$P=0.06$）；5 年 DFS 为 71% *vs.* 78%；OS 为 82% *vs.* 88%。两组的生活质量是相似的，其他研究也有类似的报道。后来的分析也显示 CHT 没有益处。采用 MVA 术式时，只有阳性切缘与局部复发有关。结论：**LSS+PORT 是合理有效的，已成为标准治疗方案。**

◆ 有限的随机数据显示 PORT 联合 LSS 与截肢术一样有效，患者是否可以根据病理分级选择单独接受 LSS？

虽然 LSS 联合 PORT 在 NCI 研究后成为治疗标准，但 PORT 的作用并非微不足道，只有历史数据表明它比单独的 LSS 改善了局部复发率。NCI 试验证实了 PORT 在局部控制率获益，但没有发现 OS 获益。另外的一项大型 SEER 荟萃分析表明，这种获益仅限于高级别 STS。

Yang, NCI (JCO 1998, PMID 9440743)： 此项Ⅲ期前瞻性研究（PRT）包括 91 例患者，高级别 STSs/PLSS，切缘阴性或病理残端阳性随机分配到术后仅 CHT（$n=44$），CHT+PORT（$n=47$）达到剂量为 63 Gy（45 Gy+18 Gy，1.8 Gy/fx），评估 LC，OS，QOL。另有 50 例低度恶性肉瘤患者接受 PORT（$n=26$）与 LSS（$n=24$）对照。中位随访时间（MFU）为 9.6 年（表 55.4）。无论高级别和低级别 STS，LC 得到了显著改善，没有 OS 获益。PORT 可导致肌力减弱、水肿和活动能力受限，对 ADL 或 QOL 影响不大。结论：**增加 PMRT，没有显著的 LC 获益。**

表 55.4 NCI 试验的结果

高级别（$n=91$）	10 年 LC	10 年 OS	低级别（$n=50$）	10 年 LC
术后 CHT	78%	74%	无辅助 tx	67%
术后化放疗	100%	75%	术后 RT	96%
P	0.0028	0.71	P	0.016

Koshy, SEER (IJROBP 2010, PMID 19679403)： 一项 1988—2005 年的 SEER 回顾性分析，纳入 6960 例低/高级别 STS 患者，以评估 LSS 后放疗的 OS 获益情况。47% 的患者接受放疗，主要是术后（86%）。对于高级别 STS 患者，LSS 后增加 RT 与 3 年 OS 获益相关（73% *vs.* 63%，$P < 0.001$）；低级别 STS 患者没有 OS 获益。结论：这项大型回顾性分析显示，在高级别 STS 患者中，LSS 后加入 RT 的 OS 更高，

而在低级别 STS 中则没有获益。

◆ **联合近距离放射治疗能改善 LC 吗？**

与单独手术相比，LC 似乎有明显的益处，但这仅限于组织学高级别 STS 患者，而且 DSS 或 DM 也没有改善。

Pisters, MSKCC (JCO 1996, PMID 8622034)： 关于 164 例四肢或浅表躯干 STS 患者的前瞻性研究（PRT），被随机分为术中辅助近距离放射治疗组和 R0 切除术后没有进一步辅助治疗组。通过铱 -192 插植进行近距离放射治疗，在 4~6 天内给予 42~45 Gy。中位随访时间（MFU）为 76 个月。两组的 DSS 和 DM 没有差异，5 年 LC 分别为 82% 和 69%（$P=0.04$），证实近距离放射治疗有效。然而，经过进一步的分析，我们发现 LC 的这种改善是针对高级别病变，而不是如表 55.5 所示的低级别病变。术后第 5 天（修改了试验时间距插植放疗 < 5 天和 ≥ 6 天）的患者的伤口并发症发生率没有差异。**结论：近距离放射治疗可改善高级别 STS 的 LC，而 DSS 和 DM 无差异，对低级别肿瘤无改善。**

表 55.5 辅助近距离放射治疗软组织肉瘤的 MSKCC 试验结果

组别	5 年 LC	5 年 DSS	低级别 LC	高级别 LC
无近距离放射治疗	69%	81%	72%	66%
近距离放射治疗	82%	84%	73%	89%
P	0.04	0.65	0.49	0.0025

◆ **在 STS 的治疗中，RT 的最佳时机是什么？**

术前和术后进行 EBRT 都是合理的，但需要权衡。术前放疗允许更小的放射野和更低的照射剂量，这通常与更好的长期预后相关，但通常是以较高的急性伤口并发症发生率为代价的。

O'Sullivan, NCIC SR2 (Lancet 2002, PMID 12103287; Davis, Radiother Oncol 2005, PMID 15948265)： 190 例患者按肿瘤大小分层（≤ 10 cm *vs.* > 10 cm），并随机分为术前放疗（50 Gy/25 fx）组和 PORT（66~70 Gy；或 50 Gy/25 fx 至瘤床同步推量加 16~20 Gy）组。术前放疗组边缘阳性患者放疗加量 16~20 Gy（91 例患者中有 14 例边缘阳性，10 例接受 RT）。主要终点：急性伤口并发症和皮肤红肿，随后的分析评估了 2~4 级纤维化、水肿和关节僵硬等 2 年后的晚期反应。中期分析时，研究提前终止。中位随访时间为 6.9 年时更新数据。术前放疗组的中位 RT 照射野较小。完整的结果见表 55.6。两组 LC 是相同的。术前放疗组改善 OS 趋势在后期随访时消失。OS 与肿瘤大小和分级相关，无复发生存率（RFS）与分级相关，局部控制率与切缘状态相关。术前放疗与较低的急性皮肤红肿、晚期纤维化、关节僵硬和水肿发生率相关，但无统计学意义。术前放疗的急性伤口并发症发生率较高（35% *vs.* 17%，最高的是大腿）。**结论：两组的 LC、RFS、OS 均无差异。术前放疗可能是首选，因为不可逆晚期纤维化的发生率较低，尽管有较高的可逆的急性伤口并发症发生率。**

表 55.6　术前与 NCIC SR2 试验结果及软组织肉瘤的术后放疗

	急性伤口并发症	2 年 2~4 级纤维化	2 年 2~4 级水肿	2 年关节僵硬	5 年 LC	5 年 RFS	5 年 RFS	5 年 OS	5 年 CSS
术前 RT	35%	32%	15%	18%	93%	58%	67%	73%	78%
术后 RT	17%	48%	23%	23%	92%	59%	69%	67%	73%
P	0.01	0.07	0.26	0.51	NS	NS	NS	0.47	0.64

Al-Absi, Ontario (Ann Surg Oncol 2010, PMID 20217260)： 对 1098 例局部可切除 STS 患者术前放疗与术后放疗的 5 项符合条件的研究进行的系统回顾和荟萃分析，发现尽管术前放疗组平均肿瘤大小较大，但 LC 有显著改善，固定效应法 OR 为 0.61（95%CI：0.42~0.89），随机效应法 OR 为 0.67（95%CI：0.39~1.15）。通过采用随机效应的方法，所有研究的平均时间依赖性生存率在术前放疗组中为 76%（62%~88%），在术后放疗组中为 67%（41%~83%）。**结论：** 由于异质性，研究结果必须谨慎解读，但提示术前放疗导致的手术延迟并不会增加远处转移风险。**PORT 可能提供更好的 LC。**

◆ **术前低分次 EBRT 是否具有类似的结果？**

数据仅限于单中心，尽管似乎可以在手术切除前给予新辅助低分次放疗联合或不联合 CHT；然而，还需要进一步的研究。

Kosela-Paterczyk, Poland (Eur J Surg Oncol 2014, PMID 25282099)： 一项前瞻性单臂试验纳入 272 例局部晚期躯干或四肢 STS 患者，2~3 级或深部肿瘤（＞ 10 cm）1 级患者。新辅助放疗剂量为 25 Gy/5 fx，放疗后 3~7 天手术。PORT 剂量为 30 Gy/15 fx，阳性切缘（7.7%）。MFU 为 35 个月，3 年无局部复发生存率（LFRS）为 81%，OS 为 72%。LFRS 降低与肿瘤大小＞ 10 cm、3 级、阳性切缘和既往非根治性手术相关。早期并发症发生率为 32.4%，只有 7% 的并发症需要再次手术，不需要截肢。**结论：LC 和 OS 的获益情况与历史上长疗程术前放疗效果相似，早期放疗毒性可接受，通常是可逆的。**

Pennington, UCLA (Am J Clin Oncol 2018, PMID 29664796)： 1990—2013 年，116 例单中心患者随机接受新辅助低分次放疗（28 Gy/8 fx，8 d）和异环磷酰胺化疗，或给予与异环磷酰胺同时给予放疗或序贯放疗，或阿霉素和异环磷酰胺联合治疗。放疗后 2~3 周进行切除术。MFU 为 5.9 年，局部复发率（LRR）3 年和 6 年分别为 11% 和 17%。MVA 阳性切缘与 LR 风险增加相关。15% 患者出现了急性和长期不良反应，其中 10% 伴有急性反应和围手术期伤口并发症。**结论：以异环磷酰胺为基础的 NACT 联合低分次放疗可提供可接受的肿瘤控制，6 年时 LF 率为 17%。**

Kalbasi, UCLA (Clin Cancer Res 2020, PMID 32054730)： 一项关于 52 例患者的 Ⅱ 期单中心研究，评估了标准切缘患者 5 d 新辅助放疗（30 Gy/5 fx）的安全性。主要终点为 ≥ 2 级晚期放疗毒性。MFU 为 29 个月，44 例可评估患者中有 7 例（16%）出现 ≥ 2 级晚期放疗毒性。50 例（32%）患者的主要伤口并发症与下肢肿瘤位置和种系生物标志物相关。**结论：5 天的新辅助放疗显示了良好的伤口并发症和晚期不良反应的发生率，如果进一步验证，这可能与种系生物标志物预测相关。**

◆ **黏液样 LS 术前 EBRT 能否减少放疗剂量？**

一项 Ⅱ 期非随机试验表明，术前 36 Gy/18 fx 具有良好的 LC，伤口愈合并发症的风险较低。

Lansu, DOREMY (JAMA Oncol 2020, PMID 33180100)：79 例可手术切除的四肢或躯干黏液样 LS 患者进行国际单臂Ⅱ期试验：患者术前接受 36 Gy/18 fx 的 IMRT 治疗。主要结果是明确切除标本中广泛的病理治疗反应，定义为 < 50% 的活性肿瘤细胞，如果 ≥ 70% 的患者达到这一点，则试验呈阳性。在 77 例被切除的患者中，91% 有广泛的病理反应。22% 的患者可观察到任何严重程度的伤口并发症，其中 17% 需要干预。当 MFU 为 25 个月时，无论 LC 的病理反应程度如何，LC 均为 100%。**结论：黏液样 LS 应考虑术前减少剂量的 EBRT，因可减少伤口并发症发生率，但不降低局部控制率。**

◆ **对于接受术前放疗并手术切除后阳性切缘的 EBRT 住院患者，术后加量放疗的作用是什么？**

目前的数据仅限于一些回顾性研究（RRs），没有前瞻性研究（PRT）来回答这个问题。有研究表明，EBRT 增加剂量可能对术前放疗后切缘阳性的复发患者无预防作用。

Al Yami (IJROBP 2010, PMID 20056340)：一项关于 1986—2003 年 216 例四肢 STS 患者的回顾性分析中，93 例患者接受术前治疗（50 Gy），41 例患者术后增加放疗剂量（80% 患者接受 EBRT 增强剂量为 16 Gy，总剂量为 66 Gy）。肿瘤基线特征无差异。5 年的 LRFS 估计为 90.4%，没有提高，而提高为 73.8%（$P=0.13$）。**结论：在这项小型回顾性分析中，术后增加放疗剂量并没有改善 LRFS。**

◆ **现代图像引导下的 RT（3D 或 IMRT）能提高疾病控制率吗？**

术前放疗的部分基本原理是通过减少照射体积来减少晚期放疗反应发生率。IGRT 可以在不影响肿瘤控制的情况下进一步减少照射体积。

Wang, RTOG 0630 (JCO 2015, PMID 25667281)：一项多中心Ⅱ期试验评估了 IGRT（允许 3DCRT 或 IMRT）和与 O'Sullivan NCIC 试验相比在降低放疗毒性方面。主要终点：2 年 ≥ 2 级晚期放疗反应发生率。98 例患者分为两个队列：A 组（12 例患者接受 CHT；结果尚未报告）和 B 组（79 例可评估患者均未接受 CHT）。RT：50 Gy/25 fx 术后阳性（16 Gy/8 EBRT，16 Gy LDR，13.6 Gy/4 HDR 或 10 至 12.5 Gy IORT）；CTV 纵向外扩 2~3 cm 和均匀外扩 1 或 1.5 cm 并包括可疑水肿区（肿瘤大小 < 或 ≥ 8 cm）时，采用 IGRT 技术放疗。MFU 为 3.6 年。大多数患者有 UPS（22.8%）、LS（21.5%）或黏液样 FS（21.5%）。最常见的原发性疾病部位是大腿上部（41.8%），74.7% 采用 IMRT 治疗。5 例患者因疾病进展未接受手术；56 例（76%）患者接受 R0 切除术；11 例（15%）患者接受术后加量放疗。5 例患者有野内复发（3 例患者切缘阳性，2 例接受术后加量放疗）。与 O'Sullivan 术前组相比，≥ 2 级晚期不良反应的总体发生率显著改善（10.5% *vs.* 37%，$P < 0.001$）；个体不良反应如纤维化（5.3% *vs.* 31.5%）、关节僵硬（3.5% *vs.* 17.8%）、水肿（5.3% *vs.* 15.1%）的发生率较低；36.6% 的患者经历了至少 1 种伤口并发症，全部发生在下肢，最常见的是发生在下肢近端。**结论：IGRT 可显著降低晚期不良反应，且无边缘复发，提示较小的放疗靶区适合四肢 STS。**

O'Sullivan, Canada (Cancer 2013, PMID 23423841)：与 NCIC 试验相比，使用 IMRT 和图像引导进行术前放疗的单臂Ⅱ期试验可评估急性伤口并发症：70 例患者，59 例可评估。采用 IGRT 技术放疗时剂量为 50 Gy/25 fx；4 cm 纵向和 1.5 cm 靶区均匀外扩，包括水肿区；放疗剂量限制在"未来手术皮瓣"和骨。MFU 为 49 个月，大多数患者为未分化多形性肉瘤（UPS）（35.6%）、黏液样 LS（32.2%）或多形性 LS（10.2%）。R1 切除术 4 例。臀部是出现伤口并发症最常见的部位（45%），其次是内收肌（44%）

和腘绳肌腱（44%）。总体并发症发生率与 NCIC 试验没有区别。术后切口需要外科干预的情况更多发生（93.2% *vs.* 71.4%）。需要二次手术的情况减少，除外滑膜肉瘤。MVA 术后的皮瓣 /PTV 边界重叠减少（<重叠 1%，14.3% *vs.* 39.5%）。4 例患者有 LF（6.8%），无手术皮瓣附近，4 例中有 2 例切缘阳性。无 > 2 级晚期不良反应住院患者存活时间超过 2 年，无骨折。**结论：术前 IMRT 伴 IGRT 显著减少了组织转移的需要。NS 减少了急性伤口并发症发生率、慢性发病率、后续二次手术的需要，同时保持良好的肢体功能。**

◆ **关于 IMRT 和近距离放射治疗，孰优孰劣？**

数据仅限于一些回顾性研究（RRs）和目前控制率比较，但 IMRT 有更优的 LC。

Alektiar, MSKCC (Cancer 2011, PMID 21264834)：有 134 例高级别四肢 STS 患者，接受保肢术（LSS）和近距离放射治疗或 IMRT。术后给予 LDR 近距离放射治疗（$n=71$），中位剂量为 45 Gy。IMRT（$n=63$）给予术前（$n=10$）平均剂量为 50 Gy，术后（$n=53$）给予中位剂量为 63 Gy。IMRT 的平均随访时间（MFU）为 46 个月；近距离放射治疗的 MFU 为 47 个月。在 IMRT 队列中存在统计学上的高风险肿瘤患者，如阳性 / 接近切缘（< 1 mm）、大肿瘤（> 10 cm），需要骨或神经剥离 / 切除。IMRT 有更高的 5 年 LC（92% *vs.* 81%，$P=0.04$）。在 MVA 术后，IMRT 仅是改善 LC 的显著预测因子（$P=0.04$）。**结论：在本研究中，尽管 IMRT 的不良反应发生率较高，但 IMRT 的 LC 改善仍显著优于近距离放射治疗。IMRT 放疗技术有必要在这一患者群体进行进一步的研究。**

◆ **辅助 CHT 是否能改善切除术后 STS 患者的预后？**

这一直是基于风险和获益的争议领域。由于局部复发和远处转移的风险，经常给予 STS 患者辅助 CHT，通常是以阿霉素为基础的治疗方案。SMAC 在 2008 年更新了荟萃分析，包括 STS 患者切除术后辅助 CHT 的随机对照试验，证实了以阿霉素为基础的 CHT 在联合异环磷酰胺时的疗效更佳。

Pervaiz, Sarcoma Meta-Analysis Collaboration (Cancer 2008, PMID 18521899)：这是 18 项随机对照试验的综合荟萃分析，包括 1953 例患者，评估 STS 患者切除术后使用单药阿霉素方案辅助 CHT 的失败和生存结果。预防远期复发患者的 OR 为 0.73（95%CI：0.56~0.94，$P=0.02$），倾向于 CHT。防止远处转移和全部复发患者的 OR 为 0.67（95%CI：0.56~0.82，$P=0.0001$）生存分析显示，单独使用阿霉素 OR 为 0.84（95%CI：0.68~1.03，$P=0.09$）。阿霉素联合异环磷酰胺患者的 OR 为 0.56（95%CI：0.36~0.85，$P=0.01$），有利于 CHT。**结论：该分析证实了辅助 CHT 使用单药阿霉素方案在防止复发和转移中的获益，而联合使用异环磷酰胺显示了显著的生存获益，并进一步改善了其他结果。**

◆ **术前新辅助 CHT 的作用是什么？**

远处转移仍然是 STS 患者中的一个问题。既往的小样本研究显示新辅助 CHT 或 CRT 似乎有希望，因此进行了 RTOG 9514 的研究，评估了术前新辅助 CHT 与 RT 联合的可行性，然后加入辅助 CHT 或术后切缘阳性加 RT。新辅助 CHT 不是一个标准的治疗方案，但可以考虑用于大肿瘤和高级别肿瘤。

Kraybill, RTOG 9514 (JCO 2006, PMID 16446334)：这是一项 Ⅱ 期多中心研究旨在评估术前新辅助放化疗和术后 CHT 的疗效。该研究共纳入 66 例高级别四肢 / 躯干 STS 患者。CHT 包括 MAID 方案（改良 mesna、阿霉素、异环磷酰胺和达卡巴嗪），给予 3 个周期，序贯 RT（44 Gy/22 fx）。序贯疗程

（MAID→RT→MAID→RT→MAID），3周后切除。术后治疗是基于切缘状态。如果切缘为阳性，术后瘤床外扩1 cm，增加剂量16 Gy/8 fx，然后给予MAID×3个周期。如果切缘为阴性，仅MAID×3个周期；64例患者可评价；79%的患者完成术前CHT，但由于不能耐受不良反应，只有59%接受全CHT疗程，其中5%评估为5级致命毒性，83%为4级毒性。61例患者接受了手术，其中58例接受了R0切除术（5例截肢术）。3年DFS为56.6%，远处DFS为64.5%，OS为75.1%。有5例患者截肢术后肢体保存率为92%。如果认为截肢失败，估计3年的LRF为18%；如果不认为失败，则为10%。**结论：64例患者中有超过一半虽然有严重不良反应，但仍然按计划完成治疗，并且治疗方案有效。**

Zaidi, U.S. Sarcoma Collaborative (Ann Surg Oncol 2019, PMID 31342400)： 2000—2016年，来自美国肉瘤合作数据库的770例患者接受了治疗，患者特征为高级别原发性躯干和四肢STS，肿瘤直径≥5 cm。主要终点为RFS和OS。最常见的组织学类型是UPS（42%）。共有216例患者（28%）接受了新辅助化疗（NACT），且肿瘤位置更深、体积更大（$P < 0.001$）。对于直径≥为10 cm的肿瘤患者，NACT改善了5年的RFS（51% *vs.* 40%；$P=0.053$）和5年OS（58% *vs.* 47%；$P=0.043$）。在评估位置时，对于直径≥10 cm的四肢肿瘤NACT改善了5年RFS（54% *vs.* 42%；$P=0.042$）和5年OS（61% *vs.* 47%；$P=0.015$），但躯干队列没有；由于样本量较小，结果有待进一步验证。**结论：NACT可改善直径≥10 cm的四肢肿瘤的RFS和OS，需要进一步研究确定其在躯干大肿瘤中的作用。**

腹膜后肉瘤（RPS）

◆ 管理RPS的一般方法是什么？

主要的治疗目标是实现R0手术切除。与研究原发性四肢STS一样，关于RPS的数据主要局限于一些小的回顾性研究；然而，最近完成的EORTC STRASS试验未能证明术前放疗获益，但LS亚组可能受益。由于术后毒性可能较强，如果给予放疗，则在术前进行。

◆ 目前是否有数据表明，RPS可从RT中获益（包括OS）？

基于SEER/NCDB数据库，无论是术前还是术后，加入放疗似乎都有生存获益，通常这些非随机注册研究都存在局限性；然而，随机EORTC STRASS试验的结果并没有显示所有RFS患者的获益。

Zhou, SEER (Arch Surg 2010, PMID 20479339)： SEER分析旨在评估1988—2005年对1901例局部RPS和非内脏腹部肉瘤患者的手术切除和放疗效果。81.8%患者接受手术切除，23.5%接受放疗。联合治疗与单一手段治疗相比，有OS延长。手术或放疗均优于不治疗（$P < 0.001$）。Cox分析显示手术切除（HR：0.24，$P < 0.001$）和RT（HR：0.78，95%CI：0.63~0.95，$P=0.01$）分别独立预测改善局部疾病的OS。在分层分析中显示，对于Ⅰ期患者（$n=694$），放疗显示了额外的获益（HR：0.49，$P=0.04$），单独手术切除也同样获益（HR：0.35，$P < 0.001$）。对于Ⅱ/Ⅲ期患者（$n=552$），手术切除仍然显著获益（HR：0.24，$P < 0.001$），放疗并无显著获益（HR：0.78，95%CI：0.58~1.06，$P=0.11$）。**结论：在这个全国队列研究中，手术切除与AJCC Ⅰ~Ⅲ期RPS患者的显著生存获益相关。放疗为Ⅰ期疾病患者带来获益。**

Nussbaum, NCDB Analysis (Lancet Oncol 2016, PMID 27210906)： 这是一项对2003—2011年诊断为RPS的9068例NCDB患者的病例对照、倾向评分匹配分析。纳入患者包括患有局部RPS，进行切除

术和术前放疗或 PMRT，但不是两者同时兼顾，没有其余的治疗或 IMRT。主要目的是在倾向评分匹配的数据中，对接受术前 RT 或 PMRT 的患者与未接受 RT 的患者的 OS 进行比较。共有 563 例患者接受了术前放疗（MFU 为 42 个月），2215 例患者接受 PMRT（MFU 为 54 个月），6290 例患者未接受放疗（MFU 术前 43 个月，术后 47 个月）。所有人口统计学、临床病理和治疗水平变量的差异可以忽略不计。术前队列的 MS 时间为 110 个月，而匹配的无放疗队列比较者的 MS 时间为 66 个月。术前 MRS 期为 89 个月。术前 RT（*HR*：0.70，*P* < 0.0001）和 PMRT（*HR*：0.78，*P* < 0.0001）与单独手术相比，与更高的 OS 显著相关。结论：**术前或术后放疗比单纯手术具有更高的 OS。**

Bonvalot, EORTC STRASS (Lancet 2020, PMID 32941794)： 此项国际Ⅲ期临床试验，266 例 RPS 患者被随机分为术前放疗（50.4 Gy）组和单独手术组。腹部 RFS 的主要终点定义为完全切除后的局部复发、腹膜癌、放疗期间的进展，或不可切除的疾病。设计证明 5 年后腹部 RFS 从 50% 增加到 70%；198 例（74.5%）患有 LS。在放疗 + 手术组中，不能手术的肿瘤发生率和再手术的发生率没有显著增加。单独手术组观察到的 LR 是 LS 患者的两倍，特别是 LS 患者 3 年腹部 RFS 为 60.4%，而单独手术组（NS）为 58.7%。结论：**术前放疗对 RPS 患者无腹部 RFS 获益，但一部分 LS 患者可能受益，需要进一步随访。**

◆ **在 PMRT 中加入 IORT 是否能改善手术切除后 RPS 患者的预后？**

大部分为回顾性研究数据；只有一个小样本的前瞻性研究已经解决了这个问题。在 NCI 试验中，IORT 的增加降低了 LRR，但没有转化为 OS 获益，同时可能会减少肠道不良反应。

Sindelar, NCI (Arch Surg 1993, PMID 8457152)： 这是一项关于 35 例接受手术和术后高剂量 EBRT（50~55 Gy）治疗与低剂量 EBRT（35~40 Gy）+IORT（20 Gy）治疗的 RPS 患者的 PRT 研究。MFU 为 8 年。两组之间的 MS 相似。IORT 组有 LRR 改善（40% *vs.* 80%）。IORT 组的致残性肠炎发生率较小，但周围神经病变发生率较大（60% *vs.* 5%）。

◆ **与术后放疗相比，术前放疗是否能改善患者的预后？**

理论上，术前放疗可以降低毒性，原因是较低的剂量、更好的靶区轮廓、正常组织移位，以及较小的治疗范围。此外，从放射生物学的角度来看，由于改善了血管供应和氧合指数，放疗敏感性可能更高。大多数专家不推荐 PMRT 应用于 RPS 患者。

Ballo, MDACC (IJROBP 2007, PMID 17084545)： 这是一项关于 83 例局部 RPS 患者的回顾性分析。患者接受经完全手术切除和放疗。60 例表现为原发性疾病，其余 23 例既往手术后出现 LR。MFU 为 47 个月。精算总体 DSS、LC 和 DMFSP 分别为 44%、40% 和 67%。在 38 例发生死亡的患者中，16 例患者是局部复发，另外 11 例患者是其他部位进展。MVA 显示组织学分级与 5 年 DSS 相关（低分级，92%；中等分级，51%；高分级，41%，*P*=0.006），以及疾病复发、边缘阳性或边缘状态不确定、年龄 > 65 岁的患者 5 年 LC 率较低。更高剂量的 RT 或特定使用的 IORT 均没有改善 LC。5 例患者出现了 RT 相关并发症（5 年后为 10%），所有并发症仅限于接受 PMRT 治疗的患者（23%），无术前 RT 患者（0%）。结论：**术前放疗可能优于术后放疗。**

◆ **IORT 与局部加量的 IMRT 结合是否安全有效？**

Roeder (BMC Cancer 2014, PMID 25163595)： 一项Ⅰ/Ⅱ期单臂试验的计划外中期分析，评估了

2007—2013 年 27 例原发性 / 复发性 RPS（＞ 5 cm，M_0，至少边缘切除）患者术前 IMRT 的可行性。术前 IMRT 使用 SIB，PTV 45~50 Gy/25 fx 和 GTV 50~56Gy，然后手术和 IOERT（10~12 Gy）。主要终点为 5 年 LC。大多数患者有高级别病变（82% 为＞ 3 级），主要是 LS（70%），肿瘤中位大小为 15 cm（6~31 cm）。MFU 为 33 个月。93% 的患者术前 IMRT 按计划进行。GTR 合并临近器官切除的可行性为 96%，22% 实现 R0 切除，74% 为 R1 切除。对 23 例（85%）患者进行了 IOERT，中位剂量为 12 Gy（10~20 Gy）。有 7 例患者复发，3 年和 5 年的 LC 均为 72%。4 例患者出现 3 级急性期不良反应（15%），9 例患者出现严重的术后并发症（33%）。6% 的存活患者在 1 年后出现 3 级晚期不良反应，2 年后无患者出现晚期不良反应。**结论：术前 IMRT、手术、IOERT 联合治疗具有可行性，造成的不良反应可接受，均有 LC 和 OS 获益，但仍需要进行长期的随访。**

◆ **目前对不可切除的疾病的建议是什么？**

根据 NCCN，治疗可能包括 CHT、RT 或联合放化疗，使患者有手术切除的机会[1]。

Kepka, Poland (IJROBP 2005, PMID 16199316)： 这是一项关于 112 例未切除的接受放疗的患者的回顾性分析。患病部位包括 43% 的四肢，26% 的腹膜后，24% 的头颈，7% 的躯干。中位放疗剂量为 64 Gy，20% 患者加入了 CHT。MFU 为 139 个月；5 年 LC、DFS 和 OS 分别为 45%、24%、35%；5 年 LC 与肿瘤大小（肿瘤＜ 5 cm、5~10 cm 和＞ 10 cm 分别为 51%、45% 和 9%）和放疗剂量（＜ 63 Gy、22%；＞ 63 Gy、60%）相关。剂量＞ 68 Gy 与＜ 68 Gy 与更高的并发症风险相关（27% *vs.* 8%）。**结论：在不能手术的情况下，应考虑对 STS 患者进行放疗，并考虑更高的放疗剂量以改善预后，但找到合适的治疗方案以减少并发症发生率才是至关重要。**

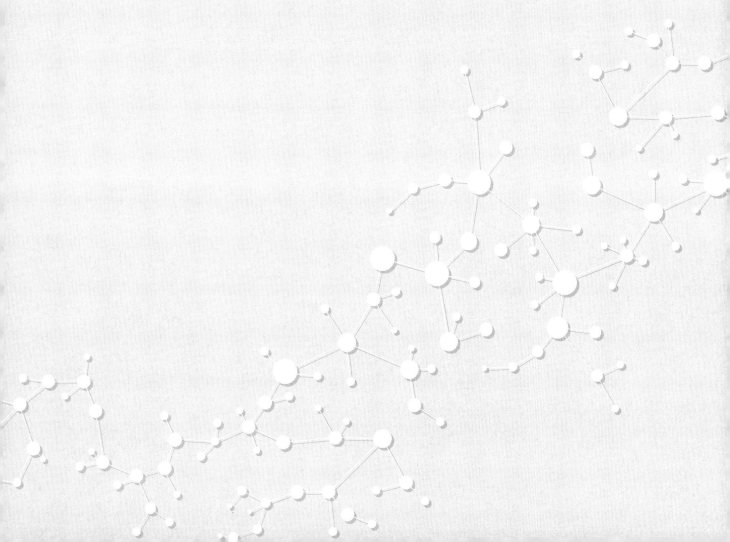

第十一部分　儿童肿瘤

第五十六章 髓母细胞瘤

Timothy D. Smile, Camille A. Berriochoa, Erin S. Murphy 著

解世洋 译

乔 俏 校

> **概述**：髓母细胞瘤（medulloblastoma，MB）是儿童最常见的中枢神经系统恶性肿瘤，占所有儿童脑癌的 20%[1]。髓母细胞瘤通常发生在小脑，最常见的是小脑蚓部，可导致脑脊液流动受阻及脑积水，进而出现颅内压增高相关症状。单纯手术治疗效果不佳，多项研究显示，加入放疗和化疗后，治疗效果有所改善[2,3]。优化化疗方案有助于减少全脑全脊髓放疗的剂量及其相关的生长和神经认知毒性[4]。推荐的治疗模式取决于患者的风险状况（一般风险与高风险；见表 56.1）。在一般风险情况下，基于 ACNS0331 研究的良好疗效，临床医生正在完成由历史上标准的颅后窝放疗方案到全脑全脊髓 + 累及野的过渡[5]。分子通路和相关亚组的作用正在发生变化，Wnt/SHH 组预后较好，而第 3 和第 4 组预后较差。

表 56.1 最大安全切除术后髓母细胞瘤的一般治疗范例

	CSI	颅后窝	放疗后化疗	5 年总生存
一般风险（2/3 患者在发病时） ≥ 3 岁，并且 · M₀ 并且 · 术后残留病灶 ≤ 1.5 cm² · 良好的组织学特征（经典型；促纤维增生/结节型；广泛结节型）	23.4 Gy/ 13 fx 同步长春新碱（每周疗法）	根据 ACNS 0331 研究的最新结果，照射累及野（而不是整个颅后窝）54~55.8 Gy	CDDP/VCR/CYC 或 CCNU	80%
高风险 *（1/3 的患者发病时） · M+OR · 术后残留病灶 > 1.5 cm² · 组织学不佳（大细胞型/间变型）	36 Gy/20 fx 同步长春新碱（每周疗法）	颅后窝放疗剂量54~55.8 Gy**	CDDP/VCR/CYC	60%

注：* < 3 岁的婴幼儿被认为是高危人群，考虑到标准全脑全脊髓放疗可导致神经认知功能受损，应确保采用风险适应方法，将最大安全切除、CHT、延迟 CSI 的二次探查手术及局灶放疗结合起来。

** 对于脊髓病变，放疗剂量应达 45 Gy。

流行病学：髓母细胞瘤占所有颅后窝肿瘤的 40%，占所有小儿中枢神经系统肿瘤的 20%，在美国每年约有 500 例[6]。最常见于 5~7 岁，各年龄段发病率：1 岁前 10%，9 岁前 60%~70%，10 岁以上 30%。如果出现在成年人身上，组织学上通常是促纤维增生型。男性多于女性。

风险因素：大多数髓母细胞瘤病例呈散发性，但约有 5% 被认为是继发于家族性综合征。

1. 痣样基底细胞癌综合征（又称"戈林综合征"）：本病与基底细胞癌、骨骼异常和巨头畸形有关；约 5% 的患者会罹患髓母细胞瘤。本病与染色体 9q22 上的基因突变有关，该基因突变可导致 PTCH1 蛋白失活，而 PTCH1 蛋白是音猬因子（sonichedgehog，SHH）的受体，其通路对小脑的发育非常重要[7]。

2. Turcot 综合征：本病以息肉病、结直肠癌、胶质瘤和髓母细胞瘤为特征；髓母细胞瘤患者的相对危险性是未受影响人群的 92 倍[8]。本病与染色体 5q 上 *APC* 基因突变相关。*APC* 复合物部分负责降解细胞质中的 β- 连环蛋白（β-catenin），并受 Wingless 通路（Wnt）的调控。这些分子通路有助于支撑髓母细胞瘤相关生物大分子聚合物的演进。

3. Li-Fraumeni 和 NF-1：两者偶与髓母细胞瘤相关。

解剖学：最常见于前额叶，约 75% 发生在中线蚓部。其半球定位与年龄较大和组织学为促纤维增生有关。颅后窝的边界如下：前界为斜坡和后床突；后界为枕骨隆突（直窦和矢状窦汇合处的骨性突起）；下界为枕骨；外界为颞骨、枕骨和顶骨；上界为小脑幕。脑脊液从第四脑室流经马氏内侧孔和卢氏外侧孔进入蛛网膜下隙。髓母细胞瘤有阻碍脑脊液外流的趋势，导致出现与颅内压升高有关的症状[6]。

病理学：2016 年 WHO 分类法将髓母细胞瘤细分为表 56.2 中的 4 种组织学亚型（此外还有下文讨论的遗传差异）[6,9,10]。大多数病例的免疫组化结果显示神经元标志物（神经丝、神经元特异性烯醇化酶、突触素）阳性，偶尔胶质纤维酸性蛋白（glial fibrillary acidic protein，GFAP）也呈阳性。罕见亚型：黑色素瘤（< 1%）和髓母细胞瘤（< 1%；包含横纹肌分化）。

遗传学：从历史上看，风险分层主要依赖于临床病理变量。然而，2010 年，一个国际小组确定了 4 个主要的分子亚组（表 56.3）。在 2016 年的一次国际共识会议上，建立了分子驱动的风险分层系统，该系统支持生物标志物驱动的临床试验的发展，如表 56.4 所述[11,12]。值得注意的是，上脑室原始神经外胚层肿瘤（PNET）被列为高风险髓母细胞瘤。Bcl-2、ERBB2 和 M Ⅰ B-L1 是侵袭行为的潜在标志物[13]，可观察到 C-MYC 扩增和 17 号染色体的改变[14]。

临床表现：肿瘤通常长入 / 充满第四脑室，并伴有与颅内压增高有关的体征和症状：头痛、晨起呕吐、视乳头水肿、第Ⅳ对脑神经麻痹导致的复视；婴儿可能表现为前囟门隆起和颅缝裂开。蚓部破坏可导致躯干共济失调；其他小脑症状包括构音障碍、运动障碍或痉挛。本病虽然最常见于松果体肿瘤，但也可观察到 Parinaud 综合征（视神经麻痹、假性阿 - 罗氏瞳孔、辐辏退缩性眼球震颤、眼睑后缩）以及"落日征"（共轭向下凝视）。硬膜外转移并不常见（< 5%），但最常见的是骨转移。小儿脑后肿块的鉴别诊断：BEAM（脑干胶质瘤、上皮瘤、星形细胞瘤、髓母细胞瘤）、血管母细胞瘤、淋巴瘤和发育不良性小脑节胶质瘤。

表 56.2　髓母细胞瘤的形态学分类

组织病理学亚型	预后	相对发生率	特点
促纤维增生 / 结节型	良好	15%~20%，老年患者中更为常见	双相，致密细胞区被基质成分包围。促纤维增生型与戈林综合征和 PTCH1 失活有关
广泛结节型	良好		结节在组织病理学中占主导地位，通常较大且形状不规则
经典型	中等	80%~90%	细胞密集、未分化的小圆蓝细胞。通常与 HomerWright 花结（神经母细胞环绕嗜酸性神经鞘膜）有关，但这种情况只可在少数病例中观察到
大细胞 / 间变型	差	5%~10%，罕见	大细胞 / 大核、突出核小体、多有丝分裂、核多态性。细胞质多于典型细胞；与 MYC 扩增、巨大脊柱转移有关

表 56.3　髓母细胞瘤的分子分类

分子分组 [11]	发生率	年龄	5 年生存率	相关组织学	发病机制
Wingless（Wnt）	10%	老年儿童和成人	95%	经典型	*CTNNB1* 基因突变会上调 Wnt 通路，增加核 β- 连环蛋白的积累，促进细胞分裂和增殖
Sonichedgehog（Shh）	30%	双峰：< 5 岁 /o；青少年 / 年轻成人	75%	促纤维增生 / 结节型	*PTCH1* 基因突变会上调 Shh 通路，促进 DNA 转录，降低细胞间的粘附性，增加血管生成
第 4 组 *	35%	中位年龄 9 岁 /o	75%	经典型	组蛋白甲基化酶 / 乙酰化酶过度表达。癌基因 *MYCN* 扩增。80% 的第 4 组甲基溴髓母细胞瘤女性患者 X 染色体缺失
第 3 组 *	25%	婴幼儿和幼童	50%	典型 / 大细胞 / 间变型	OTX2 转录因子的上调会上调 *C-Myc* 癌基因和相关的基因过表达

注：* 新证据表明，独立生长因子 -1（GFI1 和 GFI1B）原癌基因的激活与第 3 组和第 4 组骨髓母细胞瘤有关 [15]。

表 56.4　基于分子的风险分层：2016 年国际共识 [12]

风险分层	存活率	标准	临床意义
低风险	＞ 90%	WNT 分组 11 号染色体全缺失或 17 号染色体全增益的非转移性第 4 组	可能符合降低治疗强度的条件
一般风险	75%~90%	其他	可能需要加强治疗
高风险	50%~75%	MYCN 扩增的 SHH 阳性肿瘤 转移性 SHH 阳性肿瘤 第 4 组肿瘤	
非常高风险	＜ 50%	有转移灶的第 3 组 带有 TP53 突变的 SHH 阳性肿瘤	

检查： 包括组织学、病理学检查和详细的神经系统检查。术前，进行增强脑MRI（髓母细胞瘤表现为 T_1 等信号 / 高信号肿块伴斑片状增强；FLAIR 等信号，DWI 高信号），并进行基线神经精神测试、神经内分泌测试、生长曲线、全血细胞计数和听力评估。如果影像学检查提示有髓母细胞瘤或其他脑肿瘤，则应先行切除术（而不是活组织检查）。术后72小时内接受增强的脑MRI（72小时后脑膜炎症和脑脊液中残留的血液会变得明显，并错误地提示疾病转移）。术后10~14天内进行脊髓MRI，以避免术后即刻出现的假性变化造成混淆。腰椎穿刺 / 细胞学检查应在脊髓MRI后进行，以避免手术过程中的炎症干扰。通常，由于颅内压增高，临床医生无法在术前安全地进行腰椎穿刺。10天内可能出现腰椎穿刺假阳性；如果出现腰椎穿刺阳性，可重复检查。不常规进行系统分期。

预后因素： 预后较差的相关因素包括年龄 < 3 岁、有转移灶、STR（单个面积 > 1.5 cm²）、第3或第4组分子特征、间变 / 大细胞形态。

分期： MB 采用改良 Chang 系统（表 56.5），该系统基于术前 MRI、术后 MRI、手术结果和脑脊液分析。注：T 分期不再被视为预后指标。

表 56.5　髓母细胞瘤的改良 Chang 分期系统 [22]

分期	肿瘤范围	分期	转移程度
T_1	直径 ≤ 3 cm	M_0	未累及脑脊液、大脑或脊柱
T_2	直径 > 3 cm	M_1	脑脊液细胞学检查阳性
T_{3a}	> 3 cm，延伸至西尔维乌斯导水管和（或）卢施卡孔	M_2	沿小脑或大脑蛛网膜下隙或在第三脑室或侧脑室出现结节性播种
T_{3b}	> 3 cm，并明确延伸至脑干	M_3	脊髓蛛网膜下隙大结节播种
T_4	> 3 cm，延伸超过西尔维乌斯导水管和（或）向下超过枕骨大孔（超过后窝）	M_4	脑脊轴外转移

治疗模式

多模式疗法是目前的治疗标准。单纯手术的预后很差，只有 1/61 的患者在单一模式下存活 [16]。20世纪50年代引入辅助放疗，虽然与现行标准相比生存率仍较低，但已有所改善。随着现代放疗技术的发展和化疗的加入，最终观察到了疗效的改善 [17,18]。几项联合试验帮助确定了目前的治疗模式，一般包括最大限度安全切除，然后行中枢神经系统放疗＋颅后窝 / 累及野照射，放疗同步长春新碱周疗，然后进行大约8个周期的化疗。

1. 手术： 行枕下开颅手术，以最大限度安全切除。目标是达到大体全切除术 / 近全切除术，术后MRI检查残留 < 1.5 cm²。以往的研究表明，大体全切除术和近全切除术的疗效基本相当 [19]。通常情况下，大体全切除术 / 近全切除术与次全切除术相比，PFS 有所改善（约为 70% vs. 50%）[20,21]，但在分子时代这一点正在发生变化。术前可使用类固醇激素治疗血管源性水肿。梗阻性脑积水通常可通过切除肿瘤缓解，但术中可能需要进行脑室造口术以减轻压力。

并发症：多达 25% 的患者会出现 PF 综合征（又称"小脑缄默症"，表现为缄默、肢体共济失调、吞咽困难、情绪不稳定；通常在数周至数月内自行缓解，不应延误辅助治疗）。手术死亡率 < 2%。

2. 化疗：髓母细胞瘤是对化疗最敏感的脑肿瘤之一。鉴于铂类药物的疗效，铂类药物是标准的化疗药物。通常在全脑全脊髓放疗后 4 周左右开始，用药 8~9 个周期。根据德国的 HIT91 随机对照实验结果，术后立即进行全脑全脊髓放疗 / 长春新碱治疗，然后再行化疗成为标准治疗方法（而不是术后先进行化疗，然后再进行全脑全脊髓放疗）[23]。在幼儿中，化疗用于延迟或避免使用放射治疗，以降低相关的神经认知风险（治疗范式：诱导化疗后进行手术，然后进行额外的巩固性化疗，放疗仅用于挽救治疗）[9]。并发症：耳不良反应、不育（与环磷酰胺有关；男性患者多于女性患者）、骨髓抑制、第二原发恶性肿瘤。

3. 放射治疗：全脑全脊髓放疗适用于所有患者（除了前面提到的非常年轻的患者），应在手术后 30 d 内开始使用。一般风险组：最大安全切除后全脑全脊髓放疗剂量为 23.4 Gy/13 fx，颅后窝剂量提升至 54~55.8 Gy，但随着 ACNS 0331 研究结果的出现，一些临床医生已过渡到累及野（瘤床 + 边缘外扩）照射，然后辅助以化疗[5]。高风险：最大切除术后 CSI 至 36~39.6 Gy/20~22 fx，颅后窝剂量提升至 55.8 Gy，同时使用长春新碱，然后辅助化疗。如果存在转移灶，则转移灶按以下方法（根据 ACNS 0332）治疗：颅内转移灶或脊髓以下的局灶性脊柱转移灶的剂量是 50.4 Gy；脊髓终点以上的局灶性脊柱转移灶的剂量是 45 Gy；弥漫性脊柱疾病的剂量是 39.6 Gy。与 3D-CRT 方案相比，IMRT[24] 和质子[25] 疗法都能降低耳毒性。

（1）全脑全脊髓放疗的并发症：急性期表现为骨髓抑制、恶心 / 呕吐、腹泻、疲劳、脱发、头痛、听力减退；慢性期表现为神经认知 [记忆法 "Iamable" /IMABL-IQ、记忆力（M）、注意力（A）、行为（B）、学习能力（L）]、神经内分泌功能障碍（尤其是生长激素缺乏、甲状腺功能减退、性腺功能障碍）、软组织 / 骨骼生长受损、耳不良反应 [放疗和（或）顺铂导致]、继发性肿瘤、Lhermitte 莱尔米特征、白内障。Merchant 等人开发了一个模型, 根据颞叶等关键结构接受的剂量和体积预测认知变化[26]。据观察，低风险髓母细胞瘤的常规全脑全脊髓放疗会导致全量表智商从基线每年下降 4.2 个百分点[27]，而质子放疗则导致智商每年下降 1.5 个百分点[28]。有证据表明，与 IMRT 相比，质子计划有助于降低耳蜗和颞叶的剂量（质子约为 2%，IMRT 约为 20%），通过腹部、胸部、心脏和骨盆的剂量基本为零[25,29]。质子治疗颅后窝肿瘤患者 5 年后脑干损伤的风险约为 2%，与光子治疗患者的发生率基本一致；这一证据有助于消除之前的担忧，即与质子相关的剂量不确定性导致脑干损伤的发生率高于光子治疗[31]。在一份中位随访 10 年的长期幸存者（儿童时期接受治疗的成人）报告中，17 例患者中有 12 例能够在没有帮助的情况下生活。最常见的长期不良反应包括执行功能障碍（15 例）、虚弱 / 共济失调（14 例）和抑郁或焦虑（9 例）。

（2）操作流程：请参阅《放射肿瘤学治疗计划手册》，第十二章[32]。

基于循证的问与答

一般风险的髓母细胞瘤

◆ **早期研究显示化疗的使用情况如何？**

CCG 942[33] 和 SIOP Ⅰ[34] 是评估在未经选择的患者人群中，在全脑全脊髓放疗 36 Gy 基础上增加放疗后化疗的早期研究。这两项研究最终都表明，化疗并未使所有患者的生存获益，但在子集分析中，化疗确实使 $T_{3\sim4}$ 和 $M_{1\sim3}$ 患者获益，总结如下。因此，随后进行的几项研究均未纳入化疗，详见后续章节。

CCG 942, Evans (J Neurosurg 1990, PMID 2319316): 这是一项纳入了 233 例接受最大限度手术切除后的 2~16 岁的 $M_{0\sim3}$ 髓母细胞瘤患者的随机前瞻研究。患者被随机分为单纯放疗组与放疗同步 VCR 组，然后进行 8 个周期（每 6 周 1 次）的 VCR、CCNU 和泼尼松治疗。全脑全脊髓放疗剂量为 35~40 Gy，颅后窝补量至 50~55 Gy，局部脊髓转移灶放疗剂量为 50 Gy；化疗组的 5 年无事件生存率（EFS）为 59%，而单独放疗组为 50%（NS）；两组的 5 年 OS 均为 65%。通过对晚期疾病（$T_{3\sim4}$ 和 $M_{1\sim3}$）患者进行计划外亚组分析，化疗组的 5 年 EFS 为 46%，而单纯放疗组的 5 年 EFS 为 0%（$P=0.006$）；化疗组的 5 年 OS 为 61%，而单纯放疗的 5 年 OS 为 19%（$P=0.04$）。重要的预后因素是 M+、年轻和较晚的 T 分期。结论：$T_{3\sim4}$ 和 $M_{1\sim3}$ 患者从化疗中获益最大，而 $T_{1\sim2}$ 和 M_0 患者则无获益。

◆ 既然这些结果表明化疗并不能改善预后，那么是否可以改变单纯放疗的剂量，使其在最小化毒性的同时提供最佳的 EFS 和 OS？

由于认识到 36 Gy 的全脑全脊髓放疗具有神经认知毒性，法国研究者尝试减少放疗的剂量，仅在幕下区域进行放射治疗。然而，结果非常糟糕，6 年 EFS < 20%，64% 的患者在幕上区域治疗失败[32]。这项研究清楚地表明，放疗应同时用于幕上和幕下区域，因此 POG/CCG 合作小组在其随机对照研究（POG 8631/CCG923）中修改了放疗剂量而非体积，将患者随机分配到 23.4 Gy 或 36 Gy 的全脑全脊髓放疗组。该试验因低剂量治疗组的早期复发而提前结束，但在较长的 FU 治疗中，5 年的 PFS 并无显著差异。Mulhern 等人在 JCO 上发表了 1 篇关于长期幸存者（超过 6 年）神经心理学测试的报告，发现接受 23.4 Gy 的放疗的患者神经毒性明显弱于接受 36 Gy 的放疗的患者，其中在年龄 < 9 岁的患者中差异最为明显[35]。

Thomas, POG 8631/CCG 923 (JCO 2000, PMID 10944134): 一项关于 126 例 3~21 岁、$T_{1\sim3a}M_0$ 最大限度切除的髓母细胞瘤（CT 残留灶 ≤ 1.5 cm²）患者进行的随机前瞻研究，将患者随机分配 23.4 Gy 与 36 Gy 全脑全脊髓放疗组，所有患者均接受颅后窝增强至 54 Gy，未给予化疗。注：这是第 1 例需要在随机前进行广泛分期（包括脊髓造影、腰椎穿刺、术后增强 CT）的随机前瞻研究，也是第 1 例需要评估神经心理功能的随机前瞻研究。中期分析显示，接受减量放疗的患者复发率或孤立神经轴复发率增加，因此该研究提前结束。最终分析显示，标准剂量组和减量组的 5 年 EFS 分别为 67% 和 52%（$P=0.8$）。结论：与 23.4 Gy 的全脑全脊髓放疗相比，36 Gy 的全脑全脊髓放疗增益至少部分被增强的毒性所抵消。这为今后研究减少剂量全脑全脊髓放疗 + 化疗提供了依据；5 年 EFS 为 67%，可作为接受手术和最佳常规放射治疗的一般风险髓母细胞瘤的基准。

◆ 是哪些试验最终导致在髓母细胞瘤的治疗中重新纳入化疗？

1994 年，Packer 等人发表的一项多机构前瞻性研究显示，每周同时采用长春新碱和辅助顺铂/CCNS/长春新碱治疗的效果很好[36]。后来，PNET 3 随机前瞻研究显示，加入化疗后，EFS 有所改善，但接受化疗的患者健康状况（包括听力、语言能力、视力、活动能力、灵活性、情感和认知能力）有所下降[37,38]。

Taylor, PNET-3 (JCO 2003, PMID 12697884)：一项随机前瞻研究比较了 M_0 期髓母细胞瘤患者进行放疗前化疗（4 个周期的长春新碱、依托泊苷、卡铂、环磷酰胺）与单纯放疗的疗效。放疗方案为 35 Gy 的全脑全脊髓放疗后颅窝补量至 55 Gy。217 例患者中有 179 例可评估；化疗改善了 3 年的 EFS（79% *vs.* 65%），5 年 EFS 也有所改善（74% *vs.* 60%，*P*＝0.037）。3 年或 5 年的 OS 没有明显差异。**结论：首次在 PRT 中加入化疗后，EFS 有所改善。作者补充说，这种不含顺铂的方案还可以降低耳毒性和肾毒性。**

◆ **哪些研究促使在一般风险患者中使用减量的全脑全脊髓放疗？**

前面提到的同一项 Packer 研究对一般风险患者进行了 23.4 Gy 的治疗，并同步使用长春新碱周疗，结果显示疗效良好[36]。这项研究随后扩展为 CCG 9892，如下文所述。

Packer, CCG 9892 (JCO 1999, PMID 10561268)：有 65 例 3~10 岁的 M_0 期髓母细胞瘤患者在接受最大限度的手术切除后纳入了这项Ⅱ期试验。患者在术后 28 d 内接受放射治疗，同时接受长春新碱周疗。放疗以全脑全脊髓的方式进行，剂量达到 23.4 Gy，颅后窝补量到 55.8 Gy。放疗 6 周后，患者接受 CCNU、VCR 和 CDDP 联合化疗，共 8 个周期（每 6 周 1 次）。中位生存时间为 56 个月。未发现任何影响预后的因素，包括约 33% 的放疗未完成率；3 年 PFS 为 88%，3 年 OS 为 85%。**结论：减量的全脑全脊髓放疗联合放疗期间和放疗后基于 CDDP 的辅助化疗对 M_0 期髓母细胞瘤患者是可行的。**

◆ **环磷酰胺能否在辅助化疗中取代 CCNU？**

COG A9961 是一项大型前瞻随机研究，将一般风险的髓母细胞瘤患者（均为术后且接受过 23.4 Gy 的全脑全脊髓放疗）的治疗方案随机分为两种不同的辅助化疗方案，一种是环磷酰胺方案，另一种是 CCNU 方案。实验设计理由是支持在儿童肿瘤中使用 CCNU 的数据很少，而支持使用环磷酰胺的异种移植实验和早期临床数据则更有希望[39]。最终，两种治疗方案没有明显差异，两组患者的 5 年 OS 均为 85% 左右。作者总结说，虽然两种化疗方案未能分出优劣，但两种方案的良好疗效为使用减量全脑全脊髓放疗提供了更多支持。

◆ **在治疗一般风险的髓母细胞瘤患者时，全脑全脊髓放疗超分割是否会影响疗效或降低毒性？**

MSFOP 98 是一项Ⅰ/Ⅱ期一般风险实验，采用了超分割疗法，即 36 Gy 的全脑全脊髓放疗后，以 1 Gy/fx BID 的剂量对瘤床进行补量至 68 Gy[40]。与其他标准放疗报告相比，该试验在无化疗的情况下显示了极佳的长期 EFS，且全量表智商下降不明显。这促成了 HIT-SIOP PNET-4 的诞生。该研究招募了一般风险的髓母细胞瘤患者，随机对他们进行标准分次（23.4 Gy 的全脑全脊髓放疗，颅后窝补量至 54 Gy，1.8 Gy/fx）或超分割（36 Gy 的全脑全脊髓放疗，颅后窝补量至 60 Gy，瘤床补量至 68 Gy，1 Gy/fx BID，分次间隔为 8 h）治疗。结果显示，EFS 和 OS 结果相当，肌毒性无差异；智商测量结果未在其最终出版物中报告。根据这些结果，通常对一般风险的髓母细胞瘤患者不采用超分割治疗[41]。

◆ **颅后窝的最佳剂量是多少？**

这一点从未进行过前瞻性研究，但 1988 年哈佛大学的一项回顾性研究显示，如果颅后窝剂量＞50 Gy，则局部控制更佳（LC 79% *vs.* 小于 50 Gy 的 33%；*P*＜0.02）[42]。

◆ 最容易受到全脑全脊髓放疗造成的神经认知影响的一般风险髓母细胞瘤患者能否接受较低剂量？一般风险患者是否都可以接受累及野补量而不是整个颅后窝补量？

ACNS0331 研究就是为了回答这两个问题。多项研究表明，> 20 Gy 的全脑全脊髓放疗剂量会损害神经认知和生长发育，这促使研究人员想要确定较低剂量是否能带来毒性较弱的有利结果[43,44]。1989 年，Goldwein 等报告了他们对 10 例髓母细胞瘤患者进行的前瞻性队列研究，这些患者接受了 18 Gy 全脑全脊髓放疗，颅后窝补量为 50.4~55.8 Gy，放疗期间每周同步使用长春新碱，随后使用 CDDP/VCR/CNU 方案化疗。结果显示治愈率良好[45]。此外，两项回顾性研究显示，使用以累及野为基础的补量治疗时，颅后窝失败率 < 5%[46,47]，这表明累及野补量治疗可能是合适的。

Michalski, COG ACNS0331 (ASTRO 2016, Abstract LBA2)： 一项研究共招募了 464 例 3~21 岁的一般风险髓母细胞瘤患者。主要终点是事件发生时间（进展、复发、死于任何原因、继发性恶性肿瘤）。所有患者均接受最大安全切除肿瘤手术，然后在 31 天内接受放射治疗，同步每周使用长春新碱，之后使用顺铂/长春新碱和 CCNU 或环磷酰胺（AABAAB 交替模式）。3~7 岁的患者接受两次随机分组（全脑全脊髓放疗剂量为 18 Gy vs. 23.4 Gy，然后接受累及野补量或颅后窝补量）。8~21 岁的患者只符合累及野/颅后窝补量的条件；所有患者都接受了 23.4 Gy 的全脑全脊髓放疗。中位随访时间为 6.6 年。**结论：对于所有 3~21 岁的一般风险患者而言，累及野补量并不优于整个颅后窝补量（表 56.6）。然而，减量全脑全脊髓放疗与较差的 5 年 EFS 和 OS 相关，因此，除非参加临床试验，一般风险的髓母细胞瘤患者应继续接受 23.4Gy 作为标准的全脑全脊髓放疗剂量。**

表 56.6　COG ACNS 0331 髓母细胞瘤的初步结果

组别	5 年局部失败率	5 年无事件生存率	5 年总生存率
所有 3~21 岁的患者			
累及野补量照射	1.9%	82%	84%
颅后窝补量照射	3.7%	81%	85%
	P＝0.178	P＝0.421；HR 的 94% 置信区间的上限为 1.3，低于 1.6 的预设上限，因此累及野放疗被认为不劣于颅后窝放疗	
3~7 岁的患者			
低剂量（18 Gy）		72%	78%
标准剂量（23.4 Gy）		83%	86%
		HR 的 80% 置信区间的上限为 1.9；高于 1.6 的预设上限，因此低剂量全脑全脊髓放疗的非劣效性不成立	

高风险髓母细胞瘤

◆ 最初有哪些数据支持在高风险疾病中使用化疗？

CCG 942（在前面一般风险的部分讨论过）和 SIOP Ⅰ 都是评估术后患者的前瞻性随机对照实验，这些患者接受了全脑全脊髓放疗，然后随机接受化疗或不接受化疗[33,34]。在这两项研究中，两组患者的预后无差异，但如果仅限于晚期患者（T_{3-4}、M+ 或肿瘤次全切除时），则可观察到 EFS 有所改善。

◆ **使用其他药物强化化疗方案能否改善疗效？**

CCG 921 对有各种高危儿童脑肿瘤的患儿进行了研究，以观察"8 合 1"化疗（一天内使用 8 种化疗药物：顺铂、丙卡巴嗪、CCNU、长春新碱、环磷酰胺、甲泼尼松龙、羟基脲、阿糖胞苷）是否优于长春新碱/CCNU/泼尼松（VCP）联合疗法。共有 421 例儿童参加了这项研究，其中 203 例患有髓母细胞瘤。对该研究的亚组分析表明，VCP 的疗效优于"8 合 1"化疗（5 年 PFS 为 63% *vs.* 45%，$P = 0.006$）[20]。

◆ **改变 CHT 的顺序（例如，术后立即进行 CHT，然后再进行 RT）是否有好处？**

有四项前瞻性随机对照实验评估了这一问题：SIOP Ⅱ、SIOP Ⅲ、POG 9031 和德国的 HIT 91。除 SIOP Ⅲ 外，其他所有研究均显示术后立即进行化疗对患者无益；POG 9031 和 SIOP Ⅱ 均显示两组患者的 5 年 EFS 为 60%~70%，5 年 OS 约为 75%，两组之间无显著差异；HIT91 显示实际上立即放疗可改善 3 年 EFS（78% *vs.* 65%，$P = 0.03$）[4,23,48]。在这 4 项研究中，有 3 项研究显示前期化疗无益，因此标准的治疗方法是进行最大限度的安全切除，然后进行放疗（同时使用长春新碱），最后进行辅助化疗。

◆ **中断放疗有什么坏处吗？**

有趣的是，SIOP Ⅲ（表 56.7）也显示，如果在 50 天内进行放疗，3 年的 OS 会更好，这表明避免放疗中断会带来更好的结果[3]。这些结果证实了佛罗里达大学早前的研究结果，即及时完成放疗可获得更好的预后（以 45 天为切点）[49]。

表 56.7　SIOP Ⅲ 放疗持续时间结果

放疗持续时间	3 年 OS
< 50 d	84.1%
> 50 d	70.9%
P	0.0356

◆ **在全脑全脊髓放疗期间使用卡铂作为放射增敏剂是否会带来更好的疗效？**

COG 99701 研究了这一问题，该研究是一项 Ⅰ/Ⅱ 期试验，评估了在全脑全脊髓放疗期间加入卡铂和长春新碱的作用[50]。需要注意的是，一旦确定了卡铂的推荐剂量，所提供的辅助治疗就会略有改变，但在该研究的所有患者中，5 年 OS 约为 75%。作者的结论是，使用长春新碱和卡铂进行同步放化疗，然后进行 6 个月的维持性化疗，其结果至少与之前使用高剂量全脑全脊髓放疗或高剂量烷化剂治疗的其他试验相当（如果不是更好的话）。ACNS 0332 正在进行一项 Ⅲ 期 PRT 试验，该试验评估了高危髓母细胞瘤 [M+、次全切除术和（或）间变型] 患者全身治疗的强化情况，并采用了两种随机方案：一是在放疗期间同时使用卡铂；二是在维持治疗期间和之后使用异维 A 酸。

◆ **再次放射治疗有作用吗？**

复发性髓母细胞瘤患者很少能治愈，而且预后很差，2 年 OS 历来低于 25%。然而，许多挽救治疗方法已被考虑，包括手术切除、近距离放射治疗、放射外科手术、高剂量化疗与自体造血干细胞移植和再照射。对于一般风险和高风险患者来说，再次放射治疗可能是一个值得考虑的合理选择。

Wetmore, St. Jude (Cancer 2014, PMID 25080363)：一项针对 38 例复发性髓母细胞瘤患者进行的回顾性综述显示，有 14 例接受了再次照射（8 例接受再次全脑全脊髓放疗，3 例仅接受脊髓照射，3 例仅接受原发灶照射）。对于最初有一般风险髓母细胞瘤的患者，再次接受放射治疗的 5 年 OS 为 55%，未接受放射治疗的为 33%；再次接受放射治疗的 10 年 OS 为 46%，未接受放射治疗的为 0%（$P=0.003$）。中位放疗剂量为 36.75 Gy（范围为 18~54），中位放疗疗程间隔为 39 个月（范围为 10~107）。同样，高危人群也从中受益（$P=0.003$）。再次照射确实会导致坏死率增加（$P=0.0468$）。

◆ **使用质子放疗是否可降低神经认知毒性？**

回顾性数据显示，与光子放疗相比，质子放疗具有保留智力的优势。

Kahalley, Multi-institutional (JCO 2020, PMID 31774710)：有 8 家不同的癌症中心对 79 例接受质子放疗（PRT）或光子放疗（XRT）的髓母细胞瘤患儿进行了回顾性研究。主要终点是各种纵向智力综合评分。除照射剂量（$P < 0.01$）和照射范围（$P=0.01$）外，患者的人口统计学/临床变量相似。PRT 组在整体智商、感知推理和工作记忆方面的长期疗效更优（所有 $P < 0.05$）。结论：质子放疗可明显改善全脑全脊髓放疗的长期神经认知毒性。评论：这项研究对在不同国家接受治疗的非随机患者进行了 1 次计划外的比较。这些患者有不同的颅后窝补量，使用全脑野，但无论治疗方式如何，都应该提供相同的生物剂量。

婴幼儿髓母细胞瘤

◆ **婴幼儿（< 3 岁）的推荐治疗方法是什么？**

髓母细胞瘤的主要治疗方法包括最大限度的安全切除，然后进行全脑全脊髓放疗 + 补量照射。然而，全脑全脊髓放疗可导致严重的神经认知毒性，这种毒性不仅与剂量有关，而且与年龄有关（年龄越小，毒性越大）[27,51]。婴儿 POG#1 研究表明，去除放疗是可行的，5 年 OS 为 40%。这项研究的一个意外结果是父母完全拒绝放射治疗，这表明在特定的髓母细胞瘤婴儿群体中，可能根本不需要放射治疗。如前所述，CCG 小组尝试了 8 种化疗药物（"8 合 1"化疗方案），结果较差，但证实了先化疗后放疗的方法是可行的。后续试验（包括针对婴儿髓母细胞瘤的"Head Start I"和"Head Start II"）使用了强化化疗方案，仅在挽救治疗时才使用放疗[52]。52% 的患者通过这种方法省去了 CSI，并可保持生活质量和智力功能。这种方法免除了 52% 患者的全脑全脊髓放疗，提升了生活质量，保持了智力功能。然而，强化化疗并不是没有代价的，例如，21 例婴儿中有 4 例死于与治疗相关的毒性。Rutkowski 等人的研究进一步证实了婴儿 POG#1 的研究结果，即采用手术和随后的化疗后，结果显示大体全切除术后患者 5 年 OS 为 93%，次全切除术后患者 5 年 OS 为 56%，有大面积转移者的 5 年 OS 为 38%[9]。

第五十七章　室管膜瘤

Matthew C. Ward, John H. Suh, Erin S. Murphy　著

郝永萍　译

乔 俏　校

概述： 室管膜瘤是起源于神经胶质细胞的罕见中枢神经系统肿瘤，最常发生于第四脑室（儿童中）或终丝（黏液乳头型室管膜瘤，成人中）；在成人中，10 年 OS 约为 80%，在儿童中约为 65%。其治疗原则为最大程度地切除肿瘤，并尝试完全切除；切除程度通常是其最重要的预后因素。术后应对瘤床及残余病灶给予 59.4 Gy/33 fx 的放疗。对于 18 个月及以下的儿童，可以考虑给予 54 Gy 的放疗或通过给予化疗延迟放疗。尽管化疗的疗效并不确切，但可以在某些情况下用于延迟放疗或尝试再次手术。

流行病学： 室管膜瘤是起源于神经胶质细胞的罕见肿瘤，可发生于所有年龄段人群，但在儿童中更常见[1]，约占儿童中枢神经系统肿瘤的 6%（每年 150 例）及成人中枢神经系统肿瘤的 2%[1-3]。

风险因素： 尚无明确的风险因素。2 型神经纤维瘤病患者患脊髓外室管膜瘤的风险可能会增加[4]。

解剖学： 可起源于中枢神经系统的任何部位，但最常见的是来源于第四脑室的室管膜（"瘤舌"通常沿颈脊髓向尾部蔓延）或脊髓末端（成人）。脑脊液从中脑导水管进入第四脑室，经 Luschka 孔和 Magendie 孔，从两侧及中间排出。闩部为第四脑室的最下部。儿童的脊髓末端位于 L_3 水平，成人的脊髓末端位于 L_{1-2} 水平。儿童和成人的硬膜囊（终丝）末端均约位于 S_2 水平[5-7]。

病理学： WHO 根据形态学对室管膜瘤进行分级。然而，考虑到不同 WHO 分级之间存在异质性，遗传学因素可能更具预测性（表 57.1）[1]。血管周围的假玫瑰花结节是其特征性病理表现。

表 57.1　2016 WHO 更新：室管膜瘤分级及分型[8]

I 级	黏液乳头状分型室管膜瘤	成人：圆锥 / 终丝
	室管膜下室管膜瘤	成人：第四脑室最常见
II 级	典型室管膜瘤（分型：乳头型，透明细胞型，伸长细胞型）	多种临床表现

续表

Ⅲ级	间变性室管膜瘤	通常具有侵袭性，但临床表现也可多变：探究其分子亚分类的研究正在进行中
	室管膜瘤，RELA 融合阳性	WHO2016 年更新分类中增加一类室管膜瘤，是儿童幕上肿瘤的主要类型，预后较差 [8,9]
Ⅳ级	室管膜母细胞瘤	被认为是一种原始神经外胚层肿瘤，并依此进行治疗

遗传学： RELA 融合：RELA（编码复合体 NF-κB 的一个成分，其可以调节转录、细胞因子产生和细胞存活）和一个鲜为人知的基因 C11orf95（位于 11 号染色体）的融合可以产生癌基因产物，具有独立预测性。因此 WHO 将该亚型作为一个单独的分类 [8,9]。此外，室管膜瘤在遗传学上的变化存在多样性和异质性。甲基化分析和基因组分析结果可能带来新的基于 YAP1 和 RELA 融合的预后相关分类 [9]。目前，这些层出不穷的分类并不影响室管膜瘤的治疗。

临床表现： 最常见的症状是颅内压增高（见于儿童，表现为头痛、恶心、共济失调、眩晕、视乳头水肿）或背痛（见于成人），取决于病灶的位置。

诊疗： 询问病史；查体；包括颅脑及全部锥体的增强或平扫 MRI（排除软脑膜播散）；如果有症状，应考虑行脑室造瘘术而不是分流术。如考虑存在软脑膜疾病或对于组织学Ⅱ~Ⅲ级的室管膜瘤，应在术前做腰椎穿刺，行脑脊液检查（禁用于颅内压增高患者，可选择在术后 10~14 天再行检查）。术后复查 MRI，评估切除范围。

预后因素： 手术切除通常是最重要的预后因素 [10]。其他因素可能包括年龄较小、分级较高、男性以及颅内病灶位置 [11]。Ⅱ~Ⅲ级的室管膜瘤的生物学行为存在异质性，肿瘤分级的预后意义正在研究中。

自然病程： Ⅰ级室管膜瘤患者预后良好，治疗失败并不常见。对于Ⅱ~Ⅲ级室管膜瘤，局部复发通常比远处转移更常见（Merchant 等人Ⅱ期研究中发生率分别为 12% 和 8%）[12]。治疗失败通常发生在 2 年内 [3]。Merchant 研究中，儿童的 7 年 EFS 和 OS 分别为 77% 和 85%。

治疗模式

1. 手术： 手术治疗原则为最大限度地切除肿瘤，并尝试完全切除。近全切除是指术后 MRI 上残余灶的最大直径 ≤ 5 mm，而次全切除是指残余灶 > 5 mm[12]。

2. 化疗： 常规应用化疗的疗效尚不确切。各种多药方案（如长春新碱、卡铂、环磷酰胺和依托泊苷）已被用于婴儿以延迟放射治疗，或用于最初次全切除术后患者，以尝试再次进行手术（见以下研究）。

3. 放疗

（1）适应证： 基本上所有室管膜瘤患者术后均需要接受放疗。对于完全切除的黏液乳头型室管膜瘤患者是否需术后放疗存在争议，有学者建议给予 54 Gy 的术后放疗，另有学者建议观察。

（2）剂量： 对于颅后窝肿瘤，治疗剂量为 59.4 Gy。对于大体残留病灶，增加放疗剂量的作用尚不明确（见以下研究）。脊髓外室管膜瘤患者通常给予 50.4~54 Gy 的放疗。

（3）不良反应：急性期表现为脱发、乏力、头痛、恶心和红斑；远期表现为认知能力下降、听力下降、内分泌疾病和小头畸形。

（4）流程：见《放射肿瘤学治疗计划手册》，第十二章[13]。

基于循证的问与答

◆ **是否需对局限期疾病的患者行全脑全脊髓放疗（CSI）？**

早在 20 世纪 90 年代初，儿童临床试验中常规给予 23.4~36 Gy 的 CSI，并局部加量至 54~55 Gy[14,15]。然而，只有 5%~7% 的患者出现中枢神经系统的远处转移，最常见的治疗失败类型为局部复发。在随后的临床试验中，仅对由 GTV/ 术后瘤床外扩 1 cm 得到的 CTV 区域进行照射（见下文），得到类似的治疗结局和失败类型。因此，除诊断时即存在罕见软脑膜播散的情况。限定野照射是目前的标准治疗方法。

Merchant, St. Jude (IJROBP 2002, PMID 11872277; Update JCO 2004, PMID 15284268, Update Lancet Oncol 2009, PMID 19274783)： 对 153 例室管膜瘤患儿进行的 Ⅱ 期临床试验（2009 年更新）中，其中 85 例为 Ⅲ 级室管膜瘤。该试验评估了适形放疗后的失败模式。初始报告还包括低级别星形细胞瘤。GTV 包括术后瘤床及残留病灶。PTV＝CTV+0.5 cm。对于＜18 个月且肿瘤完全切除的患儿，放疗剂量为 54 Gy。其他患儿放疗剂量均为 59.4 Gy。脊髓剂量限制在约 57.8 Gy（前 30 次治疗限制在 54 Gy，最后 3 次治疗限制在处方剂量的 70%）。7 年 LC、EFS 和 OS 分别为 87%、69% 和 81%。与预后无关的因素包括组织学类型为间变性、种族为非白人、次全切除术和放疗前化疗。**结论：限定野放射治疗可实现较高的疾病控制率，并获得较好的神经认知功能。**

◆ **手术切除程度对治疗结局有何影响？**

在几乎所有的研究中，手术切除的程度都是一个重要的预后因素。在最近的 St.Jude 研究中，肿瘤完全切除的患者的 EFS/PFS 为 78%~82%，而次全切除术后患者的 EFS/PPFS 为 41%~43%[3,12]。Pittsburgh 的一项早期回顾性研究结果显示，两组差异更加显著，肿瘤完全切除的患者 5 年 PFS 为 68%，而未完全切除者为 9%[16]。

◆ **是否需要辅助化疗？**

尚无临床试验表明常规进行化疗可使患者获益。20 世纪 90 年代前的两项随机试验显示，常规进行化疗没有获益（CCG 942 于 1975 年启动，CCG 921 于 1986 年启动）[14,15,17]。COG 9942 结果表明对次全切除术后患者进行化疗，CR 为 40%[18]。基于此，对治疗有效的患者二次手术之前进行化疗的想法获得关注，这在下述的现代 ACNS0121 试验中进行了研究。

◆ **对于年龄太小、无法接受放射治疗的患儿该如何治疗？**

接受放射治疗后（尤其是 CSI）的＜3 岁患儿的神经认知功能较差，但这类患儿可能会从其他的治疗方案中受益。Merchant 的研究中，年龄＜18 个月且肿瘤完全切除的患儿接受了剂量为 54 Gy 而不是 59.4 Gy 的局部放疗[12]。其他治疗方案包括给予化疗从而延迟放疗。多项研究（CCG 9921、HIT-SKK 87 和 92、UKCCSG/SIOP 和 POG 9233）中通过应用化疗，延迟或省略放疗，治疗结局各不相同[19-22]。下述的现代 ACNS 0121 研究对此进行了进一步的研究。

Duffner, "Baby POG" (NEJM 1993, PMID 8388548; Update Pediatr Neurosurg 1998, PMID 9732252)：这是一项针对年龄＜3岁的脑恶性肿瘤（髓母细胞瘤、室管膜瘤、原始神经外胚叶肿瘤、脑干胶质瘤及其他胶质瘤）患儿的Ⅱ期临床试验。所有患儿均接受环磷酰胺、长春新碱、顺铂和依托泊苷治疗，持续治疗直至疾病进展。对于＜24个月的患儿治疗持续2年，对于24~36个月的患儿治疗持续1年，随后进行放疗。室管膜瘤患者的放疗剂量为54 Gy，但对于间变性室管膜瘤患者的全脑全脊髓放疗剂量为35.2 Gy，局部增量至54 Gy。共有48例患儿患有室管膜瘤。＜23个月患儿的5年OS为25%，24~36个月患儿的5年OS为63%。**结论：延迟放疗可能导致室管膜瘤患儿生存率下降。**

◆ **目前，对患者进行分层从而选择应用化疗和放疗是否可实现较好的治疗结局？**

ACNS0121针对现代的治疗模式进行阐述。研究人员利用前文提到的所有数据，提出一个逻辑分层治疗方案。该方案对于肿瘤完全切除的幕上Ⅱ级室管膜瘤患者不进行放疗，对次全切除术后患者进行化疗并行二次手术，对其余患者仅进行适形放疗。

Merchant, COG ACNS0121 (JCO 2019, PMID 30811284)：这是一项2003—2007年纳入了356例儿童的Ⅱ期试验。根据肿瘤切除程度和组织学类型，治疗结局分为4个层次。第1层：组织学Ⅱ级，幕上室管膜瘤伴肿瘤完全切除（根据镜下表现和术后MRI）。第2层：次全切除，任何组织学类型。第3层：肉眼肿瘤完全切除或近全切除（定义为肿瘤残留病灶＜5 mm）。第4层：Ⅲ级幕上或Ⅱ级幕下室管膜瘤伴镜下完全切除。第1层患者，随访观察；第2层患者接受化疗（长春新碱、卡铂、环磷酰胺和依托泊苷），然后选择性行二次手术，最后进行放疗；第3层和第4层患者在术后立即行放疗，除＜18个月患儿放疗剂量为54 Gy外，其余患者放疗剂量为59.4 Gy。第1层患者的5年EFS为61%（11例患者中，5例进展）。第2层患者中有39%的患者进行了二次手术，其5年EFS为51%，而没有进行二次手术的患者EFS为29%。第3层患者的EFS为67%。第4层患者的EFS为69%。**结论：术后即行适形放疗对所有层次患者（甚至1~3岁的儿童）都是获益的。Ⅱ级幕上室管膜瘤经完全切除后，不应将随访观察作为标准策略。**

Massimino, AIEOP Italian Study (Neuro Oncol 2016, PMID 27194148)：这是一项根据WHO分级和切除程度进行分层的前瞻性研究。WHO Ⅱ级患者在肿瘤完全切除后接受59.4 Gy的放疗。Ⅲ级患者在肿瘤完全切除后接受59.4 Gy放疗，随后接受化疗（长春新碱、依托泊苷和环磷酰胺）。存在残留病灶（任何级别）的患者行1~4个周期相同的化疗，随后进行二次手术，术后给予59.4 Gy放疗，残留病灶局部加量8 Gy。该试验共纳入160例患儿，中位随访时间为67个月。在40例不完全切除的患者中，PFS和OS分别为58%和69%。**结论：研究结果与最优单中心研究结果相似，局部加量似乎是获益的。**

◆ **逐步增量超分割放疗是否可以改善治疗结局？**

针对儿童的三项前瞻性试验结果（POG9132，AIEOP，SPO）均未明确证明逐步增量超分割放疗可使患者获益[23-25]。治疗方案包括69.6 Gy/58 fx/1.2 Gy（POG 9132），70.4 Gy/64 fx/1.1 Gy bid（AIEOP），60~66 Gy/60~66 fx/1 Gy（SPO）。

成人脊髓外室管膜瘤

◆ **黏液乳头型室管膜瘤患者是否可以选择不予放疗？**

尽管存在争议，但黏液乳头型室管膜瘤患者在肿瘤完全切除后辅助放疗剂量至少应为 50.4 Gy，不予放疗似乎会增加局部失败风险。

Pica, Switzerland (IJROBP 2009, PMID 19250760)： 这是一项共纳入 85 例黏液乳头型室管膜瘤患者的回顾性分析。45% 的患者仅接受手术治疗，其余患者接受中位剂量为 50.4 Gy 的放疗。中位随访时间为 60 个月。接受放疗组的 PFS 为 74.8%，而未行放疗组的 PFS 为 50.4%。约 20% 的患者治疗失败发生在中枢神经系统的其他部位。在多变量分析中，50.4 Gy 或更高剂量是 PFS 获益的独立预测因子。**结论：建议给予 50.4 Gy 或更高剂量以减缓疾病进展。**

Kotecha, Cleveland Clinic (J Neurosurg Spine 2020, PMID 32357340)： 这是一项纳入 59 例黏液乳头型室管膜瘤患者的回顾性研究。患者中位年龄为 34 岁，中位随访时间为 6.2 年；83% 患者进行了手术，17% 患者接受了术后放疗，中位剂量为 49 Gy（范围为 45~58 Gy）。与次全切除组相比，肿瘤完全切除组的 RFS 更佳（中位 RFS 分别为 5.5 年和 11.2 年，$P < 0.001$）。在肿瘤完全切除或次全切除后行术后放疗并不能改善 RFS。在行挽救性手术时，放疗可改善 RFS（9.5 年和 1.6 年，$P=0.006$）。**结论：尽可能在初始治疗时实现肿瘤完全切除；辅助放疗的作用尚不明确。挽救性手术后放疗似乎可改善 RFS。**

第五十八章　脑干胶质瘤

Sarah M. C. Sittenfeld, Jason W. D. Hearn, John H. Suh　著

庄　源　译

乔　俏　校

> **概述：**脑干胶质瘤（BSG）是一种罕见的肿瘤，主要发生于儿童。BSG 有多种亚型：弥漫内生型脑桥胶质瘤（DIPG）和局灶、背侧外生或颈髓型 BSG 等。弥漫内生型脑桥胶质瘤（DIPG）最为常见，预后较差，平均生存期（MS）< 1 年。手术通常难以实施。因此，对于不可切除的肿瘤，通常采用单纯放疗作为标准治疗方法。超分割、剂量递增和化疗通常被证明不具有益处。对于其他亚型，手术可能具有可行性，且预后更佳，但在某些情况下可以进行延迟放疗或尝试再次手术（表 58.1）。

表 58.1　脑干胶质瘤的一般治疗模式

脑干胶质瘤亚型	治疗
弥漫内生型脑桥胶质瘤（最常见）	单纯放疗，54 Gy/30 fx，MS < 1 年
局灶、背侧外生或颈髓型 BSG	手术。放疗用于不可切除或复发性疾病
局部顶盖胶质瘤	惰性的。行脑脊液分流术并观察[1]。5 年 OS > 90%

流行病学：BSG 占儿童中枢神经系统（CNS）肿瘤的 10%~15%，但在成人 CNS 肿瘤中所占比例 < 2%[2,3]。DIPG 占儿童 BSG 的 75%~80%，最常在 5~10 岁被诊断出[4]。

风险因素：1 型神经纤维瘤病（NF1）会增加患脑干胶质瘤的风险（仅次于视觉通路胶质瘤）。尽管 NF1 患者 BSG 的发生率增加，但与无 NF1 的患者相比，这些肿瘤的预后相对较好[5]。

解剖学：脑干包括中脑、脑桥和延髓。脑神经（CN）Ⅲ~Ⅳ起源于中脑，CN Ⅴ~Ⅷ起源于脑桥，CN Ⅸ~Ⅻ起源于延髓。Tectum（拉丁语译为屋顶，也称为“四迭板”）代表背侧中脑，包括成对的上丘和下丘。被盖形成中脑底（脑室系统腹侧区域）并继续向下通过脑桥进入延髓。被盖包括 CNⅢ 核、CNⅣ 核、红核和黑质。

病理学： 大约 50%BSG 为低级别（WHO Ⅰ~Ⅱ级），50% 为高级别（WHO Ⅲ~Ⅳ级）；几乎所有的 BSG 都是星形胶质细胞瘤。BSG 可能分为内源型或外生型，如果是内源型 BSG，则病灶可能是呈弥漫性或局灶性。局灶性肿瘤通常定义为边界清楚、病灶 < 2 cm、无水肿或浸润[1]。总体而言，根据影像学特征，BSG 可分为四类：弥漫性浸润型（通常为脑桥型，又称 DIPG）、局灶型、背侧外生型或颈髓型[6]。对于儿童 DIPG，通常在活检时低级别和高级别肿瘤之间预后没有差异，这可能是由恶性转化的高发生率以及肿瘤异质性所致[7]。局灶型 BSG 更常见于中脑或延髓，通常是低级别的[8]。背侧外生型 BSG 多为低级别胶质瘤，起源于第四脑室底的室管膜下胶质组织，沿阻力最小的路径生长，而非浸润组织。颈髓型 BSG 也倾向于低级别，在某些情况下可能为浸润性。这些肿瘤可延伸至延髓和上颈髓，并可能延伸至枕骨大孔以外，因为轴向生长受锥体交叉的腹侧限制。

遗传学： 尽管病因尚不清楚，但基因组研究已经发现了 PDGFRA、MDM4、MYCN、EGFR、MET、KRAS、CDK4、H3F3A、SonicHedgehog（SHH）通路等多种变异[9-18]。大约 80% 的 DIPG 患者携带 H3K27M 突变，属于中线神经胶质瘤的一个独特亚型。关于这些肿瘤是否适合靶向治疗的研究正在进行中[11,19]。

临床表现： 包括脑神经麻痹（如复视、面肌无力、发音或吞咽困难）、共济失调、长束体征（运动无力）或颅内压升高症状（如头痛、恶心和呕吐）。CN Ⅴ~Ⅷ最常受累，其次是 CN Ⅸ~Ⅻ，然后是 CN Ⅲ~Ⅳ。DIPG 症状通常会迅速出现（诊断前的中位时间为 1 个月），通常包括双侧颅神经病变、共济失调和长束体征。局灶型 BSG 通常呈惰性，表现为局限性脑神经病变。背侧外生型 BSG 呈现渐进的生长迟缓和颅内压升高症状，长束体征较不常见。根据肿瘤的中心位置，颈髓型 BSG 可能主要表现为延髓功能障碍（因恶心、呕吐、吞咽困难、慢性误吸、睡眠呼吸暂停和头部歪斜导致的生长发育障碍）或颈脊髓功能障碍（面部或颈部疼痛、进行性肌无力、痉挛状态、手的运动能力退化和感觉缺陷）[8]。局部顶盖胶质瘤通常表现为继发于脑导水管狭窄的脑积水。

检查： 详细地询问病史（H&P）和仔细地检查神经系统。钆增强的 MRI：DIPG 在 T_1 上通常呈低信号，少量强化（虽然有差异），但在 T_2 序列上呈高信号。磁共振弥散张量成像（DTI）也可以用于评估肿瘤与白质束的关系，这可以影响手术的候选资格和计划[8]。高达 10%~15% 的 BSG 患者有软脑膜受累。背侧外生型病变常累及第四脑室，引起梗阻和脑积水。这些病变通常是由幼年毛细胞型星形细胞瘤所致，尽管属于低级别，但在含钆 MRI 上增强。颈髓型 BSG 可导致延髓向第四脑室扩张和（或）颈髓扩张。活检通常不适用于影像学符合 DIPG 的病变，因为分级不影响治疗。由于立体定向活检技术可降低风险，因此活检可用于研究目的，并可为影像学或临床特征不典型的病例提供信息[10,20,21]。值得注意的是，活检可能对成年患者更有用，因为组织学似乎对预后更重要。鉴别诊断包括原始神经外胚叶肿瘤（PNET）、非典型畸胎样/横纹肌样肿瘤（AT/RT）、血管畸形、脱髓鞘疾病（如多发性硬化）、神经节细胞胶质瘤、错构瘤（尤其是神经纤维瘤病）、转移瘤、脑脓肿、脑炎和寄生虫囊肿等。

预后因素： 肿瘤部位和类型是最重要的预后因素，其中 DIPG 的预后比局灶型、背侧外生型和颈髓型 BSG 的差。

治疗模式

1. DIPG： 手术没有治疗作用，系统治疗通常也无益处。对细胞毒性化疗（CHT）、同步依他硝唑（低氧细胞放射增敏剂）、大剂量他莫昔芬、大剂量 CHT 联合骨髓移植、破坏血脑屏障、抑制 p- 糖蛋白（用于多药耐药）和其他策略的研究显示普遍未显示出显著获益[4]。单纯放疗仍然是 DIPG 的标准治疗方法，因为它是唯一被证明可以延长 OS 的方法。放疗剂量为 54 Gy/30 fx，持续 6 周。其他放疗方法，如超分割、^{125}I 组织间植入物和立体定向放射治疗，也曾尝试过，但与标准治疗方法相比并无明显获益。大多数患者在放疗后临床症状改善，但疾病进展的时间通常为 5~6 个月，大多数研究中的 MS < 12 个月。

2. 局灶型 BSG： 手术如果可行，首选手术切除（如肿瘤向脑干侧面或第四脑室底延伸）。对于这些惰性肿瘤，保留神经功能很重要，可能需要谨慎采用次全切除术。放疗对于术后肿瘤进展和不可切除的病变是有用的，与 DIPG 的情况类似[1]。RT 剂量通常为 54 Gy/30 fx，但 CTV 边界通常较小。

3. 背侧外生型或颈髓型 BSG： 治疗原则为尽可能安全切除[8,22,23]。对于不能手术切除的肿瘤，放疗是一种有效的选择；对于高级别肿瘤或术后早期进展的肿瘤，可以考虑术后放疗；对于晚期进展的患者，在可行的情况下再次手术可能获益。CHT 有时是一种有用的辅助治疗方法，在某些情况下可以使肿瘤缩小，随后进行更完整的切除[24]。CHT 可能使疾病稳定或客观缓解，尽管最终的进展是不可避免的，5 年 PFS 30%~40%。对于非常年幼的儿童，CHT 尤其有帮助，可延迟 RT，从而利于身体和神经认知发育[8]。

4. 局部顶盖胶质瘤： 中脑局灶性顶盖肿瘤往往非常惰性，治疗上可能只需要脑脊液分流，如第三脑室造瘘术或分流术[25]。在不进行手术切除（手术切除与该部位的高风险相关）或 RT 的情况下，大多数患者可在较长时间内保持无进展[26]。因此，明确的干预措施仅适用于有进展证据的患者。

5. 与治疗相关的并发症： 手术并发症可能包括呼吸功能受损（尤其是累及延髓时）、复视、面神经麻痹、吞咽困难、声带麻痹、吞咽 / 咳嗽反射丧失、额外的颅神经病变、长束缺陷和死亡等。放疗的并发症包括皮炎（尤其是外耳道和耳后区域）、听力丧失、生长障碍、内分泌功能障碍、认知功能障碍、放射性坏死和放射诱发的肿瘤等。

基于循证的问与答

◆ 放疗剂量的增加和（或）分割方式的改变能否改善患者预后？

多项研究均未观察到剂量增加或分割方式改变可使患者获益（表 58.2）。

表 58.2　评估脑干胶质瘤中剂量递增和（或）改变分段放疗的研究。

作者，机构 / 团体	研究设计	放疗方案	MS（生存期）	结论
Freeman, POG 8495[27]	Ⅰ/Ⅱ 期研究，通过超分割增加剂量	66 Gy/60 fx BID 70.2 Gy/60 fx BID 75.6 Gy/60 fx BID	10 个月	不同剂量水平的 PFS 和 OS 无差异
Packer, CCG9882[28]	Ⅰ/Ⅱ 期研究，超分割放疗	72 Gy/72 fx BID	1 年 OS 为 38%	超分割无益处
Lewis, UKCCSG[29]	试点研究，超分割放疗	48.6~50.4 Gy/ 27~28 fx BID	8.5 个月	超分割无改善

续表

作者，机构/团体	研究设计	放疗方案	MS（生存期）	结论
Mandell, POG 9239[30]	PRT，常规 vs. 超分割放疗同步顺铂	50.4 Gy/30 fx 70.2 Gy/60 fx BID	8.5 个月 8 个月	超分割没有显著改善。两组毒性相似
Janssens, Netherlands[31]	前瞻性，大分割放疗	39 Gy/13 fx 或 33Gy/6 fx 每周 4 d	8.6 个月	缩短放疗疗程是可行的，不良反应相似。注：仅 9 例患者入选
Zaghloul, Egypt[32]	PRT，大分割放疗	39 Gy/13 fx 54 Gy/30 fx	7.8 个月 9.5 个月 （$P=0.59$）	大分割放射治疗的非劣性无法证明，常规放射治疗仍然是标准

◆ 近距离放射疗法有益处吗？

近距离放射治疗剂量增加似乎并没有改善结局。

Chuba, Wayne State (Childs Nerv Syst 1998, PMID 9840381)： 一项回顾性综述分析了 28 例接受 ^{125}I 近距离放射治疗的中枢神经系统肿瘤患儿，其中 9 例为 BSG（8 例为 DIPG，1 例为中脑肿瘤）。DIPG 患儿接受 EBRT（50 Gy），然后进行 3 Gy×4 fx 分割立体定向局部加量放疗。4~6 周后，患儿再次接受立体定向组织间 ^{125}I 治疗。计划的植入剂量为 82.9 Gy（每小时 0.04 Gy），用于增强肿瘤剂量。初步结果显示没有与导管放置相关的手术并发症。8 例 DIPG 患者的 MS 为 8.4 个月。分析时存活的 2 例患者经活检证实为持续性高级别肿瘤。**结论：EBRT** 结合近距离放射治疗对肿瘤控制仍然不佳。

◆ 立体定向放射外科（SRS）是否改善预后？

数据非常有限，并未提示相对于常规分割放疗有任何改善。

Fuchs, Austria (Acta Neurochir Suppl 2002, PMID 12379009)： 一项回顾性综述分析了 21 例（8~56 岁）接受 GKRS 治疗的 BSG 患者。12 个病灶主要位于脑桥，2 个位于髓质，7 个位于中脑。肿瘤边缘 SRS 中位剂量为 12 Gy（9~20 Gy），中位等剂量线为 45%。在接受 SRS 前，4 例患者接受常规放疗，1 例接受放疗 +CHT，1 例接受 CHT，1 例因脑积水行分流术。在 19 例随访成像的患者中，2 例出现肿瘤进展，10 例病情稳定，3 例病情缓解。随访时间中位数（MFU）为 29 个月。5 例患者神经状态有所改善。1 例患者在 SRS 后行显微外科囊肿开窗术，2 例需分流。9 例患者死亡，中位时间为 20.7 个月，与 SRS 无关。**结论：SRS** 在选定的患者中可能是可行的，但样本量非常有限，并且患者、肿瘤和治疗方案的明显异质性限制了对结果的解释。

◆ 再次放疗有作用吗？

有限的数据显示了可行性，并在选定的患者中提示症状获益。

Fontanilla, MDACC (Am J Clin Oncol 2012, PMID 21297433)： 一项回顾性综述分析了 6 例接受二次放射治疗的进行性 DIPG 患者。首次放疗后 TTP 为 4~18 个月，所有患者在挽救性 CHT 中进一步进展。两次放疗疗程间隔 8~28 个月。初始放疗剂量为 54~55.8 Gy。再次放射治疗与 CHT 同步进行，单次

2 Gy，照射 20 Gy（$n=4$）或 18 Gy（$n=1$），1 例患者在单次照射后退出研究。4 例患者临床症状明显改善，3 例患者在再次照射后恢复了行走能力。4 例患者治疗后 MRI 显示肿瘤缩小。中位 PFS 为 5 个月。急性辐射相关不良反应包括疲劳（$n=2$）、脱发（$n=2$）和食欲下降（$n=1$）。未报道有患者发生 ≥ 3 级不良反应。结论：二次放疗伴随化疗是可行的，可改善症状，且毒性小。那些对初始治疗有长期反应的患者可能是最合适的。

◆ 对于弥漫性内源性肿瘤，全身治疗是否有益？

大部分证据表明，系统疗法没有益处（表 58.3）。最显著不同的结果来自法国 BSG 98 研究，该研究表明相对于历史对照，生存率可能有所改善；然而，这种疗法需要长时间的 CHT，毒性很大，并且需要延长住院时间。

表 58.3　评估弥漫性内源性肿瘤系统治疗的研究

作者，机构 / 团体	研究设计	全身治疗	生存期	结论
Jenkin, CCSG[33]	50~60 Gy 放射治疗 ± 辅助化疗	洛莫司丁，长春新碱，和泼尼松	9 个月	化疗无获益
Freeman, Cross Trial Comparison of POG 9239/8495[34]	POG 9239：70.2 Gy+ 化疗 POG 8495：单纯放疗 70.2 Gy	同步顺铂 无化疗	1 年 OS 为 28% 1 年 OS 为 40% （$P=0.723$）	顺铂不会改善总生存，甚至可能会有害
Marcus, Harvard[35]	63~66 Gy/42~44 fx+ 放射增敏剂	依他硝唑	8.5 个月	尽管存在不良反应，但依他硝唑并未带来益处
Broniscer, St. Jude SJHG-98[36]	放疗（平均 55.8 Gy）+ 辅助化疗	替莫唑胺	12 个月	辅助替莫唑胺无获益
Frappaz, French BSG 98[37]	每隔 30 d 给予化疗以延迟放疗（在进展时给予）	他莫西芬、氮芥胺、顺铂，随后两个周期的高剂量甲氨蝶呤	17 个月	平均生存期较历史对照有改善，但毒性显著，住院时间延长
Jalali, Tata Memorial[38]	54 Gy/30 fx+ 同步和辅助化疗	替莫唑胺	9.2 个月	同步和辅助替莫唑胺无获益

◆ 组织学对成人弥漫性内源性 BSG 有预后意义吗？

成人 BSG 的表现似乎与儿童不同，特别是低级别 DIPG，其预后明显优于儿童。

Guillamo, France (Brain 2001, PMID 11701605)： 来自法国的一项回顾性综述分析了 48 例 BSG 成年患者，平均年龄为 34 岁（范围 16~70 岁）。MRI 显示非增强的弥漫性浸润肿瘤（50%），增强的局部肿块（31%），孤立的顶盖肿瘤（8%）和其他类型肿瘤（11%）。

治疗方法包括次全切除术（8%）、放疗（94%）和 CHT（56%）。中位生存期（MS）为 5.4 年。多元分析（MVA）显示，预后显著的因素包括组织学分级、症状持续时间和 MRI 上的"坏死"表现；根据临床、组织学和放射学特征，85% 的患者可分为以下 3 种类型。

低级别 DIPG（46%）： 在年轻的成年人中，诊断前有长期的临床病史，MRI 显示弥漫性增大的非强化的脑干。放疗后神经系统状态改善 62%，MS 为 7.3 年。

局部顶盖胶质瘤（8%）：发生于年轻人，通常表现为孤立性脑积水，惰性病程，预计 MS > 10 年（类似于该类型肿瘤的患儿）。

恶性胶质瘤（31%）：见于临床病史较短的老年患者，MRI 表现为增强和"坏死"。治疗后预后差，MS 为 11.2 个月。

第五十九章 颅咽管瘤

Martin C. Tom, Timothy D. Smile, Erin S. Murphy　著

朱　曼、孙文杰　译

谢聪颖　校

概述： 颅咽管瘤（Craniopharyngioma，CP）是一种罕见的良性肿瘤，起源于垂体管（拉特克囊），最常见于儿童和老年人的鞍上区域。症状上表现为头痛、视觉障碍、恶心/呕吐和（或）内分泌异常，影像学表现为鞍上实性和（或）囊性（充满经典的"曲轴箱油"）强化肿块伴钙化。治疗方法通常包括单纯全切术（可能是病态的）或次全切术后辅助放疗，两者似乎具有类似的远期疗效（PFS > 65%，OS > 90%）。RT策略包括传统的EBRT、IMRT、质子束RT（54 Gy，并建议在治疗时影像学检查囊肿体积波动），以及SRS。

流行病学： 在美国，CP的发病率约为每年613例，男女之间的发病率相似，但黑人的发病率略高[1]。CP占所有中枢神经系统肿瘤的0.8%，占所有非恶性中枢神经系统肿瘤的1.1%，占儿童/青少年中枢神经系统肿瘤的3.4%（每年170例）[1]，年龄分布呈双峰型，5~14岁和50~75岁的人群发病率较高[2]。在非恶性中枢神经系统肿瘤中，CP的5年OS最低，为86.1%[1]。

危险因素： 没有被证实的危险因素。

解剖学： CP起源于垂体管（拉特克囊），或其在人体的残留部分。通常发生于鞍上，可累及视交叉、基底血管、下丘脑、第三脑室或垂体柄。它们可以被包裹得很好，形成多个囊肿[3]。

病理学： CP在组织学上是良性的上皮肿瘤。CP有两种主要的亚型：造釉细胞瘤型（85%~90%）和乳头状型（即鳞状乳头状型，11%~14%）。造釉细胞瘤型CP与儿童有关，表现为实性和（或）囊性强化肿块，伴有钙化和深棕色/黑色液体（"曲轴箱油"外观）。它们往往更黏附于周围结构，在组织学上表现为湿角蛋白结节、Rosenthal纤维和具有强烈胶质增生的栅栏状基底层细胞[4]。乳头状型CP似乎更类似于拉特克囊肿，具有鳞状分化和假乳头，在影像学上更可能出现钙化[3,5]。

遗传学： 造釉细胞瘤型CP与WNT通路激活和编码β-连环蛋白的 *CTNNB1* 基因突变有关[6,7]。乳头状型CP可能携带BRAF（V600E）突变[8,9]。

临床表现： 典型症状包括头痛、视力缺陷、恶心/呕吐、阳痿、闭经、溢乳或激素异常，如生长激

素不足、甲状腺功能减退、抗利尿激素不足（中枢性尿崩症）；还可能出现抑郁、嗜睡、昏迷、癫痫发作、嗜食、间脑综合征，以及认知功能或人格的改变[10,11]。

检查：注意内分泌检查和详细的神经系统检查，包括详细的视野测试，记忆、人格、心理和认知功能测试。

1. 实验室：内分泌检查是建立基线功能的预见性检查。还要考虑电解质研究和尿液分析。

2. 影像学：MRI 和（或）CT 显示囊性病变（94%）、钙化（92%，更常见于乳头状型 CP）、强化肿块、鞍旁病变，以及脑积水（67%）[9]。MRI 通常在 T_1 加权图像上显示高信号异常，以区分颅咽管瘤与拉特克囊肿。对比剂注射后，实性和囊性成分通常都会增强。诊断可根据影像学表现、囊肿内液体分析（"曲轴箱油"外观）或其他组织病理学检查。

预后因素：不良预后因素包括成人 > 53 岁、既往手术次数 > 2 fx、肿瘤大小 > 5 cm、单纯 STR（与 RT 相比）、脑积水、RT 剂量 < 55 Gy[10,12-15]。治疗中应使用 MRI 进行密切观察，以更好地监测囊性扩张[15]。

治疗方式

1. 手术：手术切除几乎适用于所有患者。虽然有些患者倾向于最初的积极全切术，但由于靠近下丘脑和其他周围结构，GTR 可能是病态的。因此，其他人主张局部切除后再进行 RT（辅助或挽救）。单纯 STR 的 LC 很低。鞍内肿瘤可经蝶窦切除，而鞍上肿瘤可经扩大蝶窦入路内镜切除[16]。许多人采用翼点开颅手术。有较大囊肿的肿瘤可在手术前抽吸。Ommaya 囊可以放置在囊性组织中，如果发生扩张，可以对囊性组织进行引流。

2. 化疗：尽管经验有限，但是囊内 CHT 联合博来霉素或 IFN-α 已被用于临时控制肿瘤，其缓解率为 62%~100%，控制率为 59%~71%。有证据表明 IFN-α 的不良反应比博莱霉素小[16]。有报道称，BRAF V600E 突变患者对靶向治疗的反应的实验正在进行中[17]。

3. 放疗

（1）**适应证**：RT 适用于 STR（辅助）或肿瘤复发（挽救）。单独质子束治疗或联合光子治疗在随访有限的小型回顾性研究中显示出疗效[18-20]。一项正在进行的使用质子束 RT 的前瞻性 II 期研究报告称，与使用适形或调强 RT 的历史队列相比，两者严重并发症的发生率相似[21]。对于分割适形技术，可能需要每 1~2 周进行 1 次分割间期成像，以说明囊肿体积的波动[16,22]。对于主要为囊性病变的腔内 RT，采用 ^{186}Re、^{90}Y 或 ^{32}P 治疗的有效率为 50%~100%，控制率为 67%，但数据有限[16,23-26]。

（2）**剂量**：常规 EBRT 剂量通常为 54 Gy/30 fx。与较低剂量相比，54~55.8 Gy 或更高的剂量可改善 LC[13-15]。几个系列的 Gamma Knife®SRS 使用的剂量为 10~14.5 Gy，长期控制率为 66%~80%[27-30]。

（3）**程序**：见《放射肿瘤学治疗计划手册》，第十二章[31]。

基于循证的问与答

◆ 积极行全切除术或局部切除术后再行放疗哪种临床效果更好？

这是有争议的。回顾性数据（表 59.1、表 59.2）和系统文献综述表明，GTR 与 STR+ 辅助 RT 的

OS 和 LC 相似，但 GTR 可能导致更多的内分泌功能障碍[11,32-36]。

表 59.1　Yang 等（2010）：All CP

n=442	2 年 PFS	5 年 PFS	5 年 POS	10 年 OS
GTR	88%	67%	98%	98%
STR+RT	91%	69%	99%	95%
均 NS				

注：来源：From Yang I, Sughrue ME, Rutkowski MJ, et al. Craniopharyngioma: a comparison of tumor control with various treatment strategies. Neurosurg Focus. 2010;28(4):E5. doi:10.3171/2010.1.FOCUS09307.

表 59.2　Clark 等（2013）：Pediatric CP[33]

n=377	1 年 PFS	5 年 PFS
GTR	89%	77%
STR+RT	84%	73%
均 NS		

注：来源：From Clark AJ, Cage TA, Aranda D, et al. A systematic review of the results of surgery and radiotherapy on tumor control for pediatric craniopharyngioma. Childs Nerv Syst. 2013;29(2):231 to 238. doi:10.1007/s00381-012-1926-2.

◆ **可以将 RT 作为挽救性治疗吗？**

可以。来自宾夕法尼亚大学的回顾数据发现，单纯手术与手术＋辅助放疗相比，LC 更糟糕；但单独手术后接受挽救性 RT 的患者与手术后接受辅助 RT 的患者相比，LC 和 OS 是相似的[37]。此外，来自英国的回顾性数据显示，87 例接受辅助 RT 与挽救性 RT 的患者结果相似[38]。

◆ **治疗后的后遗症有什么？**

颅咽管瘤起源于大脑的一个高度敏感区域，尤其是在儿童中，鉴于该疾病的长期自然史，后遗症很常见。尿崩症在积极手术切除后很常见。神经心理变化，包括去抑制、坚持、注意力和记忆缺陷，也是常见的。包括生长激素异常在内的内分泌异常在儿童中很常见。下丘脑附近受治疗的影响包括下丘脑肥胖、睡眠障碍和口渴感觉缺陷。治疗后或肿瘤进展可能导致视力受损。卒中可能由于靠近颈动脉和微血管变化而发生。Moyamoya（烟雾）病（基底节微血管缺血）不太常见。第二恶性肿瘤（如脑膜瘤和其他）也可能发生。

第六十章　横纹肌肉瘤

Shauna R. Campbell, Samuel T. Chao, Erin S. Murphy　著

黄天煜、李慧涛　译

谢聪颖　校

> **概述：** 横纹肌肉瘤（rhabdomyosarcoma，RMS）是儿童中最常见的恶性软组织肿瘤。为了确定治疗方案，医生会通过术前分期、术后分组和组织学进行风险分级。转移性疾病和 *PAX/FOX01* 基因融合被认为是两个最重要的预后因素。所有患者都需要接受多药物化疗，通常使用 VAC 方案（长春新碱、放线菌素 D、环磷酰胺）。常规的治疗方案包括活检或非侵袭性切除术，随后进行化疗、局部治疗（手术或放疗），然后再进行一段时间的化疗，持续大约 1 年。除经过完全切除且没有淋巴结受累的胚胎性组织学类型的患者，所有患者都需要接受放疗。放疗的具体时间因治疗方案和患者情况而异。对于有颅内扩张、视力丧失或脊髓受压的患者，尤其是那些对化疗没有反应的患者，应该考虑紧急放疗。对于伴有颅神经麻痹和颅底骨侵蚀的患者，可以推迟放疗而不会影响治疗效果。具体的放疗剂量指南请参见表 60.1。

表 60.1　根据切除范围和组织学分类的横纹肌肉瘤放疗剂量指南总结

疾病状态	胚胎型组织学	腺泡型组织学
切缘阴性	无需放疗	36 Gy
切缘阳性	36 Gy	36 Gy
淋巴结阳性	41.4 Gy	41.4 Gy
明显病变 *	50.4 Gy	50.4 Gy

注：* 眼眶的明显病变接受 45 Gy 放疗联合 VAC 方案化疗（虽然环磷酰胺剂量较低且反应 < CR（完全缓解），但应考虑给与 50.4 Gy 剂量）或 50.4 Gy 放疗联合 VA 方案化疗 [1,2]。根据 ARST1431 指南，对于化疗后效果不佳（≤ CR）的弥漫性无分化或肿块较大（> 5 cm）患者，可考虑剂量提升至 59.4 Gy。

流行病学： 横纹肌肉瘤是最常见的儿童软组织肉瘤，每年发病 400~500 例 [3]。男性略多于女性，为 1.4∶1，发病高峰在 3~5 岁，70% 的病例出现在 10 岁之前 [4,5]。

危险因素： 多数为散发病例，无明显诱因 [6]。横纹肌肉瘤与 Li–Fraumeni 综合征 [6-8]、NF-1 [9,10]、

Beckwith–Wiedemann 综合征 [11]、Noonan 综合征 [12] 和 Costello 综合征 [13] 有一定关联。

解剖学：横纹肌肉瘤可以发生于人体任何部位，最常见的部位是泌尿生殖道和头颈部位（表60.2）[5]。肿瘤具有局部浸润性，并可沿着筋膜扩散。根据原发病灶的部位不同，区域淋巴结受累的风险也有所不同；泌尿生殖道、腹部/盆腔和四肢肿瘤更常累及区域淋巴结，而头颈部、躯干和女性生殖器官的肿瘤很少累及淋巴结 [4]。15% 的病例在诊断时已出现远处转移，其中肺部、骨骼和骨髓是最常见的转移部位 [14]。

病理学：横纹肌肉瘤根据组织学分类有 3 种亚型，分别是胚胎型（包括葡萄簇状的和梭形细胞变异型）、腺泡型和多形型/未分化型（表 60.3）。

表 60.2　横纹肌肉瘤根据解剖部位的分布

部位 [15]	占比（%）	细分部位
头颈部（非脑膜旁）	7	面颊、下咽、喉部、口腔、口咽部、腮腺、头皮、面部、耳廓、颈部、咬肌
脑膜旁	25	颞下窝、乳突、中耳、鼻腔、鼻咽、鼻窦、咽旁部、翼腭窝
眼眶	9	备注：合并头颈部（包括脑膜旁和眼眶）最常见部位
泌尿生殖系统	31	膀胱、睾丸旁、前列腺、尿道、子宫/宫颈、阴道、外阴
四肢	13	—
躯干	5	胸壁、脊柱旁区、腹壁
腹膜后	7	—
其他	3	肝胆系统，会阴、肛周

表 60.3　横纹肌肉瘤的病理亚型 [4,5]

亚型	占比（%）	常见部位	组织学特征	好发年龄段	预后	5 年生存率（%）
葡萄簇状（外观葡萄状，胚胎型变异型）	6	黏膜内脏器官：膀胱、阴道、鼻咽、鼻腔、中耳、胆管	疏松黏液样间质伴有似"形成层"的肿瘤细胞层	婴幼儿	极好	95
梭形细胞（胚胎型变异型）	3	睾丸旁	梭型细胞，常为席纹状	儿童		88
胚胎型	60	头颈部与泌尿生殖系统最常见	黏液间质中小圆形细胞	儿童	一般	66
腺泡型	20	四肢、躯干、肛周、会阴部	具有假衬裂纹的灯芯状，外观似肺泡	青少年	较差	54
未分化型	2	四肢、躯干	弥漫性间充质/原始细胞群；排除诊断	青少年		40
其他	9	—	—	—	—	—

遗传学[4]

1. 胚胎型：80% 的患者与 LOH 11p15.5 相关。大多数患者中没有 *N-myc* 基因扩增，95% 的患者为 *PAX/FOX01* 融合阴性。

2. 腺泡型：80% 的患者与 *PAX/FOX01* 基因融合相关。50% 的患者存在 *N-myc* 扩增。已确定两种染色体易位：在 60% 的患者中存在的 t（2;13）（*PAX3/FOX01* 融合），以及在 20% 的患者中存在的 t（1;13）（*PAX7/FOX01* 融合）。涉及的基因包括 *Fkhr*（位于 13 号染色体）、*Pax3*（位于 2 号染色体）和 *Pax7*（位于 1 号染色体）。20% 不具有 *PAX/FOX01* 基因融合的患者预后与胚胎型相似。

临床表现：常表现为无症状的肿块，但也可能出现部位特异性的体征和症状（例如，眼眶肿瘤可引起眼球突出和眼肌麻痹，泌尿生殖系统肿瘤可引起血尿或尿路梗阻）。

诊断检查[14]：病史采集与相关部位的体格检查（例如，头颈部、盆腔检查需麻醉）。

1. 实验室检查：血常规、血生化、肝功能检查、尿常规。

2. 影像学检查：原发肿瘤区进行 CT 或 MRI、PET/CT（可替代胸部 / 腹部 / 骨盆 CT 及骨扫描）。对于睾丸附属器肿瘤，常常进行阴囊超声检查。若脑脊液检查阳性或患者有症状，可选择进行脊柱 MRI 检查。

3. 其他检查：进行骨髓活检穿刺。对于有颅内侵犯的头颈部原发肿瘤，建议行腰穿脑脊液细胞学检查。

预后因素：对于高风险的患者，Oberlin 危险因素可以影响预后，包括 > 10 岁或 < 1 岁、骨骼或骨髓受累、3 个或 3 个以上转移部位，或原发部位不利。具有 ≤ 1 个 Oberlin 预后因素的患者预后较好[16]。表 60.4 比较了有利和不利的预后因素。

表 60.4　横纹肌肉瘤的预后因素比较

变量	有利因素	不利因素
转移	无	有
原发灶	眼眶，非脑膜旁头颈部，泌尿生殖系统（非胆囊 / 前列腺）	四肢，躯干，脑膜旁，膀胱，前列腺
组织学	葡萄簇状的，梭形细胞，胚胎型	腺泡型，未分化型
淋巴结转移	无	有
可切除性	完全切除	显微镜下残留＞宏观残留
年龄	2~10 岁	＜ 1 岁，＞ 10 岁
DNA 增殖	S 期细胞少	S 期细胞多
DNA 倍数	超二倍体	二倍体
PAX/FOX01	融合阴性	融合阳性

分期： 国际横纹肌肉瘤研究组（IRSG）分期系统（表 60.5），即根据 "SSN"（部位，大小，淋巴结）进行术前分期。若患者的部位有利且无转移，则均为 I 期；若部位不利，则须同时满足大小 < 5 cm 且淋巴结活检阴性，方可列为 II 期。

表 60.5　IRGS 分期系统

分期	部位	大小	N（淋巴结）	M（远处转移）	3 年无病生存(%)[15]
I：有利部位	眼眶、头颈部（非脑膜旁）、泌尿生殖系统（非膀胱/前列腺）、胆道	任何大小	任何 N	M_0	86
II：不利部位，N_0 并且 ≤ 5 cm	膀胱/前列腺、肢体、脑膜旁、其他（包括腹膜后、会阴、肛周、胸腔、胃肠道）、肝脏（非胆道系统）	≤ 5 cm	N_0 或 Nx	M_0	80
III：不利部位，> 5 cm 或者淋巴结活检阳性	与 II 期相同	≤ 5 cm	N_1	M_0	68
		> 5 cm	任何 N	M_0	
IV：远处转移	所有部位	任何大小	任何 N	M_1	25

注：N_0，临床未累及；N_1，临床累及；Nx，临床状态未知；M_0，无远处转移；M_1，远处转移。

组间横纹肌肉瘤研究临床分组分类 [5]

在诊断时根据可切除性 [如在诊断时不能手术切除的患者，采用化疗，然后进行根治性肿瘤切除（GTR），属于 III 组] 进行分组评估（表 60.6 和表 60.7）。

表 60.6　IRSG 分组分类

分组	评估
I 组	局限性肉瘤，完全切除 A：局限于原发的肌肉或器官 B：原发的肌肉或器官外浸润
II 组	行肿瘤全切术后伴有： A：微小残留病灶 B：局部淋巴结扩散，完全切除 C：局部淋巴结切除伴微小残留病变
III 组	不完全切除伴肉眼残留病变 A：仅进行活检后 B：大部切除后（> 50%）
IV 组	确诊时已发生远处转移

表 60.7　根据术前分期与术后分组进行风险分层

风险分组	涉及的分组
低危（约 35%）	有利组织学类型（胚胎型）和 *PAX/FOX01* 基因融合阴性 有利部位（Ⅰ期）：Ⅰ~Ⅲ组 不利部位（Ⅱ~Ⅲ期）：Ⅰ~Ⅲ组
中危（约 50%）	有利组织学类型（胚胎型），*PAX/FOX01* 基因融合阴性，不利部位（Ⅱ~Ⅲ期）：Ⅲ组 有利组织学类型（胚胎型），*PAX/FOX01* 基因融合阳性，任何部位（Ⅰ~Ⅲ期）：Ⅰ~Ⅲ组 不利组织学类型（腺泡型），*PAX/FOX01* 基因融合阳性或阴性，任何部位（Ⅰ~Ⅲ期）：Ⅰ~Ⅲ组 Ⅳ期，Ⅳ组，*PAX/FOX01* 融合阴性，< 10 岁
高危（约 15%）	Ⅳ期，Ⅳ组，*PAX/FOX01* 基因融合阴性，≥ 10 岁 Ⅳ期，Ⅳ组，*PAX/FOX01* 基因融合阳性，任何年龄

注：来源：改编自美国癌症协会；《横纹肌肉瘤》2020 年；https://www.cancer.org/cancer/rhabdomyosarcoma.html。

治疗方式

1. 手术: 在功能和美容效果可接受的情况下，以 5 mm 边缘的完整切除为宜[14]。如果不能完全切除（或疾病累及眼眶、阴道、膀胱或胆管），可以进行诊断性切口活检，然后进行诱导性化疗和确定性局部治疗，目标是保留器官的局部控制[4]。对于诱导性化疗后的Ⅲ组患者，延迟初次切除可以减少放疗剂量并获得相等或更好的结果[18]。当前 COG（儿童肿瘤学组）研究要求对所有四肢肿瘤进行淋巴结评估（如果临床阴性，前哨淋巴结活检是可接受的），并且所有 ≥ 10 岁的附睾横纹肌肉瘤患者应进行常规的同侧神经保留性腹膜后淋巴结清扫术。对于会阴或肛门肿瘤，考虑进行髂腹股沟淋巴清扫术。在头颈部原发灶中，不建议行颈淋巴清扫术，但应手术评估可疑淋巴结[4]。

2. 化疗: 所有患者，无论分期和分组，均需多药联合化疗[14]。VAC（长春新碱、放线菌素 D、环磷酰胺）为标准方案。在连续的试验中，与 VAC 相比，在任何亚组中，添加许多单独有效的药物（如多柔比星、顺铂、依托泊苷、异环磷酰胺、拓扑替康、左旋溶肉瘤素等）都没有改善结果。在 IRS—Ⅳ 中，VA（长春新碱和放线菌素 D）在低风险 / 极好预后组中结果与 VAC 相当。ARST0331 对于低风险患者的治疗，在 VA 中添加了小剂量环磷酰胺，同时将治疗周期从 45 周缩短到 22 周，并与放疗同步，结果没有变差[19]。ARST 0531 比较了 VAC 与 VAC/VI（长春新碱、放线菌素 D 和依托泊苷）交替使用在中风险患者中的疗效，发现在 EFS 或 OS 上没有改善，但由于血液毒性和累积环磷酰胺剂量减少，使得 VAC/VI 成为一个替代方案[20]。根据 ARST0431，长春新碱 ± 伊立替康可以在放疗期间同时继续使用。

3. 放疗: 根据儿童肿瘤学组 ARST 试验中，除Ⅰ组胚胎型患者外，所有病例都应接受放疗。RT 剂量见表 60.1。肺转移瘤和（或）胸腔积液患者可采用（15 Gy/10 fx）全肺照射治疗。ARST1431 等临床试验包括对中危Ⅳ期患者采用标准剂量分割（> 5 cm 的部位）和 SBRT 剂量分割（≤ 5 cm 的部位）对转移灶进行巩固性放疗。

操作步骤: 见《放射肿瘤学治疗计划手册》，第十二章[21]。

基于循证的问与答

◆ **IRSG 的研究说明了什么？**

IRSG 成立于 1972 年，旨在研究横纹肌肉瘤的生物学和治疗方法；2000 年被并入 COG（儿童肿瘤学组）。IRSG 领导了一系列的协议（IRS I~V），规定了横纹肌肉瘤管理，所有患者的 OS 从大约 50% 提高到超过 70%。研究中得到的相关结论总结如下。

Maurer, IRS-I (Cancer 1988, PMID 3275486):

- I~IV 组患者的 5 年 OS 均为 55%。

- 对于 I 组有利部位患者，如果给予 2 年的 VAC 方案化疗，则不需要放疗。然而，放疗对 I 组不利部位（UH）患者的 FFS 和 OS 是有益的[22]。

- 眼眶和泌尿生殖道原发性肿瘤预后最好，而腹膜后肿瘤预后最差。

- 有限放疗体积（GTV+2 cm）与大范围放疗（如整个肌肉束放疗）有相似的治疗效果。

Maurer, IRS-II (Cancer 1993, PMID 8448756):

- I~IV 组患者的 5 年 OS 为 63%，明显优于 II 组患者（$P < 0.001$）。

- 所有无转移 I 组患者的 5 年 OS 从 63% 提高到 71%。

- 对于口腔面部和喉咽部位，局部控制率（LC）通过给予超过 40 Gy 的放疗得到了改善（93%）[23]。

- 对于有利部位 I / II 组患者，环磷酰胺不是必需的。

Crist, IRS-III (JCO 1995, PMID 7884423):

- I~IV 组患者的 5 年 OS 为 71%，明显优于 II 组患者（$P < 0.001$）。

- I 组不利部位（UH）患者在增加放疗后获益。

- 对于伴中枢神经麻痹或 BOS 侵蚀的脑膜旁肿瘤、头颈部肿瘤，限制放疗体积与 WBRT 效果相当（尽管 WBRT 仍然用于颅内侵犯的情况）。

Breneman, IRS-IV (JCO 2003, PMID 12506174; Crist JCO 2001, PMID 11408506):

- 对于 III 组患者，高剂量分割方案（59.4 Gy, 1.1 Gy BID）与常规分割方案（50.4 Gy/1.8 Gy/fx）相比，没有发现额外的益处。

- 对于非转移性疾病，VAI（长春新碱、放线菌素 D、异环磷酰胺）或 VIE（长春新碱、放线菌素 D、依托泊苷）方案与 VAC（长春新碱、放线菌素 D、环磷酰胺）相比，没有发现额外的益处。

- IV 组转移灶 ≤ 2 个的患者，使用 MVA（美法仑、长春新碱、放线菌素 D）方案，3 年 OS 和 FFS 有所改善（分别为 $P=0.007$ 和 $P=0.006$）。

Raney, IRS-V (JCO 2011, PMID 21357783):

- 降低 RT 剂量 [全身治疗中加用环磷酰胺，镜下病变处（I 期 /IIa 组）36 Gy，III 期眼眶原发灶 45 Gy] 不影响局部控制。

- 在全身化疗过程中包含烷化剂（如环磷酰胺或异环磷酰胺）可能对 FFS 很重要。

◆ **PAX/FOX01 基因融合的意义是什么？**

研究者利用 6 个 COG 试验的临床试验数据，评估了 PAX/FOX01 基因融合作为分层因素的预后价值。分层的第一个重要因素是局部或转移灶（EFS 52% *vs.* 78%；OS 84% *vs.* 42%）；第二个因素是 *PAX/FOX01* 状态（阳性 *vs.* 阴性），是横纹肌肉瘤患者最重要的因素，改善了局部横纹肌肉瘤患者的风险分层（表 60.8）[24]。

表 60.8　*Pax/Fox01* 融合基因在 COG 试验中的预后价值

预后因素	PAX/FOX01 基因融合阳性（%）	PAX/FOX01 基因融合阴性（%）
局部病灶		
无病生存率（EFS）	52	78
总生存率（OS）	65	88
转移性疾病		
无病生存率（EFS）	6	46
总生存率（OS）	19	58

◆ 什么时候应该开始放疗？

多年来，放疗的时间因不同的治疗方案和风险等级而有所不同。在最新的 COG 治疗方案中，低危患者在第 13 周、中危患者在第 4 周、高危患者在第 20 周开始放疗。转移部位可在化疗结束时进行治疗。根据 COG ARST 0431 高危患者临床试验，有脊髓压迫、视力下降或颅内侵犯的患者应考虑当天紧急放疗。对于中危患者，ARST 0531 研究将放疗提前至第 4 周，希望改善局部控制，但结果显示这种方法并没有带来优势。从 IRS Ⅱ～Ⅳ [25] 的分析显示，对于有脑膜侵犯（18% *vs.* 33%，$P=0.03$）和颅内侵犯（16% *vs.* 37%，$P=0.07$）的患者，放疗如果在 2 周内开始，局部复发率会降低。Spaulding 等人最新的一项分析显示，对于颅神经麻痹或颅底骨质破坏的患者，立即放疗和延迟放疗的临床结果相似 [22]；因此，对于具有这些高危特征的患者，可以考虑后期治疗（根据 COG ARST 0431 协议为第 20 周），但对于有颅内侵犯的患者，可以考虑在当天开始治疗。

◆ 放疗的优势是什么？哪些患者需要放疗？

这一说法没有良好的前瞻性随机数据。目前除在淋巴结未受累的情况下经过大体全切除（GTR）的胚胎型肿瘤患者外，放疗适用于所有患者。Wolden 等发现 IRS Ⅰ～Ⅲ 组的患者在大体全切除术后和肺泡/未分化组织学类型的 Ⅰ 组患者在加用放疗后，EFS 和 OS 均有改善 [23]。进一步比较 IRS Ⅳ 期和 MMT-89 期（当代欧洲国际儿童肿瘤学会恶性间叶肿瘤研究，试图通过必要时给予更多的化疗，尽可能避免放疗和根治性手术）的结果，放疗似乎在局部控制率、EFS 和 OS 方面有显著益处 [23]。

◆ 45 Gy 剂量对于所有眼眶胚胎型横纹肌肉瘤患者都足够吗？

既往眼眶胚胎型横纹肌肉瘤患者接受 VAC 方案化疗，随后接受 45 Gy 的放疗。然而，在 ARST033 研究的 Ⅲ 组眼眶胚胎型横纹肌肉瘤患者的亚组分析中，与获得完全缓解（CR）的患者（0%）相比，在未获得 CR 的患者中，LR 的风险更高（16%）。这是一个患者数量较少的亚组，引发了对局部治疗可能需要改变的思考，因此对于 VAC 化疗后达到 PR（局部缓解）的患者，应予以考虑使用 50.4 Gy 的放疗。

◆ 质子治疗在横纹肌肉瘤中是否有益处？

　　质子治疗的目的是减少晚期不良反应，并且在当前进行的横纹肌肉瘤临床试验中是允许使用的。已有一些小型研究系列试验证明质子治疗在眼眶、旁正中线和骨盆部位具有剂量学优势[26-29]。

第六十一章 神经母细胞瘤

Charles Marc Leyrer, Erin S. Murphy 著

方 芳、张家瑞 译

甄 鹏 校

> **概述**：神经母细胞瘤（NB）起源于交感神经系统的神经嵴细胞，形态为蓝色小圆细胞。NB 是婴儿最常见的恶性肿瘤，也是最常见的儿童颅外实体瘤。诊断评估方法包括病史与体格检查、尿儿茶酚胺检测（VMA/HVA）、原发部位 CT/MRI、胸 / 腹 / 骨盆 CT、MIBG 扫描和双侧骨髓活检。根据分期、年龄、N-myc 状态、DNA 倍性和 Shimada 分类将患者进行危险度分级。结合分级情况决定治疗模式，如表 61.1。

表 61.1 神经母细胞瘤的治疗模式

INRG 国际神经母细胞瘤危险度分级 / 风险组	5 年总生存[1-3]	治疗模式
低风险	＞95%	单纯手术可作为初次治疗方案。对于残余疾病（若超过 18 个月或存在不利因素），化学治疗可用于复发或有症状的情况
中风险	90%~95%	手术后进行化疗。如初次手术无法完全切除肿瘤：进行活检，后考虑化疗 ± 推迟手术。如果在其他治疗后患者的症状持续或恶化，则根据 NBL0531 方案考虑放射治疗
高风险	30%~50%	治疗方案包括诱导化疗、手术、清髓性化疗和串联自体干细胞移植、巩固放疗、口服异维 A 酸联合抗 GD2 抗体（perANBL0532）。正在进行的研究正在评估增加 ^{131}I MIBG 或克唑替尼对 ALK 突变的疗效 放射治疗：针对原发病灶，CHT 后及术前放疗剂量为 21.6 Gy/12 fx，若达 GTR，局部无需加量。对接受 CHT 治疗后或干细胞移植前的患者，若 MIBG 扫描结果显示存在阳性转移病灶，实施放射治疗

关于脊髓压迫的注意事项：5%~15% 的患者中会发生脊髓压迫。RT 治疗适用于初次 CHT 和（或）手术失败的患者，因 RT 治疗与晚期不良反应（如脊柱侧弯）相关。

流行病学：最常见的儿童颅外实体瘤，最常见的婴儿恶性肿瘤，第三大最常见的儿童癌症（仅次于白血病、脑瘤、淋巴瘤）。神经母细胞瘤占所有儿童恶性肿瘤的 6%~10%，死亡率占 15%（最致命的儿童实体瘤）；每年新发病例 650~700 例，诊断时中位年龄为 17~20 个月（90%＜5 岁，40%＜1 岁）。

发病率：男性高于女性，白种人高于黑人[3-5]。约 50% 存在高危疾病风险[6]。

危险因素：尚不确定。母亲使用酒精、利尿剂、阿片类药物 / 可待因以及父亲接触碳氢化合物 / 木屑 / 焊料增加患病风险[7,8]。维生素 / 叶酸的使用和哮喘 / 过敏史提示具有保护作用。大多数肿瘤是散发性的，只有 1%~2% 的病例为遗传。与先天性巨结肠病和 NF-1 相关[9]。

解剖学：可起源于交感神经系统的任何部位；最常见于椎旁交感神经节（纵隔或腹部）或肾上腺。

病理学：谱系范围从良性神经节瘤（分化良好，预后良好），到神经节神经母细胞瘤（中分化，预后不良），再到神经母细胞瘤（分化差，预后不良）。97% 的神经母细胞肿瘤为神经母细胞瘤[10,11]。起源于交感神经系统的神经嵴细胞，移行形成肾上腺髓质和脊髓交感神经节。神经母细胞瘤是一种蓝色小圆形细胞肿瘤，除未分化肿瘤外，几乎所有肿瘤都有病理性神经突起（neuropil）。

Homer Wright 伪结节是嗜酸性神经纤维周围的神经母细胞（在 15%~50% 的病例中存在）。神经元特异性烯醇化酶、嗜铬粒蛋白 A、神经丝蛋白、S100 和突触素的 IHC 阳性有助于与其他类似肿瘤（非霍奇金淋巴瘤、尤因氏肉瘤）鉴别[12-14]。白细胞共同抗原、波形蛋白、肌球蛋白、结蛋白和肌动蛋白阴性。

Shimada 组织病理系统：根据间质类型、年龄、神经母细胞分化程度、有丝分裂 - 核分裂指数（与细胞核破碎有关的 MKI）和结节性（记忆法：SADMaN）将肿瘤分为有利或不利的类别。有利表明年龄小、MKI 值低、神经母细胞分化成熟、间质丰富、非结节型[11]。

遗传学：N-myc 蛋白扩增是由 *MYCN* 基因编码的原癌基因，在染色体 2 的短臂上定位，并通过 FISH 鉴定。N-myc 扩增在肿瘤中出现的频率为 20%~25%，其中早期阶段占 0%~10%，晚期阶段占 40%~50%[15]。其他不良预后因素包括 1p 或 11q 缺失 / 丢失、17q 不平衡获得、TERT 重排、ATRX 缺失以及 ALK 突变（占遗传性 NB 的 15%）[16-18]。而肿瘤细胞超二倍体或 TRK-A 扩增则被认为是有利因素[15,19-21]。

筛查：目前不支持。来自日本、加拿大和欧洲的数据显示，在 3 周龄、6 个月龄或 1 岁时对尿液进行 HVA/VMA 筛查总体上增加了检出率。然而，在年龄较大的儿童中，具有不利特征的晚期疾病的检出率没有变化[22-24]。null 亦未能降低婴儿神经母细胞瘤的死亡率[22-24]。早期检测可以识别出婴儿中较高的神经母细胞瘤发病率，但这些往往是更有利的，在婴儿早期自发消退，否则可能没有被发现[25]。

临床表现：腹部肿块、腹痛、发热、周身不适、体重减轻、排尿困难、呼吸困难、吞咽困难。约 1/3 出现疲劳、厌食、易怒和面色苍白。骨转移患者常出现骨痛（常见部位为颅骨 / 后眼眶）。儿茶酚胺增高可产生潮红、出汗和高血压（罕见）。可与肾母细胞瘤混淆（见第六十二章，表 62.3 比较神经母细胞瘤和肾母细胞瘤的表现）。静脉肾盂造影典型表现为肾移位（"下垂百合征"），在肾母细胞瘤中未见肾周韧带破裂。相关典型体征和症状见表 61.2。

表 61.2 神经母细胞瘤的临床表现

类型	临床表现
哑铃形肿瘤	通过神经孔侵犯的脊髓旁交感神经节肿瘤
浣熊眼	球后 / 眶骨转移引起的眼球突出和眶周瘀斑
蓝莓松饼	皮肤转移导致皮肤见蓝色丘疹（通常是婴儿）
Pepper 综合征	肝转移伴肝肿大导致呼吸窘迫
Horner's 氏综合征	由颈神经节肿瘤引起的同侧上睑下垂、子宫内膜增生和无汗症
Hutchinson's 征	由于骨或骨髓转移而引起的跛行和烦躁不安
眼阵挛 - 肌阵挛综合征	肌肉阵挛性抽搐、随意眼球运动和躯干性共济失调的副瘤综合征（抗神经性抗体）；即使在治愈后仍持续存在
Kerner-Morrison 征	顽固分泌性腹泻、低钾血症、脱水

诊断检查： 如上文所述，注意儿童发育和体征 / 症状。

1. 实验室检查： 全血细胞计数、CMP、LDH、血清铁蛋白、尿儿茶酚胺。90%~95% 的患者可检测到尿儿茶酚胺（包括 HVA 或 VMA）升高。

2. 影像学检查： 原发部位 CT 和（或）MRI，胸部、腹部、骨盆 CT。PET/CT 不作为标准。推荐用 I-123 标记的 MIBG 显像用于评估原发和转移部位（敏感度 90%，特异度 100%）[26]。MIBG 是一种去甲肾上腺素类似物，在神经嵴来源的细胞中。MIBG 可以区分残余活动性肿瘤和坏死肿瘤或瘢痕组织，并在评估骨转移对治疗的反应方面比 ^{99m}TC 骨扫描更敏感[26]。除非原发肿瘤 MIBG 阴性，否则不需要行骨扫描。

3. 病理学： 双侧骨髓活检。细针穿刺活检具有局限性。尿 HVA/VMA 增高与骨髓中存在肿瘤细胞结合被认为足以建立无需活检的诊断[27]。

预后因素： 见表 61.3。

表 61.3 神经母细胞瘤的预后因素 [11,28-36]

有利因素	不良因素
低龄（＜1 岁）	高龄（＞5 岁）
核分裂指数（MKI）低	核分裂指数（MKI）高
分化神经母细胞	未分化神经母细胞
基质形态：丰富而非结节状	基质形态：较差，呈结节状
1p 完整	1p 缺失
MYCN 无扩增（MYCN-NA）	MYCN 扩增（MYCN-A）
次 / 超二倍体（DNA 指数＜1 或＞1）	二倍体（DNA 指数 1）
TRK 扩增	17q 扩增；11q 缺失

续表

有利因素	不良因素
1 期、2 期、4S 期	3 期、4 期
原发胸部，多灶性	H&N 初级
皮肤，肝脏，骨髓转移	骨，中枢神经系统，眼眶，胸膜，肺转移
低 NSE 和铁蛋白	高 NSE（＞100）或铁蛋白（＞143）

自然病程： 70% 的患者表现为转移性疾病，骨髓转移见 80%~90%。淋巴结转移占 35%。最常见的原发部位为腹部（50%~80%）。其他部位包括肾上腺（35%）、胸部或椎旁神经节（30%~35%）、后纵隔（20%）、骨盆（2%）、颈椎（1%）和其他部位（12%）[37]。可发生自然消退，特别是 4S 期的患儿 [38]；目前 5 年总生存率为 71%，但主要归因于低危组患者治愈率提高 [39]。复发患者通常可按慢性疾病治疗多年，但复发后的长期 DFS 是罕见的。

分期： INRGSS 是一种简化的分期系统，基于术前评估和由影像学定义的危险因素（IDFR）确定的疾病程度 [40]。这是在活动协议中使用的分期系统。INSS 可用于分期，但主要用于从历史视表（表61.4 和表 61.5）[27,40]。COG 将 INSS 分期系统进一步分为低、中、高危组，并根据风险分层确定治疗方法（详见方案）。纳入最近 COG 风险分组的因素包括分期、年龄、N-myc、DNA 倍性和岛田组织学（记忆法"SANDS"：来自试验 ANBL00B1、ANBL0531 和 ANBL0532）。N-myc 扩增的患者始终为高危。

GSS 图像定义的风险因素 [40]

- 单侧肿瘤延伸到两个体腔：颈部到胸腔，胸腔到腹腔，腹腔到盆腔；
- 邻近器官／组织受累：包括心包、膈肌、肾脏、肝、十二指肠、胰腺阻塞、肠系膜和其他内脏侵犯；
- 肿瘤包绕大血管：椎动脉、颈内静脉、锁骨下血管、颈动脉、主动脉、腔静脉、大胸椎血管、髂血管、肠系膜上动脉根部分支和腹腔干；
- 压迫气管或主支气管
- 包绕臂丛神经根
- 肿瘤浸润肝门或肝十二指肠韧带
- 浸润 T_9 和 T_{12} 的肋椎连接处
- 肿瘤穿过坐骨切迹
- 肿瘤侵犯肾蒂
- 肿瘤蔓延至颅底
- 椎管内肿瘤蔓延伴有 1/3 以上的椎管侵犯，软脑膜间隙闭塞，或脊髓 MRI 信号异常

表 61.4 INSS[27] 以及最近的 INRGSS[40] 比较

	INSS（1993）		INRGSS（2009）
1	局部肿瘤完全切除，有或无微小残留灶，镜下同侧淋巴结阴性（即与原发肿瘤相连或切除的淋巴结可能是阳性的）	L1	局限性肿瘤，没有涉及重要结构的影像学定义的危险因素，只局限于 1 个体腔内（颈部、胸部、腹部、骨盆）
2A	局部肿瘤完全切除；镜下肿瘤同侧非粘连淋巴结阳性	L2	局限性肿瘤，具有一个或多个影像学定义的危险因素
2B	局部肿瘤完全或不完全切除，肿瘤的同侧非粘连淋巴结阳性，对侧肿大淋巴结镜下阴性		
3	不能切除的单侧肿瘤超过中线，伴或不伴有局部淋巴结侵犯；或局限性单侧肿瘤伴对侧区域淋巴结受累；或中线肿瘤伴对侧延长浸润（不可切除）或淋巴结受累		
4	转移到远处淋巴结、骨、骨髓、肝脏、皮肤或其他器官（除 4S 期）	M	有远处转移病灶（MS 期除外）
4S	Ⅰ期或Ⅱ期的局限性肿瘤，有肝、皮肤和（或）骨髓等远处转移，年龄＜ 12 个月。骨髓涂片或活检，肿瘤细胞应该＜ 10%，MIBG 扫描骨髓应该是阴性。若骨髓更广泛受累，则为 4 期	MS	年龄＜ 18 个月，转移病灶限于皮肤、肝脏、和（或骨髓），原发肿瘤 INSS 分期为 1、2 或 3 期

表 61.5 神经母细胞瘤的既往分期系统

	Evans 分期 /（CCSG）临床分期		POG 外科病理分期
Ⅰ	肿瘤限于原发组织或器官	A	局部肿瘤完全切除，有或无镜下残留，镜下同侧淋巴结阴性，肝脏组织学为阴性
Ⅱ	肿瘤扩散至原发组织或器官附近，但不超越中线，有同侧区域淋巴结转移	B	局部肿瘤未完全切除；肿瘤同侧非粘连淋巴结阴性，肝脏组织学为阴性
Ⅲ	肿瘤超越中线，有双侧淋巴结转移	C	局部肿瘤完全或未完全切除，肿瘤非粘连性淋巴结阳性，肝脏组织学为阴性
Ⅳ	远处转移至骨、软组织或淋巴结	D	肿瘤转移至远处淋巴结、骨、骨髓、肝脏或皮肤
Ⅳ-S	Ⅰ期或Ⅱ期，但仅限于肝脏、皮肤和（或）骨髓的转移（不包括非骨髓转移）	D（S）	年龄＜ 1 岁伴Ⅳ-S 期（CCSG 分期）

治疗模式（表 61.6）

1. 观察：最初推荐用于 4S 期，可自行消退。

2. 手术：有助于诊断、分期和局部控制的治疗。目标是可见肿瘤的完全切除 GTR，区域淋巴结维持功能作为器官保存是关键。应对未受累的对侧淋巴结进行取样，并进行肝活检。包绕器官或大血管的大肿瘤和压迫脊髓的"哑铃"肿瘤被认为是不可切除的。临床无法完全切除的中高危患者应进行初始活检 / 诊断性手术，诱导 CHT 后进行延迟或二次手术。在诱导 CHT 后 66%~79% 的患者可达 CR。分段切除可能是必要的，也是可以接受的。CHT 术后仍可尝试次全切除。建议在残留病变部位使用钛夹。注意，4S 期不再需要切除原发灶，但应进行活检。

3. 化疗：CHT 用于中高危患者缩小原发肿瘤，以便行延迟手术。CHT 在低风险患者中仅用于进展或复发的患者。伴有肝肿大的 4S 期患者考虑行 CHT。CHT 方案取决于治疗方案（没有通用标准）。最常见的药物是环磷酰胺、顺铂、多柔比星和依托泊苷；其他药物包括（但不限于）卡铂、长春新碱、长春地辛、异环磷酰胺、达卡巴嗪、拓扑替康和美法兰。对高危患者应给予高剂量、短间隔的联合 CHT。在高危患者中，清髓性 CHT 合并自体干细胞移植比单独 CHT 提高生存率[41]，串联移植比单次移植改善 EFS[42]。

4. 诱导分化治疗：神经母细胞瘤细胞系在暴露于类维甲酸时可被诱导最终分化。接受异维 A 酸治疗的患者复发风险降低，目前异维 A 酸已成为高危患者标准治疗之一[43]。

5. 免疫治疗：神经母细胞瘤细胞在其表面均匀表达二神经节苷 GD2，这为免疫治疗提供了靶点。Dinutuximab 是一种嵌合抗 gd2 抗体（ch14.18），已被 FDA 批准用于辅助一线治疗，但与毛细血管渗漏综合征和疼痛形式的显著急性不良反应相关。但与以毛细血管渗漏综合征和疼痛形式出现的显著急性不良反应相关。人类（而非嵌合）形式正在评估中，可能会改善耐受性。

6. 放射治疗

（1）**适应证**：放疗适用于高危患者的原发肿瘤和持续转移部位。在中危患者中，放疗用于复发或手术、化疗后残留病灶。辅助放疗不适用于中低危患者，除出现紧急症状（危及生命 / 器官）且对 CHT 无明显效果（即肝转移影响呼吸困难或脊髓受压），只有在没有效果或无法接受 CHT 时才进行急诊放疗。如果移植后活跃病灶仍 > 5 处，需行重复扫描。

（2）**剂量**：21.6 Gy/12 fx（COG）。高危方案 ANBL0532 允许手术后总残留病变增加到 36 Gy > 1 cc（术前 GTV 21.6 Gy，后增加 14.4 Gy）。然而，这并没有改善局部进展的 5 年累积发生率[42]。治疗量为尝试手术切除前的 CHT 后 GTV。如果原发病灶在诊断时被大面积切除，GTV 为术前体积。体积可以从正常组织中剥离出来，占据先前被肿瘤占据的空间（如正常组织未被浸润）。CTV 为 GTV+1.5 cm 边缘（PTV 为 0.5~1 cm）。对于引起呼吸困难的肝转移：4.5 Gy/3 fx（COG）。对于脊髓压迫，首选 CHT，后手术减压。最近的一项研究以 1.5 Gy/fx BID 治疗高风险患者至 18 Gy，未导致 LC 或 OS 受损[44]；然而只有 25 例患者入组，需要更大规模的前瞻性研究进行验证。

（3）**不良反应**：急性：腹泻、恶心、呕吐、红斑、疲劳、骨髓抑制。晚期：骨或软组织发育不全、脊柱侧凸 / 后凸、股骨骺滑脱、身材矮小、继发恶性肿瘤、肾损害、肾功能不全；其他与位置相关。

7. 靶向放射性核素：^{131}I MIBG 治疗在其他难治性患者中显示出 30%~40% 的缓解率，并正在进行切除前或联合 SCT 巩固的研究。

表 61.6　神经母细胞瘤治疗概述（按风险组）

按风险组分类	治疗
低风险 （5 年 OS > 95%）	4S 期患者肿瘤可自然消退，合并可观察到（或对肝肿大给予短期 CHT）。在 4S 期切除原发性（可能活检皮肤结节）没有好处。对于其他低风险患者，建议手术治疗[1,29]。辅助放疗并没有改善 GTR 后的预后，甚至不适用于 STR 或阳性切缘。CHT 适用于有症状的患者或疾病进展。RT 保留用于 CHT 耐药肿瘤

续表

按风险组分类	治疗
中风险 （3 年 OS 95%）	手术和 CHT（不进行放疗）为标准治疗。放疗适应证见表 61.1。如原发肿瘤无法达到完全切除，活检 → CHT → 延迟手术。对于良好的组织学肿瘤，CHT 通常给予大约 4 个周期，对于组织学不良的肿瘤，给予 8 个周期
高风险 （3 年 OS 30%~50%）	范例包括强化铂类多药诱导 CHT 联合治疗、延迟手术、骨髓清髓 CHT 和自体 SCT（通常两次，"串联"），原发部位和残留 mets，然后是异维 A 酸和免疫治疗。CHT 有一个响应比率从 70%~80%。放疗的确切时机还不确定，但通常在疾病负担最小的自体 SCT 后进行。即使患者接受了 GTR，放疗也应送到原发部位。诱导 CHT 后也应转移到持续活动性疾病（+MIBG）的转移部位。佐剂异维 A 酸和抗 gd-2 单克隆抗体可改善 EFS 和无进展的 OS[41,43,45]。患者在完成积极的治疗后可能会复发

基于循证的问与答

低风险

◆ **低风险疾病的治疗模式是什么？**

低风险疾病是神经母细胞瘤最常见的表现。如果肿瘤可切除，则手术是主要的治疗方法。如年龄小于 18 个月且具有良好的危险因素（良好的组织学和非二倍体肿瘤），可观察到残留疾病[46-48]。化疗法用于不可切除的、不良、有症状的或进展 / 复发的疾病[1,49]。基于挽救性治疗的结果，常规辅助放射治疗在低危患者中没有作用。

Strother, COG P9641 (JCO 2012, PMID 22529259)： 共有 915 例 2A 期和 2B 期患儿进行了最大安全切除，如果诊断为切除不足 50% 或术后无法切除的进展性疾病，则给予辅助化疗；5 年 EFS 和 OS 分别为 89% 和 97%。> 18 个月的 2B 患者 OS 明显降低。组织学不良或二倍体肿瘤患者的 EFS 和 OS 明显降低。**结论：2B 期疾病且 > 18 个月大或有不良组织学或二倍体肿瘤的患者术后观察复发率较高，辅助化疗可能是有必要的。**

4S 期

◆ **4S 期疾病的预后如何？**

如果密切观察，年龄 < 1 岁的腹部肿瘤患者仍然可以有很好的预后（3 年 EFS 和 OS > 95%）。Katzenstein 等[50]的结果显示，可能需要干预的患者是那些有疾病症状（肝肿大）、非常年轻（< 2 个月）或不良组织学的患者。非常年轻的患者需要关注的是，如果不进行干预，有更高的快速临床恶化的风险。如果对有症状性疾病给予化疗，通常给予直到症状停止。COG-ANBL0531 早期结果令人失望地显示，对 4S 期患者的，2 年 OS 仅为 81%，这被认为是由于纳入了先前试验中排除的临床因素较差而无法进行活检的患者（请参见稍后的中等风险）。

Katzenstein, POG Experience (JCO 1998, PMID 9626197)： 在 POG 方案中注册的 110 例 D（S）NB 患者中，3 年 OS 为 85%。年龄 < 2 个月的患者，OS 为 71%，对于具有二倍体肿瘤患者为 68%，对于 N-myc 扩增患者为 44%，对于具有组织学不良患者为 33%。接受化疗的患者（82%）与未接受化疗的患者（93%，P=0.187）之间的 OS 无差异，原发肿瘤行 GTR 组（90%）与 STR 或 bx 组（78%，

$P=0.083$）之间的 OS 无差异。结论：**D（S）期 NB 患儿生存率较好。然而，在年龄很小且生物因素不利的情况下，预后不佳。**

Nickerson, CCG 3881 (JCO 2000, PMID 10653863)： 77 例仅接受支持治疗的 4S 期 NB 患者进行前瞻性研究（$n=44$），化疗（环磷酰胺 5mg/kg·d×5d）+肝脏放疗（4.5 Gy/3 fx；$n=22$），仅化疗（$n=10$）或仅放疗（$n=1$）；5 年 EFS 为 86%，5 年 OS 为 92%。在 44 例仅接受支持性治疗的患者中，OS 为 100%，而需要化疗治疗的患者为 81%（$P=0.005$）。6 例死亡中有 5 例发生在 < 2 个月的患者中。诊断时年龄 ≤ 3 个月的患者 EFS 降低。预测改善 OS 的唯一因素是有利的 Shimada 组织病理分类。结论：**对于 4S 期 NB 患儿，除 < 2 个月且腹部疾病进展者外，采用最小治疗是合适的。**

Nutchtern, COG-ANBL00P2 (Ann Surg 2012, PMID 22964741)： 共 87 例年龄 < 6 个月的肾上腺肿物患者，其父母选择观察或手术切除。随后进行腹部超声和 VMA/HMA 检查。如果肿瘤体积增加 > 50% 或尿儿茶酚胺水平增加 > 50% 或 HMA：VMA 比值 > 2，则考虑手术。共观察到 83 例，其中 16 例（19%）需要手术治疗。其中 8 例（50%）为 I 期 NB，1 例为 2B 期，1 例为 4S 期，2 例为低级别肾上腺皮质肿瘤，4 例为良性。MFU 为 3.2 年；3 年 EFS 为 97.7%，OS 为 100%。结论：**大多数 < 6 个月的肾上腺肿物患儿，只要密切观察，无需手术治疗，均可获得良好的预后。**

中风险

◆ 放疗对中危患者有益吗？

在 POGC 患者的 Castleberry 研究中显示，将放疗加入辅助化疗后可增加 EFS 和 OS。然而，目前额外的遗传/生物学风险分层因素（如 N-myc 状态）被用于更好地对患者进行风险分层。因此，目前的中危患者（在这些患者中，放疗不是一线治疗的标准组成部分）与 Castleberry 研究中的患者并不相同。与低风险患者一样，放疗通常用于化疗无效的残留、复发或仍有症状的患者。

Castleberry, POG (JCO 1991, PMID 2016621)： 62 例年龄 > 1 岁 C 期（POG 分期）NB 患者的 PRT 比较手术与化疗 ± 放疗。所有患者均接受 AC CHT×5 周期治疗。随机分配到放疗组的患者接受原发肿瘤和区域性淋巴结的治疗。年龄 12~24 个月：总剂量 18~24Gy；年龄 ≥ 24 个月：总剂量 24~30 Gy，腹腔或胸椎旁原发性和 SCV 淋巴结保留较低剂量。建议进行二次手术以评估疗效并清除残留病变。继续化疗交替使用 AC 与 CDDP 和替尼泊苷各两个疗程。结论：**> 1 岁儿童 C 期 NB 是高危人群，将放疗添加到化疗中与仅化疗相比，提供了更优异的初期和长期控制。两个治疗组的转移性失败提示需要更积极的化疗**（表 61.7）。

表 61.7　Castleberry 试验结果，中风险神经母细胞瘤的放疗

	CR	EFS	OS
放疗	76%	59%	73%
未放疗	46%	32%	41%
P	0.013	0.009	0.008

Twist, COG ANBL0531 (JCO 2019, PMID 31386611)：对 404 例中危神经母细胞瘤患者的 Ⅲ 期临床试验。旨在使用基于生物学和反应的算法，减少某些患者的治疗，同时保持 3 年 OS ≥ 95%。排除 mycn 扩增的肿瘤。根据年龄、INSS 分期、INPC、N-myc 状态、1p 和（或）11q 的 LOH 和肿瘤多倍性进行分层。治疗是根据预后指标进行的化疗（± 异维 A 酸）×2、4 或 8 个周期和（或）手术治疗。预后指标包括 1p 和 11q 等位基因状态；整个队列的 3 年 EFS 和 OS 分别为 83.2% 和 94.9%。局部病变患者的 OS 为 100%。与具有 > 1 个不良生物学特征的患者相比，具有良好生物学特征的 4 期肿瘤患儿具有更好的 3 年 EFS。**结论：通过这种治疗算法实现了良好的生存率，减少了某些患者的治疗。对于患有 4 期不良生物学疾病的婴儿，需要更有效的治疗策略。**

高风险

◆ **自体造血干细胞移植和辅助异维 A 酸在高危疾病中的作用是什么？**

Matthay, CCG 3891 (NEJM 1999, PMID 10519894; Update JCO 2009, PMID 19171716)：对 539 例高危 NB 患者的前瞻性研究。诱导化疗包括顺铂、多柔比星、依托泊苷和环磷酰胺 ×5 个周期；然后无进展的患者接受延迟手术并进行淋巴结评估，后对残留病灶行放疗。腹腔外肿瘤放疗剂量为 20 Gy/10 fx，纵隔和腹腔肿瘤放射治疗剂量为 10 Gy/5 fx。患者随后被随机分为巩固性化疗或清髓性化疗 + 全身放射治疗（TBI）与 SCT。巩固化疗包括顺铂、依托泊苷、多柔比星和异环磷酰胺共 3 周期。清髓性化疗为卡铂和依托泊苷。TBI 为每日 10 Gy/3 fx。在 SCT 或巩固性化疗后，没有疾病进展的患者被随机分配到接受 6 个周期的异维 A 酸治疗或不再接受进一步治疗；所有患者的 5 年 EFS 和 OS 分别为 26% 和 36%。与接受化疗治疗的患者相比，接受 SCT 治疗的患者的 5 年局部复发率为 51%，而接受 SCT 治疗的患者为 33%（*P* = 0.044）；化疗后的 3 年 EFS 为 22%，SCT 为 34%；在第二次随机分组后，接受异维 A 酸的 130 例患者的 3 年 EFS 为 46%，而未接受进一步治疗的 128 例患者为 29%（*P* = 0.027），见表 61.8。2009 年的更新显示，接受巩固化疗治疗的患者的 5 年 EFS 为 19%，而接受 SCT 治疗的患者为 30%（*P* = 0.04）；从第二次随机化开始，异维 A 酸的 5 年 EFS 比不再进行治疗的患者高，尽管不显著（42% *vs.* 31%）。**结论：本研究确定了高风险神经母细胞瘤的标准治疗方案，包括自体造血干细胞移植和异维 A 酸。**

表 61.8　Matthay CCG 3891 的初步结果

CCG 3891	3 年 EFS	5 年 LRR	第二次随机分组	3 年 EFS
CHT	22%	51%	13-cis-RA	46%
HDC+ABMT	34%	33%	观察组	29%
P	0.034	0.004	*P*	0.027

◆ **为什么推荐 20 Gy 以上的剂量来控制总体疾病？**

当仅使用 10 Gy 时，增加 TBI 似乎有好处。

Haas-Kogan, Secondary Analysis of CCG 3891/Matthay (IJROBP 2003, PMID 12694821)：对 Matthay CCG 3891 的二次分析重点关注那些接受 10 Gy 到原发肿瘤（腹部和纵隔肿瘤，术后仍有明显病变）的

患者。对于原发灶接受 10 Gy TBI 和 BMT 治疗的患者，与连续化疗而未接受 TBI 的患者相比，增加 10 Gy 的 TBI 和 BMT 治疗的患者 LR 降低（22% *vs.* 52%，$P=0.022$）。结论：对于 **EBRT**（**20 Gy 比 10Gy 具有更好的 LC**）可能存在剂量 - 反应关系，但无法区分高剂量化疗和与之同时接受的 BMT 的影响。

Wolden (Pediatr Blood & Cancer 2018, PMID 29469198)： 部分切除原发灶后接受巩固性放疗的高风险患者的 RR，以评估 21~36 Gy 后的 LC；评估 19 例患者；5 年累积 LF 为 17.2%，接受 < 30 Gy 的患者为 30%，而接受 30~36 Gy 的患者为 0%（$P=0.12$）。结论：**对于高危病变在巩固治疗期间，30~36 Gy 剂量可能对残留病灶的控制效果最佳。**

◆ **诱导治疗后对于残余肿瘤补充 RT 剂量是否有益处？**

根据 ANBL0532 的初期结果，似乎没有益处。

Liu, COG ANBL0532 (JCO 2020, PMID 32530765)： 对接受增加局部剂量治疗残余原发肿瘤的高危神经母细胞瘤患儿进行了放射治疗。将患者在诱导化疗后随机分为自体 SCT 组和串联 SCT 组。然后对术前肿瘤体积进行 21.6 Gy 的放疗，对残留病灶增加 14.4 Gy，总剂量为 36 Gy。将局部进展的累积发生率（CILP）、无病生存率（EFS）和总生存率（OS）的主要终点与历史对照 COG A3973 进行比较，其中仅提供 21.6 Gy；323 例患者接受了放疗；ANBL0532 和 A3973 的 5 年 CILP、EFS 和 OS 率见表 61.9。结论：**诱导治疗后针对肉眼残留病变的局部加量放疗并未显著改善 5 年 CILP。**

表 61.9　ANBL0532 与 A3973 的 5 年对比结果

	接受放疗患者（ANBL0532：$n=323$；A3973：$n=328$）			不完全切除后放疗患者（ANBL0532：$n=74$；A3973：$n=47$）		
	CILP	EFS	OS	CILP	EFS	OS
COG ANBL0532	11.2%	56.2%	68.4%	16.3%	50.9%	68.1%
COG A3973	7.1%	47%	57.4%	10.6%	48.9%	56.9%
P	0.059	0.009	0.0088	0.4126	0.5084	0.2835

◆ **串联干细胞移植有益处吗？**

Park, COG ANBL 0532 (JAMA 2019, PMID: 31454045)： 在对高危神经母细胞瘤患儿进行 PRT 随机分组时，采用单次自体干细胞移植和串联干细胞移植两种治疗方式；共有 355 例患者参与，其中中位年龄为 3 岁。结果显示，采用串联干细胞移植治疗使得 3 年 EFS 从 48.4% 提高至 61.6%（$P=0.006$）。仅有 70% 的患者能够接受后续免疫治疗，并且相比未接受免疫治疗的患者，其 EFS 表现更好。在接受免疫治疗的亚组中，串联移植的 EFS 持续改善。串联移植没有 OS 获益（69.1% *vs.* 75.9%）；然而，如果患者最终接受免疫治疗，则串联移植可观察到生存优势（84.0% *vs.* 73.5%），两种方案的毒性无显著性差异。结论：**即便联合免疫治疗，串联干细胞移植可改善高危神经母细胞瘤患者的 EFS。**

◆ **靶向免疫治疗对高危患者是否有益处？**

Dinutuximab（Ch14.18）是一种嵌合抗 gd2 抗体，可提高总生存率，但以高急性不良反应为代价，表现为疼痛和毛细血管漏综合征。

Yu, COG ANBL0032 (NEJM 2010, PMID 20879881)： 对 226 例患者在接受清髓性治疗和干细胞移植后进行 PRT，随机分组接受免疫治疗（ch14.18 交替使用粒 - 巨噬细胞集落刺激因子和白介素 2）联合异维 A 酸对比单独使用异维酸，免疫治疗在 2 年 EFS（66% *vs.* 46%，*P*=0.1）和 2 年 OS（86% *vs.* 75%，*P*=0.02）方面均有显著改善。然而，免疫治疗组出现 3~4 级不良反应的发生率较高，约占 52%。此外，在该治疗组中分别约 23% 和 25% 的患者出现毛细血管渗漏综合征和过敏反应。值得注意的是，在早期阶段的实验中，两名患者意外接受了超量 IL-2（超过预期剂量 20 倍），导致 1 例患者出现 5 级不良反应，并伴有毛细血管渗漏及肺水肿。结论：与标准治疗相比，抗 **gd2** 单克隆抗体免疫治疗效果更好。点评：由于结果非常有利，实验提前结束。**FDA 于 2015 年批准了 Dinutuximab 与 GM-CSF、IL-2 和异维 A 酸**联合使用，用于对标准综合治疗达到至少部分缓解的高风险神经母细胞瘤患者[51]。

◆ **在高危神经母细胞瘤中，MIBG 与 ^{131}I 或克唑替尼是否有益？**

这是正在进行的 COG ANBL1531 研究的问题。^{131}I 主要是治疗性 MIBG，包括 ^{131}I（诊断性 MIBG 包括 ^{123}I），并在复发或难治性病例中显示出显著的反应。克唑替尼对 ALK 突变的肿瘤具有活性[52]。

第六十二章　肾母细胞瘤

James R. Broughman, Erin S. Murphy　著

韩　玲、温　睿　译

谢聪颖　校

> **概述：**肾母细胞瘤（WT）是儿童最常见的腹部肿瘤。治疗方法是先切除，然后进行风险适应性 CHT±RT。CHT 是可变的，通常由长春新碱、放线菌素 -d 和阿霉素组成（高风险患者在方案中加入卡铂、依托泊苷或环磷酰胺）。RT 根据表 62.1 所列的病理结果进行，注意应在术后 14 天内进行。对于 Ⅳ 期，可以根据适应证分别对腹部和全肺进行 RT。

表 62.1　肾母细胞瘤术后放疗的总策略

适应证	目标	剂量
第 Ⅲ 期，FH 第 Ⅳ 期，FH 伴肺门淋巴结 Ⅰ~Ⅳ、UH 阶段 复发病变 残留的侧翼疾病	侧翼	10.8 Gy/6 fx （对于弥漫性间变 +9 Gy/5 fx 加量）
手术溢出 腹膜播种 恶性腹水 术前破裂	全腹	10.5 Gy/7 fx （对于年龄 > 12 个月的弥漫性间变 +9 Gy/6 fx 加量，或对于弥漫性不可切除植入物 +10.5 Gy/7 fx 加量）
胸片显示肺转移瘤	全肺照射	12 Gy/8 fx （如果年龄 < 1 岁，则为 10.5 Gy/7 fx）

流行病学：肾母细胞瘤占儿童肿瘤的 6%，美国每年约有 500 例新病例，是儿童最常见的腹部肿瘤。单侧肿瘤的中位诊断年龄为 3~4 岁，其中双侧病例占 4%~8%，且中位年龄为 2~3 岁；75% 的患者在 5 岁之前发病；女性更常受到影响；单侧肿瘤的 F：M 为 1.09：1，双侧肿瘤则为 1.67：1[1]。

风险因素：父亲职业为机械师或焊工，母亲的职业中接触染发剂[2]。另有 10%~13% 的病例与先天性异常的以下因素相关：

1. 沃纳综合征：肾母细胞瘤、先天性无虹膜症、新生儿泌尿系统畸形、智力发育迟缓。由 11p13 的

改变、*WT1* 基因（Wilms 肿瘤抑制基因，对正常肾或性腺发育重要）和 *PAX6*（无虹膜基因）的缺失引起，发生 WT 的风险为 30%。

2. 伯 - 韦综合征：巨大儿、偏身肥大症、巨舌症、脐膨出、腹部器官肿大、耳坑或折痕。由 11p15 位点的改变引起，常导致基因印迹的丢失，发生 WT 的风险为 5%。

3. 德尼 – 德拉什综合征：肾脏疾病（婴儿期蛋白尿、肾病综合征、肾衰竭）、男性假两性畸形和肾衰竭。由 11p13 位点的改变引起，导致 *WT1* 基因锌指区点突变，发生 WT 的风险为 50%~90%[3]。

解剖学：肾母细胞瘤起源于肾实质，并向肾周和主动脉旁淋巴结转移。

病理学：WT 是一种胚胎源性肾肿瘤，属于典型的三相肿瘤，具有胚质、上皮细胞和间质成分。WT 倾向于分叶状和实性，缺乏钙化，可能有柔软和囊性区域。这些肿瘤往往非常大，经常可以压迫邻近的结构，但只有少数病例显示器官侵犯的病理证据（表 62.2）。

表 62.2　儿童肾肿瘤的病理类型

病理类型	特征	
FH 肾母细胞肿瘤	典型特征（胚质、上皮和间质成分），无间变性或肉瘤成分	
UH 肾母细胞肿瘤；间变性肾母细胞肿瘤	发育不全是指细胞核增大，细胞核深染，并且有丝分裂象增加	局灶性发育不良（FA）：明显局限于原发肿瘤。弥漫性发育不良（DA）：在肿瘤的其余部分或肿瘤包膜外、转移瘤或肿瘤的随机活检中发现的非局部或局部有明显的核不稳定
PTK（实时动态定位技术）	通常在 2 岁前诊断为嗜酸性细胞液和透明球状包涵体（+波形蛋白和细胞角蛋白），与原发性中枢神经系统肿瘤（即 ATRT）和 INI1 突变相关	
CCSK（肾透明细胞肉瘤）	占所有儿童肾肿瘤的 4%[4]。与 WT 患者（2% 的发生率）相比，约 5% 的患者存在转移，其中 40%~60% 的患者发生骨转移[5]。肿瘤细胞胞浆内有丰富的囊泡，无特异性的肿瘤标志物，但因未分化的细胞被纤维血管分隔被经典地描述为"铁丝网"模式[6]	
肾细胞癌	约 6% 的儿童肾肿瘤未纳入经典研究中；治疗方法为单纯手术，辅助放疗并无明确作用	

注：除 FH 外的所有亚型均被认为是"高危"肿瘤。

遗传学：预后不良与 LOH 为 *1p* 和（或）*16q* 相关（如果两者同时存在，则更差）。患有早期疾病和 1p16q 缺失的患者可以更积极地采用三药方案进行治疗（与Ⅲ、Ⅳ期相比）。*1q* 的增加与单侧 FH WT 的低生存率相关[7]。虽然肾母细胞肿瘤在 5%~10% 的病例中与 *WT1* 肿瘤抑制基因失活有关，但约 1/3 的肾母细胞瘤病例与最近描述的肿瘤抑制基因 *WTX*（X 染色体上的未知基因）失活有关，该基因可能与正常肾脏发育有关。具有 *WTX* 突变的肿瘤缺乏 *WT1* 突变。与 *WT1* 相关的 Wilms 需要双等位基因（双命中）失活相比，*WTX* 只需要一次命中（即男性的单个 X 染色体或女性的活性 X 染色体）[1]。

筛查：如果儿童出现令人担忧的体检结果，并与前面列出的易感遗传综合征相关，那么有必要定期对其进行腹部超声波检查[1]。

临床表现：腹部肿块（83%）、发热（23%）、血尿（21%）、腹痛（37%）[1]。也可能出现贫血（由于促红细胞生成素减少）和高血压（由于肾素增加）。肾母细胞瘤与神经母细胞瘤的比较见表 62.3。

表 62.3　神经母细胞瘤与肾母细胞瘤的比较

神经母细胞瘤	肾母细胞瘤
85% 的 X 线显示典型蛋壳钙化	无肿瘤钙化（但可能有出血所致的钙化）
移位肾脏（"下垂的百合"征），但不改变肾脏结构	破坏肾脏结构
转移淋巴、骨髓、肝脏、皮肤（很少到肺或大脑）	转移到肺、肝、骨
经常穿过中线	较少穿过中线

检查：病史采集和体格检查（包含先天性异常的评估）

1. 实验室：尿液分析包括尿儿茶酚胺，以排除神经母细胞瘤。

2. 影像学检查：腹部超声，包括对侧肾脏和对侧血栓形成或延伸至肾静脉或下腔静脉的评估。还有 MRI、CT 胸部、腹部、骨盆和 CXR（研究依赖于 CXR 上是否可见肺转移；CT 阳性、CXR 阴性可能存在争议）。

3. 活检：除非不可切除或双侧疾病，否则不要进行活检，以避免局部肿瘤溢出。如果需要活检，应采用后路，以避免腹部污染、出血或溢出。若病理检查结果显示 CCSK（骨扫描）或 MRI 脑（RTK），则需进行进一步检查。

预后因素：LOH 1p 和（或）16q，1q 增加，高分期，不良组织学检查，年龄＞ 24 个月预示着预后较差。

分期：存在两种系统：NWTSG（通常被称为 NWTS）与法国国际儿科肿瘤组织（SIOP）分期。NWTS 系统在美国和加拿大使用，强调术后、术前 CHT 分期，以获得最"纯粹"的信息（原发程度、发育不全程度、有无异常组织、± 有无淋巴结转移）。SIOP 系统在欧洲使用，采用 CHT 和（或）RT 的新辅助治疗，以减少疾病范围和增加整体切除，但可能会导致丢失或掩盖前面列出的信息。NWTS 分期目前由 COG 使用，列于表 62.4 中[1]。

治疗方式

1. 手术：在美国，根治性肾切除术是 WT 的最初明确的治疗选择。单独的肾切除术（20 世纪 30 年代）治愈率仅为 15%~30%，但可能适用于极低风险的患者（Ⅰ期 FH，肾切除术体质量＜ 550 g，诊断时＜ 2 y/o，4EFS 为 90%）[8]。约 90%~95% 的患者在诊断时可通过腹部宽横切口和根治性肾切除术进行切除，并评估手术边缘和通过经腹腔入路避免溢出。局部可切除的肿瘤或伴有较大中央坏死的肿瘤，可能预示着扩散的风险增加，也可能受益于 CHT 或 RT 的新辅助治疗。儿科手术是一个复杂的手术（10% 肿瘤累及肾静脉；15% 肿瘤累及下腔静脉或心房），需要检查或触诊腹腔、肝脏和淋巴结肿瘤扩散程度；检查和触诊对侧肾脏；检查和触诊肾静脉以排除肿瘤血栓。区域淋巴结取样以进行准确的分期。肿瘤溢出发生率为 15%~30%[1]，与腹部复发和死亡率显著相关[9]。肾切除术的手术并发症发生率（根据 NWTS-4）为 11%，最常见的并发症是出血和 SBO。手术质量对预后具有重要意义（例如 LN 取样程度、溢出、不必要的活检），并且 COG 外科医生的质量保证正在进行当中。

表 62.4　肾母细胞瘤的 NWTS/COG 分期 [1]

分期	特征	
Ⅰ	肿瘤完全切除，切除边缘为阴性。肿瘤局限于肾脏，肾包膜完整，无肾窦血管受累，切除前无破裂或活检	
Ⅱ	完全切除的肿瘤，切除边缘为阴性。肿瘤可扩展至肾包膜或肾窦软组织，或肿瘤存在于肾切除标本内但肾实质（包括肾窦）外的血管内	
Ⅲ	术后残留的肿瘤，局限于腹部。可能存在下列任何一个标准： • 肿瘤累及腹部或盆腔淋巴结 • 肿瘤已穿透腹膜表面 • 存在腹膜植入物 • 大体或显微镜下的阳性边缘 • 由于扩展到重要结构而无法切除的疾病 • 手术前或手术中肿瘤溢出 • 术前肿瘤活检（三切、切开或细针穿刺） • 局部切除肿瘤（包括单独切除的肾上腺内的肿瘤细胞或单独切除的血管内的肿瘤血栓）	帮助记忆Ⅲ期 Wilms（SLURPPⅠB）： S：STR/+margin L：LN（腹部） U：不可切除 R：破裂 / 溢出 P：分段切除（包括未整体切除的血栓） P：术前需要 CHT（不可切除的） Ⅰ：植入物（即腹膜受累，包括腹膜穿透） B：活检
Ⅳ	腹部或骨盆外的远处转移或淋巴结转移	
Ⅴ	诊断时出现双侧肾受累	

注：来源：Halperin EC, Constine LS, Tarbell NJ, Kun LE. Pediatric radiation oncology. Lippincott Williams & Wilkins; 2012.

2. 化疗：在过去的 20 年里，通过 NWTS 和 SIOP 的研究，CHT 改善了 WT 的总体结果。在欧洲，CHT 通常在术前进行。而在北美，其则是在最初的肾切除术后给予辅助治疗。如果有体积庞大、不可切除的病灶、双侧 WT、单侧肾 WT 或下腔静脉瘤血栓，可能需要术前行 CHT，但具体药物的使用因分期而异。Ⅰ、Ⅱ期 FH 通常用长春新碱和放线菌素 -d 治疗。Ⅲ、Ⅳ期和 UH 通常使用包括阿霉素在内的 3 种或更多药物治疗。

3. 放疗：放疗以往在 WT 中发挥了较大的作用，既往是在术后以 2 Gy/d 的速度达到 40~50 Gy 的剂量递送至瘤床。而目前，只有 25% 的 WT 患者接受放疗治疗（如果排除转移性疾病，仅有 15%）。传统的放疗开始时间是术后第 10 天，如果手术指定为第 0 天，则不迟于第 14 天。在一些研究中，较晚开始放射治疗与腹部复发的风险增加有关。此外，RT 与长春新碱和放线菌素 -d 应同时给予。

（1）**指示**：见表 62.1。通常对于Ⅲ期疾病、不良组织学或阳性切缘，至少需要侧腹 RT。WAI 用于记忆 "Spar"（术中渗出、腹膜播种、恶性腹水或术前破裂）。

（2）**剂量**：侧翼放疗剂量为 10.8 Gy/6 fx，对大体残留疾病增加到 21.6 Gy。如果年龄＞ 16 岁或Ⅲ期弥漫性间变或Ⅰ~Ⅲ型横纹肌样，侧翼放疗剂量为 19.8 Gy（对大体疾病增加 10.8 Gy；总计 30.6 Gy）。对于弥漫性不可切除的腹膜植入物，WAI 通常为 10.5 Gy/7 fx 或 21 Gy/14 fx。WLI 用于 CXR 上的肺转移（如果仅在 CT 上可见，则不适用），剂量为 12 Gy/8 fx（如果年龄＜ 1 岁，则为 10 Gy）[5]。如果 WLI 和侧翼都有症状，可以同时治疗侧翼到 10.5 Gy，同时治疗 WLI 至 12 Gy，或者分开治疗（不要用羽毛或遮挡来调整重叠）。

（3）**步骤**：见《放射肿瘤学治疗计划手册》，第十二章 [10]。

4. 不良反应

（1）肾脏：大约 1% 的单侧 WT 患者在诊断后 20 年内，会因慢性肾功能衰竭而出现终末期肾病；双侧 WT 患者占 3.1%[11]。

（2）过早死亡率：在诊断 WT 后，30 岁和 50 岁的全因死亡风险分别从 5.4% 增加到 22.7%；诊断后 30 年以上的额外死亡中，50% 可归因于继发性肿瘤，而 25% 归因于心脏病[12]。

（3）心脏：CHF 的风险随着阿霉素总剂量的增加、心脏受量的增加和性别为女性而增加；接受NWTS1-4 的 ADR 治疗的患者中，1.7% 的患者出现 CHF，而接受 WLI 治疗的患者中这一比例为 5.4%[1,13]。

（4）肺疾病：在接受 NWTS-3 治疗的肺转移患者中，约有 10% 的患者在 WLI（使用 14 Gy）后出现"病因不明的弥漫性间质性肺炎"（可能是放射性肺炎）。另外有 4 例弥漫性肺炎继发于水痘和 PJP，故给予甲氧苄啶、磺胺甲噁唑预防 WLI 和 PJP。随后，通过减少与放疗同时给予的阿霉素和放线菌素 -d 的剂量，以及将 WLI 的剂量减少至 12 Gy，从而降低了肺炎的发生率。

（5）肝脏：在 SIOP-9 中，8% 的儿童出现了与 CHT 和放疗联合治疗的静脉闭塞性疾病相一致的肝脏不良反应[14]。

（6）生殖：在儿童时期因单侧 WT 接受放疗或 CHT 治疗的女性，发生妊娠合并高血压、胎位不正和早产的风险增加[15]。

（7）肌肉骨骼：放疗与脊柱侧弯的发展和身高的降低有关，且随着年龄的增长和脊柱剂量的增加，严重程度会增加[16]。

（8）第二种恶性肿瘤：胃肠道、软组织肉瘤和乳腺癌是治疗后最常见的继发性肿瘤[17]。而到 40岁时，接受肺放疗的幸存者浸润性乳腺癌的累积发生率接近 15%[18]。

基于循证的问与答

◆ **最近的国家肾母细胞瘤研究（NWTS）5 的发现是什么？**

NWTS 研究汇集了从 20 世纪 70 年代开始的 WT 患者，目的是优化治疗结果。NWTS-5 和 AREN0532 一起帮助定义了极低风险患者的护理标准（IFH 期，年龄＜ 2 岁，肿瘤＜ 550 g）；两项研究均表明，在该患者群体中，单纯手术治疗是足够的，且具有良好的生存率和有效的挽救选择[8,19]。NWTS-5 还旨在进一步识别和纳入组织学和遗传学标记物，以指导某些亚组患者的强化治疗。

Dome (JCO 2006, PMID 16710034)：用长春新碱、阿霉素、环磷酰胺、依托泊苷加上侧、腹部放疗（对大体积残留肿瘤行 10.8 Gy+10.8 Gy 加量）治疗 Ⅱ~Ⅳ 期间变性 WT 的单臂研究；弥漫性间变性患者4 年 EFS 和 OS 均较 FH 患者差。因此，强化治疗非常有必要。

Grundy (JCO 2005, PMID 16129848)：研究 LOH 1p 或 16p 对 FH 患者的预后意义。对于 Ⅰ ~ Ⅱ 期FH，LOH 为 1p、16q 或两者均增加了复发和死亡的风险。对于 Ⅲ ~ Ⅳ 期 FH，只有 1p 和 16q 的 LOH才能增加复发和死亡的风险（RR＝24、P＝0.01 和 RR＝2.7、P＝0.04）。

◆ **放疗对肿瘤溢出的影响是什么？**

放疗可降低肿瘤溢出后腹部肿瘤的复发率。

Kalapurakal, NWTS 4 and 5 Pooled (IJROBP 2010 PMID 19395185)：分析照射（侧翼和 WAI）和

CHT方案对术中FH WT溢漏后腹部复发的影响。10 Gy 放疗后与未放疗后的 OR 值分别为 0.35（0.15~0.78）和 0.08（0.01~0.58）。经 RT 校正后，CHT 的 OR 值不显著。对于 Ⅱ 期患者（NWTS-4），有溢出和无溢出的 8 年 RFS 分别为 79% vs 87%（P=0.07），OS 为 90% *vs.* 95%（P=0.04）。**结论：放疗（10 Gy 或 20 Gy）可降低肿瘤溢出后腹部肿瘤的复发率。Ⅱ 期患者的肿瘤溢出与 RFS 降低和 OS 显著降低相关。**

◆ **什么研究有助于指导Ⅲ期 FH WT 的治疗？**

既往的 NWTS 研究为最近的 AREN 方案奠定了基础，该方案纳入了先前确定的预后因素。研究结果帮助确定了威尔姆斯的治疗标准。

Fernandez, AREN 0532 (JCO 2018, PMID 29211618)：共 535 例Ⅲ期 FH WT 的患者接受 DD4A 和 RT 治疗。MFU 为 5.2 年；4 年 EFS 和 OS 估计分别为 88% 和 97%；66 例复发中有 58 例发生在前 2 年，主要是肺复发（n=36）。EFS 改善与 LNs 阴性和 LOH 1p 或 16q 缺失相关（P < 0.1）；在 LN 和 LOH 1p 或 16q 阳性的患者中，4 年 EFS 仅为 74%。**结论：Ⅲ 期 FH WT 合并 DD4A 和 RT 治疗的 EFS 和 OS 总体良好。LN 阳性和 1p 或 16q LOH 可高度预测更严重的 EFS，应被认为是未来试验的潜在预后标志物。**

◆ **WLI 在仅通过 CT 检测到肺转移的 FH 肾母细胞瘤患者中起什么作用？阿霉素在这种情况下的作用是什么？**

在 CT 检测到的肺转移中，尽管 ADR 改善了 EFS，但是 ADR 或 WLI 没有 OS 获益。

Grundy, NWTS 4 and 5 Pooled (Pediatr Blood Cancer 2012, PMID 22422736)：共 417 例 FH WT 和孤立性肺转移患者。通过检测方法（仅 CXR 和 CT），比较使用 WLI 和 2 或 3 种药物 CHT（AMD 和 VCR ± ADR）的结果。对于仅 CT 显示肺转移（CXR 阴性）的患者，3 种药物（包括阿霉素）联合或不联合 WLI 的 5 年 EFS ＞仅两种药物（80% *vs.* 56%，P=0.004）；OS 未受到影响（87% *vs.* 86%，P=0.91）。在这一组中，当调整了所使用的 CHT 方案后，WLI 并未改善 5 年的 EFS（P=0.52）。有或没有 WLI 中，OS 无显著差异。**结论：只有 CT 显示肺转移患者的 EFS 得到改善，但不能改善 OS，似乎未从 WLI 中获益。**

◆ **哪些肺转移的患者可以省略 WLI？**

对于没有 1p16q LOH 的 FH WT 患者，若在 CHT 治疗后 6 周肺结节发生 CR，则可能不需要 WLI。

Dix, AREN 0533 (JCO 2018, PMID 29659330)：共 292 例 FH WT 合并孤立性肺转移的患者接受 DD4A×6 周的治疗。如果肺部出现 CR，CHT 就会继续进行，而无需 WLI。如果肺部 PR 或 LOH 为 *1p/16q*，则给予 WLI（12 Gy/8 fx）和 4c 强化 CHT（M 方案）；133 例为 CR，159 例为 PR。在 133 例 CR 患者中，4 年的 EFS 和 OS 估计值分别为 79.5% 和 96.1%。在 159 例 PR 患者中，4 年 EFS 和 OS 估计值分别为 88.5% 和 95.4%。**结论：CHT 后 CR 的患者即使省略 WLI，也有较好的 OS，尽管事件较预期多。PR 患者受益于 WLI 和 CHT 强化，并且 EFS 和 OS 得到改善。**

第六十三章 尤文肉瘤

Kailin Yang, Ehsan H. Balagamwala, Erin S. Murphy　著

杨荣博、温　睿　译

谢聪颖　校

概述： 尤文肉瘤是儿童时期第二常见的原发性骨肿瘤。男性发病多于女性，高峰年龄为 10~15 岁；重要的基因突变包括 t（11;22）和 t（21;22）；检查包括使用 CT/MRI、PET/CT、双侧骨髓活检和原发肿瘤活检。总体治疗范例如表 63.1 所示。

表 63.1　尤文肉瘤的一般治疗范例

时期	治疗范例
诱导治疗期（第 1~12 周）	VAdriaC+IE×6 个周期
局部控制期（第 13 周）	手术或放疗或联合治疗（表 63.2）
巩固治疗期	VAdriaC+IE×11 个周期，辅助 RT（如果需要）开始第 1 周期巩固治疗，手术后尽快进行

流行病学： James Ewing 于 1921 年将其描述为一种涉及长骨骨干的未分化肿瘤，对辐射敏感（与骨肉瘤相反），是儿童中第二常见的原发性骨肿瘤，也是最致命的骨肿瘤[1]。每年大约 200 例（约占儿童癌症的 3%）新发病例[2]。发病高峰年龄约为 15 岁，＜ 10 岁或＞ 20 岁各占 30%[2]。在白人男孩中更常见（男性：女性比例为 1.5∶1）。

风险因素： 尚无已知的环境或家族风险因素[3]。尚无令人信服的遗传学证据。

解剖学： 50% 起源于四肢（20%~30% 为近端四肢，30%~40% 为远端四肢），50% 起源于中轴骨（45% 为骨盆，35% 为胸壁，10% 为脊柱，＜ 10% 为其余部分）。长骨肿瘤通常存在于骨干部，这与起源于干骺端的骨肉瘤不同[4]。

病理学： 一般来说，肉瘤分为两类：①表现出复杂核型异常且无明显模式的肿瘤；②与导致特定融合基因的染色体易位相关的肿瘤。ESFT 属于第二类。尽管存在争议，但 ESFT 被认为起源于节后副交感神经细胞，而非起源于交感系统的神经母细胞瘤。显微镜下，ESFT 表现为单形的小圆形蓝色细胞

片，通常伴有广泛坏死，但仅凭形态不足以诊断。ESFT 包括 ESB、EOE 和原始外周 PNET（神经上皮瘤、成人神经母细胞瘤、阿斯金瘤和椎旁小细胞瘤）。EOE 的预后较好，局部 EOE 通常仅通过手术治疗。染色包括 MIC2 糖蛋白、PAS、波形蛋白阳性。NSE 和 S100 呈阴性（PNET 均为阳性）。类型包括典型（即经典）与非典型（累及小叶、肺泡或类器官）[4]。

遗传学：SFT 通常由 *EWSR1* 基因易位定义；90% 表达 t（11;22）（q24；q12）。t（21;22）q（21;q12）是第二常见的（5%~10%）。此外，还有许多不太常见的易位或结构畸变 [例如 8 号和 12 号染色体获得 t（7;22），t（17;22）]，以及缺失 *1p*、缺失 *CDKN2A*、*p 53* 基因突变[5]。t（11;22）导致 *FLI-1* 基因（DNA 结合转录因子）和位于 22q12 上的 *EWS* 基因（RNA 结合蛋白）融合在 *11q24* 上。EWS-FLI-1 是一种影响细胞周期调节、细胞凋亡和端粒酶活性的转录因子。t（21;22）产生 EWS-ERG 融合产物并且表型与 EWS-FLI-1 相同。FISH/PCR 可用于检测融合转录本。DSRCT 和软组织恶性黑色素瘤也与 EWS 易位相关。PNET 对 EWSR 易位呈阳性（CD99+）则被分类并视为 pPNET；如果易位呈阴性，则为 cPNET，并与治疗胚胎瘤类似。

临床表现：疼痛（＞90%）、肿胀或肿物（65%）、运动受限（25%）、神经系统变化（总体为 15%，但中枢性肿瘤为 50%）、病理性骨折（15%）、发热（10%）。大约 25% 患者就诊时有明显转移，最常见于肺（40%）和骨（40%）；盆腔原发灶发生明显转移的风险为 25%~30%，四肢原发灶发生明显转移的风险 ＜ 10%。由于仅采用局部治疗的远处转移失败率较高，因此，几乎所有患者在诊断时均存在微转移，而淋巴结转移的风险较低。阿斯金肿瘤是肋骨的原发性 ES，与直接胸膜扩展和大的骨外软组织肿块相关，在女性中更常见[4]。鉴别诊断包括骨髓炎、骨淋巴瘤、白血病（绿色瘤）、横纹肌肉瘤、转移性神经母细胞瘤、小细胞骨肉瘤、嗜酸性肉芽肿、转移性小细胞肺癌或间叶性软骨肉瘤。骨肿瘤助忆符号 "EG-MODE"：骨骺（巨细胞瘤）、干骺端（骨肉瘤）、骨干（尤文肉瘤）。小圆形蓝细胞肿瘤的鉴别诊断：淋巴瘤、尤文肉瘤、髓母细胞瘤、其他（横纹肌肉瘤、松果体母细胞瘤、室管膜母细胞瘤等）、神经母细胞瘤、小细胞癌。

检查：病史采集和体格检查。

1. 实验室检查：CBC、BMP、LDH。

2. 影像学检查：受累骨骼的 X 线平片、CT 和 MRI、胸部 CT、PET/CT。X 线平片检查结果范围从溶解性（75%）到硬化性（25%）、"虫蚀" "洋葱皮"（反应性骨层）、"科德曼三角"（骨膜移位伴皮质破坏；也存在于骨肉瘤），软组织肿块占 50%。CT 显示骨骼骨质破坏和软组织范围，并通过对比度增强。MRI 的诊断准确率高达 90%，软组织清晰度更高。PET 可评估肿瘤生存能力、评估转移（对淋巴结和骨骼转移最有帮助），且为治疗后随访最敏感的测试。与 PET 相比，CT 对于肺转移的检查更可靠[6]。SUV ＞ 5.8 与较差的生存率相关[7]。

3. 其他检查：双侧骨髓活组织检查和肿瘤活检。活检应由将切除肿瘤的外科医生进行，以避免影响后续手术，例如保肢。FNA 不充分；CT 引导下的粗针穿刺活检通常足够。仅当核心有坏死物质时，才应进行开放活检，注意始终应将活检部位包括在预测的手术部位中。

预后因素：转移因素是最重要的预后因素（骨或肝转移较肺转移更严重，多发性肺部病变较单发转移更严重）。其他不良因素可以通过助忆符号"大量 LDH 反应"代表：男性、年龄＞ 17、骨盆 / 轴位、尺寸＞ 8 cm、分期（+mets）、高 LDH、对 CHT 的反应（＞ 90% 为阳性预后因素）。p53 的表达或 INK4A 的缺失也预示着较差的预后。

自然病史：自 1975 年以来，非转移性患者的 5 年 OS（35%）显著改善至当前的 5 年 OS（70%~80%），主要是由于增加了强化 CHT。转移瘤并非均致命，目前的平均 5 年 OS 约为 30%。尽管进行了积极的 CHT，大肿瘤治疗失败的主要原因仍然是远处转移。

分期：尚未有正式的分期。分层根据是否存在转移性疾病进行。

治疗方式

1. 手术：对于局部控制，首选切除术，除非预计功能性结果不佳。切除可提供 CHT 后的病理信息，并避免第二次恶性肿瘤和 RT 的晚期影响。对于小骨，例如肋骨、锁骨、近端腓骨、远端肩胛骨、跖骨、掌骨以及小的髂骨或耻骨病变，可以进行切除而不重建。对于这些"可有可无的骨头"，手术结果通常较好[8-9]。大的病变可能需要同种异体移植或内置假体重建。在转移情况下，手术可能有助于限制性肺转移或作为原发部位的姑息治疗。对局部控制方案的系统回顾表明，最佳治疗方法应根据患者和疾病特征以及患者偏好进行个体化治疗[9-10]。是否行淋巴结清扫并未常规表明；然而，如果影像学提示淋巴结阳性，则应获得外科病理学结果，因为这会影响 RT 靶点。

2. 化疗：所有患者均接受诱导 CHT。压缩 VAdriaC-IE（q2 周期）是目前的标准。药物包括长春新碱（神经病变、便秘、肌肉痛、关节痛和胆汁淤积）、环磷酰胺（全血细胞减少症和剂量依赖性出血性膀胱炎、不孕）、阿霉素（心肌功能障碍和全血细胞减少症）、异环磷酰胺（高发生率的出血性膀胱炎，需要使用美司钠和范可尼的电解质消耗综合征）、依托泊苷（全血细胞减少症、过敏反应和第二继发性恶性肿瘤，例如 AML）。由于不良反应和第二恶性肿瘤风险增加，且 EFS 和 OS 没有改善，因此使用更高剂量的环磷酰胺、异环磷酰胺和阿霉素进一步强化没有作用[10]。

3. 放疗：可能适用于术前、术后或最终治疗原发性肿瘤以及肺和骨骼转移瘤的治疗。术后放疗的指征包括切缘接近（＜ 1 cm）、组织学反应不良（＜ 90% 坏死）或肿瘤溢出[11]。当预计切缘接近或已经阳性时，可考虑术前放疗。由于仅限于 CHT 后靶区的局部失败率较高，故使用 CHT 前靶区进行治疗[12]。涉及的部位并非整个骨骼即可。辅助 RT 在巩固 CHT 时（第 14 周）开始，同时给予 VC-IE CHT（RT 期间保留阿霉素）。剂量按照表 63.2 中的 AEWS 1031。

表 63.2　根据 AEWS 1031 的尤文肉瘤放射治疗指南总结

情况	剂量	靶区	同期化疗
术前	36 Gy	CHT 之前的 GTV	VC-IE（同时给予时不含阿霉素）
根治	45 Gy CD 至 55.8 Gy	CHT 之前的 GTV 总残留 /CHT 的 GTV	VC-IE

续表

情况	剂量	靶区	同期化疗
术后（即微观）	50.4 Gy（＞90% 坏死） 50.4 Gy（＜90% 坏死）	—	VC-IE
肺转移	15 Gy；1.5 Gy/FX	双侧肺 （增强原发 / 肺结节）	不含阿霉素或放线菌素 D 对比 AEWS1031 评估的 RT
骨转移	45~56 Gy（考虑 SBRT）	—	—
椎体	45 Gy 增强至 50.4Gy	CHT 前 GTV+1 cm（整个 VB+0.5 cm） 后 CHT GTV+0.5~1 cm	—

注：除非因绝对需要覆盖肿瘤，否则请勿跨关节或环绕四肢（备用条带）进行治疗。如果没有延伸超出关节间隙，相邻骨骺体积较大，则减少边缘照射。对于骨干病变，如果可能，排除受影响骨的 1 个骨骺。对于术中溢出，增加 CHT 前的容量。使用术前放疗时，如果存在微观残留，评估坏死情况；如果＞90%，则 CHT 后 GTV 增加 14.4 Gy；如果＜90%，则对 CHT 前 GTV 进行 14.4 Gy 增强。如果存在严重残留，则将 CHT 前的 GTV 降至 55.8 Gy。对于转移性病灶，如果能够满足 TG101 正常组织限制，则可以考虑使用剂量约为 40 Gy /5 fx 的 SBRT（对当前 COG AEWS 1221 的持续评估）。

（1）**肋骨原发肿瘤或阿斯金肿瘤**：不要在 CHT 之前尝试切除。术前 CHT 提高切缘阴性率（50% 对比 77%），并减少术后放疗的需要（5 年 EFS 为 56%）[13]。有些在缩小照射野之前治疗整个同侧半胸（15~18 Gy，1.5 Gy/fx）如前所述，完成剂量计划，特别是存在肺转移或胸膜细胞学阳性的情况时[14]。除了 EBRT 之外，部分医务人员还使用胸膜内胶体 P32 在治疗胸膜时保护肺部。

（2）**转移性疾病**：低剂量双侧肺放疗（15 Gy/10 fx）可以控制肺部大体转移性疾病，而无明显的肺部不良反应。尽管缺乏数据，但通常建议在 CHT 后进行。骨转移可以通过 45~56 Gy 的剂量来控制。如果 RT 照射中将包含大量骨髓，请考虑推迟至全身治疗结束。正在进行的 AEWS 1221 正在评估 SBRT 对转移性病变的影响。

（3）**不良反应**：可能会增强 CHT 的膀胱和心脏不良反应。较早的研究表明，超过 50 Gy 时，肢体的剩余生长会损失 25%，尤其是包括关节或骨骺时。当年幼的孩子功能恢复良好时，可能会考虑截肢和安装假肢。

（4）**第二种恶性肿瘤**：最近的研究显示，近 20 年的发病率从 6.5% 上升到 9.2%。放疗剂量＞60 Gy 的风险最高，＜48 Gy 的风险最小。最常见的第二种肿瘤是骨肉瘤。在最近对放疗诱发的骨肉瘤的回顾性研究中发现，最常见的原发性骨肉瘤是尤文骨肉瘤（25%）；中位潜伏期为 8 年[15]。

基于循证的问与答

◆ **化疗对尤文肉瘤有何作用？**

CHT 构成了治疗的基石。由于基于 VAC 的 CHT 效果不佳，因此，积极添加药物并强化治疗方案。发现 VACA 优于 VAC（IESS-Ⅰ），随后发现高剂量间歇性 VACA 优于标准剂量 VACA（IESS-Ⅱ）[16-17]。鉴于 IE 在转移性尤文肉瘤中的活性，对转移性和非转移性患者均进行 VACA+IE 测试，发现对于非转移性患者优于高剂量间歇性 VACA（IESS-Ⅲ）[18]。随后，VAC+IE（IESS-Ⅳ）48 周与 30 周的剂量强化表明剂量强化对局部尤文肉瘤没有益处，但表明放弃放线菌素 D 尚可接受。VAdriaC+ IE 的 q2wk 与 q3wk（AEWS0031）的间隔压缩表明，VAdriaC+IE q2wk 治疗优越，并形成当前的最终治疗标准[19-20]。

◆ **最佳的局部控制方式是什么：手术还是放疗？**

传统上，手术针对可手术切除的肿瘤进行，而根治性放疗则针对无法手术切除的肿瘤进行。目前尚无评估手术与确定性放疗的前瞻性试验，只有随机对照试验或机构数据库[10]的回顾性评价，表明手术和根治性放疗具有相似的结果（尽管回顾性机构审查存在固有的选择偏差）。此外，尽管有现代放疗和手术技术，但手术＋放疗的治疗方式与盆腔肿瘤局部控制失败的风险最低相关[21]。通常首选手术，但对于由于位置或肿瘤大小原因而缺乏功能保留手术指征的患者，首选放疗（例如肩胛骨、肱骨近端、颅骨、面部、椎骨等）。

Yock, INT 0091 (JCO 2006, PMID 16921035)：对 75 例非转移性盆腔尤文肉瘤患者进行 PRT，比较 VACA 与 VACA+IE，以确定其对手术、RT 或两者方式联用的局部控制方式的影响（手术 +RT），治疗方式由主治医生选择。在调整肿瘤大小（< 8 cm、≥ 8 cm）和 CHT 类型后评估局部控制方式的效果。12 例患者接受手术，44 例患者接受放疗，19 例患者接受手术 +RT 治疗。5 年 EFS 和 LF 分别为 49% 和 21%（LF 仅 16%；5% LF 和远处失败）。肿瘤大小（< 8 cm、> 8 cm）、LC 模式或 CHT 的 EFS 或 LF 没有显著差异。然而，VACA-IE 似乎具有 LC 优势（11% *vs.* 30%，*P*=0.06）。**结论：VACA+IE 治疗盆腔肿瘤效果更佳，但手术和放疗产生的结果相当。**

Schuck, Review of CESS 81, CESS 86, and EICESS 92 Trials (IJROBP 2003, PMID 12504050)：对 1058 例患者进行回顾。在可行的情况下使用手术作为局部治疗，对于组织学反应或活检 /STR 不良的情况则给予辅助放疗（表 63.3）。**结论：可切除肿瘤诱导 CHT 后 LF 率较低。对于切口切除术，最终放疗效果相当于手术＋术后放疗。评论：单独接受 RT 治疗对这类患者来说是负面选择，对肿瘤部位治疗不利。**

表 63.3 针对尤文肉瘤的 CESS 81、86 和 EICESS 92 的组合分析（%）

治疗方法	5 年 LF	5/10 年 EFS
手术 ± 放疗	7.5	61/55
术前放疗	5.3	59/58
单独放疗	26.3	47/40
P	< 0.05	< 0.05

Daw, COG Trials (Ann Surg Oncol 2016, PMID 27216741)：来自三项合作小组试验的 115 例股骨尤文病患者的 RR；84 例患者接受单纯手术，17 例患者接受手术 + 放疗，14 例患者仅接受放疗；5 年 EFS 为 65%，5 年 OS 为 70%。肿瘤位置和大小不影响患者的治疗结果。治疗方式也没有导致 EFS、OS、LF 出现任何统计学上的显著差异。**结论：LC 模式不影响股骨尤文肉瘤的疾病结局。**

Ahmed, Mayo Clinic (Pediatr Blood Cancer 2017, PMID 28244685)：73 例患者的 RR，其中 48 例骨盆和 25 例脊柱。MFU 58.1 个月。52% 的骨盆患者出现转移性疾病，而脊柱患者的这一比例为 24%。在骨盆和脊柱肿瘤中，单独使用放疗的比例为 65% 和 48%，接受手术者为 16.7% 和 8%，接受手术 +

放疗者分别为 16.7% 和 44%。脊柱肿瘤的 5 年 OS 和 EFS 分别为 73% 和 54%。盆腔肿瘤的 5 年 OS 和 EFS 分别为 73% 和 65%。所有转移灶局部治疗的 5 年 EFS 为 29%，而未经治疗的转移灶、EFS 为 12%（P＝0.02）。**结论：脊柱肿瘤（尤其是治疗剂量 ≥ 56 Gy）具有出色的 OS（73%）和 LC（93%）。尽管进行了现代治疗，盆腔肿瘤的 LC 仍较差（81%）。手术 +RT 和剂量 ≥ 56 Gy 时 LF 率最低，转移部位的治疗与改善 OS 和 EFS 相关。**

◆ 考虑到骨髓是一个连续的空间，RT 体积是否应该包括整个受累骨骼？

Donaldson, POG-8346 (IJROBP 1998, PMID 9747829)： 总共 178 例局部尤文病患者。接受 Adria/C×12 周，再接受是 VAC×50 周方案治疗。局部治疗是在未丧失功能的情况下进行手术，否则进行放射治疗。单独放疗（n＝94），随机分配至全骨（39.6 Gy，增强至 CHT 前 +2 cm 至 55.8 Gy）与定制放疗靶区（CHT 前 +2 cm 至 55.8 Gy）。结果：5 年 EFS 因照射部位而异（远端肢体 65%，中部 63%，近端肢体 46%，骨盆 / 骶骨 24%）。仅 RT 的 LC 为 65%。全骨照射和定制放疗靶区照射没有差异；5 年 LC 因 RT 质量而异（适当 RT 80%，次要偏差 48%，主要偏差 15%）。LF 62% 在 RT 体积内，24% 在 RT 体积外，14% 不确定。**结论：必须处理足够的靶区。定置放疗靶区照射的领域是合理的。**

◆ 放疗时机（早期与延迟）是否会影响转移患者的预后？

Cangir, IESS-MD-I and II (Cancer 1990, PMID 2201433)： 回顾了 IESS-MD-I（1975–1977，n＝53，VACA+ 并发 RT）和 IESS-MD-II（1980–1983，n＝69，VACA+5-FU，第 10 周放疗）。放疗主要作用于严重疾病治疗领域，对比接受 IESS-MD-I 与 IESS-MD-II 的不同患者，其总体缓解率（73% 与 70%）、最佳缓解时间（两者 3 年 DFS 均为 30%）、＞ 5 年生存率（30% 与 28%）以及致命不良反应（6% 与 7%）没有差异。MD-I 中危及生命的不良反应更严重（30% vs. 9%，P＝SS）。**结论：对于转移性疾病，早期放疗对比延迟放疗没有生存优势。延迟放疗不良反应较小。**

◆ SBRT 对于转移性尤文肉瘤有何作用？

COG AEWS 1221 试验目前正在评估 SBRT 巩固疾病转移部位的效果。之前的回顾性系列研究已证明 SBRT 治疗在该患者群体中的安全性和可行性，并等待进一步的前瞻性验证 [22-23]。

第六十四章 儿童霍奇金淋巴瘤

Sarah M. C. Sittenfeld, Erin S. Murphy　著

李相龙、李慧涛　译

谢聪颖　校

概述： 儿童霍奇金淋巴瘤占所有儿童恶性肿瘤的 7%，治愈率很高，各风险组的存活率均高于 90%。结节性硬化是最常见的组织学类型（与成人霍奇金淋巴瘤相似）。然而，与其他年龄组相比，混合细胞亚型在儿童霍奇金淋巴瘤中更常见。由于治愈率极高，儿童霍奇金淋巴瘤的试验旨在根据风险分层评估化疗（CHT）和放疗（RT）的降级治疗。通常，放疗是根据系统治疗的选择和指定的反应标准按方案进行的。治疗时有一些一般原则（表 64.1），但具体细节则由所列试验提出的范例决定。

表 64.1　小儿霍奇金淋巴瘤的一般治疗范例

风险组	建议的治疗方案
低风险	1. 2~4 个周期的非交叉耐药性化疗 + 受累野照射（15~25.5 Gy） 可能的化疗方案：AV-PC、ABVD、VAMP、OPPA 或 OEPA 2. 单独 4~6 周期的 COPP/ABV 3. 化疗 + 受累野照射，根据 AHOD 0431 进行调整
中风险	1. 4~6 个周期的非交叉耐药性化疗 + 受累野照射（15~25.5 Gy）（根据 AHOD 0031） 可能的治疗方案：COPP/ABV、ABVE-PC、OPPA/COPP 或 OEPA/COPDAC 2. 单独使用 6~8 个周期的非交叉耐药化疗 可能的治疗方案：COPP/ABV
高风险	1. 6~8 个周期的非交叉耐药化疗 + 受累野照射（15~25.5 Gy） 可能的治疗方案：COPP/ABVD、OEPA/COPDAC 2. 单独使用 8 个周期的非交叉耐药化疗 可能的治疗方案：COPP/ABVD 3. 化疗 + 基于 AHODO831 的受累部位照射（ISRT）

流行病学： 在每年约 10 450 例儿童癌症的诊断中，儿童霍奇金淋巴瘤（21 岁以下）占 7%（约 1140 例）[1]。好发年龄呈双峰分布。儿童霍奇金淋巴瘤在 5 岁前较为罕见，男性多于女性（男女比例 2~3：1），并且比成人霍奇金淋巴瘤更可能表现为混合细胞型（30%~35%）或结节性淋巴细胞为主

型（10%~20%）亚型[2]（表 64.2 和表 64.3）。所有儿童霍奇金淋巴瘤患者的 5 年总生存率（OS）为 97%[3]。

风险因素

1. 儿童霍奇金淋巴瘤：家庭规模的增加、社会经济地位较低以及早期 EBV（Epstein-Barr 病毒）暴露[4]。EBV 暴露与混合细胞型霍奇金淋巴瘤有关，且该疾病更常见于发展中国家。

2. 青少年和年轻成人（AYA）霍奇金淋巴瘤：较高的社会经济地位（SES）、早期出生顺序、小家庭规模，以及 EBV 暴露较晚。

3. 成人霍奇金淋巴瘤：免疫抑制（HIV、器官或骨髓移植）、自身免疫疾病或免疫功能障碍（有证据表明成人霍奇金淋巴瘤在生物学上与儿童霍奇金淋巴瘤不同，且更具侵袭性）。

解剖学与病理学：详见第五十一章。

表 64.2　小儿霍奇金淋巴瘤的组织学分类和相对发生率

	组织学类型	儿童发病率	成人发病率	分子标记
经典霍奇金淋巴瘤	· 富于淋巴型（LR）	< 5%	5%	CD15+，CD30+，CD20+（偶尔）
	· 结节硬化型（NSHD）	55%	≥ 70%	
	· 混合细胞型（MCHD）	30%~35%	约 20%	
	· 淋巴细胞减少型（LD）	< 5%	< 5%	
结节性淋巴细胞为主型（NLPHD）		5%~10%	5%	CD19+，CD20+，CD45+，CD15−，CD30−

注：来源：数据来自 Halperin EC, onstine LS, Tarbell NJ, Kun LE. Pediatric Radiation Oncology. 5th ed. Lippincott Williams and Wilkins；2010.

临床表现[4]：无痛性淋巴结肿大是其最常见的临床表现。80% 的患者在初诊时有颈部淋巴结受累，超过 50% 的患者会出现纵隔病变。1/3 的患者伴有 B 型症状，如发热（> 38 ℃）、盗汗和体重减轻（过去 6 个月内减轻 > 10%）。可能会出现 Pel-Ebstein 循环热（周期性高达 40 ℃发热，持续约 1 周后缓解约 1 周；由细胞因子释放导致），全身性瘙痒或酒精刺激性疼痛（霍奇金淋巴瘤浸润的组织引起）。

表 64.3　儿童与青少年和年轻成人霍奇金淋巴瘤的比较

	儿童（年龄 < 14 岁）	青少年 / 年轻成人（15~35 岁）
性别（男：女）	2~3：1	1.1~1.3：1
发病部位	病变部位更常见于颈部淋巴结肿大（80%）。许多患者还伴有纵隔病变。很少有孤立的纵隔或膈下病变（< 5%）	病变部位更常见于纵隔病变（75%）
组织学类型	40%~45%	65%~80%
结节硬化型	30%~45%	10%~25%
混合细胞型	0~3%	1%~5%
淋巴细胞减少型	8%~20%	2%~8%
结节性淋巴细胞为主型（NLPHD）		

续表

	儿童（年龄＜ 14 岁）	青少年 / 年轻成人（15~35 岁）
与 EBV 感染相关	27%~54%	20%~25%
风险因素	较低社会经济地位（SES） 家庭规模增加	较高社会经济地位（SES） 家庭规模较小 早期出生顺序
初诊分期 B 症状Ⅲ/Ⅳ期	25% 30%~35%	30%~40% 40%
5 年总生存率（OS）	＞ 94%	90%

注：来源：Halperin EC, Constine LS, Tarbell NJ, Kun LE. Pediatric Radiation Oncology, 5th ed. Lippincott Williams and Wilkins；2010.

检查和分期：详见第五十一章。

预后因素：预后不良的因素包括晚期、纵隔大腺瘤、超过 4 个受累部位、B 型症状、组织分型差、年龄（年龄＜ 10 岁比 11~16 岁预后好，11~16 岁比年龄＞ 20 岁好）、男性、对化疗反应慢（儿童霍奇金淋巴瘤的风险分层见表 64.4）。CHIPS 预后评分用于 COG（儿童肿瘤学组）中等风险患者（基于 AHOD 0031）[5]。Ⅳ期疾病、纵隔大肿块、白蛋白水平＜ 3.4 g/dl 以及发热是独立的预后不良因素，每个因素被赋予 1 分。对于没有得分的患者，无病生存率（EFS）为 93.1%；对于得分一分的患者为 88.5%；得分 2 分的患者为 77.6%；得分 3 分的患者为 69.2%。

表 64.4 儿童霍奇金淋巴瘤的风险分层方案[4]

研究小组	低风险	中风险	高风险
COG	ⅠA/ⅡA，无大肿块	其他	ⅢB/ⅣB
德国	ⅠA/B 或ⅡA	ⅡB、ⅢEA、ⅢB	ⅡEB、ⅢEA/B、ⅢB、ⅣA/B
圣裘德 / 斯坦福 / 达纳法伯（St. Jude/Stanford/Dana Farber）	ⅠA/ⅡA，无大肿块		其他

治疗方式

霍奇金淋巴瘤一直以来采用大面积放疗。治愈率非常高，长期存活的患者也很常见。然而，放疗的长期后遗症包括严重的肌肉骨骼发育迟缓，包括锁骨内缩、坐高缩短、下颌骨生长减慢和肌肉发育不全。考虑到良好的控制率，人们希望采用毒性较低的治疗方法，因此化疗成为霍奇金淋巴瘤的主要治疗方式（需要注意的是，化疗可能导致不育问题，多年来对化疗方案进行了修改以保留生育能力）。

1. 手术治疗：霍奇金淋巴瘤除了组织活检外，没有手术治疗的必要。但是，ⅠA 期结节性淋巴细胞为主型且无危险因素的患者是个例外，他们可以接受完全切除术，然后进行观察（有 1/2~2/3 的患者仅通过手术就能治愈），5 年生存率接近 100%[6]。

2. 化疗：最初，MOPP 化疗是主要的治疗方案。然而，由于该方案对生育能力有重大影响（丙卡巴肼具有性腺毒性），临床上逐渐引入了 ABVD 方案。目前，治疗霍奇金淋巴瘤的所有化疗方案都是 MOPP 或 ABVD 的衍生方案，但其中加入了更多药物，以减少单一药物的总剂量（表 64.5）。

表 64.5　儿童霍奇金淋巴瘤常用的化疗方案

MOPP	氮芥、长春新碱、丙卡巴肼、泼尼松 毒性包括不育、继发性白血病（潜伏期 3~7 年，7~10 年风险为 3%~5%） 历史方案，在现代治疗中不再使用
ABVD	阿霉素、博来霉素、长春新碱、达卡巴嗪 毒性包括肺部和心血管毒性
OPPA	长春新碱、丙卡巴肼、泼尼松、阿霉素
COPP	环磷酰胺、长春新碱、丙卡巴肼、泼尼松
AV-PC	多柔比星、长春新碱、泼尼松、环磷酰胺
ABVE-PC	多柔比星、博来霉素、长春新碱、依托泊苷、泼尼松、环磷酰胺
VAMP	长春新碱、阿霉素、氨甲蝶呤、泼尼松

新的治疗范例采用基于化疗反应的治疗方法，其定义如下。

（1）完全缓解（**Complete Response，CR**）：垂直直径乘积（perpendicular diameters，PPD）减少 > 80%。

（2）部分缓解（**Partial Response，PR**）：垂直直径乘积减少超过 50%。

（3）快速早期反应（**Rapid Early Response，RER**）：低风险患者在接受 3 周期 AV-PC（阿霉素、长春新碱、丙卡巴嗪、泼尼松）后达到完全缓解，或中高风险患者在接受 2 周期 ABVE-PC（阿霉素、博来霉素、长春新碱、依托泊苷和泼尼松）后达到完全缓解。

（4）缓慢早期反应（**Slow early response，SER**）：低风险患者在接受 3 周期 AV-PC 后未达到完全缓解，或中高风险患者在接受 2 周期 ABVE-PC 后未达到完全缓解。

3. 放疗

（1）适应证：儿童霍奇金淋巴瘤治疗的剂量和适应证由选择的化疗方案决定，并应遵循治疗方案。受累野照射（involved field radiotherapy，IFRT）仍然是儿童霍奇金淋巴瘤的标准方法。受累部位照射（involved site RT，ISRT）是一种不断发展的模式，目前正在一些临床试验中使用。除非作为临床试验的一部分，否则不建议使用受累淋巴结放疗（受累部位照射的一种）。有关详细信息，请参见 ILROG（国际淋巴瘤放疗组）关于受累部位照射的指南 [7,8]。

（2）剂量：巩固性放疗（RT）的剂量由选择的范例决定，但通常在 15~25.5 Gy 之间。现代常用放疗剂量的急性效应很小，但可能包括疲劳、皮肤红斑和食管炎。晚期效应驱动了方案的制定，包括二次原发肿瘤、心脏疾病、肺纤维化、骨骼发育不良和不育。

基于循证的问与答

低风险、早期、有利预后的儿童霍奇金淋巴瘤

◆ 哪些早期研究对低风险儿童霍奇金淋巴瘤的化疗减量进行了评估？

ABVD（阿霉素、博来霉素、长春新碱和达卡巴嗪）和MOPP（氮芥、长春新碱、丙卡巴嗪与泼尼松）方案虽然取得了超过90%的高治愈率，但伴随有显著的毒性。最初的试验重点是测试强度较低的化疗是否能在改善毒性的同时带来同等疗效。德国的HD-90[9]和MDH-90[10]试验表明，化疗减量＋受累部位照射能带来极佳的疗效。

◆ 对化疗完全缓解（CR）的患者是否可以省略放疗？

HD-95、POG 8625和CCG 5942试验对这一问题进行了评估。HD-95的研究结果建议，对于两个周期后达到完全缓解的患者，可以省略放疗。然而，POG 8625表明，要省略放疗，还需要两个额外的化疗周期[11]。当化疗从MOPP/ABVD逐步减量时，CCG 5942的研究结果表明不能省略放疗（试验提前终止）[12]。因此，不建议在化疗减量的情况下省略放疗。

Dorffel, HD-95 (JCO 2013, PMID 23509321)： 这是一项涉及925例患者的前瞻性非随机试验，分为早期（TG1）、中期（TG2）和晚期（TG3）。放疗方案如下：如果化疗达到完全缓解（CT/MRI），则无需放疗；如果肿瘤缩小＞75%，则给予25 Gy的受累野照射；如果残余肿瘤超过50 m³（被认为是大体积），给予25 Gy的受累野照射，并可在此基础上增加10~15 Gy。受累野照射适用于化疗反应较差的患者；但在中危和高危患者中，受累部位放疗与较好的无病生存率显著相关，但在低风险患者中则没有。总生存率无差异。在质量保证方面，2/17的放疗组患者因放疗质量不佳而复发；4/14的ⅡA期患者因化疗和放疗之间的延迟时间过长而失败。研究表明，化疗达到完全缓解后不进行放疗会导致治疗失败的风险增加，尤其是晚期患者（注：非随机观察结果）。早期（低风险）患者可在化疗达到完全缓解后省略放疗，因为在该组患者中未见无病生存率增加。

Metzger, St. Jude Favorable Risk PET-Adapted (JAMA 2012, PMID 22735430)： 本研究针对88名患有低风险霍奇金淋巴瘤的儿童进行了Ⅱ期试验。2个周期后达到完全缓解的患者没有进行受累野照射，没有达到完全缓解的患者接受25.5 Gy的受累野照射。总体2年无病生存率为90.8%。不需要受累野照射的患者的无病生存率为89.4%，而需要受累野照射的患者的无病生存率为92.5%（$P=0.61$）。研究表明，经过2个周期的VAMP（长春新碱、阿霉素、甲氨蝶呤和泼尼松）化疗后达到完全缓解的低风险儿童霍奇金淋巴瘤患者，省略受累野照射可获得较高的2年无病生存率。

◆ 快速早期反应的患者是否可以省略放疗？

AHOD 0431试验对这一问题进行了评估。结果表明，快速反应（定义为AV-PC治疗3个周期后达到完全缓解）并不足以充分预测哪些患者可以安全地省略放疗（然而，PET-CT在第一周期后呈阴性具有预后意义）。值得注意的是，AV-PC也是一种减量的化疗。低风险试验的下一步将评估加强化疗是否有助于消除对放疗的需求。

Keller, AHOD 0431 (Cancer 2018, PMID 29738613)： 这是一项针对287例低风险霍奇金淋巴瘤患者的Ⅱ期试验，研究了3个周期的AV-PC（阿霉素、长春新碱、泼尼松和环磷酰胺）治疗，3周期后

达到完全缓解（垂直直径乘积减少＞80%）患者不进行受累野照射。部分缓解（垂直直径乘积减少＞50%）患者进行受累野照射21 Gy/14 fx。初次达到完全缓解后失败的患者，如果是在Ⅰ/Ⅱ期，则接受Ⅳ/DECA（地塞米松、依托泊苷、顺铂、阿糖胞苷）+21 Gy的受累野照射。如果晚期治疗失败，则接受高剂量化疗和自体造血干细胞移植。由于达到完全缓解的患者在1周期后PET阳性的复发风险较高，研究提前终止。3个周期后达到完全缓解的患者占64%，达到部分缓解的患者占35%，病情稳定的患者占2%（表64.6以获取更多结果）。与结节硬化组织学类型的患者相比，混合细胞型患者的无病生存率明显提高（混合细胞型患者的无病生存率为95%，结节硬化组织学类型的患者的无病生存率为76%，P=0.008）。本试验中定义的快速反应并不足以充分定义一个可省略放疗的人群。1个周期后的PET反应对预后有很高的预测性。

表 64.6　AHOD 0431 研究结果

组别	4 年无病生存率	4 年无病生存率（1 周期后 PET 阴性 *vs.* PET 阳性）
整个队列	80%	88% *vs.* 69%（P=0.0007）
完全缓解（不加放疗）	49%	85% *vs.* 60%（P=0.001）
部分缓解（加放疗）	83%	96% *vs.* 70%（P=0.015）

中 - 高风险 / 晚期 / 有利预后的儿童霍奇金淋巴瘤

◆ **化疗后达到完全缓解的患者可以避免放疗吗？**

几项试验评估了化疗后达到完全缓解的患者是否可以省略放疗。HD-95和CCG 5942研究显示，受累野照射改善了无病生存率，但对总生存率没有差异[12-13]。来自印度的塔塔癌症中心（TATA Memorial）认为，达到完全缓解后进行受累野照射对提高总生存率有益（但需要注意的是，50%患者为青少年、年轻成人以及成人霍奇金淋巴瘤患者）[14]。然而，POG 8725试验（标准全淋巴结放疗，STNI）和CCG 521（扩展野放疗，EFRT）都使用了大范围的放疗，但没有显示对无病生存率或总生存率获益[15-16]。这些试验共同表明，可能存在某些患者即使省略放疗也不会影响肿瘤的治疗效果，但目前还不清楚这些患者是谁。

◆ **鉴于目前尚不清楚哪些患者需要调整化疗或放疗剂量，是否有可能利用基于治疗反应的标准来确定哪些中危患者需要加强治疗还是减弱治疗？**

以往的研究表明，早期治疗反应可预测长期预后疗效。因此，AHOD 0031试验启动并显示了快速早期治疗反应患者（定义为使用ABVE-PC方案2个疗程后达到完全缓解）无需进行受累野照射。然而，该试验中的所有其他患者均进行受累野照射。

Friedman, AHOD0031 (JCO 2014, PMID 25311218)： 研究对1712例患者进行了预后风险适应性治疗（prognostic Risk-Adapted therapy，PRT）。所有患者均接受2个周期的ABVE-PC化疗。完全缓解定义为垂直直径乘积反应＞80%，部分缓解定义为垂直直径乘积反应＞50%。2个周期后出现快速早期反应（完全缓解或部分缓解）的患者再接受2个周期的ABVE-PC治疗，然后进行重复评估。如果完全缓解，则进行受累野照射和不进行受累野照射（随机）；如果没有达到 CR，则进行受累野照射。缓慢早期反应患者随机接受 2 周期的 ABVE-PC+ 受累野照射或 2 周期的 DECA+2 周期的 ABVE-PC+ 受累野照射。受累野照射剂量为 21 Gy/14 fx。4 年无病生存率为 85%；其中快速早期反应为 87%，缓慢早期反应（SS）为 77%。4 年总生存率为 98%，其中快速早期反应为 99%，缓慢早期反应为 95%。对于有完全缓解的快速早期反应患者，采用受累野照射的 4 年无病生存率为 88%，而不采用受累野照射的为 84%（NS）。对于反应评估时 PET 阴性的快速早期反应患者，进行受累野照射的患者 4 年的无病生存率为 87%，未接受受累野照射的患者为 87%（NS）。对于随机分配接受与未接受 DECA 治疗的缓慢早期反应患者，4 年生存率分别为 79% 与 75%，而对于反应评估时 PET 阳性的缓慢早期反应患者，4 年生存率分别为 71% 与 55%（NS）。这项试验能够验证基于反应的治疗调整。对于达到完全缓解的快速早期反应患者，可以安全地省略受累野照射，而对于 PET 阳性的缓慢早期反应患者，建议加强化疗。

Dharmarajan, AHOD0031 Patterns of Failure (IJROBP 2015, PMID 25542311)：这一实验对 AHOD 0031 研究里 244 例患者中的 198 例复发患者进行了子集分析。在这些患者中，30% 为快速早期反应 / 无完全缓解，26% 为缓慢早期反应，26% 为快速早期反应 / 完全缓解 / 无受累野照射，16% 为快速早期反应 / 完全缓解 / 受累野照射，2% 未分类。3/4 的复发发生在最初受累的部位（大块或非大块）。首次复发很少发生在之前未受累或非放疗范围的部位。研究表明，基于治疗反应可以帮助确定部分快速早期反应患者的治疗方案；对于缓慢早期反应患者，该方法显示无效，也没有促进受累野照射治疗体积的精细化（因此，受累野照射是目前的标准治疗方法）。对此研究的评论如下。第二个子集分析评估了哪些达到快速早期反应和完全缓解的患者从受累野照射中受益 [17]。结果显示，大多数患者并不能从受累野照射中获益，但贫血和肿块体积大的疾病患者加用受累野照射后，其 4 年无病生存率有明显改善（89% *vs.* 78%，*P*=0.019）。

◆ **高风险的儿童霍奇金淋巴瘤是否可以采用基于治疗反应的策略？**

高风险患者被纳入 AHOD 0831 试验，目标是通过限制烷化剂暴露和基于初始化疗反应减少放疗体积来减轻治疗强度，同时保持相当的总生存率（COG 试验中首次使用基于治疗反应的放疗范围和受累野照射）。

Kelly, AHOD0831 (Br J Haematol 2019, PMID 31180135)：这一研究中，高危患者（ⅡB/ⅣB 期）的预后风险适应性治疗接受 2 周期的 ABVE-PC。快速早期反应患者接受 2 个额外周期的 ABVE-PC，缓慢早期反应患者接受 2 周期的异环磷酰胺 / 长春瑞滨 +2 周期的 ABVE-PC。对初始肿块（＞ 2.5 cm）和（或）缓慢早期反应（21 Gy/14 fx）部位进行受累野照射。4 年第二次无病生存率为 92%，低于预计的基线 95%（*P*=0.038）。5 年首次无病生存率和总生存率分别为 79% 和 95%。化疗结束时持续 PET 阳性的患者复发 / 早期进展的风险特别高（8/11 名患者失败）。尽管这一研究中未达到预设目标，但减少放疗体积，其无病生存率和总生存率仍与近期的试验相当。

◆ **如何管理复发或难治性疾病的患者？**

难治性疾病的特征是初始化疗未能达到完全缓解或良好的部分缓解（总体占 6%）。这种情况下的挽救治疗可包括高剂量化疗＋放疗，反应率为 50%~70%，然后进行自体造血干细胞移植。然而，5 年的无病生存率只有20%。复发疾病通常采用高剂量化疗（HDC）和自体造血干细胞移植治疗。最常见的 HDC 是 CBV 或 BEAM。一般来说，自体造血干细胞移植比异体造血干细胞移植更受青睐，因为异体造血干细胞移植有毒性，而且总体上缺乏移植物对淋巴瘤的影响。一项对 1200 例接受移植的霍奇金淋巴瘤患者进行的回顾性研究显示，异体基因移植与治疗相关的死亡率为 65%，而自体移植为 12%，4 年总生存率分别为 25% 和 37%（$P=0.005$）[18]。在一些研究中，受累野照射作为挽救性治疗的一部分已被证明可以改善无病生存率和总生存率的趋势（特别是在放疗初期的患者中）[19]。

全肺照射：如果计划对肺部进行放疗，应在移植后进行。在肺部以外的部位，考虑在移植前进行放疗（尤其是骨盆，移植前进行放疗可防止对新移植体产生额外的骨髓毒性）。用于移植的干细胞应在放疗之前募集。移植的结果无论是否使用 TBI（全身放疗）都是相似的。如果在进行骨髓移植之前使用了放疗，也可以使用挽救性放疗，剂量为 15~25 Gy。

◆ **接受霍奇金淋巴瘤治疗的患者发生二次原发恶性肿瘤的风险有多大？**

最近发表的一项来自荷兰的观察性研究表明，即使在治疗霍奇金淋巴瘤后 40 年，患第二种恶性肿瘤的风险仍会继续增加[20]。40 年后第二种恶性肿瘤的累积发病率为 48.5%。与普通人群相比，接受霍奇金淋巴瘤治疗的患者罹患第二种恶性肿瘤的标准化发病率为 4.6%（相当于每 10 000 人中诊断出 121.8 例癌症）。由于减少丁烷化剂的使用，在最近的治疗年份中，继发性血液恶性肿瘤的风险较低。然而，实体瘤的发病率在最近几年并没有降低（胸膜以上放射治疗与胸膜下放射治疗相比，前者的第二恶性肿瘤发生率较低）。在一项由奥布赖恩（O'Brien）进行的研究中，所有发生继发性白血病（通常是由化疗引起）的患者均有死亡病史，而继发实体瘤的患者（通常是由放射治疗引起）的 5 年总生存率为 85%[21]。

第六十五章　小儿中枢神经系统杂性肿瘤

Shauna R. Campbell, Erin S. Murphy　著

解婉莹、温　睿　译

谢聪颖　校

> **概述**：儿童时期经常出现一些罕见的中枢神经系统肿瘤，如 ATRT、松果体母细胞瘤和颅内 GCT。每种类型均占儿童中枢神经系统恶性肿瘤的 10% 以下，且预后差异很大。在较小的发病年龄出现的肿瘤往往预后很差，患者的低龄使治疗决策复杂化，尤其是 RT 的作用。这些肿瘤的相似之处在于它们都有向神经轴内扩散的倾向；因此，脑脊液取样和脑及脊柱的 MRI 是分期的重要组成部分。松果体区的肿瘤可以通过神经内镜检查，同时可以行第三脑室造口术以解除梗阻，并采集脑脊液，对肿瘤进行活检。

非典型畸胎样 / 横纹肌样肿瘤（atypical teratoid/rhabdoid tumor，ATRT）

1. 流行病学：罕见且具有侵袭性的恶性肿瘤常见于 3 岁以下的婴儿。ATRT 可发生于幕上脑或幕下脑，幕下肿瘤更常发生于婴儿以及 3 岁以上患儿，且生存率更高。1/3 的患儿在确诊时已发生肿瘤播散，最常见的是轻脑膜受累[1,2]。

2. 病理学与遗传学：ATRT 的定义是 IHC 中抑癌基因 *SMARCB1* 的缺失。与较小的发病年龄和颅外恶性横纹肌样肿瘤有关的是胚系突变而不是体细胞突变[3]。

3. 预后：单一前瞻性 ATRT 合作组试验 ACNS 0333 显示，与历史对照相比，4 年总生存率为 43%，较前有显著改善[1]。该Ⅲ期试验将强化多模式治疗作为护理标准。

4. 治疗模式：根据 ACNS 0333 的定义[1]，首先推荐手术，最大限度地安全切除。术后行 2 个周期的诱导 CHT：包括长春新碱、甲氨蝶呤、依托泊苷、环磷酰胺和顺铂。如果诱导化疗后有持续残留的病灶，建议二次手术。巩固 CHT 包括 3 个周期的卡铂和噻替哌。RT 遵循巩固 CHT 方案化疗，年龄 < 3 岁的患者为 50.4 Gy，年龄较大的患者为 54 Gy。对于存在肿瘤转移的患儿，CSI 为 23.4~36 Gy，若总体疾病增加，则可考虑将 CSI 提高到 23.4~36 Gy。历史报告发现，早期 RT 可以改善预后[4]，但如果辅以强化多模式治疗，所有 CHT 治疗结束之后再行 RT 似乎并非有害[1]。

松果体母细胞瘤

1. 流行病学：松果体母细胞瘤是最具侵袭性的（Ⅳ级）原发性松果体肿瘤，是继 GCT 之后第二

常见的松果体肿瘤类型。它以前被归类为原发性神经外胚层肿瘤（primary neuroectodermal tumor，PNET）。松果体母细胞瘤最常见于 5 岁以下的儿童，预后较差，尤其是年幼的儿童。松果体母细胞瘤通常表现为颅内压升高并伴有脑积水，有明显的脑膜和颅外播散风险。

2. 影像： 松果体母细胞瘤在 MRI 显示为高密度影且无钙化。肿瘤常呈分叶状，边界不清，对比度增强不均匀。

3. 治疗模式： 建议最大限度的安全切除，因为切除的程度可能与改善预后有关[5-7]。RT，最常见的CSI，与延长总生存期相关；然而，在学前教育Ⅰ～Ⅲ方案中的调查结果显示婴儿和幼儿通常只接受强化的 CHT[8]。对于年长的患儿，标准的 CSI 为 18~36 Gy，对于严重疾病，标准 CSI 为 50.4~54 Gy，这些患儿有资格参加高风险髓母细胞瘤 COG 试验（见第五十六章）。对于幼儿或那些切除不完全的需要在 CHT 后进行二次手术的患儿，在 CSI 之前进行 CHT 可能是有益的。

颅内生殖细胞瘤

1. 流行病学： 颅内生殖细胞瘤是一种异质性肿瘤，占儿童中枢神经系统恶性肿瘤的 3%。GCT 多见于 10~20 岁的青少年，通过室管膜下内膜和脑脊液扩散，很少转移到中枢神经系统外。5%~10% 的患儿在确诊时存在神经轴转移。

2. 病理学： 世卫组织将生殖细胞瘤分为纯生殖细胞瘤和非生发性生殖细胞瘤（Non-Germinomatous Germ Cell Tumor，NGGCT），分别占病例的 2/3 和 1/3。NGGCT 又可分为胚胎癌、内胚层窦 / 卵黄囊瘤、绒毛膜癌、畸胎瘤和混合性肿瘤。

肿瘤标志物： 血清或脑脊液中 β- 人绒毛膜促性腺激素（Beta-Human Chorionic Gonadotropin，GGCT）有和甲胎蛋白（Alpha-Fetoprotein，AFP）升高是与 NGGCT 亚型相关的肿瘤标志物（表65.1）。包括最近的用于纯生殖细胞瘤分类的 COG 试验，因为纯生殖细胞瘤中存在的合胞滋养细胞可引起 β-hCG 的轻微升高。

表 65.1　肿瘤标志物

	β-hCG（IU/L）	AFP（μg/L）
纯生殖细胞瘤	< 100	< 20（或实验室正常值）
未成熟畸胎瘤	100~1000	20~50
纯内胚层窦 / 卵黄囊	> 1000	> 500
绒毛膜癌	> 1000	> 500

3. 解剖学： 最常见于松果体，其次是鞍上区，可与尿崩症有关。由于室管膜下扩散，患儿可能沿心室壁有斑块样扩散，MRI 上不可见，但这是指导 RT 技术的重要因素。松果体肿瘤可导致内侧纵束受压，导致 Parinaud 综合征，出现向上凝视性麻痹，会聚性眼球震颤，瞳孔收缩受损但调节功能保留。

4. 检查： 可能因非特异性症状延误诊断，比如脑垂体功能障碍或脑导水管阻塞引起的颅内压升高[9-10]。影像：包括脑和脊柱的 MRI 增强成像。原发肿瘤有时可能是亚临床大小，在影像学上不可见[11]。如果 GCT 累及鞍上区和松果体，没有转移，则患者患有双焦点疾病。双焦点疾病通常与纯生殖细胞瘤有关。实验室检查：血清和脑脊液肿瘤标志物如上（如果安全的话，脑脊液经 LP 检测）。病理学检查：如果安全，则需要颅内活检；由于风险较大，很少完全切除（偶尔用于畸胎瘤）。活检偶尔可能只获得混合性肿瘤的一小部分，导致诊断不准确。

5. 预后：非常好，纯生殖细胞瘤的 5 年生存率为 95%，对治疗敏感，需要较少的强化治疗[12]。NGGCT 更具侵袭性，但多模式治疗的 5 年总生存率为 90%[13]。鉴于治疗后的良好结果，降低治疗相关的发病率，一直是大多数临床试验的重点，尤其是避免非转移瘤的 CSI 和减少 RT 剂量。

6. 治疗模式：以亚型定义，采用多模式治疗。前期手术在诊断中的作用通常仅限于活检，因为前期手术切除的复发率和死亡率可接近 20%[14]。对于 CHT 后影像学上肿瘤缩小不充分但血清和脑脊液肿瘤标志物正常的患者，建议进行二次手术[15]。

（1）**纯生殖细胞瘤**：目前非转移性纯生殖细胞瘤的标准治疗包括 4 个周期的卡铂 / 依托泊苷 CHT，然后是 21~24 Gy 的 WVI，每次加强 9~12 Gy 的 ACNS 1123。在之前的相关领域 RT 研究中，超过 80% 的失败发生在心室周围区域，这支持 WVI 作为标准[16]。如果没有给予 CHT，全剂量 CSI 是可以接受的替代方案。转移性患儿应接受 21~24 Gy 的 CSI 治疗，并在 CHT 后增加 9~12 Gy。较低剂量通常用于 CHT CR 或 PR 的患儿。最近完成的两项临床试验，ACNS 1123 和 SIOP CNS GCT II，将分别告知是否可以接受 18 Gy WVI 加 12 Gy 增强和在 CHT CR 的情况下省略肿瘤床增强。

（2）**NGGCT**：非转移性 NGGCT 在 RT 前用卡铂 / 依托泊苷与异环磷酰胺 / 依托泊苷交替治疗 6 个周期。36 Gy CSI 加量 18 Gy 是目前的 RT 标准；然而，ACNS1123 研究了 CHT CR 或 PR 的患儿 30.6 Gy WVI 加量 23.4 Gy。结果显示，3 年 PFS 为 88%；然而，所有患者均存在脊柱进展[17]。下一个 NGGCT 试验 ACNS 2021 的未来研究包括 WVI 伴全脊柱 RT。

第十二部分　姑息放疗

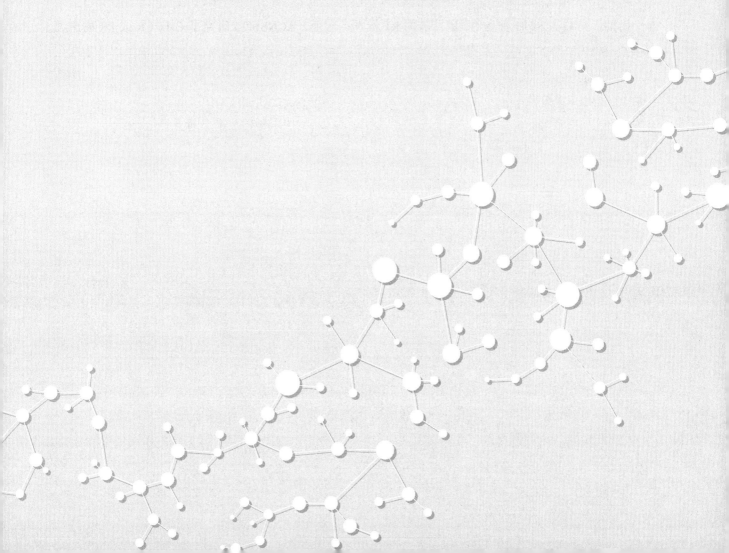

第六十六章 脑转移

Shauna R. Campbell, Martin C. Tom, John H. Suh 著

杜瑾惠、余安妮、孙文杰 译

谢聪颖 校

概述：脑转移瘤是最常见的颅内肿瘤。治疗方法有手术、WBRT、HA-WBRT 和 SRS 等。可以根据患者的身体状况、病变的数量和大小、组织学和颅外疾病的状况等关键因素选择多种组合的治疗方式[1]。通常来说，对于瘤体较大、脑转移瘤引起症状及取组织活检等情况，手术治疗是保留选项。由于 SRS 对神经认知功能的不良反应更小，可以给患者更好的生活质量，所以对于局限性或中等体积的颅内病变的患者，SRS 要优于 WBRT。

流行病学：脑转移瘤是最常见的颅内肿瘤，每年约发生 24 万例。高达 30% 的癌症患者会发生脑转移，脑转移也是其中 30%~50% 患者死亡的直接原因。由于 MRI 对微小病灶检测的优势以及肿瘤治疗技术的进步使病人获得更长生存期，在 MRI 检查普及的时代脑转移瘤的发生率有所增加[2]。孤立性脑转移瘤通常定义为无颅外病变证据的单一病灶；然而，80% 的患者都有多发的病灶。

解剖学：由于血管直径的减小，脑转移瘤最常发生在灰质－白质交界处，通常为球形、界限清楚、伴有水肿的病变：80% 在幕上，15% 在小脑，5% 在脑干。

病理学：最常见的组织学类型（总发病率）包括肺癌（50%）、乳腺癌（20%）、黑色素瘤（10%）和结肠癌（5%）[2]。最易发生脑转移（嗜神经性）的组织类型包括：SCLC、黑色素瘤、绒毛膜癌和生殖细胞癌。通常能引起出血的组织类型是黑色素瘤、绒毛膜癌、睾丸癌、甲状腺癌和肾细胞癌。

临床表现：其临床表现多变但最常见的包括认知功能受损（60%）、偏瘫（60%）、头痛（50%）、失语（20%）和癫痫发作（20%）[2]。

检查：病史采集和体格检查以及详细的神经系统检查。

影像学：头颅平扫 CT 通常是排除颅内出血的一线检查。平扫及增强 MRI 是检测和鉴别小转移瘤的最佳方法。如果患者没有其他部位病变的证据，可能需要活检。在影像学上被推断为孤立性脑转移的患者中，高达 10% 可能是原发性脑肿瘤[3]，在有 MRI 的时期这一比例可能更低。超过 95% 的多发病变为转移性肿瘤而不是原发肿瘤，不需要进行活检。

　　预后因素：目前开发及更新了很多评估预后的体系。最初的 RPA 是由 RTOG 开发的，其次是 GPA（表 66.1），然后是最近更新的诊断特异性 GPA（表 66.2），可在 brainmetgpa.com 上查询[4-6]。脑转移速度（自第一次 SRS 开始每年新发脑转移的数量）≥ 4 可以用来预测生存结果[7]。

表 66.1　原始分级预后评估

分级预后评估					
特征	0	0.5	1.0	分级	中位生存时间
年龄	> 60	50~59	< 50	3.5~4	11.0
KPS	< 70	70~80	90~100	3	6.9
中枢神经系统转移	> 3	2~3	1	1.5~2.5	3.8
颅外转移	有	—	无	0.1	2.6

注：来源：From Sperduto PW, Berkey B, Gaspar LE, Mehta M, Curran W. A new prognostic index and comparison to three other indices for patients with brain metastases: an analysis of 1,960 patients in the RTOG database. Int J Radiat Oncol Biol Phys. 2008;70:510–514. doi:10.1016/j.ijrobp.2007.06.074. With permission from Elsevier.

表 66.2　诊断特异性分级预后评估

变量	0	0.5	1	1.5	2
NSCLC					
年龄	≥ 70	< 70	—	—	—
KPS	≥ 70	80	90~100	—	—
脑转移数	≥ 5	1~4	—	—	—
颅外转移	有	—	无	—	—
EGFR 和 ALK（仅限腺癌细胞）	EGFR 及 ALK 均阴性或未知	—	EGFR 或 ALK 为阳性	—	—
合计=GPA 所得 MS（月） 腺癌：0~1=7；1.5~2.0=13；2.5~3.0=25；3.5~4.0=46 非腺癌：0~1=5；1.5~2.0=10；2.5~3.0=13；3.5~4.0=NA					
乳腺癌					
KPS	≤ 60	70~80	90~100	—	—
年龄	≥ 60	< 60	—	—	—
脑转移数	≥ 2	1	—	—	—
颅外转移	有	无	—	—	—
亚型	三阴型	Luminal A 型	—	HER2+ 或 Luminal B 型（三阳）	—
合计=GPA 所得 MS（月）：0~1=6；1.5~2.0=13；2.5~3.0=24；3.5~4.0=36					

续表

变量	0	0.5	1	1.5	2
肾细胞癌					
KPS	≤ 70	—	80	—	90~100
脑转移数	≥ 5	1~4	—	—	—
颅外转移	有	无	—	—	—
血红蛋白	< 11.1	11.1~12.5 或未知	> 12.5	—	—
合计＝GPA 所得 MS（月）：0~1=4；1.5~2.0=12；2.5~3.0=17；3.5~4.0=35					
黑色素瘤					
年龄	≥ 70	< 70	—	—	—
KPS	≤ 70	80	90~100	—	—
脑转移数	≥ 5	2~4	1	—	—
颅外转移	有	—	无	—	—
BRAF	阴性或未知	阳性	—	—	—
合计＝GPA 所得 MS（月）：0~1=3；1.5~2.0=7；2.5~3.0=11；3.5~4.0=17					
GI					
KPS	< 70	—	80	—	90~100
年龄	≥ 60	< 60	—	—	—
脑转移数	≥ 4	2~3	1	—	—
颅外转移	有	无	—	—	—
合计＝GPA 所得 MS（月）：0~1=3；1.5~2.0=7；2.5~3.0=11；3.5~4.0=17					

注：来源：From Sperduto PW, Mesko S, Li J, et al. Survival in patients with brain metastases: summary report on the updated diagnosis specific graded prognostic assessment and definition of the eligibility quotient. J Clin Oncol. 2020;38(32):3773–3784. doi:10.1200/JCO.20.01255.

治疗方式

1. 一般用药：地塞米松等糖皮质激素是一线治疗药物，可在 1~3 天内改善 75% 患者的症状。该药的急性不良反应包括失眠、易怒、血糖升高以及体重增加，长期用药的不良反应包括库欣样外貌、胃溃疡、骨质减少以及肢体近端肌无力。莫特沙芬钆[8]和乙丙昔罗[9]这两种放射增敏剂在研究中没有对治疗产生明显的增益。

2. 神经认知保护药：美金刚是一种治疗痴呆症的 NMDA 受体拮抗剂，在 RTOG 0614 研究中可以联合 WBRT 使用，将延缓神经认知功能的衰退（见后文）。

3. 手术：推荐用于病变较大或需要活检的患者，安全性最大的标准手术方式是立体定向切除。

4. 系统治疗：在过去，由于血脑屏障的存在限制了 CHT 在治疗脑转移瘤方面的应用，除外转移性生殖细胞肿瘤（如睾丸癌）。然而，随着新的靶向药物和免疫制剂的问世，已有证据表明 CHT 对颅内肿瘤的疗效有所提高[10-11]。EGFR、ALK 突变 NSCLC 的脑转移瘤，表达 PD-L1 的 NSCLC、HER2 扩增的乳腺癌的脑转移瘤和黑色素瘤的脑转移瘤都已有被批准具有潜在颅内肿瘤疗效的药物，但这些药物尚未被证明可以取代局部治疗[12]。

5. 放疗：RT（包括 SRS 及 WBRT）是治疗脑转移瘤的基石，适用于大多数的脑转移瘤患者，但不适用于预后极差的患者（见下文的 QUARTZ 研究）。

（1）**WBRT 的剂量**：WBRT 的剂量可以选择 30 Gy/10 fx（最常见）、37.5 Gy/15 fx（在较老的 RTOG 研究中常见，但尚未证明其能提高疗效）[13]、20 Gy/5 fx 以及 10 Gy/1 fx。HA-WBRT 的使用剂量为 30 Gy/10 fx。目前正在评估 HA-WBRT 与放疗增敏剂同步使用的效果[14-16]。

（2）**SRS**：传统上，SRS 将多束射线汇聚到病灶上实现单次高剂量治疗[17]。SRS 治疗的理想靶病灶是那些小的、球形的、界限清楚以及位于远离关键结构灰 - 白质交界区的转移灶。根据 RTOG 9005 研究的照射剂量：≤ 2 cm 的病灶使用 24 Gy，2.1~3.0 cm 的病灶使用 18 Gy，3.1~4 cm 的病灶使用 15 Gy。≥ 2 cm 的病变使用 LC 可能疗效更差，可以使用分级 SRS（常用剂量包括 27 Gy/3 fx 或 30 Gy/5 fx）进行治疗[18-21]或间隔 2~4 周进行分期 SRS 治疗[22-23]。

对于脑转移瘤切除后的瘤腔进行术后 SRS 照射可降低 LR 的风险，各个治疗机构的 SRS 治疗剂量各不相同，但总体上都是根据 N107C 研究来制定的；瘤腔体积＜ 4.2 ml 时使用 20 Gy，4.2~7.9 ml 时使用 18 Gy，8.0~14.3 ml 时使用 17 Gy，14.4~19.9 ml 时使用 15 Gy，20.0~29.9 ml 时使用 14 Gy，≥ 30.0 ml 至手术腔范围最大 5 cm 时使用 12 Gy[24]。目前术前 SRS 正在研究中，因为其可能弥补术后 SRS 的一些不足，例如与 WBRT 相比，术后 SRS 引起 LF、软脑膜病变及放射性坏死的发生率更高[25]。目前正在进行术前和术后 SRS 对照的Ⅲ期试验（NCT03750227 和 NCT03741673）。

值得注意的是，SCLC 患者向来被排除在 SRS 研究之外，尽管最近的回顾性研究显示该人群中存在术前 SRS 增强疗效的潜力[26]，目前正在进行Ⅱ期试验（NCT03391362、NCT04516070、NCT03297788）。

（3）**不良反应**：SRS 的不良反应包括疲劳、头痛、恶心、放射性坏死、邻近关键解剖结构（视神经交叉、脑干）损伤和神经认知功能下降。WBRT 的不良反应包括疲劳、脱发、皮肤红斑、头痛、恶心、暂时性听力下降和神经认知功能下降。

（4）**操作流程**：见《放射肿瘤学治疗计划手册》，第三章和第十三章[27]。

基于循证的问与答

◆ **WBRT 是否优于最佳支持治疗？**

基于 QUARTZ 研究，对于不符合 SRS 或手术切除条件的体弱的 NSCLC 患者，WBRT 的治疗效果值得怀疑。

Mulvenna, QUARTZ (Lancet 2016, PMID 27604504)：最佳支持治疗（OSC）与 NSCLC 的 20 Gy/5 fx WBRT PRT（非劣效性）进行比较。主要终点为 QALY（使用 EQ-5D 计算），非劣效性界值为 7 QALY 天。纳入 538 例患者，83 % 的患者 GPA 为 0~2，38% 的患者 KPS＜ 70。OSC（*HR*=1.06，*P*=0.81）及 QALY 天数都没有差异（平均 QALY：46.4 天 WBRT *vs.* 41.7 天 OSC，差距为 4.7 天 QALY，

90% *CI*: −12.7~3.3）。地塞米松的使用在二者之间没有显著差异。WBRT 可能会为预后更好的患者提供生存益处，但这效果并不显著。**结论：尽管未达到 OSC 的非劣效性，但在体弱的患者中，WBRT 可能是不必要的。**评论：本试验选择了体弱的患者，结果可能不适用于身体状况较好的患者。

◆ **剂量递增及超分割的 WBRT 是否会增强疗效？**

剂量递增和超分割的 WBRT 没有增强疗效。

Regine, RTOG 9104 (IJROBP 2001, PMID 9336134)： 445 例 KPS ≥ 70 和 NFS 1~2 的患者被随机分为 30 Gy/10 fx 的 WBRT 和以 1.6 Gy bid 的剂量从 32 Gy/20 fx 增加到 54.4 Gy/34 fx 的 WBRT 的 PRT。两组间患者的存活率及 3~4 级毒性都没有差异，但高剂量组有 1 例病例死亡。**结论：剂量递增和超分割的 WBRT 没有增强疗效。**

◆ **手术对孤立性脑转移瘤患者的作用是什么？**

手术对特定的患者是有益的，通常用于切除部位病变较大且病变数量相对较少的患者。三项试验着眼于将手术联合 WBRT，两项试验（Patchell I 和 Noordijk[28]）表现出具有生存益处；第三项试验没有表现出 OS 益处，因为它纳入了体弱的患者[29]。

Patchell Ⅰ (NEJM 1990, PMID 2405271)： 48 例孤立性脑转移瘤患者被随机分为活检后 WBRT 与手术切除联合 WBRT（36 Gy/12 fx）的 PRT。值得注意的是，54 例患者中有 6 例（11%）患者被发现有原发性脑肿瘤或其他良性表现（结果见表 66.3）。**结论：与单独的 WBRT 相比，孤立性脑转移瘤的手术切除联合 WBRT 可改善 OS。**

表 66.3 Patchell I 结果

组别	LR	LR 时间	DM	MS	脑死亡时间	功能独立性
活检 +WBRT	52%	21 周	13%	15 周	26 周	8 周
手术 +WBRT	20%	59 周	20%	40 周	62 周	38 周
P	< 0.02	< 0.0001	0.52	< 0.01	< 0.0009	< 0.005

◆ **WBRT 能改善手术后的效果吗？**

Patchell Ⅱ (JAMA 1998, PMID 9809728)： 95 例 KPS ≥ 70 的孤立性脑转移瘤患者被随机分为单独手术组和术后 WBRT（50.4 Gy/28 fx）组的 PRT。患者除生存率外，几乎所有结果都有所改善（结果见表 66.4）。**结论：孤立性脑转移瘤切除术后的 WBRT 可降低局部和远处复发率，增强疗效。**

表 66.4 Patchell Ⅱ 结果

组别	总复发率	远处复发率	局部复发率	中位生存时间	脑死亡	功能独立性
手术	70%	37%	46%	43 周	44%	35 周
手术 +WBRT	18%	14%	10%	48 周	14%	37 周
P	< 0.001	< 0.01	< 0.001	0.39	0.003	0.61

◆ **什么决定了 SRS 的剂量？**

基于 RTOG 9005 研究，SRS 的剂量是根据肿瘤直径决定的。对于较大转移灶的 LC，单次 fx 是次优选择，以下是改善这些患者预后的各种尝试。

Shaw, RTOG 9005 (IJROBP 2000, PMID 10802351)： I / II 期 SRS 剂量递增试验，适用于既往接受脑 RT ≥ 3 个月后复发原发性脑肿瘤（36%）或脑转移瘤（64%）≤ 4 cm 的患者。按照 SRS 递增的剂量水平进行治疗，3.1~4 cm 肿瘤的 MTD 为 15 Gy，2.1~3 cm 肿瘤的 MTD 为 18 Gy。即使没有得出 MTD，研究人员不得在 ≤ 2.0 cm 的肿瘤上使用超过 24 Gy 的剂量。均匀性指数（最大剂量 / 处方剂量）≥ 2 会引起放疗不良反应增加。2 年放射性坏死的发生率为 11%。

◆ **SRS 推量联合标准 WBRT 能否提高生存率？**

SRS 推量联合标准 WBRT 可以改善 LC，对 OS 没有明显影响。

Andrews, RTOG 9508 (Lancet 2004, PMID 15158627)： 有 1~3 个新发病灶且每个病灶直径 ≤ 4 cm 的脑转移瘤患者，随机接受 WBRT 或 WBRT+SRS 推量治疗。WBRT 剂量为 37.5 Gy/15 fx，在 WBRT 治疗后 1 周给予 RTOG 9005 的 SRS 剂量进行推量治疗。虽然所有患者的 LC、KPS 和类固醇激素使用都有所改善，但 OS 的主要终点并未改善（结果见表 66.5）。有孤立性脑转移瘤的患者确实表现出了生存益处（预先计划的分层）。在调整 RPA I 类、大转移灶（> 2 cm）、肺鳞状细胞癌或非小细胞肺癌、KPS 90-100 的患者这些因素后的亚组分析显示，其获益无统计学意义。**结论：SRS 推量联合标准 WBRT 可以改善 LC。**

表 66.5　RTOG 9508 结果

RTOG 9508	平均生存时间 / 月						1 年 LC	6 个月时病情稳定或改善
	总体	孤立性脑转移瘤	* 大转移灶（> 2 cm）	*RPA I 类	* 肺鳞状细胞癌或非小细胞肺癌	*KPS 90-100		
单独 WBRT	6.5	4.9	5.3	9.6	3.9	7.4	71%	25%
WBRT+SRS	5.7	6.5	6.5	11.6	5.9	10.2	82%	42%
P	0.136	0.039	0.045	0.045	0.051	0.071	0.013	0.033

注：* 亚组分析，显著性 P 值为 0.0056。

◆ **如果与单独 WBRT 相比，SRS 不能提高生存率，那么将 WBRT 添加到 SRS 中能否改善患者生存率？**

RS 联合 WBRT 不能得到生存获益。

Aoyama (JAMA 2006, PMID 16757720)： 将 132 例有 1~4 处 ≤ 3 cm 的脑转移瘤患者随机分配至 WBRT（30 Gy/10 fx）联合 SRS 组或单独 SRS 组。对于 ≤ 2 cm 的肿瘤，单独使用 SRS 的剂量为 22~25 Gy；对于 > 2 cm 的肿瘤，单独使用 SRS 的剂量为 18~20 Gy，如果在 WBRT 治疗后使用 SRS，则 SRS 剂量应减少 30%。49 % 患者为单一转移，83 % 患者为 RPA II 型。主要终点为 OS。由于得到 OS 的差异需要大于预期的样本量，因此试验提前结束，进行了中期分析（完整结果见表 66.6）。

WBRT 显著降低了 LR 和复发率。结论：虽然只分析 OS 这个终点事件并不充分，但 SRS 联合 WBRT 并不能得到生存获益。

表 66.6　Aoyama 试验结果

组别	中位生存期	脑死亡	1年任意复发率	1年局部复发率	1年远处复发率	神经功能保护
单独 SRS	8.0 个月	19%	76%	27.5%	64%	70%
WBRT+SRS	7.5 个月	23%	47%	11%	42%	72%
P	0.42	0.64	< 0.001	0.002	0.003	0.99

◆ **如果 SRS 联合 WBRT 不能提高生存率，那么该治疗方式带来的神经认知功能方面的风险是否大于益处？**

在局限性脑转移瘤患者中，与单独使用 SRS 相比，SRS 联合 WBRT 会加剧神经认知功能的不良影响，但没有生存益处。

Chang, MD Anderson (Lancet Oncol 2009, PMID 19801201)： 一项 PRT，包含 1~3 处脑转移灶的患者分配至单独 SRS 组或 SRS+WBRT 治疗组（与 Aoyama 的分组相似），主要终点为治疗后 4 个月霍普金斯语言学习测试修订总回忆（HVLT-R-TR）评分下降 0.5 分。58 例患者入组后，由于 SRS+WBRT 组的肿瘤恶化程度增强，试验提前停止。SRS+WBRT 组患者的 LC 从 67% 提高到 100%，远处转移的控制从 45% 提高到 73%。然而，23% 的 SRS 组患者出现神经认知功能下降，SRS+WBRT 组神经认知功能下降的患者比例达到 49%。结论：**使用 SRS+WBRT 患者的神经认知功能明显下降，因此单独使用 SRS 可能是首选的治疗策略。**评论：中位生存期（MS）分别为 **15.2 个月（SRS 组）**和 **5.7 个月（SRS+WBRT 组）**，表明两组间患者分配不均。

Kocher, EORTC 22952 (JCO 2011, PMID 21041710)： 一项 PRT 包含 359 例 1~3 处脑转移灶的患者，接受 SRS 或手术治疗后随机分为观察组或 WBRT 组（30 Gy/10 fx）。主要终点为到达 WHOPS > 2 的时间。OS（10.7 个月 vs. 10.9 个月）在两组间并无显著差异。而 WBRT 能够减少局部治疗失败率（SRS 31%，手术 59%，SRS+WBRT 19%，手术 +WBRT 27%）及任何颅内治疗失败率（SRS 48%，手术 42%，SRS+WBRT 33%，手术 +WBRT 23%）。两组间到达 WHOPS > 2 的时间无显著差异。结论：选择进行适当影像学随访的患者，可以不考虑 **WBRT**。

Sahgal, Meta-analysis (IJROBP 2015, PMID 25752382)： 来自 Aoyama、Chang 和 Kocher 试验的 359 例患者，进行个体水平荟萃分析，研究了单独 SRS 治疗与 SRS+WBRT 治疗在 1~4 个脑转移灶患者中的作用。年龄是 WBRT 对 OS 和颅内治疗失败的重要预测因子。年轻患者（≤ 50 岁）接受单独 SRS 治疗的死亡率较低（MS：单独 SRS 治疗组为 13.6 个月 vs. SRS+WBRT 治疗组为 8.2 个月）。年轻患者（≤ 50 岁）在颅内治疗失败方面也没有受益，但 > 50 岁的患者确实从 SRS + WBRT 中受益。在所有亚组分析中 SRS+WBRT 都有利于局部控制。结论：**单独 SRS 可能是 ≤ 50 岁且伴有 1~4 个脑转移灶患者的首选治疗方法。**

Brown, NCCTG N0574 (JAMA 2016, PMID 27458945)：一项 PRT 包含 213 例 1~3 处脑转移灶（＜ 3 cm）患者随机接受 SRS 或 WBRT+SRS 治疗。主要终点为治疗后 3 个月在 6 项认知测试（HVLT-R-IR、HVLT-R-DR、COWA、Trailmaking A&B 和 groove Pegboard）中，任意 1 项测试低于基线水平 1 个标准差。213 例患者被随机分配，111 例患者纳入主要终点分析（SRS 组 63 例，SRS+WBRT 组 48 例）。3 个月后，SRS+WBRT 组患者神经认知能力下降比 SRS 组更常见（91.7% *vs.* 63.5%，*P* ＜ 0.001），在即时回忆、延迟回忆和语言流畅性方面都有体现。SRS 组患者的生活质量也有改善，但功能独立性在两组间无差异。SRS+WBRT 组颅内肿瘤控制更好（3 个月时 93.7% *vs.* 75.3%，*P* ＜ 0.001），但患者生存率在两组间没有差异（SRS 组 10.4 个月 *vs.* SRS+WBRT 组 7.4 个月，*P*=0.92）。结论：尽管肿瘤得到了更好的控制，但 **SRS+WBRT** 并没有提高患者生存率，而且与神经认知能力恶化有关。单独的 **SRS** 可能是首选治疗策略。

◆ **如果 WBRT 与神经认知功能下降有关，有哪些策略可以避免这种情况的发生？**

加入药物盐酸美金刚和保留海马是可以减少 WBRT 相关的神经认知功能损害的两种策略。

Brown, RTOG 0614 (Neuro-Oncol 2013, PMID 23956241)：一项 PRT，KPS ≥ 70 和全身性疾病稳定的患者在 WBRT 期间和照射后随机接受总计 24 周的 20 mg 盐酸美金刚和安慰剂治疗。剂量每周增加 5 mg，从第 1 周每天 5 mg 剂量开始，直到 BID 10 mg，维持该剂量到 24 周。主要终点为与基线相比的 HVLT-R-DR 测试评分在 24 周时有所下降，有改善的趋势（*P*=0.59）。但由于部分患者失去随访，数据的统计效能受限。统计数据显示，在 24 周时，盐酸美金刚组患者出现认知衰退的时间更长，发生认知障碍的可能性更低，执行功能、处理速度和延迟识别方面的测试结果更好。结论：**盐酸美金刚是一种耐受性良好的药物，与安慰剂相比，接受盐酸美金刚治疗的患者随着时间的推移具有良好的认知功能，尽管部分患者失去随访限制了主要终点的意义。**

Brown, NRG CC001 (JCO 2020, PMID 32058845)：518 例脑转移患者参与随机对照Ⅲ期试验，按递归分区分析（RPA）和既往接受 SRS 治疗或者手术治疗分层，随机分为 WBRT（30 Gy/10 fx）+ 盐酸美金刚组和海马保护性 WBRT（HA-WBRT）+ 盐酸美金刚组。主要终点为神经认知功能损害的时间，即神经认知测试（HVLT、Trail Making 或 COWA）中某一项测试结果的明显下降。两组间的 OS、颅内 PFS 以及药物毒性无显著差异。与 WBRT+ 盐酸美金刚组相比，HA-WBRT+ 盐酸美金刚组的神经认知功能损害风险显著降低（*HR*=0.76，5%*CI*：0.60~0.98，*P*=0.03）。神经认知功能损害风险表现在治疗后 4 个月时执行功能和 6 个月时学习记忆功能的衰退减慢。多因素分析表明，年龄＞ 61 岁的患者发生神经认知功能损害的时间在两组间也有统计学意义（*HR*=0.635，*P*=0.0016）。HA-WBRT 还与减缓疲劳、记忆力衰退、语言功能以及神经症状对日常活动的影响以及降低神经认知功能损害有关（*P* 均＜ 0.05）。结论：**HA-WBRT** 的疗效与标准 **WBRT** 相当，但能更好地保留神经认知功能，并在治疗后 4 个月开始显现优势。

◆ **有多少转移灶的患者更适合选择 WBRT 而不是 SRS？**

目前的治疗体系更倾向于选择单独 SRS 治疗而尽量避免 WBRT 的使用，但涉及的具体转移灶数量和体积还尚未明确。

Yamamato, Japan (Lancet Oncol 2014, PMID 24621620): 有 1~10 处新转移灶（最大＜3 cm）患者单独使用 SRS 治疗的前瞻性观察研究。将患者分为 1、2~4、5~10 个转移灶 3 组进行比较。主要终点为OS。结果显示，与 2~4 个转移灶组相比，5~10 个转移灶组的 OS 没有差异（非劣势），且两组的不良事件发生率也相似。结论：**SRS 可能适用于 10 个以上脑转移灶的患者。**

Li, MDACC (ASTRO Abstract 2020): 一项Ⅲ期随机对照试验包含 72 例未经治疗的 4~15 处非黑色素瘤脑转移灶患者，随机分为 SRS 组（$n=36$）和 WBRT 组（$n=36$）。允许 1~3 处脑转移灶患者有 SRS 治疗史，间隔时间至少为 3 个月。脑转移灶数量的中位数为 8，31 例患者在 4 个月时可评估主要终点，即 HVLT-R-TR。与 SRS 组患者相比，WBRT 组患者的 HVLT-R-TR 下降幅度更大（$P=0.041$）。SRS 组为 10.4 个月，WBRT 组为 8.4 个月（$P=0.45$）。结论：基于抽象结果，**4~15 个脑转移灶的非黑色素瘤患者可以采用 SRS 治疗，且不会影响 OS。**

◆ **对于不适合手术的大面积转移灶有哪些治疗选择？**

使用 RTOG 9005 剂量的 SRS 治疗，对于较大肿瘤的 LC 并不理想[30]。改善 LC 的策略包括分级[19-21,31]和分期使用 SRS[22,23,32]治疗，目标是剂量递增的同时限制放射性坏死等不良反应[17]。来自前瞻性研究的数据调查了这些 SRS 技术，以确定大面积脑转移灶的最佳剂量、分级和治疗时机，这对于指导未来的治疗标准是十分重要的。

◆ **脑转移瘤完全切除术后对切除腔进行 SRS 治疗能够有效降低 LR 吗？**

Mahajan, MDACC (Lancet Oncol 2017, PMID 28687375): 一项单临床中心的 PRT，其中 132 例患者在完全切除 1~3 处转移灶后随机分配至对照组或术后 SRS 治疗组。中位随访时间为 11.1 个月。主要终点是 LR。对照组 12 个月时无局部复发率为 43%，而 SRS 组为 72%（$P=0.015$）。结论：脑转移瘤完全切除术后，**SRS 治疗较对照组明显降低了 LR。**

◆ **SRS 能否在术后提供与 WBRT 相似的控制率，并且对神经认知功能没有损害？**

为了降低神经认知功能损害的同时保持病灶控制率，可以对切除腔进行 SRS 治疗，且最初的回顾性数据倾向于在切除腔周围设置 2 mm 的边缘[33]。值得注意的是，对切除腔治疗的 SRS 剂量通常是按体积而不是按直径计算，但这个选择因机构而异。

Brown, N107C (Lancet Oncol 2017, PMID 28687377): 一项 PRT 包含 194 例≤4 个转移灶（＜3 cm）并切除单个病灶（＜5 cm）的患者，然后随机分为 WBRT 组（对未切除的转移灶进行 SRS 治疗）和对切除腔及未切除的转移灶进行单独 SRS 治疗组。主要终点为 6 个月时的 OS 和无认知恶化生存期（CDFS），分别定义为死亡和在任意一项测试（HVLT、COWA、Trailmaking A&B）中较基线水平下降 1 个标准差。推荐的治疗顺序是 SRS 处理未切除转移灶，然后在 14 d 内接受 WBRT 治疗。根据肿瘤体积，对手术床的剂量为 12~20 Gy（根据手臂和肿瘤直径大小，对未切除病变的剂量为 18~24 Gy）。OS 无差异（MS：SRS 12.2 个月 *vs.* WBRT 11.6 个月，$P=0.70$），而 SRS 组的 CDFS 得到改善（MS：3.7 个月 *vs.* 3.0 个月，$P＜0.0001$）。结论：与 **WBRT** 相比，术后 **SRS** 对 **OS** 没有影响，且神经认知功能损害减少，因此是首选治疗方式。该治疗方案可以替代 **WBRT**，从而在脑转移灶切除术后降低认知功能退化的风险。

Kayama, JCOG 0504 (JCO 2018, PMID 29924704)： 一项 PRT（非劣效性）包含 271 例手术切除 ≤ 4 个病变且只有一个病变 > 3 cm 的患者，并随机分为 SRS 组或 WBRT 组。主要终点为 OS。两组患者的 MS 均为 15.6 个月，*HR* 为 1.05（*P*=0.027），符合非劣效性标准。90 天后 2~4 级神经认知功能障碍在 WBRT 组中更高（16.4% *vs.* 7.7%，*P*=0.048），但两组中 MMSE 未恶化的患者比例相似。**结论：在 OS 方面，SRS 的术后挽救效果与 WBRT 相当。**

第六十七章　骨和脊柱转移

Ehsan H. Balagamwala, Samuel T. Chao, Andrew D. Vassil　著

单美华　译

袁香坤、张永侠　校

概述：80% 的晚期癌症患者会发生骨转移。放射治疗（放疗）是缓解骨转移疼痛的有效方法。大约 2/3 的骨转移患者通过放疗后疼痛能够得到缓解，超过 1/3 的患者疼痛完全缓解。最常见的放疗方案包括 8 Gy/ 1 fx、20 Gy/5 fx 和 30 Gy/10 fx。影响治疗技术和剂量 / 分割的因素包括 PS 评分、转移能力、肿瘤大小、肿瘤位置、软组织成分、组织结构、手术史、神经功能缺损、骨折风险、放疗史和医生的选择。根据荷兰骨转移研究、RTOG 9714 试验和多伦多荟萃分析，对于非复杂性的骨转移，单次和分次放疗方案在疼痛控制方面没有差异，然而单次放疗后再治疗率较高（可能是由于医生的选择）。多达 1/3 的患者可能会出现爆发痛，并短期使用类固醇激素治疗。SBRT/SRS 确切的作用仍在不断探索，最近的数据已显示出令人鼓舞的结果。

流行病学：80% 的晚期实体瘤患者会发生脊柱、骨盆或四肢的骨转移[1]，超过 50% 的癌症死亡患者被认为有骨转移[2]。最常见的原发性肿瘤部位是乳腺、前列腺、肺、甲状腺和肾。骨转移最常发生在红骨髓中，且遵循红骨髓分布：脊柱（腰椎＞胸椎）＞骨盆＞肋骨＞股骨＞颅骨。

解剖学：中轴骨包括颅骨、脊柱、胸骨和肋骨。附肢骨骼包括长骨和附肢骨。长骨由骨骺（末端）、干骺端和骨干组成。骨骼有两种类型：皮质骨和骨小梁。皮质骨的骨质致密，占骨骼质量的 80%，位于长骨骨干和周围的立方骨中，提供强度和保护，每年约有 3% 皮质骨被更换。骨小梁是海绵状的，在长骨内部（集中在末端）、整个椎体、骨盆骨和其他大的扁平骨的内部，含有红骨髓，每年约有 25% 骨小梁被更换。

病理学：骨转移是通过血行扩散发生的，但也可以通过肿瘤直接浸润累及骨（例如口腔癌侵犯下颌骨）。肿瘤因子（与骨髓和骨基质细胞受体结合的细胞黏附分子）和骨微环境（骨吸收过程中释放和激活的生长因子）的联合作用可能导致优先发生骨转移[3]。正常的骨在 3~6 个月的时间内不断地进行重塑（成骨细胞造骨，破骨细胞吸收骨）。骨转移导致正常骨重塑失调，可表现为成骨性、溶骨性或混合性病变。溶骨性骨转移的骨破坏是由破骨细胞介导的，破骨细胞被肿瘤细胞产生的细胞因子激活，如 TGF-β、PTH-rP、IL-1 和 IL-6 等。虽然传统上认为某些癌症主要是成骨性或溶骨性的，但绝大多数癌

症都同时包含这两个过程。成骨性骨转移：前列腺癌、小细胞肺癌、霍奇金淋巴瘤和类癌。溶骨性骨转移：肾细胞癌、黑色素瘤、多发性骨髓瘤、非小细胞肺癌、甲状腺癌和非霍奇金淋巴瘤。混合性骨转移：乳腺癌、胃肠道肿瘤和鳞状细胞癌。

临床表现：最常见的症状是疼痛、活动能力受限（70%）、病理性骨折（10%~20%）、高钙血症（10%~15%）、脊髓/神经受压（5%）和骨髓功能下降。

检查：H & P 评估疼痛发作情况、感觉或运动功能障碍、行走能力、尿潴留或尿失禁、排便失禁或便秘。进行详细的体格检查，触诊有症状的部位、软组织扩张程度、与周围神经血管的关系结构、肢体功能状态、肢体水肿、肌力、活动范围和原发部位的评估。

1. 影像学检查：附肢骨转移最好使用从关节到关节的整个受累骨骼的 X 线进行评估（敏感性最低但特异性最高）：可以评估骨结构的完整性、受累程度，评估病理性骨折和发生骨折的风险。小的病变很难用 X 线检查评估，因为必须 30%~50% 的骨矿物质消失才能被影像所见，并且转移早期通常发生在骨髓质，后期才累及骨皮质。骨扫描（^{99m}Tc）是骨转移的首选检查方式，尤其是在怀疑前列腺癌的情况下；摄取增加是成骨活性的指标（但当骨溶解占主导地位时检查效果较差）。骨骼检查可能有助于发现骨溶解占主导地位的骨转移情况，如多发性骨髓瘤。CT 比 X 线更敏感，可能有助于评估病理性骨折风险或指导肿瘤活检。MRI 是最敏感的检查（MRI 检出率为 91%~100%，而骨扫描为 62%~85%），在评估神经血管压迫和骨髓受累方面最有用，尤其是对椎体的检查（在 T_1 加权成像和 STIR 序列中最明显）。对于腰椎转移的患者，颈椎/胸椎无症状同时转移的风险很大，因此，需要进行完整的脊柱成像。PET-CT 极为敏感，可用于检测溶骨性骨转移。代谢率较低的肿瘤（如前列腺癌）在 FDG-PET 上通常不明显；对于检测成骨性骨转移，其敏感性低于骨扫描（^{99m}Tc）[4]。前列腺癌成像的最新进展包括氟环己酮（F-18）PET 和 PSMA-PET[5]。

2. 组织活检：既往诊断为转移性骨肿瘤或需要治疗的病理性骨折患者可能不需要组织活检。无癌症病史或首次转移复发的孤立性骨肿瘤患者需要进行组织活检，首选 CT 引导下的针刺活检。

预后因素：取决于组织学情况和转移病变的程度范围。

治疗模式

1. 手术固定：骨折风险评估非常重要，手术是预防或治疗病理性骨折的手段。溶骨性骨转移和成骨性骨转移均降低骨强度。通常认为，皮质受累 ≥ 2~3 cm 或骨宽度达到 50% 的溶骨性破坏有发生骨折的风险。12 分制量表的 Mirels 骨转移病理骨折风险评分系统通常用于预测骨折风险[6]（表 67.1）。预防性固定的其他情况：所有因负重而加剧的显著功能性限制性疼痛的病变，或放疗失败并持续疼痛的患者。脊柱转移患者也有发生椎体压缩性骨折（VCF）的风险。脊柱肿瘤不稳定评分（SINS）用于预测在放疗前需要手术固定的患者[7]。连续椎体病变（枕骨至 C_2、C_7~T_2、T_{11}~L_1 和 L_5~S_1）、脊柱运动或负重时疼痛且卧位时缓解、椎体半脱位/平移、椎体塌陷 > 50% 和（或）双侧脊髓后外侧受累的患者 SINS 评分较高。

表 67.1　Mirels 骨转移病理骨折风险评分系统

部位	上肢	下肢	转子周围
疼痛程度	轻度	中度	重度
影像学性质	成骨性	混合性	溶骨性
皮质大小	< 1/3	1/3~2/3	> 2/3

注：股骨近端小转子处病变、肱骨近端病变、乳腺癌、未应用双磷酸盐类药物、骨质疏松症，则加 1 分。
　≤ 7 分：< 10% 骨折风险→观察。
　8 分：15% 骨折风险→考虑固定。
　9 分：33% 骨折风险→预防性固定。
　≥ 10 分：> 50% 骨折风险→预防性固定。
来源：Mirels H. Metastatic disease in long bones. A proposed scoring system for diagnosing impending pathologic fractures. Clin Orthop. 1989,(249):256-264.

　　股骨转移瘤占需要治疗的病理性骨折的 2/3。股骨颈骨折可采用全髋关节置换术（股骨头和髋臼置换）或股骨近端假体置入术治疗。股骨转子间骨折可采用切开复位内固定术治疗，无需假体（患者的步态更好）。股骨转子间区域以下的骨折可采用髓内钉治疗。在骨转移部位进行分次放疗和手术器械固定有助于确保器械的完整性，不会因疾病进展而受损。

　　2. 经皮手术：用于发生 VCF 的患者。椎体成形术是通过经皮途径将骨水泥注入椎体的手术。椎体后凸成形术是使用经皮置入的球囊装置在骨折的椎体上创建一个空腔，然后取出球囊，在空腔内放置骨水泥。椎体后凸成形术的优点是重新排列后凸脊柱。这两种手术的区别在于椎体成形术不恢复椎体的高度，而椎体后凸成形术可以恢复椎体高度并矫正后凸畸形。当椎体后壁骨折伴有明显的上下终板骨折、明显的后凸或椎管狭窄时，不能进行椎体成形术和椎体后凸成形术。椎体立体定向放射手术或分次放疗可用于控制疾病和保持椎体的稳定性。

　　3. 药物管理

　　（1）双膦酸盐：通过抑制破骨细胞介导的骨吸收、刺激成骨细胞分化和骨形成促进修复，可减少骨骼相关事件（SRE）[8,9]。唑来膦酸和帕米膦酸钠是最常见的。唑来膦酸还可诱导细胞凋亡并抑制肿瘤细胞与细胞外基质的黏附。药物的不良反应包括骨坏死（1%~2%）、低钙血症和肾功能不全。

　　（2）RANK-L 抑制剂：RANK/RANK 配体 / 骨保护素（RANK/RANK-L/OPG）通路调节破骨细胞的成熟、分化和存活，并在骨转移环境中因 RANK 表达增加而中断[10]。地舒单抗是一种结合并抑制 RANK-L 的单抗，被美国食品药品监督管理局（FDA）批准用于预防实体瘤骨转移患者的 SRE。在一项比较唑来膦酸与地舒单抗治疗乳腺癌、前列腺癌或其他实体瘤转移性骨肿瘤的 III 期试验水平的荟萃分析中得出结论，在降低首次发生 SRE 的风险、延迟首次 SRE 或恶性肿瘤高钙血症的时间方面，地舒单抗优于唑来膦酸[11]。ASCO 指南推荐并批准所有伴骨转移的实体瘤和多发性骨髓瘤患者使用骨保护剂[12-14]。

　　4. 放疗：放疗是骨转移瘤患者治疗的基石。外照射治疗（EBRT）是最常用的，但放射性药物的作用也越来越大。2017 年 ASTRO 指南建议的 EBRT 推荐剂量如下：8 Gy/1 fx，20 Gy/5 fx，24 Gy/6 fx，20 Gy/10 fx（骨髓瘤）或 30 Gy/10 fx[15]。脊柱立体定向放射手术（SRS）或骨体的立体定向放射治疗（SBRT）

可用于特殊病例。脊柱 SRS 最明确的适应证是在再治疗方案中（20 Gy/10 fx 也是一种常见的再治疗方案），最常见的分割方案包括 16~18 Gy/1 fx 或 24 Gy/1~2 fx。每次治疗剂量 ≥ 20 Gy 与 VCF 风险增加相关[16]。目前已经发布了关于确定脊柱 SRS 轮廓、术后脊柱 SRS 和疗效评估（SPINO）的指南[17-19]。对于非脊柱骨（非松质骨）转移瘤，最常见的剂量包括 12 Gy/1 fx（大小 ≥ 4 cm），16 Gy/1 fx（大小 < 4 cm）或 30 Gy/3 fx[20-21]。

操作步骤：见《放射肿瘤学治疗计划手册》，第十三章。

基于循证的问与答

◆ **对于简单的骨转移，较长的分割方案是否有好处？**

几个大型前瞻性试验（荷兰骨转移研究，RTOG 9714）以及多伦多荟萃分析显示，单次和多次分割方案在患者疼痛缓解方面没有差异。单次分割放疗后的再治疗率较高，可能是由于医生的选择[22]。值得注意的是，这些试验排除了复杂的骨转移（病理性骨折、脊髓压迫、既往放疗史）。当有病理性骨折风险时，首选多次分割放疗（荷兰研究中显示该疗法发生骨折风险较低[23]）。

Steenland, Dutch Bone Metastasis Study (Radiother Oncol 1999, PMID 10577695)：1171 例患者随机接受 8 Gy/1 fx 或 24 Gy/6 fx 的放疗。治疗后每周使用问卷进行自我评估，主要终点是疼痛评分（0~10）。71% 的患者出现了反应（两组的随访中位数为 3 周），两种治疗方案的止痛药物、患者生活质量或药物不良反应之间无差异。单次组中 25% 的患者接受再次治疗，而分次组是 7% 的患者接受再次治疗（但是单次组的再次治疗时间更短且再次治疗时的疼痛评分更低，表明可能医生更愿意再次治疗单次放疗的患者）。值得注意的是，轴向皮质受累 > 30 mm（$P=0.01$）和环向皮质受累 > 50%（$P=0.03$）是骨折的预测指标，而不是 Mirels 评分。如果这些高危患者不适合手术，则应接受分次放疗[24]。

Hartsell, RTOG 9714 (JNCI 2005, PMID 15928300)：对 898 例患有乳腺癌或前列腺癌的患者进行质子治疗，这些患者有 1~3 个骨转移疼痛部位和中重度疼痛，随机分为 8 Gy/1 fx 和 30 Gy/10 fx 两组。总体相对危险度（66%）、完全缓解率（约 15%）和部分缓解率（约 50%）在两组间无差异。30Gy/10 fx 组的 2~4 级早期不良反应（主要与胃肠道相关）更常见（17% vs. 10%，$P=0.002$）。晚期不良反应（4%）、骨折率（4%~5%）或 3 个月时的麻醉药品使用情况在两组未见差异。单次分割放疗的再治疗率更高（18% vs. 9%，$P < 0.001$）。**结论：单次 8 Gy/1 fx 的放疗与 30 Gy/10 fx 止痛效果相似，且早期不良反应较小，但再治疗率高于 30 Gy/10 fx。**

Chow, Toronto Meta-analysis (JCO 2007, PMID 17416863; Update Clin Oncol 2012, PMID 22130630)：对 5600 多例患者的 25 项姑息性放疗研究进行荟萃分析，比较单次和多次分割放疗方案。总体危险度（60% vs. 61%）、完全缓解率（23% vs. 24%）、早期不良反应或病理性骨折风险（3.3% vs. 3.0%）在两组间无差异。单次分割放疗更有可能进行再次治疗（20% vs. 8%，$P < 0.00001$）。

◆ **单次姑息放疗的最佳剂量是多少？**

基于对 24 项试验的系统回顾，发现了剂量 - 反应关系且 8 Gy/1 fx 是最佳单次剂量。

Dennis, Toronto Meta-analysis on Dose (Radiother Oncol 2013, PMID 23321492)：对 24 项试验进行系统回顾，3233 例患者随机分配到 28 个组，剂量范围为 4~15 Gy；8 Gy/1 fx 是最常用的剂量（84%），

更高的剂量产生更好的疼痛反应率。直接比较不同单次剂量的试验表明，8 Gy 在统计学上优于 4 Gy。

◆ **EBRT 的预期疼痛缓解时间是多少？ EBRT 与 SBRT 相比表现如何？**

单次或分次 EBRT 方案的疼痛缓解中位时间约为 3 周[24-25]。然而，根据 TROG 96.05 研究，单次方案的疼痛控制持续时间似乎低于分次方案（2.4 个月 *vs.* 3.7 个月，$P=0.056$）[26]。最新的数据表明，40% 的患者在 10 天内疼痛缓解，这表明即使在预期生存率较低的患者中，姑息性放疗也是有效的[27]。对于脊柱转移性肿瘤，EBRT 和 SRS 之间的疼痛缓解时间似乎相似，但 SRS 的 CR 率更高。

◆ **什么是爆发痛？发生率是多少？在脊柱 SRS 中表现如何？**

爆发痛是放射部位骨痛的暂时恶化，通常发生在放疗后的最初几天，疼痛持续 1~2 天；80% 的爆发痛发生在放疗后的前 5 天，少数发生在第 5 天至第 10 天之间。接受放疗的患者中，40% 患者可能在放疗后的前 10 天内出现爆发痛[28]。在脊柱 SRS 中，爆发痛的发生率各不相同，据报道根据 SRS 治疗剂量的不同，其发生率为 15%~70%[24]。爆发痛可以通过短期的类固醇激素治疗或预防[29]。

◆ **骨科稳定术后放疗的作用是什么？**

放疗通过治疗残余转移性病变，促进骨再矿化和骨愈合，缓解疼痛，改善功能状态，并降低随后发生病理性骨折或固定失败的风险。它还减少了二次手术的需要，与延长患者生存期有关[30-31]。缺点包括对未受累骨骼和术后伤口愈合的潜在影响。如果植入了假体，通常整个假体都需要治疗。放疗通常在术后伤口愈合后 2~4 周内开始。由于单次治疗的数据有限，最佳剂量和分次尚不清楚，因此通常推荐剂量为 30 Gy/10 fx。

◆ **骨转移再治疗的证据是什么？**

约 20% 的患者需要行骨转移瘤再治疗。再治疗是可行的，可使 50%~60% 的患者缓解疼痛[32-33]。建议在初次放疗后至少 4 周考虑再照射，以使初始治疗产生完全反应。对于无并发症的转移瘤，单次放疗似乎与分次放疗方案具有相似的疗效。值得注意的是，先前放疗反应良好的患者对再照射有较高的反应机会。

Chow, NCIC SC 20 (Lancet Oncol 2014, PMID 24369114)： 先前接受过放疗的疼痛性（使用简短疼痛量表 ≥ 2）骨转移瘤患者的随机对照试验，将 425 例患者随机分成 8 Gy/1 fx 和 20 Gy 分次放疗两组。主要终点为 2 个月时的疼痛反应。2 个月时的总体疼痛反应在 8 Gy/1 fx 组为 28%，在 20 Gy 组为 32%。在 20 Gy 组中，发生食欲不振和腹泻在内的不良反应更严重。**结论：8 Gy/1 fx 对疼痛性骨转移瘤的再照射效果优于 20Gy，且毒性更小。**

◆ **半身照射的作用是什么？**

半身照射可能适用于患有广泛骨肿瘤的患者。尽管单次和多次给药方案已有报道，但尚未以随机试验方式进行比较。当没有放射性药物或有禁忌证时，通常使用半身照射。利用扩展的 SSD 技术，照射野匹配于脐部或腰 4/5。为了将肺部放疗剂量限制在 6~7 Gy，可能需要使用肺阻断剂。通常，上半身使用 6 Gy/1 fx，下半身使用 8 Gy/1 fx。可选剂量包括 15 Gy/5 fx 或 20~30 Gy/8~10 fx，每周 3 次。通常另一半身体在 6~8 周后再次进行治疗。

◆ 放射性药物在治疗广泛骨转移瘤中的作用是什么？

放射性药物是通过静脉注射给药并定位于成骨细胞活跃部位的具有放射活性的药物，可以在多个疾病部位同时给予剂量。最常用的同位素是 β- 放射体（^{89}Sr、^{153}Sm、^{53}P）和 α- 放射体（^{223}Ra）。β- 放射体的应答率约为 60%~70%，完全应答率约为 20%。钐（^{153}Sm）相对于锶（^{89}Sr）的主要优点是半衰期明显较短（1.5 d vs. 50.5 d）。其主要毒性是骨髓抑制，^{89}Sr 可延长其毒性，但通常在 3~4 周时毒性降至最低，^{153}Sm 在 6~8 周可恢复。近来 ^{223}Ra 获得了较好的研究结果（见下文），具有高线性能量传递（LET）和短距离（在骨骼和软组织中为 10 μm）的优势。

Parker, ALSYMPCA (NEJM 2013, PMID 23863050; Update Sartor Lancet Oncol 2014, PMID 24836273)：921 例转移性（> 2 个骨转移且无已知的内脏转移）去势抵抗性前列腺癌患者（根据既往多西他赛使用情况分层）接受 PRT，随机（按 2∶1 比例）接受 6 次静脉注射 ^{223}Ra（50 kBq/kg，每 4 周）或安慰剂。^{223}Ra 组的 OS 有所改善（14.9 个月 vs. 11.3 个月）。研究还评估了首次发生 SRE 的时间，定义为开始放疗或脊髓压迫的时间。与安慰剂组相比，^{223}Ra 组至首次 SRE 的时间改善（15.6 个月 vs 9.8 个月）。既往使用多西他赛与 ^{223}Ra 的疗效无关[34]。^{223}Ra 治疗组的不良事件发生率低于安慰剂组，且很少发生 3~5 级血液学毒性。

◆ **SBRT 可以比 EBRT 更有效地缓解骨转移的疼痛吗？**

Nguyen, MDACC (JAMA Oncol 2019, PMID: 31021390)：Ⅱ期非劣效性随机对照试验，160 例疼痛性骨转移患者随机接受 SBRT（12 Gy 用于 ≥ 4 cm 病灶，16 Gy 用于 < 4 cm 病灶；预防性应用地塞米松）与 EBRT 30 Gy/10 fx（无预防性应用地塞米松）治疗。SBRT 组在 2 周（62% vs. 36%，P=0.01）、3 个月（72% vs. 49%，P=0.03）和 9 个月（77% vs. 46%，P=0.03）时有更多的疼痛缓解（主要终点为 CR 或 PR）。治疗毒性两组间无差异。SBRT 组的 1 年 PFS 为 100%，EBRT 组为 91%（P=0.01）。亚组分析表明，16 Gy SBRT 组有最高且最持久的疼痛缓解率。结论：在疼痛控制和局部进展的时间方面，**SBRT 不劣于 EBRT**，并且 SBRT 在 2 周、3 个月和 9 个月时有更高的疼痛缓解反应。注：由于癌症死亡导致患者的失访率高，并非所有时间点都有显著差异（即 1 个月和 6 个月）。

◆ **脊柱 SRS 在脊柱转移中的作用是什么？**

脊柱 SRS 是一种高度适形的治疗技术，可以在治疗靶区内增加剂量，不会超过脊髓耐受能力。剂量增加可以提高疼痛缓解率和延长疼痛控制时间。这对放疗抵抗或既往放疗后复发的患者十分有效。回顾性研究表明，脊柱 SRS 的局部控制率在 85%~90%，疼痛控制率极佳[35]。脊柱 SBRT 后疼痛发生风险约为 15%，并可通过短疗程的类固醇激素进行充分治疗[36]。新发或进行性 VCF 的风险也约为 15%，且随着剂量 ≥ 20 Gy 和次数而增加[16]。RTOG 0631 和 SC. 24 的初步结果显示，与 EBRT 相比，SRS 的总体疼痛缓解率没有差异，但脊柱 SRS 的疼痛完全缓解率确实更高。

Ryu, RTOG 0631 (ASTRO 2019, Plenary Session PL-01)：随机多中心 Ⅱ/Ⅲ 期研究，339 例 1~3 个部位的脊柱转移性肿瘤患者，以 2∶1 的比例随机接受 SBRT 组 16 Gy/1 fx 或 18 Gy/1 fx，EBRT 组 8 Gy/1 fx 治疗，范围为受累椎体水平 + 上下各一个椎体。允许硬膜外延伸至与脊髓分离 ≥ 3 mm。主要终点：疼痛控制 [治疗后 3 个月，治疗部位的疼痛评分（NRPS）改善 3 分]。SRS 组（–3.00 分）

和 EBRT 组（—3.83 分）的疼痛评分无显著差异，疼痛缓解的患者比例也无显著差异（SBRT 40% *vs.* EBRT 58%，*P*=0.99）。结论：**SBRT 在脊柱转移肿瘤疼痛缓解方面并不优于 EBRT。**

Sahgal, CCTG SC.24 (ASTRO 2020, Late Breaking Abstract 2)：随机多中心 II/III 期研究纳入 229 例连续脊柱转移节段 ≤ 3 的患者，随机（1∶1）接受 SBRT 24 Gy/2 fx 与 EBRT 20 Gy/5 fx。主要终点：治疗后 3 个月的疼痛完全缓解率。MFU 6.7 个月。在 3 个月时，SRS 组的疼痛完全缓解率高于 EBRT 组（36% *vs.* 16%，*P* < 0.001）。这一差异在 6 个月时保持不变（33% *vs.* 16%，*P*=0.004）。结论：**SRS 比 EBRT 具有更高的疼痛完全缓解率。**

第六十八章　恶性肿瘤引起的脊髓压迫症

Camille A. Berriochoa, Bindu V. Manyam　著

侯光营　译

袁香坤　校

概述：恶性肿瘤引起的脊髓压迫症（mSCC）被认为是一种肿瘤科急症，定义为影像学上任何继发于硬膜外或脊髓内的恶性肿瘤引起的脊髓或马尾神经的压迫。最常见的症状是疼痛。症状的严重程度因压迫的程度而异，可从无症状到明显的截瘫，这可能是可逆的或不可逆的。最初的治疗药物通常包括类固醇激素（如地塞米松 10 mg 负荷剂量，每 6 小时 4 mg）。mSCC 的治疗应进行手术评估，如果需要手术干预，术后应进行放疗，通常为术后 2~4 周进行放疗，剂量为 30 Gy/10 fx。如果不需要手术干预，通常标准的常规分割放疗剂量是 30 Gy/10 fx 或 20 Gy/5 fx。立体定向放疗的使用多用于再照射，并在没有脊髓压迫的情况下成为非紧急治疗脊髓转移的一个发展领域。

流行病学：在癌症患者中，mSCC 的年发病率为 2.5%~3.4%，从胰腺癌的 0.2% 到多发性骨髓瘤的 8% 不等。mSCC 的大多数病例是由肺癌、乳腺癌和前列腺癌引起的，以多发性骨髓瘤、淋巴瘤和前列腺癌的发病率最高[1,2]。在儿童患者中，5% 的癌症患者存在 mSCC，最常见的原因是尤文肉瘤和神经母细胞瘤[3]。

解剖学：在成人中，脊髓压迫从枕骨大孔延伸到 L_1~L_2；在儿童中，脊髓延伸得更低（L_2~L_4）。硬膜囊包围着脊髓和 31 个神经根，后者分别为颈神经根（8）、胸神经根（12）、腰神经根（5）、骶神经根（5）和尾神经根（1）。骶神经根 S_3~S_5 起源于脊髓的终末段，称为脊髓圆锥。终丝是一种薄的结缔组织丝，起源于脊髓圆锥，与尾骨骨膜融合。马尾神经定义为位于 L_1/L_2 至 S_2 的腰骶神经根[4,5]。脑膜从内到外，由软脑膜、蛛网膜和硬脑膜组成。硬膜外间隙位于硬脑膜表面，含有脂肪和静脉丛。脊髓的灰质由前部的下运动核和后部的感觉核组成。脊髓白质由背侧柱（本体感觉）、外侧脊髓丘脑束（疼痛、温度）、脊髓丘脑腹侧束（触感）、前皮质脊髓束（轴向肌肉组织）和外侧皮质脊髓束（四肢）组成。

病理学：mSCC 发病主要有两种机制：通常由椎体引起的外部压迫（更多见于骨的血管播散）和髓内转移引起的内部压迫。硬膜外静脉丛的阻塞先导致脊髓白质的血管源性水肿，然后是脊髓灰质水肿，如果不接受治疗，最终会导致脊髓梗死。

临床表现：背痛是最常见的临床表现，发生在 83%~95% 的病例中，通常最明显的是在夜间或清晨发作，因为此时类固醇激素分泌量是最少的 [6,7]。背痛通常比神经系统症状早几周出现。据统计，60%~85% 的患者出现肌力减退，48%~77% 的患者不能活动。感觉异常症状约占 50%，可根据位置描述为"带状"或"鞍状"麻痹或感觉异常 [8]。体格检查结果可能包括上运动神经元综合征、反射亢进、巴宾斯基征和下运动神经元综合征、肌力减退和反射丧失。

脊髓综合征

1. 脊髓横断：所有感觉模式（本体感觉、振动、触觉）的丧失，以及横断水平以下的肌力减退和肠或膀胱功能障碍。

2. 腹带综合征：疼痛和体温感觉丧失。

3. 背索综合征：本体感觉和振动的丧失，肌无力、共济失调。

4. 马尾神经损伤：为神经根病，表现为腿部无力和感觉丧失、鞍座麻痹、尿失禁、大便失禁或者尿潴留。肠或膀胱功能障碍是一种晚期表现，可出现在高达 50% 的患者中 [7]。

检查：全面的体格检查，重点是神经系统检查。

1. 影像学检查：整个脊柱的平扫或者强化 MRI 检查。如果 MRI 不可及，CT 脊髓造影在诊断脊髓压迫症的敏感性和特异性方面和 MRI 是相似的 [9]。

2. 活检：适用于非手术患者和有未确诊的原发癌症、寡转移或原发病变与脊柱病变之间病理不一致的患者。

预后因素：诊疗模式的确定需要综合评估患者的神经、肿瘤和全身状态，以确定最佳的管理策略 [10]。硬膜外脊髓压迫量表是一个基于 6 种情况的分级系统，可以量化脊髓或鞘膜囊压迫的程度和帮助医师确定治疗方案。0 级：仅骨性疾病。1a 级：硬膜外受侵，硬膜囊无变形。1b 级：硬膜囊变形，无脊髓受侵。1c 级：硬膜囊和脊髓受侵，但无脊髓受压。2 级：脊髓受压，但脊髓周围可见脑脊液。3 级：脊髓受压，脊髓周围未见脑脊液 [11]。

治疗模式：

1. 药物治疗：早期开始使用大剂量类固醇激素是 mSCC 的标准治疗方法。通常情况下，患者首剂服用 10 mg 地塞米松，然后是 4 mg/6 h。几项评估类固醇激素剂量升级是否获益的研究表明，对照剂量 96~100 mg 相比 10~16 mg，剂量增加没有对疼痛控制、行走率或神经异常带来获益，但观察到更高的剂量提高了严重不良反应的发生率，如胃溃疡穿孔、精神异常和感染相关的死亡 [12-14]。类固醇激素减量的持续时间应根据症状的严重程度、临床反应和其他治疗方案的应用情况而定。如对于化疗敏感的疾病（淋巴瘤、尤文肉瘤、生殖细胞瘤、神经母细胞瘤），应考虑化疗。

2. 手术治疗：脊柱的稳定性是评估进行手术的一个重要决策点。在脊柱不稳定的情况下，脊柱不稳定的程度、神经系统症状和疾病的位置决定了术式。经皮椎体成形术或椎体后凸成形术是对肿瘤未突破椎体前缘患者的微创手术。脊柱不稳定肿瘤评分（SINS）考虑了 6 个不同的临床和影像学表现因素，＞7 分值得手术会诊 [15]。手术的益处在于快速缓解脊髓压迫。在组织学诊断未知、既往接受放疗的部位和神经系统症状对类固醇激素反应不佳或进行性加重时，手术可以进行考虑。术后恢复行走能力的概率在 70%~90%，手术并发症和死亡率在 5%~10%[16,17]。各种手术方案详见表 68.1。

表 68.1　mSCC 的手术选择

手术类型	椎体切除术	椎板切除术	分离手术	椎体成形术	后凸成形术
术式	通过开胸术或腹膜后入路切除椎体。考虑锥体愈合，放疗延迟至术后 6 周	切除椎体后弓（不清楚与单纯放疗相比是否会增加益处，并可能使脊柱不稳定）[18]	去除部分骨组织和内固定以增加肿瘤和脊髓 / 鞘囊之间的距离	透视下将骨水泥置入塌陷的椎体	经球囊扩张椎体后凸成形术，球囊使椎体距离拉开到合适高度，并置入骨水泥
适宜人群	良好的预期寿命和症状轻微的患者（详见 Patchell 研究）[17]	椎体后部疾病向前延伸者	最常用于为辅助 SRS 创造足够的安全边界	患者有脊柱不稳定但没有向前压迫脊髓	—

3. 放射治疗

（1）**外照射放疗（EBRT）**：适应证包括不适合手术的患者，以及术后的情况（通常为术后 2~4 周进行，但椎体切除术后除外，需要 6 周的组织愈合时间）。放疗的目的是缓解疼痛和控制局部肿瘤，以预防或减轻神经功能障碍。研究表明，放疗后患者的疼痛程度改善了 70%，局部控制率 > 75%[19]。通常放疗剂量为 30 Gy/10 fx、20 Gy/5 fx 和 8 Gy/1 fx。对于放疗敏感的肿瘤，如多发性骨髓瘤，20G y/10 fx 可能是合适的[20]。一系列研究显示，放疗后 67%~82% 的患者保留了行走能力，约 1/3 的不能行走患者在放疗后恢复了行走能力[19,21]。对预期寿命较长的患者，再程放疗考虑更低的剂量和分割方式或者立体定向放疗。放疗的不良反应取决于所治疗的脊柱的位置和长度，可包括黏膜炎、吞咽困难、恶心、腹泻和细胞数减少。

（2）**立体定向放疗**：由于肿瘤靠近脊髓和治疗准备时间过长，通常不适用于脊髓压迫症患者的治疗。立体定向放疗最明确的适应证是需再程放射治疗患者，但有放射抵抗、无症状 / 轻微症状或手术后有大体积肿瘤残留的患者也可能受益。禁忌证包括明显的硬膜外狭窄（脊髓和病变边缘之间的距离 > 3 mm 是理想的）。即使在放疗抵抗的患者中，也观察到 > 85% 的长期疼痛控制率[22]。立体定向放疗的剂量包括：16~18 Gy/1 fx、24 Gy/1 fx、30 Gy/5 fx[23]。不良反应包括急性疼痛发作（15%）、疲劳、恶心、腹泻、椎体骨折、脊髓损伤（< 1%）[24]。

（3）**步骤**：见《放射肿瘤学治疗计划手册》，第十三章[25]。

基于循证的问与答

◆ **除了放射治疗外，手术减压的价值是什么?**

患者除放疗外还进行手术（椎体切除术）可改善 < 48 小时截瘫患者的中位生存率、下床活动率，延长下床活动时间，恢复行走能力，在住院时间方面没有差异。

Patchell (Lancet 2005, PMID 16112300)：研究纳入了 101 例预期寿命 > 3 个月的癌症患者。符合条件者：局部 MRI 证实脊髓受侵，至少有一个神经系统体征或症状，截瘫 < 48 小时。患者随机接受术后

放疗（30 Gy/10 fx）、单纯放射治疗。手术方式主要是椎体切除术。研究将淋巴瘤、骨髓瘤、白血病和生殖细胞肿瘤排除在外。主要终点是步行能力（在有或没有拐杖的情况下至少行走四步）。次要终点是尿失禁、肌力、功能状态、是否需要类固醇激素/阿片类药物、OS（试验结果见表68.2）。值得注意的是，单纯放射治疗组有 20% 的患者临床病情恶化，需要手术治疗。

表 68.2　mSCC 的 Patchell 试验结果

组别	主要研究终点：治疗结束后的步行能力恢复率	主要研究终点：可离床活动的持续时间	次要研究终点：中位生存时间	行走能力恢复率	住院时间
手术 + 放疗	84%	122 d	126 d	62%	10 d
仅放疗	57%	13 d	100 d	19%	10 d
P	0.001	0.003	0.03	0.01	—

◆ **是否有一种理想的剂量 / 分割方案用于 mSCC？**

典型的剂量和分割方式包括 20 Gy/5 fx 和 30 Gy/10 fx；然而，在前瞻性随机试验中，尚未确定关于疗效和毒性的最佳方案，一些试验支持单纯局部进行 EBRT。因此，临床决策应包括患者的预后、功能状态、疾病负荷、组织学、未来的治疗计划和患者的依从性。

Thirion, ICORG 05-03 (BJC 2020, PMID 32157242)： 一项涉及 73 例患者的Ⅲ期非劣效性随机对照试验，比较了未进行手术干预的 mSCC 患者进行 10 Gy/1 fx 和 20 Gy/5 fx 的放疗后的疗效。血液系统和生殖细胞肿瘤不纳入研究内容。主要终点通过改良的 Tomita 评分进行评价，即 5 周时的活动变化（有三种可能的评分：1=无辅助，2=有辅助行走，3=卧床）。患者的中位年龄为 69 岁，KPS 为 70 分，60% 为男性；34% 前列腺癌，26% 乳腺癌，10% 肺癌；71% 患者有胸椎病变，20% 患者有腰椎病变。中位随访时间为 5.6 个月。单次放疗组 Tomita 评分的平均变化为 –0.06，多次放疗组的为 –0.3，符合预定义的非劣效标准。膀胱功能及纤维化方面无差异（单次放疗后 6.6 个月对比多次放疗后 6 个月）。2~3 级早反应和晚反应方面也没有差异，单次放疗组为 11%，多次放疗组为 26%（$P=0.069$）。**结论：在保留行动能力方面，10 Gy/1 fx 不劣于 20 Gy/5 fx 的放疗方式。**

Hoskin, SCORAD III (JAMA 2019, PMID 31794625)： 一项涉及 686 例患者的随机对照试验，比较了 8 Gy/1 fx 和 20 Gy/5 fx 的放疗方式对 mSCC 的疗效。符合条件者：经 MRI/CT 扫描证实，脊髓或马尾神经（C_1~S_2）受压，可在单个射野下治疗，预期寿命 > 8 周，既往没有在同一区域进行放疗。主要终点为 8 周时的活动状态，从 1~4 级进行评价，1~2 级定义为可以步行。73% 的患者为男性；平均年龄为 70 岁；44% 为前列腺癌，19% 为肺癌，12% 为乳腺癌。第 8 周的行动能力为 1~2 级的情况：单次照射组患者为 69%，多次照射组患者为 73%（$P=0.06$）。单次照射组 12 周 OS 为 50%，多次照射组为 55%。**结论：8 Gy/1 fx 的放疗方式不满足 8 周时主要研究终点的非劣效性标准，置信区间的下限与劣效性重叠，因此这一发现的临床意义尚不清楚。**

Rades (JCO 2016, PMID 26729431)： 该研究是对 203 例中度至较差预期寿命的 mSCC 患者进行放

射治疗的非劣效性研究，患者随机接受剂量为 20 Gy/5 fx 和 30 Gy/10 fx 的放疗。主要终点为 1 个月的整体反应，定义为运动缺陷的改善或无进一步进展（试验结果见表 68.3）。**结论：对于中度至较差预期寿命的患者，20 Gy/5 fx 的疗效并不低于 30 Gy/10 fx。**

Maranzano (JCO 2005, PMID 15738534)： 研究将 300 例 mSCC 患者随机分为单疗程放疗组（16 Gy/2 fx，间隔 6 天）和分疗程放疗组（15 Gy/3 fx → 4 天休息→ 15 Gy/5 fx；2 周共 30 Gy/8 fx）。约 60% 的患者背部疼痛得到缓解，约 70% 的患者能够行走，约 90% 的患者膀胱功能良好，OS 和毒性均相当。**结论：两种低剂量分割放疗方案都是有效的，毒性可接受。**

表 68.3　Rades 随机试验的结果

组别	整体运动功能恢复率	步行能力恢复率（1 个月时）	局部 PFS（6 个月时）	生存率（6 个月时）
20 Gy/5 fx	87.2%	71.8%	75.2%	42.3%
30 Gy/10 fx	89.6%	74.0%	81.8%	37.8%
P	0.73	0.86	0.51	0.68

◆ **立体定向放疗比常规放射治疗在 mSCC 患者中是否更优？**

对于真正的脊髓压迫症患者，立体定向放疗的作用是有限的，因为立体定向放疗需要制订放疗的准备时间和 ≥ 3 mm 的安全距离。目前的文献表明，立体定向放疗对局部控制率是获益的，尽管这主要是回顾性的研究。RTOG 0631 研究比较了两种方法中患者报告的疼痛结果。然而，该研究排除了脊髓/鞘囊分离 < 3 mm 的患者。关于脊柱立体定向放疗的详细信息见第六十七章。

第六十九章 上腔静脉综合征

Kailin Yang, Gregory M. M. Videtic 著

崔芒芒 译

袁香坤、侯光营 校

概述：上腔静脉综合征是临床上一种紧急的情况，但只有出现临床上有严重的气道、神经系统或血流动力学损害时才为急症。治疗决策最好根据患者的临床表现、潜在的肿瘤组织学和总体分期来决定。在相同的分期和组织学条件下，伴有上腔静脉综合征患者的预后并不比无上腔静脉综合征的患者差。在病情稳定的患者中，最好对他们完成分期和详细检查。当需要紧急干预时，经皮血管内支架置入术可以最快速地缓解病情。在美国，最常出现上腔静脉综合征的恶性肿瘤有非小细胞肺癌、小细胞肺癌和淋巴瘤。总的来说，60%~80% 的患者在 2 周内对化疗或放疗有获益表现（常见治疗方法见表 69.1）。

表 69.1 上腔静脉综合征的常见治疗方法

支持疗法	头部抬高，高流量吸氧。使用类固醇激素（数据尚不清楚，可能掩盖疾病诊断）和（或）利尿剂
CHT	可考虑作为小细胞肺癌、淋巴瘤、生殖细胞肿瘤的初始治疗
RT	在有临床适应证的前提下确定疗程，考虑在紧急情况下进行超分割放射治疗。姑息性放疗作为除小细胞肺癌、淋巴瘤或生殖细胞肿瘤以外的晚期／急诊患者的初始治疗
经皮血管内支架置入术	如果需要快速缓解症状，或不能耐受肿瘤相关治疗，或以前的治疗方法无效的情况

流行病学：基于病因学生存分析，在美国，每年大约有 15 000 例伴有上腔静脉综合征的患者[1]。

解剖学：上腔静脉的血流量占静脉回流总量的 1/3，包括来自头部、手臂以及纵隔在内的上躯干的血流量（表 69.2）。它含有低压血流，壁薄易于变形。头臂（无名）静脉从胸骨角开始汇合形成上腔静脉。上腔静脉沿升主动脉右侧向下延伸，并汇入右心房。奇静脉在心包反射的上方由后方进入上腔静脉。当阻塞时，血液会通过侧支血管，包括内乳静脉、肋间静脉、食管静脉、胸外侧静脉、脐旁静脉和奇静脉，最终到达下腔静脉。

表 69.2　纵隔解剖

	界限	内容物	恶性上腔静脉综合征常见病种
上纵隔	胸腔入口下方 从 T_1 到胸骨角与 T_4 到 T_5 之间的平面以上	胸腺、气管、上腔静脉、主动脉弓、食管、淋巴结	NHL、肺癌、胸腺瘤、胸腺癌、甲状腺癌、生殖细胞肿瘤
前纵隔	心包和胸骨之间	胸腺、脂肪、淋巴结	NHL、HL、甲状腺癌、胸腺瘤、生殖细胞、肿瘤、转移瘤
中纵隔	T_5~T_8 之间的心包及其内容物	心脏、肺、大血管（包括远端上腔静脉）、主支气管、淋巴结	NHL、肺癌、肉瘤、胸腺瘤、畸胎瘤、间皮瘤
后纵隔	心包和脊柱之间，下界到 T_{12} 水平	食管、降主动脉、胸导管、奇静脉、淋巴结	NHL、神经鞘肿瘤、嗜铬细胞瘤、神经节 / 神经母细胞瘤

病理学：既往认为，上腔静脉综合征与未经治疗的感染有关，如结核、梅毒，或与主动脉瘤有关。随着高级抗生素的应用，恶性肿瘤引发的上腔静脉综合征现今已占 70%~90% 的病例[1-3]。常见的恶性病因包括非小细胞肺癌（50%）、小细胞肺癌（25%）、非霍奇金淋巴瘤（12%）、转移瘤（9%）、生殖细胞瘤、胸腺瘤等。相比非小细胞肺癌患者的 2% 的发病率，小细胞肺癌中该病更为常见，为 10%。总体而言，2%~4% 的原发性肺癌患者在疾病进程中会出现上腔静脉综合征[1,4,5]。其他良性病因包括血栓形成（与血管内支架相关）、甲状腺肿、放疗后纤维化、心力衰竭和主动脉瘤。纤维性纵隔炎常伴有肉芽肿性疾病，需要活检确认。

临床表现：症状的严重程度与上腔静脉阻塞的程度和时间以及代偿情况相关。呼吸困难和面部 / 颈部肿胀是最常见的临床表现。以临床症状为特征的医疗紧急情况，包括气道阻塞、神经系统损害或血流动力学不稳定（表 69.3 中关于上腔静脉综合征 4 级的定义）[6]。前倾或仰卧通常会加重症状。1/3 的患者超过 2 周会出现症状[1]。大多数情况下，症状会在几周内逐渐恶化。随着时间的推移，由于侧支血管的形成，病情会好转。

表 69.3　上腔静脉综合征建议评分系统[6]

分级	类别	发生率	定义
0	无症状的	10%	无症状，影像学提示的上腔静脉阻塞
1	轻微的	25%	头颈部水肿、血管扩张、发绀
2	中度的	50%	头颈部水肿并伴有相关症状（吞咽困难；咳嗽；头部、下颌或眼睑的轻度或中度运动障碍；视力受损）
3	严重的	10%	轻度、中度脑水肿（头痛、头晕）；喉水肿，或心脏代偿功能降低（体位改变后晕厥）
4	危及生命的	5%	脑水肿伴精神混乱或昏迷；喉部水肿伴喘鸣，或明显血流动力学改变
5	危及生命的	< 1%	死亡

检查：病史询问和体格检查的重点为判断是否存在既往恶性肿瘤、凝血功能障碍、血管内手术或肉芽肿性疾病等危险因素。

1. 影像学：胸片、胸部 CT 注射造影剂观察侧支血管情况 [7,8]。超声评估血栓。

2. 步骤：活检（经支气管镜 CT 引导下纵隔切开术或胸腔穿刺术）[9,10]，然后根据组织学诊断进一步检查。

预后因素：预后由多种因素决定。与上腔静脉相关的特定不良因素包括脑水肿、喉水肿、低血压、晕厥、头痛。与不伴有上腔静脉综合征的患者相比，上腔静脉综合征并不能预测对治疗敏感的肿瘤患者的预后不良 [11-16]。

自然病史：上腔静脉梗阻后，中心静脉压升高（为 2~8 mmHg 至 > 20 mmHg），静脉血流通过侧支循环分流 [7,17,18]。奇静脉连接处以上阻塞引起头、颈、臂静脉充血；其下水平的阻塞将导致胸腹部静脉扩张。喉部水肿可导致呼吸困难、喘憋、咳嗽、吞咽困难 [6]。症状与发病时间有关，发病时间的延长会导致侧支循环的建立。随着后续侧支循环的建立，心输出量的降低会得以改善。

治疗模式

1. 支持疗法：抬高头部，吸氧。尽管相关数据还不清楚，地塞米松可能有助于减轻脑水肿或用于治疗对类固醇激素有效的恶性肿瘤（淋巴瘤）。关于 107 例类似患者的单臂回顾性研究显示，使用类固醇激素、利尿剂或均不使用，症状改善是相似的（84%），因而利尿剂的作用尚不清楚 [19]。

2. 手术：手术在上腔静脉综合征中的应用尚无共识，但在恶性肿瘤的管理中可以考虑。切除术或旁路移植术一般用于能手术治疗的肿瘤（如胸腺瘤）和有进行性或持续性症状（> 6 个月）的患者。常见的手术入路是胸骨切开或开胸切除，和（或）重建上腔静脉 [20-22]。

3. 化疗：对化疗敏感的肿瘤如小细胞肺癌、生殖细胞肿瘤或淋巴瘤，化疗通常是首选的初始治疗方案。化疗有效者可以为后续的分期和放疗提供时间窗。化疗药物的选择应根据病理结果而定。在一项对 46 例患者研究的系统回顾中，77% 的小细胞肺癌患者症状缓解，平均时间为 7~14 天。

4. 放疗：对于姑息性放疗，放疗剂量从 10 Gy/1 fx 到 30 Gy/10 fx 可能是合理的，这取决于患者的功能和疾病状态 [23]。紧急但仍可治愈的患者可能受益于更高的剂量（3~4 Gy/fx），2~3 天后症状缓解后可使用标准剂量 1.8~2 Gy/ 次，总剂量基于组织学和治疗目的而定。上腔静脉综合征的症状可在 72 小时内明显缓解，但也可能长达 4 周 [5]。5%~20% 的患者没有从放疗中获益。在那些对放疗有效的患者中，约 20% 将出现复发性梗阻 [16]。上腔静脉部分阻塞的患者也可能出现症状缓解 [24]。根据对 24 项 CHT/RT 研究的分析，放疗不会导致症状恶化 [5,25]。

5. 经皮血管内支架置入术：经皮血管内支架置入术是上腔静脉综合征最快速的治疗方法 [5]。在出现严重症状如气道受损或脑水肿时，以及不能耐受肿瘤相关治疗或对放化疗不敏感时应放置支架。症状改善率为 75%~100%，支架通常在 48~72 小时内进行。并发症发生率为 3%~7%[1,26,27]。一项来自日本的小型Ⅲ期研究（32 例患者）表明，与其他治疗方法相比，经皮血管内支架置入术具有显著的优势 [28]。早期并发症包括感染、肺栓塞、支架移位、血肿、出血以及罕见的上腔静脉穿孔 / 破裂。晚期并发症包括抗凝引起的出血（1%~14%）或死亡（1%~2%）和血管再闭塞导致的支架失败[29]。相对禁忌证包括无症状以及无法平躺患者。

基于循证的问与答

◆ 先检查后治疗安全吗？

是的，除非出现需要紧急治疗的症状（如气道受损、脑水肿）。有涉及107、63和249例上腔静脉综合征患者的三个独立研究表明，并没有因为检查的进行导致上腔静脉综合征的治疗延误而引起严重并发症[2,19,30]。

第七十章　姑息性放疗

Matthew C. Ward, Justin J. Juliano　著

韩美芳　译

袁香坤、侯光营　校

姑息性放疗的目标是提高生活质量，最常应用于生活质量无法合理提高的患者。姑息性放疗应将重点放在短程治疗上，也就是用没有太大风险的简便方式，以较低的费用在短期内完成[1]。一旦偏离这些重点，则可能会给在艰难时期的患者带来不必要的负担。

无法治愈的头颈部肿瘤的姑息性放疗

即使是因身体状态不佳、有晚期并发症和（或）转移性疾病而不能进行积极治疗的患者，局部区域性疾病也会让患者感到痛苦。疼痛、吞咽痛、耳痛、吞咽困难、气道阻塞（咳嗽、呼吸困难）、溃疡或出血等疾病进展引起的症状需要考虑姑息性放疗。短疗程的放疗可有效地减少不良反应和这些症状（表70.1）。同步全身化疗因可增加并发症发生率却不能提高生活质量而不建议进行。

表 70.1　头颈部癌姑息性方案的选择

方案	剂量	备注
Quad Shot[2-5]	14 Gy/4 fx，BID，2 天完成，间隔时间 ≥ 6 h；4 周重复一次，共 3~4 周期（42 Gy/12 fx）	Ⅰ~Ⅱ期临床研究不招募先前接受过放疗或化疗的患者，但这些都是安全的
Hypo[6]	30 Gy/5 fx，至少间隔 3 天；对肿瘤 ≤ 3 cm 患者额外推量 6 Gy	无前期放疗史
Christie[7]	50 Gy/16 fx，每周 4~5 次	
Italy[8]	50 Gy/20 fx，治疗中休息 2 周	
SCAHRT[9]	30 Gy/10 fx，休息 3~5 周，如果能耐受，继续推量 30~36 Gy/10~12 fx	
IHF2SQ[10]	6 Gy/2 fx，第 1 周、第 3 周、第 5 周的第 1 天和第 3 天给与含铂化疗	同步化疗，无前期放疗

头颈部肿瘤局部区域复发的挽救性治疗

对于在放疗野内或放疗野附近复发的头颈部肿瘤，可以采用再程放疗（可以达到较高的累积剂量，≥ 100 Gy）来进行积极治疗。相比系统性全身治疗，再程放疗使患者生存获益的相关数据较为缺乏，

并且主要局限于回顾性的结果。再程放疗的绝对禁忌证为邻近关键组织、器官的肿瘤，如脑干或脊髓，这些关键部位的损伤可能会带来严重后果。相对禁忌证包含身体状态较差、有远处转移和与前次放疗间隔时间较短（≤ 6 个月）的患者。如果有条件的话，挽救性手术切除是最佳选择。

再程照射的经典技术包括超分割放疗，剂量约为 60 Gy，包含不同的时间表和治疗间歇期[11,12]。更现代化的技术可以在治疗不中断的情况下将治疗剂量提升至 60~72 Gy。回顾性结果不支持选择性淋巴结放射[13]。超分割可能允许剂量增加，但似乎治疗结果相似。立体定向放射治疗（SBRT）是一种优化后的治疗方式，剂量为 35~44 Gy，分割为 5 次，隔天 1 次[14]。与其他姑息治疗方案相比，SBRT 的优点为以简便的方式获得更持久的局部控制，且远期效果也相似[15]。

我们倾向于使用递归分割分析（RPA）模型来进行患者分类[16]。在术后辅助再放射治疗设置中，根据 GORTEC 试验[17]，对于有风险因素的 RPA Ⅰ 类患者，通常建议单独对瘤床进行 60~66 Gy/30~33 fx 的放疗。对于不可手术的 RPA Ⅱ 类患者，我们通常建议对大体肿瘤区域和边缘进行 66 Gy/33 fx 的放疗及联合化疗。对于 RPA Ⅲ 类患者，无论切除状态如何，我们都考虑短期姑息性再放疗或 SBRT，因为即使采用长期治疗方案，也不可能获得长期生存的机会。

肾上腺转移癌的姑息性放疗

肾上腺是其他原发性肿瘤的常见转移部位，其中肺癌发生肾上腺转移是最常见的，但是只有不到 5% 的患者在发现时有症状[18]。当患者出现症状时，疼痛（包含下胸部、腹部、背部或侧面疼痛）是最常报告的症状。其他体征和症状包括肾上腺功能不全、腹膜出血和下腔静脉血栓形成。放疗可以达到改善症状或姑息性治疗的目的，已经使用过的标准方案包含 20 Gy/5 fx、30 Gy/10 fx、36 Gy/20 fx 或 45 Gy/20 fx 的放疗[19]。

随着癌症患者影像学检查准确率的增加，无症状肾上腺转移的发生率正在上升[20]。对于含局限性转移灶的患者，肾上腺切除术是首选治疗方法[21]。其他干预措施包括经皮消融术、常规放疗和 SBRT。双侧肾上腺转移的情况下应考虑肾上腺功能不全，虽然罕见，但可能伴随虚弱、体重减轻、低血压、低血糖、低钠血症和高钾血症等症状，可以使用糖皮质激素和盐皮质激素来治疗。虽然 SBRT 相关数据有限，但在考虑正常组织耐受性的情况下，理论上可以实现 BED > 100 Gy。方案示例见表 70.2。

表 70.2 肾上腺转移癌 SBRT 方案的选择

类别	n（患者数）	剂量（均值 / 模式）	剂量（范围）
Rochester[22]	30	40 Gy/10 fx	16 Gy/4 fx 至 50 Gy/10 fx
Florence[23]	48	36 Gy/3 fx	30~54 Gy
Milan[24]	34	32 Gy/4 fx	20 Gy/4 fx 至 45 Gy/18 fx
MDACC[25]	43	60 Gy/10 fx	50 Gy/4 fx 至 63 Gy/9 fx

肝姑息性治疗

肝脏是肿瘤常见内脏转移器官。肿瘤体积较小和有孤立性转移性疾病的患者可考虑进行根治性切除术或 SBRT（见第七十一章）。据报道，结直肠癌肝转移患者 5 年和 10 年总生存率分别为 40% 和 25%[26]。

射频消融放疗适用于具有一定的身体状态、良好的肝功能、孤立肝转移和未受累肝脏体积 > 700 cm³ 的患者[27]。有 *KRAS* 基因突变患者出现局部失败的概率更高[28]。目前已经使用分割成 3 次或 5 次的 SBRT 方案。对于 3 次分割模式，在安全的前提下，建议处方剂量 ≥ 48 Gy（48~54 Gy）[29]。

其他方式，如射频消融术、冷冻治疗、激光诱导热疗、高强度聚集超声治疗（HIFU）、肝动脉插管化疗栓塞术（TACE）或 Y90 栓塞也已被采用。

在晚期或难治性有症状的肝转移患者中，对整个肝脏进行放疗可以有效缓解症状 / 体征，如疼痛（由包膜膨胀引起）、恶心、厌食、黄疸和全身症状（如体重减轻、发热或盗汗）。在进行大体积肝脏治疗时，建议治疗前使用止吐药物加或不加地塞米松。许多安全的方案已被采用，包括 8 Gy/1 fx[30]、10 Gy/2 fx[31]、21 Gy/7 fx[32]、和 30 Gy/15 fx[27]。

肺姑息性治疗

原发性肺癌或侵袭性肺转移癌患者可出现咯血、咳嗽、呼吸困难和胸痛等症状。对于非转移性肺癌患者，应该考虑根治性治疗。对于那些身体状态不佳和（或）有晚期并发症而不能进行积极治疗的患者，姑息性治疗是合适的。

治疗手段必须根据紧急情况进行分类。在其他方面稳定的患者中，局部控制、症状缓解、限制毒性、维持生活质量、患者便利性和低护理成本都是重要的考虑因素。鼓励尽早转诊至姑息治疗专家。内镜介入治疗，如经支气管镜激光消融术 ± 支气管内支架置入术，可能有助于快速缓解中央气道阻塞。胸腔穿刺置管引流有助于治疗胸腔积液。经皮血管内支架置入术可帮助治疗上腔静脉综合征（见第六十九章）。

姑息性治疗有多种剂量分割模式。ASTRO 指南建议对状态良好的患者进行长疗程放疗（30 Gy / 10 fx）[33]。虽然较高的处方剂量可提高生存率和症状评分，但引起的治疗相关不良反应也比较强。短程放疗适合身体状态不佳的患者。可供考虑的方案有 10 Gy/1 fx、16~17 Gy/2 fx、20 Gy/5 fx、30 Gy/10 fx、36 Gy/12 fx、39 Gy/13 fx[33,34]。

盆腔姑息性治疗

放疗可有效地延缓泌尿生殖道和肛门直肠恶性肿瘤转移至盆腔的进展。最常见的症状包括疼痛、出血和梗阻（尿路梗阻或肠梗阻）。除了存在的症状，还应考虑肿瘤负荷（局部和全身）、预后、身体状态、正在进行的治疗和个人选择。

对于身体健康、能够接受大范围病变切除（无主要外周神经受累、无髂总血管直接侵犯或骨盆侧壁或骶骨骨侵犯）且骨盆外病灶较小的患者，可考虑进行姑息性盆腔廓清术。廓清术通常需要通过造口术进行尿液和粪便分流[35]。

对于复发性直肠癌，已有明确的根治性放疗和围术期再程放疗经验（详见第三十六章）。对于其他恶性肿瘤的再程放疗（例如 50 Gy/20~25 fx），经验仍较为有限[36]。

对于那些有转移性、不可切除或医学上无法手术的疾病的患者，放疗是姑息性治疗的标准方式。多种临床情况要求谨慎应用放疗。表 70.3 中指出了可采用的超过 20 Gy/5 fx 或 30 Gy/10 fx 标准剂量的方案。其他姑息性治疗方式，如经导管血管栓塞术（TAE）和神经阻滞，可分别用于出血和缓解疼痛。

表 70.3　多种盆腔恶性肿瘤的姑息治疗方案选择

方案	剂量	注意
Quad Shot/RTOG 8502[37,38]	14.8 Gy/4 fx BID，2 天分次完成，间隔时间 ≥ 6 h；4 周重复一次，共 3 周期（44.4 Gy/12 fx）	休息 2 周和休息 4 周差别不大（急性不良反应差别无统计学差别）[39]
RTOG 7905[40]	10 Gy/1 fx，每 4 周 1 次，共 3 次	因为 3~4 级晚期不良反应率为 45% 而被放弃应用
MRC BA09（UK）[41]	质子放射治疗（PRT）35 Gy/10 fx *vs.* 21 Gy/3 fx	仅在膀胱癌中进行了实验，有效性和毒性无差异

第七十一章　寡转移性疾病（OMD）

Ian W. Winter, Ehsan H. Balagamwala, Martin C. Tom　著

张启应、王　娟　译

刘　孜　校

> **概述：** 寡转移性疾病（OMD）是指癌症转移介于局部转移和广泛转移之间的一种状态，其中一些患者能从积极的局部治疗中获益。在几项前瞻性试验中，OMD 被定义为 ≤ 3~5 个转移灶，包括同时性、异时性、寡进展性和寡持续性 OMD 4 类。积极性局部治疗的目的包括 OS 和（或）PFS 的潜在获益，以及使患者免于长期的全身治疗或对大多数疾病有效的系统治疗的一种改变。SBRT 因其有效性、无创性和良好的耐受性成为靶向转移灶治疗（MDT）的一种有吸引力的方式。多项评估 OMD 局部治疗的研究正在进行中。在前列腺癌患者中，Ⅱ 期前瞻性临床研究已显示出良好的 PFS、OS 和去雄激素治疗的生存率。此外，在一个随机试验亚组分析中，在小体积转移性前列腺癌患者中应用前列腺定向放疗可以提高总生存率，这种治疗方式目前已被纳入 NCCN 指南并作为一个选项。

背景： 在 1995 年，Hellman 和 Weichselbaum 指出，有一部分具有局部转移灶的患者，不仅有较好的预后，而且对寡转移部位的治疗可以影响生存[1]。他们将癌症描述为存在于从局部到全身的生物学光谱中，但有许多中间状态。他们猜测，一些有转移灶的患者仍然可以从局部治疗中受益，并获得持久的反应，或者在某些情况下治愈。监测远处转移灶的现代成像技术，控制转移灶的全身治疗，以及更加微创的现代治疗模式（SBRT 和微创手术）都促进了以转移灶为导向的治疗方式的进一步发展。

定义： OMD 有许多定义和相关词汇，具有显著的异质性和不同的预后。寡转移灶通常被定义为 ≤ 3 或 ≤ 5 个转移灶；然而，一些学者认为，OMD 转移灶数目没有生物学意义的上限，所有部位的 OMD 都可以在 MDT 下安全治疗[2]。一般术语包括以下内容：①同时性 OMD：为在初始诊断时的 OMD，同时检测到原发肿瘤和有限的转移病灶；②异时性 OMD：初始诊断后至少 3~6 个月，在初始治疗后的寡转移复发，也称为寡复发；③寡进展性 OMD：在其他病灶稳定的前提下，少数病灶出现进展；④寡持续性 OMD：全身治疗后有少数病灶持续存在[2]。表 71.1 提出了更全面的分类。

表 71.1　EORTC 和 ESTRO 推荐的 OMD 分类 [3]

新发 OMD 无 OMD 或多发转移性疾病史	重复性 OMD 有 OMD 史，无多发转移性疾病	与原疾病相关的 OMD 全身性治疗后的多发性转移性疾病史
同时性 OMD 在诊断时或诊断后 6 个月内出现的 OMD	重复性寡复发 初始诊断时 OMD 采用局部或全身性治疗→无全身治疗间期→新 / 生长的 OMD	与原疾病相关的寡复发 全身治疗后的多发转移性疾病无全身治疗间期→生长的或再生的 OMD
异时性寡复发 非转移性疾病初始治疗后→无全身治疗间期→初始诊断后 6 个月以上的复发性 OMD	重复性寡进展 初始诊断的 OMD 采用局部或全身治疗→全身治疗过程中→生长或再生 OMD	与原疾病相关的寡进展 多发转移性疾病采用全身治疗全身治疗过程中→生长或再生 OMD
异时性寡进展 非转移性疾病初始治疗后→全身治疗过程中→OMD（初始诊断后 6 个月以上）	重复性寡持续 初始诊断的 OMD 采用局部或全身治疗→全身治疗过程中持续性非进展性 OMD	与原疾病相关的寡持续 多发转移性疾病采用全身治疗→全身治疗过程中→持续性非进展性 OMD

流行病学：寡转移状态并不罕见，但由于缺乏统一的定义，OMD 的发病率 / 患病率难以量化。在凯特林癌症中心（MSKCC）的肉瘤患者中，19% 的患者表现为孤立性肺转移 [4]。在英国哥伦比亚癌症机构的结直肠癌（CRC）患者中，46% 的转移性疾病表现为孤立性肝转移，其中 38% 的患者有 1~3 个病灶位置 [5]。在对接受一线全身化疗的复发性局部晚期或转移性肺癌患者的失败模式分析中，53% 的患者在首次失败时平均病灶为 3 个，可以采用 SBRT 进行巩固治疗 [6]。

基于循证的问与答

◆ **是否有前瞻性研究评估非小细胞肺癌 OMD 患者的局部治疗？**

两项针对一线全身治疗后寡转移性 NSCLC 患者的 Ⅱ 期随机临床试验因为 SBRT 或 MDT 对所有部位的 PFS 均有益处而提前结束，其中一项试验同时证明了 OS 获益。这些结果奠定了正在进行的 Ⅱ/Ⅲ 期随机对照试验 NRG LU002 研究的基础。

Gomez，"Oligomez"（Lancet Oncol 2016, PMID 27789196; Update JCO 2019, PMID 31067138）：一项 Ⅱ 期多中心随机研究，纳入 49 例一线治疗后 ≤ 3 个寡转移灶（不包含原发灶）的非小细胞肺癌患者，在随机分组前无疾病进展。将患者随机分为局部巩固治疗组 [LCT：通过放疗（无标准剂量）或手术 ± 维持治疗] 和维持治疗组（或观察治疗），主要研究终点为 PFS。在中位随访时间为 12.4 个月（74 例患者中，有 49 例随机分配后），研究因局部巩固治疗组的 PFS 明显获益（mPFS 12 个月 *vs.* 4 个月，*P*=0.0054）而提前终止。中位随访时间 38.8 个月后进行了数据更新，PFS 仍然持续获益（mPFS 14 个月 *vs.* 4 个月，*P*=0.022）。尽管维持治疗组有患者转换到 LCT 组，但 LCT 组的 OS 有所提高（mOS 41 个月 *vs.* 17 个月，*P*=0.017）。两组的 3 级不良事件相似，无 4 级或 4 级以上不良反应。探索性分析表明，晚期局部巩固治疗（疾病进展后）仍可能改善 OS。**结论：这是在一线全身治疗后的寡转移 NSCLC 患者中，LCT 延长了 PFS 和 OS。注：在免疫疗法时代之前进行的研究。**

Iyengar，UTSW NSCLC Oligomets（JAMA Oncol 2018, PMID 28973074）：一项 Ⅱ 期临床研究，纳入

了 29 例无 EGFR/ALK 突变的，经诱导化疗后无疾病进展的寡转移（原发灶和 ≤ 5 个转移灶）的非小细胞肺癌患者，随机分为化疗维持治疗和对原发灶及所有转移灶进行 SBRT（不同剂量），然后化疗维持治疗，主要研究终点为 PFS。因为中期分析显示 SBRT 加化疗维持治疗组的 PFS 显著改善（9.7 个月 *vs.* 3.5 个月，$P=0.01$），所以实验提前终止。两组不良反应类似。**结论：在诱导化疗后没有疾病进展的寡转移 NSCLC 患者中，维持化疗前进行巩固 SBRT，可以使 PFS 增加接近 3 倍。**

◆ **有没有除小细胞肺癌以外的前瞻性研究评价 OMD 的局部治疗效果？**

SABR-COMET 是一项随机 Ⅱ 期筛查研究，包含各种病理类型的寡转移癌，证实了与标准治疗相比，对所有病灶进行立体定向消融放疗（SABR）可以提高 OS。鉴于该研究的筛选设计，结果将在 Ⅲ 期临床研究中得到确认。其他研究随后证实了在前列腺癌和结直肠癌中获益。

Palma, SABR-COMET (Lancet 2019, PMID 30982687; Update JCO 2020, PMID 32484754)： Ⅱ 期随机筛查研究（$P<0.02$ 为检验水准），纳入不同类型的 99 例寡转移癌症患者（对照的原发灶和 1~5 个转移灶），随机分为（1:2）标准姑息治疗和对所有病灶进行 SABR 治疗。主要研究终点为 OS。SABR 组提高了 5 年 OS 率（42% *vs.* 18%，分层 log-rank 检验 $P=0.006$）。3 例（4.5%）患者出现 5 级不良反应。**结论：对所有病灶进行 SABR 治疗可以提高 OS 率，但是有 4.5% 的治疗相关死亡率。需要 Ⅲ 期临床研究来确定该研究结果（SABR-COMET-3 和 SABR-COMET-10 研究正在进行中）。评论：93% 的患者有 1~3 个病灶，治疗病灶数限制至 4~5 个。SABR 组前列腺癌患者发病比例更高（21% *vs.* 对照组 6%）；然而，在更新数据中的敏感性分析表明，即使没有前列腺癌症患者，SABR 组的 OS 获益也是存在的。**

Phillips, ORIOLE (JAMA Oncol 2020, PMID 32215577)： Ⅱ 期多中心临床研究纳入了 54 例寡复发的激素敏感型前列腺癌患者（前期接受根治性手术治疗或放疗，且 6 个月内尚未接受去雄激素治疗的患者），常规影像检测转移灶数目 ≤ 3 个。将患者随机分为观察组和对所有病灶进行 SABR 治疗（不同剂量）组。主要研究终点为 6 个月进展率（通过 PSA、影像学、进展体征、ADT 启动或死亡），SABR 改善了进展率（19% *vs.* 观察组 61%，$P=0.005$），也改善了 PFS 率（NR *vs.* 5.8 个月观察组；*HR*：0.30；*CI*：0.11~0.81；$P=0.002$）。在基线时，患者还接受了靶向前列腺特异性膜抗原（PSMA）正电子发射断层扫描（治疗组盲法）。在 SABR 组，对所有 PET 热点部位均接受治疗的患者（20/30），其 6 个月的进展率为 5%；而没有接受所有 PET 热点部位治疗的患者，其进展率为 38%（$P=0.03$）；PFS 和无远转生存率（DMFS）也有统计学上的显著改善。SABR 组未见 3 级及以上的不良反应。**结论：与观察组相比，SABR 改善了寡转移前列腺癌患者的预后，且可通过对所有 PET 热点部位的巩固治疗来提高。**

Ost, STOMP (JCO 2018, PMID 29240541)： 一项 Ⅱ 期多中心研究将 62 例异时性无症状寡转移（胆碱代谢 PET 检测的 ≤ 3 个颅外病变）生物化学失败的前列腺癌患者随机分为观察组 *vs.* 靶向转移灶的 SBRT（30 Gy/3 fx）或手术组。ADT 开始治疗的指征是有症状或疾病进展，主要研究终点为无 ADT 生存期。在中位随访时间为 3 年时，MDT 治疗改善了无 ADT 生存期（21 个月 *vs.* 13 个月，*HR*：0.60，80%*CI*：0.40~0.90，$P=0.11$；实验设计当 $P<0.2$ 时有统计学差异）。两组生活质量相似，未观察到 2~5 级不良反应。**结论：对于异时性寡转移前列腺癌患者，MDT 组的无 ADT 生存期比观察组更长。MDT 治疗应在 Ⅲ 期临床试验中进一步探索。**

Ruers, EORTC 40004 (Ann Oncol 2012, PMID 22431703; Update JNCI 2017, PMID 28376151)： Ⅱ期随机对照研究，纳入 119 例不可切除的结肠癌肝转移（< 10，无肝外转移）患者，随机分为全身治疗组和全身治疗加射频消融（± 切除）组；两个治疗组的主要研究终点为 30 个月 OS 无差异，联合治疗组 62% vs. 全身治疗组 58%（P=0.22）；但中位 PFS 提高了（17 个月 vs. 10 个月，P=0.025），中位随访时间为 9.7 年的长期结果显示中位 OS 得到改善，联合治疗组 46 个月对比全身治疗组 41 个月（HR：0.58，P=0.01）。结论：积极的局部治疗可以延长无法切除的结直肠癌肝转移患者的 OS。然而，该研究没有达到 30 个月 OS 的主要终点，因为对照组的存活率高于预期目标。

Gore, RTOG 0937 (JTO 2017, PMID 28648948)： Ⅱ期临床研究，纳入化疗后 CR/PR 的寡转移广泛期小细胞肺癌（ES-SCLC）（1~4 个颅外转移灶）患者，随机分为预防性脑放疗（PCI）组和 PCI+ 胸部和转移灶巩固性放疗（c-RT）。PCI 25 Gy/10 fx，巩固放疗 45 Gy/15 fx。主要研究终点为 1 年总生存率。中位随访时间为 9 个月时，纳入的合格患者为 86 例。1 年 OS 率差异无统计学意义（60% PCI vs. 51% PCI+c-RT）。PCI+c-RT 组无疾病进展率更好一些（HR：0.53，P=0.01）。每组中均有 1 例 4 级不良反应患者，且 PCI+c-RT 组出现了 1 例 5 级不良反应。实验在中期数据分析时因无效而结束。**结论：予预防性颅脑照射后，胸部和寡转移部位（1~4 个）的强化放疗并不能改善 1 年 OS，但确实延缓了疾病进展。**

Treasure, PulMiCC (Trials 2019, PMID 31831062)： 一项纳入 65 例肺部寡转移的结直肠癌患者（活动性病灶局限于肺部，可以切除）的Ⅲ期临床研究，将患者随机分为动态监测组和转移灶切除 + 动态监测组。主要研究终点为 OS。转移灶切除 + 动态检测组生存并不获益，5 年内的死亡风险比为 0.82（HR：0.82，95%CI：0.43~1.56）。无治疗相关死亡或重大不良反应。**结论：结直肠癌肺部寡转移灶的切除并无生存获益。注：这项研究受到招募不力和样本量不足的限制。**

◆ 对前列腺进行照射，能改善寡转移前列腺癌患者的结局吗？

回顾性数据表明，前列腺放疗可能改善转移性前列腺癌患者的预后。在 2 个随机对照试验（HORRAD 和 STAMPEDE 试验 H 组）中检测 ADT ± 前列腺放疗，并对两者进行荟萃分析。两项试验最终都证明，对于未经选择的队列，前列腺放疗并不能改善 OS。然而，HORRAD 的探索性分析表明，转移性低负荷病灶可能获益。随后，对 STAMPEDE 试验 H 组进行了修正，以验证前列腺放疗能否利于低肿瘤负荷患者的假设（使用 CHAARTED 定义）。预先指定的分析结果显示，与单独 ADT 相比，前列腺放疗仅对低肿瘤负荷患者 OS 有益处，并在 STOPCAP 对两项试验进行荟萃分析中得到证实。自此，NCCN 指南将前列腺放疗作为低肿瘤负荷转移性前列腺癌患者的一种选择。值得注意的是，这两项试验都不包括 PET 扫描、盆腔淋巴结放疗、阿比特龙 / 恩扎鲁胺 / 阿帕卢胺、手术或 MDT。因此，多项相关临床研究正在进行，以明确它们的作用。

Boevé, HORRAD (Eur Urol 2019, PMID 30266309)： 一项纳入 432 例未经治疗的前列腺癌转移至骨（骨扫描检测到的任何量）和 PSA ≥ 20 的男性的Ⅲ期随机对照试验，将患者随机分为 ADT ± 前列腺放疗（70 Gy/35 fx Qd 或 57.76 Gy/19 fx 3 天 / 周）。中位随访期为 47 个月，主要研究终点 1 年 OS 率与放疗组无差异（45 个月 vs. 43 个月对照组，P=0.4）。放疗组 PSA 进展时间有了改善（15 个月 vs. 12 个月，P=0.02）。探索性亚组分析表明，骨转移病灶数 ≤ 4 个的男性可能受益（HR：0.68，95%CI：0.42~1.1）。

结论：与单独的 ADT 相比，在一组未经选择的患有转移性前列腺癌的男性中，增加前列腺放疗并不能改善 OS。然而，由于样本量小，不能排除骨转移病灶数 ≤ 4 个的患者的益处。注：这项研究没有内脏或淋巴结疾病的评估。

Parker, STAMPEDE Arm H (Lancet 2018, PMID 30355464)： 2061 例未经治疗的转移性前列腺癌患者的Ⅲ期随机对照试验（通过骨扫描和 CT 或 MRI 评估），将患者随机分为终身 ADT（后续允许使用多西他赛）± 前列腺放疗（4 周每天 55 Gy/20 fx 或 6 周内每周 36 Gy/6 fx）。中位随访 37 个月时，整个放疗队列的主要研究终点 OS 没有差异（mOS 48 个月 *vs.* 46 个月对照组，$P=0.266$），但它改善了 FFS（Failure-free survival）（mFFS 17 个月 *vs.* 13 个月对照组，*HR*：0.76，$P < 0.0001$）。预先指定的亚组分析按转移灶肿瘤负荷进行分层（根据 CHAARTED 定义，高负荷 ≥ 4 个骨转移，≥ 1 个在椎体或骨盆外，或内脏转移）。其他所有患者均被认为低转移负荷（例如，患者可能有多个淋巴转移，但只有脊柱/骨盆的大量病变，也仍然是"低转移负荷"）。在低转移负荷的患者中，放疗改善了 OS（3 年 OS 81% *vs.* 73% 对照组，*HR*：0.68，$P=0.007$）。在高转移负荷组中没有差异。结论：尽管在未经选择的男性转移性前列腺癌队列中，前列腺放疗并没有改善 OS，但在预先指定的亚组分析中，与单独 ADT 相比，它显著改善了低转移负荷前列腺癌患者的 OS。注：这项研究未进行 MDT 治疗。

Burdett, STOPCAP Meta-analysis (Eur Urol 2019, PMID 30826218)： 这是先前提到的 HORRAD 和 STAMPEDE 试验的荟萃分析。总的来说，在 ADT 中加入前列腺放疗并没有显示 OS 或 PFS 的总体改善，但经过 3 年，确实将生化进展和 FFS 提高了约 10%。在骨转移灶数 ≤ 4 个的患者中，前列腺放疗在 3 年时将 OS 提高了约 7%（$P=0.007$）。结论：前列腺放疗应考虑用于骨转移灶 < 4 个的男性患者。评论：无法使用 STAMPEDE/CHAARTED 转移负荷的定义，因为 HORRAD 没有收集内脏转移的数据。

◆ 鼻咽部放疗能改善转移性鼻咽癌患者的预后吗？

You, China (JAMA Oncol 2020, PMID 32701129)： 在 126 例 3 周期顺铂 +5-FU 后 PR/CR 的转移性鼻咽癌（不限于 OMD）患者的Ⅲ期临床试验中，随机分为化疗 ± 原发病灶局部区域 IMRT（70 Gy/35 fx+ 风险适应的淋巴结体积），主要研究终点为 OS。局部区域放疗与 2 年 OS 率改善相关（76% *vs.* 55%，$P=0.004$）。放疗组 3 级以上皮炎、黏膜炎、口腔干燥和包括听力损失及张口受限在内的晚期不良反应的风险更高。结论：对化疗敏感的同步转移性鼻咽癌患者，在姑息性化疗的基础上增加局部区域放疗，可以提高 OS。

◆ 是否有关于 SBRT 与免疫疗法联合以激发远隔效应的数据？

两项前瞻性Ⅰ期研究表明，与 SBRT 同步或序贯使用检查点抑制剂，似乎是安全的[7,8]。照射野外的反应率适中，目前尚不清楚这种反应是检查点抑制单独的效应还是与 SBRT 联合使用的结果。一项针对 62 例头颈部转移性鳞状细胞癌患者的Ⅱ期研究，随机分为 nivolumab 组和 nivolumab+ 对单一病灶进行 SBRT（21 Gy/3 fx）治疗。结果显示患者增加放疗后的应答率没有差异[9]。PEMBRO-RT Ⅱ期研究将转移性 NSCLC 患者随机分为 pembrolizumab 组和 pembrolizumab+ 单病灶 SBRT 治疗组。结果显示，SBRT 组的总有效率更高（36% *vs.* 18%，$P=0.07$），但不符合研究的有意义临床获益标准。PD-L1 阴性亚组似乎从 SBRT 中获得最大的益处[10]。

◆ 有没有大的病例系列研究描述 SBRT 治疗颅外寡转移性疾病的结果？

Chalkidou, UK (Lancet Oncol 2021, PMID 33387498)： 对 17 家医院登记的 1422 名成人进行前瞻性观察研究，发现他们有 1~3 个颅外病变灶，从原发性肿瘤发展到转移的无疾病间隔 ≥ 6 个月（同时出现结直肠和肝转移除外），世界卫生组织 PS ≤ 2，预期寿命 > 6 个月。患者接受 24~60 Gy/3~8 fx 治疗。主要研究终点是 OS。最常见的原发肿瘤是前列腺癌（29%）、结肠直肠癌（28%）和肾癌（10%）。中位随访 13 个月时，1 年 OS 为 92%，2 年 OS 为 79%。1 年和 2 年时局部控制率分别为 87% 和 72%。MFS（metastasis-free survival）在 1 年和 2 年时分别为 84% 和 52%。患者治疗耐受性良好，没有出现与治疗相关的死亡。结论：**SBRT 治疗对有 1~3 个颅外寡转移灶，无疾病间隔至少 6 个月，身体状态良好，耐受性良好的患者，具有良好的 LC 和 MFS。**

◆ SBRT 治疗寡转移性病变的最佳剂量是多少？

SBRT 治疗 OMD 的最佳剂量尚不清楚。大多数研究都使用以前在非转移性环境中研究的剂量，并且正在进行研究，以进一步完善用于寡转移性病变的剂量，从而最佳地平衡其使用安全性和有效性。

Zelefsky, MSKCC (IJROBP 2021, PMID 33422612)： 117 例患者的 Ⅲ 期前瞻性随机对照研究中，发现每个患者有 ≤ 5 个寡转移的骨或淋巴结病灶，大小 ≤ 6 cm，KPS ≥ 80，随机分为 SDRT（single-dose RT）24 Gy/1 fx 和 SBRT 27 Gy/3 fx，由治疗医生决定是否进行辅助全身治疗。主要研究终点是局部控制率（LC）。在 MFU 52 个月时，SDRT 治疗 3 年时的局部复发发生率为 5.8%（95%CI：0%~11.1%），而 SBRT 治疗组为 22%（95%CI：11.9%~32.1%）。3 年时，SDRT 的远处转移（DM）累积发病率为 5.3%（95%CI：0%~11.1%），而 SBRT 为 22.5%（95%CI：11.1%~33.9%）。结论：**与 SBRT 27 Gy/3 fx 相比，SDRT 24 Gy/1 fx 治疗更可改善 LC 和减少 DM。**

第十三部分　良性疾病

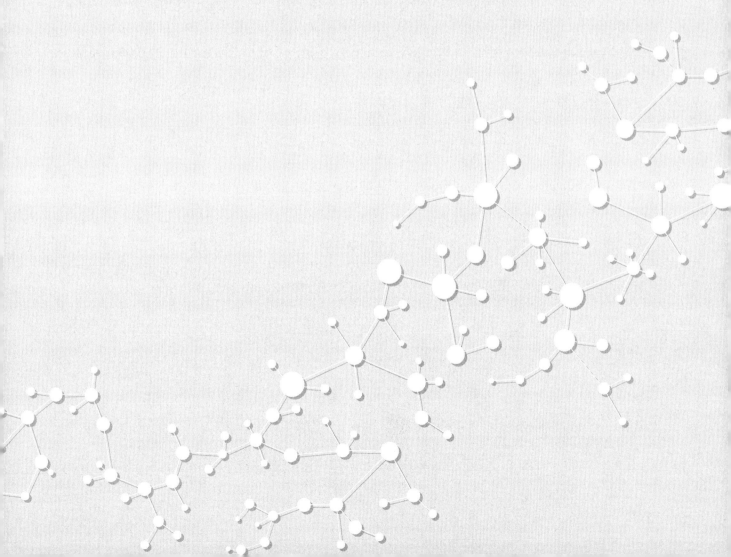

第七十二章 良性肿瘤的放射治疗

Ahmed Halima, Chirag Shah 著

张启应、王 娟 译

刘 孜 校

各种良性肿瘤的放射治疗见表 72.1。

表 72.1 良性肿瘤的放射治疗

疾病	放射治疗
异位骨化	7 Gy/1 fx，AP/PA 照射野，术前 < 24 小时或术后 72~96 小时内
瘢痕疙瘩	手术切除后 24~72 小时进行，大多数部位为 21 Gy/3 fx，耳垂为 18 Gy/3 fx。如果是根治性放疗，则为 37.5 Gy/5 fx
格雷夫斯眼病	首先治疗基础的甲状腺疾病，2 Gy/10 fx
硬纤维瘤	显微镜下病灶为 50 Gy，肉眼可见病灶为 55~58 Gy
翼状胬肉	使用 ^{90}Sr 或 ^{90}Y（β- 发射器），在术后当天（术后 < 8 小时）、第 7 天和第 14 天给予 8~10 Gy。EBRT 剂量为 24~60 Gy/3~6 fx
动静脉畸形（AVM）	立体定向放射外科治疗（SRS），通常为 15~30 Gy。剂量可以根据 27/（AVM 体积 $^{1/3}$）计算 [1]
冠状动脉支架再狭窄	15~20 Gy/1 fx，采用血管内近距离放射治疗，通常使用 ^{90}Sr 源，深度 2 mm，源长 5 cm
血管球瘤	栓塞和手术 ± 术后放疗，或单独放疗（45~50 Gy）；或 SRS 14~16 Gy
鼻咽纤维血管瘤	30~36 Gy/10~12 fx，如无法进行手术者，最大剂量为 50 Gy/25 fx
朗格汉斯细胞组织细胞增多症	6~8 Gy 预防骨折
男性乳腺发育	雄激素剥脱治疗前给予预防性放射治疗，采用 9~12 MeV 电子线，9 Gy/1 fx 或 12~15 Gy/3 fx。20 Gy/5 fx 对己烯雌酚治疗后乳房疼痛有 90% 的缓解作用
眼眶炎性假瘤	20 Gy/10 fx
色素沉着绒毛结节性滑膜炎	30~50 Gy，局部控制率 > 80%
佩罗尼病	8~36 Gy，2~3 Gy/fx。阴茎垂直放置在管中，使用 4~8 MeV 电子或 4~6 MV 光子
脾大	多种放疗剂量可用于治疗脾大，最常见的是在 2 周内使用 10 Gy/10 fx，但也可使用较低剂量（5 Gy/5 fx）。在治疗过程中监测血细胞计数
跖疣	10 Gy/1 fx 可用于治疗难治性病例

续表

疾病	放射治疗
掌腱膜挛缩症 / 足底纤维瘤	放疗可用于治疗手掌 / 足底结节和轻度 - 中度挛缩。典型的给药方案包括 30 Gy/10 fx 分割疗程，休息 8~12 周；或 21 Gy/7 fx
难治性室性心动过速	SBRT 25 Gy/1 fx 递送至致心律失常的心室瘢痕，心室瘢痕通过心脏 MRI/SPECT/CT 和用于靶点描绘的电生理标测确定
脉络膜血管瘤	20 Gy/10 fx 或 ^{125}I 斑块的近距离放射治疗。弥漫型可使用更高剂量（30 Gy）

异位骨化： 30%~40% 的患者在全髋关节置换术后 3~6 周开始在关节周围软组织中形成成熟骨（高风险患者发生率为 60%~80%）[2]。根据 Brooker 分类进行分级（表 72.2）[3]。风险因素：既往异位骨化史、创伤、烧伤、髋臼骨折、强直性脊柱炎、佩吉特病、骨骼增生、肥大性骨关节炎。放疗剂量为 7 Gy/1 fx，AP/PA 照射野，于术前 24 小时内或术后 72~96 小时内（间充质细胞分化前）给予[4,5]。术前放疗与术后放疗的疗效相当[6]；异位骨化患者放疗后复发率为 10%[4-6]。其他治疗方案包括应用吲哚美辛[7,8]。

表 72.2　Brooker's 分级

I	周围软组织内的孤立性骨岛
II	起源于相距至少 1 cm 的两个相邻关节骨的骨刺
III	起源于两个相邻关节骨的骨刺，将两个关节之间的间隙减小到 < 1 cm
IV	股骨近端和骨盆之间的骨强直

瘢痕疙瘩： 皮肤受到切开、穿刺、烧伤或感染等刺激后形成的过量瘢痕组织[9]。单纯手术后局部复发率 > 50%。在手术切除后 24~72 小时内给予放疗：大多数部位为 21 Gy/3 fx，耳垂为 18 Gy/3 fx[10]。局部复发率为 75%[10-12]。根治性放疗剂量为 37.5 Gy/5 fx[11]。其他治疗方案包括注射类固醇激素、冷冻治疗、脉冲染料激光治疗、应用干扰素或外用药物。

Graves 病： 表现为眼球突出、视力改变、眶周水肿和眼外肌肉功能障碍。病理学显示，T 细胞侵袭可引起眶后脂肪、淋巴细胞浸润和成纤维细胞产生糖胺聚糖。如果可能的话，必须首先治疗基础的甲状腺疾病。放疗剂量为 20 Gy/10 fx，5×5 cm 侧野，使用 6 MV 光子和 5°后倾斜或半束阻滞[13-15]。通常在类固醇试验失败后给予放疗。放疗的有效率为 50%~70%[13-17]。其他治疗方案包括手术减压。

硬纤维瘤： 即纤维瘤病，为非包膜局部侵袭性肿瘤，很少发生转移。与家族性腺瘤性息肉病、Gardner（加德纳）综合征（*CTNNB1* 基因突变，β- 联蛋白）、既往创伤相关。发生在肩部、胸部、背部、大腿、头部和颈部等部位的腹壁外类型破坏性较小。腹壁型起源于腹直肌，常见于年轻的围产期或产后妇女，可能随着抗雌激素治疗而消退。腹腔内纤维瘤发生在非妊娠期年轻女性的髂窝、骨盆或肠系膜（与

Gardner 综合征相关，可能肿瘤直径＞ 10 cm）。治疗方式为足够切缘的手术[18,19]。放疗适用于不可切除、切缘较近或不可再切除的大体积患者[18,19]。显微镜下纤维瘤的治疗剂量为 50 Gy，肉眼可见团块样病灶的治疗剂量为 55~58 Gy，并注意在手术切缘外扩大照射范围[20]。对于肉眼病灶或显微镜下病灶的放疗，局部复发率为 70%~85%。放疗后回缩过程是缓慢的。替代方案包括舒林达、他莫昔芬和系统治疗[20-24]。索拉非尼是一种口服多激酶抑制剂，与增加 PFS 有关，可用于进行性、难治性或症状性肿瘤[25]。

翼状胬肉：位于鼻侧的角膜或结膜交界处的假发状良性纤维血管生长。危险因素：皮肤白皙、紫外线照射或灰尘暴露。单纯手术有 30%~70% 的复发率。辅助放疗可将复发率降低至 15%。使用 ^{90}Sr 或 ^{90}Y（β- 发射器），在术后当天（术后＜ 8 小时）、第 7 天和第 14 天给予 8~10 Gy。EBRT 剂量为 24~60 Gy/3~6 fx。避免单次给予 20 Gy/1 fx，因为它有 5% 发生巩膜软化症或角膜溃疡的风险[26,27]。

动静脉畸形（AVM）：未经治疗的动静脉畸形每年发生自发性出血的风险为 1%~4%，死亡率为 1%。分级系统为 Spetzler-Martin，分为 1~5 级（大小 0~3 cm *vs.* 3~6 cm *vs.* ＞ 6 cm；大脑功能区：是与否；静脉引流：深部与浅部），该分级可预测手术死亡率（而非出血风险）。低风险病变：可通过观察或手术治疗。高风险病变可运用 SRS 治疗，剂量为对结节边缘给予 15~30 Gy 照射。剂量可以根据 AVM 体积，使用 27/ 体积进行估计[1]。1 年控制率为 45%，2 年控制率为 80%，具体取决于 AVM 大小。SRS 后出血的风险（5%~10%）在大约 2 年的潜伏期内持续存在，直到血管闭塞。发生永久性损伤的风险为 3%~4%[28]。

冠状动脉支架再狭窄：血管内近距离放射治疗是预防冠状动脉再狭窄的一种选择。尽管已经使用 ^{192}Ir、^{32}P 或 ^{125}I，常用的源是 ^{90}Sr。放疗剂量为 15~20 Gy/1 fx，深度 2 mm，源长 5 cm。与安慰剂相比，放疗可改善再狭窄率（15%~20% *vs.* 50%）。已发现药物洗脱支架（紫杉醇、西罗莫司）具有更好的疗效，但血管内近距离治疗可能是患者药物洗脱支架治疗失败后的选择[29]。

血管球瘤：也被称为化学感受器瘤或非嗜铬性副神经节瘤或颈动脉体瘤（嗜铬细胞生成）。一般为良性（仅 1%~5% 为恶性）。通常表现为无痛性肿块，也可能表现为耳痛、搏动、耳鸣、骨破坏或脑神经麻痹。罕见淋巴结或远处转移（＜ 5%）。起源于神经嵴（颈静脉球圆顶外膜副神经节的主要细胞）。发生在颈动脉体（60%~70%）、颞骨（沿颈内静脉＝颈静脉球；沿脑神经的鼓室支＝鼓室球）。鼓膜后可出现发蓝质肿块。由 Glasscock-Jackson 或 McCabe-Fletcher 分类进行分期[30]。对比度增强（富血供）与出现低衰减区域（坏死和出血）。治疗方案包括：①栓塞和手术 ± 术后放疗（手术加术后放疗可使肿瘤控制率＞ 90%）[31]；②单独放疗 45~50 Gy；③ SRS 14~16 Gy。10 年时，其局部控制率＞ 90%[32]。

鼻咽纤维血管瘤：鼻咽部红色的血管瘤多发于青年男性，常见于 12~15 岁，临床表现为鼻出血或鼻梗阻。可发生骨破坏，扩散到鼻窦、颞下窝、眼眶或中颅窝。可能有雌雄同体的激素受体（青春期后很少自发退化）。经常与出血相关，因此禁止进行活检。如果病灶局限于鼻咽或鼻腔，治疗方式则为栓塞和手术，放疗剂量为 30~36 Gy/10~12 fx，如果不可手术且有颅内扩散，则剂量提高至 50 Gy/25 fx。局部控制率为 80%~90%，但肿瘤消退缓慢[33,34]。

朗格汉斯细胞组织细胞增多症：以前称为组织细胞增多症 X。单个嗜酸性肉芽肿的常见部位是骨骼、皮肤和淋巴结；多个部位包括肝脏、脾脏、骨髓、胃肠道、中枢神经系统。可能涉及单个器官（年龄较大的儿童或成人）或弥漫性多系统疾病（幼儿）。预后具有异质性。电子显微镜显示伯贝克颗粒。相关疾病包括孤立性嗜酸性肉芽肿（<2岁，预后良好）、Hans-Schuller-Christian（>2岁，预后良好，有突眼、尿崩症和颅骨病变"三联征"）和Letter-Siwe（<2岁，消瘦、皮疹、中耳炎、淋巴结病、出血、暴发性、急性、致命）。治疗方案包括类固醇、依托泊苷和长春碱。放疗用于预防骨折，剂量为6~8 Gy[35]。

男性乳腺发育：使用抗雄激素或雌激素治疗的患者的发病率高达90%。在雄激素剥夺治疗前给予预防性放疗是有效的，使用9~12 MeV电子线，予9 Gy/1 fx或12~15 Gy/3 fx，或 ^{60}Co或4 MV光子切线野照射；予20 Gy/5 fx对己烯雌酚使用后，对于乳房疼痛有90%的缓解作用。三苯氧胺是另一种使用量越来越大的替代品[36]。

眼眶炎性假瘤：又称眼眶假性淋巴瘤，通常是单侧炎症，也可能是双侧炎症。鉴别包括Graves'、淋巴瘤和淋巴增生。高达30%的患者可进展为淋巴瘤。大约50%患者对类固醇有反应。考虑手术或免疫抑制治疗。放疗剂量20 Gy/10 fx（根据Graves选择技术）[37]。

佩罗尼病：海绵体白膜炎症，发展为阴茎背上的硬斑块或硬带，导致疼痛性的向上成角。高达50%的患者在12~18个月内自行消退。治疗包括手术、类固醇注射、维拉帕米和放疗（早期使用）。放疗剂量为8~36 Gy，剂量为2~3 Gy/fx。将阴茎直立放置于管中，使用4~8 MeV电子或4~6 MV光子照射[38]。

色素沉着绒毛结节性滑膜炎：肌腱鞘和关节囊滑膜细胞增殖。滑膜切除术后，局部复发率为45%。放疗剂量30~50 Gy，局部控制率>80%[39,40]。

脾大：与骨髓增生性疾病或慢性淋巴细胞白血病相关。多种放疗剂量可用于缓解，最常见的是在2周内使用10 Gy/10 fx，但也可使用较低剂量5 Gy/5 fx。在治疗过程中监测血细胞计数。治疗反应率为85%~90%[41]。

跖疣：治疗方案包括手术、涂水杨酸软膏、液氮冷冻治疗或博来霉素注射。表面放疗可用于难治性病例，剂量为10 Gy/1 fx[42]。

杜普氏病：掌筋膜进行性纤维化引起的较常见的情况，常导致筋膜增厚和结节形成。使用Tubiana进行分期（表72.3）[43]。一些病变会自行消退。糖皮质激素注射可能有助于结节患者的治疗[44]。筋膜切开术或筋膜切除术用于治疗功能严重受损患者。放疗可用于预防疾病进展或缓解轻中度疾病症状（仅有结节或达到10°挛缩）。超过50%的患者出现挛缩消退，只有极少数患者在放疗后1年内需要手术。典型的剂量方案包括30 Gy/10 fx分割治疗，休息8~12周；或予21 Gy/7 fx[45]。

足底纤维瘤：也称为Ledderhose病。与Dupuytren病相似，但足弓出现结节，放疗也使用类似方式。在采用30 Gy/10 fx分割治疗后的一系列患者中，71%的患者出现消退，其余患者在1~4年内达到病情稳定[46]。

难治性室性心动过速：难治性室性心动过速可通过电生理学引导的SBRT（25 Gy/1 fx）射频消融治疗心律失常瘢痕，这些心律失常瘢痕通过心脏MRI、SPECT或心脏CT来诊断。电生理计划被合并纳入 PTV 勾画中[47]。

脉络膜血管瘤: 分弥漫型和局限型。如果疾病进展,可能会导致视觉损失,这取决于病灶具体位置。弥漫型发生在儿童中,几乎总是与 Sturge-Weber 综合征有关。局限型多发生在成年人身上。局部疾病采用 EBRT 治疗,剂量为 18~20 Gy,2 Gy/fx,视网膜再附着率为 64%[48]。近距离治疗也是使用 ^{125}I 斑块治疗局部血管瘤的一种选择,平均剂量为 30 Gy,效果良好[49,50]。弥漫型可采用 30 Gy/15 fx 光子或质子治疗。

表 72.3 Dupuytren 收缩的 Tubiana 分期[43]

0	关节延伸面无缺损
N	有结节,但无挛缩
1	挛缩 0~45°
2	挛缩 45°~90°
3	挛缩 90°~135°
4	挛缩 > 135°